Principles and Practice of Fertility Preservation
生育力保存的原则与实践

注 意

该领域的理论知识和临床实践在不断变化。随着新的研究与经验不断扩充我们的知识结构，在实践、治疗和用药方面做出适当的改动是必要或适宜的。建议读者检查相关操作的最新信息，或检查每一药物生产厂家所提供的最新产品信息，以确定药物的推荐剂量、服用方法、服用时间以及相关禁忌证。治疗医师根据对患者的了解和相关经验，确立诊断，确定每一位患者的服药剂量和最佳治疗方法，并采取适当的安全预防措施，是其职责所在。不论是出版商还是著作者，对于在本出版物使用过程中引起的或与本出版物相关的任何个人或财产的损伤和（或）损失，均不承担任何责任。

出版者

Principles and Practice of Fertility Preservation
生育力保存的原则与实践

原著主编 Jacques Donnez
S. Samuel Kim

主　　译 徐　阳
副 主 译 尚　鹄
薛　晴

北京大学医学出版社

SHENGYULI BAOCUN DE YUANZE YU SHIJIAN
图书在版编目（CIP）数据

生育力保存的原则与实践/（比）雅克·唐纳兹（Jacques Donnez），（美）S.赛缪尔·金姆（S. Samuel Kim）原著；徐阳主译. —北京：北京大学医学出版社，2017.1

书名原文：Principles and Practice of Fertility Preservation

ISBN 978-7-5659-1484-3

Ⅰ.①生… Ⅱ.①雅… ②S… ③徐… Ⅲ.①生育力－保护－研究 Ⅳ.①R339.2

中国版本图书馆 CIP 数据核字（2016）第 255901 号

北京市版权局著作权合同登记号：图字：01-2016-9242

Principles and Practice of Fertility Preservation（978-0-521-19695-6）by Jacques Donnez，S. Samuel Kim first published by Cambridge University Press 2011

生育力保存的原则与实践

主　　译：徐　阳
出版发行：北京大学医学出版社
地　　址：（100191）北京市海淀区学院路 38 号　北京大学医学部院内
电　　话：发行部 010-82802230；图书邮购 010-82802495
网　　址：http://www.pumpress.com.cn
E - mail：booksale@bjmu.edu.cn
印　　刷：中煤（北京）印务有限公司
经　　销：新华书店
责任编辑：王智敏　张李娜　　**责任校对**：金彤文　　**责任印制**：李　啸
开　　本：787mm×1092mm　1/16　　**印张**：34.5　　**字数**：866 千字
版　　次：2017 年 1 月第 1 版　2017 年 1 月第 1 次印刷
书　　号：ISBN 978-7-5659-1484-3
定　　价：180.00 元

译者名单

（按姓名汉语拼音排序）

陈　亮（北京大学第一医院）
陈　锐（北京清华长庚医院）
陈　施（北京大学第一医院）
冯宗浩（北京大学第一医院）
贺欣然（北京大学第一医院）
胡　君（北京大学第一医院）
黄　艳（北京大学第一医院）
郤艳荣（北京大学第一医院）
李　昕（北京大学第一医院）
刘　俊（北京清华长庚医院）
马　珂（北京大学第一医院）
玛丽帕提·马尔丹（北京大学第一医院）
米　兰（北京大学第一医院）
尚　鹊（北京大学第一医院）
尚梦云（北京清华长庚医院）
史阳阳（北京大学第一医院）
王　晟（北京大学第一医院）
徐　阳（北京大学第一医院）
薛　晴（北京大学第一医院）
杨　曦（北京清华长庚医院）
曾　诚（北京大学第一医院）
张　凯（北京大学第一医院）
张　蕾（北京清华长庚医院）
张阳阳（北京大学第一医院）
周　妍（北京大学第一医院）
朱毓纯（北京大学第一医院）

原著者名单

R. J. Aitken
Discipline of Biological Sciences and ARC Centre of Excellence in Biotechnology and Development, School of Environmental and Life Sciences, University of Newcastle, Callaghan, NSW, Australia

Gokhan Akkoyunlu
Department of Histology and Embryology, Faculty of Medicine, Akdeniz University, Antalya, Turkey

David F. Albertini
Kansas University School of Medicine, Kansas City, KS, USA

Christiani A. Amorim
Université Catholique de Louvain, Brussels, Belgium

R. A. Anderson
Division of Reproductive and Developmental Science, University of Edinburgh, Edinburgh, UK

Baris Ata
McGill Reproductive Centre, Department of Obstetrics and Gynecology, Division of Reproductive Endocrinology and Infertility, McGill University, Montreal, Quebec, Canada

Pedro N. Barri
Department of Obstetrics, Gynecology and Reproduction, Institut Universitari Dexeus, Barcelona, Spain

Mohamed A. Bedaiwy
Assiut School of Medicine, Assiut, Egypt and Department of Obstetrics–Gynecology, University Hospitals Case Medical Center, Case Western Reserve University, Cleveland, OH, USA

Rosita Bergström
Karolinska Institute, Stockholm, Sweden

Veronica Bianchi
Tecnobios Procreazione, Centre for Reproductive Health, Bologna, Italy

Montserrat Boada
Department of Obstetrics, Gynecology and Reproduction, Institut Universitari Dexeus, Barcelona, Spain

Paolo Boffetta
Mount Sinai School of Medicine, New York, NY, USA and International Prevention Research Institute, Lyon, France

Andrea Borini
Tecnobios Procreazione, Centre for Reproductive Health, Bologna, Italy

Karina Braga Ribeiro
Faculdade de Ciências Médicas da Santa Casa de São Paulo, São Paulo, Brazil

Peter R. Brinsden
Bourn Hall Clinic, Bourn, Cambridge, UK

Ralph L. Brinster
Department of Animal Biology, University of Pennsylvania School of Veterinary Medicine, Philadelphia, PA, USA

Jason G. Bromer
Yale University Fertility Center, New Haven, CT, USA

A. L. Caplan
Center for Bioethics, University of Pennsylvania, Philadelphia, PA, USA

Ri-Cheng Chian
Department of Obstetrics and Gynecology McGill University, Montreal, Quebec, Canada

Ina N. Cholst
Ronald O. Perelman and Claudia Cohen Center for Reproductive Medicine, Weill Cornell Medical College, New York, NY, USA

A. Ciobanu
Gynecologic department, Hôpital Femme-Mère-Enfant, Bron, France

Megan Clowse
Division of Rheumatology and Immunology, Duke University, Durham, NC, USA

Ana Cobo
Instituto Valenciano de Infertilidad (IVI), Valencia, Spain

Susannah C. Copland
Duke Fertility Center, Durham, NC, USA

John K. Critser
General Biotechnology LLC, Indianapolis, IN and Comparative Medicine Center, University of Missouri, Columbia, MO, USA

B. J. Curry
Discipline of Biological Sciences and ARC Centre of Excellence in Biotechnology and Development, School of Environmental and Life Sciences, University of Newcastle, Callaghan, NSW, Australia

Giuseppe Del Priore
Indiana University School of Medicine, Department of Obstetrics-Gynecology, Indianapolis, IN, USA

M. De Vos
Center for Reproductive Medicine, UZ Brussel (VUB), Brussels, Belguim

Marie-Madeleine Dolmans
Department of Gynecology, Cliniques Universitaires Saint Luc, Brussels, Belgium

Javier Domingo
IVI Las Palmas, Las Palmas de Gran Canaria, Spain

Jacques Donnez
Department of Gynecology and Andrology, Université Catholique de Louvain, Brussels, Belgium

David H. Edgar
Reproductive Services, Royal Women's Hospital/ Melbourne IVF and Department of Obstetrics and Gynaecology, University of Melbourne, Victoria, Australia

Nanette R. Elster
DePaul University College of Law, Chicago, IL, USA

Carol Fabian
University of Kansas Cancer Center, Kansas City, KS, USA

Gregory M. Fahy
21st Century Medicine, Inc., Fontana, CA, USA

Tommaso Falcone
Department of Obstetrics–Gynecology, Cleveland Clinic, Cleveland, OH, USA

Debra Friedman
Cancer Control and Prevention Program, Vanderbilt Ingram Cancer Center, Nashville, TN, USA

Jill P. Ginsberg
Department of Pediatrics, Division of Oncology, University of Pennsylvania School of Medicine, Children's Hospital of Philadelphia, Philadelphia, PA, USA

Debra A. Gook
Reproductive Services, Royal Women's Hospital/ Melbourne IVF and Department of Obstetrics and Gynaecology, University of Melbourne, Victoria, Australia

Julie R. Gralow
Division of Medical Oncology, University of Washington/Seattle Cancer Care Alliance, Seattle, WA, USA

Elizabeth Grill
Ronald O. Perelman and Claudia Cohen Center for Reproductive Medicine at New York-Presbyterian Hospital/Weill Cornell Medical Center, New York, NY, USA

Sebastien Gouy
Service de Chirurgie Gynécologique, Institut Gustave-Roussy, Villejuif Cedex, France

Xu Han
Comparative Medicine Center, University of Missouri, Columbia, MO, USA

Lisa M. Harlan-Williams
University of Kansas Cancer Center, Kansas City, KS, USA

Outi Hovatta MD
Division of Obstetrics and Gynecology, Huddinge University Hospital, Huddinge, Sweden

Wayland Hsiao
Weill Cornell Medical College, New York, NY, USA

Zhongwei Huang
Nuffield Department of Obstetrics and Gynaecology, University of Oxford, Oxford, UK

E. Isachenko
Department of Obstetrics and Gynecology, University Women's Hospital, Ulm, Germany

V. Isachenko
Department of Obstetrics and Gynecology, University Women's Hospital, Ulm, Germany

Roy A. Jensen
University of Kansas Medical Center, Kansas City, KS, USA

I. I. Katkov
University of San Diego in La Jolla, San Diego, CA, USA

S. Samuel Kim
Division of Reproductive Endocrinology, University of Kansas, Kansas City, KS, USA

Jennifer Klemp
University of Kansas Cancer Center, Kansas City, KS, USA

Larissa A. Korde
Division of Medical Oncology, University of Washington/Seattle Cancer Care Alliance, Seattle, WA, USA

R. Kreienberg
Department of Obstetrics and Gynaecology, University Woman's Hospital, Ulm, Germany

Srinivasan Krishnamurthy
Department of Obstetrics and Gynecology, McGill University, Montreal, Quebec, Canada

Juergen Liebermann
Fertility Centers of Illinois, Chicago-River North IVF Center, Chicago, Illinois, USA

J. Ryan Martin
Yale University Fertility Center, New Haven, CT, USA

Elizabeth A. McGee
Department of Obstetrics and Gynecology, VCU School of Medicine, Richmond, VA, USA

Marie McLaughlin
Centre for Integrative Physiology, University of Edinburgh, Edinburgh, UK

P. Mathevet
Hôpital Femme-Mère-Enfant, Bron, France

D. Meirow
IVF Unit, Fertility Preservation Laboratory, Sheba Medical Center, Tel-Aviv University, Israel

Philippe Morice
Service de Chirurgie Gynécologique, Institut Gustave-Roussy, Villejuif Cedex, France

Steven F. Mullen
Reproductive Cryobiology, 21st Century Medicine, Inc., Fontana, CA, USA

Kutluk Oktay
Division of Reproductive Medicine and Infertility and Laboratory of Molecular Reproduction and Fertility Preservation, Westchester Medical Center–New York Medical College, Valhalla, NY, USA

Pasquale Patrizio
Yale University Fertility Center, New Haven, CT, USA

Antonio Pellicer
University of Valencia, Valencia, Spain

Pinki K. Prasad
Vanderbilt–Ingram Cancer Center, Nashville, TN, USA

Kenny A. Rodriguez-Wallberg
Karolinska Institute and Karolinska University Hospital Huddinge, Fertility Unit, Department of Obstetrics and Gynecology, Stockholm, Sweden

Erin Rohde
Indiana University School of Medicine, Department of Obstetrics–Gynecology, Indianapolis, IN, USA

Allison B. Rosen
Fertility Preservation Institute, Department of Obstetrics and Gynecology, Westchester Medical Center–New York Medical College, Valhalla, NY, USA

Zev Rosenwaks
Ronald O. Perelman and Claudia Cohen Center for Reproductive Medicine, Weill Cornell Medical College, New York, NY, USA

María Sánchez
Gynaecology and Obstetrics at the University of Valencia, Valencia, Spain

R. Sanchez
Center of Biotechnology in Reproduction, Department of Basic Sciences, La Frontera University, Temuco, Chile

Glenn L. Schattman
Ronald O. Perelman and Claudia Cohen Center for Reproductive Medicine, Weill Cornell Medical Center, New York, NY, USA

Peter N. Schlegel
James Buchanan Brady Foundation, Weill Cornell Medical College, New York, NY, USA

Einat Shalom-Paz
McGill Reproductive Centre, Department of Obstetrics and Gynecology, Division of Reproductive Endocrinology and Infertility, McGill University, Montreal, Quebec, Canada

Lonnie D. Shea
Department of Chemical and Biological Engineering, McCormick School of Engineering and Applied Science, Northwestern University, Technological Institute, Evanston, IL, USA

Gunapala Shetty
Department of Experimental Radiation Oncology, University of Texas M. D. Anderson Cancer Center, Houston, TX, USA

Jill Simmons
Division of Pediatric Endocrinology Vanderbilt University School of Medicine, Nashville, TN, USA

Carrie A. Smith
Indiana University School of Medicine, Department of Obstetrics-Gynecology, Indianapolis, IN, USA

J. Smitz
Center for Reproductive Medicine, UZ Brussel (VUB), Brussels, Belgium

Miquel Solé
Department of Obstetrics, Gynecology and Reproduction, Institut Universitari Dexeus, Barcelona, Spain

Jean Squifflet
Université Catholique de Louvain, Brussels, Belgium

Shane R. Stecklein
University of Kansas Medical Center, Kansas City, KS, USA

Jerome F. Strauss, III
Virginia Commonwealth University Health System, Sanger Hall, Richmond, VA, USA

David J. Tagler
Department of Chemical and Biological Engineering, McCormick School of Engineering and Applied Science, Northwestern University, Technological Institute, Evanston, IL, USA

Seang Lin Tan
Department of Obstetrics and Gynecology at McGill University; McGill University Health Centre, McGill Reproductive Centre, Royal Victoria Hospital, Montreal, Quebec, Canada

Evelyn E. Telfer
Centre for Integrative Physiology, University of Edinburgh, Edinburgh, UK

Sreedhar Thirumala
General Biotechnology LLC, Indianapolis, IN, USA

Michael J. Tucker
Shady Grove Fertility RSC, Rockville, MD, USA and Georgia Reproductive Specialists, Atlanta, GA, USA

Catherine Uzan
Service de Chirurgie Gynécologique, Institut Gustave-Roussy, Villejuif, France

Anne Van Langendonckt
Department of Gynecology, Cliniques Universitaires Saint Luc, Brussels, Belgium

Anna Veiga
Reproductive Medicine Service, Department of Obstetrics, Gynecology and Reproduction, Institut Universitari Dexeus, Barcelona, Spain

W. H. B. Wallace
Division of Reproductive and Developmental Science, University of Edinburgh, Edinburgh, UK

Wenjia Wang
University of Kansas Medical Center, Kansas City, KS, USA

Brent Waters
Stead Center for Ethics and Values, Garrett–Evangelical Theological Seminary, Evanston, IL, USA

Dagan Wells
Nuffield Department of Obstetrics and Gynaecology, University of Oxford, Oxford, UK

Teresa K. Woodruff
Department of Obstetrics and Gynecology, Feinberg School of Medicine, Northwestern University, Chicago; Robert H. Lurie Comprehensive Cancer Center of Northwestern University, Chicago, IL, USA

Erik Woods
General Biotechnology LLC and Indiana University School of Medicine, Department of Microbiology and Immunology, Indianapolis, IN, USA

Christine Wyns
Department of Gynecology, Université Catholique de Louvain, Brussels, Belgium

中文版序

现代社会人类的寿命不断延长，但各方面因素，如环境污染、精神紧张、炎症、手术、肿瘤放疗/化疗、遗传疾病、卵巢功能早衰、晚婚等导致人类生育能力下降，成为当前不孕不育患者寻求助孕治疗的主要原因。体外受精与胚胎移植技术是解决生育困难的一个重要治疗手段，其他衍生技术，如冷冻技术、单精子卵细胞质内注射（ICSI）、胚胎植入前遗传学诊断（PGD）、卵子体外成熟等促进了辅助生育技术的发展，但仍然不能解决所有不孕不育问题。尽管现代生物医学技术大大提高了肿瘤患者的治愈率和生存率，但他们仍要面对放疗/化疗造成的卵巢功能早衰和生活质量下降问题，其中卵巢功能下降伴随的生育障碍问题尤为突出。目前，以配子和卵巢组织与睾丸组织的冷冻保存为中心课题的生育力保存为年轻癌症患者带来了孕育生命的希望。

现代人生活方式的改变令一部分职业女性推迟生育，然而当其需要生育时往往已经失去了生育的黄金时机。在我国，生育力保存近年来开始受到同行关注，特别是二孩政策开放以来，高龄生育成为助孕治疗的重点和难点。所以，关于生育力保存的研究实践显得尤为重要和必要。尽管如此，以上问题尚未得到社会的普遍关注。

由世界知名生殖医学专家 Jacques Donnez 和 S. Samuel Kim 共同主编的 *Principles and Practice of Fertility Preservation* 一书内容丰富，详细论述了生育力保存的理论与实践，并对相关伦理和道德问题进行探讨，是近期关于生育力保存问题的国际优秀读物。主译徐阳教授是我国著名的生殖医学专家，有丰富的临床工作经验，其独具慧眼，选译此书，带领团队准确翻译、表达作者原意，语言流畅，为国内同行提供了一本实用的参考书，有望提高同道们对生育力保存的理论和实践的认识，值得推荐！

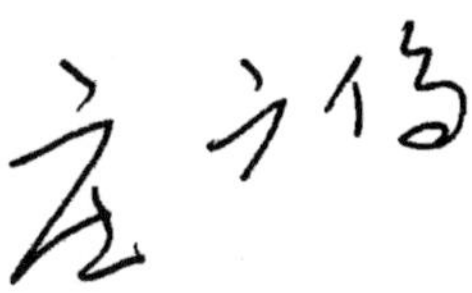

2016 年 8 月

译者前言

从 1728 年 John Hunter 采集尿道下裂患者的精液并使其配偶受孕至今，人类辅助生育技术已经走过了 288 年的历史。一代又一代学者克服了发展中的阻力与困境，使辅助生育技术成为 20 世纪改变人类生活的重大科技发明之一，为千千万万的不孕家庭带来了福音，也为社会的和谐与幸福做出了巨大的贡献。

由于社会与环境的变迁，生殖医学领域不断出现新的挑战，这也促进了医学技术的创新与进步。“生育力保存”理念的诞生与相关技术的应用成为了辅助生育技术发展的另一个全新的方向。化疗和放疗用于治疗癌症或其他疾病，提高了患者的生存率，但同时也可能导致男性或女性生育障碍。肿瘤治疗越成功，意味着实施生育力保存越重要。一些非肿瘤疾病，如自身免疫病也要使用性腺毒性药物治疗，会导致性腺功能衰竭。严重或复发性子宫内膜异位症患者，或希望推迟生育年龄的女性，以及任何生殖功能受到威胁的情况都有可能从生育力保存中获益。

保存生育力的方法虽不能保证将来的生育能力或妊娠，但可能会帮助人们面对各种可能导致性腺功能衰竭的高风险治疗，为他们的未来带来希望。因此，医生应该让患者及其家庭知晓这项技术，并使之成为一种选择。

在这一社会需求背景下，Jacques Donnez 和 S. Samuel Kim 共同主编了 *Principles and Practice of Fertility Preservation* 一书。这部专著内容丰富，对生育力保存的原则与实践进行了系统的论述。从辅助生育技术的发展历史，到肿瘤生物学、生殖生物学、低温生物学，再到男女双方生育力保存的策略，更对生育力保存有关的伦理、法律和宗教问题进行了深入探讨，并对未来的技术进行了描述与展望。本书突出了多学科联合的特点，强调个体化治疗的重要性。原著者认为肿瘤学家、生殖内分泌学家、不孕不育专家以及心理伦理学家需要共同协作，为每一位患者提供最合理的信息和治疗计划。

我国的国情也决定了开展生育力保存的重要性和紧迫性。我有幸主持了这部书的翻译工作，希望这部译著的出版能为同行们提供一个了解、学习生育力保存相关知识的渠道。在此，我非常感谢向我推荐这部原著的廖秦平教授，感谢冯云教授对本书第 41～43 章内容的审核与建议，感谢两位副主译尚䴖教授和薛晴教授，以及整个翻译团队付出的辛苦与努力！翻译不足与欠妥之处还望读者不吝指正，在此致谢！

2016 年 7 月

原著序一

提示我生育力保存具有重要意义的第一个也是最心酸的病例是一名年轻的女警察。她被诊断出患有非霍奇金淋巴瘤时已经订婚了。可想而知，她多么渴望保存生育能力和避免过早绝经，但在那时，这种情况唯一可用的技术还在试验阶段。但是我的这位患者想抓住这根救命稻草，她说："告诉我治疗将使我丧失生育能力，比医生告诉我得了癌症还要糟糕。"然而……她死了。

年轻癌症患者的生存前景要比20年前好得多，而且还在不断提高，但这些进展往往依赖于更具破坏性，从而也更具性腺毒性的治疗方案。化疗、盆腔放疗及疾病进展本身可能对生育年龄的男性、女性和儿童造成损伤的认知现在已成为常识。这些认知也促进了技术和手术创新，从而使患者在癌症治疗后仍有可能成为生物学父母，为他们带来了希望。事实上，尽管医疗保健的首要任务是帮助患者最大限度地战胜疾病，但忽略远期效果现在已经被视为严重的失职。新进展也可能帮助非肿瘤患者，包括那些希望阻止卵巢老化的女性。这些理念应该没有媒体描绘得那样有争议。

近年来由生育力保存专家组成的国际学会、相关生物医学研讨会、文献综述和一些专著都显示了该领域的成长。但所有这些都不如 Jacques Donnez 和 S. Samuel Kim 两位教授主编的这部著作全面。全书43章每个主题均由一流的研究者和临床工作人员撰写，内容涵盖了从生物学和肿瘤学到技术和手术的多方面内容，同时包括了生命伦理学与法律。如此庞大的工作表明这一领域已经超越初创阶段，走向成熟，它将是未来几年工作的重要参考。

Roger G. Gosden

（尚䴖　译　薛晴　审校）

原著序二

Louise Brown（译者注：她为世界上第一个试管婴儿）在英国历史性的出生迄今已经过去了 30 余年。人类体外受精（IVF）技术成为治疗不孕症的方法，这一重要技术的出现最终使几十万不孕夫妇从这一令人兴奋的新技术中受益。与许多医学/科学突破一样，目前该初始过程已在其雏形（自然周期、监测过少、腹腔镜下取卵）的基础上有了长足的进步。在试管婴儿成为现实的 30 年中，新的药物和技术实现了卵泡刺激。超声技术用于卵泡监测、取卵、胚胎移植和早期妊娠确诊已经相当成熟。新的冷冻技术使胚胎、卵子和卵巢组织都可以冷冻存储。进一步的完善包括胚胎生长的专用培养液、单精子卵细胞质内注射、经皮手术取精、植入前遗传学诊断、卵子捐赠和代孕等。寻求解决不孕不育问题的夫妇已经不再是新生殖技术的唯一受益者。

对这些令人兴奋的技术进步来说，“生育力保存”是一个全新的方向。保留生育功能适用于因各种原因延期妊娠的人群，如选择“生育保险”保存卵子的单身女性，为治疗疾病要进行根治手术、放疗或化疗的癌症患者。许多时候，这些男性和女性在面临即将到来的癌症治疗时，既没有结婚也没有生育后代的具体计划。现在可以提供给这些患者多种方案，以增加他们未来成为父母的机会。

新的生殖技术也带来了意想不到的后果，包括对社会和伦理的深刻影响。肿瘤学家在和癌症患者讨论未来可能发生的情况时，必须让患者意识到治疗对未来生育造成的影响。还没有达到签署知情同意书年龄的年轻患者需要在医生和家长的监护下获得同意。通过侵入性的方法获得配子进行存储有其弊端。同时如果患者因为疾病死亡，长期存储的配子会使患者的家庭变得更为复杂。

Donnez 和 Kim 教授的书中明确指出，癌症患者生育力保存的社会和伦理问题的复杂性需要肿瘤学家、生殖内分泌及不孕不育专家共同协作，为每一位患者提供最合理的信息和战略计划。本书整合了多学科内容，包括生殖生理基础、癌症治疗原则、年龄相关问题和伦理困境。生育的激情与增长的年龄和致命的疾病纠结在一起，苦乐参半。本文的内容和体系能够推进不孕不育专家和肿瘤学家的工作。

Edward E. Wallach

（尚鹊　译　薛晴　审校）

原著前言

生育力保存已经成为生殖医学和肿瘤学领域非常突出的兴趣点。在21世纪，生育力保存不再是一个概念，而是一个重要的临床医学学科。生育是年轻癌症存活患者生活质量的顶级指标，随着癌症患者生存期的延长，生育力保存的需求越来越强。虽然生育力保存的重点人群主要是生育年龄的癌症患者，但其临床意义可能会扩大到非癌症患者，未来会有更广泛的临床应用前景。

在过去的几年中，我们见证了生育力保存方法出现的巨大科学和技术进步，积累了大量的相关信息和知识。作为积极参与生育力保存技术发展的开创者，我们感到需要出版一本全面论述这一令人兴奋的新领域的专著。这本书全方位涵盖了生育力保存领域的科学概念和新兴技术，包括卵母细胞的冷冻保存、体外卵泡培养和卵巢冷冻及移植方法的最新进展。

第一部分（共3章）是生育力保存领域的全面介绍，随后的两个部分（共9章）专注于肿瘤生物学、流行病学和治疗，以及生殖生物学和低温生物学。第四部分讨论了男性生育力保存策略（共5章）。随后的章节（共19章）关注女性生育力保存策略，分为四大类：药物/手术、辅助生育技术（assisted reproductive technology，ART）、卵巢冷冻保存和移植、卵泡的体外生长与成熟。最后两部分（共7章）描述了未来的技术和与生育力保存有关的伦理、法律和宗教问题。

我们相信，本书将为生殖医学和肿瘤学领域的研究人员、胚胎学家、护士和临床医生提供理论和实践指导。此外，对希望更多地了解这一领域患者护理和科学研究的任何人员来说，这本书都将是一份宝贵的资源。

（尚鹊　译　薛晴　审校）

致　谢

我们，Jacques Donnez 和 S. Samuel Kim，向剑桥大学出版社及其编辑 Nisha Doshi、Alice Nelson、Joanna Endell-Cooper 表达真挚的感谢，特别要感谢支持出书计划的 Nick Dunton。我们还要感谢所有为这本书花费了时间和精力的特约作者们。如果没有他们的技术、知识和热情，这本书不可能出版。感谢国际生育力保存协会（the International Society for Fertility Preservation，ISFP）忠实的会员们，他们将是这一领域的未来。我们同样感谢 Norma Turner 和 Marie-Madeleine Dolmans，感谢他们为 ISFP 做出的贡献。

S. Samuel Kim 感激堪萨斯大学医学中心高级生殖医学中心 IVF 团队每一名成员常年不懈的奉献，感谢我的系主任 Carl Weiner 给予我的建议和鼓励。感谢我的导师和最好的朋友 Roger Gosden，他敏锐的洞察力、不懈的支援和智慧让我获益良多。在此也由衷地感谢我亲爱的家人，Kris、Jean、Melissa、Derek、Monica 和我的母亲。

Jacques Donnez 感谢鲁汶天主教大学临床和科研团队的所有成员，他们为追求科学研究的不断进步和临床工作的卓越不知疲倦地工作，承受着“没有无压力的生活”。我也永远感激我的妻子、孩子和孙辈，感谢他们给予我的坚定不移的爱和支持。

（尚鹡　译　薛晴　审校）

目 录

第七部分 卵巢冷冻保存和移植

第八部分 卵泡的体外生长与成熟

第九部分 技术展望

第十部分 生育力保存相关的伦理、法律及宗教问题

第一部分

引　言

第 1 章　辅助生育技术的发展史

Peter R. Brinsden　著
张蕾　尚梦远　译　薛晴　曾诚　审校

想要理解一门科学，了解它的历史是十分必要的。——AugusteCompte（1798—1857）

第一例人类辅助生育技术（assisted reproductivetechnology，ART）是伦敦一位名叫 John Hunter（1728—1793）的杰出外科医生实现的（图 1.1），他采集了一位尿道下裂患者的精液，并用这份精液使患者的爱人受孕。这是一个“辅助的概念”，尽管严格来说它并不属于现代辅助生育技术的定义范畴，后者涉及所有精子、卵子、胚胎的体外操作技术，其中包括：

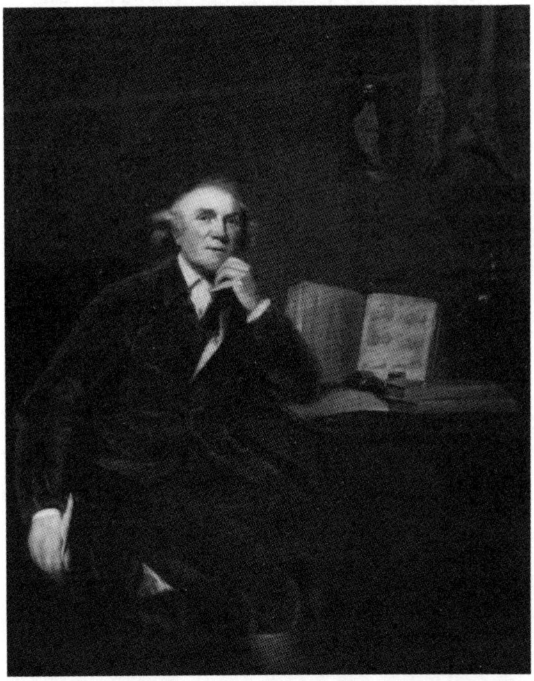

图 1.1　John Hunter（1728—1793）。其被记载为第一位成功对人类进行人工授精的人

- 体外受精（in vitro fertilization，IVF）
- 单精子卵细胞质内注射（intracytoplasmic sperm injection，ICSI）
- 配子输卵管内移植（gamete intrafallopian transfer，GIFT）——目前已很少使用
- 合子输卵管内移植（zygote intrafallopian transfer，ZIFT）——目前已很少使用
- 供卵及供胚
- 精子、卵子、胚胎的冷冻保存
- 代孕
- 卵母细胞体外成熟
- 植入前遗传学诊断

尽管 John Hunter 对这位患者采取的治疗在人类历史中是体外干预人类生殖过程的先例，但是人们对人类和动物生殖的研究兴趣却可以追溯到几千年以前。

早在公元前 5 世纪，“医学之父”希波克拉底（公元前 460—公元前 370）认为男性和女性会各自产生出某种“体液”，然后在女性身体内融合，由此诞生出新生命。100 年之后，亚里士多德（公元前 384—公元前 422）提出孩子是“男性和女性产生的种子交融”之后的产物，这与当时所流行的“孩子来源于男性产生的‘种子’，而女性仅仅是孩子的容器”的理论相悖，而后一理论一直流行到 16 世纪，直到 William Harvey（1578—1657）（图 1.2）通过研究英国国王所养殖的鹿的生殖行为，1651 年

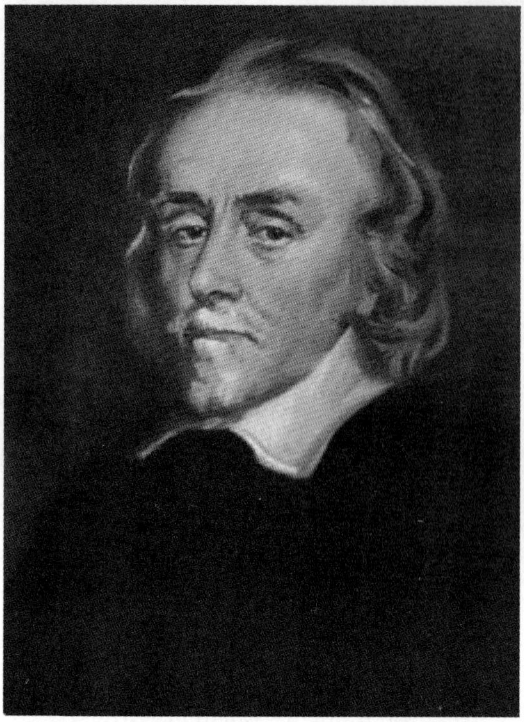

图 1.2 William Harvey (1578—1657)。第一位描述卵子可以产生所有生物的人

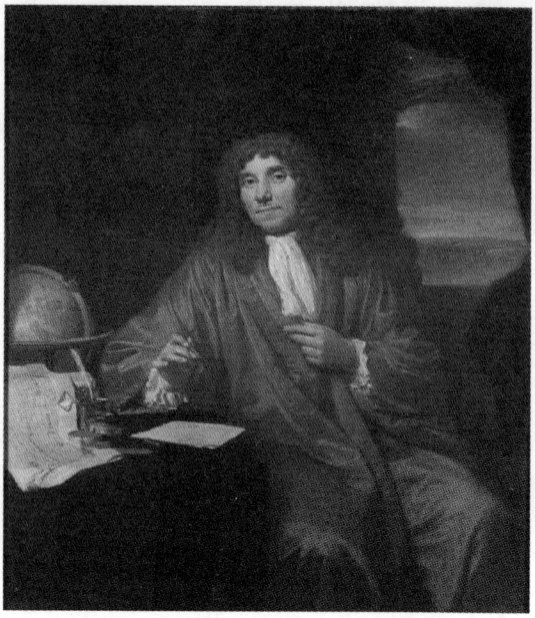

图 1.3 Anton van Leeuwenhoek (1632—1723)。第一位用自己构建的显微镜研究人类及动物精子活动的人

在《论动物生殖》一书中提出“所有生命都是由卵子产生的”。其在这一研究中提出了他的名言——“exovoomnia”（一切来源于卵子）。从这个时期开始，动物和人类的生殖科学开始真正发展起来。但是，直到光学显微镜发明之后，研究人员才开始真正对精子、卵子的功能形态及受精过程进行进一步研究。

荷兰的一位布商兼业余科学家 Anton van Leeuwenhoek (1632—1723) （图 1.3）对新兴的显微镜技术异常着迷，并构建了自己的显微镜。在众多可供研究的标本中，他选择观察不同动物的精液标本，并于 1677 年向伦敦皇家学会报告了他的发现。他认为每个精子都是一个独立的动物或人类的胚体，一旦能够成功“施肥”于子宫，就能够产生下一代。这与当时所流行的“女性产生‘种子’，而男性只产生制造下一代的受精动力”的理论相左。

Dalenpatius 在 1699 年声明他可以在单一的精子中观察到一个微型人。人类在精子中既已形成的观点流行了将近 1 个世纪，直到后来人们才发现这是一场骗局，连 Dalenpatius 也只是制造这个骗局的人的一个假名。Reinier de Graaf (1641—1673) 首次描述了卵巢内卵泡的发育过程。为了纪念他，他所发现的卵泡形态被命名为 Graafian 卵泡。但是他从来没有观察到卵泡中的卵子。他还支持了自己的荷兰同事 van Leeuwenhoek 的工作，并且意识到其针对显微镜的研究的重要性。遗憾的是，De Graaf 在 32 岁就早早过世了。

意大利科学家 Lazzaro Spallanzani (1729—1799)（图 1.4）在显微镜下观察到精子的运动和行为，并且第一次试图为一只狗进行人工授精。记载中他还是第一个对蛙类进行体外受精的人，并在 1776 年首次对精子进行冷冻和解冻。

1826 年，Karl Ernst von Baer (1792—1876) （图 1.5）首次在母狗的卵巢中发现并定义了卵子，他认为所有哺乳类都是由卵子发育而来的，并在早期胚胎内进行器

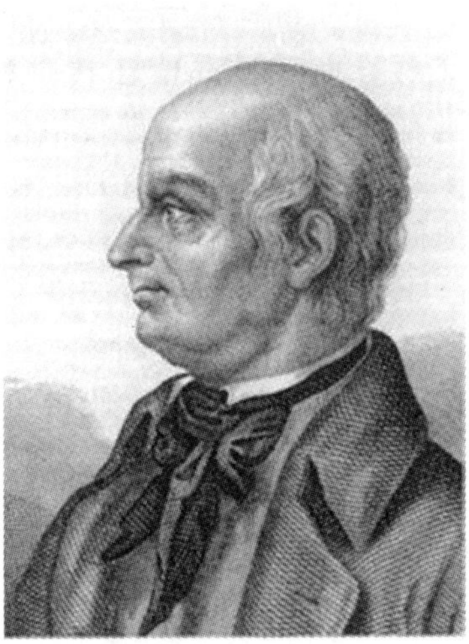

图 1.4　Lazzaro Spallanzani（1729—1799）。首次对母狗进行授精，首次对蛙类进行体外受精，并且第一个实现精子的冷冻及解冻

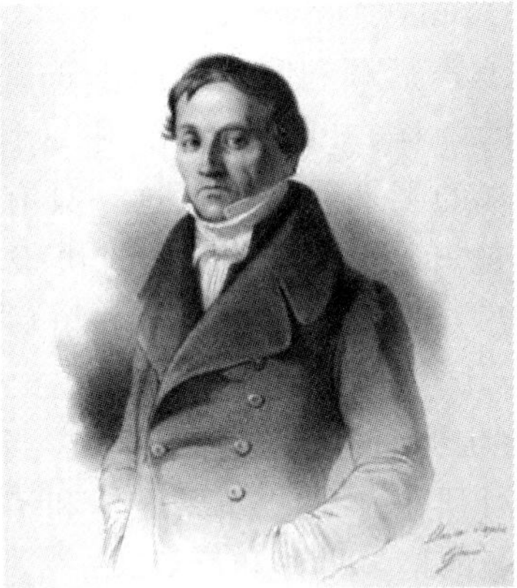

图 1.5　Karl Ernst von Baer（1792—1876）首次在母狗的卵巢中发现并定义卵子，认为所有哺乳类都是由卵子发育而来。其被誉为“现代胚胎学之父”

官分化。von Baer 被誉为“现代胚胎学之父”。

19 世纪中期，一些研究者通过观察低等生物的受精过程开展了一系列有关生殖的研究，其中较为突出的研究者包括 Henry Nelson（1852）、Newport（1853）、vanBeneden（1854）和 Hertwig（1876）。Nelson 在蛔虫体内观察到精子穿透卵母细胞的过程，Newport 在两栖动物中观察到相似的过程，van Beneden 和 Hertwig 成为首次观察到哺乳动物受精过程的研究者。

19 世纪 90 年代早期，英国剑桥大学的医学教授 Walter Heape（1855—1929）首次将体外合成的兔子胚胎移植回兔子的子宫并成功存活。尽管整个实验里只有一个移植胚胎存活下来并分娩，但是他的实验却第一次证明了胚胎可以从一个动物身上取得并移植到另一个，而不会干扰其本身的发育过程。

Bavister[1] 和 Clark[2] 在关于 IVF 早期历史的综述中都提到，1951 年是当代 IVF 领域开始的“重要分水岭”。Colin “Bunny” Austin（1914—2004）和 M. C. Chang（1908—1991）同时发现了精子在有能力穿透卵子透明带之前，需要经过获能及顶体反应的过程。1963 年，Yanagimachi 和 Chang 使仓鼠的精子在体外获能并使卵子受孕，合成的胚胎重新移植回仓鼠的子宫内并成功分娩[3]。类似的工作还在继续，在接下来的 10 余年中，更多的研究者都成功地使不同物种的动物分娩出由体外受精孕育出的下一代。

最早对人类卵子受精过程进行观察的人是 Robert Edwards（1925—2013），他在 1965 年发表了一篇具有里程碑意义的论文：《人类卵子的体外成熟》[4]。但是如果没有和临床医学工作者的紧密协作，Edwards 将很难继续他的体外受孕研究过程，因临床医生将患有多囊卵巢综合征而进行卵巢楔形切除的患者的病理标本提供给 Edwards。获取人类排卵前的卵子的需求促使他在 1968 年开始与妇产科学家 Patrick Steptoe（1913—1988）一起进行研究。

Robert Edwards 知晓 Patrick Steptoe 这个人是由于后者所精通的腹腔镜技术，其使研究者能够通过一个很小的手术即可以直观地观察女性盆腔器官。Steptoe 曾在欧洲学习腹腔镜技术，师从 Raoul Palmer（1940—1995）和 Hans Frangenheim（1920—2001）。回国以后，他继续深入研究并发展电子腹腔镜技术，从而在不久之后的1967年写出了著名的腹腔镜教材《妇产科中的腹腔镜技术》[5]。他的第一篇重要论文《腹腔镜和排卵》[6]也于1986年完成。不久之后，他继续改进腹腔镜技术，使得医生可以在腹腔镜直视下将卵子从卵泡中吸出。

Robert Edwards在1951年退役后于爱丁堡的动物基因与胚胎研究机构中开始了他的职业生涯。在这里，他跟随Alan Parkes教授完成了其关于生殖基因的博士学位的学习。随后，他在伦敦的医学研究所工作，于1963年加入了Alan Parks和"Bunny" Austin——两位生殖生理方面的著名教授的工作，并继续其关于免疫学和卵子成熟的研究。之后他在美国的约翰霍普金斯大学与另外两位人类ART研究者Howard和Georgeanna Jones医生学习了很短的一段时间。回到剑桥以后，他继续开展关于人类卵子的研究。1968年，当Edwards得知Steptoe用腹腔镜观察到排卵前的人类卵子形态，他联系了Steptoe，并在伦敦召开的一项医学皇家会议中与其见面，二人很快便建立了合作关系和深厚的友谊。在1968年到1978年之间，他们两人进一步推进了人类ART的发展，并将它第一次应用到不孕症的妇女中。

Edwards和Steptoe很快便共同发表了具有里程碑意义的论文——《人类卵子早期的体外受孕状态及体外成熟》（1969年）[7]、《人类卵子体外受精过程中精子的尾部及中间片段识别》（1969年）[8]、《促性腺激素预处理卵巢后排卵前卵子的腹腔镜下恢复》（1970年）[9]。他们一起开展了第一例被他们命名为卵子复苏与输卵管授精（oocyte recovery with tubal insemination，ORTI）的诊疗研究，也就是日后为人们所知的配子输卵管内移植（GIFT）。

在1968—1978年两人一起进行研究时，Steptoe在英国奥尔德姆市兰开夏（Oldham，Lancashire）的一家国际医疗服务医院工作，而Edwards还在剑桥大学。当开始真正对不孕症妇女进行治疗时，他们度过了一段异常艰难的岁月。在这段时间中，他们利用IVF和胚胎移植（embryo transfer，ET）技术向40名妇女的宫腔内移植胚胎，没有一例成功受孕。直到1976年，他们通过单囊胚移植才使得第一个妇女成功受孕。遗憾的是，最后只是一次异位妊娠[10]。在包括这次异位妊娠在内的102次胚胎移植失败之后，Leslie Brown终于成为移植胚胎后第一个成功受孕者。这是一次接近自然状态的体外受精，没有任何激素刺激及诱导，只利用了一个卵子生成胚胎，并移植其8细胞的胚胎而最终妊娠。Brown之后的妊娠过程非常艰难，她的女儿Louise Brown最终在1978年7月25日剖宫产后顺利降生（图1.6）。如所有人预期的一样，Louise宝宝是一个非常健康、正常的婴儿，但是，这一具有重要意义的成就却仅以一封简单的快报发表在《柳叶刀》上：《人体胚胎种植后成功分娩》[11]。试管婴儿Louise Brown被誉为"世纪宝宝"，但这一研究技术在当时遭到临床及科研工作者、外界媒体和不同宗教信仰代表的诸多批评和反对。

人类IVF研究也在世界各地进行，特别是澳大利亚墨尔本Carl Wood教授和Alan Trounson医生的研究团队，他们在1980年6月使世界第4个试管婴儿Candice Reed顺利降生[12]。几乎是在同一时间，美国弗吉尼亚诺福克（Norfolk）的Howard及Georgeanna医生成功使美国第一个试管婴儿Elizabeth Carr在1981年12月28日降生[13]。

同时期在英国，Patrick Steptoe和Rober Edwards却因英国国民健康委员会及各大学中的医学研究委员会都不愿为他们提供财政支持而无法继续其在人类IVF方面的研究。他们最终在剑桥郡一个旧时期的

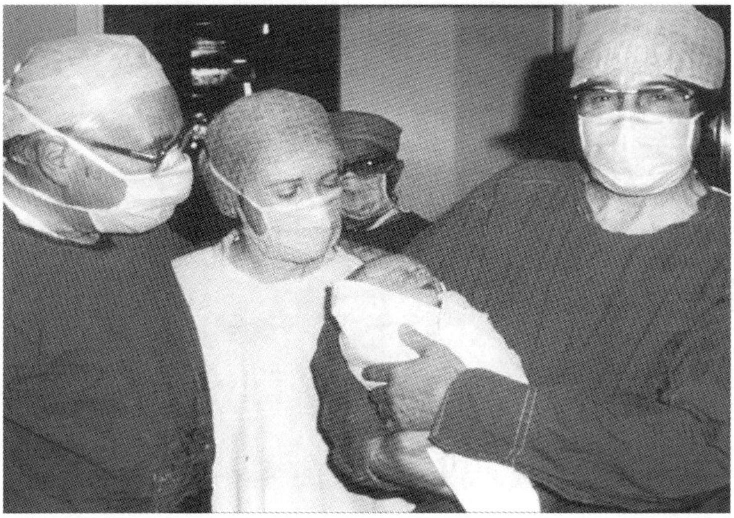

图 1.6　Patrick Steptoe 和 Robert-Edwards 与世界第一例试管婴儿 Louise Brown（生于 1978 年 7 月 25 日）。*Courtesy of Bourn Hall Clinic*

庄园建立了世界上第一个辅助生育研究和治疗中心——波恩诊所，并于 1980 年 9 月开业（图 1.7）。就在这里，Steptoe 和 Edwards 继续他们的研究工作，到 1986 年，他们利用辅助生育技术帮助 500 个宝宝成功降生[14]。在接下来的 3 年里，Steptoe 和 Edwards 陆续获得了一些国际和国内的奖项。不幸的是，在 1988 年，Patrick Steptoe 罹患严重的前列腺癌，并在 1988 年 3 月 21 日去世。Robert Edwards 独自带领波恩诊所的团队继续工作，并同时担任了他一同创办的《人类生殖杂志》的主编工作。1994 年，他也从波恩诊所退休。

在 IVF 宝宝于英国、澳大利亚和美国诞生之后不久，其他一些国家的工作者也成功使 IVF 宝宝诞生：1982 年法国 Frydman 和 Testart 教授团队及荷兰的 Lars Hamberger 教授团队。同年，英国的 Brian Lieberman 医生和 Ian Craft 教授的团队也顺利创造了 IVF 宝宝。紧接着，澳大利亚的 Feichtinger 和 Kemeter 教授也获得了成功，同一年的晚些时候，IVF 宝宝也在芬兰、德国和荷兰诞生。

一个有趣的历史故事是，世界上第二个 IVF 宝宝其实是印度的 Subhash Mukhopadhyay 医生的工作成果。该宝宝同样通过 IVF-ET 技术于 1978 年 10 月 3 日诞生，但是医生的工作并没有得到印度官方的认可，相反他还受到了当地政府和同行的嘲笑，使 Subhash Mukhopadhyay 医生最终于 1981 年在印度自杀。尽管如此，27 年以后，人们细致地研究了他当时发布的成果，他最终被正式认可为印度第一个和世界第二个制造出 IVF 活婴的科学家。

1983 年，澳大利亚诞生了首例采用冷冻及解冻胚胎技术孕育的 IVF 宝宝[15]。IVF 的另一种治疗方式——供卵技术也于 20 世纪 80 年代中期在澳大利亚成功诞生[16]。这项技术最早被用于治疗卵巢功能早衰的患者，后来又被用在某些患有遗传性疾病而不能生育的妇女中，而现在，供卵技术已经可以帮助 40 岁甚至更老的女性在她们的生命后期拥有宝宝。在一些国家，供胚是得到法律所许可的，而在另一些国家，为帮助无子宫或因为其他原因不能孕育宝宝的妇女而实施的代孕方式也得到官方支持。福田等于 1985 年发布了美国第一例通过代孕成功出生的婴儿[17]。

源于对比腹腔镜更无创更简便的取卵方式的需求，Lenz 和 Lauritsen 在 1982 年创造出腹部超声引导下穿刺取卵术[18]。Gleicher 等在 1983 年继续发展这项技术，成功实施腹部探头引导下的经阴道取卵术[19]。1985 年，瑞典的 Mats Wikland 创

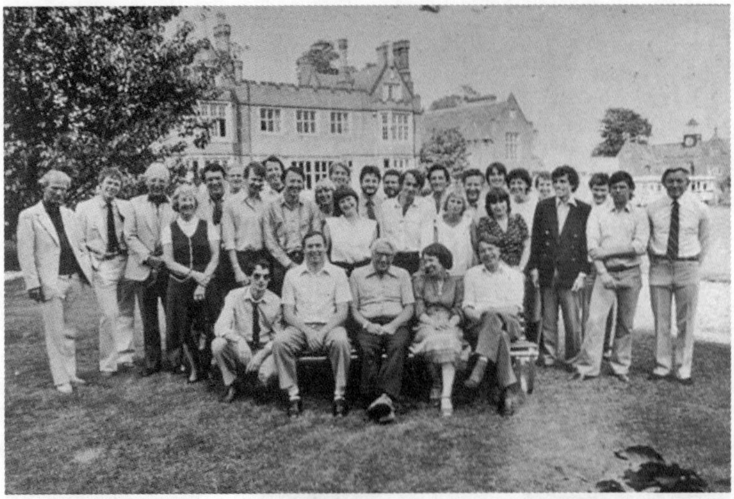

图 1.7 1981 年于波恩诊所召开的首次体外受精会议。*Courtesy of Bourn Hall Clinic*

造了目前已通用于全球的阴道超声探头引导下的排卵前卵泡吸取技术[20]。接下来的几年内，宫内人工授精（intrauterine insemination，IUI）及 GIFT 也作为不同于标准 IVF 模式的更为简化的技术发展了起来。

从人类开始发展 IVF 之后，促排卵的方法出现过很多变化，具有历史意义的几个标志点包括：

- 20 世纪 70 年代
  自然周期 IVF
  单独使用氯米芬（克罗米芬）
- 20 世纪 80 年代
  氯米芬＋尿源性人绝经促性腺素（human menopausal gonadotropin，HMG）
  促性腺激素释放激素（gonadotropin-releasing hormone，GnRH）激动剂＋尿源性 HMG
  “flare” 方案
  超短方案和短方案
  黄体期或卵泡期启动的长方案
- 20 世纪 90 年代
  GnRH 激动剂＋尿源性卵泡刺激素（follicle stimulating hormone，FSH）肌内注射
  GnRH 激动剂＋高纯度 FSH 皮下注射
  GnRH 激动剂＋高纯度 HMG 皮下注射
  GnRH 激动剂＋重组人卵泡刺激素（recombinant human follicle stimulating hormone，rhFSH）皮下注射
- 20 世纪 90 年代后期至 2000 年以后
  GnRH 拮抗剂＋ rhFSH ＋重组人黄体生成素（recombinant human luteinizing hormone，rhLH）
  重组黄体生成素（luteinizing hormone，LH）
  重组人绒毛膜促性腺激素（human chorionic gonadotropin，hCG）
  “质量标称” 与 “生物标称（IU）” 的重组 FSH
  “方便患者” 的皮下注射及 “注射笔” 的使用

从上述结果可以看到，促排卵方法经历多次变革。在早期，IVF 仅仅依靠正常生理周期取卵或单用氯米芬促排卵。直到 1984 年，伦敦的 Porter 等首次将 GnRH 激动剂用于刺激方案中，防止早发的 LH 峰[21]，这个方式在后来的很多年被当作 IVF 促排卵的 “金标准” 使用。事实上，现在它仍用于很多 IVF 周期操作中。1991 年，Frydman 等首次将 GnRH 拮抗剂纳入

促排卵方案[22]，且越来越多地应用于 IVF 中。因为治疗时间不像 GnRH 激动剂方案那样长，故其作用显得更加温和，更接近于“自然”，也更“有利于患者”。也是在 20 世纪 90 年代中期，促性腺激素释放激素的生产和使用也产生了重大发展。过去的产品只能提纯绝经后女性尿液中的激素，采用肌内注射的方法使用，而高纯度的 FSH 和 HMG 的出现带来了巨大的改变，并且可以让经过训练的患者自行皮下注射使用。同样在这一时期，重组促性腺激素逐渐发展起来，生产出最纯的 FSH、LH 和 HCG。1992 年，Germond[23] 和 Devroey 等[24]首次应用最新的重组 FSH（rFSH）促使妇女妊娠。

近年来，人们对“简化的 IVF”的概念产生兴趣。“简化的 IVF”是指通过更温和的卵巢刺激方法降低卵巢刺激带来的并发症风险，特别是减少卵巢过度刺激综合征的发生。由于降低了高剂量促性腺激素刺激方案中对子宫内膜发育的干扰，这种方法被认为可以使胚胎移植的成功率上升。

但体外受精技术在治疗严重男性因素不育时并不能真正获得成功。应开发用于治疗严重男性不育的方法，否则，他们中的大部分最终只能选择供精的方式授孕。1987 年，澳大利亚的 Laws-King 等首次报道可以通过卵子透明带内单精子显微注射的方法获得胚胎[25]。但是直到 1992 年，布鲁塞尔自由大学的 Palermo 等才报道了第一例单精子卵细胞质内注射（ICSI）成功受孕的案例[26]。这是第一次利用这种技术使难治性不育的男性患者的配偶受孕。ICSI 技术是 ART 发展史上最重要的一次变革，世界上大部分 ART 中心在多于 40%～50%的周期中都使用了 ICSI 技术，一些中心甚至提倡所有 ART 周期都应该使用 ICSI。

另一些人类 ART 发展史上的“首次”包括：1989 年，伦敦的 Handyside 等报道可以取胚胎中的一个卵裂球进行植入前遗传学诊断（pre-implantation genetic diagnosis，PGD）和通过 DNA 扩增技术对胚胎进行性别鉴定[27]。这项技术不仅仅可以对胚胎进行性别鉴定，还能发现包括单基因缺失在内的一系列遗传异常疾病，并且可以筛选出非整倍体的异常胚胎。1990 年，Verlinsky 等报道了首例极体活检，随后进行胚胎移植并受孕的病例[28]。这在一些禁止对胚胎进行活检和操作的国家（如德国和瑞士）十分实用。

1991 年，Cha 等发明了体外卵子成熟技术（in vitro maturation，IVM）并报道了他们首例利用这种方法使患者受孕的案例[29]。

1994 年，Silber 等报道了睾丸取精术（testicular sperm extraction，TESE）联合 ICSI 治疗男性梗阻性或非梗阻性无精子症的案例[30]。另一些具有标志性意义的进展体现在男性不育症的诊断上，特别是 1996 年 Reijo 等发现一些患有严重少弱精子症的男性 Y 染色体部分缺失[31]。对男性不育症的研究在过去的 12～15 年获得了突破性的进展。

第一例自体卵巢冷冻-解冻移植的案例由 Oktay 等在 2001 年实现[32]，而 2004 年，Donnez 等报道了首例原位卵巢组织冷冻-解冻移植后的生育[33]。这些技术对于改善一些因恶性肿瘤需要化疗或放疗的年轻女性的生育结局有很大帮助。

最需要 ART 临床医生及研究者攻破的问题之一是如何减少 ART 带来的多胎妊娠问题。让人不能接受的是，40%～50%由 IVF 诞生的宝宝与辅助生育过程中出现的多胎问题相关，由此导致母亲和新生宝宝的相关并发症增加。现在有一种做法是通过改变胚胎移植步骤中的操作而降低多胎的可能，即在受精后的第 2 天、第 3 天或胚泡期进行单一胚胎宫内移植。这种做法由北欧的一些国家首先开始实施，将多胎的可能性降低到＜10％，在一些方法中甚至＜5％[34]。但是，在一些国家，25％～35％ IVF 周期移植的胚胎为 4 个甚至更多，这使得 25％～35％的周期产生出双胎妊娠结局，2.7％～5.7％的三胎妊娠结局。这还是在大量减少胎儿分娩之后的结果，但这些吓人的数字还是在逐年下降。

过去 32 年，全球 ART 最重要的一项进展是临床 ART 实践的监管制度和准则的演变。澳大利亚的维多利亚州是 1984 年最早使 IVF 合法化的州，后来被人们称为“1984 年的不孕行动”。英国是最早发展出一套完整管控机制和机构的国家。这套体制最早开始于英国政府机构 1984 年发布的一项最初报告，其后来又被称为“Warnock 报告”。这份报告促进了英国临床和科学研究调控系统的诞生，其内容涵盖：

- 所有在体外产生人类胚胎的治疗
- 所有提供配子的治疗
- 所有人类配子和胚胎的储存
- 所有关于人类胚胎的研究

这份报告还要求所有提供 ART 服务的临床机构必须具有政府管控机构颁布的执照。在这份报告发布之后，可以颁发执照的临时政府机构成立，开始监管所有 ART 在英国的实施过程。《人类受精与胚胎学法案》最终于 1990 年在议会通过，随后，人类受精与胚胎学管理局（Human Fertilisation and Embryology Authority，HFEA）于 1991 年成立。该机构具有管理调控并为英国所有提供 ART 服务的临床机构颁布执照的功能。相关法律及管理措施被写进《业务法规》，并且定期更新调整。2008 年，新的《人类受精与胚胎学法案》更新，ART《业务法规》的第 8 版也于 2009 年诞生[35]。

大部分国家在 2010 年都成立了相对严格的管控机构，另一些国家也会以指导法案代替，但是仍然有一些国家没有任何 ART 相关的管控机构或指导法案。为此，国际生育协会联盟（International Federation of Fertility Societies，IFFS）制定出每 3 年更新一次的国际 ART 管理及调控法案，并由美国生育医学协会（American Society for ReproductiveMedicine，ASRM）于 2007 年颁布了最新版本[36]。

医生和科学家对动物及人类生殖的研究兴趣持续了 2000 多年。关于受孕和不孕的研究在经历众多具有里程碑意义的发展之后，可以让迄今为止无法治疗的不孕症男女通过 IVF 及相关技术达到生育目的。这些治疗（即 ART）现已作为主流方法被全球各地所接纳并实施。从 1978 年首例 IVF 宝宝出生，到目前为止，全世界有 400 万～500 万婴儿通过辅助生育技术降生。尽管对 IVF 的早期探索已经结束，但目前 ART 领域仍有很多问题需要研究解决，特别是对遗传和干细胞方面的研究。人们仍希望 IVF 和相关的 ART 可以更简单和人性化，尤其是希望其可以变得更加便宜，使 ART 能够在并不那么发达的国家实施，这些国家有很多因为费用问题而不能通过 IVF 技术进行生育的夫妇。在这样一个短小的篇幅内详述这么多年的 ART 发展史是不可能的，但是目前全世界使用的 ART 却是建立在早年科学及医学前驱者最基本的研究成果和贡献之上。他们的故事对于我们今天为患者及其家庭所做的努力具有很深的研究和学习意义。

对 IVF 历史的了解会增加我们对现今 IVF 技术所面临的各种问题的理解，并可以改善未来治疗的结局[37]。

在本书出版之际，诺贝尔委员会在 2010 年 10 月 4 日发布了如下声明：

“2010 年诺贝尔生理医学奖得主 Robert G. Edwards 面对社会舆论的重重压力，继续其对体外受精技术的研究，目前为止，

已使将近 400 万人通过这种方式诞生。”

Robert “Bob” Edwards 的众多朋友和同事对于其获得这一实至名归的荣誉感到非常高兴，并向他送去了诚挚的祝贺。

参考文献

1. **Bavister BD**. Early history of in vitro fertilization. *Reprod* 2002; **124**: 181–96.
2. **Clarke GN**. ART and history. *Hum Reprod* 2006; **21**: 1645–50.
3. **Yanagimachi R** and **Chang MC**. Fertilization of hamster eggs in vitro. *Nature* 1963; **200**: 281–2.
4. **Edwards RG**. Maturation in vitro of human ovarian oocytes. *Lancet* 1965; **2**: 926.
5. **Steptoe PC**. *Laparoscopy in Gynaecology*. Edinburgh: E and S Livingstone, 1967.
6. **Steptoe PC**. Laparoscopy and ovulation. *Lancet* 1968; **2**: 913.
7. **Edwards RG, Bavister BD** and **Steptoe PC**. Early stages of fertilization in vitro of human oocytes matured in vitro. *Nature* 1969; **221**: 632–5.
8. **Bavister BD, Edwards RG** and **Steptoe PC**. Identification of the midpiece and tail of the spermatozoon during fertilization of human eggs in vitro. *J Reprod Fert* 1969; **20**: 169–70.
9. **Steptoe PC** and **Edwards RG**. Laparoscopic recovery of pre-ovulatory oocytes after priming of ovaries with gonadotrophins. *Lancet* 1970; **1**: 683–9.
10. **Steptoe PC** and **Edwards RG**. Reimplantation of a human embryo with subsequent tubal pregnancy. *Lancet* 1976; **1**: 880–2.
11. **Steptoe PC** and **Edwards RG**. Birth after the reimplantation of a human embryo. *Lancet* 1978; **2**: 366.
12. **Trounson A, Leeton J, Wood J** *et al*. Pregnancies in the human by fertilization in vitro and embryo transfer in the controlled ovulatory cycle. *Science* 1981; **212**: 681–2.
13. **Jones HW, Jones GS, Andrews MC** *et al*. The program for in vitro fertilization at Norfolk. *Fertil Steril* 1982; **381**: 14–21.
14. **Steptoe PC** and **Edwards RG**. Observations on 767 clinical pregnancies and 500 live births after human in-vitro fertilization. *Hum Reprod* 1986; **1**: 89–94.
15. **Trounson A** and **Mohr L**. Human pregnancy following cryopreservation thawing and transfer of an eight-cell embryo. *Nature* 1983; **305**: 707–9.
16. **Trounson A, Leeton J, Besanko M** *et al*. Pregnancy established in an infertile patient following transfer of a donated embryo fertilized in vitro. *Br Med J* 1983; **286**: 835–8.
17. **Utian WF, Goldfarb JM, Kiwi R** *et al*. Preliminary experience with in vitro fertilization-surrogate gestational pregnancy. *Fertil Steril* 1989; **52**: 633–8.
18. **Lenz S** and **Lauritsen JG**. Ultrasonically guided percutaneous aspiration of human follicles under local anaesthesia: a new method of collecting oocytes for in vitro fertilization. *Fertil Steril* 1982; **38**: 673.
19. **Gleicher N, Friberg J, Fullan N** *et al*. Egg retrieval for in vitro fertilisation by sonographically controlled vaginal culdocentesis. *Lancet* 1983; **2**: 508–9.
20. **Wikland M, Hamberger L** and **Enk L**. Transvesical and transvaginal approaches for aspiration of follicles by use of ultrasound. *Ann NY Acad Sci* 1985; **442**: 683–9.
21. **Porter RN, Smith W, Craft IL** *et al*. Induction of ovulation for in vitro fertilization using buserelin and gonadotrophins. *Lancet* 1984; **2**: 1284–5.
22. **Frydman R, Cornel C, de Zeigler D** *et al*. Prevention of premature luteinising hormone and progesterone rise with a GnRH antagonist Nal-Glu in controlled ovarian hyperstimulation. *Fertil Steril* 1991; **56**: 921–7.
23. **Germond M, Dessole S, Senn A** *et al*. Successful in vitro fertilisation and embryo transfer after treatment with recombinant human FSH. *Lancet* 1992; **339**: 1170.
24. **Devroey P, Mannaerts B, Smitz J** *et al*. First established pregnancy and birth after ovarian stimulation with recombinant follicle stimulating hormone (Org 32489). *Hum Reprod* 1993; **8**: 863–5.
25. **Laws-King A, Trounsen A, Sathananthan H** *et al*. Fertilization of human oocytes by microinjection of a single spermatozoon under the zona pellucida. *Fertil Steril* 1987; **48**: 637–42.
26. **Palermo G, Joris H, Devroey P** and **Van Steirteghem A**. Pregnancies after intracytoplasmic sperm injection of single spermatozoon into an oocyte. *Lancet* 1992; **2**: 17–18.
27. **Handyside AH, Kontogianni EH, Hardy K** *et al*. Pregnancies from biopsied human pre-implantation embryos sexed by Y-specific DNA amplification. *Nature* 1990; **344**: 768–70.
28. **Verlinsky Y, Ginsberg N, Lifchez A** *et al*. Analysis of the first polar body: preconception genetic diagnosis. *Hum Reprod* 1990; **5**: 826–9.
29. **Cha KY, Yoon SH, Ko JJ** *et al*. Pregnancy after in vitro fertilization of human follicular oocytes collected from non-stimulated cycle, their culture in vitro and their transfer according to the donor oocyte program. *Fertil Steril* 1991; **55**(1): 109–13.
30. **Silber SJ, Nagy Z, Liu J** *et al*. The use of epididymal and testicular spermatozoa for intracytoplasmic sperm injection: the genetic implications for male infertility. *Hum Reprod* 1995; **10**: 2031–43.
31. **Reijo R, Lee T-Y, Salo P** *et al*. Diverse spermatogenic defects in humans caused by Y chromosome deletions encompassing a novel RNA-binding protein gene. *Nat Genet* 1995; **10**: 383–93.
32. **Oktay K, Economos K, Kan M** *et al*. Endocrine function and oocyte retrieval after autologous transplantation of ovarian cortical strips to the

forearm. *JAMA* 2001; **286**: 1490–3.

33. **Donnez J, Dolmans M, Demylle D** *et al.* Livebirth after orthotopic transplantation of cryopreserved ovarian tissue. *Lancet* 2004; **364**: 1405–10.
34. **Nyboe Andersen A, Goossens V, Bhattacharya S** *et al.* Assisted reproductive technology and intrauterine inseminations in Europe, 2005: results generated from European registers by ESHRE. *Hum Rep* 2009; **24**: 1267–87.
35. **Human Fertilisation** and **Embryology Authority**. *Code of Practice*, 8th edn, London: HFEA, 2009. http://www.hfea.gov.uk/code.html.
36. **Jones HW** Jr and **Cohen J**. IFFS Surveillance 07. *Fertil Steril* 2007; **87** (Suppl. 1): S1–67.
37. **Fauser BC** and **Edwards RG**. The early days of IVF [editorial]. *Hum Reprod Update* 2005; **11**(5): 438.

推荐阅读

Cohen J, Trounson A, Dawson J *et al.* The early days of IVF outside the UK. *Hum Rep Update* 2005; **11**: 439–59.

Edwards RG. Introduction: the beginnings of human in-vitro fertilization. In: Gardner DK, Weissman A, Howles GM and Shoham Z. (eds.), *Textbook of Assisted Reproductive Techniques*. Colchester UK: Informa UK, 2009: pp. 17–30.

Edwards RG and **Sharpe DJ**. Social values and research in human embryology. *Nature* 1971; **231**: 87–91.

Edwards RG and **Steptoe PC**. *A Matter of Life*. London: Hutchinson, 1980.

Jones HW Jr. The ethics of in vitro fertilization. In: **Edwards RG** and **Purdy JM** (eds.), *Human Conception in Vitro*. London: Academic Press, 1981: pp. 351–7.

Jones HW, Jones GS, Andrews MC *et al.* The programme for in vitro fertilization at Norfolk. *Fertil Steril* 1982; **38**: 14–21.

Steptoe PC and **Edwards RG**. Birth after reimplantation of a human embryo. *Lancet* 1978; **2**: 366.

Wood C and **Trounson AO**. Historical perspectives of IVF. In: Trounson AO and Gardner DK (eds.), *Handbook of In Vitro Fertilization*, 2nd edn, Boca Raton FL: CRC Press, 2000: pp. 1–14.

第 2 章　化疗和放疗对人类生殖系统的影响

W. H. B. Wallace，R. A. Anderson and D. Meirow　著
尚鹡　译　薛晴　审校

儿童期的癌症非常罕见，在英国每年约有 1400 个新增病例，资源丰富的国家 15 岁之前的累积风险在 1/500 左右。长期存活率接近 73%。据估计，到 2010 年，715 个成年人中约有 1 个将会是儿童期癌症的长期存活者[1]。癌症在青春期后的育龄期男性和女性中更为常见[2-3]。许多患者通过手术、化疗和放疗联合治疗治愈。但长期存活者存在出现后遗症的风险[4]，包括生育能力受损、不良妊娠结局和后代出现健康问题[5-7]。这些年轻的患者克服了自己的疾病，期盼有正常的生殖寿命，而生育能力丧失对于这些接受过放疗或细胞毒性治疗的年轻患者来说是最具有毁灭性的结果。

正常的卵巢发育和卵泡耗竭

目前针对卵巢储备的研究推断，女性在胎儿时期，宫内生活的后半期，卵巢内已经生成了数百万个非生长卵泡（non-growing follicles，NGFs），此后卵泡逐渐耗竭，到绝经期，即平均 50～51 岁时，仅残留约 1000 个。正常的人类生殖寿命大约为 450 个月经周期，细胞凋亡导致卵泡死亡，从而出现 NGF 数量逐渐下降。最近的一项研究描述了符合联合组织学证据的第一个从妊娠到绝经的卵巢储备模型[8]，该模型允许我们估算任何年龄段卵巢内 NGF 的数量。结果显示，NGF 数量的差异 81% 由年龄引起（彩图 2.1）。进一步分析表明，25 岁以下的女性 95% 的 NGF 数量差异是由年龄这一单因素造成的。剩下的 5% 归因于其他因素，如吸烟、体重指数（body mass index，BMI）、产次和压力。可以推测，随着年龄的增加，在细胞凋亡导致的 NGF 耗竭的速率决定因素中，其他因素比年龄更重要。

有人推测，被广泛认可的哺乳动物卵巢功能的观念可能需要修订。2004 年的一份报告指出成年小鼠卵巢存在生殖干细胞[9]，同一研究组随后的两份报告指出，骨髓来源的细胞具有产生新的未成熟卵母细胞的能力[10-11]。骨髓移植能部分恢复白消安治疗后的小鼠的生育能力，尽管所有的后代都来自宿主的生殖细胞[11]。此后，另一组研究确定新生和成年小鼠卵巢内存在能够增殖和被培养的雌性生殖干细胞[12]。引人注目的是，将这些细胞进行转基因标记后，注入化疗后的卵巢，发现它们包含在卵泡里，并产生带有转基因标记的后代。这些数据为重新评价哺乳动物卵巢再生能力和寻找克服生育能力丧失的新方法提供了依据。新兴的证据为成年小鼠卵巢有生殖干细胞的存在提供了支持。但卵泡耗竭的 Wallace-Kelsey 模型没有提供正常生理老化的过程中存在再生的证据。

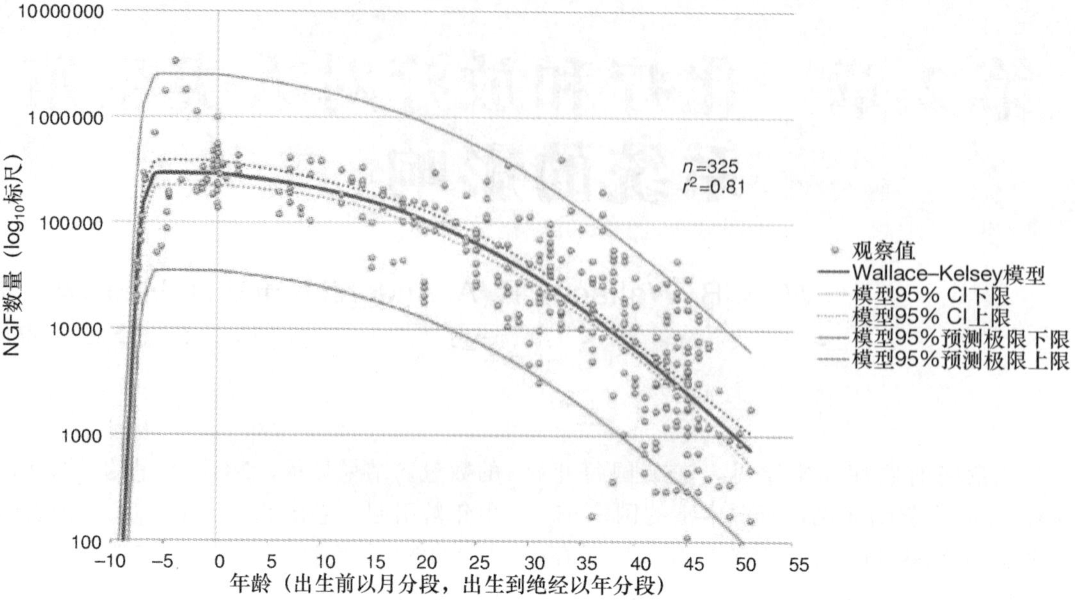

彩图 2.1 描述从胎儿期开始逐渐下降直到绝经年龄的非生长卵泡（NGF）数量最好的模型是 ADC 模型。该模型的相关系数 r^2＝0.81，合适标准误＝ 0.46，F 值＝ 364。图中显示了标本数（n=325）、模型、模型的 95％预测极限和 95％置信区间（confidence interval，CI）。横轴表示年龄，在出生前（0 岁）以月分段，从出生到 51 岁以年分段。*Reproduced with permission from Wallace and Kelsey*[8]

化疗引起卵巢损伤的临床检测

许多研究以闭经作为卵巢功能衰竭的代名词，部分通过一些生化指标［即卵泡刺激素（follicle stimulating hormone，FSH）浓度升高］来确认。尽管闭经可能是由其他原因而非卵巢功能衰竭引起，但在基于人群的研究中，闭经似乎仍是一个合理的替代指标。以闭经或 FSH 升高测量卵巢功能存在重要的缺陷，即二者检测到的都是卵巢功能衰退的终点。如果有卵巢中卵泡数［即卵巢储备（表 2.1[13]）］的生化或生物物理标记在卵巢衰竭的过程中监测轻度损伤和早期变化，将会相当实用[14]。这将更有效地分析化疗药物对卵巢的影响，临床工作中能够在分析化疗前后卵巢储备的基础上给予患者个体化建议。FSH 仍然是评价早期卵巢衰竭最广泛使用的标记，但它灵敏度低，周期间变化大。生长卵泡的卵泡细胞（颗粒细胞）产生的抑制素 B 能够比较准确地预测超促排卵（体外受精的规范步骤——以卵巢储备功能为基础）的获卵情况。抑制素 B 既可以由大窦状卵泡的颗粒细胞产生，也可以由小窦状卵泡的颗粒细胞产生，因此，虽然其具有毋庸置疑的生理重要性（即不同于 FSH，不存在周期间期上升），但其浓度仅在生殖生命晚期才下降，故作为卵巢储备功能丧失的标志，其价值有限。

抗苗勒管激素（Anti-Müllerian hormone，AMH）由胎儿睾丸支持细胞产生，

表 2.1　卵巢储备质量评估

- 早卵泡期，FSH
- 早卵泡期，抑制素 B
- 血清抗苗勒管激素（AMH）
- 超声：窦状卵泡总数（antral follicle count，AFC）
- 超声：卵巢体积
- 卵巢活检
- 对卵巢刺激的反应

Adapted from van Rooij et al[13]

引起男性苗勒管退化。后来发现 AMH 也是成人卵巢的重要产物，由较小的生长卵泡的颗粒细胞产生[15]。至关重要的是，只在卵泡发育的起始阶段才启动分泌 AMH，在窦状卵泡早期分泌急剧下降。AMH 不是由优势卵泡产生，而是 FSH 募集卵泡的特定阶段产生。因此，AMH 会随着年龄的增长而下降，其在月经周期内和周期间的变异远小于 FSH 和抑制素 B。这一特性已被证实，加大了 AMH 测定的便利性[16]。因此，AMH 是目前反应卵巢中小生长卵泡数目最好的标记[13]。这不是真正卵巢储备的直接标记。直接指标是原始卵泡的数量，但原始卵泡数量与早期生长卵泡数量直接相关（虽然变异程度很大）。

越来越多的数据表明，无论童年期罹患癌症的幸存者[17-19]还是成人癌症患者[20-22]，AMH 都可以有效检测化疗引起的卵巢储备的损伤。来自前瞻性研究的有限数据显示，AMH 能够反映急性性腺毒性[20,23]。AMH 能有效预测卵巢的长期功能，更重要的是，化疗前后可用以检测确定是否遗留生育能力。

超声也可以用来评估卵巢储备。与 AMH 一样，大多数数据来自 IVF/超促排卵时，以卵母细胞的数量为主要结果，而不是以短期或长期的生育结局为主要结果。然而，无论是 AFC（直径 2～10 mm 的卵泡的数目）还是卵巢体积，都已经被作为化疗中卵巢损伤的标记进行研究探索[20-21]。在一项针对接受化疗的女性乳腺癌患者的前瞻性研究中，AFC 和卵巢体积在治疗中均下降[20]。但是在检测过程中，检查者之间的变异性比生物化学变异明显，同时这些检查也不太方便。因此，AMH 和生物化学的发展在未来可能会占优势。

化疗和卵巢

卵巢容易受到化疗损伤，特别是接受烷化剂（如环磷酰胺）治疗的患者[17,24]。卵巢损伤具有药物和剂量依赖性，并与治疗时的年龄有关，随着年龄的增加，引起卵巢衰竭的剂量逐渐减小[25-26]。在童年癌症存活者中，烷化剂的剂量与后续生育相关[27]。

原始卵泡主要储存在卵巢皮质，代表卵巢储备。人类卵巢组织学研究表明，化疗会引起卵巢萎缩和原始卵泡的广泛损失[28-29]。然而，这些针对人类卵巢活检标本的研究没有提供任何有关损伤机制的信息。化疗对卵巢的影响不是“全或无”现象，存活原始卵泡数目与化疗剂量成负相关，与化疗药物的特性有关[30]。

抗肿瘤治疗引起原始卵泡损失的机制尚不清楚。一些人类和动物研究已经表明，化疗引起卵巢前颗粒细胞损害[31]，在卵母细胞和卵泡损失时发生细胞凋亡[32]。此外，接受过化疗但未丧失生育功能的患者的卵巢证明，血管损伤和卵巢皮质局灶性纤维化是化疗引起卵巢损伤的深层次模式[33]。有人在检查过因急性淋巴细胞白血病（acute lymphoblastic leukemia，ALL）而接受治疗的女孩的卵巢组织后也报道了纤维化和血管变化[31,34]。一般情况下，化疗药物的主要目标是分裂/增殖中的细胞，生长卵泡的卵泡细胞似乎是卵巢里对化疗最敏感的细胞类型。这可能是化疗期间血清中 AMH 骤然下降的原因[20,23]。化疗后月经出血停止的几个月则是生长中的优势卵泡丢失的结果。较小的生长卵泡抑制原始卵泡生长，这一抑制作用的去除（如在一些动物模型中所见[35]）将导致静息的原始卵泡池活化增加，造成卵巢功能早衰，这可能至少是某些化疗效应的小部分机制。

即使接受化疗的患者非常年轻，卵巢储备下降也可能引起卵巢功能早衰（premature ovarian failure，POF）和治疗后若干年绝经[24]。动物模型已经证实，正常排卵的女性化疗后，原始卵泡的储备量显著下降[30]。

几种常见的恶性肿瘤和其他需要化疗和

（或）放疗的疾病面临的卵巢衰竭风险见表2.2。环磷酰胺是联合化疗方案中广泛应用的药物，大剂量环磷酰胺（200 mg/kg）经常用作骨髓移植（bone marrow transplantation，BMT）前的调整——无论是单一用药（卵巢功能更有可能恢复）还是联合其他化疗药物或全身照射（total body irradiation，TBI）[36]。

采用MOPP（氮芥、长春新碱、丙卡巴肼和泼尼松龙）或ChlVPP（苯丁酸氮芥、长春碱、丙卡巴肼和泼尼松龙）方案治疗霍奇金淋巴瘤，19%～63%的病例出现了卵巢功能障碍[37]。闭经常见于年龄偏大的妇女，但许多年轻女性过早绝经，因此有必要长期随访。BEACOPP方案（博来霉素、依托泊苷、多柔比星、环磷酰胺、长春新碱、丙卡巴肼和泼尼松龙）约引起20%的女性闭经，在采用8个周期的剂量升级的BEACOPP方案后，这一比例上升至67%[38]，正如上面所讨论的，年龄是一个重要的因素。30岁以上的患者95%出现了闭经，相比之下，年轻女性只有51%。采用不含烷化剂和丙卡巴肼的ABVD方案（多柔比星、博来霉素、长春碱和达卡巴嗪）治疗，性腺毒性则显著降低，25岁以下的患者尤其明显[39]。最近的一项队列研究包含了518例女性霍奇金淋巴瘤5年幸存者，治疗时年龄为14～40岁（平均年龄为25岁）[40]，阿姆斯特丹小组探讨了40岁之前POF的发病率。烷化剂，特别是丙卡巴肼［风险比（hazard ratio，HR）为8.1］和环磷酰胺（HR为3.5）相关性最强。治疗后的10年内，丙卡巴肼引起过早绝经的准确风险在高累积剂量（>8.4 g/m^2）为64%，低累积剂量（≤4.2 g/m^2）为15%[29]。一个小型研究表明ABVD治疗后女性生育力正常[41]。表2.2和表2.3总结了霍奇金淋巴瘤和乳腺癌患者POF的风险[42]。

生殖细胞肿瘤患者很大比例可以进行保留生育能力的手术。对于疾病晚期患者，最大程度的肿瘤细胞减灭术似乎是有益的。需要术后辅助化疗的患者，标准方案是博来霉素、依托泊苷和顺铂联合应用。虽然一小部分患者可能会出现卵巢早衰，但那些接受保留生育功能的手术和化疗的患者中，80%～99%能维持生殖功能[43]。一组因生殖细胞肿瘤接受VAC方案（长春新碱、放线菌素D、环磷酰胺）治疗的年轻女性中（平均年龄为25.5岁），13%出现月经不规律，15%月经过少或闭经，8%持续性闭经，但16例尝试妊娠的患者中11例成功妊娠[44]。

化疗也可用于治疗非恶性疾病，如系统性红斑狼疮（systemic lupus erythematosus，SLE）。环磷酰胺冲击疗法经常用于活动性狼疮性肾炎或神经精神性狼疮。决定SLE患者是否出现卵巢功能衰竭的主要因素是开始治疗的年龄和环磷酰胺累积剂量（周期数和剂量）（表2.2）[45]。由于疾病的过程不确定，所需的环磷酰胺总剂量可预测性差，SLE及相关疾病女性患者是生育力保存的额外挑战。

表2.2 卵巢衰竭率

研究（年）	治疗	年龄（岁）	卵巢衰竭
乳腺癌			
Lower（1999）		绝经前期	45%
		<35	28%
Bines（1996）		绝经前期	68%
Meirow（1999）		<44	50%

续表

研究（年）	治疗	年龄（岁）	卵巢衰竭
Goodwin（1999）	CMF	43.7 ± 5.2	65%
		<30	19%
Burstein（2000）	CMF	30～39	30%～40%
		<30	0
	CAF	30～39	10%～25%
	AC	<30	—
		30～39	13%
Jonat（2001）		绝经前期	60%
霍奇金淋巴瘤			
Howell 和 Shalet（1998）	强化治疗		38%～57%
Meirow 和 Dor（2004）	二线治疗（非 ABVD）		32%
Bokemeyer（1994）	膈下 Rx		50%
Brusamolino（2000）	保留卵巢方案	<25	0
		<45	30%
Behringer（2005）	剂量升级 BEACOPP	>30	95%
		<30	51%
骨髓移植	**患者数量**		
Sanders（1996）	73	38（平均）	99%
Teinturier（1998）	21	2～17	72%
Thibaud（1998）	31	3.2～17	80%
Meirow（1999）	63	29（平均）	79%
Grigg（2000）	19	30（平均）	100%
系统性红斑狼疮			
Mok（1998）	70		26%
Boumpas（1993）	39（0.5～1.0 g/m²）		
	<7 次冲击		12%
	>15 次冲击		39%
Blumenfeld（1996）		>30	13%
		20～30	15%
		<20	100%
Appenzeller（2007）	57，0.75 mg/m²		17.5%（12.3%*）
	50，0.5 mg/m²		0（20%*）
Manger（2006）	63 名患者	<30	39%
		30～40	59%

Adapted and updated from Meirow and Dor[3]

AC，多柔比星，环磷酰胺；BEACOPP 方案，博来霉素，依托泊苷，多柔比星，环磷酰胺，长春新碱，丙卡巴肼，泼尼松龙；CAF，环磷酰胺，多柔比星，氟尿嘧啶；CMF，环磷酰胺，甲氨蝶呤，氟尿嘧啶；POF，卵巢功能早衰；SLE，系统性红斑狼疮

表 2.3 女性永久闭经风险

高危	干细胞移植，包括卵巢在内的外照射，>40 岁女性乳腺癌辅助化疗方案包括环磷酰胺、甲氨蝶呤、氟尿嘧啶、多柔比星和表柔比星
中危	30～39 岁乳腺癌患者辅助化疗方案包括环磷酰胺或>40 岁乳腺癌患者化疗方案包括多柔比星/环磷酰胺
低危（<20%）	联合化疗方案治疗 NHL、ALL 或 AML，<30 岁女性乳腺癌辅助化疗方案包含环磷酰胺或<40 岁女性乳腺癌辅助化疗方案包括多柔比星/环磷酰胺
非常低或无危险	长春新碱、甲氨蝶呤、氟尿嘧啶
风险不明	紫杉醇、多西他赛注射液、奥沙利铂、伊立替康、曲妥珠单抗、贝伐珠单抗、西妥昔单抗、厄洛替尼、伊马替尼

Adapted from Lee et al.[42]

以闭经为基础进行风险评估。因为一些疗法影响卵泡储备，但不引起闭经，生育力在月经停止前就受到损伤。

ALL，急性淋巴细胞白血病；AML，急性髓系白血病；NHL，非霍奇金淋巴瘤

放疗和下丘脑-垂体-卵巢轴

全身、腹部或盆腔照射都可能损伤卵巢，损伤的程度与辐射剂量、分次治疗安排和治疗时的年龄有关[25,46]。人类卵母细胞对放疗敏感，估计半数致死量（LD50）<2 Gy[47]。这是破坏卵巢中 50%NGF 的致死剂量。治疗时的 NGF 数量连同卵巢接受的剂量将决定“生育窗口”并影响 POF 的年龄。已报道接受 TBI（10.00～15.75 Gy）的患者中，90%出现了长期的卵巢功能衰竭，在童年期接受全腹照射（20～30 Gy）的女性中，该比例达到了 97%[36,48-49]。对人类卵母细胞 LD50 的了解使我们对 POF 出现年龄的估计成为可能。此外，我们可以以自然状态下卵巢耗竭的 Faddy-Gosden 数学模型为基础，估计任何年龄段、任何剂量的放疗对应的丧失生育能力剂量（图 2.2）[50-51]。这将有助于临床医生在面对儿童癌症治疗对生育力影响的相关咨询时，能够提供准确的信息。

高剂量头颅照射（治疗脑肿瘤照射量>24 Gy）会导致促性腺激素缺乏，表现为青春期延迟或无月经，可以进行激素替代治疗。有趣的是，常有报道头颅照射量<24 Gy 的女性出现青春期提前[52]。无论如何，已经发现低剂量头颅放疗（18～24 Gy）后，下丘脑-垂体-卵巢轴会出现不易察觉的功能轻微下降，特点是整个周期黄体生成素（luteinizing hormone，LH）分泌降低，LH 峰降低，黄体期缩短[53]，这可能会影响生殖功能。最近的数据证实儿童癌症患者治疗时，下丘脑/垂体照射>30 Gy 或卵巢/子宫照射>5 Gy，幸存者生育率降低[27]。

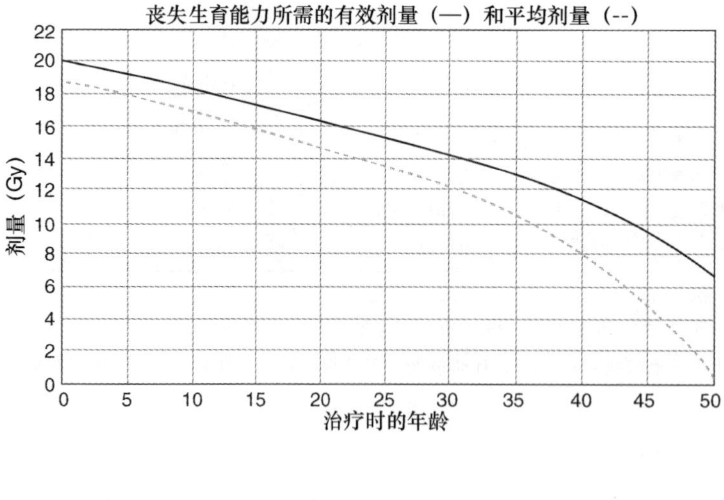

图 2.2 根据已知的人类卵母细胞的放疗敏感性和原始卵泡数随着年龄增加自然减少，我们可以估算已知年龄的患者丧失生育能力所需的平均治疗剂量和有效剂量。*Adapted from Wallace et al*[51]

目前最常用的生育力保存措施是妇科恶性肿瘤的成人患者在开始进行盆腔放疗前，进行外科手术，将卵巢移位到放射野外[54]。这种方法可以用于不准备接受高剂量全身化疗的患者。手术能有效保护卵巢，避免其受到直接照射损伤，但散射辐射、卵巢移位手术损伤卵巢血管或移位卵巢扭转均会影响生育功能（图 2.3）。为了避免这种情况，进行卵巢固定术的同时，可以考虑组织冻存。

放疗与子宫

接受腹部、盆腔或 TBI 后，子宫损伤的风险明显，并具有剂量和年龄依赖性[55]。辐射剂量 14～30 Gy 即有可能破坏子宫血管和肌肉弹性，从而导致子宫功能受损[48]。已有报道表明，更低的辐射剂量（如 TBI 治疗）就可以造成生长和血流障碍[56]。临床上流产和早产的风险增加[36]。目前还不确定放疗对子宫单一因素的影响就会导致不孕，但应该具有可能性。

少数研究尝试改善出现 POF 的癌症存活患者的子宫功能。给予接受过 TBI 治疗的年轻成年女性生理性激素替代治疗，改善子宫功能（血流及子宫内膜厚度），可能会让她们通过辅助生殖技术受益[56]。Larsen 等研究了 100 例儿童癌症存活者子宫体积，评估了 3 例腹部和（或）盆腔照射后卵巢衰竭和子宫容积减少的患者子宫对高剂量雌激素替代疗法的反应[57]。性激素治疗后子宫体积、子宫内膜厚度、子宫动脉血流没有显著差异，提示高剂量的盆腔放疗比低剂量（如 TBI 中的剂量）造成更大的损伤，而且这种损害很可能不可逆转。

睾丸功能

男性睾丸的损伤包括体细胞（支持细胞、生精小管类肌细胞和间质细胞）和生殖细胞。支持细胞负责生殖细胞营养发育，睾丸间质细胞产生睾酮。最近的数据显示，在睾酮介导精子发生的过程中，类肌细胞发挥了重要作用。治疗癌症的全身化疗或包括睾丸在内的局部放疗都会造成男性患者性腺损伤。细胞毒性治疗指向迅速分裂的细胞，因此显而易见，癌症治疗后生精功能会受到损伤。这种损伤的确切机制尚不十分清楚，似乎与增殖中的生殖细胞池耗竭和精原干细胞有关。虽然青春期前睾丸不能完成精子发生和产生成熟精子，但细胞毒性治疗可能会影响青春期前男孩今后的生育。尤为重要的是，青春期前的睾丸更易受细胞毒性损害。

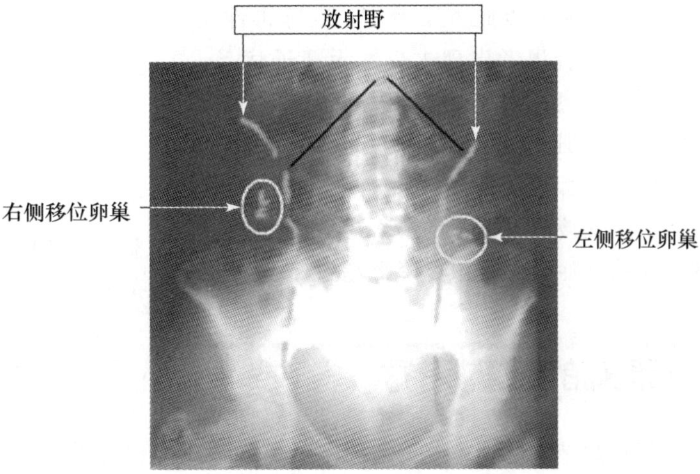

图 2.3　霍奇金病盆腔放疗前手术将卵巢移植到放射野外。*Adapted from Meirow and Dor*[3]

化疗与睾丸

与放疗一样，无论治疗时是否处于青春期，睾丸的生精上皮对化疗都非常敏感。因此，接受性腺毒性药物后，患者可能出现少精子或无精子症。睾丸间质细胞产生睾酮通常不受影响，因此第二性征可以正常发育和维持[58]。性腺毒性化疗药物累积剂量增加到一定程度后，睾丸间质细胞也会出现明显的功能减退[59]。最新的数据表明，化疗后男性出现间质细胞功能轻度减退及生化指标提示性腺功能减退（伴或不伴临床表现）的患者比例可能比以前认为的高[60]。低睾酮浓度与一些重要的临床表现相关，包括骨质疏松症、虚弱、代谢综合征、心血管疾病和勃起功能障碍，应在有恰当监测的情况下进行睾酮替代治疗[61]。

霍奇金淋巴瘤的治疗涉及丙卡巴肼与烷化剂（如苯丁酸氮芥和环磷酰胺）。虽然这些药物联合应用能够取得良好的生存率，但大多数男性患者随后会出现永久性无精子症[62-63]。Mackie 等研究了接受含苯丁酸氮芥和丙卡巴肼的 ChlVPP 方案治疗的患者，诊断时平均年龄为 12.2 岁，在治疗后 10 年的随访中，89%的患者表现出生精上皮的严重损伤[37]。因此，人们对霍奇金淋巴瘤的治疗进行了修订，在保持长期生存的同时，减少性腺毒性[64]。ABVD 方案不含烷化剂或丙卡巴肼，以此方案治疗，性腺毒性明显下降，没有患者出现永久性无精子症[62]。但使用该方案患者接受蒽环类药物，存在潜在的远期心脏毒性。BEACOPP 方案在男性和女性应用都显示出高性腺毒性，已有报道指出，接受该方案治疗的男性患者中 89%出现了无精子症，睾酮浓度降低超过 50%[65]。

对睾丸的放射治疗

男性患者接受 0.1～1.2 Gy 的辐射剂量就可以影响精子的发生，剂量超过 4 Gy 可造成永久性无精子症。睾丸体细胞比生殖细胞更耐受放疗，观察发现，青春期前的男孩接受的剂量达到 20 Gy，性发育成熟的男性剂量达到 30 Gy 时，睾丸间质细胞都没有出现功能障碍[66]。

在儿童和青春期年龄组，直接照射睾丸会发生睾丸损伤，如在治疗白血病时[67]。白血病浸润睾丸的患者需要的辐射剂量为 24 Gy，这将导致永久性无精子症[68]。全身放疗，如骨髓移植前的预处理也要照射睾丸。由于常同时使用烷化剂，无法明确这种放疗的影响，但 9～10 Gy 会产生性功能障碍[69]。

化疗保护

在生育力保存领域，预防化疗引起的卵巢或睾丸损伤仍然是一个难以实现的理想。大部分注意力集中在使用促性腺激素释放激素（gonadotropin-releasing hormone，GnRH）类似物抑制促性腺激素，从而保护卵巢，但是由于只有卵泡生长的晚期阶段才依赖促性腺激素，这种方法的明确生物学基础目前尚不清楚。可能是由于作用在小卵泡的其他间接机制或 GnRH 类似物本身的直接影响，在啮齿类动物[70]和非人灵长类动物[71]进行的研究均支持此方法。最初的小型研究结果没有显示出任何好处[72]，但这些研究用药量明显不足；后来的研究则显示明显获益[73-74]，但设计缺乏随机性，治疗组与对照组之间的差异没有排除其他合理的可能原因。最近的一项在 40 岁以下女性乳腺癌患者中进行的随机对照试验支持 GnRH 类似物使患者获益[75]，但是该研究设计存在一些潜在的混杂的方法学问题，有必要深入探索证实这一结果。其他研究通过鞘脂[32]和最近发现的 c-Abl 激酶抑制剂伊马替尼[76]阐述了化疗诱导卵母细胞凋亡的机制。在男性的研究中，已证明免疫调节剂 AS101 能够对抗环磷酰胺诱导的精子损伤和低生育率[77]。

总结

尽管许多诊断出癌症的儿童和成年人长期生存是有望实现的，但他们必须面对治疗的后遗症。不孕是癌症治疗对这些患者最具毁灭性的不利影响之一。无论化疗还是放疗都会损害未来的生育能力，某些癌症的治疗方法可能导致不孕[78]。尽管预测个体治疗后的生育能力非常困难，但进一步的流行病学研究和性腺损伤标志物的探索研究将会对我们的患者大有裨益。

参考文献

1. **Skinner R, Wallace WH** and **Levitt GA**. Long-term follow-up of people who have survived cancer during childhood. *Lancet Oncol* 2006; **7**: 489–98.
2. **Parking DM, Whelan SL, Ferlay J, Teppo L** and **Thomas DB**. *Cancer Incidence in Five Continents*, vol. 8. Lyon: IARC; 2002.
3. **Meirow D** and **Dor J**. Epidemiology and infertility in cancer patients. In: Tulandi T and Gosden R (eds.), *Preservation of Fertility*. Abingdon: Taylor and Francis, 2004: pp. 21–38.
4. **Oeffinger KC, Mertens AC, Sklar CA** *et al*. Chronic health conditions in adult survivors of childhood cancer. *N Engl J Med* 2006; **355**: 1572–82.
5. **Byrne J, Fears TR, Gail MH** *et al*. Early menopause in long-term survivors of cancer during adolescence. *Am J Obstet Gynecol* 1992; **166**: 788–93.
6. **Thomson AB, Critchley HO, Kelnar CJ** and **Wallace WH**. Late reproductive sequelae following treatment of childhood cancer and options for fertility preservation. *Best Pract Res Clin Endocrinol Metab* 2002; **16**: 311–34.
7. **Meirow D** and **Schiff E**. Appraisal of chemotherapy effects on reproductive outcome according to animal studies and clinical data. *J Natl Cancer Inst Monogr* 2005; **34**: 21–5.
8. **Wallace WH** and **Kelsey TW**. Human ovarian reserve from conception to the menopause. *PLoS One* 2010; **5**: e8772.
9. **Johnson J, Canning J, Kaneko T, Pru JK** and **Tilly JL**. Germline stem cells and follicular renewal in the postnatal mammalian ovary. *Nature* 2004; **428**: 145–50.
10. **Johnson J, Skaznik-Wikiel M, Lee HJ** *et al*. Setting the record straight on data supporting postnatal oogenesis in female mammals. *Cell Cycle* 2005; **4**: 1471–7.
11. **Lee HJ, Selesniemi K, Niikura Y** *et al*. Bone marrow transplantation generates immature oocytes and rescues long-term fertility in a preclinical mouse model of chemotherapy-induced premature ovarian failure. *J Clin Oncol* 2007; **25**: 3198–204.
12. **Zou K, Yuan Z, Yang Z** *et al*. Production of offspring from a germline stem cell line derived from neonatal ovaries. *Nat Cell Biol* 2009; **11**: 631–6.
13. **van Rooij IAJ, Broekmans FJM, Scheffer GJ** *et al*. Serum anti-Müllerian hormone levels best reflect the reproductive decline with age in normal women with proven fertility: a longitudinal study. *Fertil Steril* 2005; **83**: 979–87.
14. **Broekmans FJ, Kwee J, Hendriks DJ, Mol BW** and **Lambalk CB**. A systematic review of tests predicting ovarian reserve and IVF outcome. *Hum Reprod Update* 2006; **12**: 685–718.
15. **Durlinger AL, Visser JA** and **Themmen AP**. Regulation of ovarian function: the role of anti-Müllerian hormone. *Reproduction* 2002; **124**: 601–9.
16. **de Vet A, Laven JSE, de Jong FH, Themmen APN** and **Fauser BCJM**. Anti-Müllerian hormone serum levels: a putative marker for ovarian aging. *Fertil Steril* 2002; 77: 357–62.
17. **Bath LE, Wallace WH, Shaw MP, Fitzpatrick C** and **Anderson RA**. Depletion of ovarian reserve in young women after treatment for cancer in childhood: detection by anti-Müllerian hormone, inhibin B and ovarian ultrasound. *Hum Reprod* 2003; **18**: 2368–74.
18. **van Beek RD, Van Den Heuvel-Eibrink MM, Laven JS** *et al*. Anti-Müllerian hormone is a sensitive serum marker for gonadal function in women treated for Hodgkin's lymphoma during childhood. *J Clin Endocrinol Metab* 2007; **92**: 3869–74.
19. **Lie Fong S, Laven JS, Hakvoort-Cammel FG** *et al*. Assessment of ovarian reserve in adult childhood cancer survivors using anti-Müllerian hormone. *Hum Reprod* 2009; **24**: 982–90.
20. **Anderson RA, Themmen APN, Al Qahtani A, Groome NP** and **Cameron DA**. The effects of chemotherapy and long-term gonadotrophin suppression on the ovarian reserve in premenopausal women with breast cancer. *Human Reprod* 2006; **21**: 2583–92.
21. **Lutchman Singh K, Muttukrishna S, Stein RC** *et al*. Predictors of ovarian reserve in young women with breast cancer. *Br J Cancer* 2007; **96**: 1808–16.
22. **Lie Fong S, Lugtenburg PJ, Schipper I** *et al*. Anti-Müllerian hormone as a marker of ovarian function in women after chemotherapy and radiotherapy for haematological malignancies. *Hum Reprod* 2008; **23**: 674–8.
23. **Rosendahl M, Andersen CY, la Cour Freiesleben N** *et al*. Dynamics and mechanisms of chemotherapy-induced ovarian follicular depletion in women of fertile age. *Fertil Steril* 2010; **94**(1): 156–66.
24. **Sklar CA, Mertens AC, Mitby P** *et al*. Premature

menopause in survivors of childhood cancer: a report from the childhood cancer survivor study. *J Natl Cancer Inst* 2006; **98**: 890–6.

25. **Meirow D** and **Nugent D**. The effects of radiotherapy and chemotherapy on female reproduction. *Hum Reprod Update* 2001; **7**: 535–43.
26. **Whitehead E, Shalet SM, Blackledge G** *et al.* The effect of combination chemotherapy on ovarian function in women treated for Hodgkin's disease. *Cancer* 1983; **52**: 988–93.
27. **Green DM, Kawashima T, Stovall M** *et al.* Fertility of female survivors of childhood cancer: a report from the childhood cancer survivor study. *J Clin Oncol* 2009; **27**: 2677–85.
28. **Himelstein-Braw R, Peters H** and **Faber M**. Morphological study of the ovaries of leukaemic children. *Br J Cancer* 1978; **38**: 82–7.
29. **Familiari G, Caggiati A, Nottola SA** *et al.* Ultrastructure of human ovarian primordial follicles after combination chemotherapy for Hodgkin's disease. *Hum Reprod* 1993; **8**: 2080–7.
30. **Meirow D, Lewis H, Nugent D** and **Epstein M**. Subclinical depletion of primordial follicular reserve in mice treated with cyclophosphamide: clinical importance and proposed accurate investigative tool. *Hum Reprod* 1999; **14**: 1903–7.
31. **Marcello MF, Nuciforo G, Romeo R** *et al.* Structural and ultrastructural study of the ovary in childhood leukemia after successful treatment. *Cancer* 1990; **66**: 2099–104.
32. **Tilly JL** and **Kolesnick RN**. Sphingolipids, apoptosis, cancer treatments and the ovary: investigating a crime against female fertility. *Biochim Biophys Acta* 2002; **1585**: 135–8.
33. **Meirow D, Dor J, Kaufman B** *et al.* Cortical fibrosis and blood-vessels damage in human ovaries exposed to chemotherapy. Potential mechanisms of ovarian injury. *Hum Reprod* 2007; **22**: 1626–33.
34. **Nicosia SV, Matus-Ridley M** and **Meadows AT**. Gonadal effects of cancer therapy in girls. *Cancer* 1985 55: 2364–72.
35. **Durlinger AL, Kramer P, Karels B** *et al.* Control of primordial follicle recruitment by anti-Müllerian hormone in the mouse ovary. *Endocrinology* 1999; **140**: 5789–96.
36. **Sanders JE, Hawley J, Levy W** *et al.* Pregnancies following high-dose cyclophosphamide with or without high-dose busulfan or total-body irradiation and bone marrow transplantation. *Blood* 1996; **87**: 3045–52.
37. **Mackie EJ, Radford M** and **Shalet SM**. Gonadal function following chemotherapy for childhood Hodgkin's disease. *Med Pediatr Oncol* 1996; **27**: 74–8.
38. **Behringer K, Breuer K, Reineke T** *et al.* Secondary amenorrhea after Hodgkin's lymphoma is influenced by age at treatment, stage of disease, chemotherapy regimen, and the use of oral contraceptives during therapy: a report from the German Hodgkin's Lymphoma Study Group. *J Clin Oncol* 2005; **23**: 7555–64.
39. **Brusamolino E, Lunghi F, Orlandi E** *et al.* Treatment of early-stage Hodgkin's disease with four cycles of ABVD followed by adjuvant radio-therapy: analysis of efficacy and long-term toxicity. *Haematologica* 2000; **85**: 1032–9.
40. **De Bruin ML, Huisbrink J, Hauptmann M** *et al.* Treatment-related risk factors for premature menopause following Hodgkin lymphoma. *Blood* 2008; **111**: 101–8.
41. **Hodgson DC, Pintilie M, Gitterman L** *et al.* Fertility among female Hodgkin lymphoma survivors attempting pregnancy following ABVD chemotherapy. *Hematol Oncol* 2006; **25**: 11–15.
42. **Lee SJ, Schover LR, Partridge AH** *et al.* American Society of Clinical Oncology recommendations on fertility preservation in cancer patients. *J Clin Oncol* 2006; **24**: 2917–31.
43. **Gershenson DM**. Management of ovarian germ cell tumors. *J Clin Oncol* 2007; **25**: 2938–43.
44. **Gershenson DM**. Menstrual and reproductive function after treatment with combination chemotherapy for malignant ovarian germ cell tumors. *J Clin Oncol* 1988; **6**: 270–5.
45. **Park MC, Park YB, Jung SY** *et al.* Risk of ovarian failure and pregnancy outcome in patients with lupus nephritis treated with intravenous cyclophosphamide pulse therapy. *Lupus* 2004; **13**: 569–74.
46. **Chemaitilly W, Mertens AC, Mitby P** *et al.* Acute ovarian failure in the childhood cancer survivor study. *J Clin Endocrinol Metab* 2006; **91**: 1723–8.
47. **Wallace WH, Thomson AB** and **Kelsey TW**. The radiosensitivity of the human oocyte. *Hum Reprod* 2003; **18**: 117–21.
48. **Wallace WH, Shalet SM, Crowne EC, Morris-Jones PH** and **Gattamaneni HR**. Ovarian failure following abdominal irradiation in childhood: natural history and prognosis. *Clin Oncol (R Coll Radiol)* 1989; **1**: 75–9.
49. **Salooja N, Szydlo RM, Socie G** *et al.* Pregnancy outcomes after peripheral blood or bone marrow transplantation: a retrospective survey. *Lancet* 2001; **358**: 271–6.
50. **Faddy MJ** and **Gosden RG**. A model conforming the decline in follicle numbers to the age of menopause in women. *Hum Reprod* 1996; **11**: 1484–6.
51. **Wallace WH, Thomson AB, Saran F** and **Kelsey TW**. Predicting age of ovarian failure after radiation to a field that includes the ovaries. *Int J Radiat Oncol Biol Phys* 2005; **62**: 738–44.
52. **Davies HA, Didcock E, Didi M** *et al.* Growth, puberty and obesity after treatment for leukaemia. *Acta Paediatr Suppl* 1995; **411**: 45–50, discussion 1.
53. **Bath LE, Anderson RA, Critchley HOD, Kelnar CJH** and **Wallace WHB**. Hypothalamic–pituitary-ovarian dysfunction after prepubertal chemotherapy and cranial irradiation for acute leukaemia. *Hum Reprod* 2001; **16**: 1838–44.
54. **Bisharah M** and **Tulandi T**. Laparoscopic preservation of ovarian function: an underused procedure. *Am J Obstet Gynecol* 2003; **188**: 367–70.

55. **Critchley HO, Wallace WH, Shalet SM** *et al.* Abdominal irradiation in childhood; the potential for pregnancy. *Br J Obstet Gynaecol* 1992; **99**: 392–4.

56. **Bath LE, Critchley HOD, Chambers SE** *et al.* Ovarian and uterine characteristics after total body irradiation in childhood and adolescence: response to sex steroid replacement. *Brit J Obstet Gynaecol* 1999; **106**: 1265–72.

57. **Larsen EC, Schmiegelow K, Rechnitzer C** *et al.* Radiotherapy at a young age reduces uterine volume of childhood cancer survivors. *Acta Obstet Gynecol Scand* 2004; **83**: 96–102.

58. **Wallace WH, Shalet SM, Lendon M** and **Morris-Jones PH**. Male fertility in long-term survivors of childhood acute lymphoblastic leukaemia. *Int J Androl* 1991; **14**: 312–19.

59. **Gerl A, Muhlbayer D, Hansmann G, Mraz W** and **Hiddemann W**. The impact of chemotherapy on Leydig cell function in long term survivors of germ cell tumors. *Cancer* 2001; **91**: 1297–303.

60. **Romerius P, Stahl O, Moell C** *et al.* Hypogonadism risk in men treated for childhood cancer. *J Clin Endocrinol Metab* 2009; **94**: 4180–6.

61. **Stanworth RD** and **Jones TH**. Testosterone for the aging male; current evidence and recommended practice. *Clin Interv Aging* 2008; **3**: 25–44.

62. **Viviani S, Santoro A, Ragni G** *et al.* Gonadal toxicity after combination chemotherapy for Hodgkin's disease. Comparative results of MOPP vs ABVD. *Eur J Cancer Clin Oncol* 1985; **21**: 601–5.

63. **Anselmo AP, Cartoni C, Bellantuono P** *et al.* Risk of infertility in patients with Hodgkin's disease treated with ABVD vs MOPP vs ABVD/MOPP. *Haematologica* 1990; **75**: 155–8.

64. **Thomson AB** and **Wallace WH**. Treatment of paediatric Hodgkin's disease. a balance of risks. *Eur J Cancer* 2002; **38**: 468–77.

65. **Sieniawski M, Reineke T, Nogova L** *et al.* Fertility in male patients with advanced Hodgkin lymphoma treated with BEACOPP: a report of the German Hodgkin Study Group (GHSG). *Blood* 2008; **111**: 71–6.

66. **Shalet SM, Tsatsoulis A, Whitehead E** and **Read G**. Vulnerability of the human Leydig cell to radiation damage is dependent upon age. *J Endocrinol* 1989; **120**: 161–5.

67. **Castillo LA, Craft AW, Kernahan J, Evans RG** and **Aynsley-Green A**. Gonadal function after 12-Gy testicular irradiation in childhood acute lymphoblastic leukaemia. *Med Pediatr Oncol* 1990; **18**: 185–9.

68. **Grundy RG, Leiper AD, Stanhope R** and **Chessells JM**. Survival and endocrine outcome after testicular relapse in acute lymphoblastic leukaemia. *Arch Dis Child* 1997; **76**: 190–6.

69. **Leiper AD, Stanhope R, Lau T** *et al.* The effect of total body irradiation and bone marrow transplantation during childhood and adolescence on growth and endocrine function. *Br J Haematol* 1987; **67**: 419–26.

70. **Meirow D, Assad G, Dor J** and **Rabinovici J**. The GnRH antagonist cetrorelix reduces cyclophosphamide-induced ovarian follicular destruction in mice. *Hum Reprod* 2004; **19**: 1294–9.

71. **Ataya K, Rao LV, Lawrence E** and **Kimmel R**. Luteinizing hormone-releasing hormone agonist inhibits cyclophosphamide-induced ovarian follicular depletion in rhesus monkeys. *Biol Reprod* 1995; **52**: 365–72.

72. **Waxman JH, Ahmed R, Smith D** *et al.* Failure to preserve fertility in patients with Hodgkin's disease. *Cancer Chemother Pharmacol* 1987; **19**: 159–62.

73. **Blumenfeld Z, Avivi I, Linn S** *et al.* Prevention of irreversible chemotherapy-induced ovarian damage in young women with lymphoma by a gonadotrophin-releasing hormone agonist in parallel to chemotherapy. *Hum Reprod* 1996; **11**: 1620–6.

74. **Blumenfeld Z**. How to preserve fertility in young women exposed to chemotherapy? The role of GnRH agonist cotreatment in additon to cryopreservation of embrya, oocytes, or ovaries. *Oncologist* 2007; **12**: 1044–54.

75. **Badawy A, Elnashar A, El-Ashry M** and **Shahat M**. Gonadotropin-releasing hormone agonists for prevention of chemotherapy-induced ovarian damage: prospective randomized study. *Fertil Steril* 2009; **91**: 694–7.

76. **Gonfloni S, Di Tella L, Caldarola S** *et al.* Inhibition of the c-Abl-TAp63 pathway protects mouse oocytes from chemotherapy-induced death. *Nat Med* 2009; **15**: 1179–85.

77. **Carmely A, Meirow D, Peretz A** *et al.* Protective effect of the immunomodulator AS101 against cyclophosphamide-induced testicular damage in mice. *Hum Reprod* 2009; **24**: 1322–9.

78. **Wallace WHB, Anderson RA** and **Irvine DS**. Fertility preservation for young patients with cancer: who is at risk and what can be offered? *Lancet Oncol* 2005; **6**: 209–18.

第3章 非癌症患者生育力保存

Javier Domingo，Ana Cobo，María Sánchez and Antonio Pellicer 著

尚鹡 译 薛晴 审校

概述

随着癌症患者生存率的提高[1-3]，许多专家将工作重点放在了化疗和放疗不可逆的后遗症上。化疗和放疗用于治疗癌症或其他疾病提高了患者的生存率，但同时这些治疗也可能导致不育[4]。肿瘤治疗越成功，意味着实施生育力保存越重要。

同癌症患者类似，目前一些非肿瘤疾病也要使用性腺毒性药物治疗，如自身免疫病或某些导致卵巢功能衰竭的染色体异常。在其他一些情况中，生育力保存措施也可能使女性受益，如严重或复发性子宫内膜异位症患者或希望推迟到生育年龄晚期再完成妊娠的女性[5]。

此外，一些在临床实践中常遇到的以前难以处理的妇科情况，现在都可以解决。无论任何原因，当我们希望胚胎在另一个周期移植入接受促排卵的女性时，都可以进行卵母细胞或胚胎的玻璃化冷冻。卵巢过度刺激综合征的高危人群、在促排卵过程中出现输卵管积水或息肉、取卵当天未获得精子或胚胎移植前各种程度出血等情况都应考虑进行玻璃化冷冻。由于需要大量胚胎，玻璃化冷冻也有助于低反应患者进行卵母细胞或胚胎积累，特别是计划进行胚胎植入前遗传学筛查（pre-implantation genetic screening，PGS）时[6]。

男性的生育力保存已经建立完善。冷冻精子样本即可解决[7]，专家怀疑存在潜在精子或睾丸功能损害的所有病例都应考虑采取这一措施。近来，保存年轻女性的性腺功能和生育能力已经成为可能。由于女性的生育保护程序具有复杂性和特殊性，本章我们将集中讨论这一问题。

卵巢功能衰竭会导致不能生育以及绝经相关问题，如血管舒缩症状、骨骼和心血管的改变。早绝经和不孕是患者接受性腺毒性药物治疗后的两大主要后遗症。由于不孕严重影响女性生活质量和自尊，生育力保存吸引了越来越多研究者的兴趣。

近来，卵母细胞的玻璃化冷冻保存和卵巢组织冷冻程序得到了改进，具有良好的临床结果[8-9]。但这些并不是保存生育力的唯一方法。促性腺激素释放激素激动剂（gonadotropin-releasing hormone agonists，GnRHa）也是有效方法。目前仍被认为是实验性方法的未成熟卵体外成熟（in vitro maturation，IVM）技术在未来的保存生育力领域具有远大前景[10-11]。

由于保存生育功能的方法能够使接受性腺毒性药物治疗的患者受益，辅助生育技术（assisted reproductive technology，ART）出现了一个新的领域。作为睾丸和卵巢保存技术的使用者，接受性腺毒性药物治疗的患者是生育诊所新的患者群体。生育力保存方法不仅可用于接受癌症治疗的患者，也适用于任何生殖功能受到威胁的情况。如果生育能力可能减弱，专家、患者和他们的家庭应该知道，生育力保存是一种选择，生育功能可能得以保存。

虽然一些生育力保存方法需要改进，

但仍须在医疗专业人员和患者之间推广，以避免不孕不育。保存生育功能的方法不能保证将来的生育力或妊娠，但如果进行了生育力保存，这些方法可能会帮助人们面对各种卵巢功能衰竭风险高的治疗，为他们的未来带来希望[12]。

卵巢损伤和活力降低

卵巢功能下降（即卵巢活力降低）取决于如下几个因素：患者的年龄、卵巢的初始状态（主要指窦状卵泡数）、接受的治疗（化疗、放疗或手术）和累积剂量、所用药物类型。

许多因素可能会导致卵巢功能早衰，因此很难证实全身化疗后卵巢功能早衰的准确发病率。大多数卵巢衰竭的数据参照接受较高剂量化疗的癌症患者，因此，使得卵巢衰竭的发生率过高。自身免疫病患者可能也会接受化疗，但通常剂量低于癌症患者。因此，化疗的后果可能不是那么可怕，不过后果是否严重还要依据患者接受的累积剂量决定。

虽然许多接受化疗的患者一旦完成化疗，卵巢功能就能恢复，但卵巢功能早衰的风险增加，且与年龄[13]和烷化剂的使用[14-15]密切相关。

年龄

卵巢皮质具有有限数量的原始卵泡，后者随着年龄的增长而减少。既往的化疗或手术也可以影响治疗前性腺的初始状态。这将决定卵巢功能最终受到影响。

环磷酰胺蓄积可导致年轻女性不孕[16]。卵巢功能下降与年龄直接相关，引起卵巢功能早衰需要的累积剂量随年龄的增加而减少。它的作用可以是急性或累积性的，而卵巢的恢复能力有限。化疗和放疗常引起生殖细胞的数目减少，伴类固醇激素缺失，可能出现突变或畸形[17]。

由于年轻女性大多数没有孩子或还没有组建家庭，化疗对生育及未来妊娠的影响与她们的关系更为密切。但是，由于卵巢功能下降是与年龄有关的过程，年龄小也有一定的保护作用。许多年轻的患者能够自然恢复卵巢功能和生育能力，接受低剂量化疗时尤其如此。

化疗

众所周知，化疗药物可以导致突变、DNA 加合物和结构断裂以及体细胞和生殖细胞出现氧化损伤。烷化剂（如环磷酰胺或异环磷酰胺）是重要的性腺毒性药物，其他性腺毒性药物还包括苯丁酸氮芥、白消安、顺铂、美法仑、卡铂或丙卡巴肼[14-15,18]。

化疗对卵巢的影响不是“全或无”现象，因此，化疗后剩余原始卵泡的数量将取决于几个因素，如年龄、药物类型和治疗剂量[16]。

化疗的烷化剂可整合入 DNA，阻止 DNA 复制和转录[18]。烷化剂可以作用于细胞周期的任何阶段（非细胞周期依赖性），损伤原始卵泡，因此具有明显的细胞毒性。环磷酰胺治疗后患者卵巢的活检病理检查显示，卵泡总数或静息的卵泡数显著减少，伴随纤维化，同时没有卵泡成熟的迹象[19]。

化疗引起卵巢功能早衰的机制尚不明确，但卵泡细胞（颗粒细胞）似乎是最关键的受影响细胞[20]。已经观察到前颗粒细胞水肿、角蛋白沉积和细胞核水肿，导致卵母细胞形态受损[21]。其他因素，如血管变化和卵巢皮质纤维化可能也引起卵泡减少[22]。

已经明确的是，化疗后窦状卵泡数和卵巢体积都降低。化疗期间雌二醇的浓度能够保持，但抗苗勒管激素（Anti-Müllerian hormone，AMH）和抑制素 B 的浓度下降[23]。

放疗

与化疗类似，放疗对性腺的影响取决于年龄、累积剂量、分次剂量和照射面积。破坏人类卵母细胞所需的平均剂量<2 Gy[24]。97%的妇女接受5～10.5 Gy后将出现卵巢功能衰竭[25]。

由于会造成子宫血流和内膜厚度减少，故放疗（尤其是儿童期放疗）与子宫功能的改变有关[26]。35～45 Gy头颅照射会损害下丘脑-垂体-性腺轴，而性腺不受影响，促性腺激素替代能恢复性腺功能。

手术

因子宫内膜异位症或其他良性病变而进行的卵巢重复手术可能会减少卵巢储备，导致卵巢功能早衰。此外，复发性子宫内膜异位症病例中，正常的残留卵巢组织可能会受到损害。

与应用机械夹相比，通过电凝输卵管绝育似乎也会对术后卵巢储备造成不良影响。输卵管阻塞术后3天卵巢体积和术后10个月窦状卵泡数均与术前存在显著差异[27]。

风湿性疾病的治疗

治疗风湿性疾病的药物主要有四类：①抗炎药；②糖皮质激素；③免疫抑制剂；④生物制剂。这些治疗方法主要分为两组：改善风湿病病情的药物（disease modifying anti-rheumatic drugs，DMARDs）和非甾体消炎药（non-steroidal anti-inflammatory drugs，NSAIDs）。

改善风湿病病情的药物

缓解病情的抗风湿药物是一种新型药物。尽管大多数诊断风湿性疾病的患者采用非生物制剂类DMARDs治疗，但生物制剂类DMARDs的使用比例在逐渐增高。除了下文所述的柳氮磺吡啶和一些细胞毒性药物，抗炎药物和免疫抑制药物的性腺毒性都还没有研究。

- **柳氮磺吡啶**　尽管不损害女性生育能力，但损伤男性生育能力，导致少精子症、精子活动力下降和精子畸形率增加。接受柳氮磺吡啶治疗的炎性肠病男性患者后代中，胎儿畸形发生率较高。柳氮磺吡啶抑制胃肠和细胞摄取叶酸，畸形率高可能和叶酸缺乏有一定关系[28]。同时补充叶酸不能避免胎儿畸形，提示柳氮磺吡啶自身也可能引起胎儿异常。已有研究阐述在男性不育中存在氧化抑制机制[29]。一般情况下，停药约2个月精子生成恢复[30]。
- **环磷酰胺和苯丁酸氮芥**　二者很少用于类风湿关节炎的治疗，但是是治疗系统性红斑狼疮的重要药物。环磷酰胺对两性性腺都有毒性。无法预测哪些患者会出现不孕/不育，哪些患者生育功能能够恢复，这从根本上取决于年龄和累积剂量[30]。

非甾体消炎药

环加氧酶抑制剂（COX-1和COX-2）参与排卵和着床。已有报道非甾体消炎药（如吲哚美辛、双氯芬酸和萘普生、吡罗昔康）治疗后会出现短暂性不孕。非甾体消炎药可以抑制卵巢内黄素化卵泡破裂，从而引起短暂性不孕[30]。

研究发现长期使用低剂量或中等剂量非甾体消炎药的男性出现精子数量降低[31]。

生育力保存方法

在过去几年中，为保护和保存癌症患

者或其他具有卵巢功能早衰高危因素的疾病患者的卵巢功能，人们已经提出了几种策略。其中一部分的有效性已经得到证实，现在是临床实践日常工作的一部分，而有些方案仍在评估。

这些方案包括胚胎和卵母细胞的冷冻保存、卵巢皮质或整个卵巢冷冻保存及 GnRHa 保护。生育力保存技术的发展趋势是卵巢组织冷冻保存和进一步提取未成熟卵母细胞进行 IVM 和玻璃化冷冻，因此尽管未成熟卵母细胞体外成熟技术仍需要改进，但未来它毫无疑问将成为这些方法中的重要部分[32]。

与需要立即开始化疗的癌症患者不同，其他患者不需要立即完成卵巢刺激，因此用 2～3 周获得卵母细胞通常没有问题。无论是子宫内膜异位症患者还是希望推迟生育的年轻人，这一时间跨度都不会造成不便。事实上，为获取卵母细胞进行玻璃化冷冻，可采用刺激周期来增加卵母细胞数量。

玻璃化冷冻卵母细胞

玻璃化冷冻卵母细胞具有极好的临床结局[33]。玻璃化是凝固的一种方法，采用高冷却速率（一分钟内从－15 000℃降到－30 000℃）使黏度极度上升，从而避免冰晶形成，而胞内冰晶形成将产生损伤和渗透效应。玻璃化冷冻的一个问题是保护剂的毒性问题。减少这一问题的发生可通过恰当地联合使用冷冻保护剂［乙二醇＋二甲基亚砜（DMSO）＋蔗糖］或使用非常少的量，从而加快玻璃化过程的速度，进而降低玻璃化冷冻溶液中冷冻保护剂的使用量[34]。

Cryotop 法是卵母细胞在体积微小的装置里玻璃化，玻璃化后体积＜0.1 μL，其保存了解冻后受精和进一步发育的能力。已报道复苏率为 97％，和新鲜卵母细胞相比，受精率、着床率、胚胎质量和妊娠率没有差异[35]。

从历史上看，慢速冷冻法冷冻卵母细胞由于效率低，不能保证复苏后的生育结果，使用受到限制。最近，由于更好地了解了卵母细胞的生理，改进了培养液并实施新技术，成功率有所提升[35]。由冷冻的卵母细胞获得妊娠的数量不断增加，而不良妊娠结局，如出生低体重或先天性异常并没有明显增加[36]。

冷冻胚胎

冷冻胚胎是被广泛接受的方法，现在认为是保存生育力的标准方法[37]。此前，胚胎比卵母细胞解冻后复苏率更高，因此认为卵母细胞必须要受精才能保存。女性患者需要伴侣或者供精者提供精子使获得的卵母细胞受精。出于各种伦理考虑，形成的胚胎未来可能不能使用。冷冻保存卵母细胞可以避免取卵时对精子的需求，其妊娠结果类似于胚胎冷冻保存，因此可以考虑该方法。

卵巢组织冷冻

卵巢组织冷冻后自体移植是肿瘤或非肿瘤性疾病的女性患者生育力保存的另一种方法[38]。存在于卵巢皮质原始卵泡内的未成熟卵母细胞对冷冻损伤不敏感[39]。因此，卵巢组织冷冻是一种替代卵巢刺激和卵母细胞冷冻的生育力保存方法。原位移植冷冻-解冻的卵巢皮质可允许自然生育，而自然妊娠失败时，仍可以进行体外受精。除了未来的生育，该方法的另一个优点是，患者将能够恢复卵巢功能。现在卵巢冷冻保存和移植手术已几乎完全限于无血管的皮质片段。连带血管吻合的完整的卵巢移植可以减少移植和血管重建之间的缺血间隔。到目前为止，只有几例新生儿通过这一技术出生[40]。最近，卵巢重新移回体内的6例患者中，共有2例诞出新生儿、1例孕7周流产和1例生化妊娠[41]。该研究中有趣的是，6例患者都是治疗前冷冻完整卵巢，其中3例患者的组织在冷冻前放在冰上进行了4～5 h的运输，这表明医院即使没有必要的设备，也可以开展卵巢冷冻。

这一技术的主要缺点是其需要手术（腹腔镜）获得卵巢组织，以及将混有适当冷冻保护剂的组织重新植入。移植后通常会出现缺血损伤和卵泡池减少。移植组织的活性取决于新生血管形成和血液循环再建。

这种方法为将来的治疗提供了重要的可能性，即当因良性疾病进行卵巢切除术时，可以保存健康的组织以备未来使用。对于进行这种冷冻保存卵巢的手术的伦理基础已经有所讨论[42-43]。在伦理层面，不应拒绝患者在接受其他妇科手术的同时冷冻保存一小部分的卵巢。

目前，卵巢组织超低温冷冻治疗仅作为特定患者的一种试验性治疗。需要研究血运重建的过程，以减少组织移植后发生的卵泡丢失。

卵巢组织冷冻保存可以作为IVM的卵泡来源。因此，虽然还在试验中，但未来的生育力保存技术将会向卵巢冷冻结合获取未成熟卵进行卵母细胞体外成熟和玻璃化冷冻的方向发展。为获得广泛接受，这些步骤需要确保安全、易于执行，并具有良好的效果。同时，也可以采用卵巢冷冻移植联合卵巢刺激、卵母细胞玻璃化冷冻，累积后进行体外受精周期。最近通过这种方法获得了一例双胎妊娠[44]。

性腺药物保护

促性腺激素释放激素激动剂

虽然有关GnRHa预防化疗对卵巢的损伤尚存在争议，但最近的前瞻性随机研究显示其具有有益作用[18,48-49]。目前已发现使用GnRHa后，颗粒细胞有丝分裂活性减少[50]。一些在老鼠身上应用GnRHa的研究发现，窦前卵泡发育为窦状卵泡的募集过程受到了抑制。因此，GnRHa可以通过抑制颗粒细胞，避免卵泡达到受化疗影响的敏感性阈值。但目前还不清楚其对人类的影响是否类似，人类实际接受的化疗比动物实验的剂量高，疗程长，GnRHa在人体应用的剂量不能充分产生保护作用。乳腺癌中50％的肿瘤细胞具有GnRH及其激动剂的受体，GnRHa将细胞阻滞在细胞周期的G0期，这导致细胞耐受化疗，因此在乳腺癌化疗中观察到了化疗效果降低的现象[51]。实验研究表明，由于在80％的卵巢癌中GnRH受体过度表达，故GnRH激动剂和拮抗剂直接抑制卵巢癌细胞增殖[49]。

环磷酰胺治疗系统性红斑狼疮或其他自身免疫病时，尽管剂量没有治疗癌症时那么大，但卵巢功能早衰的发生率仍很高，迫切需要保护患者的卵巢[52]。因此，应考虑GnRHa保护以及其他保护生育功能的辅助生育技术。

伊马替尼

伊马替尼的作用是阻断卵巢生殖细胞内顺铂激活的凋亡通路。顺铂通过激活c-Abl-TAp63途径诱导DNA损伤，导致细胞死亡。在细胞系中，c-Abl磷酸化TAp63，诱导激活凋亡细胞。c-Abl激酶抑制剂伊马替尼能够阻断该效应[53]。

体外成熟

虽然在未来很有前景，但目前取未成熟卵母细胞进行体外成熟和玻璃化冷冻还不是可行的选择。

人类卵巢中大多数卵泡仍然是原始卵泡。它们是卵母细胞最丰富的来源，由于还不成熟，需要进行IVM。可以从新鲜或冷冻保存的卵巢组织中分离原始卵泡，进行体外成熟培养，进而行玻璃化冷冻。

已经有许多结局正常的健康儿童通过这种方法出生[54]。其主要好处是不进行卵巢刺激且成本低，但结果的一致性还不充分，仍需要改进[11,54]。妊娠率和着床率均低于标准的体外受精周期[55]，同时已观察到临床流产率更高[56]。因此，需要更多的对照研究观察IVM 对婴儿可能造成的长期影响。

这种方法可以推荐给因雌激素水平高不能进行卵巢激素刺激的患者，如乳腺癌或系统性红斑狼疮患者，也可用于多囊卵巢综合征（polycystic ovary syndrome，PCOS）或迫切需要启动细胞毒性治疗的患者。

卵巢移位

即使性腺在放射区域外，放疗的散射也可以严重损伤性腺，即间接接触也可引起性腺损伤。卵巢移位的目的是避免卵巢直接暴露于放疗，因此适用于需要盆腔放疗的任何病理情况。这种方法实施后，16％～90％的患者卵巢功能得到保留[45-47]。

肿瘤移位术对准备接受局部放疗的肿瘤患者非常有效。而非肿瘤疾病不常使用放疗，因此卵巢移位术不适合此类患者。

非肿瘤患者保存生育功能的指征

生育力保存并不局限于癌症患者，也可以考虑其他情况的患者。任何卵巢功能早衰的高风险患者都可能是保存生育力计划的候选人。这些情况详见表 3.1 和 3.2。

自身免疫病

自身免疫病对生育的影响主要取决于育龄女性的年龄。严重的全身性免疫性风湿疾病的年轻女性迫切需要进行性腺毒性治疗时，应考虑采用生育力保存技术。

使用新的药物治疗类风湿关节炎已经大大改变这些患者的预后。但其对生殖和胎儿发育毒性的相关数据有限，特别是当药物用于治疗类风湿关节炎时。

环磷酰胺仅用于难治性类风湿关节炎。它似乎对类风湿关节炎的临床演变有显著的有效作用。由于继发的不良反应且存在效果类似而风险低的其他抗风湿药物，环磷酰胺的使用受到了限制。此外，环磷酰胺治疗类风湿关节炎与一些血液系统恶性肿瘤和膀胱癌的出现似乎相关[57-58]。

环磷酰胺是重症系统性红斑狼疮治疗时可选择的药物，如增殖性肾炎、中枢神经系统受累、肺炎或严重血小板减少[59]。

环磷酰胺治疗狼疮患者时，卵巢功能早衰的发生率在 30 岁以下的女性中可以达到 50％，30～40 岁的女性中达 60％[60]。和肿瘤患者类似，存活率的提高已经使卵巢功能衰竭和不孕成为这些患者面临的重要问题。

间歇性应用环磷酰胺在系统性红斑狼疮的治疗中取得了成功，同时观察到毒性降低。然而对其结果的争议仍在持续。目前还不清楚环磷酰胺的副作用是否受治疗频率或患者接受的累积剂量的影响[58]。

表 3.1　卵巢组织冷冻：保存生育力的 Valencia 方案

恶性疾病	（n=284）
乳腺癌	170
霍奇金淋巴瘤	62
其他肿瘤	52
非恶性疾病	**（n=17）**
系统性红斑狼疮	3
克罗恩病	1
子宫内膜异位症	5
肾病	5
多发性硬化症	2
韦氏肉芽肿病	1

表 3.2 卵母细胞玻璃化冷冻的非肿瘤适应证：Valencia 不孕症研究所（Instituto Valenciano de Infertilidad，IVI），Valencia，西班牙

	患者人数	年龄（岁）	玻璃化卵母细胞数
自身免疫病	2	33±3.2	20（10±4）
推迟生育	65	34±6.1	890（7.7 ± 5.3）
ART 过程中出现妇科疾病（出血、输卵管积水、宫腔积液）	67	35.8 ± 4.2	532（7.9 ± 5.6）
非 ART 相关的妇科疾病	65	36±4.2	346（5.8 ± 4.8）
缺乏伴侣的精子样本	18	35±4.1	184（10.8 ± 5.5）
OHSS	12	32±4.3	286（19.0 ± 4.5）
进行 PGS-FISH 前的累积	348	39.5 ± 3.5	2050（2.5 ± 2.6）
进行 PGS-PCR 前的累积	28	35.5 ± 3.3	264（5.1 ± 3.3）
低反应	543	36.7 ± 3.2	2163（2.6 ± 1.6）

ART，辅助生育技术；PGS，种植前遗传筛选；FISH，荧光原位杂交；PCR，聚合酶链反应；OHSS，卵巢过度刺激综合征

由于担心外源性雌激素可能会使系统性红斑狼疮的女性患者病情恶化，故风湿病专家一直劝阻狼疮患者使用雌激素。最近的研究已经表明，雌激素可以引起轻度的皮损爆发，但不减少疾病的活动。但这些研究结果不能用于抗心磷脂抗体和狼疮抗凝物水平高或既往有血栓形成的狼疮低度活动的女性，她们使用雌激素可能增加发生严重狼疮危象的风险[61]。

如果要冷冻保存卵母细胞，需要进行卵巢刺激，雌激素可能会产生一些影响。促性腺激素刺激产生的高雌激素可能引起重症狼疮。在这些病例中，对雌激素敏感的癌症患者，采用来曲唑进行卵巢刺激，或者选择 IVM。

来曲唑是一种芳香酶抑制剂，已证明其降低雌二醇对下丘脑和垂体的负反馈，能够有效诱发排卵。来曲唑增加卵巢颗粒细胞受体对卵泡刺激素（follicle stimulating hormone，FSH）的敏感度，此外，其诱发抑制循环中的雌二醇水平[62]。可以单独或结合 FSH 使用。来曲唑与 FSH 联合应用能维持类似生理水平的较低的雌二醇浓度，同时得到数量较多的可进行玻璃化冷冻的卵母细胞[63]。

Oktay 采用的方案是，从月经周期的第二天或第三天开始每天口服 5 mg 来曲唑刺激，持续到注射人绒毛膜促性腺激素（human chorionic gonadotropin，hCG）当天。来曲唑给药后两天，添加 150 U 的促性腺激素。当卵泡达到 14～15 mm 或 E_2 水平超过 250 pg/ml，加用促性腺激素释放激素拮抗剂，当优势卵泡＞20 mm，给予 HCG。来曲唑持续用药直到月经来潮[63]。

推迟生育（年龄）

与现代生活方式相联的社会和经济因素导致了许多妇女选择推迟生育，因此在过去几年中，不生育的夫妇数量上升。人口数据显示，不论男性女性，生育第一个孩子的年龄都有所增大。

在过去的 10 年里，女性生育第一个孩子的平均年龄增加了 2 岁以上。年龄对生育的负面影响是公认的，尤其是 35 岁以上的女性，与年轻女性相比更要关注卵母细胞质量和卵巢储备功能下降的问题[47,64]。生育趋势和大龄女性怀孕的生理因素导致

未来不孕问题增加。

冷冻保存自己健康的“年轻”卵母细胞是计划到生育年龄晚期再怀孕的女性一个很好的选择。这一选择对于那些有过早绝经家族史或存在卵巢功能早衰好发因素的女性更具吸引力。

卵巢反复手术（子宫内膜异位症）

卵巢子宫内膜异位症或其他良性病变引起的卵巢反复手术可降低卵巢储备，导致卵巢功能早衰。

子宫内膜异位症是妇科手术中最常见的病因。虽然没有证据表明手术可以治愈不孕，但目前认为囊肿切除术是避免子宫内膜异位症复发，提高生育率最好的选择。然而，子宫内膜异位囊肿切除术也与卵巢储备功能显著降低相关[65]，其中电凝是重要因素。双侧子宫内膜异位囊肿病例卵巢损伤和卵巢功能早衰的发生率可能增加。

子宫内膜异位囊肿引起疼痛、不孕或无症状囊肿超过 4 cm 大小时，应进行囊肿切除。进行 ART 时哪种方案最佳仍然不明确，已经有确凿的证据显示，卵巢囊肿切除术后对促性腺激素的反应降低，手术对妊娠率没有不良影响。因此，建议直接进行 IVF 治疗，从而在短期内受孕，避免手术的潜在并发症。只有大囊肿和在卵巢内的位置影响取卵的较小囊肿需要考虑手术治疗[66]。

过多的手术往往会破坏正常卵巢组织，其通常是与子宫内膜异位囊肿壁一同切除。研究切除组织发现，大多数卵泡靠近卵巢门。手术治疗不彻底与复发风险增加有关[67]，但损伤相关因素究竟是外科手术还是先前存在的异位囊肿，抑或两者均有，目前尚无明确的证据[68]。重要的问题是观察到手术后卵巢对刺激的反应降低，但这一变化似乎与切除囊肿的大小没有关系[65]。

卵巢功能衰竭的高风险患者应在手术前考虑卵母细胞玻璃化冷冻或保存卵巢组织。当因良性疾病进行囊肿切除或卵巢切除时，应该保存其中健康的组织，以供日后使用。

骨髓移植

由于破坏原有骨髓常采用激进的化疗和放疗，故骨髓移植治疗肿瘤和非肿瘤血液疾病会导致卵巢功能衰竭[69]。

染色体异常引起的卵巢功能早衰：特纳综合征

卵巢功能早衰是特纳综合征的常见现象。生育力保存对大多数特纳综合征患者是不可行的。在仔细考虑妊娠相关风险增加这一问题后，可以建议年轻的特纳综合征嵌合体患者保存生育力[70]。

在特纳综合征患者中，20%～30%可以自发出现青春期，生育率为 5%～10%[71]。这说明患者年轻时存在卵泡并能成熟，所以这可能是尝试生育保护方案最好的时间。

卵巢交界性肿瘤

卵巢交界性肿瘤是一种具有低度侵犯或转移潜能的上皮肿瘤。这种低度恶性潜能的肿瘤占卵巢上皮性肿瘤的 10%～15%。近 80%的患者诊断时为Ⅰ期，预后取决于组织学类型和手术分期，浆液性和黏液性是最常见的组织类型。Ⅰ期交界性肿瘤患者 5 年生存率为 95%～97%，但由于晚期复发，10 年生存率仅为 70%～95%。无浸润的晚期浆液性交界性肿瘤的生存率为 85%，有浸润的肿瘤患者生存率约为 60%。黏液性交界性肿瘤通常源自胃肠道，生存率很高。但当其与腹膜假黏液瘤相关时，由于其卵巢外起源而预后不良[72]。

卵巢交界性肿瘤的治疗与卵巢癌相似，

包括子宫和双侧附件切除。然而，卵巢交界性肿瘤患者往往比浸润性卵巢癌患者年轻，许多还未生育，所以早期卵巢交界性肿瘤患者应考虑行保守手术（仅切除肿瘤或单侧附件）[73]。最近，这种考虑已经扩大到晚期患者[74]。保守治疗增加复发的风险，但不影响生存。术时进行囊肿切除（58%）比仅行一侧附件切除术（23%）复发率高[73]。保守治疗后，生育能力、妊娠结局和生存率数据仍然令人满意。

如对侧卵巢表面观察到任何肉眼可见的种植灶，都必须进行活检。30%的浆液性交界性肿瘤累及双侧卵巢。由于肿瘤通常在手术后才能确诊，故应在手术前介绍生育力保存的相关措施。如果卵巢切除不可避免，必须在手术前考虑卵母细胞或卵巢冷冻保存[74]。

对于任何复发或需要切除附件的病例，保留生育功能都可以作为预防措施。

类似于卵巢交界性肿瘤，BRCA-1 或 BRCA-2 突变携带者罹患乳腺癌和卵巢癌的风险高，所以患者可能由于癌症或仅为预防而需要接受附件切除术。在这种情况下，也可以建议实施生育力保存相关技术。

其他妇科常见情况

在 ART 常规治疗过程中还有其他一些妇科临床情况可以采用冷冻卵母细胞解决。这些情况包括：

- 具有卵巢过度刺激综合征高风险、不适合胚胎移植的患者；
- 卵巢低反应患者为将来行 IVF 或胚胎植入前遗传学筛查（pre-implantation genetic screening，PGS）积累卵母细胞[75]；
- 移植前发现输卵管积水、息肉、任何出血或宫腔积液，推迟移植[75]。
- 取卵当天未得到精液或病理标本；
- 子宫内膜不适合移植[75]；
- 为卵子捐赠设立卵子库。这将不再要求捐赠者和接受者必须同步，从而简化捐赠流程。和精子库类似，冷冻卵母细胞将允许更准确地筛查和隔离病毒感染情况，从而保证卵母细胞捐赠的安全性。

胚胎冷冻的伦理问题

以往认为胚胎解冻比卵母细胞解冻具有更高的存活率，因此卵母细胞必须受精后才能保存。用于使卵母细胞受精的精子可以来自患者伴侣或精子捐赠者，不同来源需要面对不同的伦理考量。

卵母细胞和卵巢组织冷冻保存克服了胚胎冷冻涉及伦理问题和法律限制这一劣势，因而具有实用性。

结论

生育力保存方法的进展为生殖门诊创造出了一个新的患者群体，他们为避免不孕，需要保存睾丸和卵巢。专业人员应该告知患者，这些新的方法将允许他们在未来尝试使用自己的卵母细胞妊娠，而不论其是否出现卵巢衰竭。

参考文献

1. **National Cancer Institute, Division of Cancer Control and Population Sciences.** *Surveillance, Epidemiology and End Results Program, 1975–2003.* Bethesda MD: National Cancer Institute, 2006.
2. **Thomson A, Critchley H** and **Wallace W**. Fertility and progeny. *Eur J Cancer* 2002; **38**: 1634–44.
3. **Linet M, Ries L, Smith MA** *et al.* Cancer surveillance series: recent trends in childhood cancer incidence and mortality in the United States. *J Natl Cancer Inst* 1999; **91**: 1051–8.
4. **Blumenfeld Z** and **Eckman A**. Tratamientos oncológicos y supervivencia folicular. In: Schneider J, García-Velasco JA (eds.), *Cáncer y reproducción. Cuadernos de Medicina Reproductiva.* Madrid: Adalia farma, 2005: pp. 33–43.

5. **Gidoni Y, Holzer H, Tulandi T** *et al.* Fertility preservation in patients with non-oncological conditions. *Reprod Biomed Online* 2008; **16**: 792–800.
6. **Cobo A, Bellver J, Domingo J** *et al.* New options in assisted reproduction technology: the Cryotop method of oocyte vitrification. *Reprod Biomed Online* 2008; **17**: 68–72.
7. **Meseguer M, Molina N, García-Velasco JA** *et al.* Sperm cryopreservation in oncological patients: a 14-year follow-up study. *Fertil Steril* 2006; **85**: 640–5.
8. **Kuwayama M, Vajta G, Kato O** *et al.* Highly efficient vitrification method for cryopreservation of human oocytes. *Reprod Biomed Online* 2005; **11**: 300–8.
9. **Silber SJ, Derosa M, Pineda J** *et al.* A series of monozygotic twins discordant for ovarian failure: ovary transplantation (cortical versus microvascular) and cryopreservation. *Hum Reprod* 2008; **23**: 1531–7.
10. **Blumenfeld Z.** Gender difference: fertility preservation in young women but not in men exposed to gonadotoxic chemotherapy. *Minerva Endocrinol* 2007; **32**: 23–34.
11. **Jurema MW** and **Nogueira D.** In vitro maturation of human oocytes for assisted reproduction. *Fertil Steril* 2006; **86**: 1277–91.
12. **Tulandi T, Huang JY** and **Tan SL.** Preservation of female fertility: an essential progress. *Obstet Gynecol* 2008; **112**: 1160–72.
13. **Bines J, Oleske DM** and **Cobleigh MA.** Ovarian function in premenopausal women treated with adjuvant chemotherapy for breast cancer. *J Clin Oncol* 1996; **14**: 1718–29.
14. **Larsen EC, Müller J, Schmiegelow K** *et al.* Reduced ovarian function in a long-term survivors of radiation and chemotherapy-treated childhood cancer. *J Clin Endocrinol Met* 2003; **88**: 5307–14.
15. **Poniatowski BC, Grimm P** and **Cohen G.** Chemoterapy-induced menopause: a literature review. *Cancer Invest* 2001; **19**: 641–8.
16. **Meirow D** and **Nugent D.** The effects of radiotherapy and chemotherapy on female reproduction. *Hum Reprod Update* 2001; **7**: 535–43.
17. **Meirow D, Epstein M, Lewis H** *et al.* Administration of cyclophosphamide at different stages of follicular maturation in mice: effects on reproductive performance and fetal malformations. *Hum Reprod* 2001; **16**: 632–7.
18. **Sonmezer M** and **Oktay K.** Fertility preservation in young women undergoing breast cancer therapy. *Oncologist* 2006; **11**: 422–34.
19. **Warne GL, Fairley KF, Hobbs JB** *et al.* Cyclophosphamide-induced ovarian failure. *N Engl J Med* 1973; **289**: 1159–62.
20. **Marcello MF, Nuciforo G, Romeo R** *et al.* Structural and ultrastructural study of the ovary in childhood leukemia after succesful treatment. *Cancer* 1990; **66**: 2099–104.
21. **Familiari G, Caggiati A, Nottola SA** *et al.* Ultrastructure of human primordial follicles after combination chemotherapy for Hodgkin's disease. *Hum Reprod* 1993; **8**: 2080–7.
22. **Meirow D, Dor J, Kaufman B** *et al.* Cortical fibrosis and blood-vessels damage in human ovaries exposed to chemotherapy. Potential mechanisms of ovarian injury. *Hum Reprod* 2007; **22**: 1626–33.
23. **Anderson RA, Themmen AP, Al-Qahtani A** *et al.* The effects of chemotherapy and long term gonadotrophin suppression on the ovarian reserve in premenopausal women with breast cancer. *Hum reprod* 2006; **21**: 2583–92.
24. **Wallace WH, Thomson AB** and **Kelsey TW.** The radiosensitivity of human oocyte. *Hum Reprod* 2003; **18**: 117–21.
25. **Howell SJ** and **Shalet S.** Gonadal damage from chemotherapy and radiotherpy. *Endocrinol Metab Clin* 1998; **27**: 927–43.
26. **Patrick K, Wallace WH** and **Critchley H.** Late reproductive effects of cancer treatment in female survivors of childhood malignancy. *Curr Obstet Gynecol* 2003; **13**: 369–72.
27. **Goynumer G, Kayabasoglu F, Aydogdu S** *et al.* The effect of tubal sterilization through electrocoagulation on the ovarian reserve. *Contraception* 2009; **80**: 90–4.
28. **Hernández-Díaz S, Werler MM, Walker AM** *et al.* Folic acid antagonists during pregnancy and the risk of birth defects. *N Engl J Med* 2000; **343**: 1608–14.
29. **Alonso V, Linares V, Bellés M** *et al.* Sulfasalazine induced oxidative stress: a possible mechanism of male infertility. *Reprod Toxicol* 2009; **27**: 35–40.
30. **Ostensen, Khamashta M, Lockshin M** *et al.* Anti-inflammatory and immunosupressive drugs and reproduction. *Arthritis Res Ther* 2006; **8**: 209.
31. **Martini AC, Molina RI, Tissera AD** *et al.* Analysis of semen from patients chronically treated with low or moderate doses of aspirin like drugs. *Fertil Steril* 2003; **80**: 221–2.
32. **Huang JY, Tulandi T, Holzer H** *et al.* Combining ovarian tissue cryobanking with retrieval of immature oocytes followed by in vitro maturation and vitrification: an additional strategy of fertility preservation. *Fertil Steril* 2008; **89**: 567–72.
33. **Kuwayama M, Vajta G, Kato O** *et al.* Highly efficient vitrification method for cryopreservation of human oocytes. *Reprod Biomed Online* 2005; **11**: 300–8.
34. **Tao T** and **del Valle A.** Human oocyte and ovarian tissue cryopreservation and its application. *J Assist Reprod Genet* 2008; **25**: 287–96.
35. **Cobo A, Kuwayama M, Pérez S** *et al.* Comparison of concomitant outcome achieved with fresh and cryopreserved oocytes vitrifyed by the Cryotop method. *Fertil Steril* 2008; **89**: 1657–64.
36. **Chian RC, Huang JY, Tan SL** *et al.* Obstetric and perinatal outcome in 200 infants conceived from vitrified oocytes. *Reprod Biomed Online* 2008; **16**: 608–10.
37. **The Ethics Committee of the American Society for Reproductive Medicine.** Fertility preservation and reproduction in cancer patients. *Fertil Steril* 2005; **83**:

1622–8.

38. **Sánchez M, Alamá P, Gadea B** *et al.* Fresh human orthotopic ovarian cortex transplantation: long-term results. *Hum Reprod* 2007; **22**: 786–91.

39. **Nugent D, Meirow D, Brook PF** *et al.* Transplantation in reproductive medicine: previous experience, present knowledge and future prospects. *Hum Reprod Updat* 1997; **3**: 267–80.

40. **Dolmans M, Donnez J, Camboni A** *et al.* IVF outcome in patients with orthotopically transplanted ovarian tissue. *Hum Reprod* 2009; **24**: 2778–87.

41. **Andersen CY, Rosendahl M, Byskov AG** *et al.* Successful autotransplantation of frozen/thawed ovarian tissue. *Hum Reprod* 2008; **23**: 2266–72.

42. **Robertson JA**. Ethical issues in ovarian transplantation and donation. *Fertil Steril* 2000; **73**: 443–6.

43. **American Society for Reproductive Medicine.** Fertility preservation and reproduction in cancer patients. *Fertil Steril* 2005; **83**: 1622–8.

44. **Sánchez-Serrano M, Crespo J, Mirabet V** *et al.* Twins born after transplantation of ovarian cortical tissue and oocyte vitrification. *Fertil Steril* 2009, Oct 30. [Epub ahead of print]

45. **Sonmezer M** and **Oktay K**. Fertility preservation in female patients. *Hum Reprod Update* 2004; **10**: 251–66.

46. **Bisharah M** and **Tulandi T**. Laparoscopic preservation of ovarian function: un underused procedure. *Am J Obstet Gynecol* 2003; **188**: 367–70.

47. **Bromer JG** and **Patrizio P**. Preservation and postponement of female fertility. *Placenta* 2008; **29** (Suppl. B): 200–5.

48. **Oktay K, Sönmezer M, Oktem O** *et al.* Absence of conclusive evidence for the safety and efficacy of gonadotropin-releasing hormone analogue treatment in protecting against chemotherapy-induced gonadal injury. *Oncologist* 2007; **12**: 1055–66.

49. **Badawy A, Elnashar A, El-Ashry M** *et al.* Gonadotropin-releasing hormone agonists for prevention of chemotherapy-induced ovarian damage: prospective randomized study. *Fertil Steril* 2009; **91**: 694–7.

50. **Srkalovic G, Schally AV, Wittliff JL** *et al.* Presence and characteristics of receptors for [D-Trp6] luteinizing hormone releasing hormone and epidermal growth factor in human ovarian cancer. *Int J Oncol* 1998; **12**: 489–98.

51. **Emous G, Grndker C, Ganthert AR** *et al.* GnRH antagonists in the treatment of gynaecological and breast cancer. *Endocr-Relat Cancer* 2003; **10**: 291–9.

52. **Blumenfeld Z, Shapiro D, Shteinberg M** *et al.* Preservation of fertility and ovarian function and minimizing gonadotoxicity in young women with systemic lupus erythematosus treated by chemotherapy. *Lupus* 2000; **9**: 401–5.

53. **Gonfloni S, Di Tella L, Caldarola S** *et al.* Inhibition of the c-Abl–TAp63 pathway protects mouse oocytes from chemotherapy-induced death. *Nat Med* 2009; **15**: 1179–85.

54. **Varghese A, du Plessis S, Falcone T** *et al.* Cryopreservation/transplantation of ovarian tissue and in vitro maturation of follicles and oocytes: challenges for fertility preservation. *Reprod Biol Endocrimol* 2008; **6**: 47.

55. **Chian RC, Huang JY, Gilbert L** *et al.* Obstetric outcomes following vitrification of in vitro and in vivo matured oocytes. *Fertil Steril* 2009; **91**: 2391–8.

56. **Buckett WM, Chian RC, Dean NL** *et al.* Pregnancy loss in pregnancies conceived after in vitro oocyte maturation, conventional in vitro fertilization and intracytoplasmic sperm injection. *Fertil Steril* 2008; **90**: 546–50.

57. **Bernatsky S, Clarke A** and **Suissa S**. Hematologic malignant neoplasms after drug exposure in rheumatoid arthritis. *Arch Intern Med* 2008; **168**: 378–81.

58. **Langford C**. Wegener's granulomatosis: current and upcoming therapies. *Arthritis Res Ther* 2003; **5**: 180–91.

59. **Schroeder JO, Euler H** and **Loffler H**. Synchronization of plasmapheresis and pulse cyclophosphamide in severe systemic lupus erythemathosus. *Ann Intern Med* 1987; **107**: 344–6.

60. **Manger K, Wildt L, Kalden JR** *et al.* Prevention of gonadal toxicity and preservation of gonadal function and fertility in young women with systemic lupus erythematosus treated by cyclophosphamide: the PREGO-Study. *Autoimmun Rev* 2006; **5**: 269–72.

61. **Buyon JP, Petri MA, Kim MY** *et al.* The effect of combined estrogen and progesterone hormone replacement therapy on disease activity in systemic lupus erythematosus: a randomized trial. *Ann Intern Med* 2005; **142**: 953–62.

62. **García-Velasco JA, Moreno L, Pacheco A** *et al.* Aromatase inhibitor letrozole increases the concentration of intraovarian androgens and improves in vitro fertilization outcome in low responder patients: a pilot study. *Fertil Steril* 2005; **84**: 82–7.

63. **Oktay K, Hourvitz A, Sahin G** *et al.* Letrozole reduces estrogen and gonadotropin exposure in women with breast cancer undergoing ovarian stimulation before chemotherapy. *J Clin Endocrinol Metabol* 2006; **91**: 3885–90.

64. **Dupas C** and **Christin-Maitre S**. What are the factors affecting fertility in 2008? *Ann Endocrinol* 2008; **69** (Suppl. 1): S57–61.

65. **Somigliana E, Ragni G, Benedetti F** *et al.* Does laparoscopic excision of endometriotic ovarian cysts significantly affect ovarian reserve? Insights from IVF cycles. *Hum Reprod* 2003; **18**: 2450–3.

66. **García-Velasco JA** and **Somigliana E**. Management of endometriomas in women requiring IVF: to touch or not to touch. *Hum Reprod* 2009; **24**: 496–501.

67. **Muzii L, Bellati F, Bianchi A** *et al.* Laparoscopic stripping of endometriomas: a randomized trial on different surgical techniques. *Hum Reprod* 2005; **20**: 1987–92.

68. **Busacca M** and **Vignali M**. Endometrioma excision and ovarian reserve: a dangerous relation. *J Minim Invasive Gynecol* 2009; **16**: 142–8.

69. **Rauck AM** and **Grouas AC**. Bone marrow transplantation in adolescents. *Adolesc Med* 1999; **10**: 445–9.

70. **Lau NM, Huang JY, MacDonald S** *et al.* Feasibility of fertility preservation in young females with Turner syndrome. *Reprod Biomed Online* 2009; **18**: 290–5.

71. **Pienkowski C, Menendez M, Cartault A** *et al.* Turner's syndrome and procreation. Ovarian function and Turner's syndrome. *Gynecol Obstet Fertil* 2008; **36**: 1030–4.

72. **Tropé C, Davidson B, Paulsen T** *et al.* Diagnosis and treatment of borderline ovarian neoplasms "the state of the art." *Eur J Gynaecol Oncol* 2009; **30**: 471–82.

73. **Morice P, Camatte S, El Hassan J** *et al.* Clinical outcomes and fertility after conservative treatment of ovarian borderline tumors. *Fertil Steril* 2001; **75**: 92–6.

74. **Koskas M, Madelenat P** and **Yazbeck C**. Ovarian low malignant potential tumor: how to preserve fertility? *Gynecol Obstet Fertil* 2009; **37**: 942–50.

75. **Cobo A, Bellver J, Domingo J** *et al.* New options in assisted reproduction technology: the Cryotop method of oocyte vitrification. *Reprod Biomed Online* 2008; **17**: 68–72.

第二部分

肿瘤的生物学、流行病学和治疗

第 4 章　肿瘤基础生物学和免疫学

Roy A. Jensen，Lisa M. Harlan-Williams，
Wenjia Wang and Shane R. Stecklein　著
陈锐　译　薛晴　曾诚　审校

概述

肿瘤有 200 多种不同类型，每一类都有其独特的分子生物学改变，导致调控细胞生长、凋亡和分化的通路异常。从对肿瘤细胞染色体异常的早期观察，到第一个原癌基因的发现，再到目前对某一特定基因和信号网络的分析，我们发现癌症是一种相当复杂的获得性基因病。

肿瘤的发生

正常细胞的转化

早期的组织病理学就已发现，与正常组织一样，肿瘤组织由细胞组成。这一初步观察证实，肿瘤并不是某些外在实体的表现，而是我们自身细胞的异常增殖。随着技术的进步，我们将肿瘤按照其组织细胞来源和微观行为进行分类。由上皮、间叶和原始组织起源的恶性肿瘤分别被称为癌、肉瘤和母细胞瘤。那些保留了正常组织的部分特点，并呈局限性生长的肿瘤为良性；如侵入周围组织和（或）发生远处转移，则为恶性。如今，人类多种肿瘤的细胞学起源已经很清楚。本章将着重讨论导致正常细胞恶性转化的某些分子异常、正常免疫系统与肿瘤相关免疫系统的作用以及肿瘤的生物学表现。

癌基因与抑癌基因

在 20 世纪 70 年代，病毒感染被认为是肿瘤的病因，人们尝试各种方法去证实其导致宿主异常增殖的细胞机制。然而，并未能从肿瘤组织中成功分离出病毒，这使得人们研究的关注点转向那些使正常细胞基因突变的原癌基因和癌基因在肿瘤发生发展中的作用[1]。转染这一新的实验技术能证实，经化学转化的细胞的 DNA 能够诱导受体细胞的转化，这提示携带异常基因的供者细胞具有癌基因的功能[2]。癌基因活化的机制包括突变（如 H-*ras* 点突变）、基因扩增（如 *eRB1B2*/*neu*/*HER2*）和染色体易位（如 Bcr-Abl）[3]。

正常细胞和非病毒诱导肿瘤细胞的融合通常会获得非致瘤型杂交细胞，这表明正常细胞的基因可以替代肿瘤细胞的基因并拮抗癌细胞的表型[4]。但这种方法不能明确特定的抑癌基因。关于 *RB1* 基因的研究提供了遗传学解释。Alfred Knudson Jr. 根据单侧（散发性）和双侧（家族性）视网膜母细胞瘤病例的表现提出假设，即家族性视网膜母细胞瘤已经遗传了一个 *RB*1 基因突变，此时仅再需要另外一个体细胞突变，而散发性病例却需要两个体细胞突变[5]。抑癌基因的失活可以通过突变、杂合性缺失获得。杂合性缺失是由于染色体分裂重组或基因转换或启动子甲基化而发生[6-7]。

突变的逐步累积

癌基因和抑癌基因的证实及早期功能描述表明了基因突变在肿瘤发生中的作用。这些基因突变为我们理解肿瘤的发生奠定了基础，而越来越多的证据表明单独的抑癌基因失活或癌基因的活化并不足以诱导恶性行为的发生。目前已知，细胞周期中需要发生一系列突变才能对抗细胞内在的分裂、分化和凋亡的强大调控机制。现已有证据支持这种大多数人类恶性肿瘤中的突变累积效应，这一过程首先在结直肠癌中被证实[8]。

人们在约 85％的早期腺瘤性息肉和不典型隐窝病灶中观察到腺瘤性结肠息肉病（adenomatous polyposis coli，*APC*）抑癌基因的突变失活，这些被认为是癌前期病变[9]。这表明 *APC* 的缺失在结直肠癌的进展过程中是最早期的基因损伤。然而，在 *KRAS*、*SMAD2/4* 和 *TP53* 中已经证实存在其他一系列突变，这些突变在从癌前息肉进展至浸润腺癌的过程中发挥重要的作用（图 4.1）[8-9]。

癌症的“肿瘤干细胞”理论

我们对于分子事件导致恶性疾病的发生有了越来越多的了解，但仍有一些关于肿瘤细胞病因学的基本问题需要探讨。越来越多的证据表明，在大多数人类肿瘤发生中，仅有一小部分细胞发挥了重要作用。这点首先在人急性粒细胞白血病中被证实，将人体单个白血病细胞移植到免疫缺陷的小鼠中，即导致表型异质性和在人类患者中观察到的恶性特征[10]。肿瘤干细胞（cancer stem cell，CSC）这一术语便应运而生。目前，越来越多的证据支持一些实体肿瘤中 CSC 的存在，包括乳腺癌、脑癌、结肠癌和前列腺癌[11-15]。

有再生、重塑和修复功能的组织具有一小部分静止的干细胞，其对损伤和微环境改变做出反应，以维持组织内稳态。这些长寿的细胞在组织分化的过程中进行不对称分裂，以形成各种不同细胞成分（图 4.2）。考虑到多数上皮癌起源于细胞更替快的组织，那么这些组织中的大多数细胞不能生存足够长时间以累积恶性转化所需的突变数量。因此，寿命长的组织干细胞必然成为突变转化的靶标。在其生存期（即器官的寿命）内缓慢累积突变，最终达到肿瘤转化的阈值。一旦发生转化，尽管细胞的自然分化过程被打乱，这一细胞仍将会持续进行对称和不对称分裂并且产生相同的后裔细胞（图 4.2）。仅在 CSC 中保留的自我修复能力与肿瘤组织中细胞有限的肿瘤发生潜能相关。最近的证据表明，具有自我修复能力的后裔细胞仍可能是潜在的 CSCs。

肿瘤的分子致病机制

在不同类型的肿瘤内或肿瘤间的异质

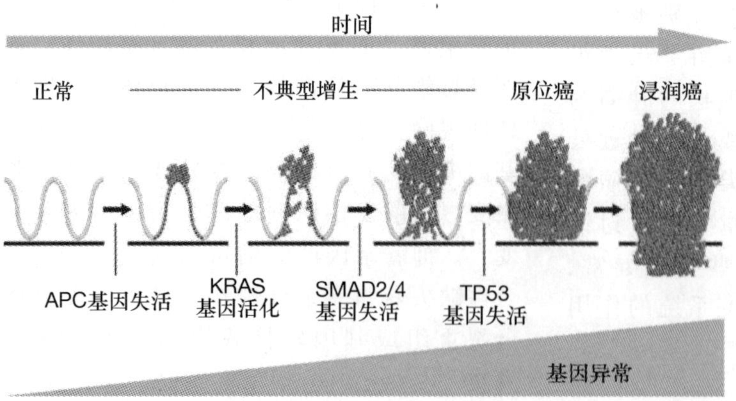

图 4.1 结直肠癌中的突变累积概览

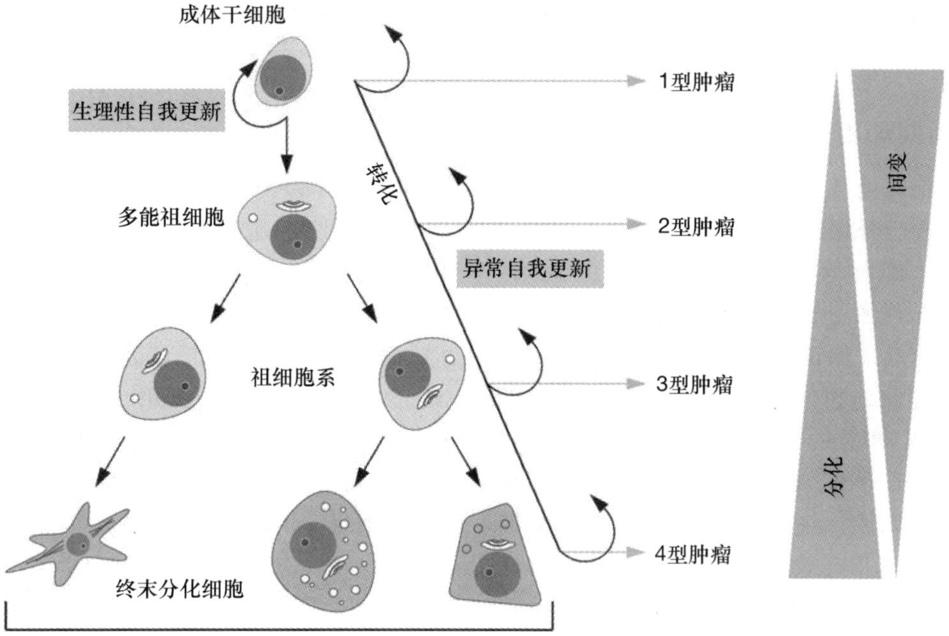

图 4.2　正常细胞和肿瘤相关细胞分化示意图

性表明转化相关机制的多样性。事实上，有数百种分子的异常导致肿瘤的发生。尽管具有多样性，但多数肿瘤细胞在细胞转化的过程中展现了类似的异常。

异常生长因子和生长因子受体信号通路

在生长过程中和生理条件下，如损伤修复和维持组织内稳态时，细胞受到环境中可溶性生长因子的影响进行增殖调控。这些因子结合并活化膜受体，将有丝分裂信号由细胞膜通过细胞质信使传导至细胞核。最终，这一级联效应导致细胞基因表达的改变，并促使其进入细胞周期。在正常生理情况下，通过在空间和时间上控制可溶性生长因子释放的方式来调控细胞周期，选择性表达和定位生长因子受体，并调控细胞内信号分子的活性。

肿瘤细胞通常通过捕获生长因子信号机制诱导自主有丝分裂信号，包括自分泌产生生长因子和（或）在没有配体的情况下活化生长因子受体。例如，在多种人上皮肿瘤中表皮生长因子受体酪氨酸激酶EGFR 和 ERBB2 的过表达使受体二聚化，并在没有配体的情况下组成有丝分裂信号[16]。此外，肿瘤细胞常常会以旁分泌的形式分泌可溶性生长因子，诱导膜结合生长受体的活化，并加快进入细胞周期[17]。

信号转导分子的异常

有不同的信号通路用于调控细胞的增殖，包括 Ras、Jak-STAT、Wnt、NF-κB、Notch、Hedgehog 和转化生长因子 β（transforming growth factorβ，TGFβ）[18-24]。这些通路使得细胞可以接收胞外信号，进而通过一系列的胞质信号转导蛋白激活转录因子及后续基因表达。在肿瘤细胞中，信号分子的固有活性、浓集和定位都会受到影响。例如，GTP 酶活化蛋白 NF1 的失活阻止 GTP 通过 Ras 途径水解为 GDP，导致 Ras 信号通路的持续活化和增殖失控[25]。此外，APC 的失活阻断包括 GSK-3β 在内的“破坏复合体”的形成及其磷酸化和随后的 β 联蛋白的泛素化和降解。β 联蛋白能进入细胞核并与 Tcf/Lef

转录因子结合，启动细胞增殖并阻断细胞分化[26]。

细胞周期和检验点异常

细胞所处环境的有丝分裂信号决定了细胞是进行分化还是处于静止。从G1期到限制点，细胞均受到细胞外信号的影响。一旦细胞开始分化，在整个细胞周期中有多个检验点来保证基因组的完整、DNA复制以及有丝分裂纺锤体的聚集。各种周期蛋白和周期蛋白依赖性激酶（cyclin-dependent kinases，CDKs）的配对确保了细胞周期的完成。细胞周期受不同阶段周期蛋白的水平及有效性的调控，在细胞周期的不同阶段，周期蛋白的水平处于波动状态。周期蛋白D1的水平受到各种有丝分裂生长因子的调控。周期蛋白依赖性激酶抑制剂能调控周期蛋白-CDK复合体，其包括$p15^{INK4B}$（增加对TGFβ信号的反应性，以抑制周期蛋白D-CDK4/6[27]）、$p21^{Cip1}$和$p27^{Kip1}$（后二者通过Akt/PKB增加对促分裂原的反应性，以抑制细胞周期晚期阶段形成的周期蛋白-CDK复合体[28-29]）。周期蛋白-CDK复合体引起的pRb磷酸化调控其生长抑制活性。在G1期早/中期，pRb未磷酸化或通过周期蛋白D-CDK4/6弱磷酸化时，其与E2Fs结合并阻断转录过程。在G1期晚期，周期蛋白E-CDK2使得pRb过磷酸化，导致其功能完全失活[30-31]。有多种机制使细胞周期失控并集中于pRb，包括通过突变或启动子甲基化、周期蛋白D1的基因扩增、CDK4的点突变或CDK抑制剂的缺失使*RB1*基因失活[32]。此外，Myc癌蛋白与Max作用，诱导周期蛋白D2和CDK4在G1早/中期的表达以及CUL1和E2Fs在G1晚期的表达。通过与Miz-1作用，Myc抑制CDK抑制剂的表达以对抗TGFβ的生长抑制作用（图4.3）[33-34]。

细胞死亡缺陷

在快速生长分裂的组织中，由于细胞/前体细胞不对称分裂产生的实质细胞分化后进行程序化细胞死亡。这些细胞的适时死亡通过限制分化终末阶段细胞的富集和清除衰老及损伤细胞，来保证正常组织的内环境稳态。凋亡缺陷作为程序性死亡的一种形式，在多种肿瘤细胞中均可观察到。

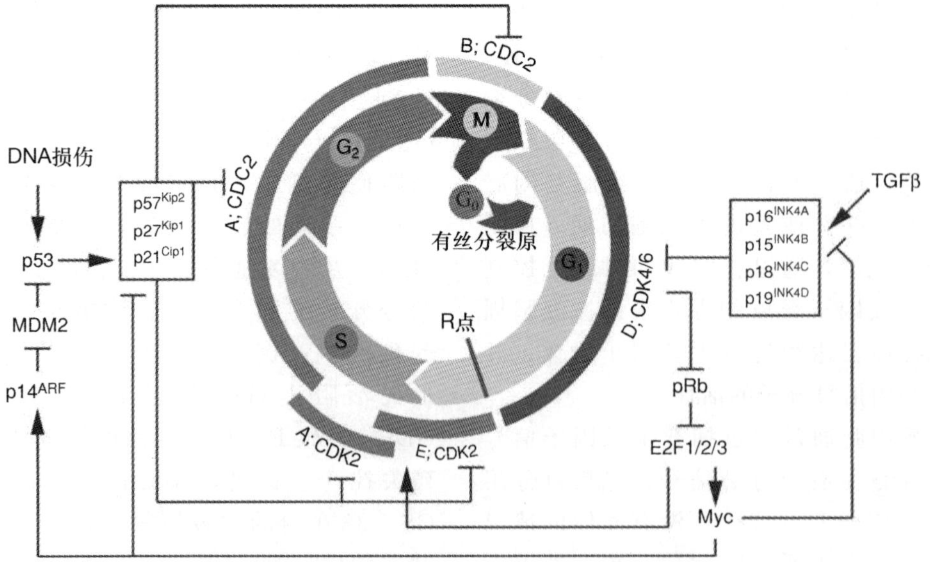

图4.3 细胞周期和检验点调控系统示意图

目前已经明确的是，肿瘤不仅由不可控的细胞分裂而来，还由正常细胞生理性清除的失败所致。导致细胞死亡缺陷的分子异常多种多样，但通常与凋亡分子的激活子和（或）效应子相关，或者是与前死亡信号中的复活信号相关。

人滤泡性淋巴瘤就是一个典型的例子，肿瘤细胞干扰正常细胞的更替。在人滤泡性淋巴瘤中，普遍观察到 t（14；18）（q32；q21）染色体易位，基因损伤诱导 Bcl-2 的过表达[35]。该蛋白是 Bcl-2 蛋白家族中的抗凋亡蛋白成员，能抑制经典线粒体凋亡通路[36]。这一基因改变导致 B 淋巴细胞聚集，抑制程序性细胞死亡。阻断凋亡和（或）促进生存的其他基因异常在多种人类肿瘤中已进行了阐述[37]。

分化异常

哺乳动物器官形成是通过细胞和功能成分的逐级建立完成的。这一过程中的每一步随着转录和（或）表观遗传改变，细胞定向分化程度增加。该过程的最终产物是终末分化的细胞成分，后者发挥其特有的生物学作用。在正常的组织形态发生中，这一过程被生长因子、形态发生素及微环境中细胞和非细胞成分形成的信号密切调控。肿瘤发生的 CSC 理论是基于如下假设，即在这一等级分层中的各种细胞都是转化突变的靶标，而这些不同起源的细胞形成了不同类型的人类肿瘤。在 CSC 理论被广泛接受之前，生长失调和分化损伤（分别被命名为“不典型增生”和“间变”）被普遍认可。越来越多的证据表明，细胞定向分化失败和肿瘤细胞中存在细胞异常分级均会导致恶性转化的发生。

急性早幼粒细胞白血病（acute promyelocytic leukemia，APL）是一种早发型粒细胞性白血病，其发生与分化功能异常相关。在 95% 的 APL 病例中观察到 t（15；17）（q22；q12）易位，导致早幼粒细胞白血病基因（*PML*）和视黄酸受体 α 基因（*RARA*）间互相易位[38-39]。视黄酸信号通路在早幼粒细胞分化成成熟粒细胞的过程中发挥重要作用。RARA 异常导致早幼粒细胞成熟障碍，最终这些不成熟粒细胞在外周血中富集。全顺式视黄酸（all-*trans* retinoic acid，ATRA）可使早幼粒细胞最终分化成熟，使得这一致命的不可治愈性疾病得到临床缓解[40]。

DNA 损伤修复系统缺陷

正常的 DNA 损伤修复系统在维持基因组稳定和防止肿瘤发生中至关重要，这一点在 DNA 修复基因遗传缺陷患者的研究中均有显示，如着色性干皮病核苷酸剪切修复缺陷［（nucleotide excision repair，NER）］、断裂综合征［NBS 和双链 DNA（double-stranded DNA，dsDNA）断裂缺陷］、共济失调毛细血管扩张症［*ATM* 缺陷和 dsDNA 断裂的同源修复（homology-directed repair，HDR）缺陷］、家族性乳腺癌和卵巢癌（*BRCA1* 或 *BRCA2* 和 dsDNA 断裂的 HDR 缺陷）。内源性生化修饰过程（如脱嘌呤、脱氨基、氧化）和外源性致癌物（如放射线、烷化剂、杂环胺）等均可造成 DNA 损伤。细胞通过各种机制修复损伤 DNA，包括错配修复（MMR）酶识别正常但错误插入的核苷酸，及其他的酶解除（如谷胱甘肽 S-转移酶）或清除 DNA 加合物（如 O^6 甲基鸟嘌呤 DNA 甲基转移酶）。此外，碱基切除修复（base excision repair，BER）识别内源性因素导致的化学修饰碱基，NER 识别外源性螺旋扭曲加合物，dsDNA 断裂时 HDR 利用未损伤的同源 DNA 序列来引导修复和易错非同源性末端接合（non-homologous endjoining，NHEJ），从而使两个 dsDNA 末端融合[41]。抗肿瘤治疗的途径之一就是利用 DNA 损伤修复失败。多腺苷二磷酸核糖聚合酶［poly（ADP-ribose）polymerase，PARP］参与 BER，能使 *BRCA1* 和 *BRCA2* 突变的肿瘤细胞修复其 DNA 损伤。当给予 PARP 抑制剂以阻止其对 DNA 损伤进行修复时，这些肿瘤细胞对化疗和放疗非常敏感[42]。

肿瘤特性

尽管在人类肿瘤中观察到大量的分子改变，但所有恶性细胞无论其组织学来源或所获得的特异基因特征，均表现出一系列相似的生物学行为。这些肿瘤特性[43]（图 4.4）是肿瘤细胞中分子异常的生物学表现。

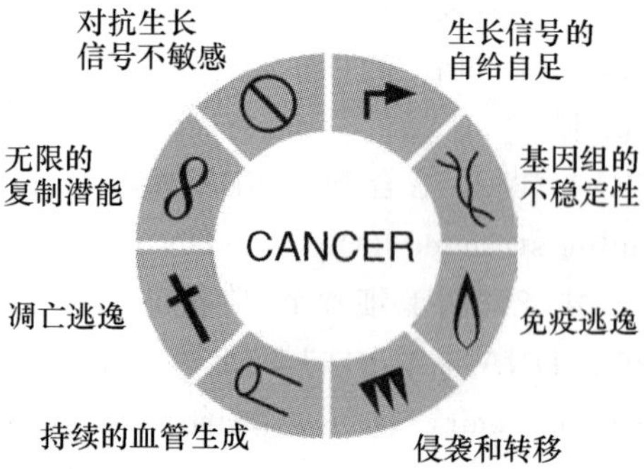

图 4.4 肿瘤的特性

生长信号通路的自给自足

正常生长因子受体信号首先与其相应配体-受体结合，之后信号由胞质转导进入细胞核进行基因转录，启动细胞增殖和生长。通过之前描述的“异常生长因子与生长因子受体信号”，肿瘤细胞发生的机制涉及生长信号通路的失调且使其能自给自足[43]。

对抗生长信号不敏感

同微环境中细胞对生长启动信号作出反应一样，细胞对拮抗细胞增殖的分子信号也会进行识别和反应。体外培养时，正常细胞单层汇合时便停止生长，进入静止状态。这种接触抑制现象提示，高细胞密度和（或）与邻近细胞的广泛接触会限制细胞的进一步生长。异常表达某种病毒或细胞癌基因的细胞和肿瘤中的细胞均缺少接触抑制。这些转化细胞进行汇合后，它们不受那些限制正常细胞生长的抗生长信号的调控，而是以一种无序的方式堆积重叠生长。

目前我们已知，在恶性细胞中有多种分子信号被忽略或被错误解读。在正常上皮细胞中，TGFβ 家族成员是抗生长信号通路的主要分子[44]。当细胞暴露于 TGFβ 后，$p15^{INK4B}$ 和 $p21^{Cip1}$ 表达增加（图 4.3）[27,45]。此外，通过配体结合 TGFβ 受体活化 Smad3，形成 Smad3-E2F4/5-p107 三聚体，抑制 Myc 的表达[46]。几乎所有肿瘤细胞均通过 TGFβ 逃逸抗生长信号。在肿瘤细胞中 *RB1* 基因突变失活很常见，由于其释放的 E2F1/2/3 不再依赖于周期蛋白 D-CDK4/6 复合体的形成，从而发挥其对抗 TGFβ 的抗生长作用（图 4.3）。或者，肿瘤细胞中 Myc 启动子的负性调节序列突变，使得这一基因持续表达，导致编码 Smad 转录因子或 TGFβ 受体的基因失活，这两种成分在将抗生长信号转导入细胞核的过程中是十分重要的[43]。

无限的复制潜能

死亡是一个正常细胞的固有特征，受到线性染色体末端特有结构的调控。真核细胞 DNA 聚合酶的分子限制使得染色体进行性缩短，进入老化状态。此时，细胞依然是有代谢活性的活细胞，但即使有生长因子存在，也不再进入细胞周期进行复制分裂。在体外将细胞进行一系列的传代培养时我们发现，正常细胞在有限次数的分裂后便停止继续分裂，而肿瘤细胞在体外却具有无限增殖的能力。两者根本的区别提示，获得永生化在肿瘤发生中是至关重要的。

Barbara McClintock 里程碑式的研究显

示，在线性染色体末端有一种特殊的被称为端粒的结构，能防止染色体融合的发生[47]。真核细胞中 DNA 复制的相关研究也显示，这些重复结构能防止 DNA 复制过程中基因组编码序列的缺失。正常体细胞中缺少对抗 DNA 复制时端粒序列进行性缺失的能力，使其从根本上限制了细胞分裂的次数。某些正常的细胞，如生殖细胞能表达端粒酶。这一核糖核蛋白酶复合物能在线性染色体末端催化一些重复端粒序列，增加细胞的复制潜能。绝大多数正常细胞不表达端粒酶，而在 85%～90%的肿瘤细胞中有这一基因的异常表达，这一结果显示了复制衰减逃逸和获得永生性的重要性[48]。其余 10%～15%不表达端粒酶的肿瘤通过延长染色体来获得永生性，即以其他染色体上重复的端粒序列作为模板，以端粒酶非依赖途径延长，即端粒子的替代延长（alternative lengthening of telomeres，ALT）[43,49]。

凋亡逃逸

凋亡机制的失活使得累积突变的细胞存活，并促进癌前细胞发展成癌细胞。一条重要的途径是 p53 通路的失活。*TP53* 基因自身突变（正常情况下诱导前凋亡基因的出现）、ARF 基因缺失或启动子甲基化（正常情况下能阻断 MDM2 活化）或 MDM2 过表达（正常情况下阻断 p53 活化）均能导致 p53 的失活（图 4.3）。此外，凋亡机制中的其他因素也发生了改变，包括 *APAF1* 基因启动子甲基化（正常情况下与细胞色素 C 形成凋亡体激活 caspase 9）、前凋亡 *BAX* 基因的突变失活以及促生存基因 *BCL2* 的表达增加。最终，由 *PTEN* 失活导致的 PI3K-AKT/PKB 通路的过度活化（磷酸酶将 PIP3 的 3' 磷酸基移除）或 IGF-1/2 的过表达（可活化 PI3K）均能使肿瘤细胞获得对抗凋亡的能力[43]。

持续的血管生成

血管对于肿瘤细胞的持续生长至关重要，如果没有足够的血供，肿瘤细胞会缺氧，继而凋亡或坏死。胰岛细胞肿瘤发展的 *Rip-Tag* 转基因小鼠模型为科学家们研究“血管生成开关”提供了途径，该过程涉及癌前胰岛细胞、炎细胞和内皮细胞之间异常的相互作用[50]。胰岛细胞产生血管内皮生长因子（vascular endothelial growth factor，VEGF），之后被周围的细胞外基质（extracellular matrix，ECM）及其他尚未明确的募集肥大细胞和巨噬细胞的信号所隔离。炎症细胞产生基质金属蛋白酶（matrix metalloproteinase，MMP）9，分解 ECM 中的特定成分，以释放 VEGF 启动信号。之后内皮细胞对活化的 VEGF 作出反应，开始增生并形成肿瘤血管网。但肿瘤相关内皮细胞形成的血管网结构较差，在毛细血管壁之间有间隙，血管渗漏导致肿瘤组织中有较高的流体静力压。通常情况下，淋巴管会将这些液体排出，但肿瘤脉管系统附近的所有淋巴管都会因高压而塌陷。这种液体高压给抗肿瘤治疗提出了难题[43,51]。

侵袭和转移

在肿瘤相关性死亡中，原发肿瘤导致的死亡只占 10%。肿瘤最大的威胁在于其能通过血管和（或）淋巴系统在远处种植播散。这些转移瘤干扰了正常组织和器官的功能，导致剩余 90%的肿瘤相关性死亡。

单个肿瘤细胞从原发部位移动至远处种植部位需要一系列复杂的事件。由于绝大多数威胁生命的肿瘤来源于上皮组织，因此该部分将着重介绍参与癌症侵袭和转移相关的事件，尽管这其中的很多事件也参与非上皮肿瘤的恶性进展过程。在细胞水平上，上皮-间质转化（epithelial-mesenchymal transition，EMT）这一重排事件是上皮细胞获得移动性的基础。这一过程与上皮黏附分子（尤其是 E-Cadherin）的抑制、细胞骨架结构的重排、肿瘤细胞转移和侵袭能力的增加及抗失巢凋亡相关[52]。

有趣的是，TGFβ 信号似乎在 EMT 的诱导中发挥重要作用[53]。肿瘤细胞能干扰 TGFβ 的生长抑制作用，但同时却保留 TGFβ 对前致瘤活性的反应性[54]。获得间质细胞表型后 MMPs 开始表达，使得局部肿瘤细胞突变突破基底膜到达间质。间质中有血管和淋巴管，使得转移细胞能进入全身循环系统。细胞进入血管或淋巴管的过程被称为内渗作用。进入全身循环后，肿瘤细胞在到达最终目标前很容易被清除。因为此时的肿瘤细胞没有黏附到基底膜的能力，基质中也没有有丝分裂因子和（或）营养因子，细胞会发生失巢凋亡。同时，进入血流中的上皮细胞会遇到大量的物理剪切力使其受到破坏。那些极少量未死亡且能抗衡全身循环恶劣环境的肿瘤细胞会定植在小的毛细血管床。在各种机制（如使肿瘤细胞穿过间质侵袭血管网）作用下，细胞可通过外渗作用离开血管腔。转移的最后一步是克隆定植，其为原发肿瘤细胞转移中最艰难的一步。播散的肿瘤细胞定植部位的各种生长因子和营养因子最终使得新生肿瘤形成。离开血管系统的肿瘤细胞如果没有适当的间质支持，很少会发生临床上明显的转移。当原发肿瘤细胞到达那些对其生长有利的解剖学部位时，这些细胞将会形成新的转移肿瘤[55]。某些器官（如乳腺）的肿瘤转移风险较小，通常转移至脑、肝和肺。此外，一些上皮来源的癌还会转移至骨骼，引起疼痛。临床可见的转移通常会影响这些器官的结构和（或）功能，并最终导致死亡。

基因组不稳定性

细胞中存在各种机制以保证其 DNA 结构的完整性，包括那些降解致突变分子的酶和识别并修复损伤的蛋白质。当损伤修复系统被干扰时，肿瘤的易感性增加。某些关键蛋白遗传性或体细胞性突变，或表观遗传学改变（如启动子甲基化，其导致某些关键蛋白的功能失活）均可造成上述情况。例如，MMR 缺陷可导致基因序列错配时（如序列中有微卫星重复的Ⅱ型 TGFβ 受体）不能被识别和修复。此时，其引入无意义突变，导致受体缩短，不能发挥其生长抑制信号功能。不相关染色体的易位或融合导致的染色体结构改变，以及染色体数量改变伴随 *MAD1* 或 *MAD2* 改变（两者均与导致非整倍性的纺锤体组装检查点相关）也在肿瘤进展中发挥作用[56]。

基础免疫学

免疫系统有两大主要特征：免疫识别和免疫应答。免疫识别是指将外来物同自身成分区分出来，启动免疫反应将外来物（或非自身成分）清除。对外来物的免疫反应包括固有免疫和适应性免疫。固有免疫是机体防御外来物的第一道防线。固有免疫应答快速、固定，包括解剖屏障（如皮肤）、炎症反应和可溶性分子［如干扰素（IFNs)］。固有免疫应答主要的细胞成分包括中性粒细胞、巨噬细胞、树突状细胞和自然杀伤（natural killer，NK）细胞。适应性免疫应答是机体防御外来物的第二道防线。其为一种延迟免疫应答，显示出抗原特异性、多样性、免疫记忆以及自身/非自身识别。适应性免疫应答可进一步分为体液免疫和细胞免疫。在适应性体液免疫应答中，B 淋巴细胞与其特异性抗原（外来物成分）作用，分化成浆细胞，分泌抗原特异性抗体。抗体与特异性抗原结合，以利于抗原清除。在适应性细胞免疫应答中，T 淋巴细胞识别特异性抗原，分泌多种细胞因子。细胞因子启动多种细胞活性体，包括辅助性 T 细胞（Th）或细胞毒性 T 淋巴细胞（Tc），发挥细胞介导的毒性作用。适应性免疫的主要细胞成分是 T 淋巴细胞、B 淋巴细胞、NK 细胞和抗原提呈细胞（如树突状细胞）。

肿瘤免疫学

免疫系统能识别出自身与非自身成分，并仅对非自身成分发生免疫反应，这在适当免疫反应中是至关重要的。如果失去这种能力，会导致自身免疫反应或有利于肿瘤的发生发展[57]。免疫系统在肿瘤发展中的作用可分为以下三种[58]：

1. 防御病毒感染，减少病毒相关肿瘤。

2. 清除外来物，发生炎症反应，以破坏有利于肿瘤生成的微环境。

3. 通过应激产生的肿瘤特异性抗原或分子识别并清除肿瘤细胞。

临床和流行病学证据均显示，慢性感染、炎症和肿瘤密切相关[59]。如幽门螺杆菌感染与胃癌相关，慢性病毒性肝炎与肝细胞癌相关[60-62]。在动物模型中，将免疫系统中某些成分敲除会增加肿瘤易感性[63]。肿瘤微环境也显示免疫系统在肿瘤进展中具有一定作用。肿瘤浸润淋巴细胞（tumor-infiltrating lymphocytes，TIL）、NK 细胞和 NK T 细胞与肿瘤有一定相关性。在早期，与肿瘤相关的免疫细胞数量的增加能改善多种不同类型肿瘤的预后[64]。因此，了解免疫系统如何识别和清除转化细胞对有效的抗肿瘤治疗的发展至关重要。

在 1891 年，William Coley 首次尝试利用免疫系统来治疗肿瘤患者[65]。Coley 发现有些肉瘤患者的肿瘤发生自发性逆转，这与细菌感染有关。之后 Coley 用细菌感染肿瘤患者，在某些患者中肿瘤完全逆转。1909 年，Paul Ehrlich 提出了如下观点：在有临床表现之前，免疫系统能发现并清除恶性转化细胞[66]。这一假设在 20 世纪 50 年代由 Lewis Thomas 和 Frank MacFarlane Burnet 进行了延伸，他们提出，T 淋巴细胞在对肿瘤的免疫反应中就像一个“哨兵”，进而演绎出“免疫监视”这一名词[67-68]。免疫监视表明免疫系统对转化细胞是持续性警惕的。在 2002 年，Robert Schreiber 和 Lloyd Old 将免疫监视理论进行延伸，指出免疫系统在肿瘤发展过程中发挥作用，并将之前的假说更新为“免疫编辑”[69-71]。免疫编辑包括 3 个“E”——清除（elimination）、平衡（equilibrium）和逃逸（escape）（图 4.5）。清除是指新生肿瘤细胞被固有免疫应答和适应性免疫应答破坏的阶段。平衡是指肿瘤细胞可以持续存在，但也可以被免疫反应清除。而在免疫逃逸阶段，在多种机制作用下，肿瘤细胞使免疫反应瘫痪，平衡更倾向于肿瘤细胞，从而有利于其生长和侵袭。肿瘤免疫逃逸机制包括抑制肿瘤抗原或主要组织相容性复合体（MHC）Ⅰ类分子，以避免其被识别；表达 T 细胞抑制性共刺激分子；诱导调节性 T 细胞（Tregs）；抑制 NK 细胞活化配体（如 NKG2D）；通过释放可溶性 Fas 配体（FasL）或抑制白介素-10（IL-10）等细胞因子诱导免疫细胞凋亡[72-74]。

在清除和平衡阶段，TILs 对肿瘤特异性抗原（tumor-specific antigens，TSAs）或肿瘤相关抗原（tumor-associated antigens，TAAs）作出反应。TSAs 对于某一肿瘤或某一类型肿瘤是特异的。这些抗原被肿瘤特有的基因编码。例如，在黑色素瘤中，$p14^{ARF}$ 和 $p16^{INK4A}$ 基因突变产生能活化 T 细胞的表位[75]。对 TSA 的免疫应答通常是有效的。而 TAAs 仅在分化过程的某一阶段表达或是某些特定肿瘤中超表达的正常基因产物。如癌胚抗原（carcinoembryonic antigen，CEA）仅在胚胎发育的早期表达，但其在 90% 的结直肠癌中都有表达，与直肠癌恶性化相关[76]。由于这些蛋白自身不能很好地被免疫系统识别，因此 TAAs 的免疫应答水平较低。

然而，在肿瘤进展过程中免疫系统仍具有一定的杀伤作用。Tregs 能抑制自身免疫反应，防止活化 T 细胞的进一步扩增，阻碍抗肿瘤免疫反应[77]。Tregs 在肿瘤患者的外周血、恶性积液和肿瘤组织中数量

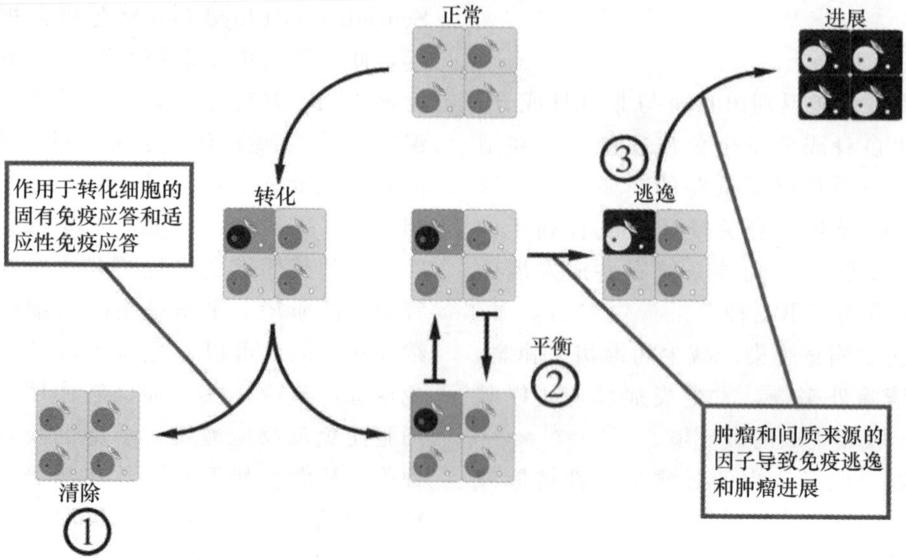

图 4.5 免疫编辑的 3 个 "E"

增加[78]。肿瘤细胞分泌 CCL22，并通过 CCR4 将 Tregs 转运至肿瘤[79]。Tregs 的募集能抑制效应 T 细胞的活化和功能、免疫逃逸及肿瘤发展。

免疫治疗

在肿瘤治疗中，免疫系统调节是具有吸引力的一种途径。有大量的免疫机制需要发掘，包括被动细胞机制、被动体液机制及主动特异性和非特异性机制。调节的目标是促进抗肿瘤反应，减少抑制机制和（或）增加肿瘤的免疫原性[80]。

过继 T 细胞疗法是一种被动细胞免疫治疗，即输注自体或同种异体 T 细胞，以清除肿瘤细胞，防止其复发[81]。T 细胞在输注前可以用间接体内法刺激，以增加其对肿瘤的反应性。T 细胞也可以通过基因工程来表达趋化因子受体，以捕获肿瘤细胞[82]。

被动体液免疫疗法是指给予外源性单克隆抗体。这些抗体可以阻断功能、增强功能或与毒素/放射性同位素结合。例如，免疫抑制信号 PD-L1 或 CTLA4 抗体可防止免疫反应抑制，并在小鼠中表现出促进肿瘤消退的作用[83]。

主动特异性免疫治疗是指给机体输注自体或同种异体肿瘤细胞，以增加机体抗肿瘤反应。这一机制也包括在肿瘤患者中输注肿瘤细胞后用间接体内疗法增加与肿瘤抗原相关的树突状细胞数量[84]。进一步研究显示，树突状细胞经过基因工程修饰后表达转基因肿瘤抗原或趋化因子，与单纯树突状细胞相比，这是其诱导抗肿瘤免疫反应的主要机制[85]。

非特异性免疫治疗指给机体输注 γ 干扰素（IFNγ）、IL-2 或 IL-12 等细胞因子，以活化巨噬细胞和 NK 细胞，增加抗肿瘤活性[86]。合成的 CpG 寡脱氧核苷酸（CpG ODNs）制剂能同时刺激机体固有免疫和适应性免疫，通过增强抗体依赖细胞介导的细胞毒作用（antibody dependent cellular cytotoxicity，ADCC）或作为佐剂引发抗肿瘤免疫应答[87]。

有效免疫疗法的主要障碍是调节性 T 细胞，但研究显示很多机制能降低调节性 T 细胞活性，为有效的抗肿瘤免疫应答扫清道路。如低剂量的环磷酰胺治疗可选择性地灭活调节性 T 细胞，地尼白介素 2（IL-2 和白喉毒素的融合蛋白）能减少肿瘤患者外周血中调节性 T 细胞的比例，达克珠单抗（CD25 的单克隆抗体）能抑制同时接种多肽肿瘤疫苗的转移性乳腺癌患者中的调节性 T 细胞[88]。

促使免疫系统产生有效、长久的抗肿瘤反应是我们目前面临的主要挑战。要将更多的关注和努力放在免疫监视中的清除或平衡阶段（图 4.5）。

结语

获得性基因改变使得正常细胞的增殖、分化和死亡过程失控，最终导致人类恶性肿瘤的发生。尽管在肿瘤的发生和进展过程中已经有数百种基因和分子改变被发现，但要全面了解肿瘤生物学，我们还有很长的路要走。新的肿瘤干细胞理论显示，目前所应用的主要抗肿瘤治疗方法对于完全治愈肿瘤来说，效果十分有限。肿瘤学专家和肿瘤生物学家应重新评估肿瘤治疗的目标，因为绝大多数恶性肿瘤是难以治愈的。对于肿瘤，更现实和合理的目标应是降低肿瘤负荷，阻止其进展，从而将癌症转变为慢性疾病。这一可能性也使得肿瘤患者的关怀护理和康复处于更加重要的位置。为了实现这一目标，需要生殖内分泌学、生殖生理学和抗肿瘤治疗领域的进步来保证那些在生育期或生育期之前被诊断为恶性肿瘤的患者有成功妊娠的机会。

参考文献

1. **Butel JS**. Viral carcinogenesis: revelation of molecular mechanisms and etiology of human disease. *Carcinogenesis* 2000; **21**(3): 405–26.
2. **Shih C**, **Padhy LC**, **Murray M** *et al*. Transforming genes of carcinomas and neuroblastomas introduced into mouse fibroblasts. *Nature* 1981; **290**(5803): 261–4.
3. **Land H.**, **Parada LF** and **Weinberg RA**. Cellular oncogenes and multistep carcinogenesis. *Science* 1983; **222**(4625): 771–8.
4. **Watkins JF**. Proceedings: genetics and the cancer cell: cell fusion in the study of tumor cells. *Proc Natl Cancer Conf* 1972; **7**: 61–3.
5. **Knudson AG** Jr. Mutation and cancer: statistical study of retinoblastoma. *Proc Natl Acad Sci U S A* 1971; **68**(4): 820–3.
6. **Weinberg RA**. Tumor suppressor genes. *Science* 1991; **254**(5035): 1138–46.
7. **Karpf AR** and **Jones DA**. Reactivating the expression of methylation silenced genes in human cancer. *Oncogene* 2002; **21**(35): 5496–503.
8. **Fearon ER** and **Vogelstein B**. A genetic model for colorectal tumorigenesis. *Cell* 1990; **61**(5): 759–67.
9. **Kinzler KW** and **Vogelstein B**. Lessons from hereditary colorectal cancer. *Cell* 1996; **87**(2): 159–70.
10. **Bonnet D** and **Dick JE**. Human acute myeloid leukemia is organized as a hierarchy that originates from a primitive hematopoietic cell. *Nat Med* 1997; **3**(7): 730–7.
11. **Al-Hajj M**, **Wicha MS**, **Benito-Hernandez A** *et al*. Prospective identification of tumorigenic breast cancer cells. *Proc Natl Acad Sci U S A* 2003; **100**(7): 3983–8.
12. **Collins AT**, **Berry PA**, **Hyde C** *et al*. Prospective identification of tumorigenic prostate cancer stem cells. *Cancer Res* 2005; **65**(23): 10946–51.
13. **O'Brien CA**, **Pollett A**, **Gallinger S** *et al*. A human colon cancer cell capable of initiating tumour growth in immunodeficient mice. *Nature* 2007; **445**(7123): 106–10.
14. **Ricci-Vitiani L**, **Lombardi DG**, **Pilozzi E** *et al*. Identification and expansion of human colon-cancer-initiating cells. *Nature* 2007; **445**(7123): 111–15.
15. **Singh SK**, **Hawkins C**, **Clarke ID** *et al*. Identification of human brain tumour initiating cells. *Nature* 2004; **432**(7015): 396–401.
16. **Hynes NE** and **Lane HA**. ERBB receptors and cancer: the complexity of targeted inhibitors. *Nat Rev Cancer* 2005; **5**(5): 341–54.
17. **Salomon DS**, **Brandt F**, **Ciardiello F** *et al*. Epidermal growth factor-related peptides and their receptors in human malignancies. *Crit Rev Oncol Hematol* 1995; **19**(3): 183–232.
18. **Rawlings JS**, **Rosler KM** and **Harrison DA**. The JAK/STAT signaling pathway. *J Cell Sci* 2004; **117**(8): 1281–3.
19. **Pasca di Magliano M** and **Hebrok M**. Hedgehog signalling in cancer formation and maintenance. *Nat Rev Cancer* 2003; **3**(12): 903–11.
20. **Basseres, DS** and **Baldwin AS**. Nuclear factor-kappaB and inhibitor of kappaB kinase pathways in oncogenic initiation and progression. *Oncogene* 2006; **25**(51): 6817–30.
21. **Allenspach EJ**, **Maillard I**, **Aster JC** *et al*. Notch signaling in cancer. *Cancer Biol Ther* 2002; **1**(5): 466–76.
22. **Shapiro P**. Ras-MAP kinase signaling pathways and control of cell proliferation: relevance to cancer

therapy. *Crit Rev Clin Lab Sci* 2002; **39**(4–5): 285–330.

23. **Javelaud D** and **Mauviel A**. Crosstalk mechanisms between the mitogen-activated protein kinase pathways and Smad signaling downstream of TGF-β: implications for carcinogenesis. *Oncogene* 2005; **24**(37): 5742–50.

24. **Klaus A** and **Birchmeier W**. Wnt signalling and its impact on development and cancer. *Nat Rev Cancer* 2008; **8**(5): 387–98.

25. **Maruta H** and **Burgess AW**. Regulation of the Ras signalling network. *Bioessays* 1994; **16**(7): 489–96.

26. **Rubinfeld B, Albert I, Porfiri E** *et al*. Binding of GSK3β to the APC-β-catenin complex and regulation of complex assembly. *Science* 1996; **272**(5264): 1023–6.

27. **Hannon GJ** and **Beach D**. p15INK4B is a potential effector of TGF-β-induced cell cycle arrest. *Nature* 1994; **371**(6494): 257–61.

28. **Zhou BP, Liao Y, Xia W** *et al*. Cytoplasmic localization of p21Cip1/WAF1 by Akt-induced phosphorylation in HER-2/neu-overexpressing cells. *Nat Cell Biol* 2001; **3**(3): 245–52.

29. **Viglietto G, Motti ML, Bruni P** *et al*. Cytoplasmic relocalization and inhibition of the cyclin-dependent kinase inhibitor p27(Kip1) by PKB/Akt-mediated phosphorylation in breast cancer. *Nat Med* 2002; **8**(10): 1136–44.

30. **Weinberg RA**. The retinoblastoma protein and cell cycle control. *Cell* 1995; **81**(3): 323–30.

31. **Vermeulen K, DVan Bockstaele DR** and **Berneman ZN**. The cell cycle: a review of regulation, deregulation and therapeutic targets in cancer. *Cell Prolif* 2003; **36**(3): 131–49.

32. **Malumbres M** and **Barbacid M**. To cycle or not to cycle: a critical decision in cancer. *Nat Rev Cancer* 2001; **1**(3): 222–31.

33. **Wanzel M, Herold S** and **Eilers M**. Transcriptional repression by Myc. *Trends Cell Biol* 2003; **13**(3): 146–50.

34. **Bouchard C, Dittrich O, Kiermaier A** *et al*. Regulation of cyclin D2 gene expression by the Myc/Max/Mad network: Myc-dependent TRRAP recruitment and histone acetylation at the cyclin D2 promoter. *Genes Dev* 2001; **15**(16): 2042–7.

35. **Tsujimoto Y, Ikegaki N** and **Croce CM**. Characterization of the protein product of bcl-2, the gene involved in human follicular lymphoma. *Oncogene* 1987; **2**(1): 3–7.

36. **Cory S** and **Adams JM**. The Bcl2 family: regulators of the cellular life-or-death switch. *Nat Rev Cancer* 2002; **2**(9): 647–56.

37. **Cotter TG**. Apoptosis and cancer: the genesis of a research field. *Nat Rev Cancer* 2009; **9**(7): 501–7.

38. **de Thé H, Chomienne C, Lanotte M** *et al*. The t(15; 17) translocation of acute promyelocytic leukaemia fuses the retinoic acid receptor alpha gene to a novel transcribed locus. *Nature* 1990; **347**(6293): 558–61.

39. **Rowley JD, Golomb HM, Vardiman J** *et al*. Further evidence for a non-random chromosomal abnormality in acute promyelocytic leukemia. *Int J Cancer* 1977; **20**(6): 869–72.

40. **Nowak D, Stewart D** and **Koeffler HP**. Differentiation therapy of leukemia: three decades of development. *Blood* 2009; **113**(16): 3655–65.

41. **van Gent DC, Hoeijmakers JH** and **Kanaar R**. Chromosomal stability and the DNA double-stranded break connection. *Nat Rev Genet* 2001; **2**(3): 196–206.

42. **Martin SA, Lord CJ** and **Ashworth A**. DNA repair deficiency as a therapeutic target in cancer. *Curr Opin Genet Dev* 2008; **18**(1): 80–6.

43. **Hanahan D** and **Weinberg RA**. The hallmarks of cancer. *Cell* 2000; **100**(1): 57–70.

44. **Massague J**. TGFβ in cancer. *Cell* 2008; **134**(2): 215–30.

45. **Silberstein GB** and **Daniel CW**. Reversible inhibition of mammary gland growth by transforming growth factor-β. *Science* 1987; **237**(4812): 291–3.

46. **Chen CR, Kang Y, Siegel PM** *et al*. E2F4/5 and p107 as Smad cofactors linking the TGFβ receptor to c-myc repression. *Cell* 2002; **110**(1): 19–32.

47. **McClintock B**, The stability of broken ends of chromosomes in Zea Mays. *Genetics* 1941; **26**(2): 234–82.

48. **Finkel T, Serrano M** and **Blasco MA**. The common biology of cancer and ageing. *Nature* 2007; **448**(7155): 767–74.

49. **Reddel RR**, Alternative lengthening of telomeres, telomerase, and cancer. *Cancer Lett* 2003; **194**(2): 155–62.

50. **Hanahan D** and **Folkman J**. Patterns and emerging mechanisms of the angiogenic switch during tumorigenesis. *Cell* 1996; **86**(3): 353–64.

51. **Elenbaas B** and **Weinberg RA**. Heterotypic signaling between epithelial tumor cells and fibroblasts in carcinoma formation. *Exp Cell Res* 2001; **264**(1): 169–84.

52. **Kalluri R** and **Weinberg RA**. The basics of epithelial-mesenchymal transition. *J Clin Invest* 2009; **119**(6): 1420–8.

53. **Zavadil J** and **Bottinger EP**. TGF-β and epithelial-to-mesenchymal transitions. *Oncogene* 2005; **24**(37): 5764–74.

54. **Bierie B** and **Moses HL**. Tumour microenvironment: TGFβ: the molecular Jekyll and Hyde of cancer. *Nat Rev Cancer* 2006; **6**(7): 506–20.

55. **Eccles SA** and **Welch DR**. Metastasis: recent discoveries and novel treatment strategies. *Lancet* 2007; **369**(9574): 1742–57.

56. **Lengauer C, Kinzler KW** and **Vogelstein B**. Genetic instabilities in human cancers. *Nature* 1998; **396**(6712): 643–9.

57. **Goodnow CC**. Multistep pathogenesis of autoimmune disease. *Cell* 2007; **130**(1): 25–35.

58. **Swann JB** and **Smyth MJ**. Immune surveillance of tumors. *J Clin Invest* 2007; **117**(5): 1137–46.

59. **Lin WW** and **Karin M**. A cytokine-mediated link between innate immunity, inflammation, and cancer. *J*

Clin Invest 2007; **117**(5): 1175–83.

60. **Shacter E** and **Weitzman SA**. Chronic inflammation and cancer. *Oncology (Williston Park)* 2002; **16**(2): 217–26, 229, discussion 230–2.
61. **Nguyen VT**, **Law MG** and **Dore GJ**. Hepatitis B-related hepatocellular carcinoma: epidemiological characteristics and disease burden. *J Viral Hepat* 2009; **16**(7): 453–63.
62. **Wu IC**, **Wu DC**, **Yu FJ** *et al.* Association between *Helicobacter pylori* seropositivity and digestive tract cancers. *World J Gastroenterol* 2009; **15**(43): 5465–71.
63. **Shankaran V**, **Ikeda H**, **Bruce AT** *et al.* IFN-gamma and lymphocytes prevent primary tumour development and shape tumour immunogenicity. *Nature* 2001; **410**(6832): 1107–11.
64. **Nelson BH**. The impact of T-cell immunity on ovarian cancer outcomes. *Immunol Rev* 2008; **222**: 101–16.
65. **Coley WB**. The treatment of malignant tumors by repeated inoculations of erysipelas. With a report of 10 original cases. *Clin Orthop* 1893; **262**: 3–11.
66. **Ehrlich P**. Uber den jetzigen Stand der Karzinomforschung [In German]. *Ned Tijdschr Geneeskd* 1909; **5**: 273–90.
67. **Burnet M**. Immunological factors in the process of carcinogenesis. *Br Med Bull* 1964; **20**: 154–8.
68. **Thomas L**. Reactions to homologous tissue antigens in relation to hypersensitivity. In: Lawrence HS (ed.), *Cellular and Humoral Aspects of the Hypersensitive States*. New York: Hoeber-Harper, 1959: pp. 529–32.
69. **Dunn GP**, **Bruce AT**, **Ikeda H** *et al.* Cancer immunoediting: from immunosurveillance to tumor escape. *Nat Immunol* 2002; **3**(11): 991–8.
70. **Dunn GP**, **Old LJ** and **Schreiber RD**. The immunobiology of cancer immunosurveillance and immunoediting. *Immunity* 2004; **21**(2): 137–48.
71. **Dunn GP**, **Old LJ** and **Schreiber RD**. The three E's of cancer immunoediting. *Annu Rev Immunol* 2004; **22**: 329–60.
72. **Pawelec G**. Tumour escape from the immune response. *Cancer Immunol Immunother* 2004; **53**(10): 843.
73. **Pawelec G**. Immunotherapy and immunoselection – tumour escape as the final hurdle. *FEBS Lett* 2004; **567**(1): 63–6.
74. **Pawelec G**. Tumour escape: antitumour effectors too much of a good thing? *Cancer Immunol Immunother* 2004; **53**(3): 262–74.
75. **Huang J**, **El-Gamil M**, **Dudley ME** *et al.* T cells associated with tumor regression recognize frameshifted products of the CDKN2A tumor suppressor gene locus and a mutated HLA class I gene product. *J Immunol* 2004; **172**(10): 6057–64.
76. **Goldstein MJ** and **Mitchell EP**. Carcinoembryonic antigen in the staging and follow-up of patients with colorectal cancer. *Cancer Invest* 2005; **23**(4): 338–51.
77. **Sakaguchi S**. Naturally arising Foxp3-expressing CD25+CD4+ regulatory T cells in immunological tolerance to self and non-self. *Nat Immunol* 2005; **6**(4): 345–52.
78. **Curiel TJ**. Tregs and rethinking cancer immunotherapy. *J Clin Invest* 2007; **117**(5): 1167–74.
79. **Gobert M**, **Treilleux I**, **Bendriss-Vermare N** *et al.* Regulatory T cells recruited through CCL22/CCR4 are selectively activated in lymphoid infiltrates surrounding primary breast tumors and lead to an adverse clinical outcome. *Cancer Res* 2009; **69**(5): 2000–9.
80. **Knutson KL**, **Bishop MR**, **Schiffman K** and **Disis ML**. Immunotherapy for breast cancer. In: Giaccone G, Schilsky R and Sondel P (eds.), *Cancer Chemotherapy and Biological Response Modifiers, Annual 20*, Amsterdam: Elsevier Science B.V., 2002: pp. 351–69.
81. **June CH**. Principles of adoptive T cell cancer therapy. *J Clin Invest* 2007; **117**(5): 1204–12.
82. **June CH**. Adoptive T cell therapy for cancer in the clinic. *J Clin Invest* 2007; **117**(6): 1466–76.
83. **Peggs KS**, **Quezada SA** and **Allison JP**. Cancer immunotherapy: co-stimulatory agonists and co-inhibitory antagonists. *Clin Exp Immunol* 2009; **157**(1): 9–19.
84. **Gilboa E**. DC-based cancer vaccines. *J Clin Invest* 2007; **117**(5): 1195–203.
85. **Zhang X**, **Gordon JR** and **Xiang J**. Advances in dendritic cell-based vaccine of cancer. *Cancer Biother Radiopharm* 2002; **17**(6): 601–19.
86. **Seruga B**, **Zhang H**, **Bernstein LJ** *et al.* Cytokines and their relationship to the symptoms and outcome of cancer. *Nat Rev Cancer* 2008; **8**(11): 887–99.
87. **Wooldridge JE** and **Weiner GJ**. CpG DNA and cancer immunotherapy: orchestrating the antitumor immune response. *Curr Opin Oncol* 2003; **15**(6): 440–5.
88. **Rech AJ** and **Vonderheide RH**. Clinical use of anti-CD25 antibody daclizumab to enhance immune responses to tumor antigen vaccination by targeting regulatory T cells. *Ann N Y Acad Sci* 2009; **1174**: 99–106.

第5章　乳腺癌与生育力保存——从肿瘤学角度出发

Carol Fabian and Jennifer Klemp　著
杨曦　译　薛晴　曾诚　审校

引言及相关问题概述

据统计，在年龄小于40岁的女性中，有5%～7%被诊断为浸润性乳腺癌（每年高达11000例）[1-3]。其中年龄为30～40岁的患者占大多数[1-3]。在美国，有22%的女性在30～40岁完成第一次生育[4]，许多新诊断为乳腺癌的年轻女性甚至没有机会生育。另一些女性也许曾经成功妊娠，但未必有机会完成生育。一项调查发现，年龄小于40岁的乳腺癌患者中，有56%的人希望将来至少生育1个孩子[5]。遗憾的是，只有小于10%的浸润性乳腺癌患者在确诊后有机会完成生育[6-8]。乳腺癌患者生育率低与众多因素有关，其中辅助全身治疗对绝经前女性的生育力影响最大。

40岁以下的乳腺癌多数通过患者乳房自检发现[5,9]，其中有2/3的患者发现时即诊断为Ⅱ期或更高期别[5,9]。即使是早期乳腺癌，40岁以下的患者预后也比老年女性更差[10-11]。目前研究发现，闭经可以减少乳腺癌复发并提高生存率[12-14]。由于肿瘤期别高、预后差及抗激素治疗和化疗的联合作用等因素，多数小于40岁的患者都会接受治疗，导致患者卵泡耗竭及受孕能力下降。因治疗导致的生育困难会加重患者的悲伤情绪，降低生活质量，特别是在缺少解决办法的情况下[15-18]。越来越多的40岁以下患者会在根治手术前接受遗传咨询及检测。对于Ⅱ期或更高期别的乳腺癌患者，活检后短时间内会进行新辅助化疗，该治疗缩减了进行标准生育力保存程序的时间［如控制性卵巢刺激（controlled ovarian stimulation，COS）和取卵］，并增加了操作的复杂性。那么如何在确诊后短时间内冷静地考虑生育力保存的决策呢？

在本章中，我们将讨论关于新确诊乳腺癌的年轻患者及乳腺癌高风险人群如何进行辅助生育的问题。

新确诊乳腺癌的患者可能提出如下问题：①是否值得为化疗的疗效而放弃生育力？②标准治疗后导致停经或丧失妊娠能力的概率有多大？③如果我仍有受孕能力，妊娠是否会影响预后？④如果采取保存生育力的措施，是否影响预后？⑤保存生育力的费用如何？保险能报销吗？具有乳腺癌高风险的年轻女性希望了解卵巢刺激是否可能进一步增加罹患乳腺癌的风险。治疗团队中的每一个成员至少应该对上述问题有一个基本的认识。

复发风险及辅助治疗效果

尽管年轻的乳腺癌患者十分关注生育力保存，但乳腺癌的治疗仍是她们首先考虑的问题。乳腺癌复发及死亡的风险与肿瘤大小、受累淋巴结数目、肿瘤的生物学特性及随诊时间长短有关。一项针对50

岁以下患者随访 15 年的回顾性研究发现，未接受辅助系统治疗的患者乳腺癌复发率为 53%，死亡率为 42%[19]。随访 5 年的死亡率大约为随访 15 年的一半。这主要是因为乳腺癌（特别是雌激素受体阳性型）在确诊 5 年后仍会复发，而临床转移疾病的发生和死亡之间的间隔通常会延长。

辅助治疗的个体化治疗方案主要依据患者是否停经、肿瘤的生物学特性及复发的概率。肿瘤本身的生物学特点对治疗方案的选择有很大影响，如肿瘤是否具有雌激素和孕激素受体（ER 和 PR）、增殖指数大小（Ki-67）及生长因子受体 Her-2 neu 是否高表达。年轻乳腺癌患者中有将近 2/3 为激素受体阳性，1/3 为激素受体阴性；此外，1/5 的患者会有 HER-2 neu 表达。初诊时约 1/6 的患者会被诊断为所谓的“三阴性肿瘤”，即肿瘤不表达 ER、PR 和 Her-2 neu。激素受体阴性、直径大于 1 cm 的所有肿瘤患者都应接受化疗。对高级别和（或）Her-2 neu 阳性的患者，即使肿瘤激素受体阴性、直径小于 1 cm，也应进行辅助化疗。激素受体阳性的乳腺癌相当多样化，其中的一个极端为 luminal A 型肿瘤，其分化良好，ER 和（或）PR 高表达，生长因子受体低表达或增殖指数低。该型肿瘤在欧洲及加拿大主要为抗激素治疗，而在美国需辅以化疗，特别是年龄小于 40 岁的患者。另一个极端是 luminal B 型肿瘤，ER 和（或）PR 低表达，增殖指数高或生长因子受体高表达。该类肿瘤患者单用抗激素治疗预后差，需联合化疗。

已有随访时间较长的大型 meta 分析被用于评价辅助系统治疗对乳腺癌预后的影响。其中引用最多的研究来自早期乳腺癌临床试验协作组（the Early Breast Cancer Trialists' Collaborative Group，EBCTCG）2005 年公布的实验结果[19]。该研究显示，50 岁以下未行辅助治疗的患者随访 15 年，低风险淋巴结阴性患者死亡率为 12.5%，高风险淋巴结阴性患者死亡率为 25%，淋巴结阳性患者死亡率为 50%。该数据反映了早期辅助治疗的效果，如 5 年的他莫昔芬抗激素治疗联合 6～12 个月环磷酰胺、甲氨蝶呤、氟尿嘧啶（CMF 方案）化疗，或 4～6 个月蒽环类药物和环磷酰胺治疗（如果蒽环类药物为多柔比星，则为 AC 方案），或 6 个月蒽环类药物、环磷酰胺和氟尿嘧啶联合方案（FAC 或 FEC 方案）（表 5.1）。对接受 6 个月早期联合治疗的绝经前患者随访 15 年发现，联合治疗可使 ER 阳性肿瘤复发率降低 39%，ER 阴性肿瘤复发率降低 44%，可使死亡率降低大约 1/3。6 个月的 FAC 或 FEC 方案治疗可使死亡率降低 44%[19]。单用他莫昔芬治疗，对于 ER 阳性的 50 岁以下患者，死亡率降低大约 30%；对于 ER 阳性的 40 岁以下患者，死亡率降低 40%。对于 ER 阳性的 50 岁以下患者，5 年他莫昔芬治疗联合含蒽环类的辅助治疗方案可使死亡率降低 57%[19]。

闭经及生存率

闭经状态似乎与减少绝经前 ER 阳性乳腺癌患者复发，改善其生存率有关[12-13,20]。要达到有效的治疗效果并不需要永久闭经。有数据显示，闭经两年与永久闭经治疗效果大致相当[21]。这是患者及其主管医师在考虑保护其生育能力时需要了解的一个重要概念。通过在化疗中添加促性腺激素释放激素（GnRH）激动剂±他莫昔芬来抑制小于 40 岁的 ER 阳性乳腺癌患者的卵巢功能，可以提高约 25%的无病生存率并改善总体生存率[19,22-24]。使用 GnRH 激动剂或切除卵巢可能对仍有月经或化疗后雌二醇降低至绝经前水平的女性有效[25]。

表 5.1 各种化疗方案

方案	疗程	化疗药物	剂量	化疗频率
AC	4	多柔比星	60 mg/m²	每 3 周
		环磷酰胺	600 mg/m²	剂量密集：每 2 周
FAC	6	氟尿嘧啶	500 mg/m²	每 3 周
		多柔比星	50 mg/m²	
		环磷酰胺	500 mg/m²	
FEC	6	氟尿嘧啶	500 mg/m²	每 3 周
		表柔比星	100 mg/m²	
		环磷酰胺	500 mg/m²	
CEF	6	环磷酰胺	75 mg/m²	第 1～14 天
		表柔比星	60 mg/m²	第 1 天和第 8 天
		氟尿嘧啶	500 mg/m²	第 1 天和第 8 天
AC-T	4＋4	多柔比星	60 mg/m²	每 3 周
		环磷酰胺	600 mg/m²	剂量密集：每 2 周
		多西他赛（泰索帝）或	100 mg/m²	每 3 周
		紫杉醇	175 mg/m²	剂量密集：每 2 周
TAC	6	多西他赛（泰索帝）	75 mg/m²	每 3 周
		多柔比星	50 mg/m²	
		环磷酰胺	500 mg/m²	
CMF	6 或 12	环磷酰胺	600 mg/m²	第 1 天和第 8 天
		甲氨蝶呤	40 mg/m²	第 1 天和第 8 天
		氟尿嘧啶	600 mg/m²	每 4 周的第 1 天和第 8 天

新辅助治疗及附加优势

由于缺乏新近成功的全身治疗方案的长期随访数据，2005 年 EBCTCG 发表的分析报告可能低估了辅助化疗和抗激素治疗的优势。这些“新的”方案包括以下内容：①紫杉类药物；②激素受体阳性患者静脉应用二膦酸盐类药物；③Her-2 neu 阳性患者应用曲妥珠单抗治疗；④化疗间隔缩短的“剂量密集”方案。总体来说，不考虑分期，激素受体阳性或绝经状态患者应用含紫杉类方案可以增加 3% 的生存率[26]。紫杉醇联合蒽环类药物或环磷酰胺对 luminal B 型肿瘤、三阴性及 Her-2 neu 阳性肿瘤的治疗有明显的增效作用。与旧方案相比，上述方案对 luminal A 型肿瘤治疗没有明显的增效作用[27-28]。接受抗激素治疗（他莫昔芬）和卵巢抑制（GnRH 激动剂，如戈舍瑞林）治疗的绝经前 ER 阳性患者联合静脉注射二膦酸盐类药物可减少 1/3 的复发风险[29]。与单用化疗或化疗-内分泌治疗相比，联合曲妥珠单抗治疗可将 Her-2 neu 阳性肿瘤的无复发生存率和总体生存率提高 50%[30]。对于使用曲妥珠单抗治疗的 Her-2 neu 阳性肿瘤，紫杉醇＋卡铂方案与蒽环类药物＋环磷酰胺＋紫杉醇相比，两者效果相当[31]，但前者不会导致不育。

患者常常想了解治疗计划中哪一部分可以减少复发和死亡的风险，可以使她们最大程度地受益。了解每种治疗的风险及收益可使我们对整个治疗方案有更好的评估。医生一般考虑局部治疗后复发的风险，进而评估增加某种治疗是否会增加益处。例如：35 岁患者，病灶直径 2 cm，淋巴结阴性，激素受体强阳性，低度增殖（luminalA 型乳腺癌)，确诊后 10 年复发的风险约为 30%。单用他莫昔芬治疗可以使其复发相对风险降低 40%，如联合 GnRH 激动剂，其复发相对风险可再降低 25%，最终使其复发的绝对风险低至 13%～14%。如果增加 2 年的二膦酸盐静脉应用治疗，可使复发的风险再降低 1/3，至 9%。使用包括烷化剂的综合化疗可以额外减少 20% 的复发风险，使复发率降至 7%。但是如果患者未使用 GnRH 激动剂，化疗联合后续的卵巢激素抑制会为其带来更多的益处。对于另一类型肿瘤，即 ER 和（或）PR 低表达，增殖指数高或生长因子受体高表达（luminal B 型乳腺癌）者，抗激素治疗对减少其复发效果不佳，而细胞毒性化疗药物治疗效果更好。计算单独干预下激素受体阴性肿瘤患者的相对风险更为简单。如病灶直径 2 cm、淋巴结阴性、激素受体阴性的患者，其复发风险的基线约为 40%。如果为三阴性肿瘤，化疗后该风险可下降 40%。对于使用化疗加曲妥珠单抗治疗的 Her-2 neu 阳性患者，该风险可下降 50%。目前已有多种工具用来更快预测复发风险，其中包括对 ER 阳性乳腺癌患者进行基因检测[32-34]，甚至有一些网站提供包括年龄、分期和生物标志物的乳腺癌模型供公众查询，如 Adjuvant Online（http://www.adjuvantonline.com/index.jsp)[35-36]。

标准治疗及其为保存生育力所应做的调整

ER 阳性乳腺癌患者（图 5.1）

绝经前激素受体阳性的浸润性乳腺癌患者，无论肿瘤直径大小，都要接受至少 5 年的他莫昔芬治疗±卵巢激素抑制或卵巢切除，此外还需联合 2～3 年二膦酸盐静脉治疗。激素受体阳性肿瘤一般具有较差的生物学特性，如增殖指数高、ER 受体低表达、PR 受体低表达或不表达、有生长因子受体表达等，该类肿瘤常需要辅以化疗。患者接受 5 年的抗激素治疗±辅助化疗后，仍有可能在确诊后 5～10 年复发[37]。35 岁以下患者晚期复发率为每年 1.5%，如患者合并淋巴结阳性和（或）ER 阳性，晚期复发率更高[37]。越来越多的数据表明，对于绝经后受体阳性的乳腺癌患者，开始他莫

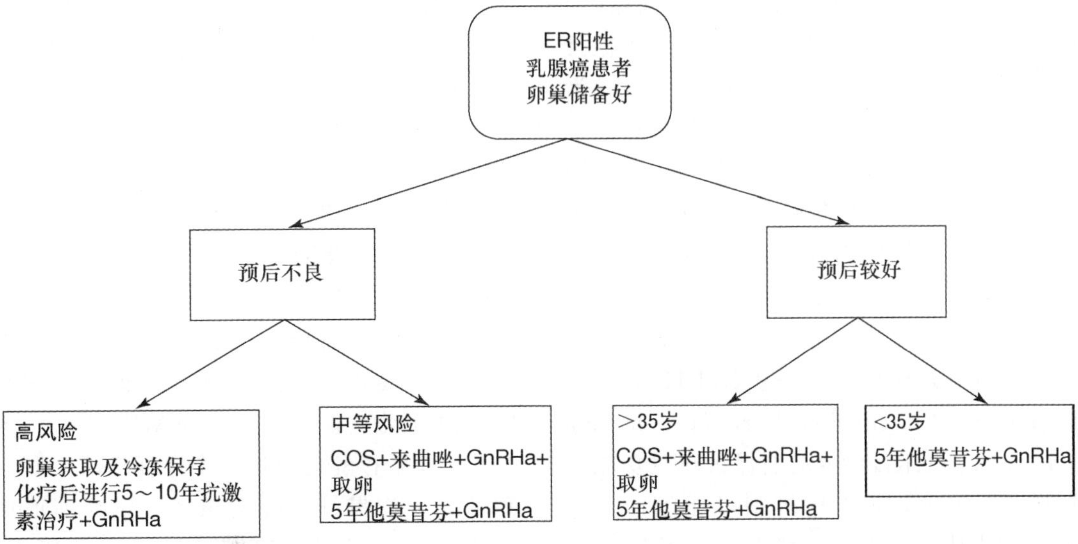

图 5.1　ER 阳性肿瘤患者的生育力保存。COS，控制性促排卵；GnRHa，促性腺激素释放激素激动剂

昔芬治疗时即联合芳香酶抑制剂可降低复发率[38]。因此，对于淋巴结阳性的 ER 阳性患者，肿瘤学医师推荐总计 10 年的辅助内分泌治疗。

绝经前 ER 阳性的肿瘤患者预后较好，可能不需要化疗或仅需要 4 个疗程的环磷酰胺化疗。多柔比星（注射用盐酸多柔比星）联合紫杉醇方案（省略环磷酰胺）与蒽环类联合环磷酰胺方案治疗效果相当，但是不如三药联合治疗效果好，前者适用于预后较好的患者[26]。

对于年轻的绝经前 ER 阳性患者的治疗，往往考虑使用 GnRH 激动剂或类似物联合化疗和（或）抗激素治疗来改善无病生存率[22,39-40]。这些药物具有促垂体前叶释放黄体生成素（LH）及卵泡刺激素（FSH）的作用，在治疗的前几周增加卵巢激素的分泌[41]，随后进行卵巢激素抑制治疗。

临床前期研究[42-44]、小规模的观察研究及随机对照试验[45-46]结果显示，化疗期间使用 GnRH 激动剂（戈舍瑞林）有利于保护卵巢功能。近期有研究显示，将诺雷得（戈舍瑞林）纳入随机对照研究（ZIPP 研究），绝经前乳腺癌患者经过 6 个周期 CMF（环磷酰胺＋氟尿嘧啶＋甲氨蝶呤）标准治疗或未行 CMF 治疗（淋巴结阴性且肿瘤直径较小的患者可随机不进行 CMF 治疗），然后随机分为四组——他莫昔芬、戈舍瑞林、他莫昔芬＋戈舍瑞林及空白对照组。患者确诊的平均年龄为 45 岁，内分泌治疗 1 年后（随机分组 36 个月后），对照组闭经率为 90%，他莫昔芬组为 87%，他莫昔芬＋戈舍瑞林组为 93%，而戈舍瑞林组为 64%（$P=0.006$）[46]。GnRH/促黄体素释放素（luteinizing hormone-releasing hormone，LHRH）激动剂保护卵巢功能的机制尚不明确，其作用机制可能包括抑制 FSH 的生成，减少卵巢灌注，以及通过上调性腺内抗凋亡因子的表达来激活 GnRH 受体[47]。许多生殖专家认为，GnRH 激动剂可能导致永久闭经，其提高受孕能力的作用仍有待观察[48-49]。一项比较 ER 阴性患者使用 GnRH 激动剂与安慰剂的大规模组间随机试验正在进行，很可能可以回答上述问题。同时，对于希望保存生育力的 ER 阳性患者，特别是不能承受取卵操作者，即使不能保存生育力，使用 GnRH 激动剂也可以对肿瘤起到治疗作用。

ER 阴性患者的治疗（图 5.2）

绝经前激素受体阴性的高期别肿瘤、肿瘤直径≥1 cm 或淋巴结阳性的患者通常要在根治术±局部放疗后接受 6～8 疗程的辅助化疗。该类患者永久闭经的概率为 40%。虽然促排卵和取卵相关药物对肿瘤增殖的影响很少为人们所关注，但这些肿瘤通常生长过快，因此引发了人们对于保存生育力相关治疗被推后的关注，特别是对于那些需要新辅助化疗的患者。对多数患者来说，卡铂或顺铂＋紫杉醇＋曲妥珠单抗与环磷酰胺＋蒽环类药物两种方案效果相当，但前者对卵巢的毒性较小[31,50]。对于强烈希望保存生育力的患者，可以用 6 个疗程的卡铂＋紫杉醇＋曲妥珠单抗取代紫杉醇＋环磷酰胺＋蒽环类药物方案化疗。有实验结果表明，对三阴性肿瘤患者采取顺铂单药化疗也有很好的疗效[51]。但该类方案数据极少，且处于实验阶段，如不能取得完整的病理反馈，则需在该方案治疗后给予标准的辅助化疗。

总之，不含环磷酰胺或环磷酰胺≤4 个疗程的化疗方案能最大程度地保护卵巢功能。对拟接受 6 个疗程环磷酰胺＋氟尿嘧啶＋蒽环类药物（FEC 或 FAC）方案，或 4 个疗程紫杉醇化疗后 4 个疗程环磷酰胺和蒽环类药物贯续治疗的患者，化疗前取卵±体外受精可以提高其后期的受孕概率。如上述方案不能实现，则可以考虑卵巢获

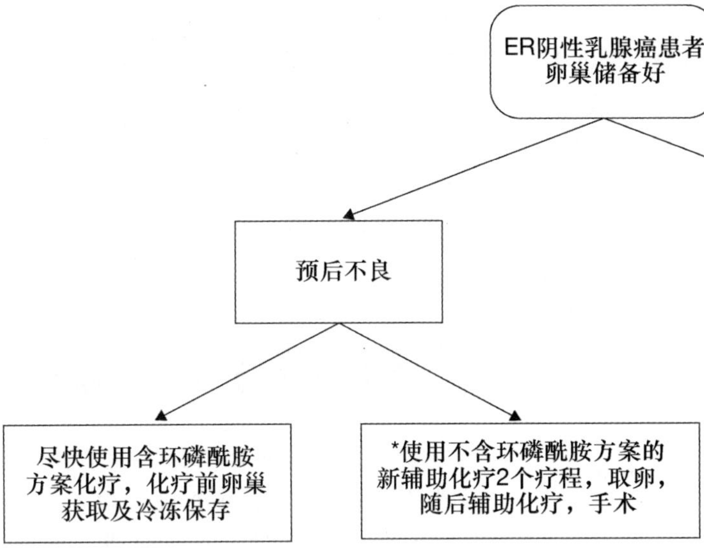

图 5.2　ER 阴性肿瘤患者的生育力保存。COS，控制性促排卵；GnRHa，促性腺激素释放激素激动剂。＊替代治疗方案

取及冷冻保存。ER 阳性患者可选择化疗前 2 周即开始使用 GnRH 激动剂，一直持续至化疗后，可减少复发及提高后期妊娠成功率。

治疗导致闭经或生育力丧失的可能性

在美国，绝经的平均年龄为 51 岁，但由于原始卵泡耗竭，受孕能力从停经前 10 年即开始明显降低。目前尚不清楚有多少患者在诊断为乳腺癌后有生育要求，但已明确的是治疗期间的闭经状态及恢复月经失败将会导致生育困难。化疗是否会导致闭经主要取决于患者确诊乳腺癌的年龄及接受烷化剂化疗的次数[52-53]。烷化剂环磷酰胺是治疗乳腺癌最古老最有效的化疗药之一。依据剂量及使用频率，每一疗程的环磷酰胺化疗会使卵巢衰老 1.5～3 年[52-55]。患者在 12～16 周时间内接受 2.4～3.0 g/m^2 环磷酰胺化疗，该化疗可使卵巢生育年龄增加 10 岁，例如 30 岁患者在结束化疗时，其卵巢生育年龄相当于 40 岁的中年女性。尽管月经可能恢复，但如无辅助生殖技术支持，其生育的可能性很低。化疗引起卵巢毒性的机制尚未阐明，与可能发育成卵泡的前颗粒细胞的凋亡有关[56-57]。近期的研究结果表明，患者中性粒细胞减少程度越重（常与较高剂量和多疗程化疗有关），其化疗后发生永久闭经的可能性越大，该表现与负责环磷酰胺代谢的酶的多态性有关[58-59]。药物对闭经的影响见表 5.2。

表 5.2　与闭经相关的药物

环磷酰胺	最严重
卡铂	↓
顺铂	
蒽环类药物	中等
紫杉醇	↓
长春碱	
抗代谢药物	影响最小

预后较好的淋巴结阴性绝经前乳腺癌患者经过 6 个疗程的 CMF 化疗和 4 个疗程的 AC 方案化疗（无论是否进行剂量密集治疗），其化疗后绝经率为 33%（目前尚无 4 个疗程紫杉醇＋环磷酰胺方案的实

验数据)[60-65]。

对高风险的淋巴结阴性/阳性的患者，经过6个疗程的FEC或FAC方案，或6个疗程AC方案，或4个疗程AC+4个疗程紫杉醇方案的化疗后，绝经率通常是预后较好肿瘤的2倍，即50%～65%[66-70]。但有证据表明3个疗程FEC+3个疗程紫杉醇方案比6个疗程单用FEC的化疗对卵巢的毒性低[20]。小于40岁的确诊患者中，有15%～50%会在化疗后恢复月经。化疗方案中环磷酰胺的总量越低，患者月经恢复率越高。大于40岁及大于45岁的患者中，永久闭经的发生率分别为90%和95%[68,71]。另有研究指出，化疗后使用他莫昔芬可增加闭经延长的发生率[14,68]。目前鲜有关于单用铂类药物或紫杉醇+卡铂对生育力影响的数据。但接受铂类药物化疗并进行保存生育力手术的卵巢癌患者中，有50%可以成功生育[72]。

确诊乳腺癌后的妊娠情况及复发的风险

病例对照研究或队列研究结果显示，诊断乳腺癌后妊娠并不影响该病的预后[3,5-6,74]。事实上，诊断乳腺癌后妊娠有助于降低复发的风险[73-75]，特别是在诊断2年后妊娠[75]。至少对于某些病例，诊断乳腺癌后妊娠是预后较好的表现[5]。一项研究显示，妊娠可使死亡风险降低77%[74]。诊断时即为复发高风险的人群，一般会于诊断后5年内复发[74]。

绝经前患者保存生育力所面临的障碍

患者保存生育力面临三大困难：所需费用，对延迟治疗的担忧，控制性促排卵(COS)所用性激素可能造成ER阳性肿瘤增殖。最新研究发现，即使在三阴性肿瘤患者中也存在LHRH受体[76]，再加上生长因子与雌激素的相互作用，使得医生不愿意给新诊断为ER阴性的乳腺癌患者实施COS，特别是即将接受新辅助化疗和未手术的患者。

保存生育力所需的费用

本书将在别处介绍保存生育力的流程及费用。该费用在每个机构都有所差异，作者所在机构取卵、体外受精、冻卵的费用是7000美元（除外药物费用），卵巢获取及冷冻保存费用为6000美元。保存生育力还包括其他程序，目前已很少应用[77]。但目前保存生育力所需费用很多保险都不能覆盖，年轻女性短时间内想解决费用问题比较困难。此外，如果需要冻胚，还需要可用的卵子和精子，对于单身女性来说短时间解决这个问题也比较困难。

保存生育力及延迟辅助治疗

只要手术医师在初诊时即建议患者保存生育力，那么该程序不会明显造成手术延迟。这种情况得益于多学科协作环境，治疗团队成员都有保存生育力的意识，并且患者及其家庭成员可以短时间内找乳腺癌生存组织（Breast Cancer Survivorship Program）或类似机构咨询相关事宜。控制性促排卵及取卵的标准长方案需要大约1个月时间，期间需要使用促性腺激素[FSH或人类绝经期促性腺激素（human menopausal gonadotropin，HMG）]诱导排卵，使用GnRH激动剂防止LH峰出现过早和卵母细胞损伤，用于诱导排卵的人绒毛膜促性腺激素（HCG）可以促进取卵前的卵母细胞进一步成熟。GnRH激动剂与促性腺激素联合应用会使患者体内雌二醇水平达到平时的 10～20 倍。长方案 COS 中，预计开始使用促性腺激素前 14 天使用 GnRH 激动剂，并与 LHRH 激动剂联合使用 10 天。短方案 COS 中，在促性腺激素使用的第 7 天开始使用 GnRH 拮抗剂西曲瑞克，接着在第 10 天贯续应用重组 LH 或 LHRH 激动剂来诱导排卵，该方案不会造成患者高雌激素状态。其他还包括 Oktay 等推荐的比较流行的方案，即第 2 天使用来曲唑，第 4～10 天使用 FSH，第 8～10 天使用 GnRH 激动剂和醋酸亮丙瑞林，第 13 天取卵[78]。

在合作非常好的团队，接受生育力保存操作的患者比无该操作的患者开始辅助化疗的时间可以提前 12 天[79]。

对于需要在术前开始辅助化疗的 ER 阴性患者，COS 及取卵可在化疗的第 2、3 疗程之间进行，特别是化疗方案未包括环磷酰胺的患者。但是，目前关于这种情况的相关经验很少。

COS、激素水平及复发风险

新的方案中绝经前患者使用来曲唑和 GnRH 激动剂来避免 LH 峰过早出现，并使用 LHRH（GnRH）激动剂促卵泡成熟，该操作不会造成患者体内激素高于正常周期水平[79]。Oktay 等的最新研究发现，选择保存生育力的绝经前患者平均随访 2.5 年，其复发率与普通患者无明显差异，并且对照组与实验组中有超过 2/3 的患者为 ER 阳性乳腺癌[79]。

除外 COS 和取卵的其他选择

卵巢获取及冷冻保存对于有强烈生育要求的患者可能是唯一合理的选择，目前不可能在化疗开始前进行 COS，并且捐卵也并非优选。有报道称化疗后原位或异位卵巢移植患者可生育健康婴儿[80]。尽管乳腺肿瘤有卵巢转移可能，但目前鲜有早期乳腺癌发生肿瘤细胞再种植的报道[81]。

COS 及乳腺癌高危人群

关于促排卵引起的激素短期增高是否会增加乳腺癌患病风险，目前仍在讨论。该问题很难回答，因为接受辅助生殖的患者本身因为高龄未产或高龄初产，已经增加了罹患乳腺癌的相对风险。近期的一项大型队列研究结果显示，排卵障碍患者中有 13％是乳腺癌高危人群，但接受 COS 的女性与未接受 COS 的女性相比，该风险无明显差异[82]。作者等正在进行一项研究：绝经前女性使用来曲唑诱导排卵，用于证实正在接受辅助生育治疗但未妊娠的患者促排卵后是否会导致乳房组织的增生和（或）其他关键基因的表达发生长期变化。虽然目前尚无证据表明促排卵会增加乳腺癌患病风险，但仍有待进一步研究。

总结

年轻乳腺癌患者的治疗越来越复杂，需要在确诊后短时间内给予专业建议及确认多种处理方案。大多数患者需接受辅助化疗。化疗±抗激素治疗会明显降低后期妊娠的成功率，并且化疗成分会使卵巢生育年龄加速老化 10 年。多数年轻患者会接受辅助化疗，在化疗前进行取卵、体外受精及冻卵可增加受孕的机会。以前的治疗经验是，对于新确诊的小于 40 岁、肿瘤较大的患者，会在根治术后、全身治疗前 4～6 周的间歇期进行保存生育力的操作。现在推荐的方案是在根治术前进行新辅助化疗。患者更有可能进行基因检测，并在术前得知检测结果，以决定选择保乳术或乳房切除术，这也增加了术前进行新辅助化疗的可能。新辅助化疗的出现减少了化疗前取卵的机会。除了化疗前取卵和体外受精，目前还有很多方法正在被评估以增加化疗后妊娠的可能性，这些方法包括：化疗前卵巢获取和冷冻保存，在化疗期间使用LHRH 激动剂，以及使用不含烷化剂、环磷酰胺的化疗方案。最佳治疗方案的制订需要整个团队的努力，越早开始保存生育力程序的相关咨询，患者在不因预后妥协的情况下可以选择的方式越多。如果治疗团队对保存生育力程序相当了解，并且能在短时间内提供建议，患者就能在确诊后立即约见辅助生殖专家，同时进行病情分期及约见医疗、外科及肿瘤放疗专家，尽可能提高 COS 机会的同时避免治疗延误。笔者等发现，通过堪萨斯大学乳腺癌生存中心（Breast Cancer Survivorship Center）的一个中间机构可以很快预约辅助生殖专家。地区及全国范围的教育推广正在进行，但是乳腺癌诊断中心应在患者等候室提供有关何种途径可以获得生育力保存的相关信息及保存生育力的流程等内容。国家机构，包括 Fertile Hope（http://www. fertilehope. org）和国际生育保护协会（http://www. isfp-fertility. org）正在致力于推进该项目。

参考文献

1. **Anders CK, Johnson R, Litton J** *et al.* Breast cancer before age 40 years. *Semin Oncol* 2009; **36**: 237–49.
2. **SEER Cancer Statistics Review, 2008 update**. http://www.seer.cancer.gov.
3. **American Cancer Society**. *Cancer Facts and Figures*. Atlanta GA: American Cancer Society, 2009.
4. **National Center for Health Statistics**. *Vital Statistics of the United States*, 1993, vol. 2, Mortality, Part A. Washington DC: Public Health Service, 1993.
5. **Partridge AH, Gelber S, Peppercorn J** *et al.* Web-based survey of fertility issues in young women with breast cancer. *J Clin Oncol* 2004; **22**: 4174–83.
6. **Mueller BA, Simon MS, Deapen D** *et al.* Childbearing and survival after breast carcinoma in young women. *Cancer* 2003; **98**: 1131–40.
7. **Cvancarova M, Samuelsen S, Magelssen H** *et al.* Reproduction rates after cancer treatment: experience from the Norwegian Radium Hospital. *J Clin Oncol* 2009; **27**: 334–43.
8. **Rosenberg R** and **Schwartz RL**. Breast cancer in women younger than 40 years. *Int J Fertil* 2003; **48**: 200–5.
9. **Anders CK, Hsu DS, Broadwater G** *et al.* Young age at diagnosis correlates with worse prognosis and defines a subset of breast cancers with shared patterns of gene expression. *J Clin Oncol* 2008; **26**: 3324–30.
10. **Fredholm H, Eaker S, Frisell J** *et al.* Breast cancer in young women: poor survival despite intensive treatment. *PLoS One* 2009; **4**: e7695.
11. **Hartley MC, McKinley BP, Rogers EA** *et al.* Differential expression of prognostic factors and effect on survival in young (< or = 40) breast cancer patients: a case-control study. *Am Surg* 2006; **72**: 1189–94.
12. **Gnant M, Greil R, Kubista E** *et al.* The impact of treatment-induced amenorrhea on survival of premenopausal patients with endocrine-responsive breast cancer: 10-year result of ABCSG-05 (CMF vs goserelin + tamoxifen). *Breast Cancer Res Treat* 2006; **100** (Suppl. 1): S10.
13. **Vanhuyse M, Fournier C** and **Bonneterre J**. Chemotherapy-induced amenorrhea: influence on disease-free survival and overall survival in receptor-positive premenopausal early breast cancer patients. *Ann Oncol* 2005; **16**: 1283–8.
14. **Colleoni M, Gelber S, Goldhirsch A** *et al.* Tamoxifen after adjuvant chemotherapy for premenopausal women with lymph node-positive breast cancer: International Breast Cancer Study Group Trial 13–93. *J Clin Oncol* 2006; **24**: 1332–41.
15. **Ganz PA, Greendale GA, Petersen L** *et al.* Breast cancer in younger women: reproductive and late health effects of treatment. *J Clin Oncol* 2003; **21**: 4184–93.
16. **Phillips KA, Osborne RH, Giles GG** *et al.* Psychosocial factors and survival of young women with breast cancer: a population-based prospective cohort study. *J Clin Oncol* 2008; **26**: 4666–71.
17. **Gorman JR, Malcarne VL, Roesch SC** *et al.* Depressive symptoms among young breast cancer survivors: the importance of reproductive concerns. *Breast Cancer Res Treat* 2010, Feb. 4. [Epub ahead of print]
18. **Thewes B, Butow P, Girgis A** *et al.* The psychosocial needs of breast cancer survivors; a qualitative study of the shared and unique needs of younger versus older survivors. *Psychooncology* 2008; **13**: 177–89.
19. **Early Breast Cancer Trialists' Collaborative Group.** Effects of chemotherapy and hormonal therapy for early breast cancer on recurrence and 15-year survival: an overview of the randomised trials. *Lancet* 2005; **365**: 1687–717.
20. **Berliere M, Dalenc F, Malingret N** *et al.* Incidence of reversible amenorrhea in women with breast cancer undergoing adjuvant anthracycline-based

2008; **8**: 56.

21. **Pagani O, O'Neill A, Castiglione M** *et al.* Prognostic impact of amenorrhoea after adjuvant chemotherapy in premenopausal breast cancer patients with axillary node involvement: results of the International Breast Cancer Study Group (IBCSG) Trial VI. *Eur J Cancer* 1998; **34**: 632–40.
22. **Cuzick J, Ambroisine L, Davidson N** *et al.* Use of luteinising-hormone-releasing hormone agonists as adjuvant treatment in premenopausal patients with hormone-receptor-positive breast cancer: a meta-analysis of individual patient data from randomised adjuvant trials. *Lancet* 2007; **369**: 1711–23.
23. **Sharma R, Hamilton A, Beith J**. LHRH agonists for adjuvant therapy of early breast cancer in premenopausal women. *Cochrane Database Syst Rev* 2008; 4: CD004562.
24. **Goel S, Sharma R, Hamilton A** and **Beith J**. LHRH agonists for adjuvant therapy of early breast cancer in premenopausal women. *Cochrane Database Syst Rev*. 2009; 4: CD004562.
25. **Davidson NE, O'Neill AM, Vukov AM** *et al.* Chemoendocrine therapy for premenopausal women with axillary lymph node-positive, steroid hormone receptor-positive breast cancer: results from INT 0101 (E5188). *J Clin Oncol* 2005; **23**: 5973–82.
26. **Bedard PL, Di Leo A** and **Piccart-Gebhart MJ**. Taxanes: optimizing adjuvant chemotherapy for early-stage breast cancer. *Nat Rev Clin Oncol* 2010; 7: 22–36.
27. **Hugh J, Hanson J, Cheang MC** *et al.* Breast cancer subtypes and response to docetaxel in node-positive breast cancer: use of an immunohistochemical definition in the BCIRG 001 trial. *J Clin Oncol* 2009; **27**: 1168–76.
28. **Penault-Llorca F, Bilous M, Dowsett M** *et al.* Emerging technologies for assessing HER2 amplification. *Am J Clin Pathol* 2009; **132**: 539–48.
29. **Gnant M, Mlineritsch B, Schippinger W** *et al.* ABCSG-12 Trial Investigators. Endocrine therapy plus zoledronic acid in premenopausal breast cancer. *N Engl J Med* 2009; **360**: 679–91.
30. **Piccart-Gebhart MJ, Procter M, Leyland-Jones B** *et al.* Herceptin Adjuvant (HERA) Trial Study Team. Trastuzumab after adjuvant chemotherapy in HER2-positive breast cancer. *N Engl J Med* 2005; **353**: 1659–72.
31. **Slamon DJ, Eirmann R, Robert N** *et al.* Phase III randomized trial comparing doxorubricun and cyclophosphamide followed by docetaxel with doxorubricin and cyclophosphamide and cyclophosphamide followed by docetaxel and trastuzamab with docetaxel, carboplatin and trastuzamab in Her-2neu positive early breast cancer patients BCIRG006 study. *Cancer Res* 2009; **69** (Suppl.): 500S [Abstr. 82].
32. **Albain KS, Paik S** and **van't Veer L**. Prediction of adjuvant chemotherapy benefit in endocrine responsive, early breast cancer using multigene assays. *Breast* 2009; **18** (Suppl. 3): S141–5.
33. **Goldstein LJ, Gray R, Badve S** *et al.* Prognostic utility of the 21-gene assay in hormone receptor-positive operable breast cancer compared with classical clinicopathologic features. *J Clin Oncol* 2008; **26**: 4063–71.
34. **Paik S, Shak S, Tang G** *et al.* A multigene assay to predict recurrence of tamoxifen-treated, node-negative breast cancer. *N Engl J Med* 2004; **351**: 2817–26.
35. **Webster LR, Lee SF, Ringland C** *et al.* Poor-prognosis estrogen receptor-positive breast cancer identified by histopathologic subclassification. *Clin Cancer Res* 2008; **14**: 6625–33.
36. **Mook S, Schmidt MK, Rutgers EJ** *et al.* Calibration and discriminatory accuracy of prognosis calculation for breast cancer with the online Adjuvant! program: a hospital-based retrospective cohort study. *Lancet Oncol* 2009; **10**: 1070–6.
37. **Brewster AM, Hortobagyi GN, Broglio KR** *et al.* Residual risk of breast cancer recurrence 5 years after adjuvant therapy. *J Natl Cancer Inst* 2008; **100**(16): 1179–83.
38. **Goss PE, Ingle JN, Pater JL** *et al.* Late extended adjuvant treatment with letrozole improves outcome in women with early-stage breast cancer who complete 5 years of tamoxifen. *J Clin Oncol* 2008; **26**: 1948–55.
39. **Davidson N, Perez EA, Cameron D** *et al.* Outcomes of women who were premenopausal at diagnosis of early stage breast cancer in the NCIC CTG MA17 trial. *Cancer Res* 2005; **69**: 487S [Abstr 13].
40. **Dellapasqua S, Colleoni M, Gelber R** *et al.* Adjuvant endocrine therapy for premenopausal women with early breast cancer. *J Clin Oncol* 2005; **23**: 1736–50.
41. **Schally AV**. Luteinizing hormone-releasing hormone analogs: their impact on the control of tumorigenesis. *Peptides* 1999; **20**: 1247–62.
42. **Ataya K, Rao LV, Lawrence E** and **Kimmel R**. Luteinizing hormone-releasing hormone agonist inhibits cyclophosphamide-induced ovarian follicular depletion in rhesus monkeys. *Biol Reprod* 1995; **52**: 365–72.
43. **Meirow D, Assad G, Dor J** and **Rabinovici J**. The GnRH antagonist cetrorelix reduces cyclophosphamide-induced ovarian follicular destruction in mice. *Hum Reprod* 2004; **19**: 1294–9.
44. **Yuce MA, Balkanli KP, Gucer F** *et al.* Prevention of cyclophosphamide-induced ovarian damage by concomitant administration of GnRHa in mice: a dose-dependent relationship? *Eur J Gynaecol Oncol* 2004; **25**: 628–31.
45. **Urruticoechea A, Arnedos M, Walsh G** *et al.* Ovarian protection with goserelin during adjuvant chemotherapy for pre-menopausal women with early breast cancer (EBC). *Breast Cancer Res Treat* 2008; **110**: 411–16.
46. **Sverrisdottir A, Nystedt M, Johansson H** *et al.* Adjuvant goserelin and ovarian preservation in chemotherapy treated patiets with early breast cancer: results from a randomized trial. *Breast Cancer Res Treat* 2009; **117**: 561–7.
47. **Blumenfeld Z**. How to preserve fertility in young women exposed to chemotherapy? The role of GnRH

agonist cotreatment in addition to cryopreservation of embrya, oocytes, or ovaries. *Oncologist* 2007; **12**: 1044–54.

48. **Oktay K** and **Sönmezer M**. Questioning GnRH analogs for gonadal protection in cancer patients. *Fertil Steril* 2009; **92**: e32, author reply e34.

49. **Peccatori F** and **Demeestere I**. GnRH analogue for chemotherapy-induced ovarian damage: too early to say? *Fertil Steril* 2009; **92**: e33.

50. **Gershenson DM, Miller AM, Champion VL** *et al.* Reproductive and sexual function after platinum-based chemotherapy in long-term ovarian germ cell tumor survivors: a Gynecologic Oncology Group Study. *J Clin Oncol* 2007; **25**: 2792–7.

51. **Sirohi B, Arnedos M, Popat S** *et al.* Platinum-based chemotherapy in triple-negative breast cancer. *Ann Oncol* 2008; **19**: 1847–52.

52. **Petrek JA, Naughton MJ, Case LD** *et al.* Incidence, time course, and determinants of menstrual bleeding after breast cancer treatment: a prospective study. *J Clin Oncol* 2006; **24**: 1045–51.

53. **Walshe JM, Denduluri N** and **Swain SM**. Amenorrhea in premenopausal women after adjuvant chemotherapy for breast cancer. *J Clin Oncol* 2006; **24**: 5769–79.

54. **Gerber B, Dieterich M, Muller H** and **Reimer T**. Controversies in preservation of; ovarian function and fertility in patiets with breast cancer. *Breast Cancer Res Treat* 2008; **108**: 1–7.

55. **Hickey M, Peate M, Saunders CM** and **Friedlander M**. Breast cancer in young women and its impact on reproductive function. *Hum Reprod Update* 2009; **15**: 323–39.

56. **Blumenfeld Z** and **Haim N**. Prevention of gonadal damage during cytotoxic therapy. *Ann Med* 1997; **29**: 199–206.

57. **Blumenfeld Z**. Preservation of fertility and ovarian function and minimalization of chemotherapy-associated gonadotoxicity and premature ovarian failure: the role of inhibin-A and-B as markers. *Mol Cell Endocrinol* 2002; **187**: 93–105.

58. **Rosendahl M, Ahlgren J, Andersen J** *et al.* The risk of amenorrhoea after adjuvant chemotherapy for early stage breast cancer is related to inter-individual variations in chemotherapy-induced leukocyte nadir in young patients: data from the randomised SBG 2000–1 study. *Eur J Cancer* 2009; **45**: 3198–204.

59. **Su HI, Sammel MD, Velders L** *et al.* Association of cyclophosphamide drug-metabolizing enzyme polymorphisms and chemotherapy-related ovarian failure in breast cancer survivors. *Fertil Steril* 2009, Apr. **17**. [Epub ahead of print]

60. **Goldhirsch A, Gelber RD** and **Castiglione M**. The magnitude of endocrine effects of adjuvant chemotherapy for premenopausal breast cancer patients: the International Breast Cancer Study Group. *Ann Oncol* 1990; **1**: 183–8.

61. **Bonadonna G, Valagussa P, Moliterni A** *et al.* Adjuvant cyclophosphamide, methotrexate, and fluorouracil in node-positive breast cancer. The results of 20 years of follow-up. *N Engl J Med* 1995; **332**: 901–6.

62. **Fisher B, Brown AM, Dimitrov NV** *et al.* Two months of doxorubicin-cyclophosphamide with and without interval reinduction therapy compared with 6 months of cyclophosphamide, methotrexate, and fluorouracil in positive-node breast cancer patients with tamoxifen-nonresponsive tumors: results from the National Surgical Adjuvant Breast and Bowel Project B-15. *J Clin Oncol* 1990; **8**: 1483–96.

63. **Bines J, Oleske DM** and **Cobleigh MA**. Ovarian function in premenopausal women treated with adjuvant chemotherapy for breast cancer. *J Clin Oncol* 1996; **14**: 1718–29.

64. **Abusief ME, Missmer SA, Ginsburg ES** *et al.* The effects of paclitaxel, dose density, and trastuzumab on treatment-related amenorrhea in premenopausal women with breast cancer. *Cancer* 2010; **116**: 791–8.

65. **Jones S, Holmes FA, O'Shaughnessy J** *et al.* Docetaxel with cyclophosphamide is associated with an overall survival benefit compared with doxorubicin and cyclophosphamide: 7-year follow-up of US Oncology Research Trial 9735. *J Clin Oncol* 2009; **27**: 1177–83.

66. **Levine MN, Brawell VH, Pritchard KI** *et al.* Randomized trial of intensive cyclophosphamide, epirubicinand fluorouracil chemotherapy compared with cyclophosphamide,methotrexate and fluorouracil in premenopausal women with node-positive breast cancer. National Cancer Institute of Canada. Clinical Trial School. *J Clin Oncol* 1998; **16**: 2651–8.

67. **Hortobagyi GN, Buzdar AU, Marcus CE** and **Smith TL**. Immediate and long-term toxicity of adjuvant chemotherapy regimens containing doxorubicin in trials at MD Anderson Hospital and Tumor Institute. *J Natl Cancer Inst Monogr* 1986; **1**: 105–9.

68. **Swain SM, Land SR, Ritter MW** *et al.* Amenorrhea in premenopausal women on the doxorubicin-and-cyclophosphamide-followed-by-docetaxel arm of NSABP B-30 trial. *Breast Cancer Res Treat* 2009; **113**: 315–20.

69. **Fornier MN, Modi S, Panageas KS** *et al.* Incidence of chemotherapy-induced, long-term amenorrhea in patients with breast carcinoma age 40 years and younger after adjuvant anthracycline and taxane. *Cancer* 2005; **104**: 1575–9.

70. **Tham YL, Sexton K, Weiss H** *et al.* The rates of chemotherapy-induced amenorrhea in patients treated with adjuvant doxorubicin and cyclophosphamide followed by a taxane. *Am J Clin Oncol* 2007; **30**: 126–32.

71. **Pérez-Fidalgo JA, Roselló S, García-Garré E** *et al.* Incidence of chemotherapy-induced amenorrhea in hormone-sensitive breast cancer patients: the impact of addition of taxanes to anthracycline-based regimens. *Breast Cancer Res Treat* 2010; **120**: 245–51.

72. **Schlaerth AC, Chi DS, Poynor EA** *et al.* Long-term survival after fertility-sparing surgery for epithelial

ovarian cancer. *Int J Gynecol Cancer* 2009; **19**: 1199–204.

73. **Velentgas P, Daling JR, Malone KE** *et al.* Pregnancy after breast carcinoma: outcomes and influence on mortality. *Cancer* 1999; **85**: 2424–32.

74. **Largillier R, Savignoni A, Gligorov J** *et al.* GET(N)A Group. Prognostic role of pregnancy occurring before or after treatment of early breast cancer patients aged <35 years: a GET(N)A Working Group analysis. *Cancer* 2009; **115**: 5155–65.

75. **Ives A, Saunders C, Bulsara M** and **Semmens J.** Pregnancy after breast cancer: population based study. *BMJ* 2007; **334**: 194.

76. **Buchholz S, Seitz S, Schally AV** *et al.* Triple-negative breast cancers express receptors for luteinizing hormone-releasing hormone (LHRH) and respond to LHRH antagonist cetrorelix with growth inhibition. *Int J Oncol* 2009; **35**: 789–96.

77. **Lee SJ, Schover LR, Partridge AH** *et al.* American Society of Clinical Oncology recommendations on fertility preservation in cancer patients. *J Clin Oncol* 2006; **24**: 2917–31.

78. **Oktay K, Turkcuoglu I** and **Rodriguez-Wallenber K.** Preserving ovarian fertility by oocyte and embryo freezing prior to adjuvant chemotherapy: a prospective clinical trial of letrozole and a GnRH agonist to reduce estrogen exposure during ovarian stimulation. *Cancer Res* 2009; **69**: 556S [Abstr. 1055].

79. **Azim AA, Costantini-Ferrando M** and **Oktay K.** Safety of fertility preservation by ovarian stimulation with letrozole and gonadotropins in patients with breast cancer: a prospective controlled study. *J Clin Oncol* 2008; **26**: 2630–5.

80. **Kim SS, Lee WS, Chung MK** *et al.* Long-term ovarian function and fertility after heterotopic autotransplantation of cryobanked human ovarian tissue: 8-year experience in cancer patients. *Fertil Steril* 2009; **91**: 2349–54.

81. **Sánchez-Serrano M, Novella-Maestre E, Roselló-Sastre E** *et al.* Malignant cells are not found in ovarian cortex from breast cancer patients undergoing ovarian cortex cryopreservation. *Hum Reprod* 2009; **24**: 2238–43.

82. **Silva Idos S, Wark PA, McCormack VA** *et al.* Ovulation-stimulation drugs and cancer risks: a long-term follow-up of a British cohort. *Br J Cancer* 2009; **100**: 1824–31.

第 6 章　乳腺癌的治疗和生育功能

Larissa A. Korde and Julie R. Gralow　著
杨曦　译　薛晴　曾诚　审校

在发达国家，乳腺癌是除了皮肤癌之外，女性最常见的恶性肿瘤。美国肿瘤协会预测 2010 年美国将确诊 207 090 例浸润性乳腺癌病例和 54 010 例非浸润性乳腺癌病例[1]。美国国家肿瘤研究所估计，在美国有 250 万乳腺癌女性患者仍然存活。而在美国，被诊断出乳腺癌的女性患者的平均年龄为 61 岁，在 45 岁以下能够被诊断出乳腺癌的女性患者大约只占 10%[1-2]。患有乳腺癌的年轻女性存在特定的顾虑，包括被诊断为乳腺癌后进行治疗对女性生育能力的影响及治疗后妊娠的安全性和可行性。另外，被诊断出乳腺癌的患者越年轻，属于遗传性乳腺癌的可能性就越高。*BRCA1* 和 *BRCA2* 基因突变的女性早期发病率会更高，乳腺癌和卵巢癌是两类主要疾病，因此产生出大量与受孕和生育相关的复杂的管理问题。

年轻女性乳腺癌

随着年龄的增长，乳腺癌的患病风险也在增加，60 岁之后是女性乳腺癌的高发期（表 6.1[2]）。在年龄较大的患者中，白人女性发病率较高；但是在 45 岁以下的患者中，黑人女性的发病率较高。患有乳腺癌的年轻女性更可能有预后不良的特征，例如肿瘤较大、区域淋巴结阳性、高核分裂、雌激素受体阴性和炎性疾病[3-4]。在瑞典，一项最近登记的队列研究发现，35 岁以下的女性患者的 5 年生存率最低，尽管在年轻患者中有更多的积极治疗。随着年龄增长，5 年生存率会有所改善。作者将生存率的差异主要归因于两个方面，一是被诊断出乳腺癌的年轻患者发现时即处于病情晚期，二是被诊断出乳腺癌的年轻患者肿瘤恶性程度更高。

具有乳腺癌遗传风险的女性早期发病率较高，其累积终生患病风险相对较高。

表 6.1　每 10 万人的乳腺癌发病率*

诊断年龄（岁）	所有种族	白种人	黑种人
15～19	0.2	0.2	—
20～24	1.4	1.3	1.9
25～29	8.1	7.8	11.2
30～34	25.6	25.3	30.4
35～39	58.5	58.0	64.4
40～44	118.4	119.3	119.9
45～49	185.3	188.1	178.7
50～54	229.0	234.7	224.1
55～59	288.5	296.1	282.7
60～64	351.9	366.8	321.4
65～69	394.4	416.5	351.2
70～74	415.4	435.9	382.3
75～79	441.9	465.7	387.6
80～84	428.7	447.9	376.7
85+	342.1	350.5	335.8

*根据 2000 年美国标准人口进行年龄调整，来自 17 个流行病学监测和最终结果（Surveillance Epidemiology and End Results，SEER）肿瘤登记处，2002—2006.

From Horner et al. [2]*, based on November 2008 SEER data submission, posted to the SEER website, 2009*

据估计，5%～10%的乳腺癌患者具有遗传易感性[5]。其中大多数是罹患遗传性乳腺癌卵巢癌综合征（hereditary breast ovarian cancer syndrome，HBOC）的女性，HBOC可以由 *BRCA1* 和 *BRCA2* 基因的有害突变来解释，尽管有一些罕见遗传性疾病（如Li-Fraumeni 综合征、多发性错构瘤综合征、波伊茨-耶格综合征）也具有乳腺癌患病倾向[6]。在 50 岁以下被确诊为乳腺癌的患者中，至少有一半的女性有遗传性 *BRCA1*/*BRCA2* 突变[7]。有 *BRCA1* 突变的女性乳腺癌的终生患病风险为 40%～90%，卵巢癌的终生患病风险为 10%～40%。有 *BRCA2* 突变的女性上述终生患病风险分别为 40%～50%和 10%～20%。另外，有 *BRCA* 突变的女性二次乳腺癌终生患病风险为 40%～60%[6]。

妊娠相关的乳腺癌

比起未生育和较晚生育的女性来说，妊娠且生产较早的女性罹患乳腺癌的风险较小。20 岁之前有足月妊娠的女性和 35 岁首次妊娠的女性相比，前者潜在的乳腺癌发病率比后者减少 50%。但关于年轻女性乳腺癌发病率的研究表明，在妊娠之后的几年中乳腺癌的风险急剧上升[8]。研究数据显示，首次分娩后的 3～5 年内均为乳腺癌的高发期，直到分娩后的 15 年以后该风险才会骤减。另外，基于妊娠次数的不同，该风险的增加在持续时长和幅度上也会有所不同，例如生育两胎的妇女比生育单胎的妇女风险的增加幅度要小[8-9]。妊娠与家族乳腺癌病史之间存在相互作用。一项研究显示，无家族病史的女性罹患乳腺癌的风险主要与初育过晚有关，而有家族史的女性即使初育很早也会有上述风险[10]。尽管已对几种假说进行了研究，但这些影响背后的机制目前仍然不明确。可能的解释包括妊娠相关激素（如雌激素、孕激素和生长激素）对孕前启动细胞的影响、妊娠免疫抑制作用或产后、哺乳期后的乳房组织退化可能造成原癌基因激活[11]。

在已育女性中，乳腺癌的发病率估计为 1/4000～1/1500[12]。由于很多美国女性把生育的年龄延迟到 30 多岁和 40 岁早期，因此患有乳腺癌的数量很有可能会增加。在妊娠期内的女性，乳腺癌的诊断通常是依靠乳腺肿块的触诊来进行判断。在妊娠期内适当屏蔽的乳房 X 线照相术和超声放射是安全的。由于钆毒性和加热/气蚀对胎儿的致命风险，尚未对乳腺 MRI 检查进行评估[13]。乳腺活检是明确诊断的最佳方法。

一项最新的国际合作研究对妊娠期间被诊断为浸润性癌的患者进行统计，探讨肿瘤诊断、治疗和妊娠期产科、新生儿情况的关系[14]。该研究调研了 1998—2008 年间的 216 位患有肿瘤的孕妇，其中有 46%的受试人群患有乳腺癌，患者的平均年龄只有 33 岁，其中 24%的患者处于妊娠早期，43%的患者处于妊娠中期，而 33%的患者处于妊娠晚期。本次研究中有至少一半（55%）的患者在妊娠期内接受了单一化疗或化疗＋手术的综合治疗。进行化疗的孕妇早产率显著增加。此外，比起没有接受任何治疗的孕妇，接受了治疗的孕妇分娩小于胎龄儿的风险更高。该现象主要见于罹患恶性血液病而进行治疗的女性，在乳腺癌患者中并不常见，表明针对某些肿瘤进行化疗的药物对胎儿的成长有更为潜在的影响。尽管如此，夫妇接受化疗后分娩的婴儿畸形的风险似乎并未增加。

与在非妊娠状态下治疗一样，乳腺癌在妊娠期间的最佳治疗方法包括局部和全身治疗。乳腺癌改良根治术是可选的手术治疗方法。妊娠期前哨淋巴结活检尚未得到很好的研究。传至胎儿的锝辐射剂量被低估了，但是在妊娠期进行蓝染也并不被推崇，因为蓝染技术的使用会使前哨淋巴结定位的敏感度降低[15]。由于妊娠期间禁忌放射治疗，故应在妊娠晚期才考虑保乳治疗，产后再实施比较安全。放射治疗对胎儿的影响包括：放射治疗后的数周内胎儿自然流产率较高，妊娠期的第2～8周先天畸形的风险较高，妊娠期8周以后智力障碍的风险较高。另外，子宫内的胎儿受到辐射后会增加儿童期罹患肿瘤的风险[16]。

在妊娠的前提下，只有少数药物的作用被研究，因此关于孕妇使用的化疗药物缺乏安全性数据。在妊娠早期，细胞毒性化疗应该尽量避免，因为这会大大提高器官形成期的致畸风险[17]。两项小型研究指出，在妊娠中期和晚期可以利用联合化疗来治疗乳腺癌。根据Berry等的报道，使用标准剂量的氟尿嘧啶、多柔比星和环磷酰胺对患者进行治疗，不会有出生缺陷和严重的产后并发症[18]。据Ring等的报道，在伦敦的五所医院用药治疗的27位女性，不论是用环磷酰胺、甲氨蝶呤、氟尿嘧啶，还是用蒽环类为基础的治疗方案，研究中均没有出现出生缺陷婴儿，但是有一例胎儿出现宫内生长受限，两例新生儿由于呼吸困难需要短期停留在新生儿重症监护治疗病房[19]。利用紫杉醇治疗孕妇乳腺癌的研究非常少见，目前只有一例病例报告表明在妊娠中期和晚期使用多西他赛和紫杉醇治疗是安全的[20-22]。在分娩的前3周内，细胞毒性药物治疗与孕妇和新生儿白细胞的减少程度相关。为减少感染和出血给孕妇和婴儿带来的风险，建议对妊娠超过35周的孕妇再采用化疗[15]。在妊娠期内，止吐药物的使用（包括5HT3 5-羟色胺拮抗剂）是安全且必需的[15]。粒细胞集落刺激因子的使用应被限制[23-24]并且应被视为C类药物（除非潜在的益处明显大于风险）。曲妥珠单抗的使用与羊水过少和无羊水相关[25-27]，应于分娩结束后，并且在可行的状态下给予使用。他莫昔芬的使用与新生儿生殖道和颅面畸形相关[15]。尽管有报道称，妊娠期患者接受他莫昔芬治疗不会对胎儿产生破坏性影响[28-29]，但是其作为辅助治疗时应该在产妇生产后进行。芳香酶抑制剂的致畸作用已经在动物模型中有所描述[30]，但是仍然没有在妊娠期患者中使用的数据。尽管在受试群体中有5例患者证明促性腺激素释放激素（GnRH）激动剂与胎儿致畸没有直接关系[31]，但目前仍不推荐在妊娠期使用该药。

乳腺癌的治疗对生育功能的影响

妊娠期内的女性能够被诊断出乳腺癌的概率很低，处于生育年龄的女性能够被诊断出乳腺癌的概率为10%～15%，在生育高峰年龄段（25～35岁）的女性被诊断出的概率更是不足3%[32]，并且多数人会有先生育后治疗的观念。诊断时年纪较轻可能会是一个预后不良因素[4]，因此年轻女性可能会接受全身性辅助治疗，同时也伴随着对生育的影响。乳腺癌的治疗影响生育力的原因有很多，其中包括化疗药物对卵泡的毒性，以及担心疾病复发而推迟妊娠的时间或者鉴于其为激素依赖性疾病而坚持5年辅助内分泌治疗，二者均可导致生育年龄的增长引起的不孕。另外，对罹患激素反应性肿瘤或者具有*BRCA1*/*BRCA2*突变的患者而言，单侧卵巢切除或者双侧卵巢切除是很好的治疗方案，特别是对后者，由于其终身具有卵巢癌的风险，此方案特别值得推荐。

乳腺癌化疗对卵巢功能的影响

乳腺癌化疗对卵巢功能的影响与患者年龄、特异性药物的使用以及药物剂量相关[33]。对于乳腺癌患者来说，正确评估其潜在生育力的方法学问题有很多。已有许多研究报道化疗后出现闭经的概率，但评价卵巢功能的时间点大不相同。更进一步来说，患者有无月经都会需要辅助生育，因为一些未闭经的患者生育力已经受损。治疗后是否受孕受到社会因素和患者意愿等诸多因素的影响，该情况下受孕数据的差异没有统计学意义，也不太符合实际情况。因此，有意义的数据应该聚焦在患者的闭经情况。化疗后的闭经可能是暂时的，也可能是永久的，其由卵泡成熟障碍引起，可能伴有原始卵泡耗竭[34]。对于暂时性闭经的患者，有数据表明其生育能力始终有障碍，并且该人群中绝经的平均年龄较小[35]。关于特定化疗方案对月经功能影响的研究总结于表 6.2[36]。

包括烷化剂的化疗方案（主要是环磷酰胺治疗乳腺癌）导致闭经的概率很高，40 岁以上的女性患者中有 61%～97% 发生闭经，40 岁以下患者中有 18%～61% 发生闭经[33]。年纪稍大的患者更快会发生闭经，并且很可能是不可逆的。较高剂量的环磷酰胺对患者的月经功能有更大的影响。对未绝经女性患者开展的一项研究对比了采用环磷酰胺（130 mg/m^2）治疗和口服环磷酰胺、甲氨蝶呤、氟尿嘧啶联合治疗 12 个疗程（CMF，环磷酰胺剂量 80 mg/m^2），结果显示女性患者的闭经率分别为 70% 和 63%[36]。

蒽环类药物已被越来越多地应用于乳腺癌的辅助治疗中，研究表明，3～6 个月的基于蒽环类药物的治疗效果等同或优于 CMF 治疗[37]。尽管一些研究声称利用 CMF 治疗导致患者闭经的概率更大，但由于试验剂量的个体化和疗程数的差异，直接对比其实是比较困难的。另一试验对患者进行了 6 个疗程的 CMF 治疗或 CEF 治疗（环磷酰胺、表柔比星、氟尿嘧啶），结果显示用 CEF 治疗的患者有较高的闭经率[38]。与之相反，有其他研究结果表明蒽环类药物对患者卵巢功能的影响更小[39-41]。这些研究的差异化可能部分源于在 CMF 治疗方案中使用的环磷酰胺的累积剂量较高。由于蒽环类药物的作用，患者的年龄与闭经率和闭经持续时间有紧密联系。在 M. D. 安德森肿瘤治疗中心完成的三项前瞻性研究中，将多柔比星对三组不同年龄段患者的影响进行比较，第一组受试者的年龄为40～49 岁，第二组受试者的年龄为 30～39 岁，第三组受试者的年龄为 30 岁以下。三组患者闭经率分别为 96%、33% 和 0。另外，大多数 40 岁以上的患者在试验后永久闭经，而 40 岁以下的患者中，有超过一半的患者恢复了月经[42]。另一项针对 249 名患者的表柔比星化疗研究得到了相似的闭经率[43]。

紫杉醇被证实能够改善淋巴结阳性乳腺癌患者辅助治疗后的生存率，并且该药

表 6.2　常见乳腺癌化疗方案治疗后的闭经率

化疗方案	疗程	年轻[a] 患者闭经率	年老[a] 患者闭经率
CMF（环磷酰胺、甲氨蝶呤、氟尿嘧啶）	3～12	18%～65%	74%～97%
蒽环类和烷化剂（通常为多柔比星与环磷酰胺）	不定	32%～46%	73%～100%
蒽环类加紫杉醇序贯治疗（多柔比星或表柔比星＋环磷酰胺，继以紫杉醇或多西他赛）	4 个疗程 AC/EC →4 个疗程紫杉醇	6%～46%	35%～86%

Adapted from Walshe et al.[36]

[a]尽管在一些研究中 40 岁时确诊的患者被归入“年轻患者”，而在另一些研究中则被归入“年老患者”，但大多数研究以 40 岁作为年轻/年老绝经前患者的分界线

被越来越多地应用于高风险淋巴结阴性患者，尤其是年轻女性，因为年轻是肿瘤复发的一个显著危险因素。紫杉醇对月经的影响很难评价，因为该类药物常与蒽环类为基础的化疗序贯或联合使用。尽管有些小型试验的结果与上述结论较为相似，即紫杉醇联合蒽环类化疗可以减少闭经的发生，但是大多数试验结果显示接受这两类药物治疗的患者闭经率更高[33]。例如，在BCIRG-001的研究中，有1491名患者随机接受多西他赛、多柔比星和环磷酰胺治疗（TAC）或氟尿嘧啶、多柔比星和环磷酰胺治疗（FAC），结果显示这两组受试者比接受紫杉醇治疗的受试者闭经率要高10%。另外一项小型调查研究也曾比较不同治疗方案中受试者闭经率的差异，其中第一组接受4个疗程的多柔比星和环磷酰胺治疗（AC），另一组在紫杉醇治疗后再进行AC治疗，结果显示这两类受试者的闭经率大于只接受紫杉醇治疗者[44]。就对月经的影响而言，多西他赛治疗和紫杉醇治疗的对比分析数据有限，一项观察性研究表明前者的治疗在初始阶段有更高的闭经率，但是在治疗3年后，两者导致闭经的概率相当[40]。有趣的是，在此试验中仅接受AC治疗或同时接受紫杉醇治疗的受试者与接受CMF治疗的受试者相比，起初会有较高的闭经率，但是再接受基于蒽环类药物的化疗方案之后，月经功能能够得到明显的恢复。而CMF治疗后的部分患者不再有正常月经，提示CMF治疗方案对卵巢的不利影响更加持久。

内分泌治疗与生育功能

大约60%的绝经前患者患有激素受体阳性乳腺癌，其中最常见的治疗是内分泌疗法，可单独使用或与化疗联合。对于绝经前女性，激素疗法的主要方法是使用为期5年的他莫昔芬治疗，该方法已被证实可以改善复发率和总体生存率[37]。在一项研究中，接受化疗的受试者随机接受使用或不使用他莫昔芬治疗，结果显示无论采用何种方案化疗[40]，只要使用了他莫昔芬药物治疗，在1～2年内月经来潮的可能性降低，还有患者会出现月经不调。如前所述，他莫昔芬药物治疗可使胎儿畸形，妊娠期不宜使用。绝经前患者应考虑GnRH治疗。一些数据显示，当联合或替代他莫昔芬治疗和（或）化疗时，GnRH可以改善治疗效果[37]。人们普遍认为只采用化疗会影响生育功能，但需注意的是，激素治疗本身需要花几年时间才见成效，这也会影响到女性生育。目前尚无随机试验研究激素治疗对妊娠结局的影响[45]。由于数据的缺乏，许多具有妊娠意愿的激素受体阳性乳腺癌患者以及其治疗医生会对此问题非常纠结：为了成功受孕可否缩短内分泌治疗时间或者暂停内分泌治疗？

乳腺癌患者保存生育功能

目前乳腺癌患者经过治疗后有较高的生存率，这是不争的事实，但是现在人们越来越关注生存者的生活质量，同时，接受治疗的年轻乳腺癌患者的生育力保存是一个关键问题。美国临床肿瘤协会的指南中建议，对于有生育意愿的患者应该保存其生育功能[46]。研究表明，尽管肿瘤幸存者可以通过第三方生育（如配子捐赠和收养）的方式成为孩子的父母，但是大多数幸存者更倾向于自己繁殖后代[47]。在患有乳腺癌的女性中，是否有机会生育取决于患者的年龄、治疗方案、是否有配偶以及开始肿瘤治疗前是否有足够的时间。

胚胎冷冻保存

至今，胚胎冷冻保存仍被认为是保存

生育力较为有效的方法。对于不孕患者来说，体外受精之后存储剩余胚胎是常规做法。解冻之后胚胎的生存率为 35%～90%，成功着床率为 35%～90%。如果存储多个胚胎，累积妊娠率可高于 60%[48]。这些方法需要男性配偶或者捐精志愿者的帮助和配合。一般情况下，从月经第一天起，患者每日注射卵泡刺激素（FSH）进行卵巢刺激，卵泡发育程度通过持续超声和血液检测监控。在适当的时候，应用人绒毛膜促性腺激素刺激排卵，在阴道超声引导下取卵，然后卵母细胞在体外受精并冻存。在激素受体阳性乳腺癌患者（大多数乳腺癌女性患者均为此类型）中，使用内分泌药物刺激排卵对乳腺癌预后可能有不良影响。可以尝试无卵巢刺激的卵母细胞收集，但是胚胎产量非常低。其他激素刺激方法（如来曲唑或他莫昔芬与 FSH 同时使用）已经得到尝试，似乎并不会增加肿瘤复发率[49]。即使是激素受体阴性乳腺癌患者，对癌症治疗延迟开始的担忧也会限制这种方法的可行性。因为卵巢刺激在月经第 1 天即开始并持续 2 周，化疗和其他拯救生命的治疗可能会被延误。虽然数据表明自然妊娠时激素水平不会对乳腺癌预后产生不利影响，但目前尚无试验研究胚胎着床后支持妊娠的激素使用的安全性（如大剂量使用孕酮）。有研究关注了在诊断和治疗后妊娠的乳腺癌患者的生存率，其中仅有小部分患者是借助辅助生殖技术妊娠[50]。

卵母细胞的冷冻保存

如果患者暂无配偶，那么未受精的卵母细胞冷冻保存是一个可选的方法。卵巢刺激和取卵过程与胚胎冷冻保存过程一致，只是被封存的未受精的卵母细胞随后需要解冻并在体外受精，因此这种技术与开展时机、化疗延迟的可能、激素暴露等问题有关。非常不幸的是，卵母细胞冷冻在技术上比胚胎冷冻保存更加复杂，并且未受精的卵母细胞在冷冻保存过程中更易损坏，因此，总体受孕成功率可能更低[51]。

卵巢组织的冷冻保存

卵巢组织冷冻保存的过程涉及卵巢皮质组织的冻结，卵巢皮质包含丰富的原始卵泡。该试验性方法既不需要捐精者/配偶，也不需要卵巢刺激。2000 年报道了第一例卵巢移植[52]，从那时起开始有通过该方法成功妊娠的案例[53-55]。腹腔镜下进行卵巢组织采集（该过程需要全身麻醉）并且将其冷冻，以后可进行解冻和再植入，可原位植入（在骨盆），亦可异位植入（在前臂或腹部皮下组织），已有研究报道上述两种方法均可恢复卵巢功能。虽然冷冻保存技术非常有效，但大量的卵泡在重新移植时缺血死亡，所以通常保留整个卵巢皮质。

有假说关注了转移性癌细胞同时种植的潜在风险。但事实上，在无全身性疾病的乳腺癌患者中，卵巢转移的可能性非常低。在有限的文献报道中，尚无卵巢移植后肿瘤复发的案例[46]。

供卵和代孕

有些患者不能在肿瘤治疗前进行卵母细胞或者胚胎冷冻保存，尤其是那些卵巢储备较低或者过早绝经的患者，使用捐赠卵子进行体外受精是一种选择。该方法使用新鲜卵子而非冷冻卵子，故具有较高的成功率。在有合适的卵子捐赠者时，每例胚胎移植的成功率可超过 60%[56]。对于那些有高复发风险的患者，或长期使用他莫昔芬或芳香酶抑制剂的患者，代孕可能是较为可行的方式。

化疗期间保存生育力的尝试：抑制卵巢功能

尽管存在争议，但在化疗期间用 GnRH 激动剂抑制卵巢功能是保护卵巢功能的有效方法。一项小型研究对 54 例患者进行回顾性分析，结果表明，因霍奇金淋巴瘤和非霍奇金淋巴瘤而接受化疗的患者使用 GnRH 激动剂对保护卵巢功能有益[57]，与过去对比，使用 GnRH 激动剂的患者月经恢复率分别为 93.7%和 37%。在第二项研究中，接受 GnRH 激动剂化疗（$n=62$）的患者与回顾性对照组（$n=55$）相比，前者恢复排卵与月经的比例明显高于后者[58]。在该方案的首个前瞻性随机试验中，17 名女性被随机分为两组，在化疗前及化疗中使用布舍瑞林或空白对照。治疗后 3 年，治疗组中有 4 名患者闭经（$n=8$），对照组中有 6 名患者闭经（$n=9$）。一项最新的随机研究共纳入 80 名接受化疗的乳腺癌患者，这些患者被随机分为两组，在化疗前及化疗中加入 GnRH 激动剂或空白对照。结果表明，前者可明显提高月经恢复率（89.6% *vs.* 33.3%）和自发排卵率（69.2% *vs.* 29.6%）[59]。虽然结果显著，但需要进一步确认。目前美国西南肿瘤研究组（the Southwest Oncology Group，SWOG）正在进行 SWOG S0230 随机试验，该试验共纳入 458 名激素受体阴性乳腺癌患者，以评价 GnRH 激动剂的卵巢保护作用[46]。

乳腺癌患者的避孕情况

众所周知，乳腺癌化疗和激素治疗确定或可能具有致畸作用，因此在积极治疗乳腺癌期间应避免妊娠。虽然目前没有相关的研究证据涉及该问题，但激素避孕药一般被视为禁忌，特别是雌激素和孕激素受体阳性的肿瘤患者更应注意[60]。最近一些小型试验研究了左炔诺孕酮宫内节育系统（曼月乐）的使用，其可提高局部孕激素剂量而不增高全身孕激素剂量，从而有效避孕。对使用他莫昔芬的患者，曼月乐也可降低子宫内膜病变的风险[61]。但是，关于曼月乐对肿瘤发病率和复发率的影响，目前研究甚少。一项队列研究的亚组分析结果表明，患者在确诊乳腺癌时正在使用曼月乐，并在诊断后继续使用，其复发率有增长的趋势，而乳腺癌诊断后再放置曼月乐对患者的影响并不大[62]。尽管缺乏有力的数据，但对于早期诊断为乳腺癌的患者，非激素避孕是目前的标准疗法。

乳腺癌患者的妊娠情况

基于有限的回顾性分析结果，妊娠似乎并不会威胁到有乳腺癌病史的患者的生存，并且也不会对胎儿产生影响[63]。诊断为癌症的育龄女性的妊娠率与正常育龄女性相比低 50%[64]。国际乳腺癌研究组进行的一项回顾性研究描述了 94 名诊断乳腺癌之后妊娠的患者[65]。其中 17%在确诊后的一年内妊娠，24%在确诊后 1～2 年内妊娠，23%在确诊后的 2～3 年内妊娠，另外还有 31%的人群在确诊后的 3 年及以上妊娠。这项研究还比较了这些患者和 188 名匹配的对照患者的预后情况，发现这些妊娠的患者比对照组具有更高的生存率，尽管这一差异存在偏倚（预后良好和全身状况较好的患者更可能受孕和生育）。在任何情况下，这些研究都没有充足的证据表明后续妊娠对生存率有不利影响，特别是在癌症和妊娠有一段时间间隔时[50,65-68]。一些医生建议最好能够在确诊几年后再妊娠，一方面可以等身体痊愈，另一方可以观察有无肿瘤早期复发，二者都可能影响是否要孩子的决定[50,69]。最近一项研究评估了诊断到妊娠的时间窗口对妊娠和疾病预后的影响。结果显示，确诊两年以后妊娠的患者与未妊娠的患者相比，较为明显地改善了生存率；另外，确诊后 6～24 个月妊娠的患者生存率也有改善的趋势，尽管差异并无统计学意义[50]。考虑到这些结果，加上随着年龄的增长生育率明显下降，作者建议局部疾病患者并不一定要等到 6 个月以后才去妊娠。

乳腺癌复发的风险和时间与许多因素有关，包括诊断时肿瘤的阶段、淋巴结状况、肿瘤分级和激素受体状态。值得注意的是，激素受体阴性肿瘤在确诊后的 2 年内复发的风险最大，随后风险会显著降低[70]。激素受体阳性肿瘤的复发风险相对稳定，其复发率在确诊后 1～2 年内几乎是恒定的，然后逐年轻微下降，但在 5～12 年内基本保持不变。因为年轻的女性更有可能罹患激素受体阴性肿瘤，因此在决定是否生育时一定要考虑到这些风险。对于激素受体阳性疾病，值得注意的是，绝经前女性的辅助内分泌治疗的推荐持续时间为 5 年，若此时决定受孕，只有停止内分泌治疗。因此，何时尝试受孕的决定具有个性化差异。

乳腺癌患者的哺乳期

观察数据表明，乳腺癌确诊后进行母乳喂养不会影响预后，并且没有数据表明母乳喂养会对孩子产生任何健康风险[71]。采取保乳手术治疗的患者需要对患侧乳房进行放疗，这将降低该侧乳房母乳喂养的可能性。在一项小型研究中，13 名孕妇中有 11 名乳腺癌患者，有 4 名可以使用患侧乳房成功哺乳，其中 1 名患者在治疗后 4 个月还能使用患侧乳房进行母乳喂养[72]。从治疗到哺乳的时间间隔似乎并未对成功哺乳产生影响，但环乳晕的切口会对母乳喂养能力产生负面影响。

总结

乳腺癌是女性的常见疾病，经常影响绝经前女性。妊娠期乳腺癌比较罕见，同时也会导致特殊问题，即在不危及胎儿的情况下确保适当治疗。此外，随着平均生育年龄的增加，确诊后的生育问题和乳腺癌的治疗之间更加具有相关性。对于患者和医务人员来说，这都是显著挑战。治疗乳腺癌的方法，特别是化疗，会对生育力产生永久影响。虽然胚胎冷冻保存、卵母细胞冷冻保存、卵巢组织冷冻都是增加乳腺癌患者未来生育可能的方案，但激素应用及所需时间往往限制了患者寻求生育力保存的可行性。目前仍需要更多的研究，以确定哪些方法可以成功地帮助和保存那些接受乳腺癌治疗且有生育意愿的患者的生育功能。

参考文献

1. **Jemal A, Siegel R, Xu J** and **Ward E**. Cancer statistics. *CA Cancer J Clin* 2010; **60**(5): 277–300.
2. **Horner MJ, Ries LAG, Krapcho M** *et al.* (eds.). *SEER Cancer Statistics Review 1975–2006*. Bethesda MD: National Cancer Institute. http://seer.cancer.gov/csr/1975_2006/.
3. **Brinton LA, Sherman ME, Carreon JD** and **Anderson WF**. Recent trends in breast cancer among younger women in the United States. *J Natl Cancer Inst* 2008; **100**(22): 1643–8.
4. **Fredholm H, Eaker S, Frisell J** *et al.* Breast cancer in young women: poor survival despite intensive treatment. *PLoS One* 2009; **4**(11): e7695.
5. **Collaborative Group on Hormonal Factors in Breast Cancer**. Familial breast cancer: collaborative reanalysis of individual data from 52 epidemiological studies including 58,209 women with breast cancer and 101,986 women without the disease. *Lancet* 2001; **358**(9291): 1389–99.
6. **Lindor NM, McMaster ML, Lindor CJ** and **Greene MH**. *Concise Handbook of Familial Cancer Susceptibility Syndromes*, 2nd edn. New York: Oxford University Press, 2008.
7. **Antoniou A, Pharoah PD, Narod S** *et al.* Average risks

of breast and ovarian cancer associated with BRCA1 or BRCA2 mutations detected in case series unselected for family history: a combined analysis of 22 studies. *Am J Hum Genet* 2003; **72**(5): 1117–30.

8. **Liu Q, Wuu J, Lambe M** *et al.* Transient increase in breast cancer risk after giving birth: postpartum period with the highest risk (Sweden). *Cancer Causes Control* 2002; **13**(4): 299–305.
9. **Lambe M, Hsieh C, Trichopoulos D** *et al.* Transient increase in the risk of breast cancer after giving birth. *N Engl J Med* 1994; **331**(1): 5–9.
10. **Albrektsen G, Heuch I, Thoresen S** and **Kvale G.** Family history of breast cancer and short-term effects of childbirths on breast cancer risk. *Int J Cancer* 2006; **119**(6): 1468–74.
11. **Lyons TR, Schedin PJ** and **Borges VF.** Pregnancy and breast cancer: when they collide. *J Mammary Gland Biol Neoplasia* 2009; **14**(2): 87–98.
12. **Ives AD, Saunders CM** and **Semmens JB.** The Western Australian gestational breast cancer project: a population-based study of the incidence, management and outcomes. *Breast* 2005; **14**(4): 276–82.
13. **Woo JC, Yu T** and **Hurd TC.** Breast cancer in pregnancy: a literature review. *Arch Surg* 2003; **138**(1): 91–8, discussion 9.
14. **Van Calsteren K, Heyns L, De Smet F** *et al.* Cancer during pregnancy: an analysis of 215 patients emphasizing the obstetrical and the neonatal outcomes. *J Clin Oncol* 2010; **28**(18): e302–4.
15. **Loibl S, von Minckwitz G, Gwyn K** *et al.* Breast carcinoma during pregnancy. International recommendations from an expert meeting. *Cancer* 2006; **106**(2): 237–46.
16. **Molckovsky A** and **Madarnas Y.** Breast cancer in pregnancy: a literature review. *Breast Cancer Res Treat* 2008; **108**(3): 333–8.
17. **Eedarapalli P** and **Jain S.** Breast cancer in pregnancy. *J Obstet Gynaecol* 2006; **26**(1): 1–4.
18. **Berry DL, Theriault RL, Holmes FA** *et al.* Management of breast cancer during pregnancy using a standardized protocol. *J Clin Oncol* 1999; 17(3): 855–61.
19. **Ring AE, Smith IE, Jones A, Shannon C, Galani E** and **Ellis PA.** Chemotherapy for breast cancer during pregnancy: an 18-year experience from five London teaching hospitals. *J Clin Oncol* 2005; **23**(18): 4192–7.
20. **De Santis M, Lucchese A, De Carolis S, Ferrazani S** and **Caruso A.** Metastatic breast cancer in pregnancy: first case of chemotherapy with docetaxel. *Eur J Cancer Care (Engl)* 2000; **9**(4): 235–7.
21. **Gonzalez-Angulo AM, Walters RS, Carpenter RJ** Jr. *et al.* Paclitaxel chemotherapy in a pregnant patient with bilateral breast cancer. *Clin Breast Cancer* 2004; **5**(4): 317–19.
22. **Nieto Y, Santisteban M, Aramendia JM, Fernandez-Hidalgo O, Garcia-Manero M** and **Lopez G.** Docetaxel administered during pregnancy for inflammatory breast carcinoma. *Clin Breast Cancer* 2006; **6**(6): 533–4.
23. **Maccio A, Madeddu C, Chessa P, Mantovani G** and **Galanello R.** Use of erythropoiesis stimulating agents for the treatment of anaemia and related fatigue in a pregnant woman with HbH disease. *Br J Haematol* 2009; **146**(3): 335–7.
24. **Scarpellini F** and **Sbracia M.** Use of granulocyte colony-stimulating factor for the treatment of unexplained recurrent miscarriage: a randomised controlled trial. *Hum Reprod* 2009; **24**(11): 2703–8.
25. **Fanale MA, Uyei AR, Theriault RL, Adam K** and **Thompson RA.** Treatment of metastatic breast cancer with trastuzumab and vinorelbine during pregnancy. *Clin Breast Cancer* 2005; **6**(4): 354–6.
26. **Pant S, Landon MB, Blumenfeld M, Farrar W** and **Shapiro CL.** Treatment of breast cancer with trastuzumab during pregnancy. *J Clin Oncol* 2008; **26**(9): 1567–9.
27. **Watson WJ.** Herceptin (trastuzumab) therapy during pregnancy: association with reversible anhydramnios. *Obstet Gynecol* 2005; **105**(3): 642–3.
28. **Isaacs RJ, Hunter W** and **Clark K.** Tamoxifen as systemic treatment of advanced breast cancer during pregnancy–case report and literature review. *Gynecol Oncol* 2001; **80**(3): 405–8.
29. **Oksuzoglu B** and **Guler N.** An infertile patient with breast cancer who delivered a healthy child under adjuvant tamoxifen therapy. *Eur J Obstet Gynecol Reprod Biol* 2002; **104**(1): 79.
30. **Tiboni GM.** Aromatase inhibitors and teratogenesis. *Fertil Steril* 2004; **81**(4): 1158–9, author reply 9.
31. **Taskin O, Gokdeniz R, Atmaca R** and **Burak F.** Normal pregnancy outcome after inadvertent exposure to long-acting gonadotrophin-releasing hormone agonist in early pregnancy. *Hum Reprod* 1999; **14**(5): 1368–71.
32. **Axelrod D, Smith J, Kornreich D** *et al.* Breast cancer in young women. *J Am Coll Surg* 2008; **206**(3): 1193–203.
33. **Walshe JM, Dendulari N** and **Swain SM.** Amenorrhea in premenopausal women after adjuvant chemotherapy for breast cancer. *J Clin Oncol* 2006; **24**(36): 5769–79.
34. **Himelstein-Braw R, Peters H** and **Faber M.** Morphological study of the ovaries of leukaemic children. *Br J Cancer* 1978; **38**(1): 82–7.
35. **Partridge A, Gelber S, Gelber RD, Castiglione-Gertsch M, Goldhirsch A** and **Winer E.** Age of menopause among women who remain premenopausal following treatment for early breast cancer: long-term results from International Breast Cancer Study Group Trials V and VI. *Eur J Cancer* 2007; **43**(11): 1646–53.
36. **Brincker H, Rose C, Rank F** *et al.* Evidence of a castration-mediated effect of adjuvant cytotoxic chemotherapy in premenopausal breast cancer. *J Clin Oncol* 1987; **5**(11): 1771–8.
37. **Early Breast Cancer Trialists' Collaborative Group.** Effects of chemotherapy and hormonal therapy for early breast cancer on recurrence and 15-year survival: an overview of the randomised trials. *Lancet* 2005; **365**(9472): 1687–717.

38. **Parulekar WR, Day AG, Ottaway JA** *et al.* Incidence and prognostic impact of amenorrhea during adjuvant therapy in high-risk premenopausal breast cancer: analysis of a National Cancer Institute of Canada Clinical Trials Group Study – NCIC CTG MA.5. *J Clin Oncol* 2005; **23**(25): 6002–8.

39. **Goodwin PJ, Ennis M, Pritchard KI, Trudeau M** and **Hood N**. Risk of menopause during the first year after breast cancer diagnosis. *J Clin Oncol* 1999; **17**(8): 2365–70.

40. **Petrek JA, Naughton MJ, Case LD** *et al.* Incidence, time course, and determinants of menstrual bleeding after breast cancer treatment: a prospective study. *J Clin Oncol* 2006; **24**(7): 1045–51.

41. **Cobleigh M, Bines J, Harris D** *et al.* Amenorrhea following adjuvant chemotherapy for breast cancer. *Proc Am Soc Clin Oncol* 1995; **14**(115): 158 [Abstr.].

42. **Hortobagyi GN, Buzdar A, Marcus CE** *et al.* *Immediate and Long-Term Toxicity of Adjuvant Chemotherapy Regimens Containing Doxorubicin in Trials at MD Anderson Hospital and Tumor Institute.* Bethesda MD: NCI Monographs, 1986: pp. 105–9.

43. **Luporsi E**. The effects of breast cancer chemotherapy on menstrual function. *Proc Am Soc Clin Oncol* 1998; **17**(155A): 595 [Abstr.].

44. **Tham YL, Sexton K, Weiss H, Elledge R, Friedman LC** and **Kramer R**. The rates of chemotherapy-induced amenorrhea in patients treated with adjuvant doxorubicin and cyclophosphamide followed by a taxane. *Am J Clin Oncol* 2007; **30**(2): 126–32.

45. **Koczwara B**. Addressing fertility needs of breast cancer patients: oncology perspective. *Expert Rev Anticancer Ther* 2008; **8**(8): 1323–30.

46. **Lee SJ, Schover LR, Partridge AH** *et al.* American Society of Clinical Oncology recommendations on fertility preservation in cancer patients. *J Clin Oncol* 2006; **24**(18): 2917–31.

47. **Dow KH**. Having children after breast cancer. *Cancer Pract* 1994; **2**(6): 407–13.

48. **Seli E** and **Tangir J**. Fertility preservation options for female patients with malignancies. *Curr Opin Obstet Gynecol* 2005; **17**(3): 299–308.

49. **Oktay K, Buyuk E, Libertella N, Akar M** and **Rosenwaks Z**. Fertility preservation in breast cancer patients: a prospective controlled comparison of ovarian stimulation with tamoxifen and letrozole for embryo cryopreservation. *J Clin Oncol* 2005; **23**(19): 4347–53.

50. **Ives A, Saunders C, Bulsara M** and **Semmens J**. Pregnancy after breast cancer: population based study. *BMJ* 2007; **334**(7586): 194.

51. **Oktay K, Cil AP** and **Bang H**. Efficiency of oocyte cryopreservation: a meta-analysis. *Fertil Steril* 2006; **86**(1): 70–80.

52. **Oktay K** and **Karlikaya G**. Ovarian function after transplantation of frozen, banked autologous ovarian tissue. *N Engl J Med* 2000; **342**(25): 1919.

53. **Donnez J, Dolmans MM, Demylle D** *et al.* Livebirth after orthotopic transplantation of cryopreserved ovarian tissue. *Lancet* 2004; **364**(9443): 1405–10.

54. **Meirow D, Levron J, Eldar-Geva T** *et al.* Pregnancy after transplantation of cryopreserved ovarian tissue in a patient with ovarian failure after chemotherapy. *N Engl J Med* 2005; **353**(3): 318–21.

55. **Silber SJ, Lenahan KM, Levine DJ** *et al.* Ovarian transplantation between monozygotic twins discordant for premature ovarian failure. *N Engl J Med* 2005; **353**(1): 58–63.

56. **Sonmezer M** and **Oktay K**. Fertility preservation in young women undergoing breast cancer therapy. *Oncologist* 2006; **11**(5): 422–34.

57. **Blumenfeld Z, Avivi I, Linn S, Epelbaum R, Ben-Shahar M** and **Haim N**. Prevention of irreversible chemotherapy-induced ovarian damage in young women with lymphoma by a gonadotrophin-releasing hormone agonist in parallel to chemotherapy. *Hum Reprod* 1996; **11**(8): 1620–6.

58. **Blumenfeld Z**. Ovarian rescue/protection from chemotherapeutic agents. *J Soc Gynecol Investig* 2001; **8**(1 Suppl): S60–4.

59. **Badawy A, Elnashar A, El-Ashry M** and **Shahat M**. Gonadotropin-releasing hormone agonists for prevention of chemotherapy-induced ovarian damage: prospective randomized study. *Fertil Steril* 2009; **91**(3): 694–7.

60. **Hickey M, Peate M, Saunders CM** and **Friedlander M**. Breast cancer in young women and its impact on reproductive function. *Hum Reprod Update* 2009; **15**(3): 323–39.

61. **Chan SS, Tam WH, Yeo W** *et al.* A randomised controlled trial of prophylactic levonorgestrel intrauterine system in tamoxifen-treated women. *BJOG* 2007; **114**(12): 1510–15.

62. **Trinh XB, Tjalma WA, Makar AP, Buytaert G, Weyler J** and **van Dam PA**. Use of the levonorgestrel-releasing intrauterine system in breast cancer patients. *Fertil Steril* 2008; **90**(1): 17–22.

63. **Malamos NA, Stathopoulos GP, Keramopoulos A, Papadiamantis J** and **Vassilaros S**. Pregnancy and offspring after the appearance of breast cancer. *Oncology* 1996; **53**(6): 471–5.

64. **Cvancarova M, Samuelsen SO, Magelssen H**, and **Fossa SD**. Reproduction rates after cancer treatment: experience from the Norwegian radium hospital. *J Clin Oncol* 2009; **27**(3): 334–43.

65. **Gelber S, Coates AS, Goldhirsch A** *et al.* Effect of pregnancy on overall survival after the diagnosis of early-stage breast cancer. *J Clin Oncol* 2001; **19**(6): 1671–5.

66. **Kroman N, Jensen MB, Melbye M, Wohlfahrt J** and **Mouridsen HT**. Should women be advised against pregnancy after breast-cancer treatment? *Lancet* 1997; **350**(9074): 319–22.

67. **Blakely LJ, Buzdar AU, Lozada JA** *et al.* Effects of pregnancy after treatment for breast carcinoma on survival and risk of recurrence. *Cancer* 2004; **100**(3): 465–9.

68. **Maltaris T, Weigel M, Mueller A** *et al.* Cancer and

fertility preservation: fertility preservation in breast cancer patients. *Breast Cancer Res* 2008; **10**(2): 206.

69. **Petrek JA**. Pregnancy safety after breast cancer. *Cancer* 1994; 74(1 Suppl): 528–31.

70. **Saphner T, Tormey DC and Gray R**. Annual hazard rates of recurrence for breast cancer after primary therapy. *J Clin Oncol* 1996; **14**(10): 2738–46.

71. **Helewa M, Levesque P, Provencher D, Lea RH, Rosolowich V and Shapiro HM**. Breast cancer, pregnancy, and breastfeeding. *J Obstet Gynaecol Can* 2002; 24(2): 164–80, quiz 181–4.

72. **Higgins S and Haffty BG**. Pregnancy and lactation after breast-conserving therapy for early stage breast cancer. *Cancer* 1994; 73(8): 2175–80.

第 7 章 儿科癌症治疗和生育力

Pinki K. Prasad，Jill Simmons and Debra Friedman 著
朱毓纯 译 薛晴 审校

背景

在美国目前约有 270 000 名罹患癌症后存活的儿童[1]。所有儿童癌症的 5 年存活率约为 80%[2]，但是存活往往是付出代价的。放化疗有可能会影响以后的生育力。性腺切除或辅助治疗对生殖细胞的损伤会导致不孕、不育或生育力下降。放疗或化疗对性腺的影响取决于患者的性别、治疗时的年龄、放疗的剂量和分次给药方案、化疗的总剂量和种类[3-4]。本章将回顾儿科癌症的治疗和对生育力的影响。

放疗和化疗对卵巢的影响

正常生理和生育的潜力

卵巢的皮质含有卵母细胞，也是女性产生激素的地方。女性的卵母细胞在胎儿期就已停止发育，因此在出生时其卵母细胞的数量是固定的（出生时约 200 万，青春期时约剩余 30 万）[5]。卵母细胞成熟的正常生理是从子宫开始的，由促性腺激素诱发并持续发生。青春期时，促性腺激素依赖的周期启动，卵泡刺激素刺激卵泡生长，卵泡细胞（颗粒细胞）增殖。随后黄体生成素诱发排卵，使受精成为可能[6]。正常的绝经前卵巢包含有退化的卵子和各个不同成熟阶段的卵泡。一个正常的妇女整个生育期会排 300～500 个成熟卵。

由于女性的卵母细胞是不能再生的，因此对于损伤很敏感[7]。如果放疗、化疗或正常的衰老使卵母细胞耗竭，卵巢就会闭锁[6]。烷化剂是导致性腺损伤最常见的化疗药物，这类药物并非细胞周期特异性，因此其细胞毒性作用不依赖于细胞增殖，但是分裂过程中的细胞更易损伤[8-9]。上述过程会引起停经、雌激素产生停止和绝经。卵巢产生的激素对其他器官和机体功能有重要的生理作用，包括刺激性欲产生、乳房和阴道的成熟和功能、骨骼矿化和心血管系统的完整性。

化疗的影响

化疗会导致不孕、卵巢功能早衰、月经紊乱和青春期延迟。化疗对卵巢功能的影响呈药物和剂量依赖性，且可能叠加于盆腹腔放疗结果之上。烷化剂（如环磷酰胺）对静息状态的卵母细胞有剂量依赖而非细胞周期依赖[10]的作用，会影响未发育的卵母细胞以及原始卵泡的前颗粒细胞[11]。由于青春期后的女性剩余卵母细胞较少，因此烷化剂对青春期后的影响比对青春期前的影响大。由于正常的衰老过程伴随着卵泡的耗竭，因此月经紊乱、卵巢衰竭和不孕的风险随着治疗年龄的增大而增加。接受环磷酰胺治疗的成人和青少年相比，出现闭经、卵巢功能早衰的情况更为常见[12-13]。和成人相比，年轻的女性能够耐受更大剂量的烷化剂而不伴有生育力的

损伤[10,14-16]。

在一项评价辅助化疗对女性软组织肉瘤的作用的研究中，作者提到多柔比星、环磷酰胺和大剂量甲氨蝶呤化疗导致20%的患者出现月经不规律，20%出现闭经[17]。其他有卵巢毒性的化疗药物包括丙卡巴肼[18]。表7.1列出了常见的已知有性腺毒性的化疗药物。

卵巢衰竭通常是在一开始出现，随后往往会恢复。Sanders等的研究表明，再生障碍性贫血患者在骨髓移植前接受大剂量的环磷酰胺［50 mg/（kg・d)，共4天]，在移植后均出现了闭经。幸运的是，80%的存活患者在移植后3～42周恢复了正常卵巢功能[19]。Green等研究了接受小剂量环磷酰胺联合用药治疗的非霍奇金淋巴瘤患者的卵巢功能，结果显示所有患者的卵巢功能均正常。但是，接受全腹腔放疗和联合小剂量烷化剂的患者出现了卵巢衰竭[20]。

干细胞移植前的准备性化疗方案有高度性腺毒性。在应用白消安和环磷酰胺后卵巢功能很少能恢复，虽然基于美法仑的方案生殖毒性较低[21]。

除了不孕不育的风险外，儿童期罹患癌症的存活女性也是卵巢功能早衰（早绝经）的高危人群[22]。Byrne等报道，和正常人群相比，儿童期罹患癌症的存活女性在20多岁时发生绝经的风险升高9倍。此研究也关注了在完成化疗时月经正常的患者，其中有42%发生了早绝经（31岁时即出现卵巢衰竭），而正常人群为5%[22]。因此，并不能认为在完成化疗时卵巢功能正常的患者就没有卵巢组织损伤。研究也报道了有30%的青春期应用烷化剂的患者青春期发育受影响[10,23-24]。儿童癌症生存研究表明，儿童期癌症的存活女性非手术原因的早绝经发生率为8%，而其同胞对照组为0.8%[25]。

表7.1　有性腺毒性的化疗药物

丙卡巴肼
环磷酰胺
苯丁酸氮芥
氮芥
美法仑
白消安
亚硝脲类［卡莫司汀（BCNU)、洛莫司汀（CCNU)]
异环磷酰胺
阿糖胞苷
顺铂

放疗的影响

腹腔、盆腔和全身照射（total body irradiation，TBI）会造成卵巢和子宫的损伤。放疗会导致卵巢进展性的不可逆损伤，引起闭经和不孕。卵母细胞对放疗很敏感，且有半数患者在2 Gy剂量时就会有不可逆的损伤[26]。放疗会导致卵泡数量减少、卵泡成熟受损、皮质纤维化和萎缩、包膜再生不良和透明样变。

腹腔放疗后卵巢衰竭的发生率与放疗时的年龄及卵巢接受的剂量相关。青春期前接受放疗的患者和年龄较大的患者相比，卵的数目更多，因此卵巢功能也保留得更多[27-28]。全腹腔放疗会导致严重的卵巢损伤。Wallace等的研究表明，接受2000～3000 cGy腹腔放疗的儿童期癌症女性存活者中，有超过25%在16岁之前发生了早绝经[29]。其他关于儿童期全腹腔放疗和头颅脊柱放疗的研究也显示了类似的结果[30-32]。

所有在肝细胞移植前接受了全腹腔放疗的患者均在治疗后立即出现了闭经[33]。幸运的是，有一部分人恢复了正常的卵巢功能。Sanders等研究了再生障碍性贫血或白血病骨髓移植后的卵巢功能，发现仅有6%的患者恢复正常卵巢功能，结果也表明恢复正常卵巢功能者多为年龄小于25岁的患者[19]。如果全腹腔放疗分次给予，或者是在青春期之前，则恢复正常卵巢功能的可能性更大[21]。

放疗后是否出现卵巢衰竭还和照射的范围相关。一项针对儿童期恶性肿瘤长期存活者卵巢衰竭的研究[34]表明，放疗范围覆盖卵巢的患者中，近 70%出现了卵巢衰竭，而未涉及卵巢者则没有出现卵巢衰竭。如果放疗范围在盆腹腔外，也需要考虑到卵巢衰竭的可能。直接或分散的颅脊柱的放疗也可能会影响卵巢功能[33,35]。表 7.2 显示了不同最小剂量对卵巢的影响[36]。

表 7.2　生育年龄妇女由于恶性或非恶性疾病进行分次卵巢 X 线照射对卵巢功能的影响

最小卵巢照射剂量（Gy）	影响
0.6	无影响
1.5	对大多数年轻女性没有毒性作用，对部分 40 岁以上的妇女有导致不孕的风险
2.5～5.0	不一定。15～40 岁：有 60%出现永久不孕，有些为暂时性闭经。＞40 岁：基本 100%出现永久不孕
5～8	不一定。15～40 岁：有 70%出现永久不孕，其余有些为暂时性闭经
＞8	100%出现永久不孕

Adapted from Ash[36]

放疗和化疗对睾丸的影响

正常生理和生育的潜力

男性的生殖干细胞在出生时就已经存在，但是直到青春期才会发育成能使卵子受精的配子。睾丸由很多支持精子发育的细胞组成，支持细胞为精子细胞提供支持和营养，并且产生糖蛋白激素和抑制素。间质细胞主要负责睾酮的合成[3]。精子产生的过程开始于青春期，并持续一生。青春期前睾丸中的精子细胞会自动降解，维持稳定的更新，直到产生成熟的单倍体。有研究假说认为，在这一稳定更新的过程中，细胞毒性治疗会影响生育力。外科手术、放疗和（或）化疗都会损伤睾丸功能。

化疗的影响

睾丸功能异常是男性化疗最常见的远期副作用之一。由于生殖细胞的分裂率较高，生殖上皮对细胞毒性药物造成的损伤很敏感。和生殖上皮相比，间质细胞对化疗的影响相对耐受[37-39]。但是随着治疗方案中药物性腺毒性的增强，睾酮的浓度会降低，二者临床上可能具有相关性。

和女性相同，高剂量的烷化剂对性腺组织的毒性最大。环磷酰胺的总剂量是影响睾丸损伤严重性的因素之一。接受环磷酰胺累积剂量＞7.5 g/m^2 的尤因肉瘤和软组织肉瘤存活者中，持续性少精子症或无精子症的发生率增加[40]。Blatt 等研究了急性淋巴细胞白血病的存活男童，表明未用环磷酰胺或静脉输注阿糖胞苷的患者睾丸功能正常[41]。丙卡巴肼、环磷酰胺和苯丁酸氮芥会导致超过 90%的病例出现持续的无精子症[42-44]。包括烷化剂和丙卡巴肼的联合化疗会导致睾丸生殖上皮的严重损伤[42,44-46]。

对霍奇金淋巴瘤治疗后的青春期男性和年轻成年男性的研究表明，化疗的方案和剂量都是影响生育力的重要变量[4,44,47]。氮芥、长春新碱、泼尼松和丙卡巴肼联合化疗 6 个周期会导致超过 90%的患者出现无精子症，导致不育[44,47]。但化疗≤3 个周期时，只有 50%发生不育[47]。在一项有关霍奇金淋巴瘤当前治疗方案的研究中，作者发现，接受注射用盐酸多柔比星、博来霉素、长春碱和达卡巴嗪方案的患者中，只有 33％的男性发生不育[4]。欧洲癌症研究和治疗组织的一项研究表明，烷化剂化疗明显增加性腺功能异常的风险，且功能恢复的时间延迟[48]。

含有铂类的化疗方案也会导致持续的无精子症，发生率为 50％[49]。干细胞移植前的预处理，包括大剂量烷化剂和全盆腔照射，会导致超过 50％的患者发生持续性无精子症[50-51]。癌症化疗会降低健康精子的数量。有研究表明，治疗停止后经过足够长的时间，和同年龄的对照组相似，精子 DNA 的完整性会再次建立，恢复需要的时间尚不明确[52]。

放疗的影响

睾丸接受照射之后精子数量会减少。根据剂量的不同，会出现暂时性或永久性的不育症[53]。放疗引起的睾丸损伤的程度和持续时间根据照射的区域和分次剂量的不同而不同。表 7.3 列出了分次放疗对精子生成和支持细胞功能的影响[54]。接受盆腹腔化疗的男性精子生成功能有可能会部分或完全恢复，这取决于睾丸所受损伤的程度。和生殖上皮不同，青春期前的照射比成人期的照射更易引起支持细胞功能的损伤[55]。青春期前的男孩睾丸照射剂量＞20 Gy 就会引起支持细胞功能异常，而性成熟的男性接受 30 Gy 的照射剂量时支持细胞功能仍正常。睾丸接受的电离辐射剂量＜6 Gy 就会导致精子生成异常和精母细胞的改变，恢复的时间取决于剂量大小[54]。剂量＞6 Gy 会摧毁所有干细胞，导致永久性不育[56]。

急性淋巴细胞白血病时如果睾丸复发，则需要直接照射睾丸，大剂量照射（通常为 2400 cGy）会同时导致不育和支持细胞功能损伤[57]。干细胞移植前预处理所采取的全身照射会导致 80％的男性患者出现永久的性腺衰竭[21]。儿童癌症生存研究表明，急性淋巴细胞白血病接受颅脊柱照射后有 20％的儿童出现原始生殖细胞损伤[58]。这项研究表明睾丸有时也会因为身体散射而受到照射。X 线和照射靶器官附近的组织

表 7.3　分次放疗对精子生成和支持细胞功能的影响

睾丸照射剂量（cGy）	对精子生成的影响	对支持细胞功能的影响
＜10	无影响	无影响
10～30	一过性少精子症	无影响
30～50	放疗 4～12 个月以后出现暂时性少精子症，在 48 个月时 100％恢复	无影响
50～100	放疗 3～17 个月以后 100％出现暂时性少精子症，在 8～26 个月时开始恢复	无影响
100～200	放疗 2～9 个月以后 100％出现无精子症，在 11～20 个月时开始恢复	睾酮无变化
200～300	放疗 1～2 个月以后 100％出现无精子症。可能导致永久性无精子症。恢复时间因人而异（通常需数年）	睾酮无变化
1200	永久性无精子症	基础睾酮降低，不需要激素替代治疗来保证出现青春期
2400	永久性无精子症	基础睾酮降低，需要激素替代治疗来保证出现青春期

相互作用时就会出现散射，导致靶器官收到二次 X 线照射[59]。影响散射剂量的因素包括放射区域与靶器官的距离、放射区域的大小和形状、X 线的能量和靶器官的深度。其中距离照射源边缘的距离是最主要的因素。当照射范围涉及盆腔时会出现睾丸受到散射的问题。

治疗后不孕不育的风险

研究表明，将所有儿童期癌症的幸存者作为一个整体进行评价，其生育力是降低的。一项多中心研究表明，罹患过实体恶性肿瘤和霍奇金淋巴瘤的儿童和青少年随访至 5 年，有 15％的患者出现生育能力的下降，男性的问题比女性更多[60]。其他研究发现，儿童期和青春期癌症和骨髓移植幸存者治疗后生育力的下降有一些不同的影响因素。这些因素包括：癌症治疗时年龄较大、治疗方式、治疗的部位和性别[61-65]。

医生需要让儿童和青少年认识到放疗和化疗有一定的风险，有可能会影响将来的生育力。2006 年，美国临床癌症协会建议肿瘤学专家协助处理在生育年龄接受治疗的患者不孕不育的可能性[66]。指南指出，在开始治疗前，肿瘤学专家应和患者讨论生育力保存的策略，或者咨询生殖医学专家。但是什么年龄开始进行生育力保存或什么年龄需要咨询生殖医学专家，目前还没有共识。

生育力的保护

开始治疗前的生育力保存措施男女有别，男性的保存措施往往侵入性更小，更便宜，更有效。

治疗前的女性生育力保存策略

由于生殖内分泌学的发展，女性在接受有潜在毒性的放化疗之前可以采取一些有效措施，以保存或保持生育力。这些措施在本书的其他章节有详细叙述，在此我们将讨论针对儿童期癌症存活者的一些策略。

体外受精和胚胎移植是一项成功且成熟的技术[9]，对于青春期和年轻成年女性来说，这是唯一一个非试验性生育力保存方法。这一方法技术上比较复杂，而且会使癌症开始治疗的时间推后 2～4 周。该技术仅限于有稳定对象的女性患者或者有意愿接受供精的患者。这些因素往往阻碍了青春期女性接受此技术。另外，这一方法需要进行促排卵，这对于雌激素敏感的肿瘤患者是不适用的。

卵巢组织冷冻保存是将正常有功能的卵巢组织切下，冷冻储存，也是青春期前的女孩唯一可选的方案[67]。这项技术目前只在美国某些地区作为试验性方案。该技术包括腹腔镜活检获取原始卵泡。与成熟卵泡相比，未成熟卵泡更小，更能耐受冷冻和解冻[6]。冻存的未成熟卵泡可达数百个，而不需要刺激卵巢和推后癌症的治疗。理想状态下，在治疗结束后，储存的卵巢组织解冻后自体移植回体内。虽然目前有一些零星的病例报道证实其有效性，但人类的此项研究尚处于“婴儿”时期。最近的一篇文章详细描述了此技术应用于成年女性癌症患者并且获得阳性结果的 8 年经验[68-69]。Kim 等报道了 4 例年轻癌症患者，在开始治疗前切除卵巢组织，在完成治疗几年后再将卵巢组织自体异位移植回体内，结果移植的 3 例患者均重新建立了卵巢功能[69]。

治疗过程中的女性生育力保存

对儿童期癌症存活者来说，保存卵巢功能和改善生育力结局最有效的方法是减少烷化剂的使用和剂量，以及减少盆腹腔放疗。研究表明，当使用大剂量放疗时，不管将哪侧卵巢移出照射区域（卵巢固定术），放至髂窝或子宫后方，都有助于保存生育力[70]。重新放置卵巢后，当照射腹主动脉旁淋巴结和股淋巴结时可以受到保护。对于因脑肿瘤接受颅脊柱放疗的年轻女孩和青春期女性，这一措施可能也有帮助。外科医生需要用夹子对异位的卵巢进行标记，以便于拍片时辨认。“倒 Y”区域照射时对盆腔中央进行保护可以避免直接照射，但是散射剂量和传播剂量难以避免[53]。即使卵巢已经移出照射区，在盆腔放疗时仍有 5%～10%的卵巢受到照射[71]。虽然卵巢移位可以使约 85%的患者保留卵巢内分泌功能[72]，但是有一项研究表明，期望妊娠的患者只有 15%实现了愿望[70]。

治疗前的男性生育力保存策略

男性生育力保存最有效、最成熟的方法是通过手淫取出精子进行冷冻[66]。应该在放疗或化疗开始前采集精子。研究表明，霍奇金淋巴瘤、白血病和睾丸癌患者的精子质量可能会受影响[73]。通过体外受精技术可以克服这一问题。单精子卵细胞质内注射可以成功使单精子与卵细胞结合。青春期和年轻男性通过手淫取精可能会遭遇尴尬和知情同意的问题。其他获取精子的方法包括睾丸抽吸、镇静或麻醉后电射精法以及手淫后尿液取样[74-75]。青春期前的男性生育力保存有一定难度。目前，睾丸组织冷冻是一种试验性方法。Ginsberg 等报道了 21 个家庭的青春期前的男孩有新发的恶性肿瘤，其中 76%同意进行睾丸活检冷冻，这些患者没有一例出现任何术后并发症[76]。

治疗过程中的男性生育力保存

精子冷冻是一项标准的措施，应提供给所有新发的、有不育风险的青春期后的男性。在放疗的时候可以应用性腺屏蔽，但只适用于选择性区域照射[66]。Fraass 等报道，性腺区域的屏蔽会在睾丸周围形成杯状屏障，减少睾丸受照射的剂量[45]。根据照射区边缘与睾丸距离的不同，可以使剂量降低 3～10 倍。几乎在所有病例中，测量到的睾丸接受的剂量都小于处方剂量的 1%。因此，如果患者盆腔照射的剂量是 5000 cGy，则睾丸受到的剂量<50 cGy，这可以避免永久性无精子症。

癌症治疗后生育力的新数据

儿童期和青春期癌症幸存者和其兄弟姐妹相比，生育能力是受损的。使用烷化剂后的男性存活者与其兄弟的生育力差别最大（无论是否进行放疗）[51,60,64]。

影响生育力的因素除了没有精子和卵子之外，手术和照射引起的解剖学改变也会影响生育力。进行腹膜后淋巴结清扫的睾丸癌患者有很大一部分出现了逆向射精。女性腹部放疗也会影响子宫的结构。

另一项需要向家属告知的事情是生育力保存的费用。患者和家属需要承担此费用，因为很多保险公司不支付此项费用。Fallat 和 Hutter 报道，2006 年手淫取精后 3 管精子冷冻 3 年的费用大约为 1500 美元[77]。如果采用其他的方法或延长保存期限，则可能需要更多花费[66]。不幸的是，女性生育力保存（包括更多的步骤和麻醉）所需要的费用超过 10 000 美元。

医生的作用

如果患者接受的治疗是有潜在生育力伤害的，则需要细致的处理和知情同意。处理的要点在前文已经讨论，包括性腺保护、生殖细胞储存和辅助生殖。在开始放疗或化疗前，医生务必要将这些信息告诉患者和家属。最近的一项研究表明，不管是儿科肿瘤学专家还是成人肿瘤学专家，在和癌症患者讨论生育力保存问题时都会不自在。Quinn 等报道，医生的不自在源自于以下因素：语言障碍、缺乏生育力保存相关知识和对成功率的不确定，以及感觉到生育力保存的话题会增加压力[78]。有必要对肿瘤学专家进行培训，以消除这些障碍，利于讨论。对于患者能否考虑接受一项措施，医生的鼓励是很重要的因素[77]。肿瘤学专家有义务告知适当年龄的患者，其癌症治疗有可能会永久影响生育力[66]。年龄较小的患儿家长也应当知道真实的预后。对于某项具体的辅助生殖技术，应告知其成功率、费用和有可能尚处于试验阶段。关于对儿童期癌症患者和家长开展生育力保存咨询的建议已经发表。作者建议评价患者是否适合生育力保存需要一个专家团队，包括儿科肿瘤学专家、肿瘤放疗专家、生殖医学专家、伦理学专家和精神卫生学专家[77]。表 7.4 为指南[77]。

表 7.4　患者和家长的生育力保存指南

1	只要有可能，应向男性患者和家属提供精子冷冻
2	对于女性儿童和青少年，讨论现有的生育力保存措施
3	当考虑儿童的生育力保存时，家长需要考虑儿童的意见、有可能采用的操作和这些操作已经成熟还是尚处于试验阶段
4	如果儿童死亡，是否考虑丢弃储存的配子、胚胎和性腺组织也需要依法列出
5	对癌症存活儿童后代的福利问题的考虑不应该是拒绝辅助生殖技术的理由

参考文献

1. **Hollen PJ** and **Hobbie WL.** Establishing comprehensive specialty follow-up clinics for long-term survivors of cancer. Providing systematic physiological and psychosocial support. *Support Care Cancer* 1995; **3**(1): 40–4.
2. **Jemal A, Siegel R, Ward E** *et al.* Cancer statistics, 2009. *CA Cancer J Clin* 2009; **59**(4): 225–49.
3. **Sklar C.** Reproductive physiology and treatment-related loss of sex hormone production. *Med Pediatr Oncol* 1999; **33**(1): 2–8.
4. **Waring AB** and **Wallace WH.** Subfertility following treatment for childhood cancer. *Hosp Med* 2000; **61**(8): 550–7.
5. **Jahnukainen K, Ehmcke J, Soder O** *et al.* Clinical potential and putative risks of fertility preservation in children utilizing gonadal tissue or germline stem cells. *Pediatr Res* 2006; **59**(4): R40–7.
6. **Pfeifer SM** and **Coutifaris C.** Reproductive technologies 1998: options available for the cancer patient. *Med Pediatr Oncol* 1999; **33**(1): 34–40.
7. **Kim JG, Suh CS, Kim SH** *et al.* Insulin-like growth factors (IGFs), IGF-binding proteins (IGFBPs), and IGFBP-3 protease activity in the peritoneal fluid of patients with and without endometriosis. *Fertil Steril* 2000; **73**(5): 996–1000.
8. **Bines J, Oleske DM** and **Cobleigh MA.** Ovarian function in premenopausal women treated with adjuvant chemotherapy for breast cancer. *J Clin Oncol* 1996; **14**(5): 1718–29.
9. **Aubard Y, Piver P, Pech JC** *et al.* Ovarian tissue cryopreservation and gynecologic oncology: a review. *Eur J Obstet Gynecol Reprod Biol* 2001; **97**(1): 5–14.
10. **Nicosia SV, Matus-Ridley M** and **Meadows AT.** Gonadal effects of cancer therapy in girls. *Cancer* 1985; 55(10): 2364–72.
11. **Blumenfeld Z.** Preservation of fertility and ovarian function and minimalization of chemotherapy associated gonadotoxicity and premature ovarian failure: the role of inhibin-A and -B as markers. *Mol Cell Endocrinol* 2002; **187**(1–2): 93–105.
12. **Behringer K, Breuer K, Reineke T** *et al.* Secondary amenorrhea after Hodgkin's lymphoma is influenced by age at treatment, stage of disease, chemotherapy regimen, and the use of oral contraceptives during therapy: a report from the German Hodgkin's Lymphoma Study Group. *J Clin Oncol* 2005; **23**(30): 7555–64.
13. **Horning SJ, Hoppe RT, Breslin S** *et al.* Stanford V and radiotherapy for locally extensive and advanced Hodgkin's disease: mature results of a prospective clinical trial. *J Clin Oncol* 2002; **20**(3): 630–7.
14. **Bath LE, Wallace WH** and **Critchley HO.** Late effects of the treatment of childhood cancer on the female reproductive system and the potential for fertility preservation. *BJOG* 2002; **109**(2): 107–14.
15. **Mayer EI, Dopfer RE, Klingebiel T** *et al.* Longitudinal gonadal function after bone marrow transplantation for acute lymphoblastic leukemia during childhood. *Pediatr Transplant* 1999; **3**(1): 38–44.
16. **Thomson AB, Critchley HO, Kelnar CJ** *et al.* Late reproductive sequelae following treatment of

childhood cancer and options for fertility preservation. *Best Pract Res Clin Endocrinol Metab* 2002; **16**(2): 311–34.

17. **Shamberger RC, Sherins RJ, Ziegler JL** *et al.* Effects of postoperative adjuvant chemotherapy and radiotherapy on ovarian function in women undergoing treatment for soft tissue sarcoma. *J Natl Cancer Inst* 1981; **67**(6): 1213–18.
18. **Clayton PE, Shalet SM, Price DA** *et al.* Ovarian function following chemotherapy for childhood brain tumours. *Med Pediatr Oncol* 1989; **17**(2): 92–6.
19. **Sanders JE, Buckner CD, Thomas ED** *et al.* Allogeneic marrow transplantation for children with juvenile chronic myelogenous leukemia. *Blood* 1988; **71**(4): 1144–6.
20. **Green DM, Yakar D, Brecher ML** *et al.* Ovarian function in adolescent women following successful treatment for non-Hodgkin's lymphoma. *Am J Pediatr Hematol Oncol* 1983; **5**(1): 27–31.
21. **Socie G, Salooja N, Cohen A** *et al.* Nonmalignant late effects after allogeneic stem cell transplantation. *Blood* 2003; **101**(9): 3373–85.
22. **Byrne J, Fears TR, Gail MH** *et al.* Early menopause in long-term survivors of cancer during adolescence. *Am J Obstet Gynecol* 1992; **166**(3): 788–93.
23. **Blumenfeld Z, Dunn E, Avivi I** *et al.* Fertility after treatment for Hodgkin's disease. *Ann Oncol* 2002; **13** (Suppl. 1): 138–47.
24. **Johnston RJ** and **Wallace WH**. Normal ovarian function and assessment of ovarian reserve in the survivor of childhood cancer. *Pediatr Blood Cancer* 2009; **53**(2): 296–302.
25. **Sklar CA, Mertens AC, Mitby P** *et al.* Premature menopause in survivors of childhood cancer: a report from the Childhood Cancer Survivor Study. *J Natl Cancer Inst* 2006; **98**(13): 890–6.
26. **Wallace WH, Thomson AB** and **Kelsey TW**. The radiosensitivity of the human oocyte. *Hum Reprod* 2003; **18**(1): 117–21.
27. **Constine LS**. Late effects of radiation therapy. *Pediatrician* 1991; **18**(1): 37–48.
28. **Wallace WH, Anderson RA** and **Irvine DS**. Fertility preservation for young patients with cancer: who is at risk and what can be offered? *Lancet Oncol* 2005; **6**(4): 209–18.
29. **Wallace WH, Shalet SM, Crowne EC** *et al.* Ovarian failure following abdominal irradiation in childhood: natural history and prognosis. *Clin Oncol (R Coll Radiol)* 1989; **1**(2): 75–9.
30. **Hamre MR, Robison LL, Nesbit ME** *et al.* Effects of radiation on ovarian function in long-term survivors of childhood acute lymphoblastic leukemia: a report from the Childrens Cancer Study Group. *J Clin Oncol* 1987; **5**(11): 1759–65.
31. **Scott JE**. Pubertal development in children treated for nephroblastoma. *J Pediatr Surg* 1981; **16**(2): 122–5.
32. **Wallace WH, Shalet SM, Tetlow LJ** *et al.* Ovarian function following the treatment of childhood acute lymphoblastic leukaemia. *Med Pediatr Oncol* 1993; **21**(5): 333–9.
33. **Wallace WH, Shalet SM, Hendry JH** *et al.* Ovarian failure following abdominal irradiation in childhood: the radiosensitivity of the human oocyte. *Br J Radiol* 1989; **62**(743): 995–8.
34. **Stillman RJ, Schinfeld JS, Schiff I** *et al.* Ovarian failure in long-term survivors of childhood malignancy. *Am J Obstet Gynecol* 1981; **139**(1): 62–6.
35. **Halperin EC**. Concerning the inferior portion of the spinal radiotherapy field for malignancies that disseminate via the cerebrospinal fluid. *Int J Radiat Oncol Biol Phys* 1993; **26**(2): 357–62.
36. **Ash P**. The influence of radiation on fertility in man. *Br J Radiol* 1980. **53**(628): 271–8.
37. **Shalet SM, Tsatsoulis A, Whitehead E** *et al.* Vulnerability of the human Leydig cell to radiation damage is dependent upon age. *J Endocrinol* 1989; **120**(1): 161–5.
38. **Tsatsoulis A, Morris ID, Shalet SM** *et al.* Changes in plasma inhibin levels following pulsatile gonadotrophin-releasing hormone therapy in a man with idiopathic hypogonadotrophic hypogonadism. *Horm Res* 1990; **33**(1): 18–21.
39. **Tsatsoulis A, Shalet SM, Morris ID** *et al.* Immunoactive inhibin as a marker of Sertoli cell function following cytotoxic damage to the human testis. *Horm Res* 1990; **34**(5–6): 254–9.
40. **Meistrich ML, Wilson G, Brown BW** *et al.* Impact of cyclophosphamide on long-term reduction in sperm count in men treated with combination chemotherapy for ewing and soft tissue sarcomas. *Cancer* 1992; **70**(11): 2703–12.
41. **Blatt J, Poplack DG** and **Sherins RS**. Testicular function in boys after chemotherapy for acute lymphoblastic leukemia. *N Engl J Med* 1981; **304**(19): 1121–4.
42. **Chapman RM, Sutcliffe SB** and **Malpas JS**. Male gonadal dysfunction in Hodgkin's disease. A prospective study. *JAMA* 1981; **245**(13): 1323–8.
43. **Chapman RM, Sutcliffe SB, Rees LH** *et al.* Cyclical combination chemotherapy and gonadal function. Retrospective study in males. *Lancet* 1979; **1**(8111): 285–9.
44. **Heikens J, Behrendt H, Adriaanse R** *et al.* Irreversible gonadal damage in male survivors of pediatric Hodgkin's disease. *Cancer* 1996; **78**(9): 2020–4.
45. **Fraass BA, Kinsella TJ, Harrington FS** *et al.* Peripheral dose to the testes: the design and clinical use of a practical and effective gonadal shield. *Int J Radiat Oncol Biol Phys* 1985; **11**(3): 609–15.
46. **Viviani S, Santoro A, Ragni G** *et al.* Gonadal toxicity after combination chemotherapy for Hodgkin's disease. Comparative results of MOPP vs ABVD. *Eur J Cancer Clin Oncol* 1985; **21**(5): 601–5.
47. **da Cunha MF, Meistrich ML, Fuller LM** *et al.* Recovery of spermatogenesis after treatment for Hodgkin's disease: limiting dose of MOPP chemotherapy. *J Clin Oncol* 1984; **2**(6): 571–7.
48. **Van Der Kaaij MA, Heutte N, Le Stang N** *et al.* Gonadal function in males after chemotherapy for early-stage Hodgkin's lymphoma treated in four

subsequent trials by the European Organisation for Research and Treatment of Cancer: EORTC Lymphoma Group and the Groupe d'Etude des Lymphomes de l'Adulte. *J Clin Oncol* 2007; **25**(19): 2825–32.

49. **Wallace WH, Shalet SM, Crowne EC** *et al.* Gonadal dysfunction due to cis-platinum. *Med Pediatr Oncol* 1989; **17**(5): 409–13.
50. **DeVita VT, Rosenberg SA** and **Hellman S.** *Cancer: Principles and Practice of Oncology*, 6th edn. Philadelphia: Lippincott, Williams and Wilkins, 2001.
51. **Simon B, Lee SJ, Partridge AH** *et al.* Preserving fertility after cancer. *CA Cancer J Clin* 2005; **55**(4): 211–28, quiz 263–4.
52. **Chatterjee R, Haines GA, Perera DM** *et al.* Testicular and sperm DNA damage after treatment with fludarabine for chronic lymphocytic leukaemia. *Hum Reprod* 2000; **15**(4): 762–6.
53. **Yarbro CH** and **Perry MC.** The effect of cancer therapy on gonadal function. *Semin Oncol Nurs* 1985; **1**(1): 3–8.
54. **Schwartz CL.** *Survivors of Childhood and Adolescent Cancer: A Multidisciplinary Approach*, 2nd edn. Berlin: Springer, 2005: p. xxii.
55. **Howell S** and **Shalet S.** Gonadal damage from chemotherapy and radiotherapy. *Endocrinol Metab Clin North Am* 1998; **27**(4): 927–43.
56. **Soloway CT, Soloway MS, Kim SS** *et al.* Sexual, psychological and dyadic qualities of the prostate cancer "couple." *BJU Int* 2005; **95**(6): 780–5.
57. **Blatt J, Sherins RJ, Niebrugge D** *et al.* Leydig cell function in boys following treatment for testicular relapse of acute lymphoblastic leukemia. *J Clin Oncol* 1985; **3**(9): 1227–31.
58. **Sklar CA, Robison LL, Nesbit ME** *et al.* Effects of radiation on testicular function in long-term survivors of childhood acute lymphoblastic leukemia: a report from the Children Cancer Study Group. *J Clin Oncol* 1990; **8**(12): 1981–7.
59. **Khan FM.** *The Physics of Radiation Therapy*, 3rd edn. Philadelphia: Lippincott Williams and Wilkins, 2003.
60. **Byrne J, Mulvihill JJ, Myers MH** *et al.* Effects of treatment on fertility in long-term survivors of childhood or adolescent cancer. *N Engl J Med* 1987; **317**(21): 1315–21.
61. **Humpl T, Schramm P** and **Gutjahr P.** Male fertility in long-term survivors of childhood ALL. *Arch Androl* 1999; **43**(2): 123–9.
62. **Jaffe N, Sullivan MP, Ried H** *et al.* Male reproductive function in long-term survivors of childhood cancer. *Med Pediatr Oncol* 1988; **16**(4): 241–7.
63. **Sanders JE, Buckner CD, Amos D** *et al.* Ovarian function following marrow transplantation for aplastic anemia or leukemia. *J Clin Oncol* 1988; **6**(5): 813–18.
64. **Green DM, Kawahima T, Stovall M** *et al.* Fertility of male survivors of childhood cancer: a report from the Childhood Cancer Survivor Study. *J Clin Oncol* 2010; **28**(2): 332–9.
65. **Green DM, Kawashima T, Stovall M** *et al.* Fertility of female survivors of childhood cancer: a report from the childhood cancer survivor study. *J Clin Oncol* 2009; **27**(16): 2677–85.
66. **Lee SJ, Schover LR, Partridge AH** *et al.* American Society of Clinical Oncology recommendations on fertility preservation in cancer patients. *J Clin Oncol* 2006; **24**(18): 2917–31.
67. **Fabbri R, Venturoli S, D'Erico A** *et al.* Ovarian tissue banking and fertility preservation in cancer patients: histological and immunohistochemical evaluation. *Gynecol Oncol* 2003; **89**(2): 259–66.
68. **Meirow D, Levron J, Eldar-Geva T** *et al.* Pregnancy after transplantation of cryopreserved ovarian tissue in a patient with ovarian failure after chemotherapy. *N Engl J Med* 2005; **353**(3): 318–21.
69. **Kim SS, Lee WS, Chung MK** *et al.* Long-term ovarian function and fertility after heterotopic autotransplantation of cryobanked human ovarian tissue: 8-year experience in cancer patients. *Fertil Steril* 2009; **91**(6): 2349–54.
70. **Morice P, Thiam-BA R, Castaigne D** *et al.* Fertility results after ovarian transposition for pelvic malignancies treated by external irradiation or brachytherapy. *Hum Reprod* 1998; **13**(3): 660–3.
71. **Donnez J** and **Bassil S.** Indications for cryopreservation of ovarian tissue. *Hum Reprod Update* 1998; **4**(3): 248–59.
72. **Bisharah M** and **Tulandi T.** Laparoscopic preservation of ovarian function: an underused procedure. *Am J Obstet Gynecol* 2003; **188**(2): 367–70.
73. **Opsahl MS, Fugger EF, Sherins RJ** *et al.* Preservation of reproductive function before therapy for cancer: new options involving sperm and ovary cryopreservation. *Cancer J Sci Am* 1997; **3**(4): 189–91.
74. **Bahadur G, Ling KL, Hart R** *et al.* Semen quality and cryopreservation in adolescent cancer patients. *Hum Reprod* 2002; **17**(12): 3157–61.
75. **Bahadur G, Ling KL, Hart R** *et al.* Semen production in adolescent cancer patients. *Hum Reprod* 2002; **17**(10): 2654–6.
76. **Ginsberg JP, Carlson CA, Lin K** *et al.* An experimental protocol for fertility preservation in prepubertal boys recently diagnosed with cancer: a report of acceptability and safety. *Hum Reprod* 2010; **25**(1): 37–41.
77. **Fallat ME** and **Hutter J.** Preservation of fertility in pediatric and adolescent patients with cancer. *Pediatrics* 2008; **121**(5): e1461–9.
78. **Quinn GP, Vadaparampil ST, King L** *et al.* Impact of physicians' personal discomfort and patient prognosis on discussion of fertility preservation with young cancer patients. *Patient Educ Couns* 2009; **77**(3): 338–43.

第8章 儿童、青少年和青年的癌症流行病学及环境影响因素

Karina Braga Ribeiro and Paolo Boffetta 著
史阳阳 译 薛晴 曾诚 审校

概述

癌症在儿童中是罕见疾病。在发达国家，仅有0.5%的癌症发生于15岁以下的儿童。男童的发病率为每年96/100万～138/100万儿童，而女童的发病率为70/100万～116/100万儿童[1]。与成人的情况相反，儿童中罕见上皮性恶性肿瘤，且发生于儿童的实体肿瘤绝大多数为胚胎型。因此，儿童期恶性肿瘤应根据组织学进行分类。依据国际儿童期癌症分类标准[2]，儿童期肿瘤被分为12个主要诊断组：白血病、淋巴瘤、中枢神经系统（central nervous system，CNS）肿瘤、交感神经系统肿瘤、视网膜母细胞瘤、肾肿瘤、肝肿瘤、骨肿瘤、软组织肉瘤、生殖细胞肿瘤、上皮性肿瘤和其他未分类的恶性肿瘤（表8.1[2]）。白血病、脑肿瘤和非霍奇金淋巴瘤（non-Hodgkin's lymphomas，NHLs）是发达国家最常见的小儿癌症，约占全部病例的60%；而在发展中国家，NHLs则远比脑肿瘤更为常见（图8.1）[3]。据估计，全球每年有16万儿童、24万青少年和青年（15～24岁）被诊断为癌症[1]。

流行病学描述

儿童期癌症

据最新版《五大洲癌症发病率》统计，男性全身各部位的肿瘤（除外皮肤）发病率最高的地区为科威特（非科威特人，418例/100万）、意大利（布雷西亚和那不勒斯，分别为250例新发/100万和234例新发/100万）、巴西（圣保罗和巴西利亚，分别为224例/100万和219例/100万）、瑞士（沃州，214例/100万）、克罗地亚（203例/100万）和美国（非西班牙裔的白种人，179例/100万）。而女性的癌症高发地区为科威特（非科威特人，500例/100万）、巴西（巴西利亚和圣保罗，发病率分别为195例/100万和190例/100万）、塞浦路斯（190例/100万）、意大利（萨勒诺，172例/100万）、德国（明斯特，168例/100万）、葡萄牙（南部地区，160例/100万）和美国（非西班牙裔的白种人，155例/100万）（图8.2a、b）[1]。另外，中等收入国家的癌症死亡率通常高于高收入国家。不论性别，死亡率最高（每年＞4例/10万居民）的地区包括乌克兰、摩尔多瓦共和国、罗马尼亚、古巴、拉脱维亚、俄罗斯、爱沙尼亚和墨西哥（图8.3a、b）[4]。

表 8.1　国际儿童期癌症分类（第 3 版）

类型	亚型	名称
Ⅰ	—	白血病、骨髓增生性疾病和骨髓增生异常疾病
	Ⅰa	淋巴细胞白血病
	Ⅰb	急性粒细胞白血病
	Ⅰc	慢性骨髓增生性疾病
	Ⅰd	骨髓增生异常综合征和其他骨髓增生性疾病
	Ⅰe	未分类的和其他已分类的白血病
Ⅱ	—	淋巴瘤和网状内皮组织肿瘤
	Ⅱa	霍奇金淋巴瘤
	Ⅱb	非霍奇金淋巴瘤（伯基特淋巴瘤除外）
	Ⅱc	伯基特淋巴瘤
	Ⅱd	混合淋巴网状内皮细胞肿瘤
	Ⅱe	未分类的淋巴瘤
Ⅲ	—	中枢神经系统和混合性颅内和脊柱内肿瘤
	Ⅲa	室管膜细胞瘤和脉络丛肿瘤
	Ⅲb	星形细胞瘤
	Ⅲc	颅内和脊柱内胚胎性肿瘤
	Ⅲd	其他神经胶质瘤
	Ⅲe	其他已分类的颅内和脊柱内肿瘤
	Ⅲf	未分类的颅内和脊柱内肿瘤
Ⅳ	—	神经母细胞瘤和其他外周神经细胞肿瘤
	Ⅳa	神经母细胞瘤和神经节神经母细胞瘤
	Ⅳb	其他外周神经细胞肿瘤
Ⅴ	—	视网膜母细胞瘤
Ⅵ	—	肾肿瘤
	Ⅵa	肾母细胞瘤和其他非上皮性肾肿瘤
	Ⅵb	肾细胞癌
	Ⅵc	未分类的肾恶性肿瘤
Ⅶ	—	肝肿瘤
	Ⅶa	肝母细胞瘤
	Ⅶb	肝细胞癌
	Ⅶc	未分类的肝恶性肿瘤
Ⅸ	—	软组织和其他骨外肉瘤
	Ⅸa	横纹肌肉瘤
	Ⅸb	纤维肉瘤、外周神经鞘肿瘤和其他纤维性肿瘤
	Ⅸc	卡波西肉瘤
	Ⅸd	其他已分类的软组织肉瘤
	Ⅸe	未分类的软组织肉瘤
Ⅹ	—	生殖细胞肿瘤、滋养细胞肿瘤和性腺肿瘤
	Ⅹa	颅内和脊柱内生殖细胞肿瘤
	Ⅹb	恶性颅外和性腺外生殖细胞肿瘤
	Ⅹc	恶性性腺生殖细胞肿瘤
	Ⅹd	生殖腺癌
	Ⅹe	其他和未分类的恶性生殖腺肿瘤
Ⅺ	—	其他恶性上皮性肿瘤和恶性黑色素瘤
	Ⅺa	肾上腺皮质癌
	Ⅺb	甲状腺癌
	Ⅺb	鼻咽癌
	Ⅺc	恶性黑色素瘤
	Ⅺd	皮肤癌
	Ⅺe	其他和未分类癌
Ⅻ	—	其他和未分类恶性肿瘤
	Ⅻa	其他已分类恶性肿瘤
	Ⅻb	其他未分类恶性肿瘤

With permission from Steliarova-Foucher et al.[2]

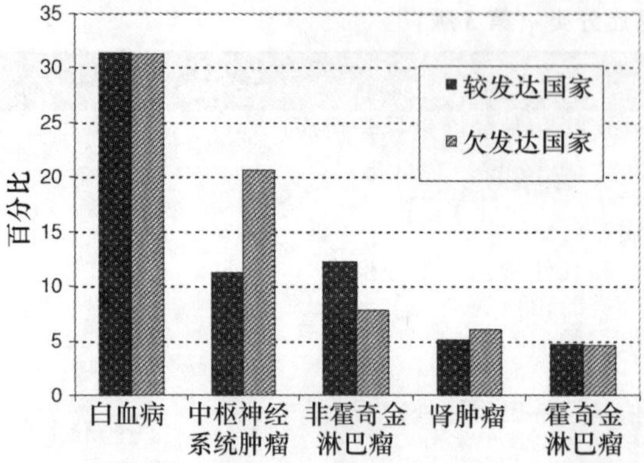

图 8.1 2002 年较发达国家和欠发达国家儿童癌症的类型分布。CNS，中枢神经系统。*With permission from Ferlay et al.* [3]

在欧洲，自动化儿童癌症信息系统（Automated Childhood Cancer Information System，ACCIS）项目的数据显示，在所有年龄段，儿童癌症的总体发病率呈上升趋势[5]。平均年龄标准化发病率在 20 世纪 70 年代为 118 例/100 万，在 80 年代和 90 年代分别为 124 例/100 万和 139 例/100 万，相当于在此期间儿童癌症发病率每年增加 1%。白血病［年均百分比变化（average annual percentage change，AAPC）=0.7%，$P<0.001$］、淋巴瘤（AAPC=

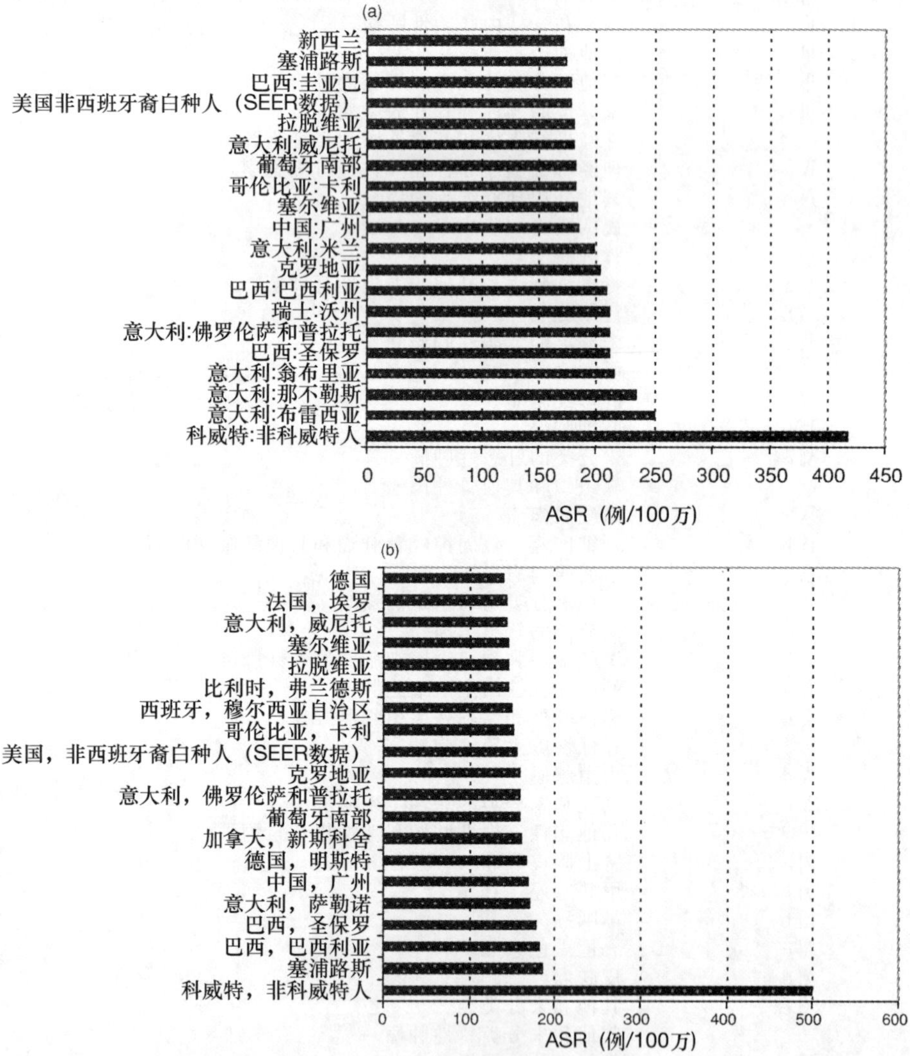

图 8.2 1998—2002 年儿童期癌症（0～14 岁）年龄标准化发病率最高的人群。（a）男性，全身各部位（除外皮肤）。（b）女性，全身各部位（除外皮肤）。ASR，年龄标准化年发病率。*With permission from Curado et al.* [1]

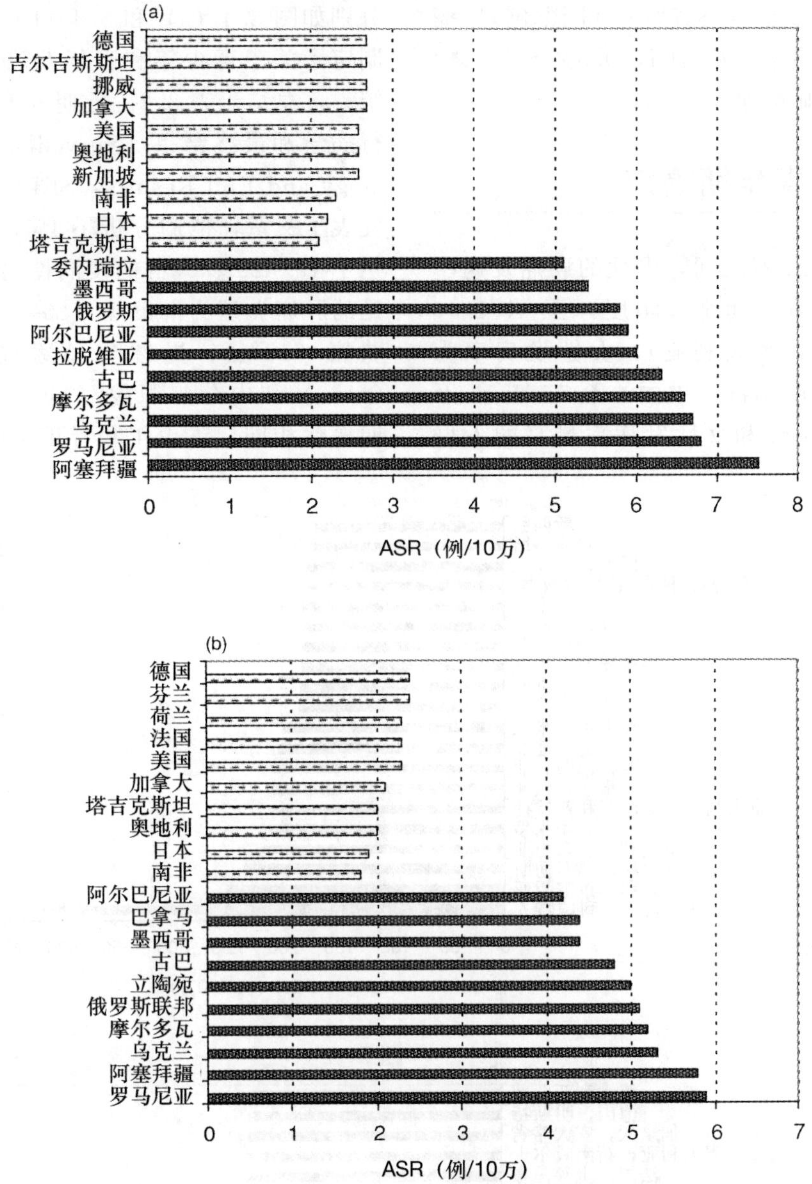

图 8.3　2000—2004 年特定人群中儿童期（0～14 岁）癌症的年龄标准化死亡率。(a) 男性，(b) 女性。ASR，年龄标准化年发病率。*With permission from Ferlay*[4]

1.3%，$P<0.001$)、神经母细胞瘤（AAPC=2.0%，$P<0.001$)、软组织肉瘤（AAPC=1.8%，$P<0.001$)、生殖细胞肿瘤（AAPC=2.3%，$P<0.001$)、肾肿瘤（AAPC=1.1%，$P=0.017$)、肝肿瘤（AAPC=1.0%，$P=0.027$）和骨肿瘤（AAPC=0.4%，$P=0.023$）的发病率均有明显增加。中枢神经细胞肿瘤在东欧的增长率（AAPC=2.5%，$P<0.001$）高于西欧（AAPC=0.8%，$P<0.001$)，而视网膜母细胞瘤仅在不满 1 岁的儿童中有所增长（AAPC=1.1%，$P=0.018$)[5]。在美国，从 1992 年至 2004 年，儿童期癌症（患者年龄<19 岁）的总发病率无明显增长（AAPC = 0.4%，95% CI，−0.1%～0.8%)，但肝母细胞瘤（AAPC=4.3%，

95% CI，0.2% ～ 8.7%）和黑色素瘤（AAPC＝2.8%，95%CI，0.5%～5.1%）的发病率明显增加[6]。

青少年和青年期癌症

在 15～24 岁之间，男性的癌症发病率为 10.7/10 万（浦那，印度）至 47.2/10 万（昆士兰，澳大利亚），女性发病率为 9.9/10 万（哈尔滨，中国）至 60.4/10 万（冰岛）[1]。男性和女性发病率最高的人群分别如图 8.4（a）和 8.4（b）所示。最近制定了关于青少年和青年期癌症的分类系统[7]，总结于表 8.2。近期，美国监测、流行病学和最终结果（Surveillance Epidemiology and End Results，SEER）研究项目发表了文章，他们分析了 1975—2000 年发生于 15～29 岁人群的浸润性癌，发现最常见的肿瘤类型为淋巴瘤（20%）、浸润性皮肤癌（15%）、男性生殖系统恶性肿瘤（11%）和内分泌腺癌（11%）[8]。与儿童期癌症相同，青少年和青年期癌症的高死

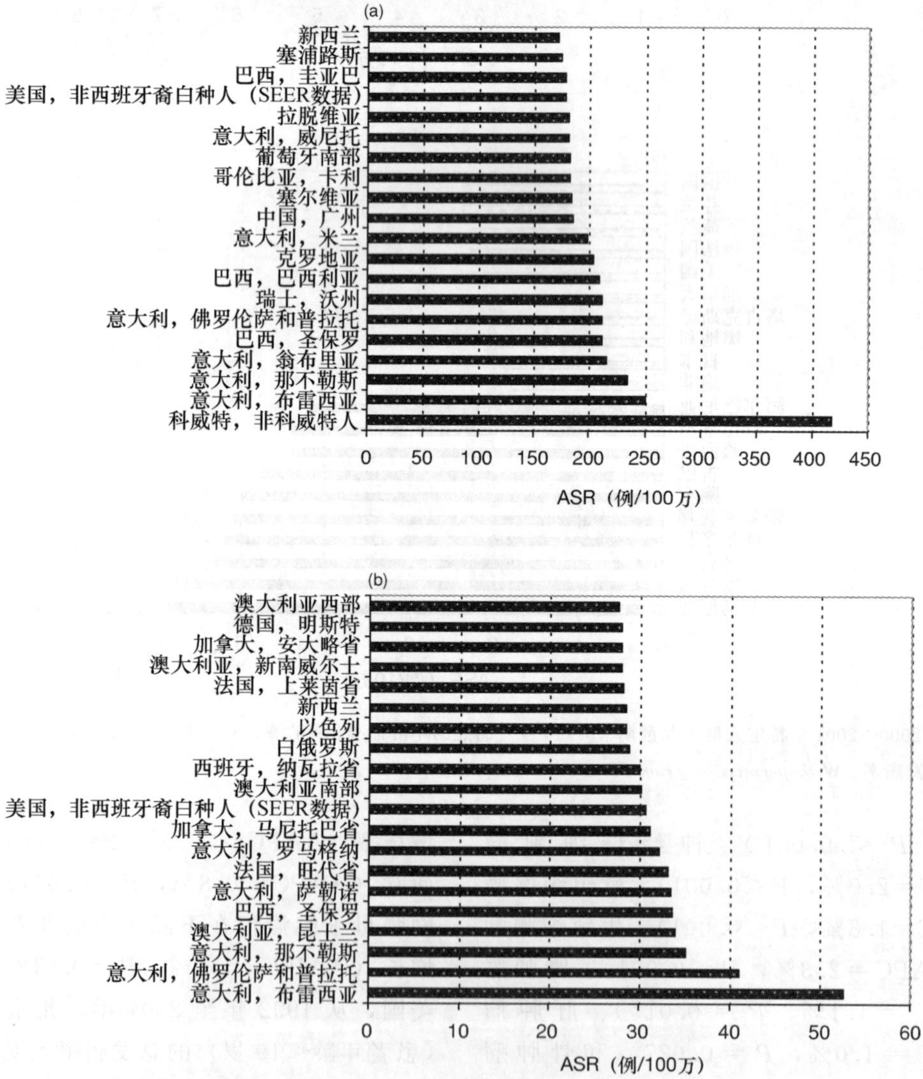

图 8.4 1998—2002 年青少年和青年期（15～24 岁）癌症年龄标准化发病率最高的人群。（a）男性，全身各部位（除外皮肤）。（b）女性，全身各部位（除外皮肤）。ASR，年龄标准化年发病率。*With permission from Curado et al.* [1]

表 8.2　青少年和青年期癌症的国际分类

类型	亚型	名称
1	—	白血病
	1.1	急性淋巴细胞白血病
	1.2	急性粒细胞白血病
	1.3	其他和未分类的白血病
2	—	淋巴瘤
	2.1	非霍奇金淋巴瘤
	2.2	霍奇金病
3	—	中枢神经系统和其他颅内和脊柱内肿瘤
	3.1	星形细胞瘤
	3.2	其他神经胶质瘤
	3.3	室管膜细胞瘤
	3.4	髓母细胞瘤和其他原始神经外胚层肿瘤
	3.5	其他和未分类的恶性颅内肿瘤
	3.6	非恶性颅内和脊柱内肿瘤
4	—	骨和软骨瘤样肿瘤、尤因肉瘤和其他骨肿瘤
	4.1	骨肉瘤
	4.2	软骨肉瘤
	4.3	尤因肉瘤
	4.4	其他已分类和未分类的骨肿瘤
5	—	软组织肉瘤
	5.1	纤维瘤
	5.2	横纹肌肉瘤
	5.3	其他软组织肉瘤
6	—	生殖细胞和滋养细胞肿瘤
	6.1	性腺生殖细胞和滋养细胞肿瘤
	6.2	非性腺生殖细胞和滋养细胞肿瘤
7	—	黑色素瘤和皮肤癌
	7.1	黑色素瘤
	7.2	皮肤癌
8	—	上皮性癌（除外皮肤）
	8.1	甲状腺癌
	8.2	其他头颈部癌
	8.3	气管癌、支气管癌、肺癌和胸膜癌
	8.4	乳腺癌
	8.5	泌尿生殖道癌
	8.6	胃肠道癌
	8.7	其他未分类的其他部位和部位不明确的癌
9	—	混合性已分类肿瘤
	9.1	他处未分类的胚胎性肿瘤
	9.2	其他罕见的混合性已分类肿瘤
10	—	未分类的恶性肿瘤

With permission from Birch et al.[7]

亡率也多见于中等收入国家，如乌克兰、哥斯达黎加、墨西哥、俄罗斯、罗马尼亚、立陶宛、厄瓜多尔、委内瑞拉和古巴。男性和女性的死亡率分别超过 5.5/10 万和 7.5/10 万（图 8.5a、b）[4]。

Steliarova-Foucher 等描述了欧洲 1970—1999 年之间青少年（15～19 岁）癌症发病率上升的趋势，尤其是恶性上皮性肿瘤（AAPC＝3.9%，$P<0.001$）、淋巴瘤（AAPC=2.4%，$P<0.001$）和生殖细胞肿瘤（AAPC＝3.9%，$P<0.001$）显著增加[5]。Bleyer 等基于对 SEER 项目 1975—2001 年数据的分析，指出美国 15～19 岁、20～24 岁和 25～29 岁年龄段的青少年和青年期癌症的发病率有所增加[8]。在 25～29 岁年龄组，男性的软组织肉瘤

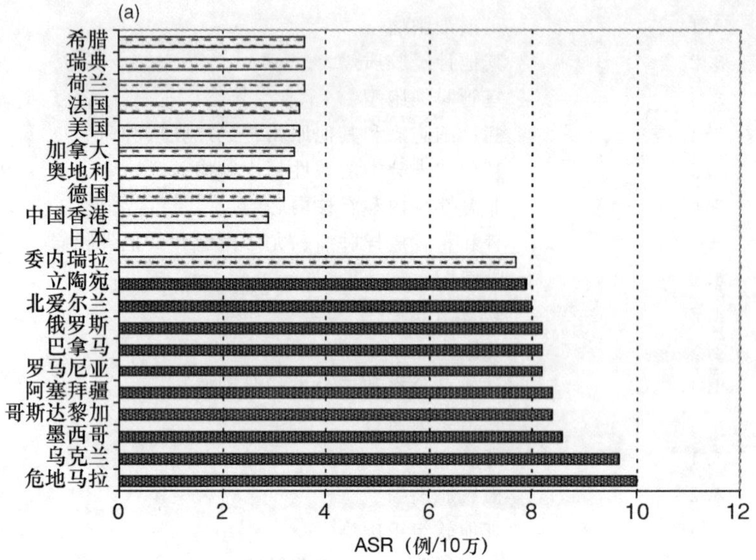

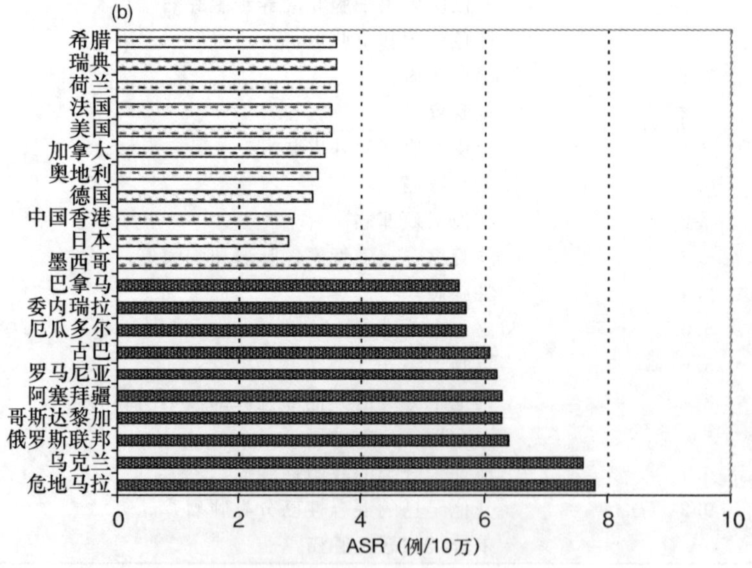

图 8.5 2000—2004 年特定人群中青少年和青年期（15～24 岁）癌症的年龄标准化死亡率。(a) 男性，(b) 女性。ASR，年龄标准化年发病率。*With permission from Ferlay*[4]

和淋巴瘤发病率增长最显著，这可能是由获得性免疫缺陷综合征（acquired immune deficiency syndrome，AIDS）相关的卡波西肉瘤和非霍奇金淋巴瘤的发生所导致[8]。

生存率

癌症儿童的生存率在过去 20 年里得到持续改善。在高收入国家，自 20 世纪 90 年代起，5 年生存率已接近 80%[9]。

在欧洲，参加 EUROCARE-4 计划的 23 个国家的 83 个癌症登记中心数据显示，所有癌症的总体 5 年生存率在儿童中为 81%，在青少年和青年中为 87%。在 15 岁以下儿童，视网膜母细胞瘤（97.5%）、霍奇金淋巴瘤（95.2%）、肾母细胞瘤（89.1%）和淋巴细胞白血病（85.4%）都具有极高的生存率，而中枢神经系统肿瘤（66.8%）和急性粒细胞白血病（66.8%）的生存率则较低[10]。总体来说，中欧和东欧的生存率低于西欧地区。在美国，来自 17 家 SEER 肿瘤登记机构的 1999—2005 年间诊断为癌症的儿童和青少年（0～19 岁）数据显示，所有癌症的 5 年相对生存率为 79.3%，最低者为肝癌（59.6%），最高者为视网膜母细胞瘤（97%）[11]。成年人的癌症资料显示，欧洲患者的生存率低于美国。与此不同，儿童癌症患者的生存率在欧洲和美国无明显差异[12]。

然而，尽管癌症的诊断和治疗水平不断进步，低收入和中等收入国家［如印度（金奈，40%）］患者的生存率依然低下[13]。在一些低收入国家（孟加拉国、菲律宾、塞内加尔、坦桑尼亚和越南），总体 5 年生存率仅为 10%[14]。

儿童期癌症的高危因素

电离辐射

宫内和出生后暴露

电离辐射是众所周知的致癌和导致其他不良结局的原因，是目前研究最为广泛的致癌因素之一，大约有 3%的癌症是由于电离辐射所致[15]。流行病学研究已经证实，妊娠期医用辐射的暴露和子代儿童期罹患癌症具有相关性。牛津大学儿童期癌症调查（Oxford Survey of Childhood Cancer，OSCC）是一项英国全国范围内的病例对照研究，包括 1953—1981 年间英格兰、苏格兰和威尔士所有死于癌症的儿童（<16 岁）及其对照病例。其第一次报道了妊娠期进行腹部诊断性 X 线照射和子代儿童期罹患癌症及死亡相关[16]。同时，这一相关性的因果关系也引起了人们的讨论，因为支持这种相关性的证据几乎全部来自于病例对照研究，而实践中，队列研究并未能重复其结论[17]。然而，最近对 OSCC 数据的分析显示，妊娠期行宫内 X 线检查，子代儿童期患癌症的风险将增加 40%[16]。因此，自 20 世纪 70 年代始，妊娠期腹部 X 线检查及骨盆测量逐渐被产科超声所取代，而来自英国[18]、中国[19]、美国和加拿大[20]的病例对照研究均未显示超声暴露会增加子代儿童期罹患各类癌症或白血病的风险。

儿童早期接受诊断性照射和后期发生儿童期癌症并无明显相关性[2]。Linet 等最近回顾分析了 22 项研究的相关证据[21]。仅有一项来自中国的病例对照研究显示儿童早期的辐射暴露会增加所有儿童期癌症的罹患风险[19]。在五项报道了急性淋巴细胞白血病（acute lymphoblastic leukemia，ALL）高危因素的研究中，仅有一项指出患病风险和接受两次以上的诊断性 X 线照射相关[22]。另有一项研究发现，儿童期接受诊断性颅骨 X 线照射可能增加脑肿瘤的罹患风险，且颅骨 X 线照射至少发生于诊断癌症前 5 年［相对危险度（odd ratio，OR）为 6.7，95% 置信区间（confidence interval，CI）为 1.6～27.3］。但也许因果关系正相反，或许是脑肿瘤的症状导致行 X 线检查，我们并不能除外这一可能性[23]。

妊娠前暴露

Linet 等指出，评价母体妊娠前诊断性医用辐射的暴露和儿童期癌症的相关性相对困难[21]。研究者们表示数据稀少且研究困难的原因主要包括缺乏暴露窗口期的统一标准，从而使数据难以解释；缺乏对主要暴露部位的描述；缺乏对放射性检查医学指征的评估以及缺乏对治疗性和职业性辐射暴露的校准[21]。OSCC 早期的研究结果显示，婚前腹部 X 线暴露和子代罹患儿童期癌症相关[24]，但是后续研究中收集的数据并不支持这一结论（妊娠前 X 线暴露对所有儿童期癌症的 OR 为 1.1，95%CI 为 0.9～1.2）[25]，多数后来的研究也并未发现相关性[19,26-30]。

极低频电磁场

国际癌症研究机构（International Agency for Research on Cancer，IARC）将极低频电磁场（extremely low-frequency magnetic field，ELF-MF）列为可能的致癌因素，这主要是基于儿童期白血病的流行病学证据。最早关于 ELF-MF 暴露和儿童期白血病相关性的研究结论发表于 1979 年[31]，此后，两项截然不同的合并分析总结了这一领域 20 多项流行病学研究的结论[32-33]。Greenland 等合并分析了 12 项研究的原始数据，总结后指出，将磁感应强度 0.1～0.2 微特斯拉（μT）组和 0.2～0.3 μT 组与 0.0～0.1 μT 组进行比较时，结果显示与儿童期白血病并无相关性，但比较＞0.3 μT 组和 0.0～0.1 μT 组则显示具有显著相关性（OR=1.7，95%CI 1.2～2.3）[33]。同年，Ahlbom 等报道了另一项合并研究的结论，他们对 1993—1999 年间发表的 9 项研究的数据进行了分析，结果表明居住区磁感应强度＜0.4 μT 并不增加儿童罹患白血病的风险，而诊断前 1 年居住区磁感应强度≥0.4 μT，儿童罹患白血病的风险将增加 2 倍[32]。

最近一项德国的病例对照研究表明妊娠前父母双方职业性 ELF-MF 暴露不增加子代罹患儿童期癌症的风险[34]。此外，同一作者还进行了一项探索性 meta 分析，包括了 4 项评价父方 ELF-MF 暴露和子代罹患儿童期白血病的关系的研究，结果显示预测风险仅为 1.35（95% CI 0.95～1.91）[34]。

父母双方的职业暴露

父母双方的职业暴露可能和子代儿童期罹患癌症相关。职业暴露增加子代儿童期癌症罹患风险的机制有多种，主要包括妊娠前对父方或母方的生殖细胞造成致癌性或致突变性的损伤、妊娠期通过胎盘的暴露损伤胎儿以及通过污染母乳或父母双方的衣物使儿童直接暴露[35]。

然而，评价这些相关性的研究结论并不具备均质性，主要是由于对暴露缺乏评定、暴露的频率较低、缺乏对暴露窗口期的界定以及多重比较[36]。

对于父亲职业暴露的研究多于母亲[36]。目前已发现儿童期白血病和父亲有多种化学试剂的暴露史明显相关，包括油漆、溶剂、杀虫剂和从事与机动车相关的工作等[37]，但各研究的结论并不一致。

儿童罹患脑部肿瘤和父亲暴露于油漆、杀虫剂以及在石油或化工行业工作相关[37]。父亲业余时间暴露于杀虫剂和有机化学物质也与儿童罹患脑部肿瘤的风险相关[38]。

有报道表明，父亲暴露于碳氢化合物会增加子代罹患神经母细胞瘤的风险[39-40]。Spitz 和 Johnson 指出，儿童罹患神经母细胞瘤的风险增加和父亲在工作中中等程度暴露于芳香烃和脂肪烃相关[40]。儿童癌症工作组和儿科肿瘤组织开展的一项大规模病例对照研究发现，父亲从事庭院设计和园丁工作（OR＝2.3，95％CI 1.0～5.2）或母亲从事美发工作（OR＝2.8，95％CI 1.2～6.3）的儿童罹患神经母细胞瘤的风险明显增加[41]。最近，Heck 等的文献综述总结了 47 篇评价神经母细胞瘤危险因素的文章，结论表明，儿童罹患神经母细胞瘤与父亲暴露于挥发性烃和不挥发性烃、木屑及焊料呈正相关性[42]。然而，英国最近的研究结果却并不支持这一结论，认为父亲的职业暴露并非子代罹患神经母细胞瘤[43]、肾母细胞瘤[44]或视网膜母细胞瘤[45]的重要危险因素。MacCarthy 等调查了 32 个父亲职业暴露组，其中仅皮革业与神经母细胞瘤相关（OR＝5.0，95％CI 1.1～46.9）[43]。同一组调查人员还进行了另一项病例对照研究以评价父亲职业暴露对子代罹患视网膜母细胞瘤的风险的影响，结果发现仅金属加工业的油雾这一职业暴露具有相关性（OR＝1.85，95％CI 1.05～3.36）[45]。此外，一项病例对照研究以国家儿童肿瘤登记机构的资料为基础，纳入了 2500 对病例及对照，结果未发现父亲的职业暴露和子代罹患肾母细胞瘤具有相关性[44]。总之，流行病学关于父母的职业暴露对子代儿童期罹患癌症的影响的研究显示，二者之间可能有潜在的相关性，但都不具备强有力的证据支持。

曾有一些病例报告显示，家中或庭院里应用杀虫剂和除草剂后，儿童发生了白血病或其他肿瘤[46-48]。此后，有人提出杀虫剂可能和儿童癌症相关。研究发现，母亲妊娠前和妊娠期父亲职业暴露于杀虫剂[49]或父母双方在家中或花园中暴露于杀虫剂[49]都将增加子代儿童期罹患白血病的风险。

来自病例报告和病例对照研究的证据表明，其他类型的儿童期肿瘤，包括神经母细胞瘤、肾母细胞瘤、软组织肉瘤、尤因肉瘤、非霍奇金淋巴瘤、中枢神经系统肿瘤、结直肠癌和睾丸癌等均和杀虫剂的暴露相关。尽管这些研究存在缺陷，如无特定的杀虫剂暴露信息、暴露人群数量较少以及具有潜在的信息偏倚等，但仍具有重大意义，因为这些研究报道的儿童癌症罹患风险增加程度远远大于成人，从而表明儿童可能对杀虫剂的致癌作用尤其敏感[50]。

近期一篇综述总结了 1998—2006 年发表的 36 项研究，探讨了杀虫剂和儿童癌症的相关性，结果表明依据现有证据并不能得出确切结论[51]。该作者认为，尽管不少研究都表明杀虫剂和儿童癌症相关，但涉及的癌症类型和药剂并不具有一致性，并且由病例对照研究得出的结论往往比队列研究更为显著，尤其是对于儿童白血病的研究。

感染

长久以来人们都认为感染可能导致儿童白血病和非霍奇金淋巴瘤，这主要基于以下两个互不排斥机制。Greaves 认为婴儿期和儿童早期持续暴露于普通感染物将增加发生急性淋巴细胞白血病的风险[52]，而 Kinlen 则表示当大量人群汇集在相对封闭的空间（人口混杂），感染个体和易感个体相互接触，将有助于病毒感染的传播，从而增加儿童患白血病的风险[53]。虽然独立研究表明水痘病毒[54]、流感病毒[55]和 EB 病毒[56]（Epstein-Barr virus，EBV）是可能的病原因子，但尚没有一种病毒被证实为独立病因。

EB 病毒与伯基特淋巴瘤（Burkitt's lymphoma，BL）相关，这一相关性来源于血清流行病学研究及在流行病地区个体的肿瘤标本中发现了 EB 病毒的基因组[57]。

伯基特淋巴瘤多发于赤道附近的非洲地区和巴布亚新几内亚的儿童，与地方性疟疾明显相关。在这些地区，儿童淋巴瘤占所有儿童癌症的80%以上。与此相反，在伯基特淋巴瘤发病率较低的地区，EB病毒的感染率也较低（30%）[58]；而在中等发病率的地区（如南非），EB病毒的感染率为25%～70%[59-62]。

EB病毒也是鼻咽癌（nasopharyngeal carcinoma，NPC）的致病因素。鼻咽癌和EB病毒的病因联系是基于血清学证据。在鼻咽癌患者中，经常发现针对EB病毒早期抗原和衣壳抗原的免疫球蛋白G（IgG）和免疫球蛋白A（IgA）抗体滴度显著升高，尤其是在未分化肿瘤患者。随后在肿瘤细胞中检测到了EB病毒的基因组，从而证实了这一相关性[63]。

人类免疫缺陷病毒（human immunodeficiency virus，HIV）感染也与儿童恶性肿瘤的发生相关，但发病率不如成人显著。非霍奇金淋巴瘤是在AIDS患儿中最常见的肿瘤，其次是平滑肌瘤和平滑肌肉瘤，二者也与EB病毒感染相关[64]。卡波西肉瘤在儿童中较为罕见[64]，它可能与人类疱疹病毒8感染有关。因此，HIV阳性的儿童罹患这类癌症的风险增加，他们感染主要是由于母亲是高危人群（由双性恋的伴侣进行异性传播）或出生后被污染的血液感染[65-66]。

生活方式因素

我们已经知道妊娠期母亲的生活方式对胚胎和胎儿发育具有重要影响，因此，我们推测它对子代发生癌症的风险也具有影响[57]。已有研究探讨母亲妊娠期生活方式的一些特征和子代儿童期罹患癌症的相关性，包括饮食、母乳喂养、吸烟、饮酒和使用化妆品。此外，也有人推测妊娠前期父亲的暴露对生殖细胞的突变具有影响[57]，并就吸烟和饮酒等生活习惯对儿童期癌症的影响进行了评价。

饮食和母乳喂养

Parker进行了一项非系统性回顾研究，分析了已发表的探讨母乳喂养和子代罹患白血病/淋巴瘤之间关系的研究。结果表明，如果母乳喂养达到100%，英国每年发生急性白血病或淋巴瘤的500名儿童中，发病率可降低25%[67]。英国儿童癌症研究中的一项调查包括3500名患儿（1637例白血病）和6964名对照，结果发现母乳喂养对儿童具有轻微保护作用，包括白血病（OR=0.89，95%CI 0.80－1.00）和所有儿童癌症（OR=0.92，95%CI 0.84～1.00）[68]。最早的一项包含14项病例对照研究（包括6835名急性淋巴细胞白血病患儿和1216名急性粒细胞白血病患儿）的meta分析结果显示，长时间母乳喂养（>6个月）与子代发生急性淋巴细胞白血病（OR=0.76，95%CI 0.68～0.84）和急性粒细胞白血病（OR=0.85，95%CI 0.73～0.98）的风险呈负相关[69]。2005年，Martin等发表了另一篇meta分析，包括26项已发表的研究（其中92%是病例对照研究），结果显示母乳喂养可使急性淋巴细胞白血病的发生风险降低9%（OR=0.91，95%CI 0.84～0.98），霍奇金病的发生风险降低24%（OR=0.76，95%CI 0.60～0.97），神经母细胞瘤的发生风险降低41%（OR=0.59，95%CI 0.44～0.78）[70]。

北加利福尼亚儿童白血病研究包括282对病例对照组儿童，通过食物频率量表评价母亲的饮食情况（妊娠前12个月），结果表明多食蔬菜（OR=0.65，95%CI 0.50～0.84）、水果（OR=0.81，95%CI 0.65～1.00）、蛋白质（OR=0.55，95%CI 0.32～0.96）和豆类（OR=0.75，95%CI 0.59～0.95）可降低子代发生急性淋巴细胞白血病的风险[71]。对该样本的另一项研究调查了儿童期饮食对白血病发生风险的影响，据作者报道，在 2 岁以内规律食用橙子/香蕉（OR＝0.49，95％CI 0.26～0.94）和橙汁（OR＝0.54，95％CI 0.31～0.94）可降低儿童白血病的发生风险[72]。此外，最近台湾的一篇报道指出儿童食用腌制/熏制的肉和鱼可增加罹患急性白血病的风险（OR＝1.74，95％CI 1.15～2.64），而经常食用蔬菜（OR＝0.55，95％CI 0.37～0.83）和豆腐食品（OR＝0.55，95％CI 0.34～0.89）则具有保护作用[73]。

一些研究调查了母亲妊娠期饮食对儿童中枢神经系统肿瘤的影响。最引人注目且经过研究的假说关注于过度食用 N-亚硝基化合物和其前体的母亲，其子代发病风险的升高。一项国际协作病例对照研究的结果显示，食用腌肉和发生纤维性星形细胞瘤（OR＝2.5，95％CI 1.1～5.8）或室管膜细胞瘤（OR＝2.0，95％CI 1.4～2.9）密切相关，食用十字花科蔬菜和发生间变性星形细胞瘤呈负相关（OR＝0.4，95％CI 0.3～0.7），食用新鲜鱼类和发生恶性胶质瘤也呈负相关（OR＝0.5，95％CI 0.3～0.6），而油的摄入将增加发生髓母细胞瘤的风险（OR＝1.5，95％CI 1.0～2.2）[74]。

父母亲吸烟

吸烟可增加人类精子的氧化性 DNA 损伤[75]。父亲吸烟和子代儿童期罹患癌症的关系尚缺乏深入研究，而已有的流行病学研究结论不尽相同，甚至是相互矛盾的。大多数研究并未发现母亲吸烟和子代发生儿童期白血病之间存在正相关，而一些研究认为其具有保护作用。与此相反，较多研究发现父亲吸烟和子代罹患儿童期白血病呈正相关[76]。

在英国，有三项研究分析了 OSCC 的数据，均未发现母亲吸烟和子代罹患儿童期癌症具有统计学关系[77-79]。但是，父亲吸烟却和子代罹患癌症呈明显正相关，三项研究都显示父亲为中或重度吸烟者的儿童发生癌症的风险明显增加[77-79]。区域间儿童癌症流行病学研究（Inter-regional Epidemiological Study of Childhood Cancer，IRESCC）的报道再次证实了父亲吸烟的影响，表明妊娠前父亲的每日吸烟量和子代发生儿童期癌症的风险呈明显正相关[80]。

英国儿童癌症研究（UK Childhood Cancer Study，UKCCS）的一项病例对照分析显示母亲吸烟和子代罹患肝母细胞瘤显著相关（OR＝2.7），且如果父母都吸烟，这一风险将进一步增加（OR＝4.7）[81]。这一结论随后被 OSCC 发表的数据再次证实，该研究显示当父母都吸烟，子代发生肝母细胞瘤的风险明显增加（OR＝2.7，95％CI 1.2～6.1）[82]。

关于母亲吸烟和子代罹患脑肿瘤的关系，证据并不一致[57]。而 Preston-Martin 等报道，母亲妊娠期生活在他人吸烟的环境中和子代罹患脑肿瘤呈正相关[83]。最近 ESCALE 研究的结论进一步证实了父亲在子代出生前吸烟对子代发生儿童期中枢神经系统肿瘤的影响（每日≥20 支烟，OR＝1.4，95％CI 1.0～2.1），尤其是星形细胞瘤（每日≥20 支烟，OR＝3.2，95％CI 1.2～9.1）和室管膜细胞瘤（每日≥20 支烟，OR＝2.6，95％CI 1.2～5.9）[84]。

至于视网膜母细胞瘤，Bunin 等的研究发现妊娠期母亲（OR＝1.1，95％CI 0.6～2.1）或父亲吸烟（OR＝1.2，95％CI 0.7～2.3）和子代发生视网膜母细胞瘤无明显相关性[85]。最近发表的一项记录链接研究包括了新南威尔士癌症登记中心和新南威尔士助产士数据库，其中 1994—2005 年出生的 100 多万婴儿共匹配了 948 组癌症病例，结果显示母亲吸烟和子代发生视网膜母细胞瘤明显相关（OR＝2.2，95％CI 1.2～4.1）[86]。

父母亲饮酒

目前已有一些研究评价父母亲饮酒和子代罹患儿童期癌症之间的关系，尤其是和儿童期白血病的关系，但尚未得出明确结论。但近期有研究发现，母亲妊娠期饮酒将增加子代发生儿童期白血病的风险。MacArthur 等报道，母亲妊娠前（OR＝1.37，95％CI 0.99～1.90）和妊娠期（OR＝1.39，95％CI 1.01～1.93）饮酒都将增加子代罹患儿童期白血病的风险，且通过每周增加饮酒量发现该影响呈剂量相关[87]。一项以法国人口为基础的病例对照研究显示，母亲饮酒量超过每日一杯将增加子代罹患急性淋巴细胞白血病的风险（OR＝2.8，95％CI 1.8～5.9）[88]，而其他研究报道二者无相关性[89-90]。Infante-Rivard 等还研究了子代出生前父亲的暴露与子代代谢基因 *GSTM*1 和 *CYP*2*E*1 的多态性的相互作用[91]。与法国研究的结论相反，作者表示母亲妊娠期饮酒具有保护作用，尤其是饮葡萄酒（OR＝0.7，95％CI 0.5～0.9）。然而，若母亲具有 *GSTM*1 基因型，饮酒将增加子代患病风险（饮用任何酒类，中期妊娠，OR＝2.3，95％CI 1.0～5.1；晚期妊娠，OR＝2.4，95％CI 1.1～5.4）[91]。

父母亲饮酒和子代发生其他类型的肿瘤也具有相关性，如脑肿瘤、神经母细胞瘤、肾母细胞瘤、生殖细胞肿瘤、软组织肉瘤、骨肿瘤、视网膜母细胞瘤和肝母细胞瘤[92]。总体来说，目前尚无表明正相关性的强有力证据。33 项研究中有 10 项发现父母亲饮酒增加子代罹患儿童期癌症的风险。7 项研究报道了母亲饮酒和下列肿瘤相关：白血病（5 项研究）、脑肿瘤（2 项研究）和神经母细胞瘤（2 项研究）。与上述结论相反，有 4 项研究表明母亲饮酒具有保护作用。此外，3 项研究报道了父亲饮酒和子代罹患癌症具有正相关性，但没有研究显示这一暴露具有保护作用[92]。

消遣性毒品

父母使用违法药物和子代发生多种儿童期肿瘤相关，包括白血病、神经母细胞瘤、脑肿瘤和横纹肌肉瘤。Robison 等进行的一项病例对照研究表明母亲孕前或妊娠期使用致幻剂（主要是大麻毒品）将增加子代患急性非淋巴细胞白血病的风险[93]。Kuijten 等采用 20 世纪 80 年代末美国一项病例对照研究的数据指出，母亲使用任何毒品（尤其是大麻）都将增加子代罹患星形细胞瘤的风险（OR＝2.8，95％CI 0.9～9.9）[94]。

美国进行的一项病例对照研究包括 322 例患儿和 322 例匹配的对照者，结果显示母亲在子代出生前一年吸食大麻将使子代罹患横纹肌肉瘤（rhabdomyosarcoma，RMS）的风险增加 3 倍（95％CI 1.4～6.5）[95]。母亲吸食可卡因也和子代罹患横纹肌肉瘤相关（OR＝5.1，95％CI 1.0～25.0）。父亲吸食大麻（OR＝2.0，95％CI 1.3～3.3）和可卡因（OR＝2.1，95％CI 0.9～4.9）也将增加子代发生此类肿瘤的风险[95]。

最近，美国的一项结果显示，母亲在妊娠早期吸食大麻也将增加子代罹患神经母细胞瘤的风险（OR＝4.8，95％CI 1.6～16.5）[96]。

Zahm 和 Devesa 重申了对这些暴露进行准确评价的困难性并指出需要进行进一步研究[97]。另一方面，作者也强调了继续禁止毒品的必要性，尽管这一暴露因素与子代发生儿童期癌症的关系尚缺乏一致的证据，但使用违法药物已确定可以导致其他健康问题[97]。

总体说来，生活方式因素在儿童期癌症病因学中具有一定作用，其中关于父亲吸烟和母乳喂养的证据较充分。而其他的生活方式因素，尤其是饮食，以目前的证据尚不足以得出结论。

常见的青少年和青年期癌症的高危因素

淋巴瘤、黑色素瘤、睾丸癌、宫颈癌和甲状腺癌是这一年龄组最主要的癌症类型（占全部癌症的 65%）。其中，黑色素瘤、宫颈癌和淋巴瘤与环境因素和生活方式强烈相关［如紫外线（ultraviolet light，UV）、人乳头瘤病毒（human papilloma virus，HPV）、HIV 和 EBV］[8]。淋巴瘤的高危因素已经在前一部分进行了综述。

黑色素瘤

虽然流行病学研究已发现多种致黑色素瘤的高危因素，包括儿童早期过度的阳光照射、晒伤、浅色头发和眼睛、灰白色皮肤和使用日光浴床等，但黑色素瘤的病因仍尚不明确[98]。黑色素瘤最主要的环境危险因素无疑是暴露于紫外线的照射[98]。一项发表于 2005 年的 meta 分析包括了来自欧洲、北美、澳大利亚、新西兰、阿根廷、巴西和以色列的 57 项研究，发现日光照射会显著增加罹患黑色素瘤的风险（RR＝1.34，95%CI 1.02～1.77），而 20 世纪 90 年代后的研究显示出更强的影响（RR＝1.75，95%CI 1.31～2.35）。间断的日光照射（RR＝1.61，95%CI 1.31～1.99）和晒伤史（RR＝2.03，95%CI 1.73～2.37）也是罹患黑色素瘤的高危因素[99]。

睾丸癌

隐睾是罹患睾丸癌的特殊高危因素。这一相关性于 19 世纪初首次报道，报道认为这一先天性畸形会使发生睾丸癌的风险增加 2～11 倍。如果是双侧隐睾或患儿在 11 岁之前未接受治疗，则罹患睾丸癌的风险将进一步增加。学者们也调查了其他生活方式和环境因素对睾丸癌的影响，但并未得出一致的证据。Garner 等在一篇内容丰富的综述中总结了现有的流行病学证据，指出母亲的特质和暴露因素（内源性雌激素水平、子代出生前吸烟），子代的特质（早期高生长和雄激素水平低下），职业暴露（杀虫剂）和生殖性因素（青少年年龄、受孕年龄、不孕）等也可能是睾丸癌的病因[100]。

宫颈癌

HPV 感染是宫颈癌的主要高危因素，几乎在所有的宫颈癌病灶中都可以找到 HPV 病毒的 DNA。人乳头瘤病毒致癌亚型 16、18、31、33 和 35 和浸润性宫颈癌关系最为密切，其中，全球近 70%的宫颈癌由 HPV 16 和 18 型感染所致。目前认为 HPV 是最常见的性传播感染源。一般认为感染的妇女在 2 年内会自行清除病毒，而持续存在高危亚型 HPV 感染的妇女则存在极大的风险发展为宫颈癌[101]。青少年女性是感染 HPV 的高危人群之一。据估计，75%的新发 HPV 感染发生于 15～24 岁的女性，其中致癌性 HPV 亚型约占青少年感染的 50%。近年来已研制出两种针对 HPV 的疫苗，即四价疫苗（预防 HPV6、11、16 和 18 感染）和二价疫苗（预防 HPV16 和 18 感染）。临床试验发现，对于初次感染 HPV 的女性，通过接种宫颈癌疫苗几乎可以阻断所有由 HPV 感染导致的宫颈高级别癌前病变。如今，这两种宫颈癌疫苗已在 90 多个国家获准应用。自 2006 年始，宫颈癌四价疫苗在美国获准应用于 9～26 岁的女性，免疫实践咨询委员会（Advisory Committee on Immunization Practice，ACIP）目前推荐所有 11～12 岁的女性常规接受疫苗接种，而 13～26 岁的女性可以“追赶”接种[102]。

甲状腺癌

电离辐射是目前唯一确定的甲状腺癌高危因素，尤其是乳头状癌。已经有很多报道描述了核工厂、核事故和原子弹相关区域的甲状腺癌的流行。有研究调查了日本广岛和长崎在发生原子弹爆炸后甲状腺癌的发生率，结果显示爆炸时年龄小于10岁的儿童发病风险最高。此外，1986年切尔诺贝利发生核工厂事故后，周围地区儿童的甲状腺癌发病率也急剧上升。在白俄罗斯，事故发生前的甲状腺癌发病率为每年1例/100万，而事故后则增至每年超过100例/100万。诊断性和治疗性照射也会增加甲状腺癌的发病风险，即使是低剂量的照射也不例外[103]。

结论

在高收入国家，癌症是导致儿童死亡的第二大原因，仅次于意外事故。而在中等收入和低收入国家，随着对感染性疾病的控制和围产期死亡率的改善，儿童期癌症日益成为重要的公共健康问题[57]。近10年来，大多数国家儿童期癌症的发病率均呈上升趋势。目前尚不清楚这是真实情况的反映还是由于诊断和报告水平的提高以及癌症登记质量的改善而导致的假象[5]。目前对于癌症病因学的认识仍非常有限，尤其是除白血病和中枢神经系统肿瘤外的其他肿瘤。已知的儿童期癌症病因包括电离辐射、某些传染性病原体和行为因素，而这些原因仅能解释一小部分病例。以后应进行多学科的合作性研究，包括儿科肿瘤学家、流行病学专家和基础领域的研究人员，以充分检验特定的假设和整合不同领域的信息。病因假设应通过前瞻性研究进行更好的检验，但仍需对大样本的新生儿和儿童进行随访，以调查足够的病例。近来，对儿童进行前瞻性研究的学者们组成了国际儿童癌症队列联合（International Childhood Cancer Cohort Consortium，IC4），以发展现有队列研究之间的大规模合作[104]。目前已有学者开始初步探讨暴露的生物标志物及其早期作用以及环境暴露和遗传易感性因素的相互作用，这也是未来儿童癌症病因学研究的新领域。

参考文献

1. **Curado MP, Edwards B, Shin HR** *et al. Cancer Incidence in Five Continents*, vol. 9. Lyon: IARC, 2007.
2. **Steliarova-Foucher E, Stiller C, Lacour B** and **Kaatsch P**. International Classification of Childhood Cancer, third edition. *Cancer* 2005; **103**: 1457–67.
3. **Ferlay J, Bray F, Pisani P** and **Parkin DM**. *GLOBOCAN 2002: Cancer Incidence, Mortality and Prevalence Worldwide*. Lyon France: IARC Press, 2004. http://www-dep.iarc.fr. (Accessed Nov. 10, 2009)
4. **World Health Organization**. *WHO Mortality Database*, Geneva: WHO, 2008. http://www-dep.iarc.fr. (Accessed Dec. 1, 2009)
5. **Steliarova-Foucher E, Stiller C, Kaatsch P** *et al.* Geographical patterns and time trends of cancer incidence and survival among children and adolescents in Europe since the 1970s (the ACCIS project): an epidemiological study. *Lancet* 2004; **364**: 2097–105.
6. **Linabery AM** and **Ross JA**. Trends in childhood cancer incidence in the US (1992–2004). *Cancer* 2008; **112**: 416–32.
7. **Birch JM, Alston RD, Kelsey AM** *et al.* Classification and incidence of cancers in adolescents and young adults in England 1979–1997. *Br J Cancer* 2002; **87**: 1267–74.
8. **Bleyer A, O'Leary M, Barr R** and **Ries LAG**. *Cancer Epidemiology in Older Adolescents and Young Adults 15 to 29 Years of Age, Including SEER Incidence and Survival: 1975–2000*. Bethesda MD: National Cancer Institute, 2006.
9. **Smith M** and **Hare ML**. An overview of progress in childhood cancer survival. *J Pediatr Oncol Nurs* 2004; **21**: 160–4.
10. **Gatta G, Zigon G, Capocaccia R** *et al.* Survival of European children and young adults with cancer diagnosed 1995–2002. *Eur J Cancer* 2009; **45**: 992–1005.
11. **National Cancer Institute, DCCPS Surveillance Research Program Cancer Statistics Branch.** Incidence – SEER 17 Regs Limited-Use + Hurricane

Katrina Impacted Louisiana Cases, Nov 2008 Sub (1973–2006 varying). *SEER*Stat Database*. http://www.seer.cancer.gov. (Accessed Jan. 10, 2010)

12. **Gatta G, Capocaccia R, Coleman MP** *et al.* Childhood cancer survival in Europe and the United States. *Cancer* 2002; **95**: 1767–72.
13. **Swaminathan R, Rama R** and **Shanta V**. Childhood cancers in Chennai, India, 1990–2001: incidence and survival. *Int J Cancer* 2008; **122**: 2607–11.
14. **Ribeiro RC, Steliarova-Foucher E** *et al.* Baseline status of paediatric oncology care in ten low-income or mid-income countries receiving My Child Matters support: a descriptive study. *Lancet Oncol* 2008; **9**: 721–9.
15. **National Academy of Sciences**. *Health Effects of Exposure to Low Levels of Ionizing Radiation* (BEIR 4). Washington DC: National Academic Press, 1990.
16. **Wakeford R**. The risk of childhood cancer from intrauterine and preconceptional exposure to ionizing radiation. *Environ Health Perspect* 1995; **103**: 1018–25.
17. **Boice JD** Jr and **Miller RW**. Childhood and adult cancer after intrauterine exposure to ionizing radiation. *Teratology* 1999; **59**: 227–33.
18. **Sorahan T, Lancashire R, Stewart A** and **Peck I**. Pregnancy ultrasound and childhood cancer: a second report from the Oxford Survey of Childhood Cancers. *Br J Obstet Gynaecol* 1995; **102**: 831–2.
19. **Shu XO, Jin F, Linet MS** *et al.* Diagnostic X-ray and ultrasound exposure and risk of childhood cancer. *Br J Cancer* 1994; **70**: 531–6.
20. **Shu XO, Potter JD, Linet MS** *et al.* Diagnostic X-rays and ultrasound exposure and risk of childhood acute lymphoblastic leukemia by immunophenotype. *Cancer Epidemiol Biomarkers Prev* 2002; **11**: 177–85.
21. **Linet MS, Kim KP** and **Rajaraman P**. Children's exposure to diagnostic medical radiation and cancer risk: epidemiologic and dosimetric considerations. *Pediatr Radiol* 2009; **39**: S4-S26.
22. **Infante-Rivard C**. Diagnostic X-rays, DNA repair genes and childhood acute lymphoblastic leukemia. *Health Phys* 2003; **85**: 60–4.
23. **Howe GR, Burch JD, Chiarelli AM** *et al.* An exploratory case-control study of brain tumors in children. *Cancer Res* 1989; **49**: 4349–52.
24. **Stewart A, Webb J** and **Hewitt D**. A survey of childhood malignancies. *Br Med J* 1958; **1**: 1495–508.
25. **Kneale GW** and **Stewart AM**. Pre-conception X-rays and childhood cancers. *Br J Cancer* 1980; **41**: 222–6.
26. **Magnani C, Pastore G, Luzzatto L** and **Terracini B**. Parental occupation and other environmental factors in the etiology of leukemias and non-Hodgkin's lymphomas in childhood: a case-control study. *Tumori* 1990; **76**: 413–19.
27. **Buckley JD, Robison LL, Swotinsky R** *et al.* Occupational exposures of parents of children with acute nonlymphocytic leukemia: a report from the Childrens Cancer Study Group. *Cancer Res* 1989; **49**: 4030–7.
28. **Bunin GR, Nass CC, Kramer S** and **Meadows AT**. Parental occupation and Wilms' tumor: results of a case-control study. *Cancer Res* 1989; **49**: 725–9.
29. **Kramer S, Ward E, Meadows AT** and **Malone KE**. Medical and drug risk factors associated with neuroblastoma: a case-control study. *J Natl Cancer Inst* 1987; **78**: 797–804.
30. **Roman E, Watson A, Beral V** *et al.* Case-control study of leukaemia and non-Hodgkin's lymphoma among children aged 0–4 years living in west Berkshire and north Hampshire health districts. *BMJ* 1993; **306**: 615–21.
31. **Wertheimer N** and **Leeper E**. Electrical wiring configurations and childhood cancer. *Am J Epidemiol* 1979; **109**: 273–84.
32. **Ahlbom A, Day N, Feychting M** *et al.* A pooled analysis of magnetic fields and childhood leukaemia. *Br J Cancer* 2000; **83**: 692–8.
33. **Greenland S, Sheppard AR, Kaune WT** *et al.* A pooled analysis of magnetic fields, wire codes, and childhood leukemia. Childhood Leukemia–EMF Study Group. *Epidemiology* 2000; **11**: 624–34.
34. **Hug K, Grize L, Seidler A** *et al.* Parental occupational exposure to extremely low frequency magnetic fields and childhood cancer: a German case-control study. *Am J Epidemiol* 2010; **171**: 27–35.
35. **Shu XO, Stewart P, Wen WQ** *et al.* Parental occupational exposure to hydrocarbons and risk of acute lymphocytic leukemia in offspring. *Cancer Epidemiol Biomarkers Prev* 1999; **8**: 783–91.
36. **Colt JS** and **Blair A**. Parental occupational exposures and risk of childhood cancer. *Environ Health Perspect* 1998; **106** (Suppl. 3): 925.
37. **Feychting M, Plato N, Nise G** and **Ahlbom A**. Paternal occupational exposures and childhood cancer. *Environ Health Perspect* 2001; **109**: 193–6.
38. **Rosso AL, Hovinga ME, Rorke-Adams LB** *et al.* A case-control study of childhood brain tumors and fathers' hobbies: a Children's Oncology Group study. *Cancer Causes Control* 2008; **19**: 1201–7.
39. **Kerr MA, Nasca PC, Mundt KA** *et al.* Parental occupational exposures and risk of neuroblastoma: a case-control study (United States). *Cancer Causes Control* 2000; **11**: 635–43.
40. **Spitz MR** and **Johnson CC**. Neuroblastoma and paternal occupation. A case-control analysis. *Am J Epidemiol* 1985; **121**: 924–9.
41. **De Roos AJ, Olshan AF, Teschke K** *et al.* Parental occupational exposures to chemicals and incidence of neuroblastoma in offspring. *Am J Epidemiol* 2001; **154**: 106–14.
42. **Heck JE, Ritz B, Hung RJ** *et al.* The epidemiology of neuroblastoma: a review. *Paediatr Perinat Epidemiol* 2009; **23**: 125–43.
43. **MacCarthy A, Bunch KJ, Fear NT** *et al.* Paternal occupation and neuroblastoma: a case-control study based on cancer registry data for Great Britain

1962–1999. *Br J Cancer* 2010; **102**: 615–19.

44. **Fear NT**, **Vincent TJ**, **King JC** *et al.* Wilms' tumour and paternal occupation: an analysis of data from the National Registry of Childhood Tumours. *Pediatr Blood Cancer* 2009; **53**: 28–32.
45. **MacCarthy A**, **Bunch KJ**, **Fear NT** *et al.* Paternal occupation and retinoblastoma: a case-control study based on data for Great Britain 1962–1999. *Occup Environ Med* 2009; **66**: 644–9.
46. **Epstein SS** and **Ozonoff D**. Leukemias and blood dyscrasias following exposure to chlordane and heptachlor. *Teratog Carcinog Mutagen* 1987; **7**: 527–40.
47. **Infante PF**, **Epstein SS** and **Newton WA** Jr. Blood dyscrasias and childhood tumors and exposure to chlordane and heptachlor. *Scand J Work Environ Health* 1978; **4**: 137–50.
48. **Reeves JD**, **Driggers DA** and **Kiley VA**. Household insecticide associated aplastic anaemia and acute leukaemia in children. *Lancet* 1981; **2**: 300–1.
49. **Daniels JL**, **Olshan AF** and **Savitz DA**. Pesticides and childhood cancers. *Environ Health Perspect* 1997; **105**: 1068–77.
50. **Zahm SH** and **Ward MH**. Pesticides and childhood cancer. *Environ Health Perspect* 1998; **106** (Suppl. 3): 893–908.
51. **Nasterlack M**. Pesticides and childhood cancer: an update. *Int J Hyg Environ Health* 2007; **210**: 645–57.
52. **Greaves MF**. Aetiology of acute leukaemia. *Lancet* 1997; **349**: 344–9.
53. **Kinlen L**. Evidence for an infective cause of childhood leukaemia: comparison of a Scottish new town with nuclear reprocessing sites in Britain. *Lancet* 1988; **2**: 1323–7.
54. **Vianna NJ** and **Polan AK**. Childhood lymphatic leukemia: prenatal seasonality and possible association with congenital varicella. *Am J Epidemiol* 1976; **103**: 321–32.
55. **Fedrick J** and **Alberman ED**. Reported influenza in pregnancy and subsequent cancer in the child. *Br Med J* 1972; **2**: 485–8.
56. **Lehtinen M**, **Koskela P**, **Ogmundsdottir HM** *et al.* Maternal herpesvirus infections and risk of acute lymphoblastic leukemia in the offspring. *Am J Epidemiol* 2003; **158**: 207–13.
57. **Little J**. *Epidemiology of Childhood Cancer*. Lyon: IARC, 1999.
58. **de Thé G**. Epstein–Barr virus and Burkitt's lymphoma worldwide: the causal relationship revisited. *IARC Sci Publ* 1985; **60**: 165–76.
59. **Chabay PA**, **De Matteo EN**, **Aversa L** *et al.* Assessment of Epstein–Barr virus association with pediatric non-Hodgkin lymphoma in immunocompetent and in immunocompromised patients in Argentina. *Arch Pathol Lab Med* 2002; **126**: 331–5.
60. **Gutierrez MI**, **Bhatia K**, **Barriga F** *et al.* Molecular epidemiology of Burkitt's lymphoma from South America: differences in breakpoint location and Epstein–Barr virus association from tumors in other world regions. *Blood* 1992; **79**: 3261–6.
61. **Klumb CE**, **Hassan R**, **De Oliveira DE** *et al.* Geographic variation in Epstein–Barr virus-associated Burkitt's lymphoma in children from Brazil. *Int J Cancer* 2004; **108**: 66–70.
62. **Pizza M**, **Bruniera P**, **Luporini SM** *et al.* Detection of Epstein–Barr virus in children and adolescents with Burkitt's lymphoma by *in situ* hybridization using tissue microarrays. *Hematology* 2008; **13**: 114–18.
63. **Ayan I**, **Kaytan E** and **Ayan N**. Childhood nasopharyngeal carcinoma: from biology to treatment. *Lancet Oncol* 2003; **4**: 13–21.
64. **McClain KL**, **Joshi VV** and **Murphy SB**. Cancers in children with HIV infection. *Hematol Oncol Clin North Am* 1996; **10**: 1189–1201.
65. **Biggar RJ**, **Frisch M** and **Goedert JJ**. Risk of cancer in children with AIDS. AIDS–Cancer Match Registry Study Group. *JAMA* 2000; **284**: 205–9.
66. **Orlow SJ**, **Cooper D**, **Petrea S** *et al.* AIDS-associated Kaposi's sarcoma in Romanian children. *J Am Acad Dermatol* 1993; **28**: 449–53.
67. **Parker L**. Breast-feeding and cancer prevention. *Eur J Cancer* 2001; **37**: 155–8.
68. **UK Childhood Cancer Study Investigators.** Breastfeeding and childhood cancer. *Br J Cancer* 2001; **85**: 1685–94.
69. **Kwan ML**, **Buffler PA**, **Abrams B** and **Kiley VA**. Breastfeeding and the risk of childhood leukemia: a meta-analysis. *Public Health Rep* 2004; **119**: 521–35.
70. **Martin RM**, **Gunnell D**, **Owen CG** and **Smith GD**. Breast-feeding and childhood cancer: a systematic review with metaanalysis. *Int J Cancer* 2005; **117**: 1020–31.
71. **Kwan ML**, **Jensen CD**, **Block G** *et al.* Maternal diet and risk of childhood acute lymphoblastic leukemia. *Public Health Rep* 2009; **124**: 503–14.
72. **Kwan ML**, **Block G**, **Selvin S** *et al.* Food consumption by children and the risk of childhood acute leukemia. *Am J Epidemiol* 2004; **160**: 1098–107.
73. **Liu CY**, **Hsu YH**, **Wu MT** *et al.* Cured meat, vegetables, and bean-curd foods in relation to childhood acute leukemia risk: a population based case-control study. *BMC Cancer* 2009; **9**: 15.
74. **Pogoda JM**, **Preston-Martin S**, **Howe G** *et al.* An international case-control study of maternal diet during pregnancy and childhood brain tumor risk: a histology-specific analysis by food group. *Ann Epidemiol* 2009; **19**: 148–60.
75. **Shen HM**, **Chia SE**, **Ni ZY** *et al.* Detection of oxidative DNA damage in human sperm and the association with cigarette smoking. *Reprod Toxicol* 1997; **11**: 675–80.
76. **Chang JS**. Parental smoking and childhood leukemia. *Methods Mol Biol* 2009; **472**: 103–37.
77. **Sorahan T**, **Lancashire R**, **Prior P** *et al.* Childhood cancer and parental use of alcohol and tobacco. *Ann Epidemiol* 1995; **5**: 354–9.

78. **Sorahan T, Prior P, Lancashire RJ** *et al.* Childhood cancer and parental use of tobacco: deaths from 1971 to 1976. *Br J Cancer* 1997; **76**: 1525–31.

79. **Sorahan T, Lancashire RJ, Hulten MA** *et al.* Childhood cancer and parental use of tobacco: deaths from 1953 to 1955. *Br J Cancer* 1997; **75**: 134–8.

80. **Sorahan T, McKinney PA, Mann JR** *et al.* Childhood cancer and parental use of tobacco: findings from the inter-regional epidemiological study of childhood cancer (IRESCC). *Br J Cancer* 2001; **84**: 141–6.

81. **Pang D, McNally R** and **Birch JM**. Parental smoking and childhood cancer: results from the United Kingdom Childhood Cancer Study. *Br J Cancer* 2003; **88**: 373–81.

82. **Sorahan T** and **Lancashire RJ**. Parental cigarette smoking and childhood risks of hepatoblastoma: OSCC data. *Br J Cancer* 2004; **90**: 1016–18.

83. **Preston-Martin S, Yu MC, Benton B** and **Henderson BE**. N-Nitroso compounds and childhood brain tumors: a case-control study. *Cancer Res* 1982; **42**: 5240–5.

84. **Plichart M, Menegaux F, Lacour B** *et al.* Parental smoking, maternal alcohol, coffee and tea consumption during pregnancy and childhood malignant central nervous system tumours: the ESCALE study (SFCE). *Eur J Cancer Prev* 2008; **17**: 376–83.

85. **Bunin GR, Meadows AT, Emanuel BS** *et al.* Pre- and post-conception factors associated with sporadic heritable and nonheritable retinoblastoma. *Cancer Res* 1989; **49**: 5730–5.

86. **Stavrou EP, Baker DF** and **Bishop JF**. Maternal smoking during pregnancy and childhood cancer in New South Wales: a record linkage investigation. *Cancer Causes Control* 2009; **20**: 1551–8.

87. **MacArthur AC, McBride ML, Spinelli JJ** *et al.* Risk of childhood leukemia associated with parental smoking and alcohol consumption prior to conception and during pregnancy: the cross-Canada childhood leukemia study. *Cancer Causes Control* 2008; **19**: 283–95.

88. **Menegaux F, Ripert M, Hemon D** and **Clavel J**. Maternal alcohol and coffee drinking, parental smoking and childhood leukaemia: a French population-based case-control study. *Paediatr Perinat Epidemiol* 2007; **21**: 293–9.

89. **McKinney PA, Cartwright RA, Saiu JM** *et al.* The inter-regional epidemiological study of childhood cancer (IRESCC): a case control study of aetiological factors in leukaemia and lymphoma. *Arch Dis Child* 1987; **62**: 279–87.

90. **Schuz J, Kaatsch P, Kaletsch U** *et al.* Association of childhood cancer with factors related to pregnancy and birth. *Int J Epidemiol* 1999; **28**: 631–9.

91. **Infante-Rivard C, Krajinovic M, Labuda D** and **Sinnett D**. Childhood acute lymphoblastic leukemia associated with parental alcohol consumption and polymorphisms of carcinogen-metabolizing genes. *Epidemiology* 2002; **13**: 277–81.

92. **Infante-Rivard C** and **El-Zein M**. Parental alcohol consumption and childhood cancers: a review. *J Toxicol Environ Health B Crit Rev* 2007; **10**: 101–29.

93. **Robison LL, Buckley JD, Daigle AE** *et al.* Maternal drug use and risk of childhood nonlymphoblastic leukemia among offspring. An epidemiologic investigation implicating marijuana (a report from the Childrens Cancer Study Group). *Cancer* 1989; **63**: 1904–11.

94. **Kuijten RR, Bunin GR, Nass CC** and **Meadows AT**. Gestational and familial risk factors for childhood astrocytoma: results of a case-control study. *Cancer Res* 1990; **50**: 2608–12.

95. **Grufferman S, Schwartz AG, Ruymann FB** and **Maurer HM**. Parents' use of cocaine and marijuana and increased risk of rhabdomyosarcoma in their children. *Cancer Causes Control* 1993; **4**: 217–24.

96. **Bluhm EC, Daniels J, Pollock BH** and **Olshan AF**. Maternal use of recreational drugs and neuroblastoma in offspring: a report from the Children's Oncology Group (United States). *Cancer Causes Control* 2006; **17**: 663–9.

97. **Zahm SH** and **Devesa SS**. Childhood cancer: overview of incidence trends and environmental carcinogens. *Environ Health Perspect* 1995; **103**: 177–84.

98. **Tucker MA**. Melanoma epidemiology. *Hematol Oncol Clin North Am* 2009; **23**: 383–95.

99. **Gandini S, Sera F, Cattaruzza MS** *et al.* Meta-analysis of risk factors for cutaneous melanoma: II. Sun exposure. *Eur J Cancer* 2005; **41**: 45–60.

100. **Garner MJ, Turner MC, Ghadirian P** and **Krewski D**. Epidemiology of testicular cancer: an overview. *Int J Cancer* 2005; **116**: 331–9.

101. **Castellsague X**. Natural history and epidemiology of HPV infection and cervical cancer. *Gynecol Oncol* 2008; **110**: S4-S7.

102. **Dempsey AF** and **Zimet GD**. Human papillomavirus vaccine and adolescents. *Curr Opin Obstet Gynecol* 2008; **20**: 447–54.

103. **Nagataki S** and **Nystrom E**. Epidemiology and primary prevention of thyroid cancer. *Thyroid* 2002; **12**: 889–96.

104. **Brown RC, Dwyer T, Kasten C** *et al.* Cohort profile: the International Childhood Cancer Cohort Consortium (I4C). *Int J Epidemiol* 2007; **36**: 724–30.

78. Sorahan T, Prior P, Lancashire RJ et al. Childhood cancer and parental use of tobacco: deaths from 1971 to 1976. Br J Cancer 1997; 76: 1525–31.

79. Sorahan T, Lancashire RJ, Hulten MA et al. Childhood cancer and parental use of tobacco: deaths from 1953 to 1955. Br J Cancer 1997; 75: 134–8.

80. Sorahan T, McKinney PA, Mann JR et al. Childhood cancer and parental use of tobacco: findings from the inter-regional epidemiological study of childhood cancer (IRESCC). Br J Cancer 2001; 84: 141–6.

81. Pang D, McNally R and Birch JM. Parental smoking and childhood cancer: results from the United Kingdom Childhood Cancer Study. Br J Cancer 2003; 88: 373–81.

82. Sorahan T and Lancashire RJ. Parental cigarette smoking and childhood risk of hepatoblastoma: OSCC data. Br J Cancer 2004; 90: 1016–18.

83. Preston-Martin S, Yu MC, Benton B and Henderson BE. N-Nitroso compounds and childhood brain tumors: a case-control study. Cancer Res 1982; 42: 5240–5.

84. Plichart M, Menegaux F, Lacour B et al. Parental smoking, maternal alcohol, coffee and tea consumption during pregnancy and childhood malignant central nervous system tumours: the ESCALE study (SFCE). Eur J Cancer Prev 2008; 17: 376–83.

85. Bunin GR, Meadows AT, Emanuel BS et al. Pre- and post-conception factors associated with sporadic heritable and nonheritable retinoblastoma. Cancer Res 1989; 49: 5730–5.

86. Stavrou EP, Baker DF and Bishop JF. Maternal smoking during pregnancy and childhood cancer in New South Wales: a record linkage investigation. Cancer Causes Control 2009; 20: 1551–8.

87. MacArthur AC, McBride ML, Spinelli JJ et al. Risk of childhood leukemia associated with parental smoking and alcohol consumption prior to conception and during pregnancy: the cross-Canada childhood leukemia study. Cancer Causes Control 2008; 19: 283–95.

88. Menegaux F, Ripert M, Hémon D and Clavel J. Maternal alcohol and coffee drinking, parental smoking and childhood leukaemia: a French population-based case-control study. Paediatr Perinat Epidemiol 2007; 21: 293–9.

89. McKinney PA, Cartwright RA, Saiu JM et al. The inter-regional epidemiological study of childhood cancer (IRESCC): a case control study of aetiological factors in leukaemia and lymphoma. Arch Dis Child 1987; 62: 279–87.

90. Schüz J, Kaatsch P, Kaletsch U et al. Association of childhood cancer with factors related to pregnancy and birth. Int J Epidemiol 1999; 28: 631–9.

91. Infante-Rivard C, Krajinovic M, Labuda D and Sinnett D. Childhood acute lymphoblastic leukemia associated with parental alcohol consumption and polymorphisms of carcinogen-metabolizing genes. Epidemiology 2002; 13: 277–81.

92. Infante-Rivard C and El-Zein M. Parental alcohol consumption and childhood cancers: a review. J Toxicol Environ Health B Crit Rev 2007; 10: 101–29.

93. Robison LL, Buckley JD, Daigle AE et al. Maternal drug use and risk of childhood nonlymphoblastic leukemia among offspring. An epidemiologic investigation implicating marijuana (a report from the Childrens Cancer Study Group). Cancer 1989; 63: 1904–11.

94. Kuijten RR, Bunin GR, Nass CC and Meadows AT. Gestational and familial risk factors for childhood astrocytoma: results of a case-control study. Cancer Res 1990; 50: 2608–12.

95. Grufferman S, Schwartz AG, Ruymann FB and Maurer HM. Parents' use of cocaine and marijuana and increased risk of rhabdomyosarcoma in their children. Cancer Causes Control 1993; 4: 217–24.

96. Bluhm EC, Daniels J, Pollock BH and Olshan AF. Maternal use of recreational drugs and neuroblastoma in offspring: a report from the Children's Oncology Group (United States). Cancer Causes Control 2006; 17: 663–9.

97. Zahm SH and Devesa SS. Childhood cancer: overview of incidence trends and environmental carcinogens. Environ Health Perspect 1995; 103 (Suppl 6): 177–84.

98. Tucker MA. Melanoma epidemiology. Hematol Oncol Clin North Am 2009; 23: 383–95.

99. Gandini S, Sera F, Cattaruzza MS et al. Meta-analysis of risk factors for cutaneous melanoma: II. Sun exposure. Eur J Cancer 2005; 41: 45–60.

100. [illegible] MJ, Turner MC, Ghadirian P and Krewski D. Epidemiology of [illegible] cancer in [illegible]. Int J Cancer [illegible]

101. Castellsagué X. Natural history and epidemiology of HPV infection and cervical cancer. Gynecol Oncol 2008; 110: S4–7.

102. [illegible] AF and [illegible] GD. [illegible] vaccine and [illegible]. Curr Opin Obstet Gynecol 2008; 20: 447–51.

103. Nagataki S and Nyström E. Epidemiology and primary prevention of thyroid cancer. Thyroid 2002; 12: 889–96.

104. Brown RC, Dwyer T, Kasten C et al. Cohort profile: the International Childhood Cancer Cohort Consortium (I4C). Int J Epidemiol 2007; 36: 724–30.

第三部分　生殖生物学和低温生物学

第9章　生殖系统中的发生与死亡——人类精子的凋亡及DNA损伤的起源

R. J. Aitken and B. J. Curry　著
米兰　译　薛晴　审校

概述：人类精子的凋亡及DNA损伤

凋亡是细胞控制性死亡的一种生理过程，对于细胞数量的调节、胚胎发育过程中形态学的控制及成人多种细胞过程的和谐运作起到至关重要的作用。精子生成，即从精原干细胞到有功能的精子产生的过程也不例外。正常功能的凋亡通路对于精子生成是必需的，否则就会不育。凋亡还在以下方面起重要作用：维持睾丸在外界不良因素影响下的正常形态、调控终末分化精子的程序性衰老。本章主要讲述凋亡如何影响精子的质量和功能，以及凋亡过程对胚胎形成和子代健康的影响。

近年来大量研究提示人类精子能表现出凋亡的一些特征，包括胱天蛋白酶1、3、8、9[1-2]的激活，膜联蛋白Ⅴ（annexin-Ⅴ）结合[3-4]，线粒体产生活性氧类（reactive oxygen species，ROS)[5]和DNA碎片化[6-8]。后者非常重要，因为男性生殖系DNA损伤与很多不良生物学结局及临床结局相关。因此，人类精子DNA损伤被认为与不良受精、胚胎向囊胚期（胚泡期）发育受损[9-10]及随之发生的流产[11-13]有关。不仅如此，如果这些妊娠持续至足月，受精时的精子DNA损伤被认为与子代的异常发育有关，后代可能产生很多不同的疾病，如儿童期的恶性肿瘤[12]。

精子的DNA损伤、辅助生育技术及胚胎发育

精子的DNA损伤与子代健康状况的明显相关性在辅助生育技术（ART）中至关重要，而这一技术在不孕不育夫妇的治疗过程中占据主导地位。目前，世界上的发达国家使用ART治疗不孕不育的病例呈指数上升，每80个美国儿童中有1个是经ART出生的，瑞典为1/50，澳大利亚为1/40，丹麦为1/24。2003年，美国的399家医院共进行了超过10万个体外受精（IVF）周期，共有48 000个婴儿[14-15]出生。世界范围内每年有超过20万个试管婴儿出生，且还在继续增加。这种大规模使用ART的局面预示着新的公共卫生问题正在产生：第一，人类不孕不育是一个复杂的多因素导致的现象，其中最主要的原因是遗传因素，采用ART将使这种遗传因素传递到子代[16]。结果有其生物学必然性，即我们在这一代中采用辅助受精技术越多，在其子代采用该技术的机会就会更多。其次，在至少一半求助于ART的夫妇中，男性自身有问题。男性不育通常和精子内DNA损伤较多有关，不加分辨地采用ART将使无法在体内完成受精的有DNA损伤的精子在体外完成受精。这一问题引起了人们对IVF安全性的关注，人们关心被精子带入合子的DNA损伤是否会导致子

代胚胎发育及生长的异常[15]。

我们已经知道辅助受孕胎儿发生出生缺陷的概率是自然受孕胎儿的 2 倍[17]，而且有证据表明，在这些胎儿中发生遗传印记性疾病的比例较高，如 Beckwith-Wiedemann 综合征及 Angelman 综合征等。通过 ART 产生的胎儿[18-19]相较于自然受孕的同龄孩子在新生儿重症监护治疗病房住院的比例更高，住院时间更长[20]。一项针对斯堪的纳维亚人群的大型研究发现，ART 受孕新生儿及儿童相较自然受孕儿童住院概率高[21-23]。这一高住院率并不能完全用多胎妊娠解释，因为 ART 受孕单胎儿童住院率也较自然受孕儿童高[23]。不仅如此，最近的独立研究提示，通过单精子卵细胞质内注射（intracytoplasmic sperm injection，ICSI）[24]技术产生的男孩发生隐睾的概率是自然受孕男孩的 8 倍，另一项研究证实这些孩子可能出现视网膜血管化[25]。虽然有以上研究，但仍有很多学者发表观点确保 ICSI 儿童的正常，尤其是运动功能和认知发育[26-28]。以上对于 ART 安全性观点不一的局面产生的原因有：

1. 能够被认识的问题，如明显的出生缺陷、住院治疗及特殊疾病的发生率很低。

2. 研究人群通常较小。

3. 影响子代健康的混杂因素过多。

4. 目前研究随访时间短。

5. 评价胚胎缺陷（流产率、出生缺陷、子代健康及行为方式的重大改变）的工具不敏感。

如果我们假定和 ART 相关的遗传/表观遗传损伤在全基因组中被随机分布，那么某一特定基因被直接影响的概率非常低，因为大约 95％的基因都是非编码基因。而下面这种情况发生的概率更低，即某一基因发生突变，且该基因为显性遗传，并且在子代产生能被发现的表型或行为改变。临床上，即使是最常见的自发显性基因突变，如软骨发育不全，其人群发病率也仅为 1/30 000～1/10 000[29]。因此，如果以是否发生表型改变为标准，则大多数辅助生育研究都无法确定其是否会对子代健康状况产生影响。在这种情况下，不能因为没有研究证据就认为辅助生育技术不存在影响子代健康状况这一问题，因此，我们应继续假设辅助生育技术可能对子代健康存在显著风险，从而对其进行量化及描述。人类精子中 DNA 损伤可能构成上述风险的临床证据来自两方面：衰老和吸烟。

衰老、DNA 损伤和子代疾病

男性在衰老的过程中仍然能够产生精子。但是其产生的配子质量却在恶化，导致生育力的下降[30]以及精子内 DNA 损伤程度加重[31]。后者在大量研究中都被观察到与衰老有关，用很多不同的方法能够检测到 DNA 链的断裂。Singh 等采用彗星实验（Comet assay）证明了衰老和人类精子中 DNA 损伤有显著相关性[31]。沿着他的思路，Schmid 等采用相同方法，发现老年男性精子内碱基不稳定区和单链 DNA 断裂都有所增加[32]。其他学者采用精子染色质结构分析（sperm chromatin structure assay，SCSA）证明男性衰老和 DNA 损伤之间有相似的关系[33]。不仅如此，在人类和啮齿类动物的研究数据中都能够发现与衰老相关的染色体破坏和断裂的精子数量的增加[34]。一项对 1 号染色体进行详细分析的研究也发现，老年男性相较于年轻男性，其精子中发生染色体破碎、片段重复及基因缺失的概率更高[35]。在老年男性精子中 1 号染色体长臂 1 区 2 带的脆性区域发生破坏的概率翻倍。和女性配子不同，衰老对男性精子中染色体数量异常几乎没有影响[35]。

上述关于男性年龄对精子 DNA 损伤具有影响的大量研究非常重要，证明父亲年龄是子代是否健康的主要决定因素。实际上，几十年以来我们已经意识到父亲年龄对子代是否发生自发的显性基因突变［如软骨发育不全、Apert 综合征（尖头并指畸形）和多发性内分泌瘤病］有很大影响。为了解显性基因突变的起源，在一项对 154 例显性基因突变患者进行的序贯研究中，对每一例病例进行溯源，发现突变都来自父系，没有来自母系者。而且这些突变的出现与父亲的年龄呈指数相关。这些突变来自于精原干细胞中基因的复制错误及随后对突变生殖细胞的克隆增殖，即进入一种“自我”的增殖路径[36-37]。当然，这种与父亲年龄相关的精子中的遗传损伤并不仅见于显性基因突变。年龄也与子代发生复杂性多基因神经系统疾病（如癫痫、自发性精神分裂症、双向情感障碍及自闭症）的概率增加有关[12,38-41]。不仅如此，年龄也与子代发生先天畸形、损伤及毒物反应导致死亡的比例增加有关[42]。

根据前面提到的内容，已能确定年龄与精子内 DNA 损伤概率增加有关，而且这种年龄相关的精子内遗传基因损伤还与很多子代临床疾病相关，从显性基因突变到复杂神经系统疾病。这种年龄相关的 DNA 损伤被认为与精子的抗氧化保护降低及 ROS 生成增加有关[43-44]，精子的这种变化可能引起氧化应激。氧化应激也被认为与另一种能增加精子内 DNA 损伤的因素有关，即吸烟。

吸烟、DNA 损伤和子代疾病

男性吸烟被认为是将身体置于全身氧化反应的袭击下，会导致机体抗氧化维生素（如维生素 C 和维生素 E）消耗殆尽[45-47]。其中一种氧化应激的结果就是精子 DNA 碎片化和氧化性碱基加合物 8-羟基-2′-脱氧鸟苷（8-hydroxy-2′-deoxyguanosine，8OHdG）的生成[46]。另外，一旦被细胞色素 P450 系统激活，吸烟产生的苯并芘可以与精子 DNA 形成加合物[48]。这些精子 DNA 加合物的临床意义可在重复观察到的父亲吸烟与子代严重病态（包括儿童期癌症）之间的正相关关系中发现[49-53]。

DNA 损伤与生殖系凋亡是否有关?

总而言之，以上临床数据为人类精子内 DNA 碎片化与不良临床结局相关提供了详细的证据，这些不良结局包括从流产到癌症的一系列情况。这些结论也被动物实验证明，即采用吸烟、酒精或实验性敲除抗氧化酶（如谷胱甘肽过氧化物酶 5）诱导精子细胞内 DNA 氧化损伤可以导致胚胎发育受损，最终引起流产率和出生缺陷率升高[54-56]。由于精子 DNA 损伤和胚胎发育异常之间存在明确的关系，我们需要了解人类精子内 DNA 损伤如何形成，以及凋亡在这一过程中的检控作用。

DNA 损伤的本质

为了了解男性生殖系中 DNA 损伤的起源，我们首先要了解它的精确特性。有小部分研究已经从人类精子中检测到了 DNA 损伤，以寻找 DNA 损伤的起源。这些研究表明，人类精子中主要的基本化合物是 8OHdG，它是氧化应激的标志物。人类精子中 8OHdG 的表达水平在不孕男性精子中有持续的增高[57-58]。而且已发现这些氧化化合物的出现与经 TUNEL 法检测出的 DNA 损伤有极大的相关性，并且也与色霉素 A3（chromomycin A3，CMA3）染色发现的染色质鱼精蛋白化有关[57]。实际上 TUNEL 与 8OHdG 形成之间相关性极强，我们不得不得出这样的结论：男性生殖系中大部分 DNA 损伤是氧化应激引起的（图 9.1[57]）。

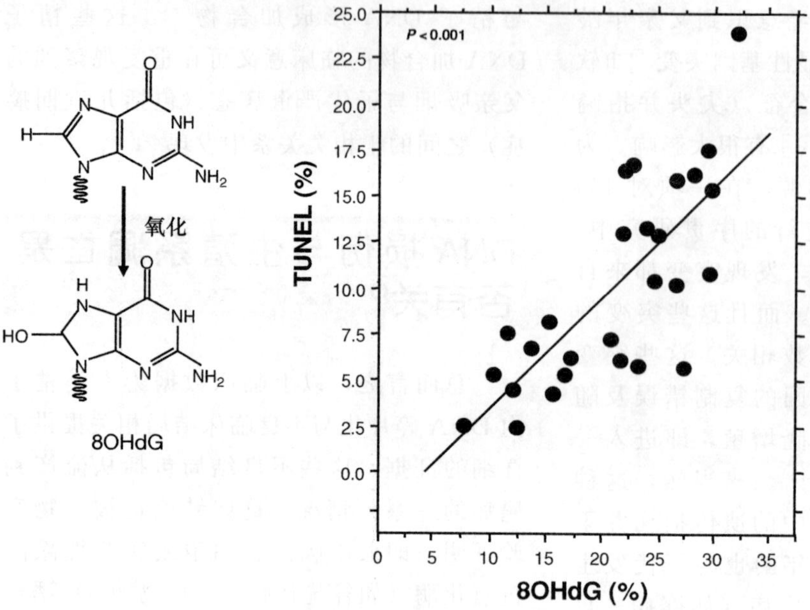

图 9.1 De Iuliis 等[57]根据 8-羟基-2′-脱氧鸟苷表达水平观察到人类精子中 DNA 碎片化与氧化性 DNA 碱基损伤有很强的相关性

除了 8OHdG，对不育患者进行 DNA 生化分析也发现了两个亚乙烯基核苷——1，N6-亚乙烯基腺苷（1，N6-ethenoadenosine）和 1，N2-亚乙烯基鸟苷（1，N2-ethenoguanosine）。这些化合物可能是通过与 4-羟基壬烯醛发生反应产生，4-羟基壬烯醛是脂质过氧化作用中释放的主要醛基[59]。这些结果再次印证氧化应激是男性生殖系中 DNA 损伤的主要原因。

在另一项研究中，男性不育患者精子中非特异的 DNA 加合物相较于健康志愿者更常见[60]。而且在生育功能受损患者中，DNA 加合物和精子浓度及精子活力之间呈显著负相关[60]。在进一步的研究中，相较于健康男性，多环芳烃 DNA 化合物在不育患者中更普遍[61]。虽然一些人类精子中 DNA 加合物的起源已经清楚（如吸烟[48]），但是关于生殖系中 DNA 损伤的原因我们仍有许多需要了解。有一件事似乎是肯定的，即相当比例的男性患者自发性 DNA 损伤是自然界中的氧化因素所引起。

DNA 氧化（8OHdG 合成）和 DNA 链断裂之间的关系可以如下两种方式中的任何一种解释。第一，这一联系是具有直接因果关系的。即氧化化合物的形成破坏 DNA 完整性，其机制是使连接碱基和核苷的糖苷键不稳定，结果是形成一个脱碱基位点。脱碱基位点对 DNA 骨架有很强的去稳定作用，将导致 DNA 链断裂。其次，这种联系可能是间接的。氧化损伤和 DNA 碎片化可能对相同基本过程（精子发生凋亡的过程）存在独立反应。在这些情况下，DNA 链断裂可能与氧化应激激发的凋亡级联反应中内切核酸酶的激活有关。这样的观点支持我们将男性生殖系的凋亡过程视为这些细胞从精原干细胞分化成为完全态的精子。

生殖系发生凋亡的能力

生殖细胞发生凋亡的能力在生命早期即可出现，当睾丸分化时，需要进行一些调整，以实现生殖细胞与 Sertoli 细胞的最佳配比。在这一发育过程中，伴随着睾丸中第一轮精子生成，多余的减数分裂前精原干细胞被早期发生的凋亡清除。功能性敲除凋亡前蛋白 Bax 或抗凋亡因子 BclxL 或 Bcl2 的过表达将使生殖细胞和 Sertoli 细胞的比例变化，从而出现一种男性不育的表型[62-63]。这一表型表现为紊乱的输精管内充满精原干细胞，但是没有成熟的单倍体精子，而其他输精管中没有生殖细胞。随后，p53 和 Fas 参与移除因暴露于环境有毒物质或化疗药物而损伤的生殖细胞[64]。凋亡在自发性男性不育患者病因中的作用也在以下情况中有所提示，即在一些不育男性睾丸中有过量的凋亡生殖细胞[65]。也有研究认为，人类精子中的突出特点——DNA 损伤是凋亡过程失败的结果，即在精子生成过程中，由于生殖细胞重塑产生精子时移除了影响细胞死亡的细胞器，导致凋亡开始后不能成功完成[66]。

精子生成在 DNA 损伤病因中的重要性

精子生成，即圆形精子细胞分化成为精子的过程是男性生殖系 DNA 损伤病因中的关键事件。如上所述，有可能一些精子中 DNA 断裂是精子生成过程受到一些破坏性事件影响时凋亡失败所引起。同样，精子中的 DNA 片段可能也是正常精子生成过程中发生链断裂引起，其目的是缓解将大量 DNA 装入很小的精子头部时所产生的张力。正常情况下，这些“生理性”链断裂是由一个复杂的过程来纠正的，其中涉及 H2Ax 的表达、多腺苷二磷酸核糖聚合酶和拓扑异构酶作用下多腺苷二磷酸核糖的形成[67]。然而，一旦由于某些原因精子生成被打断，这些裂解位点的恢复将受损，而精子没有任何自我修复的能力，其将携带着未修复的断裂链从生殖上皮释放出去。

从实验角度来说，如果在精子生成过程中生理性链断裂的修复受损，那么生成的精子将呈现出高水平的 DNA 碎片化。例如，众所周知与精子生成有关的染色体重塑过程触发了多腺苷二磷酸核糖［poly (ADP-ribose)，PAR］的形成，其为 DNA 修复的早期事件。基因敲除小鼠缺乏 PAR 代谢需要的酶［PARP1（多腺苷二磷酸核糖聚合酶）、PARG（多腺苷二磷酸核糖水解酶，110 kDa 亚型）］，或者两种酶均缺失将表现出与不同程度低生育力相关的 DNA 链的断裂[67]。同样，精子生成过程中，在组蛋白移除和鱼精蛋白进入之间移入精子的“转化”蛋白被认为对于保持 DNA 完整性有重要作用。如果这些蛋白的功能被删除，那么精子的授孕能力将受损、染色体组装能力受损，DNA 碎片水平增加[68]。这些研究明确表明精子生成过程中染色质修复机制的功能性破坏会导致精子携带大量的 DNA 碎片。然而，即使 DNA 修复机制在精子生成过程中破坏会导致带有 DNA 损伤的精子生成，也不一定意味着这些机制在临床能被实际操控。

通过荧光探针 CMA3 检测精子鱼精蛋白化的效率，许多独立的实验室已经得出了精子生成过程中 DNA 碎片化和染色质重塑受损之间具有良好相关性的数据（图 9.2a～c）。有缺陷的精子生成和 DNA 损伤之间的关系还被许多独立的研究支持，这些研究记录了人类精子中 DNA 损伤与精液常规中一些数据（特别是精子计数和形态）的关系，反向反映了精子生成过程的效率。

精子生成的破坏不仅与 DNA 损伤相关，8OHdG 的形成也反映了精子生成破坏尤其与氧化性 DNA 损伤相关（图 9.2）。我们推测这一关系的存在是因为 CMA3 检测出的染色体重塑受损很容易在 ROS 起源的氧化袭击中发生。这些氧化袭击的潜在来源包括白细胞浸润、抗氧化系统的耗竭以及精子自身的线粒体制造过多的自由基。我们进一步认为，所有潜在的来源中精子线粒体最为重要[5]。与诱导高水平氧化性 DNA 损伤相关的实验室条件，如暴露于射频电磁辐射（radio frequency electromagnetic radiation，RFEMR）[9]或者渥曼青霉

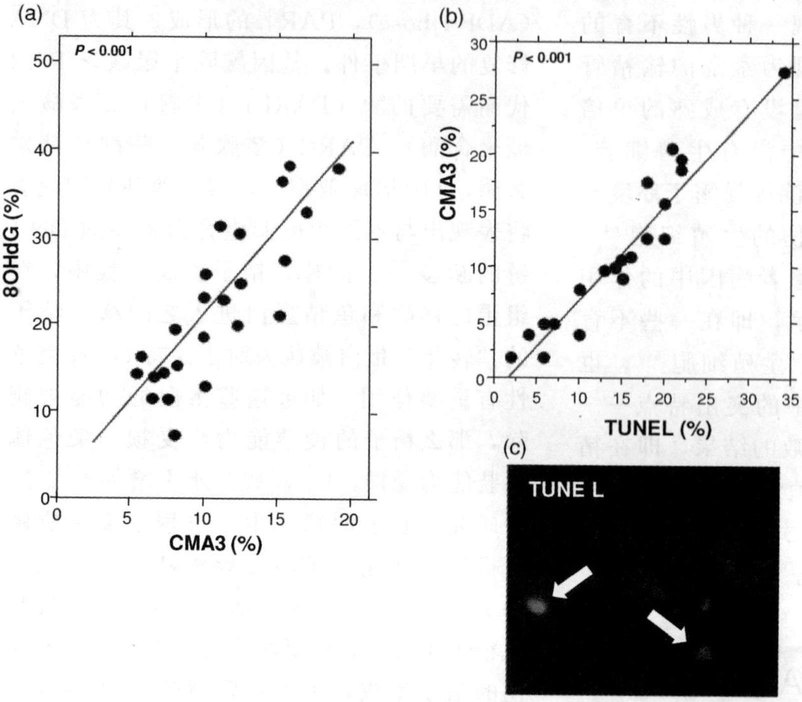

图 9.2 色霉素 A3（CMA3）荧光染色监测的染色质重塑效率和精子 DNA 损伤之间密切的关系：(a) CMA3 和 8OHdG 的关系；(b) CMA3 和 TUNEL 法检测的 DNA 碎片的关系；(c) TUNEL 信号检测到的携带损伤 DNA（箭头）的人类精子

素（wortmannin）（R. J. Aitken，未发表）抑制 PI3 激酶触发的凋亡都涉及精子线粒体释放大量的 ROS。

染色质重塑和氧化应激的重要性

据前所述，人类精子中 DNA 损伤起源于睾丸，而且与氧化应激有关。我们可以用两种方式来推测这些数据：

1. 染色质组装受损和氧化性 DNA 损伤是两个独立事件。很可能有很多不同的因素与精子生成的质量损伤有关（如内分泌失调、环境中的有毒物质、暴露于电磁辐射或基因突变）。精子生成过程损伤的结果是，由于缺少 DNA 组装，氧化应激时很容易受损并诱导生成 8OHdG，因而产生染色质重塑受损的精子。在这些情况下氧化应激可能来源于上面提到的很多途径，包括抗氧化防御的系统受损、精子本身或这些细胞附近的白细胞生成的自由基增多。

2. 染色质组装受损和氧化性 DNA 损伤有共同的氧化应激起源。我们已经发现了精子中 DNA 损伤很大程度上是氧化诱导的。氧化应激是否对精子生成产生负面影响仍然存有争议。在男性毒理学模型（例如采用链霉素[69]、细菌脂多糖[70]、溴氰菊酯[71]、甲基对硫磷[72]、多氯联苯 1254[73]、环磷酰胺[74]或甲醛[75]）中，氧化应激造成精子生成受损的机制可以通过加入抗氧化剂（如硫辛酸[76]、槲皮素[69]、Satureja khuzestanica 精油[74]和褪黑激素[75]）来逆转。在部分实验中，加入抗氧化物质不但能改善睾丸功能，也能减少精子中的 DNA 损伤[74]，进一步证明氧化应激能导致精子生成受损，并诱导精子中 DNA 损伤。另外，甲基对硫磷导致的氧化应激已被证明能特异性影响精子生成过程中的染色质重塑以及诱导精子中的 DNA 损伤[77]。这些结果鼓励我们推测氧化应激是决定精子生成效率的主要因素，一旦精子生成受到损伤，则生成的精子更易被氧化应激损伤，产生 8OHdG，并最终出现 DNA 碎片化（图 9.3[78-80]）。Zubkova 和 Robaire 为这一假说提供了有力的证据[81]。上述作者通过加入消耗谷胱甘肽的药物 l-buthionine-［S，R］-sulphoximine（BSO）来诱导系统性氧化应激。作为反应，大鼠随即表现出精子生成受损的证据，即精子染色质 CMA3 染色增加及 DNA 碎片增加。

因此，氧化应激能损伤精子生成，随后通过一系列潜在的机制沉淀 DNA 碎片（图 9.3）：

1. 精子生成过程中，为协助 DNA 折叠而发生的生理性 DNA 链断裂未被修复并

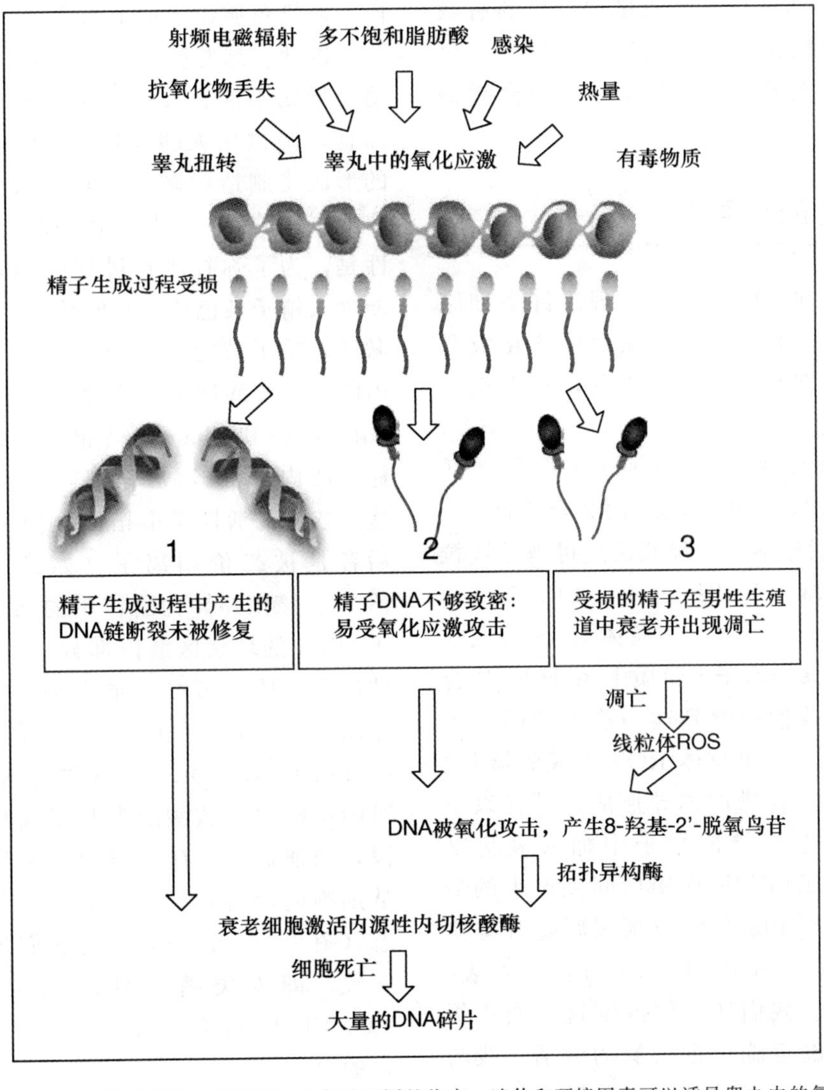

图 9.3　人类精子 DNA 损伤假说。该假说认为各种不同的临床、遗传和环境因素可以诱导睾丸中的氧化应激。结果是精子生成过程受到破坏，精子中 DNA 损伤至少通过三条途径实现：（1）“生理性”，拓扑异构酶介导的 DNA 链断裂发生在精子生成过程中，以缓解 DNA 组装时的扭转应力，该断裂不被修复并持续存在于成熟配子中。（2）受损的精子生成过程产生的精子 DNA 不够致密、鱼精蛋白化不充分，易受自由基的攻击。自由基可能来源于很多途径，包括抗氧化防御的耗竭、白细胞浸润和精子自身氧化还原有毒物质和 ROS 生成。（3）有缺陷的人类精子对其不完美状态的反应是在成熟前过早进入程序性衰老过程，相当于凋亡。当凋亡级联反应激活后，精子失去动力、发生磷脂酰丝氨酸（phosphatidylserine，PS）外翻且线粒体开始产生 ROS。作为途径（2）和（3）的结果，DNA 被氧化攻击，生成碱基加合物 8-羟基-2′-脱氧鸟苷（8OHdG），后者最终导致脱碱基位点的合成以及 DNA 链的断裂。另外，我们推测当细胞进入衰老的最终阶段，拓扑异构酶可能和内源性内切核酸酶共同作用[78-80]，以完成 DNA 的最终破坏

在成熟配子中持续存在。

2. 被破坏的精子生成过程产生有缺陷的精子，其中含有鱼精蛋白化受损的染色质，后者容易受到自由基的攻击，产生8OHdG加合物、脱碱基位点，最终出现DNA碎片。

3. 被破坏的精子生成过程产生的有缺陷的精子对氧化应激作出反应，进入一个默认的凋亡途径，导致内切核酸酶介导的DNA裂隙。

精子凋亡的重要性

毫无疑问，精子可以表现出许多细胞凋亡的特征，有很好的证据表明氧化应激能触发这些细胞的凋亡。因此，将人类精子暴露于过氧化氢（hydrogen peroxide，H_2O_2）能很快触发凋亡级联反应，即激活胱天蛋白酶3，出现膜联蛋白结合阳性[82]。H_2O_2暴露后激活凋亡级联反应可诱导线粒体产生自由基（A. Koppers and R. J. Aitken，未发表）。反之，线粒体ROS生成的激活将诱导人类精子染色质上8OHdG加合物的产生。我们观察到这一连串的因果关系（氧化应激、线粒体ROS生成的激活、氧化性碱基加合物的诱导形成）是在以下事件之后：①直接向精子中加入氧化剂（H_2O_2）；②RFEMR作用后间接产生的氧化应激[83]；③PI3激酶抑制剂渥曼青霉素[A. Koppers and R. J. Aitken，未发表]激活的凋亡。我们还试图探索这一凋亡级联反应，以确定胱天蛋白酶的激活、线粒体ROS生成和PS外翻等出现后是否会发生内切核酸酶激活并进入精子细胞核，诱导DNA碎片化。

令人惊奇的是，这一分析显示精子细胞的凋亡在一个重要方面与体细胞的凋亡不同，即在凋亡级联反应中虽然内切核酸酶能从线粒体（内切核酸酶G，凋亡诱导因子）释放或者在细胞质中活化（胱天蛋白酶激活的脱氧核糖核酸酶），但这些细胞的生理结构能防止这些核酸酶转运进精子细胞核，原因有如下两点：

1. 染色质组装非常紧密，以致蛋白质不能穿透进入其内部结构。

2. 线粒体和大多数细胞器位于精子中段，而染色质位于精子头部。

因此，这些凋亡细胞DNA断裂需要的酶介导物不能直接参与精子DNA的裂解。而且，凋亡相关的线粒体ROS和8OHdG的形成将制造脱碱基位点，从而继续诱导非酶作用的DNA片段化。唯一的其他可能性是，为了弥补凋亡过程中内切核酸酶不能进入精子染色质，只要精子DNA裂解被激活，精子就能被已经整合进入染色质体内的内切核酸酶进行构建。在这一背景下，Sotolongo和Shaman等描述了能满足这些标准的内源性核酸酶[78-79]。上述作者认为这一核酸酶活性是由拓扑异构酶ⅡB启动，后者是被二价阳离子（如钙、锰等）激活[80]。该拓扑异构酶作用的结果是切割精子DNA的环状区域内部分，产生约50 kb的环形片段。第二个非特异性的核酸酶随之激活，在精子DNA降解（sperm DNA degradation，SDD）过程中降解DNA。很可能这些内切核酸酶参与了凋亡的最后阶段，当细胞失去存活能力，质膜不再处于从细胞内部排除二价阳离子（如钙）的状态（图9.3）。这一观察与我们最近的观察一致，即人类精子悬浮液中绝大多数TUNEL阳性的细胞实际上是已经死亡的[84]。

处于平衡中的生命：凋亡和促存活因子

根据上述讨论，我们推测氧化应激损伤了精子生成的过程，导致生成的精子不仅携带精子生成早期获得的未修复的“生理性”DNA 断裂链，也含有易于被自由基攻击的组装受损的染色质。这样的攻击可能来自很多方面，包括白细胞浸润、抗氧化保护缺乏或储存时间过长（如禁欲）。也可能在压力作用下，精子生成过程损伤产生的精子更容易进入内源性凋亡途径（图 9.3）。

目前据我们所知，人类精子中还没有特异的触发凋亡的化学物质。而进入这一路径可能是被细胞衰老所触发，这通常发生在女性生殖系统，而非男性。同房授精后进入女性生殖道中的数百万死亡或濒死的精子将触发大量白细胞浸润进入下生殖道[85]。这些细胞的吞噬活性将在沉默中进行，换言之，在没有氧化爆发或促炎性细胞因子产生的生殖道中，精子必须被有效地吞噬并清除。生物沉默吞噬的例子非常多，这一现象常见的特征是凋亡标志物的表达，如巨噬细胞表面表达的 PS。这一凋亡标志物被认为能指导巨噬细胞以非炎症的方式包裹靶细胞[86]。我们随后推测，在衰老细胞中激活凋亡级联反应是一个适应过程，使巨噬细胞吞噬精子，将其从女性生殖道中清除且不引起炎症反应。在这种背景下，我们看到的男性不育患者精子中由于精子生成过程缺陷造成的 DNA 损伤代表它们过早地进入了包括内源性凋亡级联反应的激活的程序性衰老过程，而这本该在女性生殖道中发生。这种假说可以解释为什么男性不育患者经常伴随有亚临床水平的白细胞浸润[87]。

如果进入这个缩短的内源性凋亡级联反应是精子默认的路径，我们也许会问通常是什么阻止了它们衰老。答案是这些细胞为在体内保持长期生存（如它们可能要花一周在附睾中等待射精，之后再花一周在女性生殖道中等待与卵子相遇），接触促生存因子至关重要。后者被认为能通过驱动精子头部的 PI3 激酶和 Akt 信号转导通路来保持细胞的活力。只要这些酶是磷酸化的，它们就能将凋亡级联反应中一个关键的成分 BAD 磷酸化。磷酸化的 BAD 会绑定到一个调节蛋白 14-3-3，在这种状态下其不能与细胞的线粒体相互作用。然而，如果细胞由于某些原因变得衰老，那么就会发生 PI3 激酶/Akt 磷酸化降低，导致 BAD 去磷酸化。后者随后与调节蛋白 14-3-3 分开并快速移动到线粒体，触发孔隙形成、细胞色素 C 释放和凋亡开始。如果是这样，那么能防止精子进入这一默认的凋亡通路的促生存因子究竟是什么？目前对于这些因子的研究尚处于起步阶段，但最近的一些研究认为催乳素可能是候选者之一。精子有很多催乳素受体的变体（包括它们自己独特的亚型），而且能对该激素的出现作出反应，激活 PI3 激酶/Akt 磷酸化并延长精子存活时间[88]。

结论

人类精子中 DNA 损伤已被证明与很多不良临床结局相关，包括不育、流产和子代患病率。大多数 DNA 损伤是氧化诱导的，而且与精子生成过程破坏和精子中染色质组装损伤有关。我们推测精子生成过程损伤是氧化应激的结果，能被很多因素诱导，包括年龄、暴露于热或 RFEMR 形式的电离辐射、吸烟、酒精、杀虫剂、除草剂和重金属（图 9.3）。有缺陷的精子生成过程产生的鱼精蛋白化受损的精子可能不仅携带未修复的“生理性”断裂链，而且也易于受到氧化攻击。我们进一步推测这一攻击大部分起源于有缺陷的精子生成过程产生的 ROS。该过程中，精子未成熟时就进入了默认的程序性衰老通路，表现为缩短的凋亡级联反应，并导致 ROS 生成、PS 外翻和胱天蛋白酶激活。然而，由于精子具有独特的结构，在体细胞凋亡时转运到细胞核的内切核酸酶在精子中会被阻止做出上述行为。结果精子中的凋亡产生氧化性 DNA 损伤，随后出现非酶 DNA 碎片化。拓扑异构酶及其他与精子染色质结构绑定的非特异性内切核酸酶会随之诱导 DNA 裂隙产生。我们推测这些酶的激活发生在细胞濒临死亡甚至死亡之后，以确保细胞完全破坏（图 9.3）。这些概念不仅新颖，而且和 ART 的安全性以及男性不育的诊断、治疗和预防高度相关。

参考文献

1. **Weng SL, Taylor SL, Morshedi M** *et al.* Caspase activity and apoptotic markers in ejaculated human sperm. *Mol Hum Reprod* 2002; **8**: 984–91.
2. **Paasch U, Grunewald S, Agarwal A** and **Glandera HJ**. Activation pattern of caspases in human spermatozoa. *Fertil Steril* 2004; **81** (Suppl. 1): 802–9.
3. **Barroso G, Morshedi M** and **Oehninger S**. Analysis of DNA fragmentation, plasma membrane translocation of phosphatidylserine and oxidative stress in human spermatozoa. *Hum Reprod* 2000; **15**: 1338–44.
4. **Almeida C, Sousa M** and **Barros A**. Phosphatidylserine translocation in human spermatozoa from impaired spermatogenesis. *Reprod Biomed Online* 2009; **19**: 770–7.
5. **Koppers AJ, De Iuliis GN, Finnie JM, McLaughlin EA** and **Aitken, RJ**. Significance of mitochondrial reactive oxygen species in the generation of oxidative stress in spermatozoa. *J Clin Endocrinol Metab* 2008; **93**: 3199–207.
6. **Aitken RJ** and **De Iuliis GN**. On the possible origins of DNA damage in human spermatozoa. *Mol Hum Reprod* 2010; **16**: 3–13.
7. **Aitken, RJ, Koopman P, Lewis SE**. Seeds of concern. *Nature* 2004; **432**: 48–52.
8. **Sakkas D, Moffatt O, Manicardi GC** *et al.* Nature of DNA damage in ejaculated human spermatozoa and the possible involvement of apoptosis. *Biol Reprod* 2002; **66**: 1061–7.
9. **Aitken RJ, De Iuliis GN** and **McLachlan RI**. Biological and clinical significance of DNA damage in the male germ line. *Int J Androl* 2009; **32**: 46–56.
10. **Muriel L, Garrido N, Fernández JL** *et al.* Value of the sperm deoxyribonucleic acid fragmentation level, as measured by the sperm chromatin dispersion test, in the outcome of in vitro fertilization and intracytoplasmic sperm injection. *Fertil Steril* 2006; **85**: 371–83.
11. **Zini A, Boman JM, Belzile E** and **Ciampi A**. Sperm DNA damage is associated with an increased risk of pregnancy loss after IVF and ICSI: systematic review and meta-analysis. *Hum Reprod* 2008; **23**: 2663–8.
12. **Aitken RJ** and **De Iuliis GN**. Origins and consequences of DNA damage in male germ cells. *Reprod Biomed Online* 2007; **14**: 727–33.
13. **Benchaib M, Lornage J, Mazoyer C** *et al.* Sperm deoxyribonucleic acid fragmentation as a prognostic indicator of assisted reproductive technology outcome. *Fertil Steril* 2007; **87**: 93–100.
14. **Van Voorhis BJ**. Clinical practice. In vitro fertilization. *N Engl J Med* 2007; **356**: 379–86.
15. **Aitken RJ**. Just how safe is assisted reproductive technology for treating male infertility? *Expert Rev Obstet Gynaecol* 2008; **3**: 267–71.
16. **O'Flynn O' Brien KL, Varghese AC** and **Agarwal A**. The genetic causes of male factor infertility: a review. *Fertil Steril* 2010; **93**: 1–12.
17. **Hansen M, Kurinczuk JJ, Bower C** and **Webb S**. The risk of major birth defects after intracytoplasmic sperm injection and in vitro fertilization. *N Engl J Med* 2002; **346**: 725–30.
18. **Maher ER, Afnan M** and **Barratt CL**. Epigenetic risks related to assisted reproductive technologies: epigenetics, imprinting, ART and icebergs? *Hum Reprod* 2003; **18**: 2508–11.
19. **Shiota K** and **Yamada S**. Intrauterine environment-genome interaction and children's development (3): assisted reproductive technologies and developmental disorders. *J Toxicol Sci* 2009; **34** (Suppl. 2): S287–91.
20. **Hansen M, Colvin L, Petterson B** *et al.* Admission to hospital of singleton children born following assisted reproductive technology (ART). *Hum Reprod* 2008; **23**: 1297–305.
21. **Ericson A, Nygren KG, Olausson PO** and **Kallen B**. Hospital care utilization of infants born after IVF. *Hum Reprod* 2002; **17**: 929–32.
22. **Kallen B, Finnstrom O, Nygren KG** and **Olausson PO**. In vitro fertilization in Sweden: child morbidity including cancer risk. *Fertil Steril* 2005; **84**: 605–10.
23. **Klemetti R, Sevon T, Gissler M** and **Hemminki E**. Health of children born as a result of in vitro fertilization. *Pediatrics* 2006; **118**: 1819–27.
24. **Ludwig AK, Katalinic A, Thyen U** *et al.* Physical health at 5.5 years of age of term-born singletons after intracytoplasmic sperm injection: results of a prospective, controlled, single-blinded study. *Fertil Steril* 2009; **91**: 115–24.
25. **Wikstrand MH, Niklasson A, Strömland K** and **Hellström A**. Abnormal vessel morphology in boys born after intracytoplasmic sperm injection. *Acta Paediatr* 2008; **97**: 1512–17.
26. **Place I** and **Englert Y**. A prospective longitudinal study of the physical, psychomotor, and intellectual development of singleton children up to 5 years who were conceived by intracytoplasmic sperm injection compared with children conceived spontaneously and by in vitro fertilization. *Fertil Steril* 2003; **80**: 1388–97.
27. **Ponjaert-Kristoffersen I, Bonduelle M, Barnes J** *et al.* International collaborative study of intracytoplasmic sperm injection-conceived, in vitro fertilization-conceived, and naturally conceived 5-year-old child outcomes: cognitive and motor assessments. *Pediatrics* 2005; **115**: e283–9.
28. **Ludwig A, Katalinic A, Thyen U** *et al.* Neuromotor development and mental health at 5.5 years of age of

singletons born at term after *intracytoplasmatic* sperm injection ICSI: results of a prospective controlled single-blinded study in Germany. *Fertil Steril* 2009; **91**: 125–32.

29. **Baujat G, Legeai-Mallet L, Finidori G, Cormier-Daire V** and **Le Merrer M**. Achondroplasia. *Best Pract Res Clin Rheumatol* 2008; **22**: 3–18.
30. **Dunson DB, Colombo B** and **Baird DD**. Changes with age in the level and duration of fertility in the menstrual cycle. *Hum Reprod* 2002; **17**: 1399–403.
31. **Singh NP, Muller CH** and **Berger RE**. Effects of age on DNA double-strand breaks and apoptosis in human sperm. *Fertil Steril* 2003; **80**: 1420–30.
32. **Schmid TE, Eskenazi B, Baumgartner A** *et al.* The effects of male age on sperm DNA damage in healthy non-smokers. *Human Reprod* 2007; **22**: 180–7.
33. **Smit M, Romijn JC, Wildhagen MF, Weber RF** and **Dohle GR**. Sperm chromatin structure is associated with the quality of spermatogenesis in infertile patients. *Fertil Steril*, Dec. 2009. [Epub ahead of print]
34. **Sloter E, Nath J, Eskenazi B** and **Wyrobek AJ**. Effects of male age on the frequencies of germinal and heritable chromosomal abnormalities in humans and rodents. *Fertil Steril* 2004; **81**: 925–43.
35. **Sloter ED, Marchetti F, Eskenazi B** *et al.* Frequency of human sperm carrying structural aberrations of chromosome 1 increases with advancing age. *Fertil Steril* 2007; **87**: 1077–86.
36. **Crow JF**. The origins, patterns and implications of human spontaneous mutation. *Nat Rev Genet* 2000; **1**: 40–7.
37. **Goriely A, Hansen RM, Taylor IB** *et al.* Activating mutations in FGFR3 and HRAS reveal a shared genetic origin for congenital disorders and testicular tumors. *Nat Genet* 2009; **41**: 1247–52.
38. **Sipos A, Rasmussen F, Harrison G** *et al.* Paternal age and schizophrenia: a population based cohort study. *BMJ* 2004; **329**: 1070.
39. **Reichenberg A, Gross R, Weiser M** *et al.* Advancing paternal age and autism. *Arch Gen Psychiatry* 2006; **63**: 1026–32.
40. **Frans EM, Sandin S, Reichenberg A** *et al.* Advancing paternal age and bipolar disorder. *Arch Gen Psychiatry* 2008; **65**: 1034–40.
41. **Green RF, Devine O, Crider KS** *et al.* Association of paternal age and risk for major congenital anomalies from the National Birth Defects Prevention Study, 1997–2004. *Ann Epidemiol* 2010; **20**: 241–9.
42. **Zhu JL, Vestergaard M, Madsen KM** and **Olsen J**. Paternal age and mortality in children. *Eur J Epidemiol* 2008; **23**: 443–7.
43. **Cocuzza M, Athayde KS, Agarwal A** *et al.* Age-related increase of reactive oxygen species in neat semen in healthy fertile men. *Urology* 2008; **71**: 490–4.
44. **Weir CP** and **Robaire B**. Spermatozoa have decreased antioxidant enzymatic capacity and increased reactive oxygen species production during aging in the Brown Norway rat. *J Androl* 2007; **28**: 229–40.
45. **Fraga CG, Motchnik PA, Shigenaga MK** *et al.* Ascorbic acid protects against endogenous oxidative DNA damage in human sperm. *Proc Natl Acad Sci U S A* 1991; **88**: 11003–6.
46. **Fraga CG, Motchnik PA, Wyrobek AJ, Rempel DM** and **Ames BN**. Smoking and low antioxidant levels increase oxidative damage to DNA. *Mut Res* 1996; **351**: 199–203.
47. **Mostafa T, Tawadrous G, Roaia MM** *et al.* Effect of smoking on seminal plasma ascorbic acid in infertile and fertile males. *Andrologia* 2006; **38**: 221–4.
48. **Zenzes MT**. Smoking and reproduction: gene damage to human gametes and embryos. *Hum Reprod Update* 2000; **6**: 122–31.
49. **Ji BT, Shu XO, Linet MS** *et al.* Paternal cigarette smoking and the risk of childhood cancer among offspring of non-smoking mothers. *J Natl Cancer Inst* 1997; **89**: 238–44.
50. **Chang JS**. Parental smoking and childhood leukemia. *Methods Mol Biol* 2009; **472**: 103–37.
51. **Plichart M, Menegaux F, Lacour B** *et al.* Parental smoking, maternal alcohol, coffee and tea consumption during pregnancy and childhood malignant central nervous system tumours: the ESCALE study (SFCE). *Eur J Cancer Prev* 2008; **17**: 376–83.
52. **Rudant J, Menegaux F, Leverger G** *et al.* Childhood hematopoietic malignancies and parental use of tobacco and alcohol: the ESCALE study (SFCE). *Cancer Causes Control* 2008; **19**: 1277–90.
53. **Lee KM, Ward MH, Han S** *et al.* Paternal smoking, genetic polymorphisms in CYP1A1 and childhood leukemia risk. *Leuk Res* 2009; **33**: 250–8.
54. **Abel EL**. Paternal and maternal alcohol consumption: effects on offspring in two strains of rats. *Alcohol Clin Exp Res* 1989; **13**: 533–41.
55. **Stoichev II, Todorov DK** and **Christova LT**. Dominant-lethal mutations and micronucleus induction in male BALB/c, BDF1 and H mice by tobacco smoke. *Mutat Res* 1993; **319**: 285–92.
56. **Chabory E, Damon C, Lenoir A** *et al.* Epididymis seleno-independent glutathione peroxidase 5 maintains sperm DNA integrity in mice. *J Clin Invest* 2009; **119**: 2074–85.
57. **De Iuliis GN, Thomson LK, Mitchell LA** *et al.* DNA damage in human spermatozoa is highly correlated with the efficiency of chromatin remodeling and the formation of 8-hydroxy-2'-deoxyguanosine, a marker of oxidative stress. *Biol Reprod* 2009; **81**: 517–24.
58. **Kodama H, Yamaguchi R, Fukuda J, Kasai H** and **Tanaka T**. Increased oxidative deoxyribonucleic acid damage in the spermatozoa of infertile male patients. *Fertil Steril* 1997; **68**: 519–24.
59. **Badouard C, Ménézo Y, Panteix G** *et al.* Determination of new types of DNA lesions in human sperm. *Zygote* 2008; **16**: 9–13.
60. **Horak S, Polanska J** and **Widlak P**. Bulky DNA adducts in human sperm: relationship with fertility, semen quality, smoking, and environmental factors. *Mutat Res* 2003; **537**: 53–65.

61. **Gaspari L, Chang SS, Santella RM** *et al.* Polycyclic aromatic hydrocarbon-DNA adducts in human sperm as a marker of DNA damage and infertility. *Mutat Res* 2003; **535**: 155–60.

62. **Knudson CM, Tung KS, Tourtellotte WG, Brown GA** and **Korsmeyer SJ**. Bax-deficient mice with lymphoid hyperplasia and male germ cell death. *Science* 1995; **270**: 96–9.

63. **Rodriguez I, Ody C, Araki K, Garcia I** and **Vassalli P**. An early and massive wave of germinal cell apoptosis is required for the development of functional spermatogenesis. *EMBO J* 1997; **16**: 2262–70.

64. **Boekelheide K**. Mechanisms of toxic damage to spermatogenesis. *J Natl Cancer Inst Monogr* 2005; **34**: 6–8.

65. **Barroso G, Morshedi M** and **Oehninger S**. Analysis of DNA fragmentation, plasma membrane translocation of phosphatidylserine and oxidative stress in human spermatozoa. *Hum Reprod* 2000; **15**: 1338–44.

66. **Sakkas D, Mariethoz E** and **St John JC**. Abnormal sperm parameters in humans are indicative of an abortive apoptotic mechanism linked to the Fas-mediated pathway. *Exp Cell Res* 1999; **251**: 350–5.

67. **Meyer-Ficca ML, Lonchar J, Credidio C** *et al.* Disruption of poly(ADP-ribose) homeostasis affects spermiogenesis and sperm chromatin integrity in mice. *Biol Reprod* 2009; **81**: 46–55.

68. **Zhao M, Shirley CR, Hayashi S** *et al.* Transition nuclear proteins are required for normal chromatin condensation and functional sperm development. *Genesis* 2004; **38**: 200–13.

69. **Khaki A, Fathiazad F, Nouri M** *et al.* Beneficial effects of quercetin on sperm parameters in streptozotocin-induced diabetic male rats. *Phytother Res* 2010, Feb. 2. [Epub ahead of print]

70. **Metukuri MR, Reddy CM, Reddy PR** and **Reddanna P**. Bacterial LPS mediated acute inflammation-induced spermatogenic failure in rats: role of stress response proteins and mitochondrial dysfunction. *Inflammation* 2010; **33**(4): 235–43.

71. **Issam C, Samir H, Zohra H, Monia Z** and **Hassen BC**. Toxic responses to deltamethrin (DM) low doses on gonads, sex hormones and lipoperoxidation in male rats following subcutaneous treatments. *J Toxicol Sci* 2009; **34**: 663–70.

72. **Piña-Guzmán B, Sánchez-Gutiérrez M, Marchetti F** *et al.* Methyl-parathion decreases sperm function and fertilization capacity after targeting spermatocytes and maturing spermatozoa. *Toxicol Appl Pharmacol* 2009; **238**: 141–9.

73. **Aly HA, Domènech O** and **Abdel-Naim AB**. Aroclor 1254 impairs spermatogenesis and induces oxidative stress in rat testicular mitochondria. *Food Chem Toxicol* 2009; **47**: 1733–8.

74. **Rezvanfar M, Sadrkhanlou R, Ahmadi A** *et al.* Protection of cyclophosphamide-induced toxicity in reproductive tract histology, sperm characteristics, and DNA damage by an herbal source; evidence for role of free-radical toxic stress. *Hum Exp Toxicol* 2008; **27**: 901–10.

75. **Ozen OA, Kus MA, Kus I, Alkoc OA** and **Songur A**. Protective effects of melatonin against formaldehyde-induced oxidative damage and apoptosis in rat testes: an immunohistochemical and biochemical study. *Syst Biol Reprod Med* 2008; **54**: 169–76.

76. **Aly HA, Lightfoot DA** and **El-Shemy HA**. Modulatory role of lipoic acid on lipopolysaccharide-induced oxidative stress in adult rat Sertoli cells in vitro. *Chem Biol Interact* 2009; **182**: 112–18.

77. **Piña-Guzmán B, Solís-Heredia MJ, Rojas-García AE** *et al.* Genetic damage caused by methyl-parathion in mouse spermatozoa is related to oxidative stress. *Toxicol Appl Pharmacol* 2006; **216**: 216–24.

78. **Sotolongo B, Huang TT, Isenberger E** and **Ward WS**. An endogenous nuclease in hamster, mouse, and human spermatozoa cleaves DNA into loop-sized fragments. *J Androl* 2005; **26**: 272–80.

79. **Shaman JA, Yamauchi Y** and **Ward WS**. Sperm DNA fragmentation: awakening the sleeping genome. *Biochem Soc Trans* 2007; **35**: 626–8.

80. **Boaz SM, Dominguez K, Shaman JA** and **Ward WS**. Mouse spermatozoa contain a nuclease that is activated by pretreatment with EGTA and subsequent calcium incubation. *J Cell Biochem* 2008; **103**: 1636–45.

81. **Zubkova EV** and **Robaire B**. Effects of ageing on spermatozoal chromatin and its sensitivity to in vivo and in vitro oxidative challenge in the Brown Norway rat. *Hum Reprod* 2006; **21**: 2901–10.

82. **Lozano GM, Bejarano I, Espino J** *et al.* Relationship between caspase activity and apoptotic markers in human sperm in response to hydrogen peroxide and progesterone. *J Reprod Dev* 2009; **55**: 615–21.

83. **De Iuliis GN, Newey RJ, King BV** and **Aitken RJ**. Mobile phone radiation induces reactive oxygen species production and DNA damage in human spermatozoa in vitro. *PLoS One* 2009; **4**: e6446.

84. **Mitchell LA, De Iuliis GN** and **Aitken RJ**. The TUNEL assay consistently underestimates DNA damage in human spermatozoa and is influenced by DNA compaction and cell vitality: development of an improved methodology. *Int J Androl* 2010, Feb. 11. [Epub ahead of print]

85. **Thompson LA, Barratt CL, Bolton AE** and **Cooke ID**. The leukocytic reaction of the human uterine cervix. *Am J Reprod Immunol* 1992; **28**: 85–9.

86. **Kurosaka K, Takahashi M, Watanabe N** and **Kobayashi Y**. Silent cleanup of very early apoptotic cells by macrophages. *J Immunol* 2003; **171**: 4672–9.

87. **Ricci G, Perticarari S, Fragonas E** *et al.* Apoptosis in human sperm: its correlation with semen quality and the presence of leukocytes. *Hum Reprod* 2002; **17**: 2665–72.

88. **Pujianto DA, Curry BJ** and **Aitken RJ**. Prolactin exerts a prosurvival effect on human spermatozoa via mechanisms that involve the stimulation of Akt phosphorylation and suppression of caspase activation and capacitation. *Endocrinology* 2010; **151**(3): 1269–79.

第10章 卵泡发育的分子机制

Zhongwei Huang and Dagan Wells 著
米兰 译 薛晴 审校

概述

卵泡在卵巢生殖功能中具有重要作用。卵泡由卵母细胞（处于生长发育的各个阶段）及其周围的支持细胞、卵泡细胞［颗粒细胞（granulosa cells，GCs）］、卵丘细胞（cumulus cells，CCs）（在窦前卵泡阶段）和卵泡膜细胞（thecal cells，TCs）组成。这些体细胞在确保卵母细胞的发育和成熟过程中发挥重要作用。它们接收外部环境的信号并将其传导至卵母细胞，以协调其生长和发育，直到排卵。

目前广泛认为在卵母细胞和周围体细胞之间有一种双向交流，这对于创造一个适合配子发育的卵泡微环境非常重要。在产生最佳卵泡和配子的过程中可能存在很多复杂的分子通路。本章的目的是从动物和人类研究中了解卵泡发育不同阶段涉及的分子机制。

卵泡发育的时期

在胎儿时期，人类的卵巢早在妊娠第4个月就被大约 7×10^6 个卵原细胞所填充，并具有减数分裂前最活跃的有丝分裂活动[1]。这些在妊娠中期存在的卵原细胞最终至出生时仅剩100万个原始卵泡。卵泡数量在儿童时期继续减少到大约30万个[2]。

妊娠11～12周时[3]，减数分裂就在在人类胎儿卵巢中开始，此时卵母细胞进入减数分裂前期，与成对的同源染色体进行异常物质的联会和交换。重组完成后，卵母细胞进入减数分裂前期Ⅰ的双线期，并进入一个漫长的停滞阶段（dictyate）。在这一阶段，这些卵母细胞被称为初级卵母细胞，其周围被单层的扁平前颗粒细胞包围。这些初级卵母细胞和其相关的细胞组成原始卵泡池，该卵泡池将在女性的生殖寿命中发挥作用。原始卵泡静息多年，直到女性性成熟后，在垂体促性腺激素、卵泡刺激素（follicle stimulating hormone，FSH）和黄体生成素（luteinizing hormone，LH）的影响下被重新招募并进一步发育。

前颗粒细胞继续经历细胞分化和增殖，以支持卵母细胞早期生长过程，即从原始卵泡发育为窦前卵泡阶段。在这一转变过程中，从小鼠卵巢模型中可观察到卵泡细胞的形态从鳞状变为立方形[4]。卵泡细胞分化的调节需要一系列激素和生长因子的活化（下文详述）[5]。

卵泡细胞和卵母细胞在发育早期保持联系是通过胞质突起（cytoplasmic processes）穿透透明带和在卵母细胞表面形成缝隙连接[6]。相邻卵泡细胞之间的缝隙连接数量非常多，构成了一个细胞间广泛的网络联系。通过这个网络，小分子物质（如氨基酸和核苷酸）进入生长的卵母细胞中，以合成大分子物质、核糖体以及信使RNA。由于卵泡细胞层缺乏血供，该网络中提供的营养支持和大分子转运对于卵母细胞可能非常重要[7]。

在窦前卵泡向窦卵泡转化的过程中，卵泡细胞继续增殖，随后卵泡液积聚，合并形成一个单独的卵泡腔。卵泡腔在窦卵泡期继续增大，但是卵母细胞并不增大，仍然漂浮在卵丘细胞（卵泡腔形成过程中从卵泡细胞分化而来）包围的液体中。卵丘细胞继续由一层很薄的细胞形成的“柄”连接于卵泡细胞边缘[7]。

人类卵泡生长需要 85 天，大多数卵泡在某一阶段[8]会闭锁，但卵母细胞仍然能在卵泡调控、卵子发生的调节、排卵率和繁殖力方面发挥重要作用[9-11]。只有少数发育中的卵泡能达到排卵，在大多数情况下，每月只有一个卵泡能完成生长，在排卵前直径达到 100 μm[12]。这个卵母细胞会在月经中期 LH 峰的作用下排出，从而影响卵母细胞的减数分裂和细胞质的成熟。卵母细胞将完成减数分裂Ⅰ并停留在减数分裂Ⅱ（meiosisⅡ，MⅡ）的中期[13-14]。直到发生受精，减数分裂Ⅱ才会继续。卵泡中其余的部分在排卵后塌陷形成黄体。卵泡细胞和卵泡膜细胞通过改变形态和内分泌功能协助黄体的形成。

排卵后卵丘细胞继续与卵母细胞联系，协助卵母细胞在输卵管内的运输。卵丘基质和卵丘细胞也参与受精，它们将影响精子结合和穿入卵丘卵母细胞复合体（cumulus oocyte complex，COC）[15-16]。之后，随着胞质反应的退出，卵丘细胞和卵母细胞之间的联系将被打破。

从原始卵泡形成到窦卵泡前期

人类胎儿的第一个原始卵泡是在妊娠 15～22 周形成的，此时卵母细胞是由单层的卵泡细胞包围[17]。这一现象只在以下情况时发生，即原始生殖细胞启动减数分裂形成卵母细胞，此后前颗粒细胞被募集到初级卵母细胞表面形成原始卵泡[18]。

原始卵泡的形成是由视黄酸（retinoic acid，RA）控制[19]。视黄酸通过结合到细胞核的视黄酸受体发挥作用，后者是细胞核类视黄醇 X 受体（RXRα、β 和 γ）的异质二聚体。该视黄酸受体可以绑定到 RA 反应原件（RA-response elements，RAREs），从而控制 RA 反应基因的表达[20]。原始卵泡的组装（如形成原始卵泡）可被孕激素和雌激素抑制[21]，但是原始卵泡的发育又是不依赖激素的[5]。

原始卵泡池的动态变化还未被完全了解，但已知闭锁、激活或维持原始卵泡之间的相互影响是被抑制信号[如磷酸酶与张力蛋白同源物基因（phosphatase and tensin homolog，PTEN）、Foxo3 和抗苗勒管激素]所控制。原始卵泡向初级卵泡转化需要激活信号，包括干细胞因子（stem cell factor，SCF）（也被称为 Kit 配体）、碱性成纤维细胞生长因子（basic fibroblast growth factor，bFGF）和骨形态发生蛋白质 4 和 7（bone morphogenetic proteins 4 and 7，BMP-4 和 BMP -7）[22]。原始卵泡的激活包括卵泡细胞和卵母细胞的改变。卵泡细胞激活后会恢复有丝分裂并变成立方形，而卵母细胞会增大，胞质中的细胞器开始增殖和分化[23]。随后卵泡膜细胞也被募集并增殖[5]。

干细胞因子（Kit 配体）已发现能诱导原始卵泡向初级卵泡转化[24]。卵泡细胞产生的干细胞因子在刺激卵泡发育过程中起关键作用，它可以作用于卵母细胞，使其增大并开始发育[21,24]。不仅如此，干细胞因子还能刺激卵泡膜细胞生长，并刺激其分泌雄激素、表达角质细胞生长因子（keratinocyte growth factor，KGF）和肝细胞生长因子（hepatocyte growth factor，HGF）。卵泡膜细胞分泌的角质细胞生长因子能够刺激原始卵泡向初级卵泡转化[25]，并同时作用于邻近的卵泡细胞。之后，促性腺激素、KGF 和 HGF[5] 反过来刺激 SCF 的表达，形成一个正反馈环路。干细胞因子通过磷脂酰肌醇 3 激酶（phosphatidylinositol-3-kinase，PI3K）通路发挥作用，将 Akt、Foxo3a、糖原合成酶激酶 3α（glycogen synthase kinase 3α，GSK-3α）和 GSK-3β 磷酸化[26]。卵泡激活期卵母细胞的快速生长与 PI3K 通路的促生长作用是相一致的[27-28]。

有报道血小板源生长因子（platelet derived growth factor，PDGF）能激活 PI3K 通路[29]。在人类卵母细胞中能够找到两种 PDGF 受体的蛋白质和 mRNA 转录物，人类卵泡细胞中存在这些受体说明 PDGF 可能参与了原始卵泡的激活[30]。

另一个类似于 SCF 的能诱导原始卵泡的生长因子是碱性成纤维细胞生长因子（bFGF）。采用 bFGF 治疗能显著增加初级卵泡的数量，同时减少原始卵泡的数量[24,31]。bFGF 存在于原始卵泡和初级卵泡的卵母细胞中[31]，作用于卵泡细胞、卵泡膜细胞和基质。bFGF 能影响卵泡细胞的有丝分裂[32-33]、类固醇形成[34]、分化[35]和凋亡[36]。

卵泡细胞的凋亡和细胞增殖也受白血病抑制因子（leukemia inhibitory factor，LIF）影响。后者通过一个特殊的转导受体 GP130，进入卵泡细胞和卵母细胞[5]的 JAK-STAT 通路[37]。LIF 能促进原始卵泡的生长，该功能可被胰岛素增强[38]。

转化生长因子 β（transforming growth factor β，TGFβ）超家族的成员骨形态发生蛋白质 7（bone morphogenetic protein 7，BMP-7）也在早期卵泡发育阶段有一席之地，参与了基质细胞与原始卵泡之间的互动[39-40]。该家族的另一个成员 BMP-4 能明显增加原始卵泡向初级卵泡的转变，而且也是卵母细胞一个必需的生存因素[25]。然而，TGFβ 超家族的另一成员抗苗勒管激素（anti-Müllerian hormone，AMH）却能阻止原始卵泡的发育。另外，AMH 产生于早期的次级卵泡，如窦前卵泡和窦卵泡[41]，但不在原始卵泡中表达。

肿瘤抑制基因、结节坏死复合物（tuberous sclerosis complexes，TSC）1 和 2 被发现能通过抑制 mTOR（mammalian serine/threonine kinase mammalian target of rapamycin）复合物 1 来抑制原始卵泡的激活[42]。TSC-TSC2 复合物通过位于 TSC2 的 GTP 酶激活蛋白结构域来抑制 mTOR 复合物 1 的活性。TSC1 的功能是使 TSC2 稳定并保护其不被泛素化和降解[43]。

Foxo3a 是 PTEN/PI3K 通路的下游转录目标，也是 Akt 的原料，它在卵母细胞中发挥抑制卵泡激活的作用[44-45]。如果原始卵泡的卵母细胞中 PTEN 缺失，会导致整个原始卵泡池的未成熟激活，未成熟的卵母细胞会过度生长。卵母细胞加速生长是被 Akt 的激活所介导，之后的核糖体蛋白 S6（ribosomal protein S6，rpS6）磷酸化水平增加依赖于 mTOR 复合物 1[45]。因此，抑制 PI3K 活动的 PTEN 是通过 PI3K、Akt 和 Foxo3a 来控制卵母细胞生长的启动，从而掌控着卵泡的激活[46]。

FOXL2 是一个 2.7 kb 的外显子基因，属于翼状螺旋/叉头转录因子家族[47]，在卵泡形成前及形成过程中表达于发育中的人卵巢体细胞[48]。这一基因产物在前颗粒细胞中很重要，能介导鳞状细胞向立方上皮细胞的转化和增殖。如果没有 FOXL2，整个原始卵泡池会被未成熟激活，而不与周围的前颗粒细胞的分化及分离相同步。这将导致卵泡没有多层有功能的卵泡细胞，最终导致这些卵泡的闭锁[49-50]。也就是说，前颗粒细胞中的 FOXL2 通过缝隙连接或旁分泌提供一种抑制机制，保持原始卵泡处于一种休眠的状态[42]。

原始卵泡激活后，从初级（单卵泡细胞层）到次级（窦前）卵泡阶段，需要卵母细胞扩张、卵泡细胞增殖和对LH有反应的卵泡膜细胞层的生长。这些重要的步骤不依赖于FSH，但仍然需要依靠TGFβ超家族的旁分泌信号[51]。在初级卵泡和窦前卵泡中，激活蛋白亚单位（INHBA和INHBB）和AMH基因表达占主导地位[52]。

激活蛋白（INHBA和INHBB的同源二聚体或异源二聚体）增强了卵泡细胞的增殖并促进其对FSH的反应。同时激活蛋白会抑制对LH有反应的卵泡膜细胞合成雄激素。FSH的适当刺激会改变激活蛋白的构成，形成抑制素，后者将促进雄激素的合成。雄激素合成又与FSH增加抑制素合成相关，其目的是确保雄激素在芳香酶催化下合成雌激素[51]。

次级卵泡、窦前卵泡和直径小于4 mm的小窦卵泡的卵泡细胞中，AMH表达会出现高峰。在较大（4～8 mm）的窦卵泡中，AMH表达逐渐消失[53]。AMH已被证明能抑制卵泡早期的生长，且在体外能抑制卵泡对FSH的反应，这些说明AMH对排卵前卵泡发育的速度有控制性影响。AMH可抑制卵泡对FSH的敏感性，这对卵泡发育中的选择过程有重要作用。一些AMH表达水平低的卵泡对FSH非常敏感，会从很多产生AMH的发育中的卵泡中被选出，进一步生长至排卵前阶段[41]。生长中的卵泡产生的AMH可以作为相邻原始卵泡的负反馈旁分泌信号，抑制相邻卵泡的募集[26]。

最近的研究发现，Smad2和Smad3是卵巢细胞中TGFβ信号的重要介导者[54-55]。它们在窦前卵泡和小窦卵泡的卵泡细胞中表达，但是在大窦前卵泡的卵泡细胞中表达减弱[54]。AMH能使用不同Smads的等位结构介导其在目标细胞中发挥作用[41]。AMH通过减少刺激因子（如SCF、bFGF和KGF）的表达来降低原始卵泡向初级卵泡的转化[56]。

大量因素参与了卵巢卵泡发育过程中这一重要的阶段，一旦原始卵泡被招募，其将注定进入下一步的发育。卵母细胞开始生长，并分泌糖蛋白围绕在其周围形成透明带。透明带能够在卵泡发育的窦前卵泡阶段将卵母细胞和快速增殖、分化的卵泡细胞分开。

卵母细胞是卵泡细胞功能的中心调节者，分泌可溶性生长因子——卵母细胞分泌因子（oocyte secreted factors，OSF），作用于邻近的卵泡细胞，调节卵泡细胞和卵丘细胞的功能，包括分化、增殖、凋亡和黄素化[57]。这已被两项里程碑式的研究所证明，即缺少两种OSF——生长分化因子9（growth differentiation factor 9，GDF-9）和骨形态发生蛋白质15（bone morphogenetic protein 15，BMP- 15）将导致不育[58-59]。GDF-9和BMP-15来自TGFβ超家族，是发育早期卵母细胞以特殊方式表达的，并在促进初始阶段卵泡生长方面发挥关键作用[60]。

如前所述，卵母细胞和周围体细胞之间的双向联系是依靠胞质过程和缝隙连接维持的，该过程可以协助氨基酸、核苷酸、葡萄糖和代谢产物的转运，从而协助卵母细胞和卵泡的生长与成熟[61]。

这一联系非常重要，敲除卵母细胞中特异的缝隙连接亚单位连接蛋白-37（connexin-37）将导致母鼠不孕，即无成熟卵泡，无法排卵且有异常黄体形成。另外，在缺失连接蛋白-37的大鼠中，卵母细胞的发育将停滞在减数分裂完成前[62]。

除了卵母细胞的生长和卵泡细胞的增殖，卵泡膜细胞还将增殖和分化为两层卵泡膜层——含血管的卵泡膜内层和含纤维包膜的卵泡膜外层。除此之外，窦前卵泡还通过形成卵泡细胞和卵泡膜细胞之间的基底层来增大体积和复杂性（图10.1）。

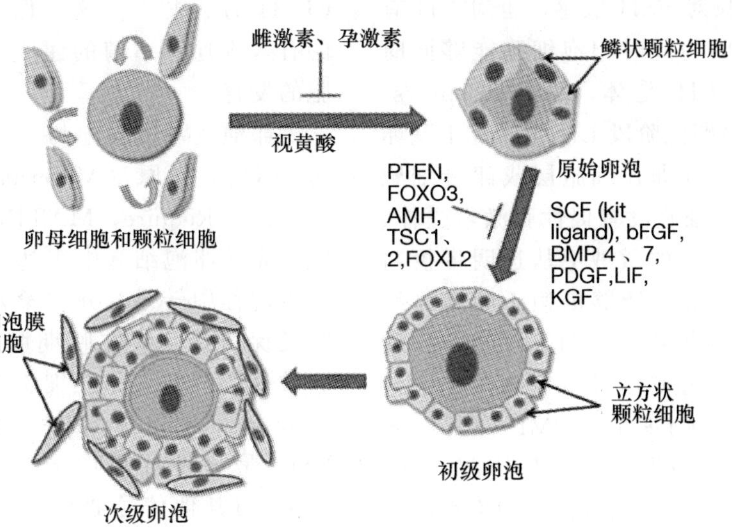

图 10.1　原始卵泡向次级卵泡转化（非促性腺激素依赖阶段）：卵母细胞在视黄酸刺激下，募集鳞状颗粒细胞(GCs)，构成原始卵泡。类固醇激素抑制原始卵泡形成。在干细胞因子（SCF）/kit 配体、碱性成纤维细胞生长因子(bFGF)、骨形态发生蛋白质 4 和 7（BMP-4 和 BMP -7）、血小板源生长因子（platelet derived growth factor，PDGF）、白血病抑制因子（LIF）和角质细胞生长因子（keratinocyte growth factor，KGF）的激活作用下，原始卵泡进一步发育形成初级卵泡，其支持细胞也随之发生形态学变化，例如从单层鳞状颗粒细胞向立方状颗粒细胞转变。卵泡膜细胞随后包围多层颗粒细胞，后者包裹正在发育的卵母细胞，形成次级卵泡。抑制信号，如 PTEN、Foxo3 和 AMH、结节性硬化复合物（tuberous sclerosis complexes，TSC）1 和 2 以及 FOXL2 抑制原始卵泡向次级卵泡的发育

窦前卵泡到窦卵泡期的转变

窦前卵泡［也称为次级卵泡（由卵母细胞和周围的多层卵泡细胞及卵泡膜层组成)］继续发育并对 FSH 的反应越来越强。之后的生长和持续生存均依赖促性腺激素[63]。激活蛋白和其他生长因子（如胰岛素样生长因子）能增加 FSH[64] 作用于未成熟卵泡细胞的许多功能，包括上调 FSH 受体和增加抑制素 α（inhibin-α）亚单位的合成。增加的抑制素 α 将卵泡细胞从激活蛋白转为抑制素生物合成状态，并增加卵泡膜细胞雄激素合成被抑制素刺激的潜力[52,65]。合成的雄激素能与 FSH 协同促进卵泡细胞有丝分裂及糖类代谢，包括成熟卵母细胞为产生能量而增加的乳酸合成[66]。

卵母细胞在生长过程中，转录活动停止在减数分裂启动阶段时，仍继续积累大量的转录物[67]。它在窦卵泡阶段并不增加体积，但是仍在活跃地合成 RNA 和蛋白质。

卵泡细胞继续增殖使得卵泡体积增大。卵泡细胞表面表达 FSH 受体、卵泡膜细胞表面表达 LH 受体，这样卵泡细胞和卵泡膜细胞对促性腺激素变得敏感，使得这些细胞开始出现类固醇分泌功能。在卵泡细胞增殖过程中，由卵泡细胞分泌液（包括黏多糖）和血浆渗出液组成的卵泡液开始合成。这些卵泡液凝聚并最终形成卵泡腔。

卵泡腔形成和窦卵泡扩张最终都依赖 FSH[68-69]。卵泡细胞分化开始于卵泡腔形成时，这与卵母细胞生长末期相一致。卵泡细胞分化合成两种解剖和功能不同的细胞系，壁卵泡细胞层附着于卵泡壁外，具有类固醇激素合成的作用，卵丘细胞层包围卵母细胞[57,70]。正常工作的卵丘细胞对于保证卵母细胞的存活和成熟非常重要，使其能完成生殖功能[71]。

当窦前卵泡发育进入窦卵泡阶段，其

卵泡细胞层不只对 FSH 敏感，也对 LH 有直接的反应，因为此时卵泡细胞能够同时表达 FSH 和 LH 受体（LH receptors，LHR）[72-73]。窦卵泡阶段 LH 受体位于壁卵泡细胞层，但不在卵丘细胞层或卵母细胞表面[74-76]。卵母细胞没有促性腺激素受体，但是通过卵丘来源的微绒毛从透明带投射入卵质传递的信息，能够依赖于卵泡体细胞[75]。卵母细胞依赖 LH 的阶段和卵丘细胞的成熟都被旁分泌信号所影响，其中最常见的信号包括 GDF-9 和 BMP-15[77]。窦前卵泡内的生长分化因子 9 是抗凋亡的，也能激活 PI3K-Akt 通路以保护卵泡细胞避免程序性细胞死亡[78]。胰岛素样生长因子 1（insulin-like growth factor-1，IGF-1）也能激活 PI3K-Akt 通路，在鼠和牛卵泡细胞内已发现其能维持 PI3K-Akt 通路信号并起到抗凋亡作用。在人类体内 IGF-2 多见，并能起和 IGF-1 一样的作用[78]。

WNT/β-联蛋白（WNT/β-catenin，CTNNB1）通路也被认为对卵泡细胞的增殖、分化和存活起重要作用[79]。它能增强卵泡细胞内 FSH 介导的一种芳香酶基因（CYP19A1）的诱导，而且其对该基因的调节似乎涉及与转录因子——类固醇生成因子 1（NR5A1）的直接作用。CTNNB1 水平下降或与 NR5A1 的互动破坏将降低 FSH 介导的 CYP19A1 的诱导活性及 mRNA 的积累[80]。这将影响雌激素的合成及卵泡的发育。

WNT/β-联蛋白通路中表达的其他产物，包括 DVL、AXIN、GSK-3β 和 β-联蛋白都能在人卵丘细胞中找到[81]。β-联蛋白是 WNT/β-联蛋白信号通路中关键的一环，且能被 AXIN、GSK-3β 和 APC 组成的胞质破坏复合物调节。另外，WNT2 和其受体 FDZ9 也能在人卵丘细胞中找到。这些结果与以下情况一致，即 WNT2 信号通过 FDZ9 调节人卵丘细胞中的 β-联蛋白通路，招募 β-联蛋白进入质膜并促进黏着连接 CDH1 的形成[81]。这将保证卵丘细胞之间的有效沟通和增殖的建立，以支持卵母细胞的发育。

卵泡成熟过程中另一重要角色是胚胎所需母体抗原（Maternal Antigen That Embryos Require，MATER）。它在卵丘细胞而非壁卵泡细胞中表达[82]。其只在卵子发生过程中转录，并在桑葚胚和早期胚泡阶段保持稳定，在晚期胚泡阶段消失[83]。它被证明能与人卵丘细胞中的蛋白激酶 $C_ε$（protein kinase C epsilon，$PKC_ε$）相互作用。$PKC_ε$ 是一种抗凋亡蛋白，可能 MATER-$PKC_ε$ 与其他信号通路（如 PI3K、Akt 和 Ras/Raf/ERK）共同调节细胞存活和死亡。因此，卵泡成熟过程中适当的 MATER 表达对于促存活信号转导（如通过 PI3K/Akt/$PKC_ε$ 通路等）非常重要[84]。

卵泡细胞生成 LH 受体后，LH 控制的卵泡成熟将随之发生。LH 支持卵泡细胞的芳香酶活动和卵泡膜细胞的雄激素合成，从而维持雌激素的分泌。其分泌增强是靠旁分泌的抑制素[52,73]。LH 驱动卵丘细胞的营养和信息信号，促进卵母细胞质量[85-86]，之后卵母细胞分泌 BMP-15 和 GDF-9，影响卵丘细胞的扩张、凋亡、糖类代谢和卵泡细胞的类固醇合成[77,87]。这些分子能确保卵泡细胞的存活和生长，以维持卵泡发育。

没有体细胞上促性腺激素的支持，卵母细胞无法成熟且卵泡会发生闭锁（图 10.2）。

窦卵泡期和减数分裂的恢复

卵泡进入窦卵泡期（持续 8～10 天），卵泡腔被卵泡液充满并继续生长至直径达到 10～12 mm[7]。有卵泡细胞和卵泡膜细胞的窦卵泡（LH 峰出现时能结合 LH）很可能会成为优势卵泡，并持续成为排卵前卵泡（直径可达 25 mm）。在卵泡发育的这

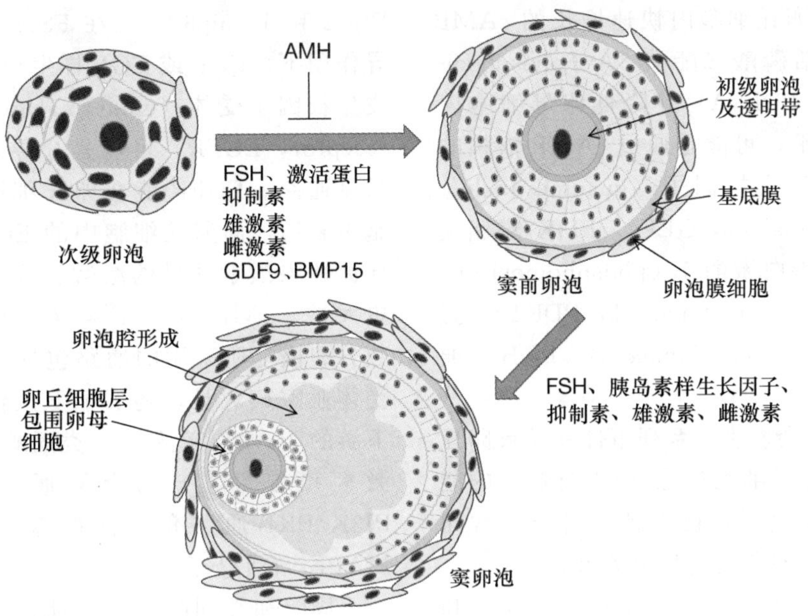

图 10.2　窦前卵泡阶段向窦卵泡阶段转化。次级卵泡发育时会表达促性腺激素受体，变得对促性腺激素更加敏感。在 FSH 的激活及激活蛋白和抑制素的作用下，雄激素合成并开始生成雌激素，之后次级卵泡发育进入窦前卵泡阶段。AMH 能抑制卵泡的早期发育及体外对 FSH 反应的发生，并对卵泡发育为排卵前状态的速度有控制性影响。GDF-9、BMP-15 和胰岛素样生长因子能促进窦前卵泡形成卵泡腔，进一步发育成窦卵泡。同时，卵泡细胞增殖分化形成卵丘细胞层，包裹发育中的卵母细胞。卵泡腔内充满卵泡液，窦前卵泡变成窦卵泡

一阶段，卵母细胞停留在双线期（胚泡），并在接下来的 30～36 h 恢复减数分裂，分裂生成的卵母细胞在排卵期被释放。

LH 刺激减数分裂成熟是通过作用于周围的体细胞而不是作用于卵母细胞[12]。减数分裂恢复的标志是核膜的消失，该过程也称为生发泡破裂（germinal vesicle breakdown，GVBD）。

环腺苷酸（Cyclic adenosine monophosphate，cAMP）是 GVBD 的负性调节因子[88]。组成性活化的 G 蛋白偶联受体（GPR3）负责生成 cAMP，后者负责保持卵母细胞发育过程中减数分裂的停滞[89]。cAMP 依赖的蛋白激酶 A（PKA）也被发现能保持卵母细胞中减数分裂停滞，当敲除了 PKA 的调节性 Ⅰα（regulatory Ⅰα，RⅠα）亚单位，小鼠卵母细胞的减数分裂就会恢复，异常的减数分裂纺锤体和卵裂面将导致大的极体被挤出[90]。cAMP 依赖的 PKA 通过磷酸化 Cdc25 和激酶 WEE1/MYT1，调节促成熟因子（maturation promoting factor，MPF；也称为 Cdk1/周期蛋白 B1）的活性[91]。Cdc25 的失活（通过 PKA 引起的磷酸化）和 WEE1/MYT1 引起的 MPF 的 Cdk1 磷酸化（由 PKA 激活）将抑制 MPF[12]。

促性腺激素可以引起卵泡细胞中 cAMP 水平升高和卵母细胞中 cAMP 水平降低，从而导致减数分裂的恢复和卵丘的扩张[92-93]。促性腺激素刺激后，卵丘卵母细胞复合物出现明显的 cAMP 峰，激活丝裂原活化蛋白激酶（mitogen- activated protein kinase，MAPK），使减数分裂恢复并使卵丘扩张[94]。MAPK 能介导 LH 诱导的卵母细胞成熟，方法是通过磷酸化卵泡中的连接蛋白-43 来打断细胞到细胞间的交流[95]。这种交流的故障将阻断体细胞向卵母细胞提供 cAMP，从而减少卵母细胞内 cAMP 的水平[96]。这可能是通过卵丘细胞和卵母细胞之间缝隙连接的终止来

介导的[97]。卵丘细胞内快速增长的 cAMP 水平可能激活磷酸二酯酶 3A（phosphodiesterase 3A，PDE3A）并降低卵母细胞内的 cAMP 水平，可能是通过 cAMP 依赖的鸟嘌呤核苷酸交换因子（guanine nucleotide exchange factor，GEF）/PI3K/磷脂酰肌醇依赖的蛋白激酶 1（phosphoinositide-independent protein kinase 1，PDK1）/蛋白激酶 B（protein kinase B，PKB）通路[98-99]。

LH 峰后会发生一系列事件并导致卵丘细胞增殖。卵丘细胞分化[100]进行扩张的能力是其独有的特性，已被证明对于正常卵泡的发育、排卵和受精都至关重要[101-103]。

一氧化氮（nitric oxide，NO）和（或）利尿钠肽起源的环鸟苷酸（cyclic guanosine monophosphate，cGMP）可能是卵母细胞成熟的抑制剂。cGMP 通过抑制卵母细胞 cAMP 磷酸二酯酶（例如 PDE3）来维持 cAMP 水平，并激活 cGMP 依赖的蛋白激酶（cGMP- dependent protein kinase，PKG）以降低 MAPK 活性，从而保持排卵前卵母细胞处于减数分裂停滞状态[94]。有可能 NO 和（或）利尿钠肽在 FSH 刺激下诱导的 cGMP 积累能预防卵泡发育过程中不合时宜的卵母细胞成熟。一氧化氮合酶的诱导型[104]（卵巢中 NO 的主要来源）在注射人绒毛膜促性腺激素（human chorionic gonadotropin，hCG）（与 LH 峰作用相同）后将明显降低，这将引起排卵前卵泡液中 NO 水平的下降[105]。其结果是 cGMP 减少，使卵母细胞发生成熟并排卵。

LH 结合到壁卵泡细胞将导致表皮生长因子（epidermal growth factor，EGF）样生长因子的合成，如双调蛋白（amphiregulin)、上皮调节蛋白（epiregulin）和细胞调节素（betacellulin)[106]。这些因子是卵母细胞成熟的潜在激活者，它们也能激活卵丘细胞扩张相关的基因，如 Has2、Ptgs2 和 Tnfaip6[107]。在 FSH 和 LH 的诱导作用下，EGF 或 EGF 样生长因子激活表皮生长因子受体（epidermal growth factor receptor，EGFR）可能是介导减数分裂的常见通路。EGFR 能在卵丘细胞和卵母细胞中表达，而卵丘细胞中的 EGFR 对于介导促性腺激素诱导的减数分裂恢复的贡献更大[94]。EGF 和 EGF 样生长因子刺激减数分裂恢复所采用的通路包括结合到 EGF 受体亚家族成员，随后酪氨酸激酶激活和下游的 MAPK 激活[99]。类固醇激素（如孕激素和雌激素）的合成通过 EGFR 和 PI3K/PKB 通路介导促性腺激素诱导的 MAPK 激活[94]。

固醇和类固醇激素也能使减数分裂恢复。卵泡液减数分裂激活固醇（follicular fluid meiosis-activating sterol，FF-MAS）——胆固醇生物合成通路的中介——是一个公认的卵母细胞成熟诱导物质，能在分离的哺乳动物，如小鼠、大鼠和人的卵母细胞中刺激减数分裂的恢复[108-112]。在培养基中加入 FF-MAS 能促进卵母细胞向减数分裂中期Ⅱ发展，并大大改善了体外培养卵母细胞的质量[113-115]。

孕酮是在人卵丘细胞中产生的[116]。在猪卵丘卵母细胞复合物中 LH 和 FSH 的刺激下，卵丘细胞中孕激素和其受体的水平有所增加[117]。孕激素生物合成取决于促性腺激素诱导的其生物合成酶的活性，如 CYP51、delta14 还原酶、delta7 还原酶、P450scc 和 3βHSD[118-119]。孕激素可能通过结合到相应受体诱导 GVBD，之后卵丘细胞中连接蛋白-43 水平降低，随后卵母细胞中 cAMP 水平降低[120-121]。然而，在哺乳动物卵母细胞中雌激素和雄激素的作用还有待进一步研究，似乎类固醇对于哺乳动物减数分裂的恢复不是必需的。即便如此，类固醇激素也可能参与了卵泡的生长、体细胞的分化和成熟卵子发育能力的获得[94,122]（图 10.3）。

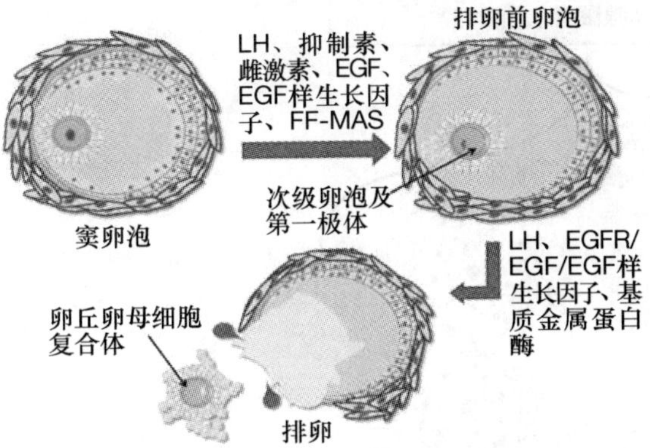

图 10.3　窦卵泡期到排卵：窦卵泡在 LH 的刺激下进一步发育为排卵前卵泡。这一转变被 EGF、EGF 样生长因子和 FF-MAS 放大。这一过程中重要的步骤是成熟卵母细胞中减数分裂Ⅰ的完成及第一极体的伸出。这确保卵母细胞在排卵前获得减数分裂的能力。在 LH 峰和基质金属蛋白酶及蛋白酶表达增加的作用下，排卵前卵泡随后破坏发生排卵，释放卵丘卵母细胞复合体。卵泡之后塌陷退化形成黄体

排卵期和卵泡黄体期

LH 似乎在调节卵泡发育的最后阶段发挥了重要的作用。在 LH 的刺激下，类固醇分泌的模式有明显的改变，从初级的芳香化的雄激素到雌激素，再到合成的孕激素。体细胞结合雌激素和 FSH 的能力降低了，但是对 LH 的反应则更加敏感，且反应后分泌更多的孕激素。这为排卵前卵泡的排卵做了准备，同时使其他不够成熟的发育中卵泡的生长减缓并促进其向黄体期转化[7]。

在排卵前期的最后，卵泡直径达到最大（25 mm 左右），体积增大主要是依靠卵泡液的快速增长。其使得卵母细胞和其周围的卵丘细胞通过一薄层壁卵泡细胞与其他卵泡分开。在 LH 峰作用下，卵母细胞恢复减数分裂，伸出第一极体并停止在减数分裂中期Ⅱ。Mos/MAPK 信号通路的激活是负责第二次减数分裂停滞的细胞静止因子[123]。在排卵时，卵母细胞变得基本无转录活性[124-125]。从此时直到 4～8 细胞期（受精后 2～3 天），卵母细胞/胚胎必须使大量的 mRNA 和蛋白质存活下来。

在排卵前，由于卵泡的血管增多，卵泡出现充血。大量前列腺素生成（主要是 PGE_2）和透明质酸（hyaluronan，HA）丰富的基质合成。这些事件的发生依赖于 LH 诱导的 EGF 样因子（双调蛋白、上皮调节蛋白、细胞调节素）[106,126]、基质相关分子（Has2、Ptgs2、Tnfaip6、Ptx3、Cspg2）、转录因子基因（Pgr 和 RUNX1）和蛋白酶基因（Ctsl 和 Adamts1）的表达。排卵似乎是在 LH 刺激下基因表达后引起的炎症反应[127]。LH 峰也诱导周围体细胞中基因表达的转换和扩张的卵丘卵母细胞复合物中细胞外基质的生成。

EGFR 的转录对于排卵的调节[126]非常重要，而生理性 LH 峰的出现需要局部 EGFR 的活性稳定，以介导并维持其在卵泡细胞中的刺激作用，从而将许多复杂事件同步化并促使最终的排卵[128]。

基质金属蛋白酶（如明胶酶）和丝氨酸蛋白酶［如纤溶酶和纤溶酶原激活物（分解胶原酶前体生成活性胶原酶）］已明确参与了排卵，其蛋白酶解作用对于破坏卵泡的结缔组织是必需的。LH 峰能引起这些蛋白酶的激活，使卵泡破裂并排出卵丘卵母细胞复合物。

排卵后，塌陷的卵泡转化为黄体。卵泡腔内的纤维核经过几天发生纤维化，卵泡细胞和卵泡膜细胞之间的固有膜分解，血管侵入。LH 与卵泡细胞增殖的终止及卵泡细胞向黄体细胞（luteal cells，LCs）的基因转化有关[129]。卵泡细胞将停止分裂并变得肥大，成为大的黄体细胞，其中含有丰富的线粒体、滑面内质网和脂滴，在许多物种中还含有类胡萝卜素和叶黄素，使黄体呈现黄色或橙色外观。卵泡膜细胞将形成小的黄体细胞并合成孕激素和雄激素。这种卵泡细胞和卵泡膜细胞向黄体细胞的

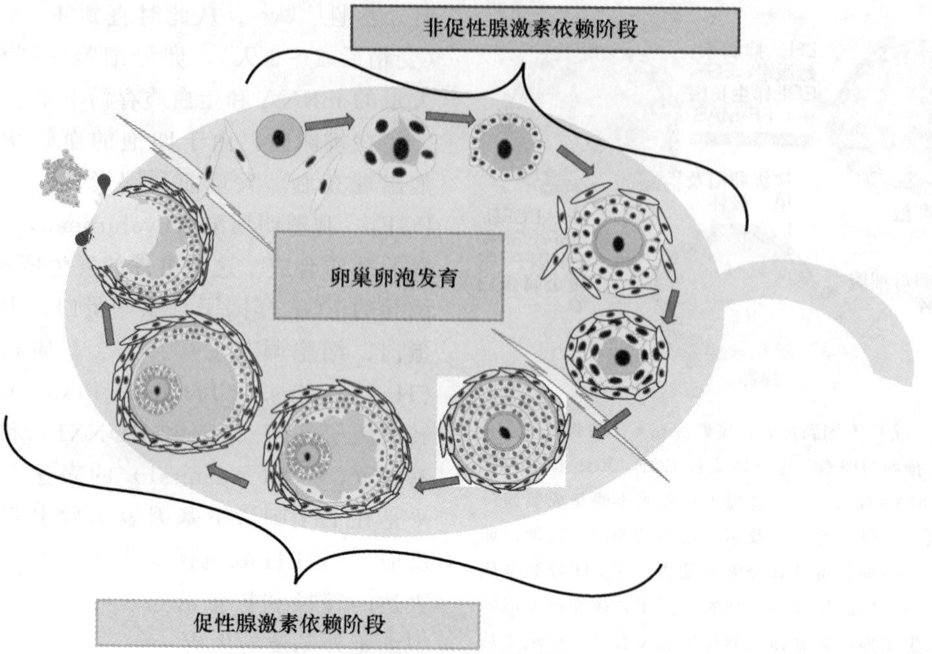

图 10.4　在卵巢中，卵泡发育由非促性腺激素依赖和促性腺激素依赖阶段组成。多种生长因子、激素和生化分子信号在卵母细胞生长的不同时间激活不同的通路，如 PI3K、JAK/STAT、WNT/β-联蛋白和 MAPK，周围的体细胞和更广泛的内分泌系统确保适当的卵泡发育，并排出具有减数分裂和发育能力的卵母细胞

转化被称为黄素化。

在人类，黄体期持续 12～15 天。之后黄体发生退化，黄体细胞逐渐缺血、坏死，形成表面有纤维瘢痕的白体。黄体细胞中 PTEN 缺失将导致磷酸化增加、Akt 的激活和 PI3K 通路成员（包括 FOXO3）的表达，这将增加黄体细胞的寿命[130]。因此，PTEN 在卵巢中以细胞特异性的方式表达，参与卵母细胞的发育、卵泡细胞发育的不同阶段以及黄体细胞寿命的调节。

由于黄体的退化，孕激素水平下降。卵巢中将募集新的原始卵泡，后续事件如前所述一一发生，一个新的周期将再次开始。

结论

卵泡发育由非促性腺激素依赖和促性腺激素依赖阶段共同组成（图 10.4）。这两个阶段需要许多生长因子、激素和生化分子信号在卵母细胞发育的不同时间段精密合作，以及周围体细胞和更广泛的内分泌系统的参与。如需合成一个在减数分裂和发育方面有竞争力的卵母细胞，这些系统之间的精确控制和平衡是必不可少的。

参考文献

1. **Byskov AG**. Differentiation of mammalian embryonic gonad. *Physiol Rev* 1986; **66**: 71–117.
2. **Faddy MJ, Gosden RG, Gougeon A, Richardson SJ** and **Nelson JF**. Accelerated disappearance of ovarian follicles in mid-life: implications for forecasting menopause. *Hum Reprod* 1992; 7: 1342–6.
3. **Gondos B, Westergaard L** and **Byskov AG**. Initiation of oogenesis in the human fetal ovary: ultrastructural and squash preparation study. *Am J of Obstet Gynecol* 1986; **155(1)**: 189–95.
4. **Lintern-Moore S** and **Moore GP**. The initiation of follicle and oocyte growth in the mouse ovary. *Biol Reprod* 1979; **20**: 773–8.
5. **Skinner MK**. Regulation of primordial assembly and development. *Hum Reprod Update* 2005; **11(5)**: 461–71.
6. **Albertini DF, Combelles CM, Benecchi E** and

Carabatsos MJ. Cellular basis for paracrine regulation of ovarian follicle development. *Reproduction* 2001; **121**: 647–53.

7. **Johnson MH**. *Johnson and Everitt's Essential Reproduction*, 6th edn. Oxford: Blackwell Publishing, 2007: pp. 82–91.
8. **Telfer EE** and **McLaughlin M**. Natural History of the mammalian oocyte. *Reprod Biomed Online* 2007; **15**: 288–95.
9. **Eppig JJ**. Oocyte control of ovarian follicular development and function in mammals. *Reproduction* 2001; **122**: 829–38.
10. **McNatty KP, Moore LG, Hudson NL** *et al.* The oocyte and its role in regulating ovulation rate: a new paradigm in reproductive biology. *Reproduction* 2004; **128**: 379–86.
11. **Gilchrist RB** and **Thompson JG**. Oocyte maturation: emerging concepts and technologies to improve developmental potential in vitro. *Theriogenology* 2007; **67**: 6–15.
12. **Mehlmann LM**. Stops and stars in mammalian oocytes: recent advances in understanding the regulation of meiotic arrest and oocyte maturation. *Reproduction* 2005; **130**: 791–9.
13. **Hunt PA** and **Hassold TJ**. Human female meiosis: what makes a good egg go bad? *TIG* 2008; **24**(2): 86–93.
14. **Tatone C, Amicarelli F, Carbone M C** *et al.* Cellular and molecular aspects of ovarian follicle ageing. *Hum Reprod Update* 2008; **14**(2): 131–42.
15. **Hong SJ, Chiu P, Lee KF** *et al.* Cumulus cells and their extracellular matrix affect the quality of the spermatozoa penetrating the cumulus mass. *Fertil Steril* 2009; **92**(3): 971–8.
16. **Chung MK, Chiu PCN, Lee CL** *et al.* Cumulus-associated alpha2-macroglobulin derivative retains pro-conceptive glycodelin-C in the human cumulus matrix. *Hum Reprod* 2009; **24**(11): 2856–67.
17. **Maheshwari A** and **Fowler PA**. Primordial follicular assembly in humans- revisited. *Zygote* 2008; **16**: 285–96.
18. **Ohno S, Klinger HP** and **Atkin NB**. Human oogenesis. *Cytogenetics* 1962; **1**: 42–51.
19. **Bowles J** and **Koopman P**. Retinoic acid, meiosis and germ cell fate in mammals. *Development* 2007; **134**: 3401–11.
20. **Chambon, P**. A decade of molecular biology of retinoic acid receptors. *FASEB J* 1996; **10**: 940–54.
21. **Kezele P** and **Skinner MK**. Regulation of ovarian primordial follicle assembly and development by oestrogen and progesterone: endocrine model of follicle assembly. *Endocrinology* 2003; **144**: 3329–37.
22. **Tingen C, Kim A** and **Woodruff TK**. The primordial pool of follicles and nest breakdown in mammalian ovaries. *Mol Hum Reprod* 2009; **15**(12): 795–803.
23. **Fair T, Hulshof SCJ, Hyttel P, Boland M** and **Greve T**. Bovine oocyte ultrastructure in primordial to tertiary follicles. *Anat Embryol* 1997; **195**: 327–36.
24. **Parrott JA** and **Skinner MK**. Kit-ligand/stem cell factor induces primordial follicle development and initiates folliculogenesis. *Endocrinology* 1999; **140**: 4262–71.
25. **Nilsson EE** and **Skinner MK**. Bone morphogenetic protein-4 acts as an ovarian follicle survival factor and promotes primordial follicle development. *Biol Reprod* 2003; **69**: 1265–72.
26. **Adhikari D** and **Liu K**. Molecular mechanisms underlying the activation of mammalian primordial follicles. *Endocr Rev* 2009; **30**: 438–64.
27. **Liu K, Rajareddy S, Liu L** *et al.* Control of mammalian oocyte growth and early follicular development by the oocyte PI3 kinase pathway: old timer. *Dev Biol* 2006; **299**: 1–11.
28. **Liu K**. Stem cell factor (SCF)-kit mediated phosphatidylinositol-3 (PI3) kinase signalling during mammalian oocyte growth and early follicular development. *Front Biosci* 2006; **11**: 126–35.
29. **Nagao S, Murao K, Imachi H** *et al.* Platelet derived growth factor regulates ABCA1 expression in vascular smooth muscle cells. *FEBS Lett* 2006; **580**: 4371–6.
30. **Pinkas H, Fisch B, Rozansky G** *et al.* Platelet-derived growth factors (PDGF-A and -B) and their receptors in human fetal and adult ovaries. *Mol Hum Reprod* 2008; **14**(4): 199–206.
31. **Nilsson E** and **Skinner MK**. Cellular interactions that control primordial follicle development and folliculogenesis. *J Soc Gynecol Investig* 2001; **8**: S17–20.
32. **Gospodarowicz D, Plouet J** and **Fujii DK**. Ovarian germinal epithelial cells respond to basic fibroblast growth factor and express its gene: implications for early folliculogenesis. *Endocrinology* 1989; **125**: 1266–76.
33. **Lavranos TC, Rodgers HF, Bartoncello I** and **Rodgers RJ**. Anchorage independent culture of bovine granulosa cells: the effects of basic fibroblast growth factor and Dibutyryl cAMP on cell division and differentiation. *Exp Cell Res* 1994; **211**: 245–51.
34. **Vernon RK** and **Spicer LJ**. Effects of basic fibroblast growth factor and heparin on follicle stimulating hormone induced steroidogenesis by bovine granulosa cells. *J Anim Sci* 1994; 72: 2696–702.
35. **Anderson E** and **Lee GY**. The participation of growth factors in simulating the quiescent, proliferative, and differentiative stages of rat granulosa cells grown in serum free medium. *Tissue Cell* 1993; **25**: 49–72.
36. **Tilly JL, Billig H, Kowalski KI** and **Hsueh AJ**. Epidermal growth factor and basic fibroblast growth factor suppress the spontaneous onset of apoptosis in cultured rat ovarian granulosa cells and follicles by a tyrosine kinase dependent mechanism. *Mol Endocrinol* 1992; **6**: 1942–50.
37. **Gadient RA** and **Patterson PH**. Leukemia inhibitory factor, Interleukin 6, and other cytokines using the GP130 transducing receptor: roles in inflammation and injury. *Stem Cells* 1999; **17**: 127–37.
38. **Nilsson E** and **Skinner MK**. Growth and differentiation factor-9 stimulates progression of early

primary but not primordial rat ovarian follicle development. *Biol Reprod* 2002; **67**: 1018–24.

39. **Lee WS, Ostuka F, Moore RK** and **Shimasaki S.** Effect of bone morphogenetic protein-7 on folliculogenesis in the rat. *Biol Reprod* 2001; **65**: 994–9.

40. **Lee WS, Yoon SJ, Yoon TK** *et al.* Effects of bone morphogenetic protein-7 (BMP-7) on primordial follicular growth in the mouse ovary. *Mol Reprod Dev* 2004; **69**: 159–63.

41. **Visser JA** and **Themmen AP.** Anti-Müllerian hormone and folliculogenesis. *Mol Cell Endocrinol* 2005; **234**: 81–6.

42. **Adhikari D, Flohr G, Gorre N** *et al.* Disruption of Tsc2 in oocyte leads to over-activation of the entire pool of primordial follicles. *Mol Hum Reprod* 2009; **15** (12): 765–70.

43. **Chong-Kopera H, Inoki K, Li Y** *et al.* TSC1 stabilises TSC2 by inhibiting the interaction between TSC2 and the HERC1 ubiquitin ligase. *J Biol Chem* 2006; **281**: 8313–16.

44. **Castrillon DH, Miao L, Kollipara R, Horner JW** and **DePinho RA.** Suppression of ovarian follicle activation in mice by the transcription factor Foxo3a. *Science* 2003; **301**: 215–18.

45. **Reddy P, Liu L, Adhikari D** *et al.* Oocyte specific deletion of Pten causes premature activation of the primordial follicle pool. *Science* 2008; **319**: 611–13.

46. **John GB, Gallardo TD, Shirley LJ** and **Castrillon DH.** Foxo3 is a PI3K-dependent molecular switch controlling the initiation of oocyte growth. *Dev Biol* 2008; **321**: 197–204.

47. **Crisponi L, Deiana M, Loi A** *et al.* The putative fork-head transcription factor FOXL2 is mutated in blepharophimosis/ptosis/epicanthus inversus syndrome. *Nature Genet* 2001; **27**: 159–66.

48. **Duffin K, Bayne RAL, Childs AJ, Collins C** and **Anderson RA.** The forkhead transcription factor FOXL2 is expressed in somatic cells of the human ovary prior to follicle formation. *Mol Hum Reprod* 2009; **15**(12): 771–7.

49. **Uda M, Ottolenghi C, Crisponi L** *et al.* Foxl2 disruption causes mouse ovarian failure by pervasive blockage of follicle development. *Hum Mol Gen* 2004; **13**: 1171–81.

50. **Schmidt D, Ovitt CE, Anlag K** *et al.* The murine winged-helix transcription factor Foxl2 is required for granulosa cell differentiation and ovary maintenance. *Development* 2004; **131**: 933–42.

51. **Hillier SG.** Paracrine support of ovarian stimulation. *Mol Hum Reprod* 2009; **15**(12): 843–50.

52. **Hillier SG.** Regulatory functions for inhibin and activin in human ovaries. *J Endocrinol* 1991; **131**: 171–5.

53. **Laven JS, Von Bergh AR, Cranfield M** *et al.* Anti-Müllerian hormone expression pattern in the human ovary: potential implications for initial and cyclic follicle recruitment. *Mol Hum Reprod* 2004; **10**(2): 77–83.

54. **Xu J, Oakley J** and **McGee EA.** Stage-specific expression of Smad2 and Smad3 during folliculogenesis. *Biol Reprod* 2002; **66**: 1571–8.

55. **Tomic D, Miller KP, Kenny HA** *et al.* Ovarian follicle development requires Smad3. *Mol Endocrinol* 2004; **18**: 2224–40.

56. **Nilsson E, Rogers N** and **Skinner MK.** Actions of anti-Müllerian hormone on the ovarian transcriptome to inhibit primordial to primary follicle transition. *Reproduction* 2007; **134**: 209–21.

57. **Gilchrist RB, Lane M** and **Thompson JG.** Oocyte-secreted factors: regulators of cumulus cell function and oocyte quality. *Hum Reprod Update* 2008; **14**(2): 159–77.

58. **Dong J, Albertini DF, Nishimori K** *et al.* Growth differentiation factor 9 is required during early ovarian folliculogenesis. *Nature* 1996; **383**: 531–5.

59. **Galloway SM, McNatty KP, Cambridge LM** *et al.* Mutations in an oocyte-derived growth factor gene (BMP15) caused increased ovulation rate and infertility in a dosage sensitive manner. *Nature Genet* 2000; **25**: 279–83.

60. **Knight PG** and **Glister C.** Focus on TGF-β signalling: TGF-β superfamily members and ovarian follicle development. *Reproduction* 2006; **132**: 191–206.

61. **Eppig JJ.** Intercommunication between mammalian oocytes and companion *somatic cells. Bioessays* 1991; **13**: 569–74.

62. **Simon AM, Goodenough DA, Li E** and **Paul DL.** Female infertility in mice lacking connexin37. *Nature* 1997; **385**: 525–9.

63. **Fair T.** Mammalian oocyte development: checkpoints for competence. *Reprod Fertil Dev* 2010; **22**: 13–20.

64. **Kwintkiewicz J** and **Giudice LC.** The interplay of insulin-like growth factors, gonadotrophins, and endocrine disruptors in ovarian follicular development and function. *Semin Reprod Med* 2009; **27**(1): 43–51.

65. **Schneyer AL, Fujiwara T, Fox J** *et al.* Dynamic changes in the intrafollicular inhibin/activin/follistatin axis during human follicular development: relationship to circulating hormone concentrations. *J Clin Endocrinol Metab* 2000; **85**: 3319–30.

66. **Hillier SG, Purohit A** and **Reichert LE** Jr. Control of granulosa cell lactate production by follicle stimulating hormone and androgen. *Endocrinology* 1985; **116**: 1163–7.

67. **Bachvarova R.** Gene expression during oogenesis and oocyte development in mammals. *Dev Biol (NY)* 1985; **1**: 453–524.

68. **Tapanainen JS, Vaskivuo T, Aittomaki K** and **Huhtaniemi IT.** Inactivating FSH receptor mutations and gonadal dysfunction. *Mol Cell Endocrinol* 1998; **145**: 129–35.

69. **Combelles CM, Carabatsos MJ, Kumar TR, Matzuk MM** and **Albertini DF.** Hormonal control of somatic cell oocyte interactions during ovarian follicle development. *Mol Reprod Dev* 2004; **69**: 347–55.

70. **Chian RC, Lim JH** and **Tan SL.** State of the art in vitro oocyte maturation. *Curr Opin Obstet Gynecol* 2004; **16**:

211–19.

71. **Tanghe S, Soom AV, Nauwynck H, Marc C and De Kruif. A.** Mini review: functions of the cumulus oophorus during oocyte maturation, ovulation and fertilisation. *Mol Reprod Dev* 2002; **61**: 414–24.

72. **Zeleznik AJ** and **Hillier SG**. The role of gonadotrophins in the selection of the pre-ovulatory follicle. *Clin Obstet Gynecol* 1984; **27**: 927–40.

73. **Hillier SG**. Current concepts of the roles of follicle stimulating hormone and luteinising hormone in folliculogenesis. *Hum Reprod* 1994; **9**: 188–91.

74. **Peng XR, Hsueh AJ, LaPolt PS, Bjersing L** and **Ny T**. Localization of luteinizing hormone receptor messenger ribonucleic acid expression in ovarian cell types during follicle development and ovulation. *Endocrinology* 1991; **129**: 3200–7.

75. **Eppig JJ, Chesnel F, Hirao Y** *et al.* Oocyte control of granulosa cell development: how and why. *Hum Reprod* 1997; **12**: 127–32.

76. **Jones KT**. Meiosis in oocytes: predisposition to aneuploidy and its increased incidence with age. *Hum Reprod Update* 2008; **14**(2): 143–58.

77. **Russell DL** and **Robker RL**. Molecular mechanisms of ovulation: co-ordination through the cumulus complex. *Hum Reprod Update* 2007; **13**: 289–312.

78. **Krysko DV, Diez-Fraile A, Criel G** *et al.* Life and death of female gametes during oogenesis and folliculogenesis. *Apoptosis* 2008; **13**(9): 1065–87.

79. **Boyer A, Goff AK** and **Boerboom D**. WNT signalling in ovarian follicle biology and tumorigenesis. *Trends Endocrinol Metab* 2009; **21**(1): 25–32.

80. **Parakh TN, Hernandez JA, Grammer JC** *et al.* Follicle-stimulating hormone/cAMP regulation of aromatase gene expression requires beta-catenin. *Proc Natl Acad Sci USA* 2006; **103**(33): 12435–40.

81. **Wang H, Tekpetey FR** and **Kidder GM**. Identification of WNT/β-CATENIN signalling pathway components of human cumulus cells. *Mol Hum Reprod* 2009; **15**(1): 11–17.

82. **Sena P, Riccio M, Marzona L** *et al.* Human MATER localisation in specific cell domains of oocytes and follicular cells. *Reprod Biomed Online* 2009; **18**(2): 226–34.

83. **Tong ZB, Bondy CA, Zhou J** and **Nelson LM**. A human homologue of mouse MATER, a maternal effect gene essential for early embryo development. *Hum Reprod* 2002; **17**: 903–11.

84. **Maraldi T, Riccio M, Sena P** *et al.* MATER protein as substrate of PKCepsilon in human cumulus cells. *Mol Hum Reprod* 2009; **15**(8): 499–506.

85. **Assou S, Haouzi D, Mahmoud** K *et al.* A non-invasive test for assessing embryo potential by gene expression profiles of human cumulus cells: a proof of concept study. *Mol Hum Reprod* 2008; **14**(12): 711–19.

86. **Li Q, McKenzie LJ** and **Matzuk MM**. Revisiting oocyte-somatic cell interactions: in search of novel intrafollicular predictors and regulators of oocyte developmental competence. *Mol Hum Reprod* 2008; **14**: 673–8.

87. **Li Q, Rajanahally S, Edson MA** and **Matzuk MM**. Stable expression and characterization of N-terminal tagged recombinant human bone morphogenetic protein 15. *Mol Hum Reprod* 2009; **15**(12): 779–88.

88. **Eppig JJ** and **Down SM**. Chemical signals that regulate mammalian oocyte maturation. *Biol Reprod* 1984; **30**: 1–11.

89. **Mehlmann LM, Saeki Y, Tanaka S** *et al.* The Gs-linked receptor GPR3 maintains meiotic arrest in mammalian oocytes. *Science* 2004; **306**: 1947–50.

90. **Duncan FE, Moss SB** and **Williams CJ**. Knockdown of the cAMP-dependent protein kinase (PKA) type Iα regulatory subunit in mouse oocytes disrupts meiotic arrest and results in meiotic spindle defects. *Dev Dyn* 2006; **235**: 2961–8.

91. **Eppig JJ, Vivieros MM, Marin-Bivens C** and **De La Fuente R**. Regulation of mammalian oocyte maturation. In: Leung PCK and Adashi EY (eds.), *The Ovary*. Amsterdam: Elsevier Academic Press, 2004: pp. 113–29.

92. **Downs SM** and **Hunzicker-Dunn M**. Differential regulation of oocyte maturation and cumulus expansion in the mouse oocyte-cumulus cell complex by site selective analogues of cyclic adenosine phosphate. *Dev Biol* 1995; **172**: 72–85.

93. **Shimada M, Nishibori M, Isobe N** and **Terada T**. Luteinising hormone receptor formation in cumulus cells surrounding porcine oocytes and its role during meiotic maturation of porcine oocytes. *Biol Reprod* 2003; **68**: 1142–9.

94. **Zhang M, Ouyang H** and **Xia G**. The signal pathway of gonadotrophins-induced mammalian oocyte meiotic resumption. *Mol Hum Reprod* 2009; **15**: 399–409.

95. **Sela-Abramovich S, Chorev E, Galiani D** and **Dekel N**. Mitogen-activated protein kinase mediates luteinising hormone-induced breakdown of communication and oocyte maturation in rat ovarian follicles. *Endocrinology* 2005; **146**: 1236–44.

96. **Dekel N**. Regulation of oocyte maturation. The role of cAMP. *Ann NY Acad Sci* 1988; **541**: 211–16.

97. **Fagbohun CF** and **Downs SM**. Metabolic coupling and ligand stimulated meiotic maturation in the mouse oocyte-cumulus cell complex. *Biol Reprod* 1991; **45**: 851–9.

98. **Conti M**. Phosphodiesterases and cyclic nucleotide signalling in endocrine cells. *Mol Endocrinol* 2000; **14**: 1317–27.

99. **Conti M, Hsieh M, Park JY** and **Su YQ**. Role of the epidermal growth factor network in ovarian follicles. *Mol Endocrinol* 2006; **20**: 715–23.

100. **Diaz FJ, O'Brien MJ, Wigglesworth K** and **Eppig JJ**. The pre-granulosa cell to cumulus cell transition in the mouse ovary: development of competence to undergo expansion. *Dev Biol* 2006; **299**: 91–104.

101. **Elvin JA, Clark AT, Wang P, Wolfman NM** and **Matzuk MM**. Paracrine actions of growth differentiation factor-9 in the mammalian ovary. *Mol Endocrinol* 1999; **13**: 1035–48.

102. **Chang H, Brown CW and Matzuk MM**. Genetic analyses of the mammalian transforming growth factor beta superfamily. *Endocr Rev* 2002; **23**: 787–823.

103. **Vanderhyden BC, Macdonald EA, Nagyova E and Dhawan A**. Evaluation of members of the TGFβ superfamily for the oocyte factors that control mouse cumulus expansion and steroidogenesis. *Reproduction Supplement* 2003; **61**: 55–70.

104. **Dixit VD and Parvizi N**. Nitric oxide and the control of reproduction. *Anim Reprod Sci* 2001; **65**: 1–16.

105. **Yamagata Y, Nakarmura Y, Sugino N** *et al.* Alterations in nitrate/nitrite and nitric oxide synthase in preovulatory follicles in gonadotrophin-primed immature rat. *Endocr J* 2002; **49**: 219–26.

106. **Park JY, Su YQ, Ariga M** *et al.* EGF-like growth factors as mediators of LH action in the ovulatory follicle. *Science* 2004; **303**: 682–4.

107. **Hsieh M, Zamah AM and Conti M**. Epidermal growth factor-like growth factors in the follicular fluid: role in oocyte development and maturation. *Semin Reprod Med* 2009; **27** (1): 52–61.

108. **Byskov AG, Andersen CY, Nordholm L** *et al.* Chemical structure of sterols that activate oocyte meiosis. *Nature* 1995; **374**: 559–62.

109. **Byskov AG, Andersen CY and Leonardsen L**. Role of meiosis activating sterols, MAS, in induced oocyte maturation. *Mol Cellular Biol* 2002; **187**: 189–96.

110. **Grondahl C, Ottesen JL, Lessl M** *et al.* Meiosis-activating sterol promotes resumption of meiosis in mouse oocytes cultured in vitro in contrast to related oxysterols. *Biol Reprod* 1998; **58**: 1297–1302.

111. **Grondahl C, Hansen TH, Marky-Nielsen K, Ottesen JL and Hyttel P**. Human oocyte maturation in vitro is stimulated by meiosis-activating sterol. *Hum Reprod* 2000; **15** (Suppl 5): 3–10.

112. **Hegele-Hartung C, Grutzner M, Lessl M** *et al.* Activation of meiotic maturation in rat oocytes after treatment with follicular fluid meiosis-activating sterol in vitro and ex-vivo. *Biol Reprod* 2001; **64**: 418–24.

113. **Hegele-Hartung C, Kuhnk J, Lessl M** *et al.* Nuclear and cytoplasmic maturation of mouse oocytes after treatment with follicular fluid meiosis-activating sterol in vitro. *Biol Reprod* 1999; **61**: 1362–72.

114. **Cukurcam S, Hegele-Hartung C and Eichenlaub Ritter U**. Meiosis-activating sterol protects oocytes from precocious chromosome segregation. *Hum Reprod* 2003; **18**: 1908–17.

115. **Marin Bivens CL, Grondahl C, Murray A** *et al.* Meiosis-activating sterol promotes the metaphase I to metaphase II transition and preimplantation developmental competence of mouse oocytes maturing in vitro. *Biol Reprod* 2004; **70**: 1458–64.

116. **Chian RC, Ao A, Clarke HJ, Tulandi T and Tan SL**. Production of steroids from human cumulus cells treated with different concentrations of gonadotropins during culture in vitro. *Fertil Steril* 1999; **71**(1): 61–6.

117. **Shimada M and Terada T**. FSH and LH induce progesterone production and progesterone receptor synthesis in cumulus cells: a requirement for meiotic resumption in porcine oocytes. *Mol Hum Reprod* 2002; **8**: 612–18.

118. **Yamashita Y, Nishibori M, Terada T, Isobe N and Shimada M**. Gonadotrophin-induced delta 14-reductase and delta 7-reductase gene expression in cumulus cells during meiotic resumption of porcine oocytes. *Endocrinology* 2005; **146**: 186–94.

119. **Ning G, Ouyang H, Wang S** *et al.* CREB up-regulated CYP-51 expression involved in FSH induced mouse oocyte maturation. *Mol Endocrinol* 2008; **22**: 1682–94.

120. **Shimada M and Terada T**. Roles of cAMP in regulation of both MAP kinase and p34cdc32 kinase activity during meiotic progression, especially beyond the MI stage. *Mol Reprod Dev* 2002; **62**: 124–31

121. **Jamnongjit M, Gill A and Hammes SR**. Epidermal growth factor receptor signalling is required for normal ovarian steroidogenesis and oocyte maturation. *Proc Natl Acad Sci USA* 2005; **102**: 16257–62.

122. **Tsafriri A and Motola S**. Are steroids dispensable for meiotic resumption in mammals? *Trends Endocrinol Metab* 2007; **18**(8): 321–6.

123. **Sagata N, Watanabe N, Vande Woude GF and Ikawa Y**. The c-mos proto-oncogene product is a cytostatic factor responsible for meiotic arrest in vertebrate eggs. *Nature* 1989; **342**: 512–18.

124. **Kaplan G, Abreu SL and Bachvarova R**. rRNA accumulation and protein synthetic patterns in growing mouse oocytes. *J Exp Zool* 1982; **220**: 361–70.

125. **Eichenlaub-Ritter U and Peschke M**. Expression in in-vivo and in-vitro growing and maturing oocytes: focus on regulation of expression at the translational level. *Hum Reprod Update* 2002; **8**: 21–41.

126. **Hsieh M, Lee D, Panigone S** *et al.* Luteinizing hormone-dependent activation of the epidermal growth factor network is essential for ovulation. *Mol Cell Biol* 2007; **27**: 1914–24.

127. **Richards JS, Liu Z and Shimada M**. Immune-like mechanisms in ovulation. *Trends Endocrinol Metab* 2009; **19**(6): 191–6.

128. **Reizel Y, Elbaz J and Dekel N**. Sustained activity of the EGF receptor is an absolute requisite for LH-induced oocyte maturation and cumulus expansion. *Mol Endocrinol* 2010; **24**(2): 402–11.

129. **Robker RL and Richards JS**. Hormonal control of the cell cycle in ovarian cells: proliferation versus differentiation. *Biol Reprod* 1998; **59**: 476–82.

130. **Fan H, Liu Z, Cahill N and Richards JS**. Targeted disruption of PTEN in ovarian granulosa cells enhances ovulation and extends the life span of luteal cells. *Mol Endocrinol* 2008; **22**(9): 2128–40.

第 11 章　生殖细胞及组织的基础低温生物学——概念和误解

Erik Woods，Sreedhar Thirumala，Xu Han and John K. Critser　著
张阳阳　译　薛晴　审校

概述

低温生物学是一种用来降低活体器官及其组成部分和产物温度的科学方法。理解低温生物学的基本概念并改善冷冻保存过程是全世界科学家面临的一大挑战。生命系统的复杂性直接导致了低温生物学的复杂性。低温生物学涉及生物学和物理学两大学科，需要生物学家、化学家、物理学家、工程师、数学家和其他相关人员进行设计良好的实证评估，同时还需要对理想模型特定的细胞特征进行研究和利用，以致力于将冷冻保存应用于更多的细胞和组织[1]。

大多数情况下，生殖低温生物学主要是为灵活选择妊娠时机（如延长生育力时间）、配子流通（如配子捐赠）、胚胎储备（如反复的胚胎移植）以及上述多个环节的应用赢得时间[2]。

冷冻保存或玻璃化冷冻的错误概念来自于一些低温生物学文献中潜在的术语混淆使用。从某种程度上来说，这可能出现在各种类别的冷冻保存方法的标签上。例如，常用的方法是根据冷却的速度分为“慢速冷却法”或者“快速冷却法”[3-5]。在某些情况下，低温生物学家们又将方法分为“平衡法”和“非平衡法”，甚至“准平衡法”[6]。同样，在另外一些情况下，又根据冷冻保存细胞或组织的容器或装置将其分为“开放式麦管法”[7]“针浸入式玻璃化冷冻方法”[8]“冷冻环方法”[3]等。

我们通过冷冻保存的过程来区分这些概念关键是为了理解这些方法所涉及的一些基本理化条件，从而从根本上了解细胞或组织能否在极端条件下存活。为了更好地组织这一章节，纠正低温生物学相关过程中的一些专业术语的错误概念，本章分为三个部分：①传统冷冻保存；②玻璃化冷冻；③生殖细胞和组织的传统冷冻保存和玻璃化冷冻。

传统冷冻保存

常规冷冻保存主要是为了将各种生命系统保存在冷冻介质（如液氮）中，保持超低温度以延长保存时间。在超低温度下，所有细胞的分裂和代谢能力均受到抑制；而在恢复到保存前的条件时，这些生命系统能够再次恢复活力。现在大多数保存哺乳动物细胞的方法实际上衍生于几百年来低温保存生殖细胞和组织的工作[9]。

常规冷冻保存中，细胞和组织失去生命活力的原因主要有两个：①细胞内冰晶的形成（intracellular ice formation，IIF）；

②高浓度溶液从细胞外进入细胞内，结晶形成冰晶（溶液损害）[10]。一般来说，这些因素主要通过细胞内和细胞外的水平衡来控制。重要的是要理解“平衡冷冻法”意味着在冷冻过程中细胞内和细胞外的水是平衡的，而所有其他成分（冷冻介质和细胞质）通常并不平衡。

常规冷冻保存过程中，冰晶以不同的速度形成。生物系统中冰晶形成的理论主要建立在 Mazur 的工作上，他认为在某些温度下冰晶形成主要应归功于体积的不同[11]。细胞外的空间比细胞内的空间大，冰晶首先在细胞外形成，而细胞内的溶液则达到超低温的状态。因为冰晶的形成，水从溶液中析出，而细胞外部分冻结的溶液中富含溶质。由此导致了渗透压的不平衡，水分子从细胞内进入细胞外，造成细胞脱水[12]。这种现象是温度、冷却速度以及溶解于水中的溶质的起始数量共同作用的结果。慢速冷却中，细胞脱水是主要机制；而快速冷却中，IIF 是主要机制[11-12]。过多的细胞脱水和冰晶形成对生物系统的复苏都是有害的[10-13]。慢速冷却中，细胞丢失水分后，细胞内液体高度浓缩，从而抑制过冷状态，并可以使细胞内和细胞外的化学势能保持平衡。但是，细胞外 pH 值、离子浓度等的改变将导致蛋白质结构的变化，从而改变它们的性能，降低或去除其生物活性。溶质毒性导致的细胞蛋白质变性对细胞的存活可能是致命的[13]。同时，细胞外冰晶和细胞的相互作用可能也会造成细胞的变形和细胞膜的破裂[14]。另一方面，如果冷却速度太快，细胞不能快速脱水达到平衡。细胞温度会越来越低，最终通过细胞内的冻结而达到平衡。细胞内冰晶的形成一般被认为是致死性的，因为它可以导致细胞膜和细胞内结构的损伤。因此，冷却速度过快或过慢都可降低细胞冷冻后的复苏率。为了达到最大的冷冻后复苏率，冷却速度应该介于快速和慢速之间[15]。这已经通过多种细胞的实验得以证实：以冷却速度为横坐标绘制的细胞生存曲线表现为典型的倒“U”型[10]。冷冻保护剂的使用可以减少冷冻过程中溶质毒性和 IIF 相关的问题。

平衡和非平衡慢速冷冻

常规的慢速冷冻会使用冷冻保护剂（cryoprotective agents，CPAs）对细胞进行预处理，以去除细胞内的一些水分，最大程度地降低冷冻的相关损害。CPAs 一般分为两类：渗透性 CPAs（如甘油或乙二醇等多元醇）和非渗透性 CPAs（如糖类）。前者主要通过其依数性特质发挥作用[1]，而后者则主要通过脱水和膜稳定机制来发挥作用[1]。两者均可导致一定程度的细胞脱水，细胞内的大部分水分直到慢速冷冻过程中到达预设温度冰晶形成时才开始外渗。冷冻过程中，生物细胞的命运决定于细胞经历的热历程，如冷却速度、细胞冻结的终温度、到达终温度所需时间以及复温率或复苏率[16]。

在慢速冷冻过程中，使用低浓度 CPAs 可通过尽量慢速地冷却细胞，使细胞内的渗透压和细胞外部分冻结溶液的渗透压接近，以减少细胞脱水来避免 IIF。这种类型的慢速冷冻被称为“平衡慢速冷冻”，它可避免细胞内溶液的超低温，同时避免致死性 IIF。在平衡冷冻中，通过可编程的冷冻装置以 0.1～1.0℃/min 的速度降低细胞的温度直到－60℃或以下。在达到－60℃以后，细胞内基本没有或仅有少量冻结的水，因此当温度迅速下降到－196℃时，不会形成细胞内冰晶[17]。Whittingham 等和 Wilmut 以及 Rowson 首次报道了使用平衡慢速冷冻方法对小鼠胚胎进行成功冻存[18-19]。报道显示，在近乎平衡的情况下，以≤1℃/min 的速度降温至－70℃时，胚胎存活率较高。但是，平衡慢速冷冻过程中出现的极端脱水现象可导致一些细胞体积膨胀，从而对细胞成分产生不可逆的损害。另外，如上所述，不可避免的过高盐浓度也会损伤细胞。

同样，如果冷却速度没有足够慢以保持平衡的话，由于细胞外溶液到达预设温度后，细胞内溶液将达到超低温，故会导致 IIF。但是，还有一种交替慢速冷冻方法常常被称为“非平衡慢速冷冻”或“间断慢速冷冻”[20]，它通常在冷冻的起始阶段采用慢速冷却（足够慢以避免 IIF）到达一个中间温度，以呈现一定程度的脱水状态。在中间温度下，未冻结部分的溶液和细胞质浓度较高，当突然浸入液氮中快速降温后，形成玻璃化或玻璃体。但是，这个方法通常需要在复苏过程中迅速升温细胞才能有较高的存活率。这主要是因为通过起始阶段的慢速冷却到达中间温度后，细胞仍然可能含有少量冻结的水，除非复苏时温度迅速上升，否则这些水可能再次结晶[17]。另外，如果未冻结部分的浓度不够，那么在迅速浸入液氮中时可能形成不稳定的玻璃体，当复温时就会出现脱玻璃化或者再结晶[9]。

冷冻保护剂的毒性作用和渗透作用

常规冷冻保存（也包括玻璃化冷冻）一般会使用渗透性 CPAs，它们的大范围使用基于 Polge 等关于精子在使用了化学试剂（甘油）的冷冻过程中能够存活，而未使用化学试剂则不能存活的偶然发现[21]。另外一个具有里程碑意义的是 1959 年 Lovelock 和 Bishop 将二甲基亚砜（dimethyl sulfoxide，DMSO）作为 CPAs 使用[22]。在过去的 50 年里，通过经验发现了许多化合物具有 CPAs 的活性，并能用于一些细胞和组织的冷冻。文献显示 CPAs 的种类存在相当大的差别，从低分子量的渗透性溶质，如 DMSO、甘油、乙二醇、蔗糖[13,23]，到高分子量的非渗透性聚合物，如聚乙烯吡咯烷酮（polyvinylpyrrolidone，PVP）、右旋糖酐和羟乙基淀粉[23-24]。这些聚合物的使用改善了冷冻保存的结局，并扩大了冷冻储存的使用范围。大量证据显示，CPAs 虽然有利，但也会造成直接的低温损伤[23,25-26]。CPAs 的不利作用与其保护作用的生物学机制相关[25]。例如，在添加或去除 CPAs 的过程中可能会引起细胞的渗透性损伤。CPAs 的浓度越高，损伤越大[1]。渗透性 CPAs 能进入细胞，但到目前为止并没有证据显示其穿过细胞膜的速度和水分子一样迅速。添加渗透性 CPAs 可导致渗透压的变化，细胞内水分大量流出而出现严重的脱水，随后 CPAs 和水进入细胞，细胞出现再水化的现象。当去除 CPAs 后，渗透压发生变化，水进入细胞，然后慢慢恢复到初始的等张状态。这种反复的体积变化会导致细胞整体功能的严重丧失，甚至出现细胞死亡[27]。

不同的渗透性 CPAs 扩散入细胞的速度不同，并且呈温度和浓度依赖性[28-29]。例如，大多数胚胎中，丙二醇比甘油的渗透性更好。与甘油相比，丙二醇能快速由细胞外进入细胞内，细胞外浓度迅速降低，胚胎对渗透性冲击的敏感性不大[28]。因此，在冷冻复苏过程中，常常添加非渗透性溶质（如糖）来稀释溶质，从而防止过度的渗透性膨胀。如前所述，CPAs 通过细胞膜的扩散与浓度和温度有关。浓度越高，扩散速度越快，渗透性冲击越强。这可以通过在冷冻前和复苏后逐渐或逐步地添加、稀释 CPAs 得到改善[1]。温度的作用非常重要，这是因为在温度较高时，CPAs 渗透速度很快。生殖细胞（如胚胎）中，当温度达到 −5℃ 左右时，CPAs 的渗透作用停止[28]。在冷冻过程中，CPAs 可降低温度，导致冰晶形成，从而延长脱水时间。因此，添加和去除 CPAs 的过程应该根据细胞的特点进行优化，以保证得到成功的冻存。通过仔细选择最佳的 CPAs 种类和浓度，以及选择合适的冷却速度以保证有冰晶出现的情况下 CPAs 进出细胞所需的时间，可使细胞体积的动力学保持在可容许的范围内。因此，需要掌握细胞渗透压容许极限的相关信息，这主要是指在细胞功能发生不可逆性丧失之前，细胞能承受的渗透压变化范围[30]。除此之外，添加和去除 CPAs 的优化方案还需要定义其他渗透性能，如渗透性无活性细胞体积、渗透系数和溶质渗透性[31]。

玻璃化冷冻

近年来相关的研究和综述显示，越来越多的学者开始接受用玻璃化冷冻方法来保存胚胎、卵子，甚至精子[2]。但是，虽然这种方法的使用逐渐普遍，文献中仍有大量错误概念。玻璃化冷冻可被简单地定义为通过快速降低或增加热量和（或）与添加物混合将超低温液体转化为玻璃样的非结晶状固体的过程。当达到低于熔点（melting point，T_m）的玻璃化转变温度（glass transition temperature，T_g）时，就会出现玻璃化冷冻[32]。

本章低温生物学中，超低温液体大部分是水和溶质的混合物，后者一般包括盐、一种或多种渗透性或非渗透性的 CPAs。“快速去除热量”（即冷却速度）和总的添加物（溶质）浓度之间的关系可概念性地表示为：

$$P_V \approx (S \times P)^B$$

P_V 是指玻璃化冷冻的可能性，S 是指总的溶质浓度，P 值是具体的溶解参数（来源于经验），B 是指冷却速度。

玻璃化冷冻可避免细胞内和细胞外冰晶的形成[33]。形成玻璃化细胞悬液需要使用相当高浓度的 CPAs 及相对较低的冷却速度。在这种情况下，冷却速度必须比达到玻璃化冷冻的临界冷却速度（critical cooling rate，CCR）更快[34-36]。

为了确定 CCR，Ren 等[36-37]在 Boutron 的半经验结晶理论[34-35]的基础上，不考虑有限扩张，认为在冷却时间和利用积分法计算的冰量与最大可结晶冰晶的体积比（x）之间存在关系。这两者的关系可通过时间-温度转换图（time-temperature transformation，TTT）以及其衍生出的连续冷却转换图（continuous-cooling transformation，CCT）来确定 CCR[35-38]。为了溶解相对高浓度的 CPAs（例如 4～5 mol/L 甘油、L-2,3-丁二醇以及 1,2-丙二醇），CCRs 需要达到 $10^{3\sim4}$ K/min[36]。现在的冷却方法，如开放式麦管法（open pulled straw，OPS）[3,7,39-40]，确实能达到如此快的冷却速度。但是，如前所述，高浓度的 CPAs 在细胞复苏中有毒性损害作用和（或）渗透效应[33]。其他达到玻璃化的方法还有使用超速冷却（$10^{5\sim6}$ K/min）来提高玻璃化趋势，同时可降低 CPA 浓度[41]。低浓度 CPAs（例如 1～2 mol/L）溶液的 CCR 可以达到 $10^{5\sim6}$ K/min[34]。使用超速冷却对于这些溶液达到玻璃化非常重要。另外，既往研究发现，冰晶形成高峰主要是温度从 240 K 降到 200 K 这一区间，而最大的冰晶形成出现在冷冻时[34-35]。这个区间对于 CPA 溶液的玻璃化也是一个危险的温度区间（dangerous temperature region，DTR）[41]。超速冷却应该减少在冷却过程中标本经历 DTR 的时间，以此来提高玻璃化趋势。

一些辅助生育技术（assisted reproductive technology，ART）实验室通常会错误地认为将标本放入液氮（liquid nitrogen，LN_2）中快速冷却就叫做玻璃化冷冻。为了更好地理解为什么这是一个错误的概念，理解标本的热系数（h）与冷却速度、标本大小以及达到玻璃化冷冻所需 CPA 浓度的关系很有必要。

热系数来自于 Newton 冷却定律：从固体到液体的热损耗是因为两者之间温度不同。这可以表示为：

$$q = hA\,(T_s - T_a)$$

q 是指热流量，h 是指热系数，A 是指表面积，T_s 是指表面温度，T_a 是指参考温度[42]。利用这一公式，我们可以了解在不同冷却速度下，标本的热系数（h）与冷却速度、标本大小以及达到玻璃化冷冻所需 CPA 浓度的关系。将标本放入液氮是池沸腾方法的一个例子。将标本在液氮中流过是强制流沸腾方法的一个例子。振荡热管技术（oscillating heat pipe，OHP）[41]是达到玻璃化冷冻的一个新技术（彩图 11.1[41]）。

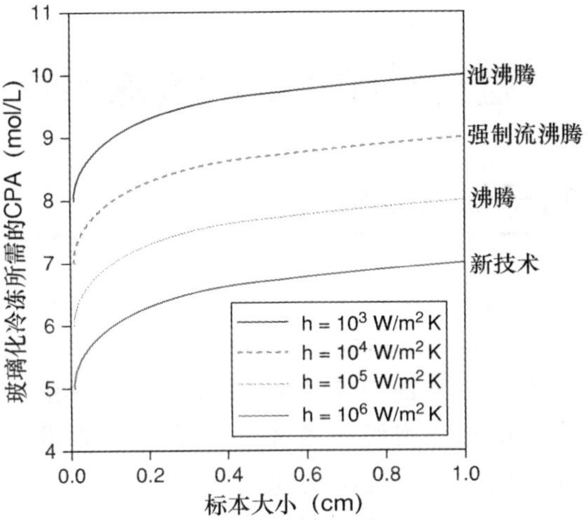

彩图 11.1　在不同冷冻速度下，标本大小对达到玻璃化冷冻所需的冷冻保护剂浓度的作用。将标本放入液氮中是池沸腾方法的一个例子。将标本在液氮中流过是强制流沸腾方法的一个例子。OHP（*data from Jiao et al*[41]）是生物标本达到玻璃化冷冻的一个新技术

平衡和非平衡玻璃化冷冻方法

如前所述，在冷冻保存这一章节里，平衡意味着细胞内和细胞外的水量相同（或接近相同）。理想的玻璃化冷冻方法中没有冰晶形成，因此也被称为平衡冷冻方法。如果在冷冻开始添加了足够高浓度的 CPA，那么不管冷却速度多低，都不会形成冰晶而达到玻璃化。冷冻保护剂冗长的等温平衡可以用生命系统在没有冰晶形成的情况下冷却到玻璃化转变温度前的等温（接近等温）连续相变图来表示（图 11.2 的 EV-1[43]）。这种不依赖于冷却速度并且没有冰晶形成的方法被称为“平衡玻璃化冷冻”。需要注意的是，在平衡玻璃化冷冻中，复苏率不依赖于复温速度，因为没有冰晶可再结晶。Song 等使用这种方法首先将血管暴露在 55％的冷冻保护剂中，然后快速冷却（～43℃/min）至－100℃，随后慢速冷却（～3℃/min）至－135℃，从而达到玻璃化冷冻血管移植[44]。Brockbank 等[45]将猪的心脏组织暴露在 83％ v/v 冷冻保护剂中，通过以上的冷却速度冷却至－135℃，组织得到很好的保护。但是，到达平衡玻璃化冷冻所需的 CPA 浓度非常高（通常为 60％～80％），平衡高浓度 CPA 所带来的毒性作用和潜在的益处是一项艰巨的任务。早些时候，Farrant 介绍了一种液体追踪方法，通过一边在降低标本温度时逐渐增加 CPA 的浓度，一边在复温时逐渐去除 CPA 来最小化冷冻保护剂的毒性作用[46]。通过这种方法，标本仍略高于相变图中的溶解温度，并能在不需要任何超低温的情况下有效冷却至玻璃化转变温度以下（图 11.2 的 EV-2）。Farrant 利用平滑肌组织研究出了这一技术，虽然在早期可成功避免冰晶的形成，但复温组织暴露在－79℃的未冻 CPA 介质中 20 h 后，出现了功能和结构的严重受损[46]。随后，Elford 和 Walter 的研究发现，DMSO 的毒性作用并不是唯一引起组织功能受损的原因，在实际冷冻过程中，通过合适的步骤达到最理想的 CPA 溶质浓度（离子组成）也能提高组织的功能[47]。但是，Farrant 著名的实验步骤成了今后平衡玻璃化冷冻方法的基础[48-51]。虽然取得了一些成功，但是平衡冷冻方法仍然没有被广泛应用，可能是因

为这个技术需要长时间暴露在高温度的毒性溶液中，尤其是，不能在可行的时间内达到零下温度的平衡，以及超过了组织的毒性耐受极限等[47,52]。

如果冷却速度足够快，玻璃化冷冻方法也可以使用低浓度的冷冻保护剂。这一方法需要最佳的冷冻保护剂浓度（临界CPA浓度）来平衡添加温度时的玻璃化形成能力和毒性作用[48]。这些优化调整的冷冻保护剂通过相变图中溶解温度和玻璃化转变温度之间相对稳定的非平衡区域制定的最理想的冷却速度达到玻璃化冷冻（图11.2的NEV）[53]。非平衡玻璃化冷冻的成功依赖于标本从潜在的冰晶形成温度下降到玻璃化形成温度以下的冷却速度。超低温水存在于一个不确定的平衡环境中，冷却速度必须足够快，以尽快达到玻璃化转变温度，否则任何细微的变化或者悬浮杂质都可以触发冰晶形成和冰晶增大。在浓缩溶液中，冰晶在冰点下形成的可能性很大，而冰晶增大的实际速度很慢[54]。如果冷却速度很快，标本可避免冰晶形成以及冰晶增大情况的出现，从而达到非晶体的玻璃态。但是，如果冷却速度没有足够快，标本可能会形成冰核，伴或不伴有冰晶的出现。在接下来的过程中，如果复温速度不够快的话，标本将再次出现冷冻，首先通过冰核形成的温度区间，然后进入冰晶增大的温度区间，最后形成大的冰晶[54]。这些现象分别被称为去玻璃化过程和再结晶过程，在非平衡玻璃化冷冻过程中需要格外关注。另外一个影响适度冷冻条件下达到玻璃化冷冻所需要的临界CPA浓度的因素是标本的体积。减小标本的体积可以降低标本中的液体量，从而降低冰晶形成的可能性，因此推动玻璃化冷冻[55]。但是，非平衡玻璃化冷冻方法已经取得进展，可以对大量细胞进行有效的冷冻保存，包括单核细胞[56]、组织器官[44,48-51,57]、小鼠卵巢[58]以及胰岛细胞[59]。

生殖细胞和组织的冷冻保存

精子低温生物学

人类生殖医学中，精子冻存的益处很多。例如，使用冻存赠精进行ART已广泛用于严重男性因素不育的夫妇（如少精子症、精原细胞瘤或者无精子症）或者没有性伴侣但要求妊娠的患者[43]。选择精子冻存的还包括罹患恶性疾病（如癌症）或有

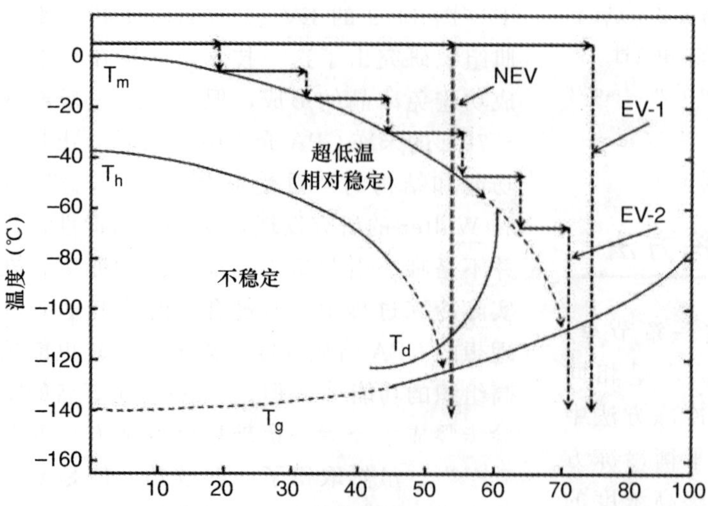

图 11.2 水与甘油混合物的二元相图显示了与冷冻相关的主要时间和相变。T_m是平衡熔点曲线，T_h是均相成核曲线，T_d是去玻璃化曲线，T_g是玻璃化转变曲线，EV-1是通过液体追踪方法的平衡玻璃冷冻，EV-2是通过未冻结溶液的复温平衡方法的平衡玻璃冷冻，NEV是非平衡玻璃冷冻。*Adapted from Anderson*[43]

生育力损害风险的成年男性或者青春后期男孩[60]。另外，癌症患者的睾丸生殖上皮（即精子生成的地方）对药物、化疗和放疗非常敏感。因此，鼓励这些患者在治疗前冻存精子，以保留其将来通过宫内人工授精（intrauterine insemination，IUI）或者单精子卵细胞质内注射（intracytoplasmic sperm injection，ICSI）生育一个生物学孩子的能力[61]。人类精子冻存还可用于其他情况下保存生育力，如手术过程损害生育力或在输精管切除术前。

Polge 等在 60 多年前首次使用甘油来冷冻精子，此后人们做了很多努力来完善哺乳动物精子冷冻保存的步骤，并取得了巨大的成功[21]。精子的冷冻保存很大程度上依赖于经验：通常用蛋黄柠檬酸培养基缓冲的甘油做冷冻保护剂，以慢速冷冻（大约 5℃/min），从生理温度降至植冰温度，在冰晶形成开始以后进行快速冷冻（100～200℃/min）[1]。通过研究冷冻保护剂的毒性和渗透压问题，以及生化改变和基因水平的可能效应，来决定最佳的 CPA 添加量和稀释度，以及冷却速度和复苏速度[62-63]。精子冻存的研究内容包括填充剂的化学组成及其对精子细胞膜、渗透压极限、渗透系数、CPA 渗透性和精浆成分的影响，以及其他影响复苏后精子的质量和寿命的相关因素[63-64]。为了获得更好的冻存成功率，还需要研究精子的复苏活力比或者评估超微结构的损害，如能量状态、细胞膜的损害以及亚细胞器、染色质和染色体结构的损害[65]。这些研究可用于各种生物体，但步骤仍然相当复杂、耗时且复苏率不理想[1]。由于人类中有正常射精量和精子数目并不提示生育力丧失，故其在少精子症和弱精子症患者中意义更为重大[62]。另外，随着 ICSI 技术的发展以及手术取精的可能（附睾或睾丸），越来越多的患者需要储存少量精子，因此需要提高冷冻技术从而获得最大的存活率[62,66]。通过这些技术有效地冻存少量精子可以减少手术次数，同时可避免反复手术带来的并发症及费用。并且，附睾和睾丸精子的特点决定了其并不适合通过传统方法冻存[67]。

先进的冻存方法可提高低精子数标本的复苏率。研究报道，使用先进的冻存步骤可有效在人类或动物透明带外冻存单个人类精子[66]。其他方法包括以下几种：使用微型麦管作为载体冻存微量精液、逐个选择精子制成微滴进行直接冻存、常规慢速冷冻的冻环法、将精子置于藻酸盐微球中的微型胶囊法、利用 ICSI 作为载体冻存单个精子、将琼脂糖微球作为透明带类似物冻存小样本精子（来自于 AbdelHafez 等最近的文献[67]）。以上所有方法中，精子在使用液氮蒸气或者控制性冷冻装置进行冷却前，需要用 CPA 溶液进行预平衡，然后投入液氮中[67]。虽然以上方法有其先进性，但是也有很多缺点，例如冷却过程需要许多人力、高投入、过程复杂、精子贴在容器壁上造成精子丢失、交叉污染的风险以及在清洗容器时造成的精子丢失。

近来，玻璃化冷冻方法在精子冻存领域有了新的进展。一般来说，玻璃化冷冻需要高浓度的溶液来保证玻璃化而不形成任何冰晶。玻璃化冷冻在各种生殖细胞的冷冻中取得了很大的成功，但因为精子对渗透性 CPA 极其敏感，故仍不适用于哺乳动物的精子冻存[68]。然而，许多研究表明，使用中等浓度 CPA 或不使用 CPA 可使精子样本达到玻璃化。例如，Schuster 等成功使用冷冻环法在含有 12% 甘油的 test-yolk 溶液的 CPA 中对小样本人类精子进行了超速冷冻[69]。在前期工作中，德国的 Isachenko 博士研究组通过使用不同的载体系统，如冷冻环、微滴、OPS 以及网格在不加入冷冻保护剂的情况下，使小体积精子达到了玻璃化[68-73]。他们认为，比起常规方法，不加入冷冻保护剂进行小样本精子的玻璃化冷冻，精子在快速复温后活力更好[68]。因此，在不加入任何 CPAs 以及不进行前期脱水处理的情况下，使用相对低的冷却速度也可以达到细胞内玻璃化。精子细胞内低浓度水以及会影响胞质黏度和玻璃化温度的大量高分子量成分（如蛋白质、多糖和核酸）的存在可以促进冷冻过程[71-72]。

精子慢速冻存的成功率大部分时间是令人满意的[1]。但是，因为冷冻所带来的损伤，冻存后精子的活力下降在统计学上与冻存前的精子活力有关，不同种类甚至不同个体之间的冻存成功率相差很大。当精液量和精子数目正常时，精子活力的下降可能并不是一个问题。但是，当获取的精子量很少时，就不太适合使用常规的慢速冷冻，此时需考虑其他方法，如玻璃化冷冻。总而言之，虽然比起慢速冷冻，不加入 CPA 的玻璃化冷冻方法更快速且更简单，但是目前并没有足够的证据支持将玻璃化冷冻作为标准方法进行精子冻存。理性地来说，需要设计良好、有适当标本量的随机试验来评估精子冻存方法的有效性。

卵子低温生物学

哺乳动物卵子冻存是低温生物学领域中最热门的课题。例如，小鼠卵子因为其规则的球形结构和相对较大的体积，常被用来作为众多理论研究以及测试新冻存方法的细胞模型。人类卵子冻存作为精子和胚胎冻存的一个补充，不仅在 ART 中有着很重要的临床作用，而且也是冷冻和玻璃化冻存方法的一个代表。因此，本章主要讨论目前人类卵子冻存的现状。

人类成熟卵子

在成熟卵子中，处于减数分裂中期的染色体通过纺锤体整齐排列于赤道板。此时的纺锤体极不稳定，可因 IIF 或者渗透压引起的细胞体积变化而受到损害。首次报道使用冷冻复苏卵子获得妊娠和最终分娩分别是在 1986 年和 1988 年[74-75]。20 世纪 80 年代后期出现了很多关于人类卵子冻存方法的报道[76-77]。这些报道中一个显著的特点就是缺乏建立在人类卵子低温生物学理解上的基础实验。相反，主要是对标准平衡方法的简单改进以及对结局的评估。这些改进包括改变冷冻保护剂的添加和去除过程（渐进法和室温下[77]），以及比较丙二醇（polyol propylene glycol，PG）和 DMSO 的效果[76]。一般来说，这些早期的研究结果欠佳且不稳定。例如，136 枚卵子复苏有只有 32%存活[77]，其中仅有 58%成功受精，2 例获得妊娠，但均流产。在 Al-Hasani 等的报道中，冻存在二甲基亚砜（Me_2SO）中的卵子仅有 28%存活，其中 50%受精[76]。冻存在 PG 中的卵子存活率较高（32%存活，其中 75%受精）。1987 年，第 2 篇获得活产的报道是使用 DMSO 作为渗透性 CPA 进行平衡冷冻[78]。

从 2001 年开始，至少有 10 篇文献报道了使用 1.5 mol/L PG 和蔗糖的标准化平衡方法进行人类卵子冻存的结果。一些研究报道了很高的存活率和早期发育率，这也导致一些人坚决抵制人类卵子冻存，因为这与使用新鲜胚胎的临床结局几乎一样。其他一些研究则对他们的解释更加小心[79]，在最近两个大样本周期的报道中，结果仍然欠理想[80-81]，特别是与使用新鲜胚胎相比[81]。

近年来，比起传统平衡方法，玻璃化冷冻在人类卵母细胞冻存上越来越受欢迎。Kuleshova 等报道，使用含有乙二醇和蔗糖的溶液进行玻璃化冷冻后获得了活产[82]。对于这一工作，研究者在实施过程中使用了 OPS。从这以后，关于人类卵子玻璃化冷冻的其他报道陆续出现[83-84]，这些报道均使用了开放式系统来达到所谓的“超速冷却”。但是，使用开放式容器伴随着疾病可能在容器中传播的潜在问题[85]。一般来说，玻璃化冷冻的结果好于慢速冷却（通过比较能够获得妊娠的卵子数目）。但是，这些结果在数量上仍然是很有限的，也很难有一个总体结论。总之，在过去的几年中，从大量的文献报道可以看出，人类卵子冻存的进展是非常大的。但这些方法并不是最佳方案，并仍处于实验阶段。

人类未成熟卵母细胞

由于 GV 期卵子缺乏 MⅡ 期纺锤体，未成熟卵母细胞可能更能耐受冷冻保存过程[86]。许多研究报道了 GV 期人类卵母细胞的冷冻保存。与标准含钠溶液相比，低钠溶液对 GV 期卵子更有效；同时与对照组相比，冻存组卵子成熟率、受精率以及卵裂率相同[87]。另外一项不同的研究指出，冻存组卵子成熟率和受精率与对照组相同，但胚泡形成率较低[88]。玻璃化冷冻在人类 GV 期卵子冷冻中已成功应用，冷冻组和对照组的卵子成熟率、受精率以及早期发育相同[89]。虽然取得了成功，但是直到今天，文献中也仅有一篇报道描述了使用冻存 GV 期人类卵子获得活产[90]。很明显，需要更多基础研究来提高这项技术。

卵巢组织

成功的卵巢组织冻存是保护女性生育力的有效临床选择之一。例如，对于恶性肿瘤化疗的女性来说，原位移植冻存的卵巢皮质是恢复卵巢功能的一项有前景的技术。平衡冷冻和玻璃化冷冻方法均可用于人类卵巢组织冻存。Hovatta 等利用组织学方法进行评估，发现人类卵巢组织用平衡冷冻方法可获得较高比例的卵泡[91-92]。首次报道中，他们发现使用 DMSO 或 PG 进行冷冻保存后，卵泡形态学正常，且与非冻存组织相比，两者没有明显差异。在第二次报道中，他们使用了体外培养系统，发现冻存组织中有卵泡发育，并且冻存复苏和未冻存卵巢样本的发育率相同。紧随这些研究之后，有文献报道了冷冻保护剂扩散入卵巢组织的速度[93]。这些结果认为乙二醇（ethylene glycol，EG）和 DMSO 扩散入组织的速度比 PG 和甘油更快。上述结果支持了这些作者既往的研究，即比起后两者，前两者是更理想的冷冻保护剂[94]，这也说明了在人类卵巢组织的冻存中，冷冻保护剂的渗透速度是成功的关键因素。另外一项报道与之结论相同，即冷冻前的平衡时间对完整卵泡复苏率有很重要的影响[95]。因此，通过测量相关细胞的渗透系数，以及使用这些信息来模拟水和冷冻保护剂的运输，确定最佳冷冻保护剂渗透入人类卵巢组织的相关问题，在实践和理论中都很重要。现在已经建立了各种关于冷冻保护剂渗透入组织的物理模型。同时也建立了一种显微扫描量热法来测量在超低温和零下温度时卵巢组织冷冻保护剂-水的相互扩散率（$\overline{D}$）[96]。图 11.3 显示了不同冷冻保护剂下的 $\overline{D}$ 值严格遵循了 Arrhenius 关系。由于 $\overline{D}$ 值相对较低（$<10^{-6}\,cm^2/s$），卵巢皮质带平衡冷冻过程中最佳的冷却速度应该$<$0.5 K/min。在冷却前冷冻保护剂灌注最好逐步进行，灌注时间应该控制在大约 1 h。

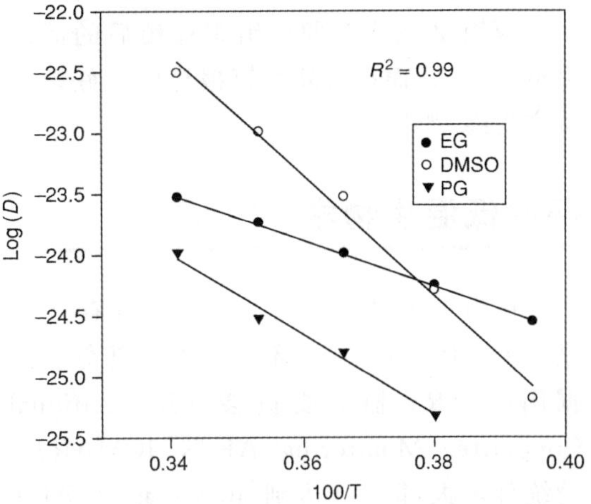

图 11.3　$\overline{D}$ 值（单位：m^2/s）与测量温度（20℃、10℃、0℃、－10℃和－20℃）之间的 Arrhenius 关系。EG，乙二醇；DMSO，二甲基亚砜；PG，丙二醇

移植后卵泡丢失部分是缺血性损伤所致[97-99]。但是，Schnorr 等使用食蟹猴的新鲜卵巢组织或冷冻卵巢组织进行移植，发现在冷冻复苏组中，4 只接受移植的食蟹猴中有 2 只的卵巢组织有功能，而接受新鲜卵巢组织移植的 6 只食蟹猴中，5 只的卵巢组织有功能[100]。最近使用食蟹猴或恒河猴的研究中，使用不同的冷冻方法后，从复苏的组织分离到的卵泡中有相当高比例的卵泡有活力（67%～70%）。但与从新鲜组织中分离得到的卵泡（76%）相比，这一数据仍较低。由于未建立分离卵泡的体外培养方法[101]，很难对冻存后卵泡的发育潜能进行准确评估。

近年来，许多研究发现人类卵巢组织在冻存复苏后，异种移植于免疫缺陷小鼠时，卵泡仍可发育。这些研究显示了窦状卵泡[102]、MⅡ期卵泡[103]的生长发育，以及伴随着循环中孕酮水平升高的黄体的生长发育[104-105]。虽然有了这些成功的研究，但是来自于这些卵泡中的卵母细胞的发育潜能仍然不确定。在过去的几年里，至少有 12 篇报道描述了人类自体移植卵巢的功能（见 Donnez 等最近的文献[106]）。在这些研究中，卵泡发育和伴随的内分泌有所改变，可以看出移植物的功能得到了恢复。但是，至今仅有 2 例冻存卵巢组织移植后的活产报道[107-108]，而在另外 2 篇报道中，妊娠以流产告终[109-110]。

胚胎低温生物学

作为重中之重，人类胚胎的冻存几乎是每个 ART 计划中必不可少的一部分。根据国际 ART 监督委员会（International Committee Monitoring ART，ICMART）的统计，大部分（达到 40%）依靠 ART 技术出生的孩子是来自于冻存胚胎[111]，且在将来这一数据还会上升。胚胎冻存也是癌症患者保留生育力的一个广泛使用的方法[112]。冷冻保存允许储存多余的有活力的胚胎，以备将来体外受精（in vitro fertilization，IVF）治疗周期的使用。另外，冷冻保存也使生病或有卵巢过度刺激综合征高风险的母亲延迟胚胎移植成为可能[113]。

过去几年中，经验推动了胚胎冻存的成功发展。文献报道，大多数研究使用甘油、EG 或 DMSO 作为 CPAs。近年来，冷冻保护剂逐渐被 1,2-丙二醇代替，后者常常与其他渗透性和非渗透性保护剂联合使用。丙二醇与 DMSO 相比有更高的渗透性和更低的毒性。慢速冷却和玻璃化冷冻在胚胎冷冻中均有研究。慢速冷却技术是在 1972 年 Wilmut 和 Rowson 研究牛胚胎，以及 Whittingham 等使用 DMSO 作为 CPA 研究小鼠胚胎后发展起来的[18-19]。相同的冷冻方法曾被应用于人类早卵裂期胚胎，并在 1983 年获得首次妊娠[114]，1984 年获得活产[115]。1985 年，首次在人类胚胎冻存中使用 PG 和蔗糖，其在 1 天、2 天和 3 天大的胚胎中取得了很好的效果[116]。因此，这种方法被广泛应用于几乎每个 IVF 周期的胚胎保存中[117]。一般来说，胚胎的慢速冷冻在 CPA 溶液中采用渐进式预平衡，然后冷却至冰核开始形成以阻止超低温的植冰温度。在平衡 10～15 min 后，细胞被慢慢冷却至－30℃并达到完全脱水状态，然后浸入并储存在液氮中。正常情况下，冷冻胚胎需要慢慢复温以阻止过高的渗透压。最终，CPA 可以通过过度稀释或使用蔗糖稀释技术去除[118]。

但是，慢速冷却是一个耗时较长的过程，需要大量资源，如控制性冷藏容器和大量液氮。另外研究表明，不同的实验室中，慢速冷冻复苏后的胚胎存活率、发育率以及发育期和质量相差很大[119-121]。近年来，玻璃化冷冻的使用越来越广泛，尤其是生殖细胞冷冻，其可以避免慢速冷冻中冷却至－196℃的漫长过程。采用玻璃化冷冻时，胚胎常常被置于高浓度 CPA 中，并使用一些特殊的载体或支持设备直接浸入液氮中。复温过程中，通常使用高速复温来避免冰晶的形成。因此，在实施胚胎玻璃化冷冻过程中需要考虑几个因素。CPA的种类、浓度以及暴露时间均可对组织造成毒性作用。这些毒性作用可以通过联合使用渗透性和非渗透性 CPAs，或者将胚胎和 CPAs 置于零下温度来得到一定程度的缓解[1]。液氮罐作为一个开放的载体系统，允许胚胎和液氮直接接触，因此也存在着疾病感染的风险，这也导致了玻璃化冷冻在人类 IVF 中的应用仍存在争议[122]。

虽然玻璃化冷冻有一些缺点，但它仍然是常规慢速冷冻的一个备选可行方案，既往研究数据表明，玻璃化冷冻在哺乳动物胚胎冷冻中至少可取得与慢速冷冻相同甚至更好的冷冻效果[122-123]。例如，Kuwayama 等利用不同发育阶段的人类胚胎比较了慢速冷冻和玻璃化冷冻[122]，结果显示，使用玻璃化冷冻方法，原核期胚胎 100%存活，卵裂期胚胎 93%存活，胚泡期胚胎 52%存活；而慢速冷冻中，存活率分别为 89%、90%和 41%。他们进一步研究发现，对于四细胞胚胎和胚泡冻存来说，玻璃化冷冻比慢速冷冻更好。但是，使用两种方法冻存胚胎，移植后的临床妊娠率无明显差异[123]。Rama Raju 等报道了玻璃化冷冻和慢速冷冻八细胞胚胎并移植后，临床妊娠率相差很大，分别是 35%和 17.4%[124]。Li 等将 160 枚第 3 天胚胎随机分组，结果发现两组的复苏后存活率（玻璃化冷冻：慢速冷冻＝89%：91%）和临床妊娠率（玻璃化冷冻：慢速冷冻＝48%：38%）无明显差异[125]。

虽然玻璃化冷冻对于各发育阶段的人类胚胎冷冻复苏后的存活率较慢速冷冻高，但仍然不能认为玻璃化冷冻比慢速冷冻更好。这是因为目前仍缺乏足够的随机对照试验数据[2]。因此，为证明玻璃化冷冻更适用于 IVF 实验室胚胎冷冻，需要使用统一标准来定义复苏后胚胎质量并进行随机对照研究。

结论

在生殖低温生物学领域中，更好地理解以上所描述的“常规冷冻保存”和“玻璃化冷冻”的基本特征对于促进发展和临床实验室更好地达到预期目标至关重要。这包括术语的区分、理论和技术细节以及一个稳定、实际的评估可能风险和潜在（确定）收益的方法[2]。关于配子、组织和胚胎的保存方法及结果的研究显示，保存这些细胞和组织的能力对人类有着深远的影响，全球数百万的出生人口因此而受益，但目前仍没有发现“最优”的方法。由于生命系统的复杂性以及物理现象仍在讨论中，一个能够平衡理论和实证方法的科学途径对于保证研究继续进行并进一步优化很有必要。

参考文献

1. **Woods EJ, Benson JD, Agca Y** *et al.* Fundamental cryobiology of reproductive cells and tissues. *Cryobiology* 2004; **48**: 146–56.
2. **Vajta G, Nagy ZP, Cobo A, Conceicao J** and **Yovich J.** Vitrification in assisted reproduction: myths, mistakes, disbeliefs, and confusion. *Reprod Biomed Online* 2009; **19** (Suppl. 3): 1–7.
3. **Oberstein N, O'Donovan MK, Bruemmer JE** *et al.* Cryopreservation of equine embryos by Open Pulled Straw, Cryoloop, or conventional slow cooling methods. *Theriogen* 2001; **55**: 607–13.
4. **Noyes N, Knopman J, Labella P** *et al.* Oocyte cryopreservation outcomes including pre-cryopreservation and post-thaw meiotic spindle evaluation following slow cooling and vitrification of human oocytes. *Fertil Steril* 2010, Feb. 24. [Epub ahead of print]
5. **Smith GD, Serafini PC, Fioravanti J** *et al.* Prospective randomized comparison of human oocyte cryopreservation with slow-rate freezing or vitrification. *Fertil Steril* 2010, Feb. 18. [Epub ahead of print]
6. **Mazur P.** Equilibrium, quasi-equilibrium, and nonequilibrium freezing of mammalian embryos. *Cell Biophysics* 1990; **17**: 53–92.
7. **Vajta G, Holm P, Kuwayama M** *et al.* Open Pulled Straw (OPS) vitrification: a new way to reduce

cryoinjuries of bovine ova and embryos. *Mol Reprod Dev* 1998; **51**: 53–8.

8. **Xiao Z, Wang Y, Li L** *et al.* Needle immersed vitrification can lower the concentration of cryoprotectant in human ovarian tissue cryopreservation. *Fertil Steril* 2010, Feb. 26. [Epub ahead of print]
9. **Leibo SP**. The early history of gamete cryobiology. In: Fuller BJ, Lane N, Benson EE (eds.), *Life in the Frozen State*. Boca Raton FL: CRC Press, 2004: pp. 347–70.
10. **Mazur P, Leibo SP** and **Chu EH**. A two-factor hypothesis of freezing injury. Evidence from Chinese hamster tissue-culture cells. *Exp Cell Res* 1972; **71**: 345–55.
11. **Mazur P**. Kinetics of water loss from cells at subzero temperatures and the likelihood of intracellular freezing. *J Gen Physiol* 1963; **47**: 347–69.
12. **Mazur P**. Freezing of living cells: mechanisms and implications. *Am J Physiol* 1984; **247**: C125–42.
13. **Lovelock JE**. The mechanism of the protective action of glycerol against haemolysis by freezing and thawing. *Biochim Biophys Acta* 1953; **11**: 28–36.
14. **Ishiguro H** and **Rubinsky B**. Mechanical interactions between ice crystals and red blood cells during directional solidification. *Cryobiology* 1994; **31**: 483–500.
15. **McGrath JJ**. Membrane transport properties. In: McGrath JJ and Diller KR (eds.), *Low Temperature Biotechnology: Emerging Applications and Engineering Contributions*. New York: ASME Press, 1988: pp. 273–330
16. **Thirumala S, Zvonic S, Floyd E** *et al.* Effect of various freezing parameters on the immediate post-thaw membrane integrity of adipose tissue derived adult stem cells. *Biotechnol Prog* 2005; **21**: 1511–24.
17. **Seki S** and **Mazur P**. Kinetics and activation energy of recrystallization of intracellular ice in mouse oocytes subjected to interrupted rapid cooling. *Cryobiology* 2008; **56**: 171–80.
18. **Whittingham DG, Leibo SP** and **Mazur P**. Survival of mouse embryos frozen to −196° and −269°C. *Science* 1972; **178**: 411–14.
19. **Wilmut I** and **Rowson LE**. Experiments on the low-temperature preservation of cow embryos. *Vet Rec* 1973; **92**: 686–90.
20. **Mazur P, Pinn IL** and **Kleinhans FW**. Intracellular ice formation in mouse oocytes subjected to interrupted rapid cooling. *Cryobiology* 2007; **55**: 158–66.
21. **Polge C, Smith AU** and **Parkes AS**. Revival of spermatozoa after vitrification and dehydration at low temperatures. *Nature* 1949; **164**: 666.
22. **Lovelock JE** and **Bishop MW**. Prevention of freezing damage to living cells by dimethyl sulfoxide. *Nature* 1959; **183**: 1394–5.
23. **Fuller BJ**. Cryoprotectants: the essential antifreezes to protect life in the frozen state. *Cryo Letters* 2004; **25**: 375–88.
24. **Connor W** and **Ashwood-Smith MJ**. Cryoprotection of mammalian cells in tissue culture with polymers; possible mechanisms. *Cryobiology* 1973; **10**: 488–96.
25. **Fahy GM**. The relevance of cryoprotectant "toxicity" to cryobiology. *Cryobiology* 1986; **23**: 1–13.
26. **Critser JK, Huse-Benda AR, Aaker DV, Arneson BW** and **Ball GD**. Cryopreservation of human spermatozoa. III. The effect of cryoprotectants on motility. *Fertil Steril* 1988; **50**: 314–20.
27. **Mazur P** and **Schneider U**. Osmotic responses of preimplantation mouse and bovine embryos and their cryobiological implications. *Cell Biophys* 1986; **8**: 259–85.
28. **Leibo SP**. A one-step method for direct nonsurgical transfer of frozen–thawed bovine embryos. *Theriogenology* 1984; **21**: 767–90.
29. **Renard JP** and **Babinet C**. High survival of mouse embryos after rapid freezing and thawing inside plastic straws with 1–2 propanediol as cryoprotectant. *J Exp Zool* 1984; **230**: 443–8.
30. **Mullen SF, Agca Y, Broermann DC** *et al.* The effect of osmotic stress on the metaphase II spindle of human oocytes, and the relevance to cryopreservation. *Hum Reprod* 2004; **19**: 1148–54.
31. **Gilmore J, Liu J, Gao D** *et al.* Determination of optimal cryoprotectants and procedures for their addition and removal from human spermatozoa. *Hum Reprod* 1997; **12**: 112–18.
32. **Odagaki T**. Non-ergodicity and non-gasussianity in vitrification process. *Prog Theor Phys* 1997; **126** (Suppl.): 9–12.
33. **Fahy GM, MacFarlane DR, Angell CA** *et al.* Vitrification as an approach to cryopreservation. *Cryobiology* 1984; **21**: 407–26.
34. **Boutron P**. Comparison with the theory of the kinetics and extent of ice crystallization and of the glass-forming tendency in aqueous cryoprotective solutions. *Cryobiology* 1986; **23**: 88–102.
35. **Boutron P** and **Mehl P**. Theoretical prediction of devitrification tendency: determination of critical warming rates without using finite expansions. *Cryobiology* 1990; **27**: 359–77.
36. **Ren HS, Hua TC, Yu GX** *et al.* The crystallization kinetics and the critical cooling rate for vitrification of cryoprotective solutions. *Cryogenics* 1990; **30**: 536–40.
37. **Ren HS, Wei Y, Hua TC** *et al.* Theoretical prediction of vitrification and devitrification tendencies for cryoprotective solutions. *Cryobiology* 1994; **31**: 47–56.
38. **Uhlmann DR**. A kinetic treatment of glass formation. *J Non-Cryst Solids* 1972; 7: 337–48.
39. **Otoi T, Yamamoto K, Koyama N** *et al.* Cryopreservation of mature bovine oocytes by vitrification in straws. *Cryobiology* 1998, **37**: 77–85.
40. **Piltti K, Lindeberg L, Aalto J** *et al.* Live cubs born after transfer of OPS vitrified–warmed embryos in the farmed European polecat (Mustela putorius). *Theriogen* 2004; **61**: 811–20.

41. **Jiao A, Han X** and **JK Critser**. Numerical investigations of transient heat transfer characteristics and vitrification tendencies in ultra-fast cooling processes. *Cryobiology* 2006; **52**: 386–92.
42. **Mitchell J**. Heat Transfer from spheres and other animal forms. *J Biophysics* 1972; **16**: 561–9.
43. **Anderson RA**. Fertility preservation techniques: laboratory and clinical progress and current issues. *Reproduction* 2008; **136**: 667–9.
44. **Song YC, An YH, Kang QK** *et al*. Vitreous preservation of articular cartilage grafts. *J Invest Surg* 2004; **17**: 65–70.
45. **Brockbank KG, Chen ZZ** and **Song YC**. Vitrification of porcine articular cartilage. *Cryobiology* 2010; **60**: 217–21.
46. **Farrant J**. Permeability of guinea-pig smooth muscle to non-electrolytes. *J Physiol* 1965; **178**: 1–13.
47. **Elford BC** and **Walter CA**. Effects of electrolyte composition and pH on the structure and function of smooth muscle cooled to -79°C in unfrozen media. *Cryobiology* 1972; **9**: 82–100.
48. **Pegg DE, Wusteman MC** and **Wang L**. Cryopreservation of articular cartilage. Part 1: conventional cryopreservation methods. *Cryobiology* 2006; **52**: 335–46.
49. **Pegg DE, Wang L, Vaughan D** *et al*. Cryopreservation of articular cartilage. Part 2: mechanisms of cryoinjury. *Cryobiology* 2006; **52**: 347–59.
50. **Pegg DE, Wang L** and **Vaughan D**. Cryopreservation of articular cartilage. Part 3: the liquidus-tracking method. *Cryobiology* 2006; **52**: 360–8.
51. **Wang L, Pegg DE, Lorrison J** *et al*. Further work on the cryopreservation of articular cartilage with particular reference to the liquidus tracking (LT) method. *Cryobiology* 2007; **55**: 138–47.
52. **Taylor MJ** and **Baicu S**. Review of vitreous islet cryopreservation: some practical issues and their resolution. *Organogenesis* 2009; **5**: 155–66.
53. **Wowk B**. Thermodynamic aspects of vitrification. *Cryobiology* 2010; **60**: 11–22.
54. **Pegg DE**. The role of vitrification techniques of cryopreservation in reproductive medicine. *Hum Fertil (Camb)* 2005; **8**: 231–9.
55. **Yavin S** and **Arav A**. Measurement of essential physical properties of vitrification solutions. *Theriogenology* 2007; **67**: 81–9.
56. **Takahashi T, Hirsh A, Erbe EF** *et al*. Vitrification of human monocytes. *Cryobiology* 1986; **23**: 103–15.
57. **Armitage WJ, Hall SC** and **Routledge C**. Recovery of endothelial function after vitrification of cornea at -110°C. *Invest Ophthalmol Vis Sci* 2002; **43**: 2160–4.
58. **Migishima F, Suzuki-Migishima R, Song SY** *et al*. Successful cryopreservation of mouse ovaries by vitrification. *Biol Reprod* 2003; **68**: 881–7.
59. **Jutte NH, Heyse P, Jansen HG** *et al*. Vitrification of human islets of Langerhans. *Cryobiology* 1987; **24**: 403–11.
60. **Wang JG, Douglas NC, Prosser R** *et al*. Optimization of IVF pregnancy outcomes with donor spermatozoa. *J Assist Reprod Genet* 2009; **26**: 83–91.
61. **Horne G, Atkinson A, Brison DR** *et al*. Achieving pregnancy against the odds: successful implantation of frozen–thawed embryos generated by ICSI using spermatozoa banked prior to chemo/radiotherapy for Hodgkin's disease and acute leukaemia. *Hum Reprod* 2001; **16**: 107–9.
62. **Morris GJ, Acton E** and **Avery S**. A novel approach to sperm cryopreservation. *Hum Reprod* 1999; **14**: 1013–21.
63. **Gilmore JA, Liu J, Woods EJ** *et al*. Cryoprotective agent and temperature effects on human sperm membrane permeabilities: convergence of theoretical and empirical approaches for optimal cryopreservation methods. *Hum Reprod* 2000; **15**: 335–43.
64. **Schiller J, Arnhold J, Glander HJ** and **Arnold K**. Lipid analysis of human spermatozoa and seminal plasma by MALDI–TOF mass spectrometry and NMR spectroscopy – effects of freezing and thawing. *Chem Phys Lipids* 2000; **106**: 145–56.
65. **Royere D, Barthelemy C, Hamamah H** *et al*. Cryopreservation of spermatozoa: a 1996 review. *Hum Repod Update* 1996; **2**(6): 553–9.
66. **Cohen J, Garrisi GJ, Congedo-Ferrara TA** *et al*. Cryopreservation of single human spermatozoa. *Hum Reprod* 1997; **12**: 994–1001.
67. **AbdelHafez F, Bedaiwy M, El-Nashar SA** *et al*. Techniques for cryopreservation of individual or small numbers of human spermatozoa: a systematic review. *Hum Reprod Update* 2009; **15**: 153–64.
68. **Isachenko E, Isachenko V, Katkov II** *et al*. Vitrification of mammalian spermatozoa in the absence of cryoprotectants: from past practical difficulties to present success. *Reprod Biomed Online* 2003; **6**(2): 191–200.
69. **Schuster TG, Keller LM, Dunn RL** *et al*. Ultra-rapid freezing of very low numbers of sperm using Cryoloops. *Hum Reprod* 2003; **18**: 788–95.
70. **Nawroth F, Isachenko V, Dessole S** *et al*. Vitrication of human spermatozoa without cryoprotectants. *Cryo Letters* 2002; **23**: 93–102.
71. **Isachenko V, Isachenko E, Katkov II** *et al*. Cryoprotectant-free cryopreservation of human spermatozoa by vitrication and freezing in vapor: effect on motility, DNA integrity, and fertilization ability. *Biol Reprod* 2004; **71**: 1167–73.
72. **Isachenko V, Isachenko E, Montag M** *et al*. Clean technique for cryoprotectant-free vitrication of human spermatozoa. *Reprod Biomed Online* 2005; **10**: 350–4.
73. **Katkov II, Isachenko V, Isachenko E** *et al*. Low- and high-temperature vitrification as a new approach to biostabilization of reproductive and progenitor cells. *Int J Refrig* 2006; **29**: 346–57.
74. **Chen C**. Pregnancies after human oocyte cryopreservation. *Ann N Y Acad Sci* 1988; **541**: 541–9.
75. **Chen C**. Pregnancy after human oocyte cryopreservation. *Lancet* 1986; **1**: 884–6.
76. **Al-Hasani S, Diedrich K, Van Der Ven H** *et al*.

Cryopreservation of human oocytes. *Hum Reprod* 1987; **2**: 695–700.

77. **Diedrich K, al-Hasani S, Van Der Ven H** *et al.* Successful in vitro fertilization of frozen–thawed rabbit and human oocytes. *Ann N Y Acad Sci* 1988; **541**: 562–70.
78. **van Uem JF, Siebzehnrubl ER, Schuh B** *et al.* Birth after cryopreservation of unfertilized oocytes. *Lancet* 1987; **1**: 752–3.
79. **Coticchio G, Bonu MA, Borini A** *et al.* Oocyte cryopreservation: a biological perspective. *Eur J Obstet Gynecol Reprod Biol* 2004; **115** (Suppl. 1): S2–7.
80. **Borini A, Sciajno R, Bianchi V** *et al.* Clinical outcome of oocyte cryopreservation after slow cooling with a protocol utilizing a high sucrose concentration. *Hum Reprod* 2006; **21**: 512–17.
81. **Levi Setti PE, Albani E, Novara PV** *et al.* Cryopreservation of supernumerary oocytes in IVF/ICSI cycles. *Hum Reprod* 2006; **21**: 370–5.
82. **Kuleshova L, Gianaroli L, Magli C** *et al.* Birth following vitrification of a small number of human oocytes: case report. *Hum Reprod* 1999; **14**: 3077–9.
83. **Katayama KP, Stehlik J, Kuwayama M** *et al.* High survival rate of vitrified human oocytes results in clinical pregnancy. *Fertil Steril* 2003; **80**: 223–4.
84. **Kuwayama M, Vajta G, Kato O** *et al.* Highly efficient vitrification method for cryopreservation of human oocytes. *Reprod Biomed Online* 2005; **11**: 300–8.
85. **Rall WF**. Avoidance of microbial cross-contamination of cryopreserved gametes, embryos, cells and tissues during storage in liquid nitrogen. *Embryologists' Newslett* 2003; **6**: 4–15.
86. **Gosden RG**. Prospects for oocyte banking and in vitro maturation. *J Natl Cancer Inst Monogr* 2005; **34**: 60–3.
87. **Goud A, Goud P, Qian C** *et al.* Cryopreservation of human germinal vesicle stage and in vitro matured MII oocytes: influence of cryopreservation media on the survival, fertilization, and early cleavage divisions. *Fertil Steril* 2000; **74**: 487–94.
88. **Toth TL, Baka SG, Veeck LL** *et al.* Fertilization and in vitro development of cryopreserved human prophase I oocytes. *Fertil Steril* 1994; **61**: 891–4.
89. **Wu J, Zhang L** and **Wang X**. In vitro maturation, fertilization and embryo development after ultrarapid freezing of immature human oocytes. *Reproduction* 2001; **121**: 389–93.
90. **Tucker MJ, Wright G, Morton PC** *et al.* Birth after cryopreservation of immature oocytes with subsequent in vitro maturation. *Fertil Steril* 1998; **70**: 578–9.
91. **Hovatta O, Silye R, Krausz T** *et al.* Cryopreservation of human ovarian tissue using dimethylsulphoxide and propanediol–sucrose as cryoprotectants. *Hum Reprod* 1996; **11**: 1268–72.
92. **Hovatta O, Silye R, Abir R** *et al.* Extracellular matrix improves survival of both stored and fresh human primordial and primary ovarian follicles in long-term culture. *Hum Reprod* 1997; **12**: 1032–6.
93. **Newton H, Fisher J, Arnold JR** *et al.* Permeation of human ovarian tissue with cryoprotective agents in preparation for cryopreservation. *Hum Reprod* 1998; **13**: 376–80.
94. **Newton H, Aubard Y, Rutherford A** *et al.* Low temperature storage and grafting of human ovarian tissue. *Hum Reprod* 1996; **11**: 1487–91.
95. **Gook DA, Edgar DH** and **Stern C**. Effect of cooling rate and dehydration regimen on the histological appearance of human ovarian cortex following cryopreservation in 1, 2-propanediol. *Hum Reprod* 1999; **14**: 2061–8.
96. **Han X, Liu Y, Berson J** *et al.* Measurement of water–cryoprotectant mutual diffusivity in micro-scale biological tissues at subzero temperatures. ASME 2009 Second Micro/Nanoscale Heat and Mass Transfer International Conference, Shanghai China, Dec. 2009.
97. **Nugent D, Meirow D, Brook PF** *et al.* Transplantation in reproductive medicine: previous experience, present knowledge and future prospects. *Hum Reprod Update* 1997; **3**: 267–80.
98. **Baird DT, Webb R, Campbell BK** *et al.* Long-term ovarian function in sheep after ovariectomy and transplantation of autografts stored at -196 C. *Endocrinology* 1999; **140**: 462–71.
99. **Gosden RG**. Low temperature storage and grafting of human ovarian tissue. *Mol Cell Endocrinol* 2000; **163**: 125–9.
100. **Schnorr J, Oehninger S, Toner J** *et al.* Functional studies of subcutaneous ovarian transplants in non-human primates: steroidogenesis, endometrial development, ovulation, menstrual patterns and gamete morphology. *Hum Reprod* 2002; **17**: 612–19.
101. **Gosden RG, Mullan J, Picton HM** *et al.* Current perspective on primordial follicle cryopreservation and culture for reproductive medicine. *Hum Reprod Update* 2002; **8**: 105–10.
102. **Oktay K, Newton H, Mullan J** *et al.* Development of human primordial follicles to antral stages in SCID/hpg mice stimulated with follicle stimulating hormone. *Hum Reprod* 1998; **13**: 1133–8.
103. **Gook DA, Edgar DH, Borg J** *et al.* Oocyte maturation, follicle rupture and luteinization in human cryopreserved ovarian tissue following xenografting. *Hum Reprod* 2003; **18**: 1772–81.
104. **Kim SS, Soules MR** and **Battaglia DE**. Follicular development, ovulation, and corpus luteum formation in cryopreserved human ovarian tissue after xenotransplantation. *Fertil Steril* 2002; **78**: 77–82.
105. **Gook DA, Edgar DH, Borg J** *et al.* Diagnostic assessment of the developmental potential of human cryopreserved ovarian tissue from multiple patients using xenografting. *Hum Reprod* 2005; **20**: 72–8.
106. **Donnez J, Martinez-Madrid B, Jadoul P** *et al.* Ovarian tissue cryopreservation and transplantation: a review. *Hum Reprod Update* 2006; **12**: 519–35.
107. **Donnez J, Dolmans MM, Demylle D** *et al.* Livebirth after orthotopic transplantation of cryopreserved ovarian tissue. *Lancet* 2004; **364**: 1405–10.
108. **Meirow D, Levron J, Eldar-Geva T** *et al.* Pregnancy

after transplantation of cryopreserved ovarian tissue in a patient with ovarian failure after chemotherapy. *N Engl J Med* 2005; **353**: 318–21.

109. **Demeestere I, Simon P, Buxant F** *et al.* Ovarian function and spontaneous pregnancy after combined heterotopic and orthotopic cryopreserved ovarian tissue transplantation in a patient previously treated with bone marrow transplantation: case report. *Hum Reprod* 2006; **21**: 2010–14.

110. **Oktay K.** Spontaneous conceptions and live birth after heterotopic ovarian transplantation: is there a germline stem cell connection? *Hum Reprod* 2006; **21**: 1345–8.

111. **Wennerholm UB, Soderstrom-Anttila V, Bergh C** *et al.* Children born after cryopreservation of embryos or oocytes: a systematic review of outcome data. *Hum Reprod* 2009; **24**: 2158–72.

112. **Roberts JK** and **Oktay K.** Fertility preservation: a comprehensive approach to the young woman with cancer. *J Natl Cancer Inst Monogr* 2005; **34**: 57–9.

113. **Michelmann HW** and **Nayudu P.** Cryopreservation of human embryos. *Cell Tissue Bank* 2006; **7**: 135–41.

114. **Trounson A** and **Mohr L.** Human pregnancy following cryopreservation, thawing, and transfer of an eight-cell embryo. *Nature* 1983; **305**: 707–9.

115. **Zeilmaker GH, Alberda AT** and **van Gent I.** Fertilization and cleavage of oocytes from a binovular human ovarian follicle: a possible cause of dizygotic twinning and chimerism. *Fertil Steril* 1983; **40**: 841–3.

116. **Lassalle B, Testart J** and **Renard JP.** Human embryo features that influence the success of cryopreservation with the use of 1,2 propanediol. *Fertil Steril* 1985; **44**: 645–51.

117. **Anderson AR, Wilkinson SS, Price S** *et al.* Reduction of high order multiples in frozen embryo transfers. *Reprod Biomed Online* 2005; **10**(3): 402–5.

118. **Critser JK, Agca Y** and **Woods EJ.** Cryopreservation of immature and mature gametes. In: De Jonge CJ, Barratt CLR (eds.), *Assisted Reproductive Technology. Accomplishments and New Horizons.* Cambridge: Cambridge University Press, 2002: pp. 144–66.

119. **Son WY** and **Tan SL.** Comparison between slow freezing and vitrification for human embryos. *Exp Rev Med Device* 2009; **6**: 1–7.

120. **Salumets A, Tuuri T, Makinen S** *et al.* Effect of developmental stage of embryo at freezing on pregnancy outcome of frozen–thawed embryo transfer. *Hum Reprod* 2003; **18**: 1890–5.

121. **Liebermann J** and **Tucker MJ.** Effect of carrier system on the yield of human oocytes and embryos as assessed by survival and developmental potential after vitrification. *Reprod* 2002; **124**: 483–9.

122. **Kuwayama M, Vajta G, Ieda S** *et al.* Comparison of open and closed methods for vitrification of human embryos and the elimination of potential contamination. *Reprod Biomed Online* 2005; **11**(5): 608–14.

123. **Liebermann J, Nawroth F, Isachenko V** *et al.* Potential importance of vitrification in reproductive medicine. *Biol Reprod* 2002; **67**: 1671–80.

124. **Rama Raju GA, Haranath GB, Krishna KM** *et al.* Vitrification of human 8-cell embryos, a modified protocol for better pregnancy rates. *Reprod Biomed Online* 2005; **11**: 434–7.

125. **Li Y, Chen ZJ, Yang H** *et al.* Comparison of vitrication and slow-freezing of human day 3 cleavage stage embryos: post-vitrication development and pregnancy outcomes. *Zhonghua Fu Chan Ke Za Zhi* 2007; **42**: 753–5.

第12章 生殖细胞、组织和器官的玻璃化冷冻

Steven F. Mullen and Gregory M. Fahy 著
张阳阳 译 薛晴 审校

概述

辅助生育技术领域中，玻璃化冷冻作为冻存细胞、组织甚至整个器官的一种方法越来越受欢迎[1-4]。美国国家图书馆医学公共数据库（The National Library of Medicine's public database，PUBMED）显示，在过去10年中，关于玻璃化冷冻的文献被引用次数成指数增长，其中一些是关于生殖生物学的玻璃化冷冻。

玻璃化冷冻是指温度大幅度下降后，水溶液转变成非晶体固态物质的过程[5]。这种状态中分子的三维排列与液体相同（仍然是无序的），但是黏性和相关剪切弛豫时间更像固体。这与冷冻方法不同，后者在冷冻过程中，溶液中的分子以大量冰晶形式进行重排列。

玻璃化冷冻由于很多原因，被认为是冷冻保存中一个有吸引力的方法。其中两大优点在于：能够完全去除冰晶的形成及后续所带来的损害；快速降温通过对细胞有损害的温度带，从而避免冷冻损伤[6-8]。其他优点包括：节约劳力和仪器费用[9]，无需研究最佳冷冻和复苏速度，适用于细胞、组织甚至整个器官。最近一些研究表明，卵子和胚胎的玻璃化冷冻比常规冷冻保存更有效[10-13]，这也为其临床应用提供了更多的支持。

冷冻保存过程中冰晶的形成常常与生物材料的损害有关[14-15]。30多年前，通过低温显微镜可观察到细胞内冰晶形成（intracellular ice formation，IIF）与小鼠卵子内不可逆性损伤密切相关[16]。文献中可以找到非致死性IIF的例子[17-19]，现在大家相信，在大多数情况下，IIF是致死性的，应该避免[14]。甚至细胞外冰晶形成都可造成严重的损害，无论是通过影响细胞内冰核的形成[20]还是通过损害组织器官或细胞群的细胞外基质[21]。可能最为重要的是，冷冻保存后一些细胞由于IIF而死亡，一些细胞由于过度脱水死亡，要达到100%的存活率非常困难。玻璃化冷冻消除了这一弊端。因此，有理由认为完全避免冻存过程中冰晶的形成可改善结局。

玻璃化冷冻应用于生育力保存的特殊方法及这些方法的基本原理在本书中其他章节讨论。本章的目的主要是介绍作为一种冷冻保存方法的玻璃化冷冻的简要历史，描述玻璃化状态下控制晶体形成、玻璃化以及储存的一些原则，同时探讨发展改善玻璃化冷冻的策略。目前，生殖低温生物学的重点是尽可能在不形成冰晶的情况下，达到冷冻状态（为了使用最低浓度的冷冻保护剂），了解冰晶形成的物理原理对于理解不同玻璃化冷冻方法的风险，以及确定玻璃化冷冻是完全性还是部分性很有必要。感兴趣的读者可以查阅更多权威文献[3-5,9,22-29]。

玻璃化冷冻作为一种冷冻保存方法的历史渊源

19 世纪中期，Brayley 首次提出了水有玻璃化的可能性[30]，但是直到 1930 年，Stiles 才提出可通过玻璃化进行冷冻保存的想法。他观察到细胞质在快速冷却情况下，可形成细小晶体甚至非晶体物质，复苏后可恢复到最初的状态而没有任何变化[31]。1937 年，Father Basile J. Luyet 将其发展为一个重大的研究计划[32]。关于玻璃化，Luyet 的基本理论是生命来自于原子或活细胞其他结构要素的特殊排列[33]，而冷冻导致的死亡可能是水分子通过冰晶形成的力量破坏了这些由生命物质组成的基本单位[34]。这个问题可通过玻璃化来避免，Luyet 认为玻璃化技术可通过足够快速的冷冻速度来阻止冰晶的形成[32]。

Luyet 等持续关注这一问题至 1958 年[24]。在那一年，或许是因 Audrey U. Smith 在 1954 年批判 Luyet 关于玻璃化的证据而受到鼓舞[35]，*Biodynamica* 上发表了两篇重要的文章，一篇文章作者为 Luyet 和 Rapatz，另一篇为 Meryman。上述文章指出，既往 Luyet 认为可形成玻璃化的明胶凝胶实际上是以一种容易消失的冰晶粒形式存在，而这可以通过光学[36]或者 X 射线观察到[37]。这一被揭露的真相突然终结了 Luyet 关于玻璃化的进一步研究，在 1969 年他将自己的研究结果描述为“大部分是阴性结果”以及“学术兴趣”[38]。因此，Luyet 将玻璃化作为一个概念进行介绍，而并不将其作为一种可广泛适用的冷冻保存的方法。1958 年后，他在其他领域继续研究，主要关注冰晶形态和相图关系，而不是继续研究玻璃化冷冻。具有讽刺意义的是，Luyet 后期的研究结果为玻璃化冷冻后来的发展提供了物理学基础[24]。

1978 年，Boutron 和 Kaufmann 意识到“在一些极端例子中，在非常慢的冷却速度或复温速度下溶液仍然是非晶体形式时，细胞可以受到保护”[39]。但是，他们也注意到达到玻璃化所需要的高浓度是有毒性的[40]，而低浓度则需要极快的复温速度以避免在复温过程中冻结[39]，这是一个不利的状态。虽然他在 1984 年对红细胞进行玻璃化冷冻后，最终细胞得以存活[41]，但该结果并没有鼓舞到玻璃化冷冻在一般情况下的研究，这是因为该实验需要的复温速度为 5000℃/min，同时其研究标本红细胞缺乏 DNA，这也限制了 Boutron 在一种新兴的通用的冷冻保存方法——玻璃化冷冻实际发展过程中的早期影响。但是，Boutron 的巨大贡献在于让我们理解了冷却速度和复温速度可决定冰晶的形成，因此在复温过程中玻璃化形成和非晶体状态的稳定性仍然是非常重要的（见下面的讨论和 Mehl 的文献[27]）。

1970 年，Fahy 发现 Barry Elford 在复苏－79℃的平滑肌组织时，使用高浓度的二甲基亚砜（dimethyl sulfoxide，Me_2SO）来避免冰点，由此开始了关于玻璃化冷冻的研究[42]。Fahy 在本科阶段时使用青蛙坐骨神经继续这一研究[43]，他发现神经能够耐受 30％的 Me_2SO，而不能耐受 40％的 Me_2SO（G. M. Fahy，未发表）。研究生期间，他发现兔肾皮质切片在－22℃的 40％ Me_2SO 情况下可适当复苏，而在－35℃的 50％ Me_2SO 情况下不能[44]。博士后阶段，他继续研究器官的冷冻保存，通过 Rajotte 和 McGann 未发表的数据，其了解到狗肾皮质切片暴露在一种相当高浓度的冷冻保护剂（30％Me_2SO 和 30％蔗糖）下能够存活[45]。但是，他很快发现这种溶液需要达到 70％～80％的总浓度（加上 5％ w/v 葡萄糖作为载体溶液）来避免在长时间－79℃的温度下冻结，大部分溶液要么被冻结，要么形成直径数毫米的冰球（表 12.1）。

表 12.1 含糖溶液的超低温属性[a]

葡萄糖（%）	蔗糖（%）	甘油（%）	Me_2SO（%）	EG（%）	MeOH（%）	结果[b]
5	40	30	0	0	0	F
5	40	30	0	0	5	F
5	30	44	0	0	0	F
5	30	40	0	0	0	F，NF
5	30	40	0	0	5	IS
5	30	40	0	5	5	NF
5	30	35	0	0	10	IS
5	30	30	0	0	10	F
5	30	30	10	5	5	NF
5	20	30	10	5	5	IS
5	20	30	20	0	0	IS，NF
5	20	25	25	0	0	IS
5	20	20	20	0	0	F
5	20	20	20	5	0	F
5	20	20	20	10	0	IS

[a] %w/v 葡萄糖和蔗糖，% v/v 甘油、Me_2SO、EG 和 MeOH。EG，乙二醇；MeOH，甲醇。实验时间为 1979 年 12 月 21 日至 1980 年 3 月 17 日，既往未发表数据。

[b] 15 ml 标本储存在试管里 11～19 天后的结果，每一标本重复 3 次。F，冻结；IS，冰球；NF，未冻结

虽然这些结果令人沮丧，但 Fahy 认为如果解决延长在超低温状态下冰晶形成和增大所需时间这一核心问题，是可能获得成功的。他仔细考虑了在不使用致死性浓度溶液的情况下如何解决上述问题。降低温度至－79℃的想法立即开启了灵感：如果可耐受范围浓度的溶液不经过冰点直接冷却至玻璃化转变温度会怎样呢？它们将会是无限期稳定状态！由此诞生了通过深度冷却到达玻璃化的想法。

Fahy 既往发现当 Me_2SO 溶液和 100% 乙醇置于液氮（liquid nitrogen，LN_2）中时，仍然保持透明，但会出现碎裂，所以他在 1980 年做了大量关于避免碎裂的研究，这些研究至今未发表。继这些研究之后，他又开展了关于通过使用混合冷冻保护剂来降低毒性的研究[46]，包括公认的毒性阻断氨基化合物[46-48]、玻璃化冷冻所需的最低浓度冷冻保护剂[48-49]、1，2-丙二醇的使用[48-49]以及使用高流体静力压来降低后者[48-49]。在 1981 年年中，他集中了足够多的问题，首次公开表达了自己的观点[48]，并发表文章确认了高压力的作用[50]。1982—1984 年间，他公布了更多的观点[22,49,51-52]。

到 1984 年，Fahy 清楚地定义了真正的玻璃化冷冻需要物理化学，说明了达到玻璃化冷冻所需最低毒性溶液高度浓缩的可能性，解释了联合渗透性和非渗透性冷冻保护剂以一种与细胞内成分玻璃化形成趋势相一致的方式来完成玻璃化，提供了添加和去除可玻璃化浓聚物的有效方法，描述了利用渗透性脱水来促进玻璃化，说明了避免比兔肾更大的组织碎裂的方法，并陈述了他认为不仅适用于器官而且适用于所有细胞和组织的新的保存方法[22]。但是，关注器官冷冻保存的低温生物学家甚少，因此仅有很少人阅读到了这些进展或

者意识到它们更广泛的用途。另外，目前仍然存在着关于活细胞通过 Fahy 的方法在复温后可以存活的一些不实际的说法。

幸运的是，William Rall 认识到了 Fahy 的想法，并意识到如果证明其适用于低温生物学家关注的哺乳动物生命系统移植前的胚胎，将是一个巨大的进步。Rall 推测慢速冷冻胚胎的存活是因为细胞内发生了玻璃化[53-54]，所以他认为胚胎应该能够耐受细胞内和细胞外的玻璃化，这可以使胚胎达到一个最佳状态。Rall 加入了 Fahy 位于美国红十字会的实验室，两人合作证明了胚胎能够在适用于小器官的冷却速度（−20℃/min，达到了 Fahy 的小器官高压力容器中最大的冷却速度）和更高速度的玻璃化冷冻下存活。Fahy 提供了玻璃化冷冻的溶液 VS1，而 Rall 提供了添加和去除溶液的方法。

这次合作首次肯定了玻璃化冷冻可作为一个可行且有潜力的冷冻方法[55]。从那以后，关于生物玻璃化冷冻的文献数量呈指数增长[3,56]。直到今天，通过玻璃化冷冻进行成功冻存的生命系统有很多，包括本书中生殖生物学领域中的一些例子，甚至还包括 2009 年整个兔肾进行玻璃化冷冻、复苏和移植后存活且具有生命支持能力的例子[57]。对玻璃化冷冻历史感兴趣的读者可以查阅其他文献[3,24,45,57-58]。

玻璃化冷冻的物理性质

冰核形成和增大

特殊温度下，水溶液中的水在液相还是固相下处于热力学稳定状态可以通过此温度下不同相位 Gibbs 自由能（Gibbs free energy，G）的不同而判断[59]。当水溶液的温度在熔化温度（melting temperature，T_m）之下时，$G_{冰}$ 比 $G_{液态水}$小，冰的状态会更加稳定。G＝H－TS，G 是生命系统焓（H，热含量）和熵（S，有序度）两者的函数，T 是开氏温标所表示的温度。当温度降低时，H 和 S 均降低。两种状态的差异（ΔG）由 H 和－TS 对生命系统总体能量的相对贡献所决定。总之，水在液相状态下，G 随着温度的降低而降低，冰与之相同。但是，$G_{液态水}$ 比 $G_{冰}$ 升高快，两种状态下 G 的增长不同，由此导致了冰晶形成（图 12.1）。

虽然 ΔG 对冷冻至 T_m 以下温度无作用，但冰晶形成很少出现。通过随机和统计学上不太可能的水分子聚合启动冰晶形成，从而形成新相位时的小体积物质（即

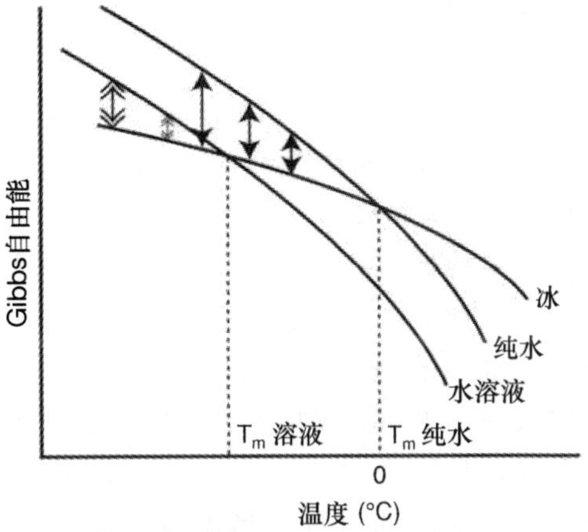

图 12.1　纯水、含盐和冰的水中 G 的相对值。如果前者的 G 值比后者状态值低的话，那么在物理状态方面，前者比后者有更稳定的热力学。可以看出，在低温下，$G_{冰}$ 比 $G_{纯水}$ 低，因此冰是更有利的状态（ΔG 是无意义的）。这些交叉线所在的温度是水的熔点（T_m 纯水，0℃），在此时，两种状态都是稳定的。将溶液添加到水中可导致曲线向左偏移，使 G 值相对于纯水时降低。在冰形成更稳定的状态时，温度下降（T_m 溶液）。如果继续向水中添加溶液，溶液的曲线将继续向左偏移，甚至达到熔点。在特定温度下的水与冰曲线的相对不同（用箭头指示）是在温度低于 T_m 时仍然为液体的溶液超低温程度的一个指示，可被认为是相变的一个驱动力量。因此，当液体温度低于 T_m 时，驱动力量的强度持续增加。注意在特定温度下水-冰混合物（单向箭头）和溶液-冰混合物（双向箭头）箭头长度的不同。*Modified from Angell and Senapati*[59]

冰核的形成)[60]。冰核的稳定需要克服与液体-晶体界面形成相关的能量障碍。冰核的界面自由能与曲率半径有关，冰核越小，每单位面积的表面自由能越大。因此，当温度稍低于 T_m 时，仅有非常大的（统计学上不太可能的）冰核是稳定的。事实上，在大多数情况下，冷冻过程中冰核形成并不是通过水分子的自聚集而形成稳定核的（该过程被称为均相成核），而是通过水分子有组织地形成固体杂质，有效地减少晶体-液体界面的数量，从而降低与稳定冰核形成相关的自由能障碍。这一过程被称为异相成核，此现象发生时的温度一般来说比均相成核温度（homogeneous nucleation temperature，T_h）高。仅在温度远低于 T_m 时，均相成核才会变得非常有利。纯水的均相成核温度接近 −40℃[60]。在 −5℃时，估计需要 45 000 个水分子才能形成稳定的冰核，而在 T_h 时仅需要 70 个水分子[60]。

稳定的冰核一旦形成，则会通过晶体增大继续冰晶化。晶体增大是一个动态的过程，水分子必须从液相扩散到界面并循环进入晶体。当温度接近 T_m 时，分子活动性最强，晶体增大速度也最快。冰核形成也是一个动态的过程，当温度较低时，分子移动的速度也很慢，以致冰核形成速度降低（图 12.2[61]）。

基于以上观点，很容易理解为什么目前卵子玻璃化冻存方法仍要逐步发展。快速冷却能使适合冰核形成和冰晶增大的时间降至最短。在适当的条件下（见下文），液体能在没有明显冰晶形成的情况下快速冷却和复温。但是，玻璃化冷冻并不始终依赖非常高的冷却速度，因为冰晶形成和增大的速度随着溶液浓度的升高而降低。高速冷冻更容易形成玻璃化，如下所述，减少溶液浓度对达到一个玻璃化状态很有必要。

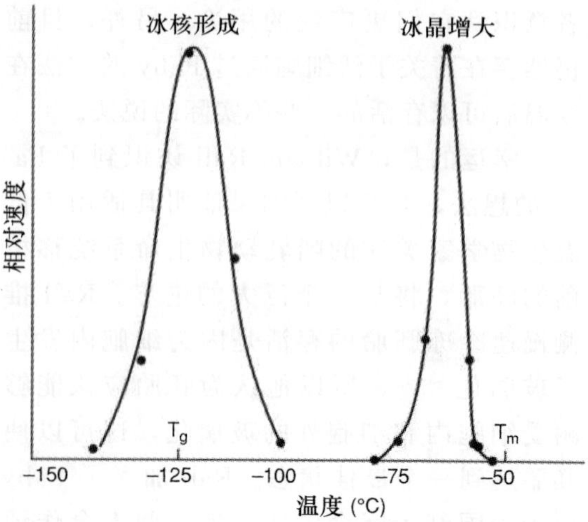

图 12.2 有效玻璃化冷冻溶液中，不同温度下冰核形成和冰晶增大的最大速度。曲线代表了特殊玻璃化冷冻溶液（M22）中，以上两个速度与温度的关系[58]。当温度接近 T_g 时，冰核形成达到最大速度，而温度接近 T_m 时，冰晶增大达到最大速度。*With permission from Wowk*[61]

玻璃化状态的必要性

玻璃化可以看作水溶液在热力学定律范围内的一种形式。当溶液温度冷却至 T_m 以下时，超冷溶液的熵和经历冷冻的相应液体的熵之间的关系导致了熵的急剧下降。但是温度在 T_m 以下时，超冷溶液比相应的冻存液熵下降的速度要快。如果这种趋势继续下去至更低温度时，超冷溶液最终的熵会比相应的浓缩溶液和冰的混合物的熵要小。但是，这样一个情况与已知的热力学原理相悖，因为对于已知的物质来说，冰晶的熵是最小的。Kauzmann 讨论了这一矛盾并给出了一个合理的解释[62]。

当温度降到足够低时，热能就不足以驱动回旋运动和平移运动。因为内部能量的消除，水分子受困于局部能量井，熵开始稳定，并保持在冰相以上。这种情况被称为玻璃化转变，它发生在 −110℃[63] 至 −130℃[39-40] 之间的低分子量冷冻保护剂中。玻璃的黏性大约在 10^{13} 泊，比室温下水的黏性高 15 个数量级。

玻璃化和去玻璃化的浓度

增补的相图（图 12.3 具体例子：以水为载体的甘油）[22]常常被用来直观地了解玻璃化冷冻各主要变量的关系。从图 12.3 的曲线可以看出，T_m 和 T_h 均随着溶液浓度的升高而降低，而玻璃化转变温度（glass transition temperature，T_g）则升高。在有足够溶液的情况下，T_h 可降低至 T_g 以下，从而尽可能达到玻璃化而不导致冰核的形成。在这一阈值浓度（C_v）以下将形成部分结晶玻璃（partially crystallized glass，PCG），除非冷却加速使 T_h 达到更低的温度以至在使用的浓度中 T_h 再次与 T_g 相交。通过快速冷冻均相成核的 PCG 在复温到去玻璃化温度 T_d 时，易形成结晶（复温过程的冰晶形成）。

图 12.3 被分为几个部分，每个部分说明了冷冻保存的一个特殊关系。在第Ⅰ部分，溶液浓度相当低，而且如果不是在超速冷却速度情况下，不可避免会有冰核形成（通过均相成核和异相成核）和大量的冰晶增大[22]（见下文）。在第Ⅱ部分的溶液浓度下，冷冻过程中冰晶形成很少，但仍有大量冰核形成。这样的溶液似乎可以用来玻璃化冷冻，这样分类也是合理的。但是，这种“双重不稳定”的玻璃化物质（热力学不稳定以及由于大量冰核形成而不稳定）容易去玻璃化，例如在复温过程中大量冰晶形成和增大[2,5]。如果冷却和复温速度很快，这样形成的冰晶不会有危害，因为单个冰晶的体积相当小，冰晶为立方形，这比规则的六边形冰晶对生命系统的损害要小[41]。在溶液浓度稍高的情况下（第Ⅲ部分），因为 T_h 低于 T_g，至少在名义上不会出现均相成核（之所以说“名义上”是因为持续在 T_g 以下可以观察到 T_h 曲线的下 T_g 延伸[64]）；第Ⅲ部分的下界为慢速冷却下达到玻璃化的最小溶液浓度（C_v）[22,49]。但是，即便是在第三部分的上界，去玻璃化仍然是一个问题。在第Ⅲ部分以外，甚至慢速复温过程中也不会出现去玻璃化，因此认为这是玻璃化的理想部分。不幸的是，对于大多数冷冻保护剂溶液来说，这样的浓度毒性很大而不能够被成功使用，虽然这一问题可以被克服[58,65]。

应该注意，这些界限的定位并不是绝对的，因为事实上，T_h、T_d 和 T_g 的值是速度依赖性的。这些数值适用于冷却速度和复温速度在 10℃/min 的情况下，但是在卵子玻璃化冷冻中使用的开放式系统的极端冷却速度和复温速度下，T_h 和 T_g 交叉点的浓度可能更低。因此，在这样的系统中，低浓度冷冻保护剂的溶液在玻璃化冷冻过程中也可以呈现非晶体形式。但是，绘制极端速度下的相图非常困难，直到今天我们仍然缺少适用于这种情况的如图 12.3 那样的简图。

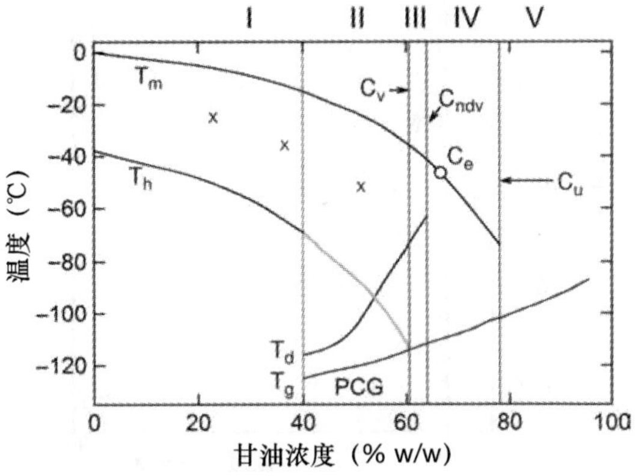

图 12.3　以水为载体的甘油中，熔化温度（T_m）、均相成核温度（T_h）、去玻璃化温度（T_d）、玻璃化转变温度（T_g）、无均相成核情况下发生玻璃化所需浓度（C_v）、无去玻璃化发生的浓度（C_{ndv}）、共熔浓度（C_e，冷冻过程中甘油一般无冰晶形成）与避免已存在冰的增大所需要的浓度（未冻结浓度，C_u）之间的关系（*modified from previous representations*[3,22,49]）。在第Ⅰ部分，即使在 T_h 以上，由于异相成核的存在，冰核形成的发生也都无法避免。相反，在部分第Ⅳ部分和第Ⅴ部分，在慢速冷却和复温情况下，也绝不会发生冰晶形成。在第Ⅱ部分，由于至少有均相成核的存在，足够快速的冷却可以出现部分冰晶形成（*partially crystallized glass*，*PCG*），甚至肉眼见到冰的存在。第Ⅲ部分定义了真正玻璃化所需的最低浓度区间。详见正文

正如 Angell 和 Senapati 所描述的一样，与冰晶形成和增大相关的有两个时间段（图 12.4）[59]。当溶液的温度降至 T_m 以下时，溶液某一特定部分形成冰晶所需要的时间开始减少（在两条曲线以上）。这是由于结晶驱动力的增加（在相对高的零下温度，温度下降的同时结冰速率增加）。相反，当溶液冷却时，溶液中发生分子重组（即黏性）所需的时间增加（最低的曲线）。随着温度的持续下降，第二时标开始发挥主导作用。最终，水分子重组成晶体结构所需的时间变得很长——比观察到的时间段还长，从而限制较高温度下冰晶的增大。因此，在较低温度时，晶体形成在热力学方面是有利的，但是在正常时间段由于动力学障碍导致分子难以形成晶体，最终不会出现晶体化。

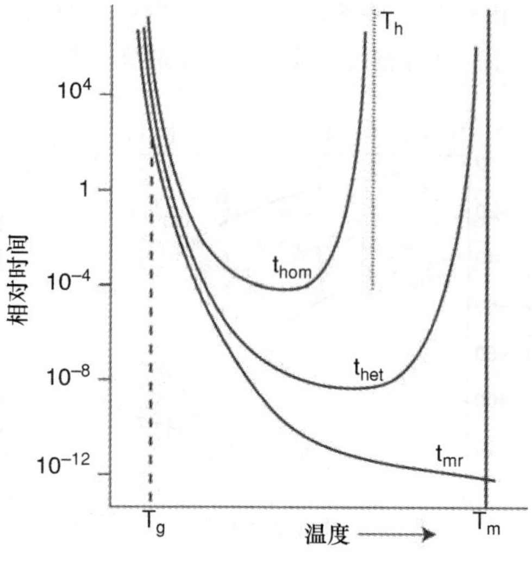

图 12.4 在冷却过程中溶液结晶（通过异相成核或均相成核）所需的一般时间段，以及溶液发生分子重组所需的时间和温度之间的关系。在 T_m 以下时，会出现冰晶形成，但由于小冰晶核的不稳定性，这是不利的。随着温度的继续降低，冰核形成，冰晶形成所需时间迅速下降。随后温度进一步下降，冰晶形成所需时间反而增加。这是因为冰晶增大所需的分子运动因可用热能缺少而受到限制，其可通过 t_{mr} 反映。均相成核和异相成核形成冰晶的不同时间段反映出在较高温度下冰核形成可被催化并且需要的分子重组更少。幸运的是，实际过程中，溶液能非常好地抑制异相成核，当达到 C_v 时，基本可消除异相成核。更多细节详见正文。t_{het}，通过异相成核的冰晶形成；t_{hom}：通过均相成核的冰晶形成。*Adapted from Angell and Senapati*[59]

Boutron 使用半经验方法说明了特定溶液冰晶形成的总数量是依赖于冷却速度的。在他的假设下，通过最准确的模型，冷却过程中冰晶形成的数量可通过以下方程式得出（方程式 12.1）：

$$-\ln(1-x^{1/3})+0.5\ln(1+x^{1/3}+1+x^{2/3})$$
$$+\sqrt{3}\mathrm{arctg}((\sqrt{3}x^{1/3})/(2+x^{1/3}))$$
$$=\mathrm{k4}/|V| \qquad [12.1]$$

x 是指已形成的冰晶与最多可形成冰晶的比值，V 是指冷冻速度，k4 是一个经验常数[66]。在同一项研究中，他给出了复温时去玻璃化的解析式[66]，这些方程式的预测性被证明是很准确的[67-68]。作为基于 Boutron 报道中图表的一个例子，由 45%（w/w）乙二醇（ethylene glycol，EG）溶于水组成的二元溶液以大约 80℃/min 的速度冷却可导致接近 1/3 的冰晶形成。提高冷冻速度至 160℃/min 时，可减少 95% 的冰晶形成。

近段时间，卵子和精子的玻璃化冷冻焦点集中在使用可能的最高的冷却速度和最低的冷冻保护剂浓度[6,69-70]。虽然这一冷冻速度的差示扫描量热法测定不可行，但 Toner 等[71] 根据 Boutron 方程式求解了溶液浓度来估计达到玻璃化所需要的冷却速度。图 12.5 展示了这些计算的结果，以及一些对比实验的数据[68] 和不添加溶液的估计数据[72-73]。图 12.5 适用于单一冷冻保护剂溶液，但是也提供了一个相当好的指示，即在溶液载体中使用更加稀释的冷冻保护剂时，应该将溶液载体也作为额外的溶液进行考虑，来证明达到玻璃化的冷冻速度。

避免去玻璃化的复温速度［即临界复温速度（critical warming rates，V_{cwr}）］一般比玻璃化温度［临界冷却速度（critical cooling rates，V_{ccr}）］高出几个数量级。例如，Baudot 和 Odagescu 报道[68]，50% EG 溶液、45% 和 40%（w/w）EG 溶液的 V_{cwr} 分别是

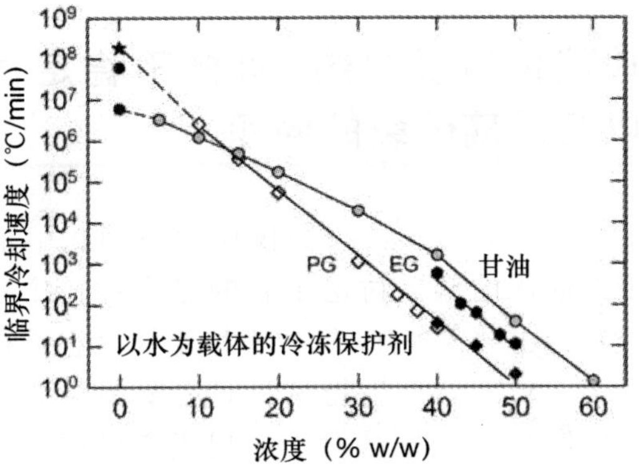

图 12.5　以水为载体的冷冻保护剂溶液中临界冷却速度与其浓度的关系。左上角显示了 Bald[72]（星号）和 Bruggeller 与 Mayer[73]（圆圈）关于纯水中（0% 溶液）V_{ccr}的估计。灰色圆圈是对甘油和丙二醇（PG）（白色多边形）的估计（数据来自文献［71］并授权在这里使用）。乙二醇（EG）和 PG（黑色多边形）的数据来自文献［68］。*Modified from Fahy and Rall*[3]

1.04×10^6℃/min 和 1.08×10^{10}℃/min。以上速度反映了随着均相成核密度变得越来越大，冰晶增大变得可检测所需时间越来越短。幸运的是，V_{cwr}不仅决定于冷冻保护剂浓度，而且决定于载体溶液的溶质浓度，在某些情况下，后者可与冷冻保护剂同样有效地降低 V_{cwr}（图 12.6[3]）。大多数玻璃化溶液含糖和其他聚合物，这些混合物也显著地影响着临界速度[67,75-77]。细胞内蛋白质似乎也影响细胞内临界冷却速度和复温速度，但是其影响力的大小目前不得而知。

图 12.7 展示了几种不同冷冻保护剂的临界冷却速度和临界复温速度的关系[78-80]，强调了低浓度冷冻保护剂冷冻过程中，可以在达到玻璃化状态后避免去玻璃化。另一方面，该图还展示了使用两种不同的冷冻保护剂，红细胞可获得存活时的冷却速度和复温速度，并指出用比避免去玻璃化的复温速度低几个数量级的复温速度时，红细胞也能存活。这种现象的其他例子也被制成了图表[81]。为了进一步证明，最近 Seki 和 Mazur 研究了使用一种更复杂的玻璃化冷冻溶液时［EAFS 10/10，由 10%的乙二醇、10.7%（v/v）乙酰胺、24%（w/v）聚蔗糖－70 和 0.4 mol/l 的蔗糖（PB1 介质的储存溶液）组成］，小鼠卵子可获得高存活力时的冷却速度和复温

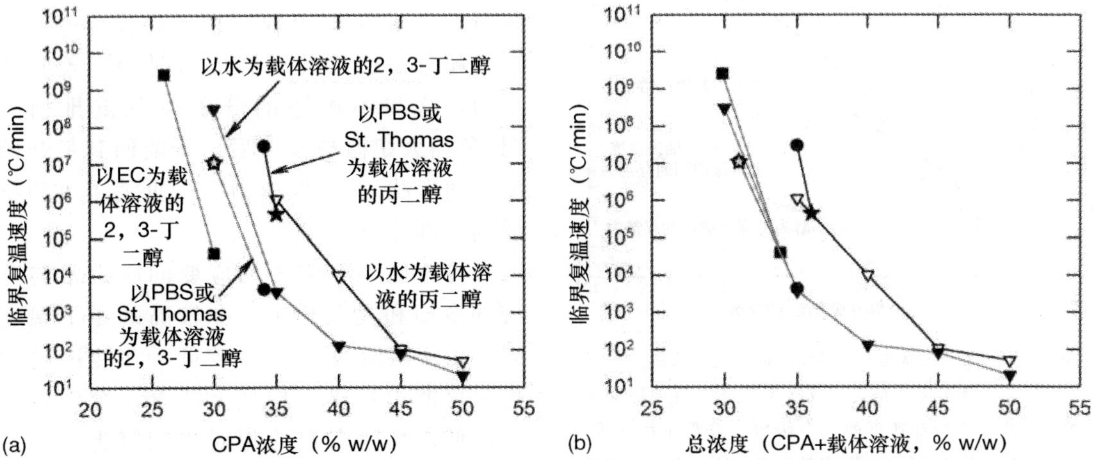

图 12.6　载体（生理上的支持）溶液对 V_{cwr}的作用。(a) 当 V_{cwr}作为冷冻保护剂浓度的函数时，可以看出含糖量丰富的 Euro-Collins 溶液载体（EC）可以将 30% w/w 2,3-丁二醇（2,3-BD）的 V_{cwr}降低 4 个数量级，而含盐量丰富的载体溶液［PBS（圆圈）和 St Thomas 溶液（星号）］有相同的作用。(b) V_{cwr}作为总溶液浓度（CPA 与载体溶液）的函数时，可以看出载体溶液与冷冻保护剂（如 2,3-BD 溶液）有大致相同的作用。对于丙二醇溶液（propylene glycol，PG），盐载体溶液会轻度升高 V_{cwr}。这些结果可以作为一个简单的经验法则来进行载体溶液对玻璃化溶液稳定性贡献的估计（数据来自于文献［66-67，74］）。*Modified from Fahy and Rall*[3]

速度[82]。他们发现当冷却速度在500℃/min，复温速度约在3000℃/min时，存活力最高（低于此复温速度可降低存活力）。他们认为在这种溶液中，避免冰晶形成的冷却速度应≤500℃/min。虽然没有找到关于EAFS 10/10临界复温速度的任何文献，但基于图12.6，作者认为应该>3000℃/min。

图12.7中指出在去玻璃化后细胞仍有存活的能力，这与Seki和Mazur的研究都强调了高的复苏速度比高的冷却速度更重要，但这一点常常因为在冷冻过程中主要考虑保证玻璃化而被忽视。相同的研究也清楚地证明了单独的存活力不是玻璃化冷冻的明确证据[35]。这一点在生殖低温生物学文献中常常被忽视，但这与目前应用在玻璃化冷冻中的方法论密切相关。其中一些方法论可被更好地描述为核玻璃化程序，或单向玻璃化冷冻法（可避免可感知性冷冻降至 T_g 以下，但不能避免回到 T_m 以上）。

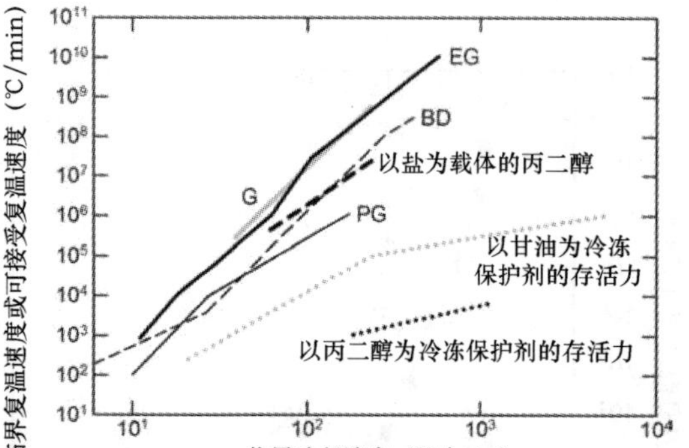

图12.7 存活（虚线）或避免去玻璃化（实线或短横线）所需的复温速度是水系或盐系载体溶液中冷冻保护剂溶液临界冷却速度的一个函数。需要注意的是，V_{cwr} 比 V_{ccr} 高出两个甚至更多数量级，这一点在生殖低温生物学文献中常常被忽视。存活力的价值并不是为了表明最低复温速度与存活力相一致，但它们是显示同类溶液中存活力远远低于实际 V_{cwr} 的唯一证据（物理数据来自文献［40，67-68，78-79］，存活力数据来自文献［18，41，80］）。BD，丁二醇；EG，乙二醇；G，甘油；PG，丙二醇

玻璃化物质的热-机械不稳定性以及玻璃碎裂的问题

到目前为止，我们仅仅就玻璃化溶液形成晶体的倾向讨论了它的稳定性。冷冻过程中也会出现热-机械不稳定性，它是在低温下长期储存生物材料时需要关注的一个问题[83]，特别是对于碎裂或变形可造成不利影响的系统。

当力作用于物质，物质会通过改变形状来做出反应，例如，如果电线的两头被拉向相反的方向（压力，σ），电线就会被拉伸（变形，ε）。如果在去除力后，物质恢复到之前的大小（想象被拉伸的橡胶），即该物质经历了弹性应变。弹性应变被定义为相对于初始大小的尺寸改变，以橡胶为例，是指相对于初始长度的最终长度。物体在与施力方向垂直的方向上也会经历应变（例如当橡胶被拉伸时也会变薄）。横向应变与拉伸应变（在作用力的方向）的比值被称为泊松比。特定物质的应力与应变比值被称为Young指数（也被称为弹性模量，$E=\sigma/\varepsilon$），其仅适用于弹性应变。当应力超过了已知的屈服应力时会出现黏性应力，这与不可逆的分子位置重排相关（想象当太妃糖被拉伸后，不能回到最开始的几何形状）。黏性应力至少抵消了重塑物质的一部分应力。

冷冻保存中应力和应变问题常常与系统的冷却和复温相关。在较高的零下温度时，由于溶液黏性相对较低，在冷冻过程中更可能出现黏性应变。随着系统温度逐渐降低，黏性应变的相对作用降低，而弹性应变的影响更大。Rabin等将两种应变作用相同时的温度定义为设定温度[84]。这个温度常常接近但高于溶液的 T_g。在设定温度以上，弹性应变是无关紧要的，溶液是液体状态。在设定温度以下，弹性应变起主导作用，溶液呈固体状态（更多细节详

见 Steif 等[85]的文献）。

为了避免应力积累达到碎裂点，需要考虑样本的热梯度作用。以恒定的速度进行冷却时，除了非常小的系统，几乎所有系统都会出现不可避免的显著热梯度。在设定温度以上，系统冷冻过程中会出现最小的应力。当系统接近储存温度时（常常在设定温度以下），在冷冻中出现的热梯度会导致系统出现显著的应力积累，从而使系统接近热平衡（例如系统的 still-pliant 中心通过冷冻和拉升来对抗坚硬的外表面）。如果这一过程中的应力超过了屈服应力，就会导致碎裂。

运用连续介质力学方法来模拟冷冻过程中由于温度渐变导致的应力积累，Steif 等研究了一个与各种理想几何图形相关的接近最大张应力的解析式（σ_{max}，发生在样本中心），见下面的方程式：

$$\sigma_{max} = gE\beta\Delta T/(1-v) \qquad [12.2]$$

E 是指 Young 指数，β 是指热膨胀系数，ΔT 是指冷冻过程中的温度梯度，v 是指系统的泊松比。系数 g 决定于样本的特殊几何学结构，平面、圆柱体和球形分别为 1/3、1/2 和 2/5。ΔT 可以通过下面的方程式计算得出：

$$\Delta T = f(Hd^2/\alpha) \qquad [12.3]$$

F 是指最大温度差的系数（平面、圆柱体和球形分别为 1/8、1/16 和 1/24），H 是指冷却速度，d 是指样本的直径，而 α 是指热扩散系数[85]。

低温下几个重要的参数，如黏性或热扩散系数并未被确定。这将影响这一预测方法的准确性。但是，该解析式说明了在玻璃化溶液中（0.23％的 VS55 和 0.18％的 DP6）应变导致的碎裂与易碎器官物质的碎裂相似[84]。这条线的进一步研究方向是预测避免碎裂的准确条件。

复温过程中的碎裂比冷冻过程中的碎裂更有危险（如参考文献［86］）。这也表明，碎裂与标准冷冻麦管和相对较低的 1/4 复温速度相关，而从 LN_2 中移出后的 cc 麦管可以减少碎裂的损害[87]。后面的研究支持了这一结论，即玻璃化转变温度以上的缓慢复温速度可使冷冻过程中应力积累减轻，黏性降低，玻璃化溶液变得柔软。基于此，在水浴复温之前将载有冻存胚胎的麦管进行“5 s 空气复苏”的方法已经建立。

T_g 温度以下的玻璃化状态存储

如上所述，玻璃化溶液的玻璃化转变温度为 66～86℃，高于 LN_2 的沸点（－196℃）。将标本储存在 LN_2 中很常见，这并不是因为 LN_2 本身的沸点温度，而是因为它的方便性和稳定性。目前一些或者大多数用于人类卵子玻璃化冷冻的方法是使用所谓的开放式系统，即标本与 LN_2 直接接触。与此同时，关于开放式系统所带来的潜在污染，仍然存在争议[88-89]。储存在氮气中是更好的选择，而这最终可能成为储存玻璃化样本的最常见方式。

越来越多的基因资源需要被储存，因此需要一个长期稳定的有组织的采集来保证总体有效率[90-92]。一个标本应该选择与存储时间相匹配的储存温度。最佳的储存温度决定于玻璃化溶液的 T_g、成核特征、碎裂导致损害的可能性以及时间和温度作用下的生物系统存活力。

正如 Fahy 和 Rall 所述，保持标本的温度在 T_g 以上可以长时间保持其存活力[3]。通过结合 Vogel-Tammann-Fulcher（VTF）方程式（描述温度依赖性黏性）与 Stokes-Einstein 方程式（涉及扩散系数与黏性和温度，以及扩散距离、扩散系数和时间的关系），可以计算在特定温度（specific temperature，T）发生扩散所必需的时间（time，t），等同于在时间 t1 和参考温度（reference temperature，T1）的所得：

$$t = t_1(T_1/T)\exp[B[(1/(T-T_0)) - 1/(T_1-T_0)]]$$

T_0 是预估的有结构改变的极限温度[3]。图 12.8a 展示了一种特殊玻璃化溶液（M22）使用 VTF 方程式拟合曲线的例子[58]，图 12.8b 展示了这一结果怎样被用于可接受的储存时间的评估。这一特殊的计算方法是基于玻璃化溶液的生物学损害是依赖于扩散的这一假设，总的累积损害与暴露在 0℃ 玻璃化溶液 10 s 所引起的损害等同。可以看出，即使温度在 T_g 以上，安全的存储时间也需要很长。在 T_g 温度以下进行储存，由于扩散过程导致的损害似乎很小。

但是，该计算方法并没有考虑立方形冰核形成（明显是需要最小的扩散）在低于 T_g 的温度下仍有可能发生（图 12.2）。因此，当储存器温度接近 T_g 时，定义系统临界复温速度的实证研究结果在储存时间延长时不能外推，因为在后者中可能更关注去玻璃化[93]。另一方面，比起将颈静脉储存在 −130℃ 仅 24 h，储存时间长达 4 个月时损害并没有增加（与对照组相比，均有 80% 的复苏率[94]）。冷冻敏感型系统是否有相同程度的稳定性尚不清楚。

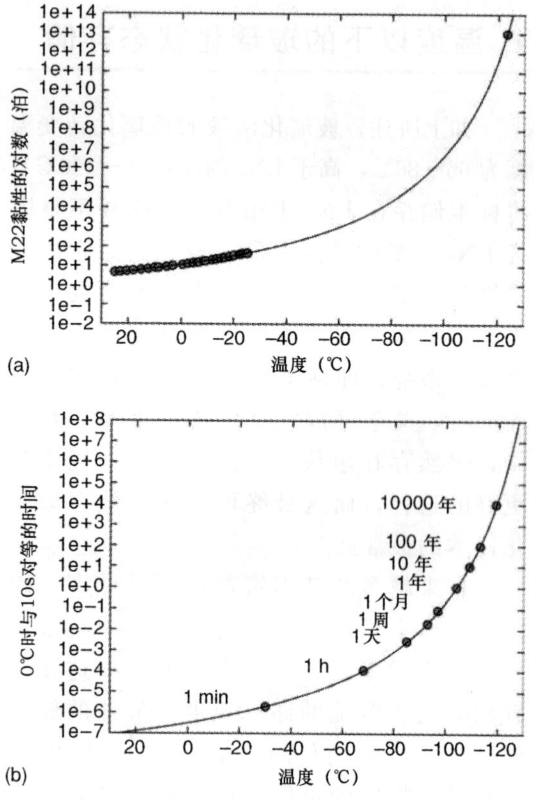

图 12.8 a. M22 的 VTF 方程式黏性数据。右上角的点估计了玻璃化转变温度时的黏性（10^{13} 泊）。VTF 方程式表示为 $\eta(T)=A\exp[B/(T-T_0)]$，η 指溶液黏性，T 指温度，T_0 为预估的引起结构改变的极限温度，接近玻璃化转变温度[3,63]。例如，A=0.009，B=1112，T_0=−155.4℃，可以计算出 T。（M22 的组成见参考文献［58］中表 2）。b. 将从 a 得来的 B 和 T_0 的值与 Stokes-Einstein 方程［该方程将物质的扩散系数 D 与温度依赖性黏性 $\eta(T)$ 进行关联：$D=K_BT/(6\pi\eta Tr)$，其中 K_B 指玻尔兹曼常数，T 是绝对温度，r 是粒子半径］结合，计算在特定温度发生某一给定量的扩散所需时间的方程式[3]，通过方程式 12.4 所示的维持生存所需的存储时间作为储存温度的一个函数来提供评估依据。甚至在温度高于 LN_2 的温度（−196℃）将近 80℃ 时，估计储存时间可以超过几个世纪。详见正文

玻璃化溶液和玻璃化溶液毒性

当需要相对高浓度的冷冻保护剂时，有必要考虑玻璃化溶液的组成成分。在过去的 20 年里，一些混合的冷冻保护剂被作为生殖细胞、组织和器官的玻璃化溶液（vitrification solutions，VSs）进行测试[95-96]。Ali 和 Shelton 测试了大量混合物，发现大多数对小鼠桑葚胚有作用[97-98]，并且最近发表了一篇关于其实验和结论的摘要[95]。其他研究者仅对比了相对少量的用以进行生殖细胞玻璃化冷冻的溶液[99-101]。最近一项针对过去 10 年有全文的已发表文献的 meta 分析表明，至今仅有不到 10 种玻璃化溶液在人类体内成熟卵母细胞进行了试验[102]。毋庸置疑，至少部分是因为获得健康的成熟卵母细胞进行试验非常困难。

经过多年的经验，研究者选用溶液的组成成分仍然很随机，关于哪种溶液对于哪种生殖细胞是最佳选择仍然没有达成共识。Kuwayama 方法[103]关于卵子的经验性

成功表明，人类卵子似乎更适宜用 15% Me_2SO+15%EG 作为 VS 的基础渗透性成分[2,104-105]，但是当采用相同的实验步骤时，该溶液并没有表现出比其竞争溶液更好[102]。

文献中经验性溶液的广泛使用并不令人惊奇。规划成分-温度-时间的全方位设计空间的难题是相当巨大的。多少物质可用？什么比例？总的浓度？为了平衡渗透性和非渗透性物质，基于什么原理进行选择？用什么装载和卸载步骤？基于什么理论情况下进行开发？需要的温度是多少？溶解在什么载体溶液中？以什么方式与溶液进行融合？与怎样的对照组进行比较？合理地建立在什么细胞的何种功能之上？根据大量可行的选择、不同研究者的不同见解、有限的倾向和（或）大多数实验室详细制定出组成成分和程序变量的能力，有望出现一种可广泛使用的被推荐的溶液。

但是，目前已出现了一些指导原则来帮助提供将来研究的方向，并最终就怎样设计、引入和去除 VSs 得出一致结论。因此我们在这里主要重新审视好的 VS 结构的原理以及就我们目前对它们的掌握来使用它们。

好的 VSs 需要不好的玻璃化形成物质

根据 2004 年一项已发表的报告[65]，成分变量的毒性依赖于 q，q 被定义为 M_W/M_{PG}，M_W 是指溶液中水的摩尔浓度，而 M_{PG} 是指 VS 中渗透性冷冻保护剂的亲水基团（极性基团）的摩尔浓度。好的玻璃化形成物质可在其浓度时使水玻璃化，因此 M_W 和 q 在标准情况下溶液玻璃化所需要的阈值浓度时相对较高（qv *，读作“qv 星号”）。根据在兔肾皮质切片上测试的玻璃化溶液的分析，当 qv * 低时，存活力高；反之亦然。这说明弱的玻璃化形成物质的毒性比强者更小。在评估了 13 种玻璃化溶液对小鼠桑葚胚的毒性作用后（S. F. Mullen，未发表的结果），Ali 和 Shelton 的结果与之有相同的趋势[98]。

这就意味着更应该选择比细胞内成分争夺水的能力稍弱的冷冻保护剂，在 qv * 时水绝对浓度较低的玻璃化溶液中，水更可以用于水合生物分子[65]。但是，人们常常更愿意使用混合的冷冻保护剂，而不是选择最不适宜形成玻璃化的物质，这是因为任何一种物质能够引起玻璃化趋势时，浓度都会高至可引起特殊的毒性作用，而这直接掩盖了其理论上的优势[65]。但是，Rall 选择的甘油+白蛋白（VS3[106]）与 qv * 理论一致，因为比起其他物质，甘油是一种非玻璃化形成材料，极性基团中的极性基团。不幸的是，甘油受限于它的低渗透性，在一些系统中能通过消耗腺苷三磷酸（adenosine triphosphate，ATP）进行磷酸化而迅速地降低 ATP 水平[107]。

MacFarlane 等通过核磁共振（nuclear magnetic resonance，NMR）光谱学技术测试了冷冻保护剂溶液中玻璃化形成的物理化学基础，并认为玻璃化形成的效能与水-冷冻保护剂氢键键能直接相关（冷冻保护剂碱度）[26,108]。这些基本原理的观察主要用于衡量 qv * 与氢键键能的关系，以及存活力与氢键键能的直接关系，但是目前还没有关于这一报告的深入研究。

考虑使用冷冻保护剂毒性中和作用

应使用温和的玻璃化形成剂这一准则存在一个例外，它随着冷冻保护剂毒性中和作用（cryoprotectant toxicity neutralization，CTN）这一现象的出现而产生，并在最近得到了详细的研究[109]。某些酰胺类化合物通过与 Me_2SO 同时存在有明确的中和毒性的性能，例如，虽然单独的 20% w/v

甲酰胺能降低 60%的生存力，但 20% w/v 甲酰胺与 30% w/v Me_2SO 混合形成的 50% w/v 总浓度没有毒性作用[110]。其中涉及的机制并不清楚，但是有足够的线索可以用来阐明机制[109]。同时，CTN 能够使具有弱玻璃化形成趋势的酰胺类化合物与具有强玻璃化形成趋势的 Me_2SO 相互平衡，并使用其他本质上弱的玻璃化形成材料来使溶液降低毒性，高浓度与高稳定性对冰晶形成不利[58,65,111]。

当考虑到 CTN 研究范围以外时，玻璃化溶液中氨基化合物的使用存在争议。但是，酰胺类化合物在体内的毒理学效应在体外存在 Me_2SO 的情况下，低温添加和去除并没有什么意义，如果有必要的话，可以通过在复温到 37℃或迅速冲刷到 37℃之前完全去除所有的酰胺类化合物来避免毒性作用。

原始 VS1 溶液中[55]选择乙酰胺可能并不是最优的[65,109]。甲酰胺是目前酰胺类化合物的选择，具有高渗透性[112]和特殊的弱玻璃化形成能力[24]，缺乏变性特征[109]，具有完全的毒性中和潜能[109]，没有任何被证明的致畸性或致癌性。迄今为止，CTN 仅仅适用于肾和肝组织，似乎并不适用于脑组织。但是，基于 CTN 的溶液对脑切片[113]、小鼠卵子[65]和一些其他系统有作用。

适度使用细胞外物质

因为细胞内蛋白质和细胞膜的存在，细胞质和细胞器的玻璃化趋势与细胞外基质不同。1984 年有研究指出，这可以降低渗透性冷冻保护剂的水平，细胞内蛋白质通过细胞外聚合物保持平衡[22]，现在我们知道，总溶液的毒性更取决于渗透性冷冻保护剂，而非非渗透性冷冻保护剂[58,65,109]。这一原则可以或应该扩展的界限目前不太清楚。过度依赖非渗透性冷冻保护剂来达到玻璃化可能会通过过度的细胞皱缩减少细胞活力[114-115]，而太多细胞皱缩会导致冷冻损伤的恶化[58]，当细胞外多聚物（如冰阻断剂）的玻璃化形成趋势或抗成核作用严重超过细胞内蛋白质时，可出现 IIF。继发于多聚物使用的细胞皱缩可加大冷冻保护剂的高渗透性损伤，但也可限制冷冻保护剂进入细胞的数量，因此，可在储存后简单地去除冷冻保护剂[22]。

特殊添加剂

近年来，特殊添加剂，包括最主要的冰阻断剂 X-1000[116]和 Z-1000[117]，以及冰生长抑制剂[111]（21 世纪医学，未发表结果）、3-甲氧基-1,2-丙二醇[58,118-119]和甲基甲酰胺[58]在低浓度使用时，被用来减少异相成核，在不增加毒性作用的前提下加强细胞外和细胞内玻璃化形成。这些添加剂和溶液可以在市场上买到，对于生殖低温生物学领域以外的各种不同的系统均有效，小鼠玻璃化冷冻后有较好的复苏情况[65]。

仔细选择载体溶液

玻璃化溶液的毒性和玻璃化形成能力很大程度上依赖于溶解冷冻保护剂的载体或生理支持溶液（图 12.6[120]）。在 21 世纪医学中，我们使用 LM5 作为载体溶液，在高浓度冷冻保护剂中，其增强了冰阻断剂的活性，很好地保持了细胞的活力[58,65,121]。

决定自己的需要

随着溶液总浓度的增加，玻璃化溶液的毒性和冰形成阻断作用均上升。前者可以通过后者需要的最小浓度和限制所需的总浓度来达到最小化。这一点需要特别强调，是因为有时玻璃化趋势在不必要的大增量总溶液浓度中进行评估，例如 5%或

0.5 mol/l 的增量[95]，而小增量也可以达到足够的溶液稳定性，并大大降低总体毒性。

消除渗透效应

玻璃化溶液的不利作用不仅来自于真正的生物化学毒性，而且来自于没有被仔细排除的渗透效应。虽然质量传递模型是评估避免渗透性损伤的同时添加和去除玻璃化溶液恰当方案的最好方法[122-124]，但是如果研究者充分地验证了在特定浓度下暴露时间的进一步增加、在浓度梯度中浓度进一步减少以及浓度改变速度的进一步降低不会导致额外的保护，经验主义测试也是必要和有效的[125]。总之，浓度增长和降低的指数级速度将使毒性作用和渗透效应最小化[109,126]。

在温度较低的情况下，渗透效应会最大化，而低温对最小化毒性作用很有必要，除非接近 0℃ 的冷冻损伤非常严重，以致于需去除低温冷冻保护剂的添加[6,127]。如果系统中过度的细胞皱缩没有使冷冻损伤恶化，最终的玻璃化溶液的低温添加可能仅仅需要通过水的外渗来达到细胞质的浓度，而不需要通过细胞主动摄取冷冻保护剂[22]。

总结

玻璃化冷冻已成为冻存生殖细胞和组织越来越常用的方法。关于玻璃化冷冻的物理学特性的研究已经进行了数十年，虽然有一些重要的实用细节仍然还在研究中，但其基本原则已被人们了解。在实验室中达到玻璃化一般需要使用数摩尔浓度的冷冻保护剂，而其对活细胞有潜在的毒性作用。幸运的是，近年来，关于分子结构、玻璃化形成和毒性作用关系的一般原则已经得到阐述，这增加了我们在合理的基础上研究玻璃化溶液的能力。避免冰晶形成的损害作用是选择玻璃化溶液作为一种冷冻保护剂的基本条件，由于玻璃材料的碎裂导致的机械性损伤也可引起严重的损伤，故在某些情况下否定了玻璃化冷冻的益处。但是，利用各学科的玻璃化基本原理、被保存细胞的基础低温生物学以及目前技术衍生的参数，生殖细胞、组织和器官的玻璃化冷冻方法有望得到持续发展，从而达到更好的生育力保存结果。

致谢

作者在此感谢 Brian Wowk 促进了玻璃化冷冻热力学方面的讨论及其对相关概念的澄清，同时也感谢 Mehmet Toner 同意发表他的评估（图 12.5）。这项研究得到了 21 世纪医药有限公司的支持。

参考文献

1. **Baudot A, Courbiere B, Odagescu V** *et al.* Towards whole sheep ovary cryopreservation. *Cryobiology* 2007; **55**(3): 236–48.
2. **Cobo A, Kuwayama M, Perez S** *et al.* Comparison of concomitant outcome achieved with fresh and cryopreserved donor oocytes vitrified by the Cryotop method. *Fertil Steril* 2008; **89**(6): 1657–64.
3. **Fahy GM and Rall WF.** Vitrification: an overview. In: Tucker MJ, Liebermann J (eds.), *Vitrification in Assisted Reproduction.* London: Informa Healthcare, 2007: pp. 1–20.
4. **Pegg DE.** The role of vitrification techniques of cryopreservation in reproductive medicine. *Hum Fertil (Camb)* 2005; **8**(4): 231–9.
5. **MacFarlane DR.** Physical aspects of vitrification in aqueous solutions. *Cryobiology* 1987; **24**: 181–95.
6. **Martino A, Songsasen N and Leibo SP.** Development into blastocysts of bovine oocytes cryopreserved by ultra-rapid cooling. *Biol Reprod* 1996; **54**(5): 1059–69.
7. **Mazur P, Cole KW, Hall JW, Schreuders PD and Mahowald AP.** Cryobiological preservation of *Drosophila* embryos. *Science* 1992; **258**(5090): 1932–5.
8. **Steponkus PL, Myers SP, Lynch DV** *et al.* Cryopreservation of *Drosophila* melanogaster embryos. *Nature* 1990; **345**(6271): 170–2.
9. **Vajta G and Nagy ZP.** Are programmable freezers still needed in the embryo laboratory? Review on vitrification. *Reprod Biomed Online* 2006; **12**(6): 779–96.

10. **Cao YX, Xing Q, Li L** *et al.* Comparison of survival and embryonic development in human oocytes cryopreserved by slow-freezing and vitrification. *Fertil Steril* 2009; **92**(4): 1306–11.
11. **Ciotti PM, Porcu E, Notarangelo L** *et al.* Meiotic spindle recovery is faster in vitrification of human oocytes compared to slow freezing. *Fertil Steril* 2009; **91**(6): 2399–407.
12. **Balaban B, Urman B, Ata B** *et al.* A randomized controlled study of human day 3 embryo cryopreservation by slow freezing or vitrification: vitrification is associated with higher survival, metabolism and blastocyst formation. *Hum Reprod* 2008; **23**(9): 1976–82.
13. **Loutradi KE, Kolibianakis EM, Venetis CA** *et al.* Cryopreservation of human embryos by vitrification or slow freezing: a systematic review and meta-analysis. *Fertil Steril* 2008; **90**(1): 186–93.
14. **Mazur P.** Principles of cryobiology. In: Fuller BJ, Lane N, Benson EE, (eds.), Life in the Frozen State. Boca Raton FL: CRC Press, 2004: pp. 3–65.
15. **Pegg DE.** Mechanisms of freezing damage. In: Bowler K and Fuller BJ (eds.), *Temperature and Animal Cells.* Cambridge: The Company of Biologists Ltd., 1987: pp. 363–78.
16. **Leibo SP, McGrath JJ** and **Cravalho EG.** Microscopic observation of intracellular ice formation in unfertilized mouse ova as a function of cooling rate. *Cryobiology* 1978; **15**(3): 257–71.
17. **Acker JP** and **McGann LE.** Protective effect of intracellular ice during freezing? *Cryobiology* 2003; **46**(2): 197–202.
18. **Nei T.** Freezing injury to erythrocytes. I. Freezing patterns and post-thaw hemolysis. *Cryobiology* 1976; **13**(3): 278–86.
19. **Salinas-Flores L, Adams SL, Wharton DA, Downes MF** and **Lim MH.** Survival of Pacific oyster, Crassostrea gigas, oocytes in relation to intracellular ice formation. *Cryobiology* 2008; **56**(1): 28–35.
20. **Mazur P.** The role of cell membranes in the freezing of yeast and other single cells. *Ann N Y Acad Sci* 1965; **125**: 658–76.
21. **Pegg DE.** Ice crystals in tissues and organs. In: Pegg DE and Karow AMJ (eds.), *The Biophysics of Organ Cryopreservation.* New York: Plenum Press, 1987: pp. 117–36.
22. **Fahy GM, MacFarlane DR, Angell CA** and **Meryman HT.** Vitrification as an approach to cryopreservation. *Cryobiology* 1984; **21**(4): 407–26.
23. **Fahy GM.** Vitrification: a new approach to organ cryopreservation. *Prog Clin Biol Res* 1986; **224**: 305–35.
24. **Fahy GM.** Vitrification. In: McGrath JJ and Diller KR (eds.), *Low Temperature Biotechnology: Emerging Applications and Engineering Contributions.* New York: American Society of Mechanical Engineers; 1988: pp. 113–46.
25. **MacFarlane DR.** Devitrification in glass-forming aqueous solutions. *Cryobiology* 1986; **23**: 230–44.
26. **MacFarlane DR** and **Forsyth M.** Recent insights on the role of cryoprotective agents in vitrification. *Cryobiology* 1990; **27**: 345–58.
27. **Mehl PM.** Crystallization and vitrification in aqueous glass-forming solutions. In: Steponkus PL (ed.), *Advances in Low Temperature Biology.* London: JAI Press, 1996: pp. 185–255.
28. **Pegg DE.** The history and principles of cryopreservation. *Semin Reprod Med* 2002; **20**(1): 5–13.
29. **Taylor MJ, Song YC** and **Brockbank KGM.** Vitrification in tissue preservation: new developments. In: Fuller BJ, Lane N and Benson EE (eds.), *Life in the Frozen State.* Boca Raton FL: CRC Press; 2004: pp. 603–41.
30. **Brayley EW.** Notes on the apparent universality of a principle analogous to regelation, on the physical nature of glass, and on the probable existence of water in a state corresponding to that of glass. *Proc Roy Soc* 1860; **10**: 450–60.
31. **Stiles W.** On the cause of cold death of plants. *Protoplasma* 1930; **9**: 459–68.
32. **Luyet B.** The vitrification of organic colloids and of protoplasm. *Biodynamica* 1937; **1**(29): 1–14.
33. **Luyet BJ.** Working hypotheses on the nature of life. *Biodynamica* 1934; **1**: 1–7.
34. **Luyet BJ, Gehenio PM.** The mechanism of injury and death by low temperature. *Biodynamica* 1940; **3**: 33–60.
35. **Smith AU.** Effects of low temperatures on living cells and tissues. In: Harris RJC (ed.), *Biological Applications of Freezing and Drying.* New York: Academic Press, 1954: pp. 1–53.
36. **Luyet B** and **Rapatz G.** Patterns of ice formation in some aqueous solutions. *Biodynamica* 1958; **8**: 1–68.
37. **Meryman HT.** X-ray analysis of rapidly frozen gelatin gels. *Biodynamica* 1958; **8**: 69–72.
38. **Luyet B.** On the amount of water remaining amorphous in frozen aqueous solutions. *Biodynamica* 1969; **10**: 277–91.
39. **Boutron P** and **Kaufmann A.** Stability of the amorphous state in the system water–glycerol–dimethylsulfoxide. *Cryobiology* 1978; **15**: 93–108.
40. **Boutron P** and **Kaufmann A.** Stability of the amorphous state in the system water–glycerol–ethylene glycol. *Cryobiology* 1979; **16**: 83–9.
41. **Boutron P** and **Arnaud F.** Comparison of the cryoprotection of red blood cells by 1,2-propanediol and glycerol. *Cryobiology* 1984; **21**(3): 348–58.
42. **Elford BC.** Functional recovery of smooth muscle after exposure to dimethyl sulfoxide and low temperatures. *Cryobiology* 1970; **7**: 148–53.
43. **Fahy G.** The effects of low temperatures and DMSO on the frog sciatic nerve. *J Undergrad Res Biol Sci* 1972; **2**: 411.
44. **Fahy GM.** Analysis of "solution effects" injury: rabbit renal cortex frozen in the presence of dimethyl sulfoxide. *Cryobiology* 1980; **17**(4): 371–88.

45. **Fahy GM**. Vitrification as an approach to organ cryopreservation: past, present, and future. In: Smit Sibinga CT, Das PC and Meryman HT (eds.), *Cryopreservation and Low Temperature Biology in Blood Transfusion*. Boston: Kluwer, 1990: pp. 255–68.

46. **Fahy GM**. Prevention of toxicity from high concentrations of cryoprotective agents. In: Pegg DE, Jacobsen IA and Halasz NA (eds.), *Organ Preservation, Basic and Applied Aspects*. Lancaster: MTP Press, 1982: pp. 367–9.

47. **Baxter SJ** and **Lathe GH**. Biochemical effects of kidney of exposure to high concentrations of dimethyl sulphoxide. *Biochem Pharmacol* 1971; **20**(6): 1079–91.

48. **Fahy GM**. Prospects for vitrification of whole organs. *Cryobiology* 1981; **18**: 617.

49. **Fahy GM** and **Hirsh A**. Prospects for organ preservation by vitrification. In: Pegg DE, Jacobsen IA and Halasz NA (eds.), *Organ Preservation, Basic and Applied Aspects*. Lancaster: MTP Press, 1982: pp. 399–404.

50. **MacFarlane DR, Angell CA** and **Fahy GM**. Homogeneous nucleation and glass formation in cryoprotective systems at high pressures. *Cryo-Letters* 1981; **2**: 353–8.

51. **Fahy GM, MacFarlane DR** and **Angell CA**. Recent progress toward vitrification of kidneys. *Cryobiology* 1982; **19**: 668–9.

52. **Fahy GM, MacFarlane DR, Angell CA** and **Meryman HT**. Vitrification as an approach to cryopreservation. *Cryobiology* 1983; **20**: 699.

53. **Rall WF, Reid DS** and **Farrant J**. Innocuous biological freezing during warming. *Nature* 1980; **286**: 511–14.

54. **Rall WF**. The role of intracellular ice in the slow warming injury of mouse embryos. In: Zeilmaker GH (ed.), *Frozen Storage of Laboratory Animals*. New York: Gustav Fischer Verlag, 1981: pp. 33–44.

55. **Rall WF** and **Fahy GM**. Ice-free cryopreservation of mouse embryos at −196°C by vitrification. *Nature* 1985; **313**(6003): 573–5.

56. **Fahy GM, Wowk B** and **Wu J**. Cryopreservation of complex systems: the missing link in the regenerative medicine supply chain. *Rejuvenation Res* 2006; **9**: 279–91.

57. **Fahy GM, Wowk B, Pagotan R** *et al.* Physical and biological aspects of renal vitrification. *Organogenesis* 2009; **5**: 167–75.

58. **Fahy GM, Wowk B, Wu J** *et al.* Cryopreservation of organs by vitrification: perspectives and recent advances. *Cryobiology* 2004; **48**(2): 157–78.

59. **Angell CA** and **Senapati H**. Crystallization and vitrification in cryoprotected aqueous systems. In: Pegg DE and Karow AMJ (eds.), *The Biophysics of Organ Cryopreservation*. New York: Plenum Press, 1987: pp. 147–62.

60. **Vali G**. Principles of ice nucleation. In: Lee REJ, Warren GJ and Gusta LV (eds.), *Biological Ice Nucleation and its Applications*. St Paul MN: APS Press, 1995: pp. 1–28.

61. **Wowk B**. Thermodynamic aspects of vitrification. *Cryobiology* 2010; **60**(1): 11–22.

62. **Kauzmann W**. The nature of the glassy state and the behavior of liquids at low temperatures. *Chemical Reviews* 1948; **43**: 219–56.

63. **Boutron P** and **Kaufmann A**. Stability of the amorphous state in the system water–1,2-propanediol. *Cryobiology* 1979; **16**(6): 557–68.

64. **Angell CA** and **MacFarlane DR**. Conductimetric and calorimetric methods for the study of homogeneous nucleation below both Th and Tg. *Adv Ceramics* 1982; **4**: 66–79.

65. **Fahy GM, Wowk B, Wu J** and **Paynter S**. Improved vitrification solutions based on the predictability of vitrification solution toxicity. *Cryobiology* 2004; **48**(1): 22–35.

66. **Boutron P**. Comparison with the theory of the kinetics and extent of ice crystallization and of the glass-forming tendency in aqueous cryoprotective solutions. *Cryobiology* 1986; **23**(1): 88–102.

67. **Baudot A, Peyridieu JF, Boutron P, Mazuer J** and **Odin J**. Effect of saccharides on the glass-forming tendency and stability of solutions of 2,3-butanediol, 1,2-propanediol, or 1,3-butanediol in water, phosphate-buffered saline, Euro–Collins solution, or Saint Thomas cardioplegic solution. *Cryobiology* 1996; **33**(3): 363–75.

68. **Baudot A** and **Odagescu V**. Thermal properties of ethylene glycol aqueous solutions. *Cryobiology* 2004; **48**(3): 283–94.

69. **Katkov I, Isachenko V** and **Isachenko E**. Vitrification in small quenched volumes with a minimal amount of, or without vitrificants: basic biophysics and thermodynamics. In: Tucker MJ and Liebermann J (eds.), *Vitrification in Assisted Reproduction*. London: Informa Healthcare, 2007: pp. 21–32.

70. **Lee H-J, Elmoazzen H, Wright DLL** *et al.* Ultra-rapid vitrification of oocytes in low cryoprotectant concentration using quartz capillary. *Fertil Steril* 2009; **92**(3, Suppl): S71.

71. **Toner M, Cravalho EG** and **Chiang YM**. Vitrification of biological cell suspensions: the importance of ultrarapid cooling and warming. *Cryobiology* 1988; **25**: 551.

72. **Bald WB**. *Quantitative Cryofixation*. Bristol UK: Adam Hilger, 1987.

73. **Bruggeller P** and **Mayer E**. Complete vitrification in pure liquid water and dilute aqueous solutions. *Nature* 1980; **288**: 569–71.

74. **Boutron P** and **Mehl P**. Theoretical prediction of devitrification tendency: determination of critical warming rates without using finite expansions. *Cryobiology* 1990; **27**: 359–77.

75. **Kuleshova LL, MacFarlane DR, Trounson AO** and **Shaw JM**. Sugars exert a major influence on the vitrification properties of ethylene glycol-based solutions and have low toxicity to embryos and oocytes. *Cryobiology* 1999; **38**(2): 119–30.

76. **Kuleshova LL, Shaw JM** and **Trounson AO**. Studies on replacing most of the penetrating cryoprotectant by

polymers for embryo cryopreservation. *Cryobiology* 2001; **43**(1): 21–31.

77. **Shaw JM, Kuleshova LL, MacFarlane DR** and **Trounson AO**. Vitrification properties of solutions of ethylene glycol in saline containing PVP, Ficoll, or dextran. *Cryobiology* 1997; **35**(3): 219–29.

78. **Boutron P, Kaufmann A** and **Van Dang N.** Maximum in the stability of the amorphous state in the system water–glycerol–ethanol. *Cryobiology* 1979; **16**(4): 372–89.

79. **Boutron P.** Glass-forming tendency and stability of the amorphous state in solutions of 2,3-butanediol containing mainly the levo and dextro isomers in water, buffer, and Euro-Collins. *Cryobiology* 1993; **30**(1): 86–97.

80. **Rapatz G** and **Luyet B.** Electron microscope study of erythrocytes in rapidly cooled suspensions containing various concentrations of glycerol. *Biodynamica* 1968; **10**: 193–210.

81. **Fahy GM.** Biological effects of vitrification and devitrification. In: Pegg DE, and KarowAM Jr. (eds.), *The Biophysics of Organ Cryopreservation*. New York: Plenum Press, 1987: pp. 265–93.

82. **Seki S** and **Mazur P.** The dominance of warming rate over cooling rate in the survival of mouse oocytes subjected to a vitrification procedure. *Cryobiology* 2009; **59**(1): 75–82.

83. **Rabin Y** and **Steif PS.** Solid mechanics aspects of cryobiology. In: Fuller BJ, Lane N and Benson EE (eds.), *Life in the Frozen State*. Boca Raton FL: CRC Press, 2004: pp. 359–81.

84. **Rabin Y, Steif PS, Hess KC, Jimenez-Rios JL** and **Palastro MC.** Fracture formation in vitrified thin films of cryoprotectants. *Cryobiology* 2006; **53**: 75–95.

85. **Steif PS, Palastro MC** and **Rabin Y.** The effect of temperature gradients on stress development during cryopreservation via vitrification. *Cell Preserv Technol* 2007; **5**(2): 104–15.

86. **Pegg DE, Wusteman MC** and **Boylan S.** Fractures in cryopreserved elastic arteries. *Cryobiology* 1997; **34**(2): 183–92.

87. **Rall WF** and **Meyer TK.** Zona fracture damage and its avoidance during the cryopreservation of mammalian embryos. *Theriogenology* 1989; **31**(3): 683–92.

88. **Bielanski A, Bergeron H, Lau PC** and **Devenish J.** Microbial contamination of embryos and semen during long term banking in liquid nitrogen. *Cryobiology* 2003; **46**(2): 146–52.

89. **Vajta G, Kuwayama M** and **Vanderzwalmen P.** Disadvantages and benefits of vitrification. In: Tucker MJ and Liebermann J (eds.), *Vitrification in Assisted Reproduction*. London: Informa Healthcare, 2007: pp. 33–44.

90. **Benson EE.** Cryoconserving algal and plant diversity: historical perspectives and future challenges. In: Fuller BJ, Lane N and Benson EE (eds.), *Life in the Frozen State*. Boca Raton FL: CRC Press, 2004: pp. 299–328.

91. **Stacey G.** Fundamental issues for cell-line banks in biotechnology and regulatory affairs. In: Fuller BJ, Lane N and Benson EE (eds.), *Life in the Frozen State*. Boca Raton FL: CRC Press, 2004: pp. 437–52.

92. **Wildt DE, Rall WF, Critser JK, Monfort SL** and **Seal US.** Genome resource banks. *Bioscience* 1997; **47**(10): 689–98.

93. **Mehl PM.** Nucleation and crystal growth in a vitrification solution tested for organ cryopreservation by vitrification. *Cryobiology* 1993; **30**(5): 509–18.

94. **Song YC, Li CY, Lightfoot FG** *et al.* Stability of vitrified tissues in the vapor phase of liquid nitrogen. *Cryobiology* 2002; **45**: 243.

95. **Ali J** and **Shelton J.** Development of vitrification solutions. In: Tucker MJ and Liebermann J (eds.), *Vitrification in Assisted Reproduction*. London: Informa Healthcare, 2007: pp. 45–63.

96. **Kasai M** and **Mukaida T.** Cryopreservation of animal and human embryos by vitrification. *Reprod Biomed Online* 2004; **9**(2): 164–70.

97. **Ali J.** *Factors Affecting the Ultrarapid Vitrification and Cryopreservation of Embryos*. Canberra: Australian National University, 1992.

98. **Ali J** and **Shelton JN.** Design of vitrification solutions for the cryopreservation of embryos. *J Reprod Fertil* 1993; **99**(2): 471–7.

99. **Chian RC, Kuwayama M, Tan L** *et al.* High survival rate of bovine oocytes matured in vitro following vitrification. *J Reprod Dev* 2004; **50**(6): 685–96.

100. **Kasai M, Komi JH, Takakamo A** *et al.* A simple method for mouse embryo cryopreservation in a low toxicity vitrification solution, without appreciable loss of viability. *J Reprod Fertil* 1990; **89**(1): 91–7.

101. **Isachenko E, Isachenko V, Nawroth F** *et al.* Human ovarian tissue preservation: is vitrification acceptable method for assisted reproduction? *Cryo Letters* 2008; **29**(4): 301–14.

102. **Mullen SF.** The effects of different factors associated with vitrification procedures on human oocyte viability: a meta-analysis. *Cryobiology* 2009; **59**(3): 377–8.

103. **Kuwayama M, Vajta G, Kato O** and **Leibo SP.** Highly efficient vitrification method for cryopreservation of human oocytes. *Reprod Biomed Online* 2005; **11**(3): 300–8.

104. **Antinori M, Licata E, Dani G** *et al.* Cryotop vitrification of human oocytes results in high survival rate and healthy deliveries. *Reprod Biomed Online* 2007; **14**(1): 72–9.

105. **Lucena E, Bernal DP, Lucena C** *et al.* Successful ongoing pregnancies after vitrification of oocytes. *Fertil Steril* 2006; **85**(1): 108–11.

106. **Rall WF.** Factors affecting the survival of mouse embryos cryopreserved by vitrification. *Cryobiology* 1987; **24**: 387–402.

107. **Burch HB, Lowry OH, Meinhardt L, Max P** and **Chyu K-J.** Effect of fructose, dihydroxyacetone, glycerol and sucrose on metabolites and related compounds in liver and kidney. *J Biol Chem* 1970; **245**: 2092–102.

108. **MacFarlane DR, Forsyth M** and **Barton CA.** Vitrification and devitrification in cryopreservation.

Adv Low-Temp Biol 1991; **1**: 221–77.

109. **Fahy GM**. Cryoprotectant toxicity neutralization. *Cryobiology* 2010; **60**(35): 545–53.

110. **Fahy GM**, da **Mouta C**, **Tsonev L** *et al.* Cellular injury associated with organ cryopreservation: chemical toxicity and cooling injury. In: Lemasters JJ and Oliver C (eds.), *Cell Biology of Trauma*. Boca Raton FL: CRC Press, 1995.

111. **Fahy GM** and **Wowk B**, inventors. *Cryoprotectant Solution Containing Dimethyl Sulfoxide, an Amide and Ethylene Glycol*. United States Patent 6,395,467 B12002, May 28, 2002.

112. **Fahy GM**, **Levy DI** and **Ali SE**. Some emerging principles underlying the physical properties, biological actions, and utility of vitrification solutions. *Cryobiology* 1987; **24**: 196–213.

113. **Pichugin Y**, **Fahy GM** and **Morin R**. Cryopreservation of rat hippocampal slices by vitrification. *Cryobiology* 2006; **52**(2): 228–40.

114. **Liu J**, **Mullen S**, **Meng Q**, **Critser J** and **Dinnyes A**. Determination of oocyte membrane permeability coefficients and their application to cryopreservation in a rabbit model. *Cryobiology* 2009; **59**(2); 127–34.

115. **Mullen SF**, **Agca Y**, **Broermann DC** *et al.* The effect of osmotic stress on the metaphase II spindle of human oocytes, and the relevance to cryopreservation. *Hum Reprod* 2004; **19**(5): 1148–54.

116. **Wowk B**, **Leitl E**, **Rasch CM** *et al.* Vitrification enhancement by synthetic ice blocking agents. *Cryobiology* 2000; **40**(3): 228–36.

117. **Wowk B** and **Fahy GM**. Inhibition of bacterial ice nucleation by polyglycerol polymers. *Cryobiology* 2002; **44**: 14–23.

118. **Wowk B**, **Darwin M**, **Harris SB**, **Russell SR** and **Rasch CM**. Effects of solute methoxylation on glass-forming ability and stability of vitrification solutions. *Cryobiology* 1999; **39**: 215–27.

119. **Wowk BG**, **Federowicz MG**, **Russel SR** and **Harris SB**, inventors; 21st Century Medicine, Inc., assignee. *Method for Vitrification of Biological Materials using Alkoxylated Compounds*. US patent 5,952,168. Sept. 14, 1999.

120. **Clark P**, **Fahy GM** and **Karow AM Jr**. Factors influencing renal cryopreservation. II. Toxic effects of three cryoprotectants in combination with three vehicle solutions in non-frozen rabbit cortical slices. *Cryobiology* 1984; **21**: 274–84.

121. **Fahy GM**, inventor. *Advantageous Carrier Solution for Vitrifiable Concentrations of Cryoprotectants, and Compatible Cryoprotectant Mixtures*. US patent 6,869,757 B2. March 22, 2005.

122. **Elmoazzen HY**, **Elliott JA** and **McGann LE**. Osmotic transport across cell membranes in nondilute solutions: a new nondilute solute transport equation. *Biophys J* 2009; **96**(7): 2559–71.

123. **Katkov, II**. A two-parameter model of cell membrane permeability for multisolute systems. *Cryobiology* 2000; **40**(1): 64–83.

124. **Mullen SF**, **Li M**, **Li Y**, **Chen ZJ** and **Critser JK**. Human oocyte vitrification: the permeability of metaphase II oocytes to water and ethylene glycol and the appliance toward vitrification. *Fertil Steril* 2008; **89**(6): 1812–25.

125. **Leibo SP**. Cryopreservation of oocytes and embryos: optimization by theoretical versus empirical analysis. *Theriogenology* 2008; **69**(1): 37–47.

126. **Fahy GM**. Cryoprotectant toxicity: biochemical or osmotic? *Cryo Letters* 1984; **5**: 79–90.

127. **Pollard JW** and **Leibo SP**. Chilling sensitivity of mammalian embryos. *Theriogenology* 1994; **41**: 101–6.

第四部分

男性生育力保存策略

第 13 章　男性生育力保存中的激素抑制

Gunapala Shetty　著
陈亮　译　薛晴　曾诚　审校

概述

肿瘤患者的放疗或者化疗药物以及暴露于某些环境毒素能损伤男性的性腺，导致暂时或者永久性的无精子症。无法进行精子低温冷冻的青春期前患者生育能力预后极差。美国 15～45 岁男性中，每年约有 17 000 人被诊断为霍奇金病、淋巴瘤、骨或软组织肉瘤、睾丸癌或白血病。在这些患者中，约 3000 人接受顺铂等化疗药物或者放疗，治疗时长足以导致无精子症。另外，每年约有 6000 例 15 岁以下的孩子被诊断为癌症，包括白血病、神经系统肿瘤、淋巴瘤或者其他实体瘤。约 80%接受放疗或者化疗，约 550 例长期幸存者成年后成为无精子症患者。

环境和职业毒素接触也会导致持续性的无精子症，尤其是二溴氯丙烷（DBCP）的接触者，如制造业和农业工人。长期接触这种毒素导致无精子症的发病增高[1-2]。此外，隐睾或者衰老也会导致无精子症。

因此，能抑制这些毒素对生殖系统的影响，恢复睾丸的生精功能显得非常重要。在动物模型中，很多生物化学或生物学研究方法（辐射防护产品、前列腺素类似物、生长因子、凋亡通路抑制剂、供血阻断或抑制）被用来研究抑制或逆转放疗或化疗对睾丸生精功能的影响[3]。而该领域的相关研究，包括所有临床试验，都涉及激素调控。在本章中，作者将阐述激素抑制在保护/恢复男性生育力中的作用。

研究背景及假说

激素抑制被应用于毒素暴露后的性腺保护是源于如下观察：在性腺毒素接触过程中，非再生细胞与增殖迅速的细胞相比，对性腺毒害因素（尤其是某些抗肿瘤药物）有更顽强的抵抗力。

生精功能的保护机制是垂体-睾丸轴的抑制能减缓精子发生的速度，使得睾丸靶器官对于化疗等有害因素具有更强的抵抗力[4]。这种假说基于下列研究：促性腺激素释放激素（GnRH）类似物预处理［在啮齿类动物中能可逆性抑制卵泡刺激素（FSH）及黄体生成素（LH）的分泌，进而显著降低睾酮水平］在小鼠中能保护环磷酰胺诱导的生精障碍。但遗憾的是，再次定量设计重复这些实验，发现其并没有保护作用[5]。促性腺激素和睾酮的抑制可能只能阻滞精子发生的完成，但对早期生精细胞的动力学无影响[6]，可见，相关的机制及假说可能并不完全正确。另外，与分化的生精细胞相比，精原干细胞作为毒素损伤更重要的目标，似乎并未受到激素抑制影响。

尽管目前在小鼠中尚未观察到激素抑制对生精的保护性作用，但是正如后面讨论的那样，在大鼠受到化疗、放疗及细胞毒性损伤的前期、中期和后期给予促性腺激素和睾丸内睾酮抑制，有助于生精功能损伤的恢复。可见，具体机制值得详细研究，使用过的物种也值得关注。

细胞毒性药物对睾丸功能的影响

睾丸由小管内的生精（或生发）上皮和小管间的内分泌组件（产生睾酮的间质细胞）组成。生精小管包含生精细胞，后者包括干细胞和分化的精原细胞、精母细胞、精子细胞及成熟的精子和支持细胞，能支持和调控生精细胞的分化。在生精过程中，精原细胞的分化最为活跃，对细胞毒性药物的刺激也最敏感。与此相反，间质和支持细胞在成年个体不再分化，对细胞毒性药物的抵抗力更强，但是其功能也可能受到损伤。通常，细胞毒性药物治疗后，生精细胞数量较少乃至消失，在生精小管中仅仅残存支持细胞。这种结局可能是由于精原干细胞死亡，或生精细胞丧失支持残存的少量精原干细胞分化的能力，或两者都有。

精子生成最终能否恢复取决于暴露于毒性药物后精原干细胞的存活率及分化能力。如果精原干细胞尚存，生精功能的抑制就是暂时性的。但是，如果精原干细胞被某些细胞毒性药物不同程度地破坏掉，那么生精功能及生精细胞的数量表现出渐进性的减低而至缺失。在小鼠，生精细胞的减少与精原干细胞受损程度呈直接相关[7]。试验中小鼠残存的精原干细胞不能进一步分化及生殖的情况非常罕见[8]。相比之下，如果大鼠暴露在抗肿瘤药物[9]及其他细胞毒性药物[10]，精原干细胞的分化功能受到损伤，进而发生细胞凋亡[11]。但这种抑制被认为是睾丸生精环境的损伤，而不是生精过程的抑制[12]。然而，在猴中，并无证据证实类似的生精抑制[13]。在人类，抗肿瘤治疗后，生精干细胞能够存活于睾丸中，但是在抗肿瘤治疗数年后，仍不能恢复生精及分化能力，因此，可能存在其功能恢复的延迟性[14]。如果接触低剂量的这些药物，有望在1～3年内恢复生精功能，但是更多的剂量暴露可能会导致生殖恢复延迟，甚至是永久性无精子症。

生殖细胞的损伤会对下丘脑-垂体-性腺轴产生额外的影响。支持细胞分泌的抑制素降低，进而血清中FSH水平升高。睾丸血流减少，导致外周血循环中睾酮水平降低[15]。因而，LH水平随之升高，以维持血清中睾酮水平的恒定。睾丸体积的缩小和LH水平的增高也会导致睾丸内部睾酮水平反馈性增高。

动物模型关于激素抑制的研究

一些研究认为在小鼠中促性腺激素抑制不能逆转生精损伤[8, 16-17]。与之相反，另外的许多研究支持激素抑制能恢复或保护大鼠睾丸免受放疗、化疗（丙卡巴肼、多柔比星、一种indenopyridine化合物）和高温带来的损伤[18-26]，能增强其接受这些毒性药物治疗后的远期生育功能。GnRH激动剂及拮抗剂除直接抑制外，也直接或间接抑制睾丸内的睾酮水平，这些研究也联合应用了GnRH类药物以及抗雄激素药物、生理剂量的睾酮（抑制促性腺激素及睾丸内的睾酮）、孕酮（有效抑制促性腺激素，但有微量雄激素作用）和雌激素（同时抑制促性腺激素及睾酮合成）。需要注意的是，这些研究中激素抑制的保护作用并不是在暴露于细胞毒性药物时进行直接观察，而是观察存活的生精干细胞分化增殖后生精功能的恢复，这对患者后续的生育功能非常重要[27]。

采用其他动物（狗、猴）的相关研究并没有得到可重复性的阳性结果。尽管有一项研究指出，GnRH 能缩短狗接触环磷酰胺、顺铂及放疗后的生精功能恢复时间[28]，别的研究却发现这种损伤在后续潜在增强[29]。在猴类的实验并没得到令人信服的激素抑制能促进生精功能恢复（在性腺毒性损伤后）的结果。另外一项仅仅用了 3 只狒狒的初步研究结果提示，激素抑制可能降低性腺接触环磷酰胺毒素导致的损伤[30]。而另外两项较大的研究（使用了足够数量的恒河猴）指出，激素抑制不能保护放疗引起的性腺损伤[31]，也不能刺激放疗损伤后精子发生的恢复[13]。

作者认为正常睾丸组织暴露于细胞毒性药物（图 13.1a）可能导致存活的鼠精原干细胞的分化过程受到抑制（图 13.1b、c），而激素抑制似乎可以保护毒素暴露后的精子发生[27]。需要注意的是，这几项研究中毒素暴露都是慢性进行性的，有的激素抑制在毒素暴露之初进行，有的是在毒素暴露长时间后才进行激素抑制[32]。另外，不论激素抑制是在毒素暴露之初进行，还是在毒素暴露几个月之后进行，鼠生殖细胞的分化都呈现显著的增长[33]。但是，由于睾酮（精子细胞分化所必需）被抑制，精子发生仅能进展到圆形精子细胞阶段，

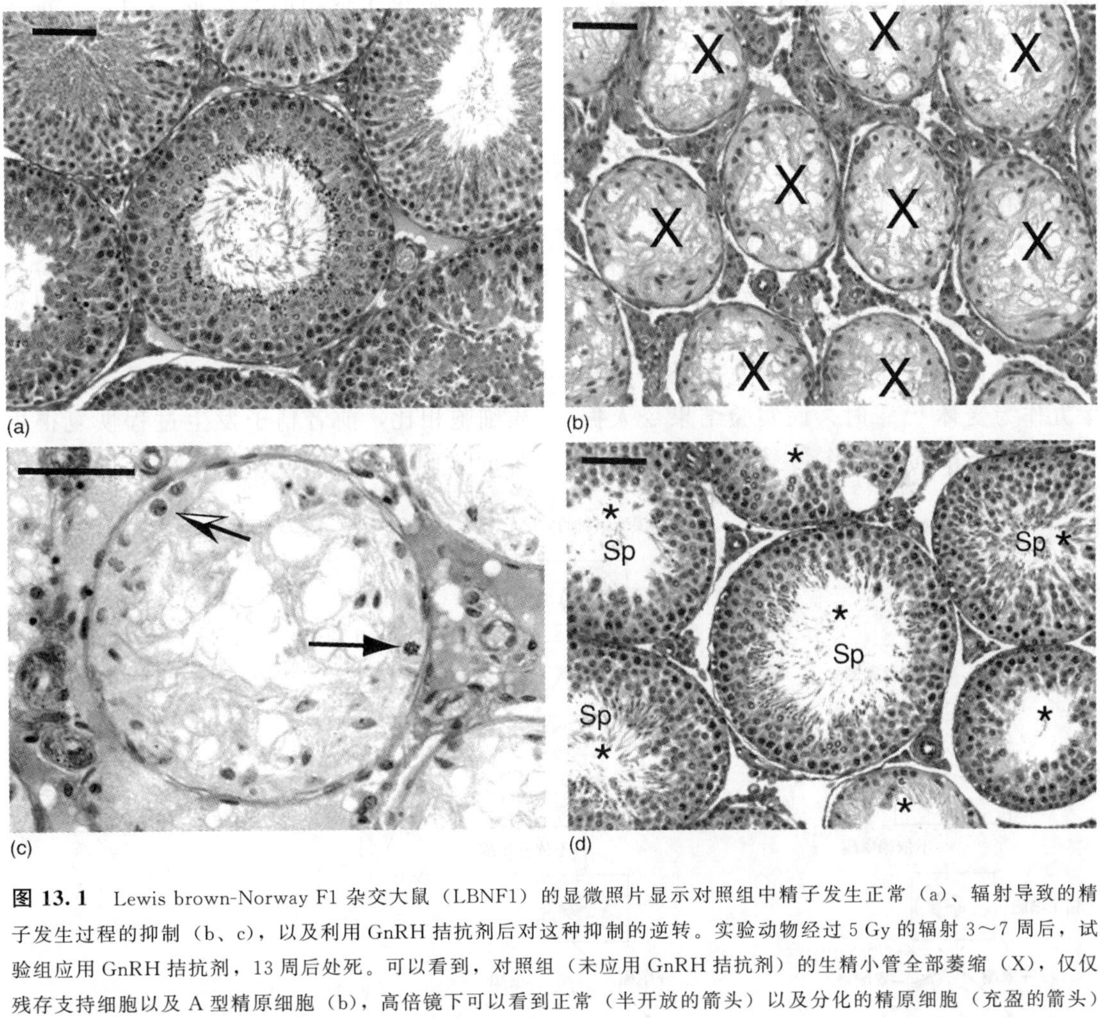

图 13.1　Lewis brown-Norway F1 杂交大鼠（LBNF1）的显微照片显示对照组中精子发生正常（a）、辐射导致的精子发生过程的抑制（b、c），以及利用 GnRH 拮抗剂后对这种抑制的逆转。实验动物经过 5 Gy 的辐射 3～7 周后，试验组应用 GnRH 拮抗剂，13 周后处死。可以看到，对照组（未应用 GnRH 拮抗剂）的生精小管全部萎缩（X），仅仅残存支持细胞以及 A 型精原细胞（b），高倍镜下可以看到正常（半开放的箭头）以及分化的精原细胞（充盈的箭头）（c）。应用 GnRH 拮抗剂，生精小管重新形成（*），其间可见重新长成的成熟精子细胞（Sp）（d）。标尺＝50 μm

并没有成熟的精子形成。但是，如观察时间延长（激素抑制不再加量），在生精小管内能观察到近乎完整的生精恢复（图13.1d），精子数量增加，大鼠的生育能力显著增强[27]。这一现象具有普遍性，采用GnRH激动剂或拮抗剂（伴或不伴抗雄激素物质）进行处理，外周给予低剂量的睾酮、雌激素或者垂体切除术都会对生精过程的恢复产生正面效应[34-36]，性腺毒性接触（包括放疗、丙卡巴肼[37]、白消安[38]、己二酮[39]、二溴氯丙烷[40]、indenopyridine化合物[25]或者热处理[41]）后生精过程的恢复被激发。在接受毒素处理后的大鼠睾丸生精过程分化抑制中起重要作用的内源性激素是睾酮，尽管FSH有轻微的抑制作用[35]，另外很多外源性激素也起到抑制作用[34]。此外，在辐射小鼠睾丸的模型中，激素抑制导致生精小管比例升高，残存的精原细胞在其中发生分化（G. Wang 和 M. L. Meistrich，个人交流）。

GnRH类似物及垂体切除术导致的激素抑制能使精原细胞分化和残存增加。这些精原细胞被移植入敲除内源性干细胞的动物睾丸内。接受毒素暴露处理后的大鼠睾丸作为受体[12, 42]时，该实验结果令人振奋，而当小鼠的睾丸作为受体，也可观测到移植后精原细胞的分化和增殖的增强（[43-45]；G. Wang 和 M. L. Meistrich，个人交流）。

毒素或者辐射处理导致的精子发生可被睾酮抑制，该结果与睾酮以往被证实的生精启动和维持作用的结果相互矛盾（图13.2）。在正常照射或未经照射的大鼠，睾酮对于精子发生有类似的作用。当睾酮被抑制后，很难找到发育至圆形精子及其后期的生精细胞。但是，与正常睾丸精子发生及分化不依赖睾酮不同，在辐射睾丸模型中，睾酮能抑制A型精原细胞的存活及分化。

在毒素暴露时进行睾酮抑制能使睾丸内的细胞免于损伤的机制尚不清楚。毒素暴露后的睾酮抑制如何促进睾丸体细胞的能力以维持精原细胞分化的机制也不得而知。以往的研究指出，这种激素的保护作用机制可能是降低了毒素的某些传递反应，或改变了某些药物的代谢过程[46]。作者最近研究显示，应用细胞毒性药物导致大鼠睾丸精原分化阻断与睾丸内间质水肿的增加有关[47]。通过二甲磺酸乙烷消除辐射大鼠间质细胞与通过全雄激素消融来消除间质细胞相比，前者精子发生过程恢复得更快（G. Shetty 和 M. L. Meistrich，未发表

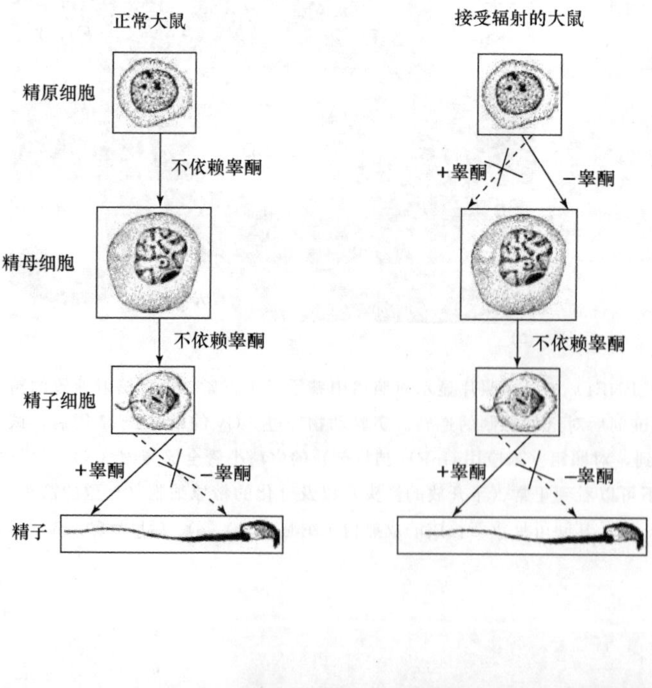

图13.2 睾酮在调控正常大鼠和受辐射的大鼠精子发生过程中的作用图示。正常大鼠精原细胞分化并不依赖于睾酮，但是在精子形成过程中睾酮又是必需的。而对于接受辐射后的大鼠，睾酮能抑制精原细胞的分化

数据)，基于以上研究结果，作者目前正在分析，作为睾酮诱导的精原细胞分化抑制的作用靶点，间质细胞在接受毒素处理的大鼠中的作用。近期采用大鼠进行的有关研究结果也显示，放射诱导后，雌二醇除了间接抑制睾酮外，还对精原细胞分化产生直接的刺激作用[36]。精原细胞是否具备能与雌二醇结合的雌激素受体——β受体(ER-β)还需要继续验证(雄激素只在体细胞上有受体)。

临床试验

一些临床试验研究试图证实在细胞毒性治疗前或治疗中，激素抑制会对精子发生产生保护作用，但其中 6 项试验的结果显示无保护作用(表 13.1[48-54])。其中，3 项试验是针对霍奇金淋巴瘤患者，另外 3 项试验是针对睾丸癌患者。在治疗中同时应用 GnRH 类似物，只有 20%的患者在停止化疗后精子的数量得到了恢复[48]。但是，在这些研究中，没有平行对照(没有不使用 GnRH 的患者)。在另外一项随机对照研究中，化疗前和化疗中应用睾酮及 GnRH 类似物(对照组为无激素抑制)[49]，结果显示，治疗组和对照组均没有病例在化疗结束后 1～3 年恢复精子发生功能。抑制促性腺激素、治疗期间睾丸内注射睾酮等都未能保护性腺功能[50]。激素抑制组及对照组均有 70%的患者在 3 年左右出现了精子发生功能的恢复。在放疗及化疗过程中，利用醋酸甲羟孕酮抑制促性腺激素，并没有提高精子的数目或使 FSH 值恢复至正常范围。FSH 是预测精子发生的重要指标之一，尤其是在不能计数精子数目的患者中。事实上，在激素抑制组，FSH 看起来似乎比对照组要低[51]。有另外两项研究，在化疗或放疗前，利用 GnRH 激动剂[52]/GnRH

表 13.1　在人类细胞毒性治疗前和治疗时给予激素抑制治疗使生精恢复的研究结果

疾病	细胞毒性疗法[a]	激素治疗	恢复情况[b]		
			激素治疗组	对照组	参考文献
霍奇金病	MOPP 3～6 个周期	GnRH 激动剂	1/5	无对照	Johnson 等[48]
霍奇金病	MVPP、ChlVPP	GnRH 激动剂＋睾酮	0/20	0/10	Waxman 等[49]
霍奇金病	MOPP ～4 个周期	睾酮	≈70%/23[c]	≈70%/22[c]	Redman 和 Bajorunas[50]
睾丸癌	PVB＋ADR/CY＋放疗	醋酸甲羟孕酮	0/4 (2/12[d])	2/3 (7/13[d])	Fossa 等[51]
睾丸癌	PVB	GnRH 激动剂	6/6	8/8	Kreuser 等[52]
睾丸癌(精原细胞瘤)	放疗	GnRH 激动剂＋抗雄激素	12/12	8/8	Brennemann 等[53]
肾炎	环磷酰胺	睾酮	5/5	1/5	Masala 等[54]

[a] 化疗方案如下：ADR/CY，多柔比星、环磷酰胺；ChlVPP，苯丁酸氮芥、长春碱、丙卡巴肼和泼尼松；MOPP，氮芥、长春新碱、丙卡巴肼和泼尼松；MVPP，苯丁酸氮芥、长春碱、丙卡巴肼和泼尼松；PVB，顺铂、长春碱、博来霉素。

[b] 以精子计数恢复到正常水平为评估标准，睾丸功能恢复的男性所占的比例。

[c] 通过 kaplan-Meier 分析计算出的实际恢复比例。

[d] 以 FSH 恢复到正常对照组水平为依据的恢复比例

激动剂联合应用抗雄激素物质（醋酸环丙孕酮）[53]。在这些研究中，化疗药物是2个疗程的顺铂、长春新碱和博来霉素（PVB），放疗剂量是0.2 Gy，这一剂量能使所有对照组患者在停止治疗后2年恢复生精。这两组患者化疗后恢复生精的时间相当，尽管由于精液检查结果的波动性很难具体判定精子发生的恢复时间是否受到激素的影响，但在试验组及对照组化疗导致的FSH的升高降至正常范围以内的时间几乎相当。

有研究显示，肾病综合征患者应用环磷酰胺进行免疫抑制治疗时，应用睾酮抑制能对生精功能进行保护[54]。在治疗期间，睾酮补充完全抑制了促性腺激素水平及精子发生。除了其中1例只进行环磷酰胺免疫抑制者在治疗后6个月仍然是无精子症外，其他5例患者在应用环磷酰胺时采用睾酮进行激素抑制，在治疗6个月后精子的浓度达到正常水平。

另外一项采用细胞毒性药物治疗的患者应用类固醇激素进行激素抑制，以便保护精子发生功能的研究也没有获得成功[55]。对于7例孩童时期的白血病及淋巴瘤患者在初次抗肿瘤若干年后再次应用大剂量放疗/化疗导致的无精子症，应用醋酸甲羟孕酮及睾酮来抑制其促性腺激素和睾丸内的睾酮水平。在末次激素抑制后的24个月随访，没有一例患者出现精子发生功能的恢复。

即使在大鼠身上利用激素抑制来保护生精功能的实验结果能在人体得以重复，上述几项临床试验结果也不尽如人意，或许也有诸多原因。睾酮或甲羟孕酮单独应用[50-51, 55]或者与GnRH类似物联合应用[49]只是次优选择策略，因为在动物实验中，这些甾体激素可抑制GnRH类似物发挥以下作用：在受到细胞毒性损伤后刺激睾丸生精功能恢复[34, 56]。患者及对照组的样本量偏少[48]，而癌症治疗又较为多样化。很多治疗并非严重抑制性腺而导致不育[52-53]；相反，由于多数患者在治疗结束多年后仍然不能恢复生精功能所以推测，一些方案采用的剂量可能超出了所需剂量，以致引起生精干细胞的完全性损伤[48-49, 55]。因此，这些方案对人体的治疗目前并无定论。

种属间差异的分析

采用实验动物和人来研究激素抑制对长期性腺功能的保护，结果汇总于表13.2[5, 8, 13, 16-21, 31, 33, 37-38, 40, 48-55, 57-59]。激素抑制使接受过毒素处理的大鼠生精功能恢复非常明显，而对小鼠的作用不明显；对恒河猴无刺激生精的作用；对人类作用效果差异很大，但总体来说是阴性的。

啮齿类动物具有可控性高、样本量大的特点，采用其进行实验研究对优化治疗和阐明机制有很高的价值。灵长类相关的研究有较大的变异性和不确定性，而且样本量有限。主要的问题是，当前对啮齿类的研究哪些方面能够适用人类，哪些不能。灵长类与啮齿类在6600万年前就有进化上的差异。另外，大鼠和小鼠在4100万年前出现进化分离，而人类和恒河猴的进化分离在2300万年前。因此，啮齿类之间以及啮齿类与不同灵长类之间会存在显著差异。为确定啮齿类与灵长类之间哪些调控环节是类似的、哪些是不同的，了解激素抑制对生精功能的保护和刺激恢复的作用机制就显得尤为重要。

啮齿类及灵长类的生精过程都对其较为敏感的细胞毒性药物可用于人体研究。鼠及人类的生精过程对某些烷化剂类药物（丙卡巴肼、苯丁酸氮芥、白消安）及辐射都比较敏感，可分别通过干细胞死亡和持续的无精子症来进行评估[60]。但是，不同之处在于，小鼠的精原干细胞对多柔比星敏感且能被其杀死，环磷酰胺则不能；然而在人类，环磷酰胺而非多柔比星能导致长时间的无精子症。需要注意的是，虽然灵长类及鼠的生精过程对辐射都比较敏感，但是人类[61-63]和猴[64]对于辐射较小鼠更为敏感[65-67]。因此，阐明灵长类的生精细胞对辐射及某些化疗药物更为敏感的原因，进而寻找更为有效的保护方法是未来研究的方向之一。

细胞毒性药物处理后，应用激素抑制刺激恢复生精功能的效果在不同种属间差异很大，其中一个原因是种属间的生精细胞分化受阻存在差异。将大鼠暴露于适当剂量的细胞毒性药物，出现持续性无精子症的原因与其说是精原干细胞的死亡，不如说是发生了精原细胞分化受阻。激素抑制能保护和恢复毒性药物暴露的大鼠的生精功能，其机制可能是精原细胞分化受阻被逆转[27]。精原细胞分化受阻的出现也提示了激素抑制能否刺激其他物种生精功能的恢复。尽管在化疗及放疗导致的无精子症患者睾丸活检的生精小管中只能找到支持细胞，而无精原细胞[68]，但偶尔在化疗

表 13.2　不同种属在经过细胞毒性处理后，利用激素抑制来保护和（或）刺激精子发生恢复的效果总结

物种	治疗	细胞毒性治疗的不同阶段给予激素抑制的效果			参考文献
		治疗前	治疗结束时	治疗后一段时间	
小鼠	丙卡巴肼、多柔比星、环磷酰胺	—		n. d.	Da Cunha 等[5]，Crawford 等[17]
	顺铂	—	n. d.	n. d.	Nonomura 等[16]
	放疗	—	+	n. d.	Kangasniemi 等[8]；Crawford 等[17]；Wang 和 Meistrich，未发表的数据
大鼠	放疗[a]	++	++	+	Meistrich 和 Kangasniemi[33]，Kurdoglu 等[57]
	丙卡巴肼[a]	++	++	n. d.	Delic 等[18]，Morris 和 Shalet[19]，Jégou 等[20]，Parchuri 等[21]，Meistrich 等[37]
	白消安	—	+	n. d.	Udagawa 等[38]，Udagawa 等[58]
	DBCP		++	+	Meistrich 等[40]
	老化			+	Schoenfeld 等[59]
猴	放疗	—	—	n. d.	Boekelheide 等[13]，Kamischke 等[31]
人类	化疗药物联合（±放疗）	—/?		—	Johnson 等[48]，Waxman 等[49]，Redman 和 Bajorunas[50]，Fossa 等[51]，Kreuser 等[52]，Thomson 等[55]
	放疗	—		n. d.	Brennemann 等[53]
	环磷酰胺	++		n. d.	Masala 等[54]

[a] A 型精原细胞表现为分化受阻；

+、++，保护或者刺激作用相对有效；

—，无保护或刺激作用；

?，无可观察到的保护作用，但无法通过实验设计确认或排除；

n. d.，作用效果未检测到

后相当长的一段时间后会在患者睾丸活检的生精小管中发现散在的精原细胞[69]。另外，某些患者在放疗[70]及化疗[71]1年余出现自发性生精功能恢复，也暗示着细胞毒素未杀死的生精细胞发生了分化受阻。这些结果提示某些男性在接受细胞毒性药物的治疗后，可出现可逆转的生精细胞分化受阻。需要指出的是，没有证据支持猴类有类似的细胞分化受阻[13]。人类研究的结果提示细胞毒素治疗的方法在临床试验中应谨慎选择。为提高成功的概率，细胞毒素治疗的剂量选择应以不杀死所有精原干细胞且能获得生精细胞分化受阻为标准。

很多化疗及放疗的治疗手段能完全杀灭精原干细胞，且激素的使用并不能使这些细胞免受细胞毒性损害，因此，建议考虑激素抑制及精原细胞移植联合应用。精原细胞低温冷冻及复苏后自体移植被认为有望恢复放疗或化疗患者的生精功能和生育能力[72]。激素抑制能有效改善人体睾丸的体环境，从而促进移植的精原干细胞的发育。在大鼠中或许亦是如此[12]。

激素抑制对人类和大鼠产生的分子及细胞效应是否相似也值得考虑。尽管GnRH类似物抑制正常成年男性的促性腺激素、睾酮水平和诱导精子发生受阻的基本过程与啮齿类、灵长类动物相似，但也存在许多不同之处。在大鼠及人类，GnRH拮抗剂能使睾丸内睾酮水平下降到正常对照组的2%[73-74]，而在恒河猴，激素水平仅下降到对照组的28%[75]。尽管其睾酮水平下降不是很显著，但应用GnRH拮抗剂后，灵长类的精子发生被阻滞在B阶段[75]，而大鼠被阻滞在圆形精子细胞阶段[8]。在人类，精子发生的抑制也主要出现在B阶段，但后期也会有相当于对照组20%的生殖细胞向圆形精子细胞转化[74]。激素抑制能刺激大鼠精原细胞分化依赖于产生睾酮抑制时生殖细胞分化为精母细胞的能力，这同样也可能发生在人类。在FSH刺激下，睾酮被抑制，生殖细胞可进一步分化[76]。

因此，对于啮齿类动物，利用激素抑制来保护和逆转对睾丸的损害从而刺激生精功能恢复的机制尚不清楚。通过动物模型了解其作用机制可帮助我们确认激素作用下游的治疗靶点。对于灵长类，适当调控这些靶点可能会解除生精细胞分化受阻，同时稳定激素水平来维持精原细胞分化。另外，阐明灵长类的生殖细胞对抗癌药物更为敏感的具体机制，完善灵长类生殖细胞移植技术可为经受毒物暴露的男性提供恢复生精功能、提高精子计数的方法。

致谢

作者的研究受到美国国家环境卫生科学研究所基金项目（ES-08075）的资助，衷心感谢Dr. Marvin Meistrich在本章撰写中提供的有价值的帮助。

参考文献

1. **Whorton D, Milby TH, Krauss RM and Stubbs HA.** Testicular function in DBCP exposed pesticide workers. *J Occup Med* 1979; **21**(3): 161–6.

2. **Slutsky M, Levin JL and Levy BS.** Azoospermia and oligospermia among a large cohort of DBCP applicators in 12 countries. *Int J Occup Environ Health* 1999; **5**(2): 116–22.

3. **Meistrich ML, Zhang Z, Porter KL, Bolden-Tiller OU and Shetty G.** Prevention of adverse effects of cancer treatment on the germline. In: Anderson D and Brinkworth MH (eds.), *Male-Mediated Developmental Toxicity*. Cambridge: Royal Society of Chemistry, 2007: pp. 114–23.

4. **Glode LM, Robinson J and Gould SF.** Protection from cyclophosphamide-induced testicular damage with an analogue of gonadotropin-releasing hormone. *Lancet* 1981; **1**: 1132–4.

5. **da Cunha MF, Meistrich ML and Nader S.** Absence of testicular protection by a gonadotropin releasing hormone analog against cyclophosphamide-induced testicular cytotoxicity in the mouse. *Cancer Res* 1987; **47**: 1093–7.

6. **Meistrich ML, Wilson G, Zhang Y, Kurdoglu B and Terry NHA.** Protection from procarbazine-induced testicular damage by hormonal pretreatment does not involve arrest of spermatogonial proliferation. *Cancer*

Res 1997; **57**: 1091–7.

7. **Meistrich ML**. Quantitative correlation between testicular stem cell survival, sperm production, and fertility in the mouse after treatment with different cytotoxic agents. *J Androl* 1982; **3**: 58–68.
8. **Kangasniemi M, Dodge K, Pemberton AE, Huhtaniemi I** and **Meistrich ML**. Suppression of mouse spermatogenesis by a gonadotropin-releasing hormone antagonist and antiandrogen: failure to protect against radiation-induced gonadal damage. *Endocrinology* 1996; **137**(3): 949–55.
9. **Kangasniemi M, Huhtaniemi I** and **Meistrich ML**. Failure of spermatogenesis to recover despite the presence of A spermatogonia in the irradiated LBNF1 rat. *Biol Reprod* 1996; **54**: 1200–8.
10. **Boekelheide K** and **Hall SJ**. 2,5-Hexanedione exposure in the rat results in long-term testicular atrophy despite the presence of residual spermatogonia. *J Androl* 1991; **12**(1): 18–26.
11. **Meistrich ML** and **Shetty G**. Inhibition of spermatogonial differentiation by testosterone. *J Androl* 2003; **24**(2): 135–48.
12. **Zhang Z, Shao S** and **Meistrich M**. The radiation-induced block in spermatogonial differentiation is due to damage to the somatic environment, not the germ cells. *J Cell Physiol* 2007; **211**: 149–58.
13. **Boekelheide K, Schoenfeld H, Hall SJ** *et al.* Gonadotropin-releasing hormone antagonist (Cetrorelix) therapy fails to protect non-human primates (Macaca arctoides) from radiation-induced spermatogenic failure. *J Androl* 2005; **26**(2): 222–34.
14. **Meistrich ML, Wilson G, Brown BW, da Cunha MF** and **Lipshultz LI**. Impact of cyclophosphamide on long-term reduction in sperm count in men treated with combination chemotherapy for Ewing's and soft tissue sarcomas. *Cancer* 1992; **70**: 2703–12.
15. **Wang J, Galil KAA** and **Setchell BP**. Changes in testicular blood flow and testosterone production during aspermatogenesis after irradiation. *J Endocrinol* 1983; **98**: 35–46.
16. **Nonomura M, Okada K, Hida S** and **Yoshida O**. Does a gonadotropin-releasing hormone analogue prevent cisplatin-induced spermatogenic impairment? An experimental study in the mouse. *Urol Res* 1991; **19**: 135–40.
17. **Crawford BA, Spaliviero JA, Simpson JM** and **Handelsman DJ**. Testing the gonadal regression-cytoprotection hypothesis. *Cancer Res* 1998; **58**(22): 5105–9.
18. **Delic JI, Bush C** and **Peckham MJ**. Protection from procarbazine-induced damage of spermatogenesis in the rat by androgen. *Cancer Res* 1986; **46**: 1909–14.
19. **Morris ID** and **Shalet SM**. Protection of gonadal function from cytotoxic chemotherapy and irradiation. *Baillières Clin Endocrinol Metab* 1990; **4**: 97–118.
20. **Jégou B, Velez de la Calle JF** and **Bauche F**. Protective effect of medroxyprogesterone acetate plus testosterone against radiation-induced damage to the reproductive function of male rats and their offspring. *Proc Natl Acad Sci USA* 1991; **88**: 8710–14.
21. **Parchuri N, Wilson G** and **Meistrich ML**. Protection by gonadal steroid hormones against procarbazine-induced damage to spermatogenic function in LBNF1 hybrid rats. *J Androl* 1993; **14**: 257–66.
22. **Weissenberg R, Lahav M, Raanani P** *et al.* Clomiphene citrate reduces procarbazine-induced sterility in a rat model. *Br J Cancer* 1995; **71**: 48–51.
23. **Kangasniemi M, Wilson G, Parchuri N, Huhtaniemi I** and **Meistrich ML**. Rapid protection of rat spermatogenic stem cells against procarbazine by treatment with a gonadotropin-releasing hormone antagonist (Nal-Glu) and an antiandrogen (flutamide). *Endocrinology* 1995; **136**(7): 2881–8.
24. **Manabe F, Takeshima H** and **Akaza H**. Protecting spermatogenesis from damage induced by doxorubicin using the luteinizing hormone-releasing hormone agonist leuprorelin: an image analysis study of a rat experimental model. *Cancer* 1997; **79**(5): 1014–21.
25. **Hild SA, Meistrich ML, Blye RP** and **Reel JR**. Lupron depot prevention of antispermatogenic/antifertility activity of the indenopyridine, CDB-4022, in the rat. *Biol Reprod* 2001; **65**(1): 165–72.
26. **Setchell BP, Ploen L** and **Ritzen EM**. Effect of local heating of rat testes after suppression of spermatogenesis by pretreatment with a GnRH agonist and an anti-androgen. *Reproduction* 2002; **124**(1): 133–40.
27. **Meistrich ML, Wilson G, Kangasniemi M** and **Huhtaniemi I**. Mechanism of protection of rat spermatogenesis by hormonal pretreatment: stimulation of spermatogonial differentiation after irradiation. *J Androl* 2000; **21**(3): 464–9.
28. **Nseyo UO, Huben RP, Klioze SS** and **Pontes JE**. Protection of germinal epithelium with luteinizing hormone-releasing hormone analogue. *J Urol* 1985; **134**(1): 187–90.
29. **Goodpasture JC, Bergstrom K** and **Vickery BH**. Potentiation of the gonadotoxicity of Cytoxan in the dog by adjuvant treatment with luteinizing hormone-releasing hormone agonist. *Cancer Res* 1988; **48**: 2174–8.
30. **Lewis RW, Dowling KJ** and **Schally AV**. D-tryptophan-6 analog of luteinizing hormone-releasing hormone as a protective agent against testicular damage caused by cyclophosphamide in baboons. *Proc Natl Acad Sci USA* 1985; **82**: 2975–9.
31. **Kamischke A, Kuhlmann M, Weinbauer GF** *et al.* Gonadal protection from radiation by GnRH antagonist or recombinant human FSH: a controlled trial in a male nonhuman primate (Macaca fascicularis). *J Endocrinol* 2003; **179**: 183–94.
32. **Pogach LM, Lee Y, Gould S, Giglio W** and **Huang HFS**. Partial prevention of procarbazine induced germinal cell aplasia in rats by sequential GnRH antagonist and testosterone administration. *Cancer Res* 1988; **48**: 4354–60.
33. **Meistrich ML** and **Kangasniemi M**. Hormone treatment after irradiation stimulates recovery of rat

spermatogenesis from surviving spermatogonia. *J Androl* 1997; **18**: 80–7.

34. **Shetty G, Wilson G, Hardy MP** *et al.* Inhibition of recovery of spermatogenesis in irradiated rats by different androgens. *Endocrinology* 2002; **143**: 3385–96.
35. **Shetty G, Weng CC, Meachem SJ** *et al.* Both testosterone and FSH independently inhibit spermatogonial differentiation in irradiated rats. *Endocrinology* 2006; **147**(1): 472–82.
36. **Porter KL, Shetty G, Shuttlesworth G** *et al.* Estrogen enhances recovery from radiation-induced spermatogonial arrest in rat testes. *J Androl* 2009; **30**(4): 440–51.
37. **Meistrich ML, Wilson G and Huhtaniemi I.** Hormonal treatment after cytotoxic therapy stimulates recovery of spermatogenesis. *Cancer Res* 1999; **59**: 3557–60.
38. **Udagawa K, Ogawa T, Watanabe T** *et al.* GnRH analog, leuprorelin acetate, promotes regeneration of rat spermatogenesis after severe chemical damage. *Int J Urol* 2001; **8**: 615–22.
39. **Blanchard KT, Lee J, Boekelheide K.** Leuprolide, a gonadotropin-releasing hormone agonist, reestablishes spermatogenesis after 2,5-hexanedione-induced irreversible testicular injury in the rat, resulting in normalized stem cell factor expression. *Endocrinology* 1998; **139**(1): 236–44.
40. **Meistrich ML, Wilson G, Porter KL** *et al.* Restoration of spermatogenesis in dibromochloropropane (DBCP)-treated rats by hormone suppression. *Toxicol Sci* 2003; **76**: 418–26.
41. **Setchell BP, Ploen L and Ritzen EM.** Reduction of long-term effects of local heating of the testis by treatment of rats with a GnRH agonist and an anti-androgen. *Reproduction* 2001; **122**: 255–63.
42. **Ogawa T, Dobrinski I and Brinster RL.** Recipient preparation is critical for spermatogonial transplantation in the rat. *Tissue Cell* 1999; **31**(5): 461–72.
43. **Dobrinski I, Ogawa T, Avarbock MR and Brinster RL.** Effect of the GnRH-agonist leuprolide on colonization of recipient testes by donor spermatogonial stem cells after transplantation in mice. *Tissue Cell* 2001; **33**(2): 200–7.
44. **Ohmura M, Ogawa T, Ono M** *et al.* Increment of murine spermatogonial cell number by gonadotropin-releasing hormone analogue is independent of stem cell factor c-kit signal. *Biol Reprod* 2003; **68**(6): 2304–13.
45. **Kanatsu-Shinohara M, Morimoto T, Toyokuni S and Shinohara T.** Regulation of mouse spermatogonial stem cell self-renewing division by the pituitary gland. *Biol Reprod* 2004; **70**(6): 1731–7.
46. **Meistrich ML.** Failure to demonstrate hormonal protection of chemotherapy-induced fertility reduction in female rats. *Reprod Toxicol* 1994; **8**: 277–80.
47. **Porter KL, Shetty G and Meistrich ML.** Testicular edema is associated with spermatogonial arrest in irradiated rats. *Endocrinology* 2006; **147**(3): 1297–305.
48. **Johnson DH, Linde R, Hainsworth JD** *et al.* Effect of a luteinizing hormone releasing hormone agonist given during combination chemotherapy on posttherapy fertility in male patients with lymphoma: Preliminary observations. *Blood* 1985; **65**(4): 832–6.
49. **Waxman JH, Ahmed R, Smith D** *et al.* Failure to preserve fertility in patients with Hodgkin's disease. *Cancer Chemother Pharmacol* 1987; **19**: 159–62.
50. **Redman JR and Bajorunas DR.** Suppression of germ cell proliferation to prevent gonadal toxicity associated with cancer treatment. Workshop on Psychosexual and Reproductive Issues Affecting Patients with Cancer. New York: American Cancer Society, 1987: pp. 90–4.
51. **Fossa SD, Klepp O and Norman N.** Lack of gonadal protection by medroxyprogesterone acetate-induced transient medical castration during chemotherapy for testicular cancer. *Br J Urol* 1988; **62**: 449–53.
52. **Kreuser ED, Hetzel WD, Hautmann R and Pfeiffer EF.** Reproductive toxicity with and without LHRHA administration during adjuvant chemotherapy in patients with germ cell tumors. *Horm Metab Res* 1990; **22**: 494–8.
53. **Brennemann W, Brensing KA, Leipner N, Boldt I and Klingmuller D.** Attempted protection of spermatogenesis from irradiation in patients with seminoma by D-tryptophan-6 luteinizing hormone releasing hormone. *Clin Investig* 1994; **72**: 838–42.
54. **Masala A, Faedda R, Alagna S** *et al.* Use of testosterone to prevent cyclophosphamide-induced azoospermia. *Ann Intern Med* 1997; **126**(4): 292–5.
55. **Thomson AB, Anderson RA, Irvine DS** *et al.* Investigation of suppression of the hypothalamic–pituitary–gonadal axis to restore spermatogenesis in azoospermic men treated for childhood cancer. *Hum Reprod* 2002; **17**: 1715–23.
56. **Shetty G, Weng CCY, Bolden-Tiller OU** *et al.* Effects of medroxyprogesterone and estradiol on the recovery of spermatogenesis in irradiated rats. *Endocrinology* 2004; **145**(10): 4461–9.
57. **Kurdoglu B, Wilson G, Parchuri N, Ye W-S and Meistrich ML.** Protection from radiation-induced damage to spermatogenesis by hormone treatment. *Radiat Res* 1994; **139**: 97–102.
58. **Udagawa K, Ogawa T, Watanabe T** *et al.* Testosterone administration promotes regeneration of chemically impaired spermatogenesis in rats. *Int J Urol* 2006; **13**(8): 1103–8.
59. **Schoenfeld HA, Hall SJ and Boekelheide K.** Continuously proliferative stem germ cells partially repopulate the aged, atrophic rat testis after gonadotropin-releasing hormone agonist therapy. *Biol Reprod* 2001; **64**(4): 1273–82.
60. **Meistrich ML.** Effects of chemotherapy and radiotherapy on spermatogenesis. *Eur Urol* 1993; **23**: 136–42.
61. **Rowley MJ, Leach DR, Warner GA and Heller CG.** Effect of graded doses of ionizing radiation on the human testis. *Radiat Res* 1974; **59**: 665–78.
62. **Clifton DK and Bremner WJ.** The effect of testicular

X-irradiation on spermatogenesis in man. A comparison with the mouse. *J Androl* 1983; **4**: 387–92.

63. **Meistrich ML** and **van Beek MEAB**. Radiation sensitivity of the human testis. *Adv Radiat Biol* 1990; **14**: 227–68.

64. **van Alphen MMA, van de Kant HJG** and **de Rooij DG**. Depletion of the spermatogonia from the seminiferous epithelium of the rhesus monkey after X-irradiation. *Radiat Res* 1988; **113**: 473–86.

65. **Erickson BH**. Effect of 60 co-gamma radiation on the stem and differentiating spermatogonia of the postpuberal rat. *Radiat Res* 1976; **68**: 433–48.

66. **Erickson BH**. Survival and renewal of murine stem spermatogonia following 60 Co-gamma radiation. *Radiat Res* 1981; **86**: 34–51.

67. **Erickson BH** and **Hall GG**. Comparison of stem-spermatogonial renewal and mitotic activity in the g-irradiated mouse and rat. *Mutat Res* 1983; **108**: 317–35.

68. **Van Thiel DH, Sherins RJ, Myers GH** and **De Vita VT**. Evidence for a specific seminiferous tubular factor affecting follicle-stimulating hormone secretion in man. *J Clin Invest* 1972; **51**(4): 1009–19.

69. **Kreuser ED, Kurrle E, Hetzel WD** *et al.* Reversible germ cell toxicity after aggressive chemotherapy in patients with testicular cancer: results of a prospective study. *Klin Wochenschr* 1989; **67**: 367–78.

70. **Hahn EW, Feingold SM, Simpson L** and **Batata M**. Recovery from aspermia induced by low-dose radiation in seminoma patients. *Cancer* 1982; **50**: 337–40.

71. **Drasga RE, Einhorn LH, Williams SD, Patel DN** and **Stevens EE**. Fertility after chemotherapy for testicular cancer. *J Clin Oncol* 1983; **1**: 179–83.

72. **Orwig KE** and **Schlatt S**. Cryopreservation and transplantation of spermatogonia and testicular tissue for preservation of male fertility. *J Natl Cancer Inst Monogr* 2005; **34**: 51–6.

73. **Shuttlesworth GA, de Rooij DG, Huhtaniemi I** *et al.* Enhancement of A spermatogonial proliferation and differentiation in irradiated rats by GnRH antagonist administration. *Endocrinology* 2000; **141**(1): 37–49.

74. **Matthiesson KL, Stanton PG, O'Donnell L** *et al.* Effects of testosterone and levonorgestrel combined with a 5a-reductase inhibitor or gonadotropin-releasing hormone antagonist on spermatogenesis and intratesticular steroid levels in normal men. *J Clin Endocrinol Metab* 2005; **90**(10): 5647–55.

75. **Zhengwei Y, Wreford NG, Schlatt S** *et al.* Acute and specific impairment of spermatogonial development by GnRH antagonist-induced gonadotrophin withdrawal in the adult macaque (Macaca fascicularis). *J Reprod Fert* 1998; **112**: 139–47.

76. **Matthiesson KL, McLachlan RI, O'Donnell L** *et al.* The relative roles of follicle-stimulating hormone and luteinizing hormone in maintaining spermatogonial maturation and spermiation in normal men. *J Clin Endocrinol Metab* 2006; **91**(10): 3962–9.

第14章 精子的冷冻保存
——旧常规与新观点

E. Isachenko, V. Isachenko, R. Sanchez,
I. I. Katkov and R. Kreienberg 著
张凯 译 薛晴 曾诚 审校

概述

在辅助生殖领域很早就已开始了男性和女性配子的冷冻保存，现在人类精子的低温贮存是一项常规技术。这项技术与新鲜精子的应用相比有以下益处：①贮存的同源或供体精子可用于随后的宫内人工授精、体外受精（IVF）和单精子卵细胞质内注射；②对质量已知的供精者精液的长期贮存；③在完成适当的检测之前隔离供精；④附睾或睾丸精子/组织的冷冻保存可用于随后的单精子卵细胞质内注射或必要的诊断[1-2]。最近，由于放疗和化疗引起精子质量的显著降低，甚至最终导致不育，使生育力保存成为备受关注的"热点"[3-5]。在绝育、化疗或放疗之前，人类基因组库是保护男性遗传物质的一种有效方法。对于具有自身免疫病的男性[2,4,6-8]，或在可引起睾丸衰竭或射精障碍的某些治疗和特殊类型的外科手术之前[9]，人类基因组库也可起到保护作用。

20世纪50年代建立的冷冻保存的传统方法到目前为止仍然适用[10-11]，它是一种在严格控制的温度范围内（－10～－60℃）进行的相对慢速（1～170℃/min）的冷冻。目前不同种类细胞冷冻保存的主要步骤可概括如下：①冷冻之前加冷冻保护剂（CPAs）。它可以通过减少冰晶的产生来提高解冻后的存活率。②样品在冰点或接近冰点时接种。③细胞的解冻。④解冻之后从细胞中除去CPAs[12]。细胞可以贮存在温度非常低的环境中（低于－100℃）。但在冷冻和解冻的过程中，细胞经过两次温度区间的变化（－10～－60℃），这对细胞来说可能导致致命损伤[11]。慢速冷却的目的是在冰晶形成和高浓度溶质环境之间达到一种完美平衡，其危害源自细胞内水分结晶、渗透和冷冻损伤导致的细胞受损、细胞质破裂，甚至对细胞骨架、基因组和基因组有关的结构造成影响[13-16]。

虽有以上危害，但程序化或非程序化的传统慢速冷冻方法可以同时保存较大量的稀释精液或处理的精液，从0.25 ml至1.0 ml不等[17-19]。冷冻效果是否满意取决于解冻后精子的活力[20-22]、顶体和细胞质膜的完整性[23]、线粒体的功能活性[24-25]、DNA的稳定性[26-27]和精子细胞膜内磷脂易位的制止[28-29]。

玻璃化冷冻：一个充满希望的新方向

目前这些有效的冷冻方法引发出了一个合理的问题："为什么我们需要发展其他技术？其与目前冷冻系统相比有什么优

势?”这一“新”技术就是玻璃化冷冻，它比传统的慢速冷冻方法更有益。玻璃化冷冻无需建立专门的冷冻程序，无需应用渗透性冷冻保护剂，它更快、更简单，也更便宜，可获得解冻后精子的高活力，可有效保护精子免受冷冻损伤[30-33]。玻璃化冷冻是将细胞直接浸入液氮中（LN_2）进行冷却，因此避免了大的细胞内冰晶的形成[34]。在日常工作中，使用高浓度渗透性冷冻保护剂的玻璃化冷冻方法在 1985 年成功运用于鼠胚[35]，目前可以成功用于雌性配子[36-37]和胚胎[38-39]的冷冻保存，但是因为玻璃化冷冻方法产生的渗透压和细胞毒性作用[13,40]，所以不能用于精子的冷冻保存。继青蛙[41]和鸡[42]精子的成功玻璃化冷冻之后，随后的研究[43-44]中再也没有出现过成功的例子，这一方向的研究停滞了 40 年。目前，玻璃化冷冻作为一种极快速的冷冻保存方法[45]，正在被广泛研究和应用于胚胎[46]和卵子[26,47]的冷冻保存，除少数报道外[26-27,30,32-33,48-53]，很少用于精子的冷冻保存。

目前，自然多样性的保存技术可分为两大类：①原位保存——独立物种在自然状态下的保存；②异位保存——结合育种计划对独立物种的遗传物质进行保存[54]。在人类医学，男性配子的冷冻保存可以为男人和男孩提供生育力保存的可能。在发现甘油和非渗透性冷冻保护剂对植物冷冻稳定性的有效作用后，人们通常会想到建立冷冻库，用于遗传物质的低温贮存[55]。进一步的研究发现，甘油可用于哺乳动物的精子冷冻[56-59]。这些经验方法在 20 世纪 50 年代发展起来后用于许多物种的冷冻保存，到目前为止仍然适用，并已开启渗透性冷冻保护剂的新时代。然而，以前的精子冷冻保存技术并不能完全保护冻存后或解冻后的精子活力，冷冻保存后或解冻后的精子活力会降至冷冻前的 50%，并具有相当大的样本间波动[13,60]。因为精子活力这一变量被认为第一个受到冷冻保存的影响[61]，所以冷冻保存后精子活力降低的问题至关重要，然而精子受损的机制、机械和（或）理化病因仍不清楚。细胞受损的原因可能是机械性的细胞损伤和渗透性损伤，机械性的细胞损伤是由细胞内或细胞外的冰晶形成造成的，而渗透性损伤是由于传统的冷冻过程中广泛的细胞收缩。解冻过程也会对细胞造成影响，可能是由于过度渗透膨胀[10,62]。慢速冷冻所伴随的这两种细胞受损问题归因于精子细胞膜的理化性损伤，这是由脂质相变和（或）增加的脂质过氧化作用、大量的活性氧的产生[63]以及冷冻后精子活力[24,64]的丧失造成的。在传统冷冻过程中用于抑制细胞内冰晶形成的渗透性和非渗透性冷冻保护剂可能会因所谓的 CPAs 毒性对细胞造成损害[30]。在冷冻和（或）解冻的过程中[62,65]，CPAs 对细胞的渗透性和化学效应会对细胞膜造成损伤，这种损伤激活细胞凋亡机制[66]，导致染色质损伤[67]。所有这些发现提示，除了冰晶形成，慢速冷却，特别是精子的解冻在本质上对细胞有害。

与传统的慢速冷冻相比，玻璃化冷冻技术是一个不错的替代选择，尽管有其自身局限性。

玻璃化冷冻的工作原理

Luyet 认为玻璃化冷冻与生命体系不兼容，应尽可能避免[34]。但他也认为小型生命体系的冷冻存在超高速冻结的可能，可以避免大的冰晶形成并创造一个玻璃化的（玻璃似的）状态[34]。但是玻璃化冷冻这一想法的出现并不是器官玻璃化冷冻的开始，因其难以达到 Luyet 对冻融速度的要求[34]。众所周知，对于一些北极植物，玻璃化冷冻是冷冻保存的一种自然方式[68]。相比慢速冷冻，在玻璃化冷冻过程中整个溶液状态保持不变，水不凝结，所以没有冰晶的形成[69]。玻璃化冷冻的物理定义是一种低温环境下液体的凝固（水迅速冷却，从液体状态变成一种玻璃样的状态），通过冷却过程中黏度的极度升高[70]而不是通过冰晶的形成来实现。Fahy 是这样解释的："…样品的黏度变得越来越大，直到分子固体化，样品不再是液态，而是有一种固体的性状"[69]。然而，玻璃化冷冻是一种与高浓度冷冻保护剂相关的快速冷冻方法。不可避免地，这是生物学上的问题和技术上的难题[71]。

有两种方法可以实现细胞内水的玻璃化：

1. 提高温度传导的速度。

2. 增加冷冻保护剂的浓度。

此外，通过使用小剂量的高浓度冷冻保护剂（<1 μl）和 15 000～30 000℃/min 的高冷却速度可以实现（例如：$\Delta T_{-196℃至25℃}=221℃/0.5\ s=5$）。玻璃化冷冻的策略是通过减少细胞外水的冰晶形成量和消除所有细胞内水的结晶形成来实现的。

在冻融过程中，大量不含冰的溶液的玻璃化冷冻实现了溶液的近乎玻璃样固化（参见之前的描述[30]），这一过程大大快于平衡冷冻（此过程有冰的形成）。溶液的玻璃化冷冻通过与高浓度（3.5～8.0 mol/l）可渗透的 CPAs 的相对慢速结合，达到适度的冷却速度（105℃/min），或者通过大量溶液的固化来实现。通过将样品直接浸入 LN_2 中，在低于溶液玻璃化转变的温度下突然快速冷却可以使大量溶液固化。因此，冷却过程中玻璃化状态的形成（和某些分子调控）伴随着纯水或溶液黏度的极度升高（与冷却速度成正比）。在玻璃化状态，所有的物理-化学变化过程都被完全抑制。大家知道，醇类（包括乙二醇）、胺类（包括酰胺）、糖类、无机盐和大分子（包括蛋白质和多糖）以及二甲基亚砜（DMSO）（极性非质子溶剂是指拥有质子性溶剂中离子的溶解能力，但缺乏酸性氢，并具有高介电常数和高极性的溶剂）[12]可以对细胞起到冷冻保护作用。但同时我们也知道速度最快的渗透性 CPAs（最常被使用的，如乙烯和丙二醇、甘油、DMSO）对活细胞有毒性影响[72-74]。高浓度渗透性 CPAs（临界 CPA 浓度，Cv）的毒性效应可能通过一些非渗透性 CPAs［如糖类（碳水化合物）、聚合物（聚乙烯吡咯烷酮）、多元醇（聚乙二醇）、多糖（聚蔗糖）、胺（乙酰胺、甲酰胺）、无机盐类（枸橼酸钠、硫酸铵）、蛋白质（白蛋白、抗冻肽/糖肽）、磷脂（蛋黄粉）］或者通过两种或多种渗透性和非渗透性冷冻保护剂的联合使用得到降低[72]。通常，为了提高渗透性冷冻保护剂甘油引起的渗透压降低，会将糖类用于精子的冷冻保存，甘油作为一个附加的溶剂，具有降低介质渗透压的特性[75]。例如，糖类和渗透性 CPAs 的联合使用[76]会对这样的冷冻混合物的玻璃化性质造成极大的影响，会降低渗透性 CPAs 对胚胎和卵母细胞的毒性，并且明显降低有效冷冻保护所需要的渗透性冷冻保护剂的浓度[77]。通常将非渗透性的化合物掺入到玻璃化溶液，在玻璃化之前，细胞在这种溶液中培养有助于细胞脱去更多的水分，并且减少细胞在具有毒性效应的冷冻保护剂中的暴露时间。糖类和非渗透性冷冻保护剂具有以下独特的性能并不出人意料：在细胞脱水的过程中它们可以抵消渗透压的降低（作为渗透缓冲剂减少渗透冲击，后者可能源于冷冻贮存后冷冻保护剂的稀释），同时起稳定细胞膜的作用[48,78-80]。细胞自然含有的高浓度蛋白质有助于玻璃化冷冻。细胞外玻璃化比细胞内玻璃化需要更高浓度的冷冻保护剂。结果表明，在某些情况下，聚合物可以使 Cv 减少平均 7%，在静水压增加的情况下可减少多达 24%[70]。早期研究对玻璃化溶液中增加大分子溶质以促进玻璃化冷冻的潜在有利影响进行了评估[81]。

这些聚合物可以通过减少冷冻保存中产生的机械应力来保护胚胎免遭冷冻损伤[82]。它们可以通过显著减少达到玻璃化本身需要的冷冻保护剂的量来改变这些溶液的玻璃化性能[83]，从而使细胞免遭冷冻损伤，也可以通过影响玻璃化溶液的黏度和降低冷冻保护剂的浓度以减少其毒性作用来使细胞免遭冷冻损伤。

此外，聚合物可能会建立一个黏性基质包围细胞，在冻融过程中也可以抑制结晶的产生[81]。实际上，O'Neill 发现加入聚乙二醇（PEG）后会大大提高冷冻保存以后卵母细胞的活力，并且极大地减少仅用玻璃化溶液时出现的变异[84]。将细胞暴露于一种预冷的浓缩液的等级系列中可能会减少渗透性 CPAs 的毒性效应。上述这些方法的结合使用和冻融速度的增加都可以减少冷冻保护剂的毒性和渗透效应。

提高冷却速度可以通过使用电子显微镜网络[85]，或通过一个可以允许有效减少单一渗透性冷冻保护剂浓度的尼龙环，或者通过渗透性冷冻保护剂的混合使用代替单一的渗透性冷冻保护剂[40]。这样的冷冻保存溶液小剂量（0.1～1.0 μl）直接浸入 LN_2，以协助实现最大冷却速度。最佳的冷却速度可以通过下列特别设计的装载系统来实现：开放式麦管[86]、Flexipet 剥卵管[40]、微滴[87]、电子显微镜铜网[88]、半麦管系统[89]、冷冻盖[90]、小尼龙线圈[91]或者尼龙网[92]、冷冻环[93]、冷冻薄片[94]和冷冻尖端[95]等。所有这些组装体系已成功常规应用于人类和动物生殖医学领域卵子和胚胎的玻璃化冷冻[47,96-101]。根据作者的经验，在没有“传统的”CPAs 的情况下，达到细胞内和细胞外都实现玻璃化冷冻的高冻融速度是能够实现的[30,33]。通常，玻璃化冷冻要求的冻融速度和 CPAs 浓度呈负相关。换句话说，冻融的进程越快，达到无冰玻璃化所需要的临界溶质浓度就越低[34,41,77]。考虑到冷冻保护剂的生物和理化效应以及玻璃化冷冻中的高浓度使用，冷冻保护剂的毒性成为玻璃化冷冻低温生物学中一个关键限制因素已不足为奇[34,41]。为了避免这种毒性，作者等实现了超快速冻融——（0.5～1.0）$\times 10^6$ K/min，使用的是一种类似精液或血液溶质浓度的相对稀的玻璃化冷冻介质（约 12%的总溶质含量），从而“复兴”了 Luyet 的原始玻璃化冷冻方法。

精子玻璃化冷冻技术

Luyet 的杰出工作开启了玻璃化冷冻的时代[34]。在玻璃化冷冻鸡的精子之后，Shaffner 对青蛙精子的玻璃化冷冻证实了 Luyet 玻璃化冷冻技术的成功[42]。然而，这一技术后续应用于包括人类在内的不同物种的精子冷冻，并没有达到预期结果，精子存活率很低或缺失[43-44]，原因是精子在高的冷却速度下耐受了低浓度的 CPAs。随后 25 年未在这一方面进行过积极研究，1980 年 Rall 和 Fahy 重新开始了这一方向的基础研究[35]。他们运用高浓度的 CPAs 和相对低的冻融速度探讨鼠胚的玻璃化冷冻。这一举动开启了运用该技术到不同种类细胞，包括不同生物组织的新视野。运用于其他哺乳动物细胞的玻璃化冷冻方法也同样适用于精子的玻璃化冷冻[102]。然而，由于高浓度渗透性冷冻保护剂和高冷却速度（2000～30 000℃/min）的联合使用导致的致命的渗透效应和可能的化学变化，将这一技术完全外推运用于男性配子是不可能的。

事实上，运用“传统”玻璃化方法冷冻人类精子会导致非常低的精子存活率或零精子存活率。其促进了探索不需要有潜在毒性的高浓度 CPAs 的玻璃化冷冻方法这一想法的产生。70 年的冷冻生物学经验显示，成功的玻璃化冷冻技术并不是总需要冷冻保护剂的存在。在这方面的第一次研究得出的是相反的结果。玻璃化冷冻技术研究的创始者 Luyet 发现非常快速地冷却小样本可以在不损失生命力的前提下达到玻璃化冷冻的效果[34]。接下来 Jahnel[103] 和 Parkes[104] 对无冷冻保护剂时人类精子的冷冻保存进行了研究，使用装有大量精子悬浮液（几毫升）的玻璃或金属管将精子冷冻在 LN_2 和液氦（−269.5℃）中。他们没有得到预期的结果，似乎是因为难以获得一个足够快速的解冻方法。后来所有使用这种方法尝试玻璃化冷冻哺乳动物精子的研究都得到的是低或零精子存活率的结果[43-44]，最主要是因为冷冻保护剂的浓度相对较低而冻融的临界速度太高。这种情况也就表明了为何只有使用高浓度的渗透性冷冻保护剂或与非渗透性冷冻保护剂联合使用[105]才能实现玻璃化冷冻。然而，传统的玻璃化冷冻需要介质中有高比例的渗透性冷冻保护剂（30%～50%，而慢速冷冻是 5%～7%），但是由于致死性的渗透效应[65,70]，这种方法并不适合精子的玻璃化冷冻。有报道称，通过添加或移除 CPAs 的优化方案可能会在冷冻前的平衡阶段显著减少这些物质对男性配子的损伤效应[13,62,65,106]。但是，根据专门讨论这一主题的大量出版物，一般必须注意，对于大多数物种，精子不能耐受玻璃化冷冻技术传统使用的高浓度冷冻保护剂。雄性配子的特质可能是一个显著因素：细胞的低温敏感性取决于精子头部的性状和大小。各种哺乳动物（公猪、公牛、公羊、兔子、猫、狗、马、人）的对比研究显示，精子头部大小和低温稳定性成反比（表 14.1[107]）[108]。在上面提到的物种中，人的精子头部最小，拥有最高的低温稳定性[10]。所有这些都考虑了之后，作者相信，在没有或少量渗透性冷冻保护剂存在及样品相对小（从几毫升到几百微升）的情况下，人类精子的玻璃化冷冻可能会成功实现。这样的组合可能会获得一个非常快速的冻融模式。2000 年时 Bischof 的研究组[106]对此方法进行了理论预测。他们认为理论上精子的最佳冷却速度之一是 5000～7000℃/min。几年之后，作者已能够证实这一理论性的正确性。在初步的研究中，作者证明了无渗透性冷冻保护剂使人类精子实现成功玻璃化冷冻的可能性，其中选择 1%人血清白蛋白（human serum albumin，HSA）作为非渗透性冷冻保护剂[30,33]。选择的装载系统是自己生产的冷冻环。为了研究这种冷冻保存方法的有效性，作者将它与传统的慢速冷冻做了比较，冷冻保存后使用分裂的精子样本对精子的生理参数进行对比。使用无渗透性冷冻保护剂的玻璃化冷冻技术，运用冷冻环作为装载系统对精子进行悬浮冷冻保存。接着，将一个精子悬浮液样本（滴液体积 20 μl）放到一个铜环（直径 5 mm）上，然后再直接浸入 LN_2 中。冷冻环的解冻是将冷冻环放入装有 10 ml 37℃预热的精子培养液的离心管中剧烈搅动。常规传统的慢速冷冻使用的是法式麦管[109]和标准的冷冻保护液（TYBG，Scandinavian IVF

表 14.1　哺乳动物精子头部大小（约计）与配子对冷冲击的稳定性之间的关系

	公猪	公牛	公羊	兔子	猫	狗	公马	人
长度（μm）	90	9.1	8.1	7.7	7.7	7.0	6.5	4.6
最大宽度（μm）	5.0	4.7	4.0	4.5	3.2	5.0-	3.4	3.2
预测面积（$μm^2$）	37.5	34.2	—	28.0	—	+	15.2	10.8
精子对冷冲击的敏感性	++++	+++	+++	++	+		+	+

From Watson and Plummer[107] *with permission*

Science，瑞典）。上游法处理精子，解冻后按惯例立即用冷冻保护剂冻存的精子有38%的活力，相比之下，采用无冷冻保护剂的玻璃化冷冻的精子有 49%的活力。形态正常的精子的数量在两种冷冻保存方法中没有显著差异（使用渗透性冷冻保护剂的慢速冷冻组中形态正常的精子比例为27%，使用无渗透性冷冻保护剂的玻璃化冷冻组为 26%，$P>0.01$）。无冷冻保护剂的程序化冷冻明显减少了精子的所有可变参数。

冷冻会对细胞造成染色质损伤等不利影响，这与诱变效应明显相关[23]。有研究表明，IVF[110] 和单精子卵细胞质内注射(ICSI)[111]的受精率与 DNA 碎片相关。作者通过彗星试验研究了玻璃化冷冻后精子DNA 凋亡的发生（彩图 14.1）。作者对白蛋白的评估[26]显示，在冷冻，特别是重新解冻/复苏的过程中，没有发生抗结晶性[112]，这是由于样品和细胞量小、溶液黏度高以及冻融速度高[30]。作者的研究显示，DNA 完整性方面没有显著差异，不受冷冻

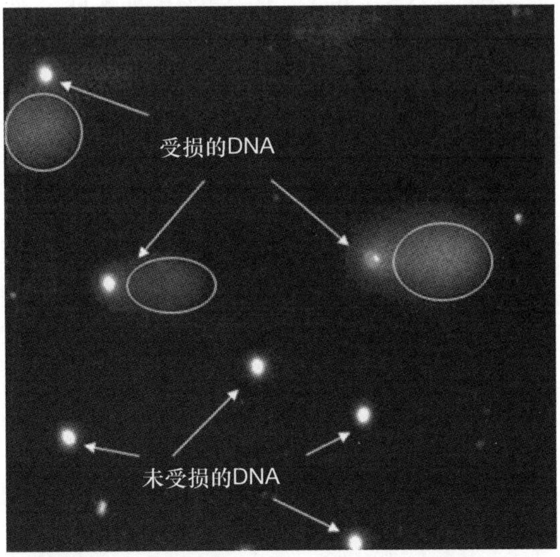

彩图 14.1　解冻后受损的 DNA 和未受损的 DNA。使用 SYBR 绿色荧光染色（浓度为 1：200）。在正常细胞，荧光限于核区；未损伤的 DNA 是超螺旋的，离核区不远。DNA 受损的细胞，碱处理解开 DNA，从核区释放出碎片，形成所谓的“彗星尾”（环绕）

模式和冷冻保护剂的影响（$P>0.05$）（图 14.2）[26]。作者发现玻璃化冷冻精子的DNA 完整性与标准慢速冷冻和解冻精子的DNA 完整性存在可比性。玻璃化冷冻方法的精子 DNA 完整性不受影响（$P>0.05$）。作者的研究结果支持 Schrader 研究组[113] 和Duty[114]的研究结果。对于使用或不使用冷冻保护剂的精子，或对于使用慢速冷冻或快速冷冻的样本，上述作者发现精子染色质结构方面没有差异[113]。他们建议对精子 DNA 进行单一装载，这样可以避免其发生细胞内液体转移和冻融周期中结晶核形成。用玻璃化冷冻的精子和人卵子进行体外受精可获得成功，并发展到胚泡期[33]。

对玻璃化冷冻技术的下一步改进是将精子悬浮液直接浸入 LN_2 中（图 14.3[115]）[32,49]。玻璃化之后，将 30 μl 的样本立即浸入 LN_2 中。通过电温度计测定金属薄片的温度。冷却 5 min 后，将溶液-前驱物-固体（solution-precursor-solid，SPS）微滴置于预冷却的 LN_2 冷冻管中，直至下次使用。解冻时，将沉淀颗粒直接放入装有 10 ml 37℃预热的精子培养液的离心管中剧烈搅动。

基于前期的数据和糖类的特性，作者决定使用点滴法调查研究冻融时二糖蔗糖对精子冷冻的保护作用。这项研究特别致力于蔗糖对于精子活力的支持作用，防止精子获能和顶体反应的人工诱导，并在玻璃化冷冻或解冻过程中支持线粒体的稳定性。使用双荧光金霉素（CTC）-Hoechst 33258 染色技术[116]发现，顶体反应和精子获能是可行的（彩图 14.4）。

研究结果显示，与只添加 HSA 的培养液（45%）或无冷冻保护剂的纯培养液（19%）相比，在培养液中添加 1%HSA 和 0.25 mol/L 蔗糖可以使精子解冻后的活力增加至 57%（图 14.5a）[32]。相比无任何添加的纯培养液（2.5%），精子在只添加 HSA

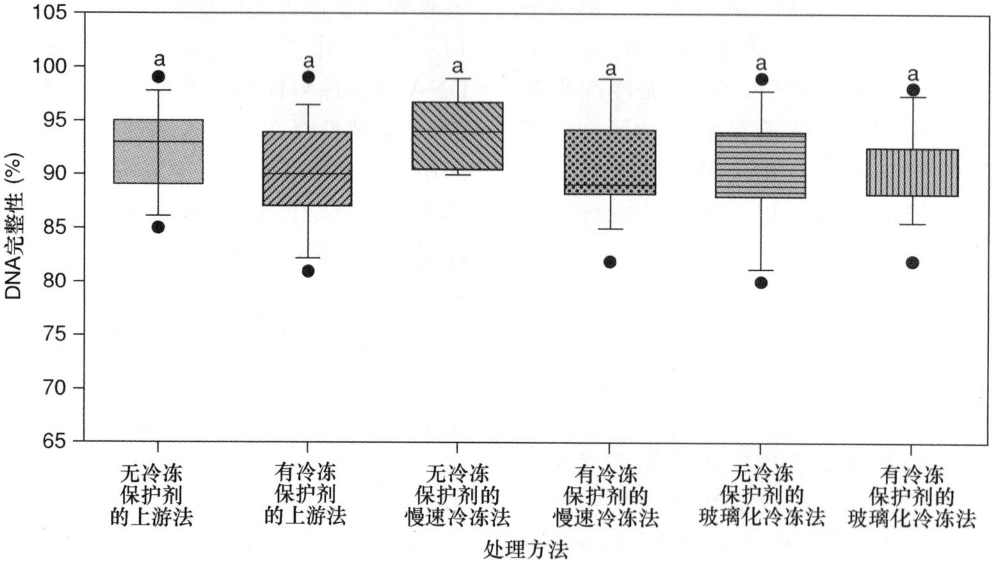

图 14.2 按照不同处理和冷冻保存方法分组的精子 DNA 完整性。横条代表了中位数、25%值和 75%值、最小值和最大值。各处理组中不同字母的横条代表显著性差异（$P<0.05$）。*With permission from Isachenko et al.*[26]

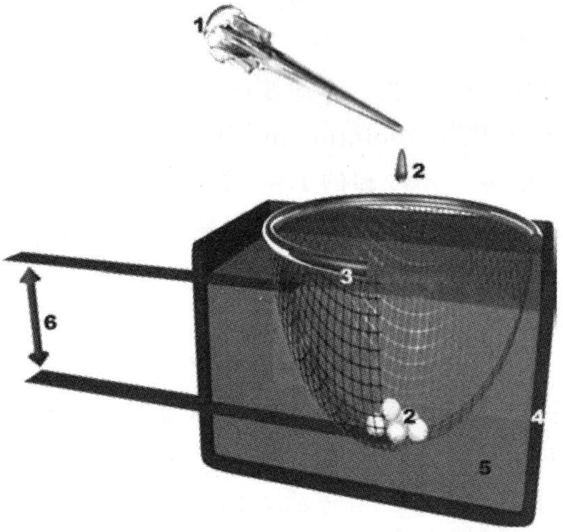

图 14.3 精子玻璃化冷冻程序图解。(1) 容积可调的单道移液管（30 μl）。(2) 精子悬浮液。(3) 滤器。(4) 泡沫箱。(5) LN_2。(6) 滤器底部和 LN_2 表面间的距离（最小 3 cm）。*With permission from Isachenko et al.*[115]

的培养液中培养 24 h 后可获得 21%的活动率。精子在添加 HSA 和蔗糖两种非渗透性物质的冷冻保存培养液中培养 24 h 后可获得 32%的活动率。作者的研究数据显示，解冻后添加 HSA 和蔗糖的培养液组精子获能比例的增加情况与对照组相比无显著差异（HSA：7%；HSA＋蔗糖：11%；对照组：9%；$P>0.1$）。精子的顶体反应在两种添加剂组（HSA 和蔗糖）为 6%，在一种添加剂组（HSA）为 11%，在控制组为 10%（$P>0.05$）。精子的生理条件，如获能或顶体反应，不受冷冻保护培养液组分的影响（图 14.6），也不受玻璃化冷冻技术的影响（图 14.5b）。作者的研究结果与 Esteves 等[117]的研究数据一致，发现获能和发生顶体反应的精子数目在对照组和实验组之间没有统计学差异。根据研究数据，冷冻保存后的顶体反应可能涉及一些复杂机制的改变而非由获能引起的生理学的改变。然而，目前对人类精子常规传统的冷冻保存不会引起获能或顶体反应，但也不会充分保护线粒体的完整性[24-25]。

作者通过使用一种独特的荧光阳离子染料——5，5'，6，6'-tetachloro-1-1'，3，3'-tetraethyl-benzamidazolocarbocyanin iodide（即通常所说的 JC-1）[118]监测线粒体膜潜力（M ΔΨ）的变化来评估线粒体的活性（彩

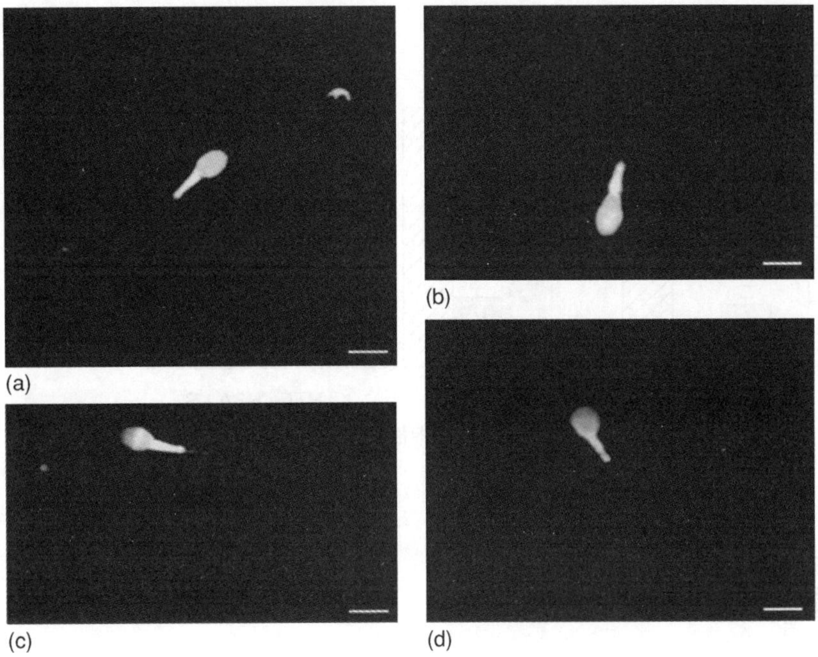

彩图 14.4　未获能的精子（a）、获能的精子（b）、发生顶体反应的精子（c）和死精子（d）的图例。在每张图观察至少 200 个精子并确定 3 个样图（图 14.2）。（a）精子头部荧光均匀（未获能的精子）。（b）顶体后区荧光减弱，顶体区荧光相对较亮（获能的精子）。（c）精子头部整体荧光，除了中间的一条薄弱荧光带（顶体反应的精子）。采用配备了放大 400 倍的 485/520 nm 激发滤光片的 Zeiss Axiolab 荧光显微镜观察载玻片。用滤光器装置 09（450～490 nm）观察死精子。死精子的头部显示蓝色荧光（图 14.2d）。*With permission from Isachenko et al.*[115]

图 14.7）。按照制造商的线粒体通透性检测试剂盒 AK-116 的说明进行本试验（MIT-E-Ψ™，BIOMOL® International LP，Plymouth Meeting，PA），该试剂盒可用于细胞凋亡起始的早期发现。然而，健康成年人射出的精子不会凋亡[119]，它们缺乏细胞凋亡所必需的酶和信号通路，也缺乏橘红色荧光反应，因精子线粒体与这种阳离子探针的结合意味着能量保存功能的丧失。线粒体最有可能发生解偶联而不是膜损伤，但解偶联的线粒体意味着精子异常，因此线粒体活性有助于确定解冻后精子的存活率。早前发现线粒体活性和生存力对冷冻保存引起的损伤相当易感[25]。但有人认为目前用于人类精子冷冻保存的传统冷冻技术能够很好地保护这些组织结构免受损伤[24-25]。非渗透性冷冻保护剂对线粒体膜也表现出稳定的冷冻保护效果（图 14.5c）。研究发现纯培养液对其无冷冻保护效果（8%），添加 HSA 和蔗糖的培养液与只添加 HSA 的培养液相比更有效（分别为 65%和 33%，$P<0.05$）。

遗憾的是，这些方法有一个较大的技术缺陷，即不能避免与 LN_2 的直接接触。目前存在大量有关不同种类生物材料冷冻保存在 LN_2 中出现微生物污染的报道[120-123]。鉴于此，需要发展一种可以让生物材料与 LN_2 隔开的特别装载系统。但是，需要注意装载系统会显著降低冷却速度，解冻后会产生不良的结果。因此，有必要去尝试和发展一种可避免与 LN_2 直接接触的无菌玻璃化冷冻技术。为实现这一目标，有必要去探究玻璃化的冻融速度是否是最影响精子参数的因素。依据 Luyet 的著名研究，抗结晶性和冷却过程中形成的冰晶增长是促进细胞在重新升温和解冻的过程

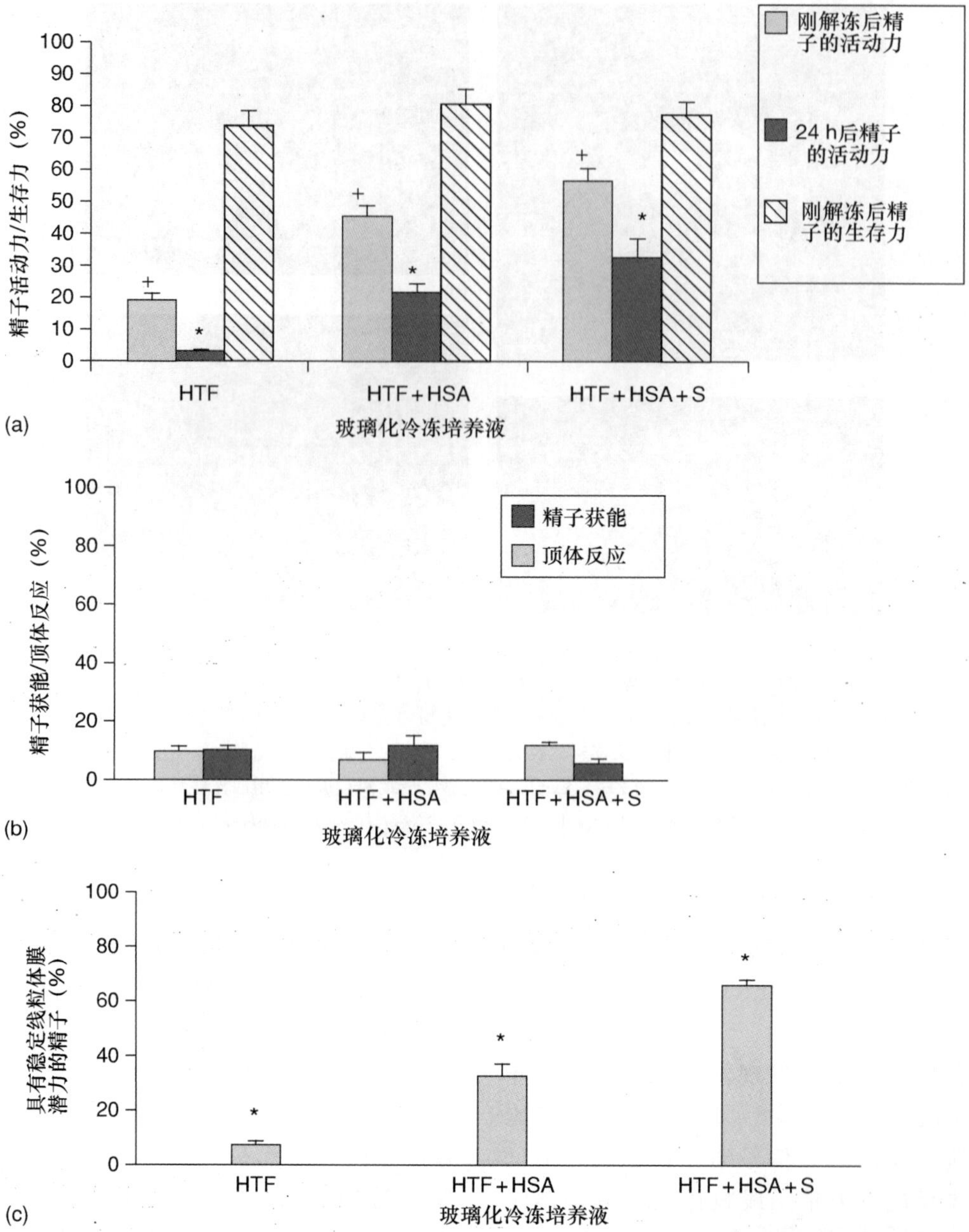

图 14.5 （a）人输卵管培养液（HTF）单独或与人血清白蛋白（HSA）结合或 HSA 和蔗糖结合对玻璃化冷冻精子的活动力和生存力的冷冻保护效果。（b）HTF 单独或与 HSA 结合或 HSA 和蔗糖结合对玻璃化冷冻精子的获能和顶体反应诱导的冷冻保护效果。（c）HTF 单独或与 HSA 结合或 HSA 和蔗糖结合对玻璃化冷冻精子的线粒体膜完整性的冷冻保护效果。星号表示各组值间的差异有统计学意义（$P<0.05$）。*With permission from Isachenko et al.*[115]

中受损的关键因素[34,41]。为了加快升温的速度，作者将样品直接放入热的液体中，温和地搅拌，以确保有高解冻率。这一过程抑制了大量的玻璃化细胞内液体的抗结晶性（再结晶），以及由于解冻的高速度和超短时导致的细胞内晶体大小无法控制的增加。作者估计[30,124]在冷却过程中，不会发生升温析晶（特别是细胞内），原因如下：①冷冻培养液和小样品的黏度高；②细胞内基质和小细胞的黏度高，水分含量少，

《生育力保存的原则与实践》勘误表

页码	位置（正文）	原文	改正
译者前言	左侧第 1 行	1728 年	1790 年
译者前言	左侧第 3 行	288 年	226 年
9	左侧第 5 行	促性腺激素释放激素	促性腺激素
20	右侧第 4 行	达到 20 Gy	低于 20 Gy
20	右侧第 5 行	达到 30 Gy	低于 20 Gy
20	右侧第 13 行	会产生性功能障碍	会产生性腺功能障碍
55	图 5.1	中等风险 COS＋来曲唑＋GnRHa＋取卵 5 年他莫昔芬＋GnRHa	中等风险 考虑 COS：来曲唑＋GnRHa＋取卵 5 年他莫昔芬＋GnRHa
55	图 5.1	＞35 岁 COS＋来曲唑＋GnRHa＋取卵 5 年他莫昔芬＋GnRHa	＞35 岁 考虑 COS：来曲唑＋GnRHa＋取卵 5 年他莫昔芬＋GnRHa
56	右侧第 1～2 行	GnRH 激动剂可能导致永久闭经	尽管 GnRH 激动剂可能减少永久性闭经的发生
75	左侧第 19～20 行	卵母细胞成熟的正常生理是从子宫开始的，由促性腺激素诱发并持续发生。	卵母细胞成熟的正常生理是从宫内开始的，持续发生，最初不依赖于促性腺激素。
76	右侧倒数第 7 行	肝细胞	干细胞
117	左侧第 6 行	窦前卵泡	窦卵泡
117	右侧第 2 行	异常物质	遗传物质
123	左侧第 1 行	（胚泡）	（生发泡期）
123	左侧第 2～3 行	分裂生成的	具有减数分裂能力的
125	右侧第 2～3 行	卵母细胞/胚胎必需使大量的 mRNA 和蛋白质存活下来	卵母细胞/胚胎必需依靠储备的 mRNA 和蛋白质生存
132	左侧第 1～2 行	②高浓度溶液从细胞外进入细胞内，结晶形成冰晶（溶液损害）	②当结晶并形成冰晶（溶液损害）时，液体水从细胞外液中被去除，而使细胞暴露于高浓度的溶液中

页码	位置（正文）	原文	改正
133	左侧第1～2行	膨胀	异常（收缩）
168	左侧第10～13行	生精小管包含生精细胞，后者包括干细胞和分化的精原细胞、精母细胞、精子细胞及成熟的精子和支持细胞，能支持和调控生精细胞的分化	生精小管包含生殖细胞和支持细胞，前者包括干细胞和分化的精原细胞、精母细胞、精子细胞及成熟的精子，后者能支持和调控生殖细胞的分化
168	左侧第21行	生精细胞	体细胞
169	左侧第4行	GnRH	GnRH激动剂
171	右侧第4行	GnRH	GnRH激动剂
171	右侧第8～10行	抑制促性腺激素、治疗期间睾丸内注射睾酮等都未能保护性腺功能	治疗期间注射睾酮，抑制促性腺激素及睾丸内睾酮水平都未能保护性腺功能
226	左侧第22行	蒽环类药物	烷化剂
247	右侧倒数第5行	GnRH	GnRHa
290	左侧倒数第9～10行	麦管中人工培养的卵母细胞保存在约−7℃的环境中10 min	麦管中的卵母细胞在约−7℃进行人工植冰，并维持这一温度约10 min
296	右侧倒数第2行	人工授精	授精
301	图24.4	＞2000℃/min	＞20 000℃/min
313	左侧第19～20行	妊娠后盆腔放疗会导致早产……	盆腔放疗后妊娠会发生早产……
313	左侧倒数第5行	功能恢复	取卵
315	右侧倒数第7行	性腺治疗	性腺毒性治疗
68	右侧第10行	GnRH	**译者注：**原文如此，但应为GnRHa
322	图26.3	每天1 mg醋酸亮丙瑞林	**译者注：**原文如此，临床上应用每天0.1 mg醋酸亮丙瑞林
324	右侧第3行	2 mg/d（肌内注射）	**译者注：**原文如此，国内临床应用剂量20 mg/d（肌内注射）

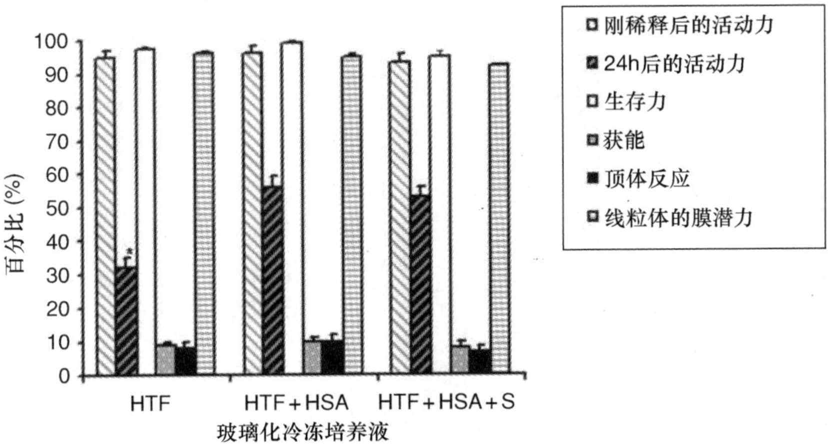

图 14.6　冷冻保存前人输卵管培养液（HTF）单独或与人血清白蛋白（HSA）结合或 HSA 和蔗糖结合对精子活动力、生存力、获能激活、顶体反应诱导和线粒体膜完整性的影响。除了体外培养 24 h 后的活动力（$P<0.05$），各组间的差异无统计学意义（$P>0.1$）。*With permission from Isachenko et al.*[115]

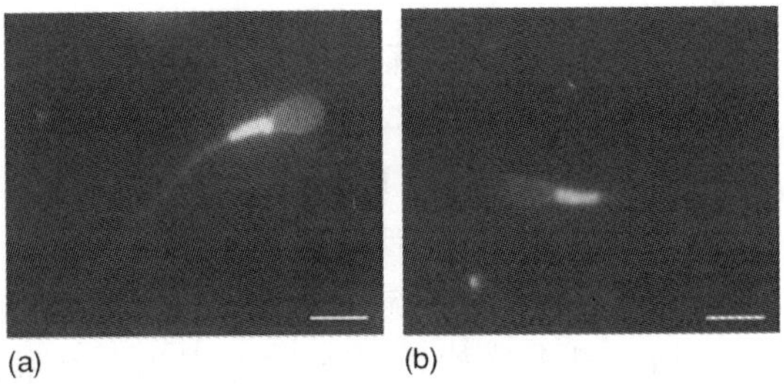

彩图 14.7　未受损的（a）和受损的线粒体（b）图例。在未受损的线粒体，线粒体的膜潜力（M ΔΨ）是未受损伤的，JC-1 试剂聚集在未受损的线粒体内，显示红色荧光。在作者的研究中，中段是黄色的，正如预期的那样，JC-1 试剂聚集显示的红色荧光与分散在整个细胞质膜的 JC-1 单体显示的绿色荧光相融合。在受损的线粒体，M ΔΨ 是受损的，JC-1 试剂分散在整个细胞，显示绿色荧光。使用一种独特的荧光阳离子染料，5，5'，6，6'-tetachloro-1-1'，3，3'- tetraethyl-benzamidazolocarbocyanin iodide（即通常所说的 JC-1）来监测 M ΔΨ 的变化

区域化程度高；③解冻速度非常快（高于冷却速度）[112,125]。

作者的结果[27]支持这一数据。结果显示玻璃化冷冻时，160～250℃/min 的冷却速度联合非常快的解冻模式（38℃）足以保护约 60%的活力。使用“慢速”玻璃化冷冻后，活动精子的复苏结果与“快速”玻璃化冷冻后的结果无统计学差异（图 14.8）。DNA 完整性大约为 90%，不受玻璃化冷冻方式的影响。IVF 结局显示新鲜人类精子样品与上游法处理的无 CPA 样品（直接将样品放入 LN_2 或氮蒸气中进行玻璃化冷冻）相比，具有基本相同的受精潜力（表 14.2）。这不足为奇，因为人类精子包含的大量蛋白质、糖类和其他成分使细胞内基质高度黏稠并区域化。精子头部体积小和高度区域化对于慢速冷却模式的玻璃化冷冻会造成影响。这种情况下，即使这种相对“慢速”的冷却过程开始时只形成小的（非致命的）结晶，也会有充足的时间去大量增长。这种亚稳系统的一个主要问题就是结晶的再生和解冻过程的抗结晶性。所有这些研究结果使作者推断，即使在低速冷却条件下，也可以实现人类精子细胞内玻璃化冷冻的可能性。在这些研究结果的引导下，作者改进了两种无菌技术（图 14.9）[49]。第一次改进使用一个开放式麦管在 LN_2 中进行无菌冷冻（图 14.9a），操作如下：通过毛细效应将 5～10 μl 精子悬浮液吸入开放式麦管中[86]。用超声手持式封口机将开放式麦管密封到一个无菌的 0.5 ml 人工授精麦管中，然后将其浸入 LN_2。

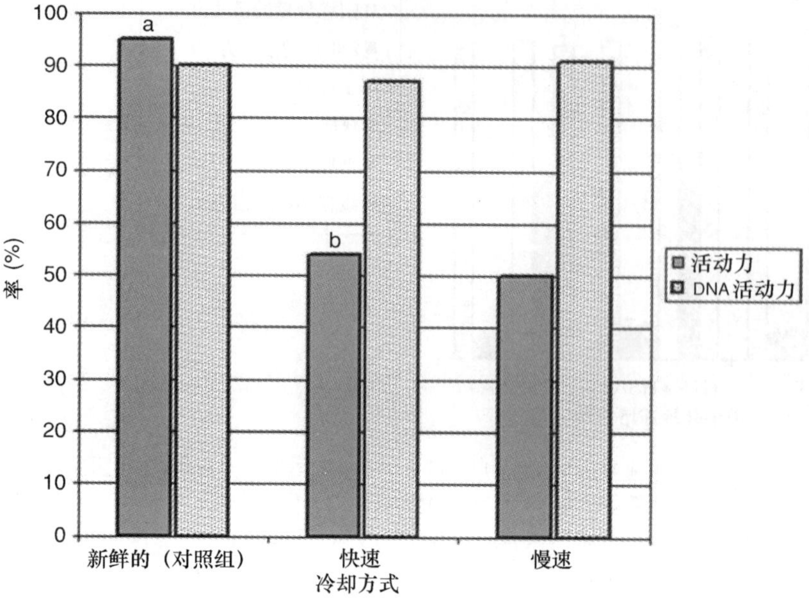

图 14.8 无冷冻保护剂的快速（玻璃化冷冻）和慢速（冷冻）冷冻保存后精子的活动力和 DNA 的完整性。玻璃化冷冻的精子组和慢速冷冻的精子组间的相应率值无统计学差异（$P_{a-b}<0.05$）。*With permission from Isachenko et al.*[27]

第二次改进（图 14.9b），使用一个开放式人工授精麦管进行 LN_2 中无菌冷冻[49]，操作如下：将 1～2 μl 样品放入人工授精麦管内壁，离底部不远。使用标准切割麦管（Cut Standard Straw，CSS）也可达到同样的作用（图 14.10），CSS 是在一个标准的 0.25 ml 人工授精麦管上切割一个约 45°的角[77]。将 CSS 放入一个无菌的 0.5 ml 人工授精麦管中，密封方法同开放式麦管。将开放式麦管或人工授精麦管从装载系统中取出后，浸入装有 1 ml 37℃ SPM 的 1.5 ml 微量离心管中进行快速升温。

玻璃化冷冻技术四次改进的对比研究发现，与未经处理的上游法对照组相比，所有冷冻保存方案都会造成精子活动力下降 40%。在所有冷冻保存方案中，这些参数无显著统计学差异[49]。

最近，CSS 无菌玻璃化冷冻技术应用于每毫升含有 13×10^6 活动精子、<50% 向前活动的精子和<30%形态正常精子的精液冻存[126]。上述方法在智利完成，获得 Temuco de La Frontera 大学伦理委员会的批准。人输卵管培养液（HTF）添加 1% HSA 和 0.25 mol/L 蔗糖后的最终浓度用于玻璃化冷冻[127]。用双蒸水配备 0.5 mol/L 蔗糖和 1%过滤后的 HSA，然后冻存直至使用。冷冻前稀释后，将细胞悬浮液在 37℃、5%的 CO_2 环境中维持 5 min。然后将 10 μl 精子悬浮液放入 CSS 内部底端，再装入 0.5 ml 无菌人工授精麦管中，用手持式封口机（医学技术股份有限公司，布鲁克贝格，德国）密封两端，最后浸入 LN_2 中。精子样本的解冻要比计划好的单精子卵细胞质内注射早一天，步骤如下：装载系统不完全移出 LN_2，切断 0.5 ml 麦管超出的部分，然后从装载麦管中取出 CSS，迅速浸入装有 1.5 ml、37℃ 预热、添加 1% HSA 的 HTF 的 2 ml Eppendorf 管中。解冻速度非常快，大约 90 000℃/min。接下来，精液通过 340 g 转速 3 min 离心浓缩。将所得沉淀重新悬浮于 10 μl 同样的液体中，用于下一步的培养评估和 ICSI 操作。使用一个 Makler 室在放大 400 倍的低倍镜下评估精子的活力。同时评估以下参数：前进运动精子数（“a”和“b”），存活状态、顶体反应、精子获能，线粒体膜稳定性（M ΔΨ）。解冻后 30 min，精子的生理形态

表 14.2　无冷冻保护剂的“快速”和“慢速”冷冻保存后精子的受精特点：体外受精和培养的结果

全部获卵数 (n)	新鲜精子（对照组）				快速玻璃化冷冻的精子				慢速冷冻的精子			
	获卵数 (n)	16 h，2PN 和 3PN 数 (n)	48 h，4～6 卵裂球数 (n)	56 h，EB 和 BL 数 (n)	获卵数 (n)	16 h，2PN 和 3PN 数 (n)	48 h，4～6 卵裂球数 (n)	56 h，EB 和 BL 数 (n)	获卵数 (n)	16 h，2PN 和 3PN 数 (n)	48 h，4～6 卵裂球数 (n)	56 h，EB 和 BL 数 (n)
4	2	2	移植 2 个	—	1	1	1	1	1	1	1	1
6	3	2	移植 2 个	—	2	2	2	1	1	1	1	0
8	4	3	移植 3 个	0	2	2	1	0	2	2	2	2
10	5	4	移植 3 个	1	2	1	1	1	3	2	1	1
12	5	5	移植 3 个	1	3	2	2	2	4	4	3	1
12	6	4	移植 3 个	0	3	3	1	1	3	3	2	1
13	6	4	移植 3 个	0	3	2	2	1	4	3	2	1
15	8	7	移植 3 个	2	3	2	2	2	4	3	2	2

2PN，卵母细胞有 2 个原核；3PN，卵母细胞有 3 个原核；EB，早期胚泡；BL，胚泡。

使用快速玻璃化和慢速玻璃化两种方法冷冻的精子的受精没有差异（$P>0.01$）。

With permission from Isachenko et al.[27]

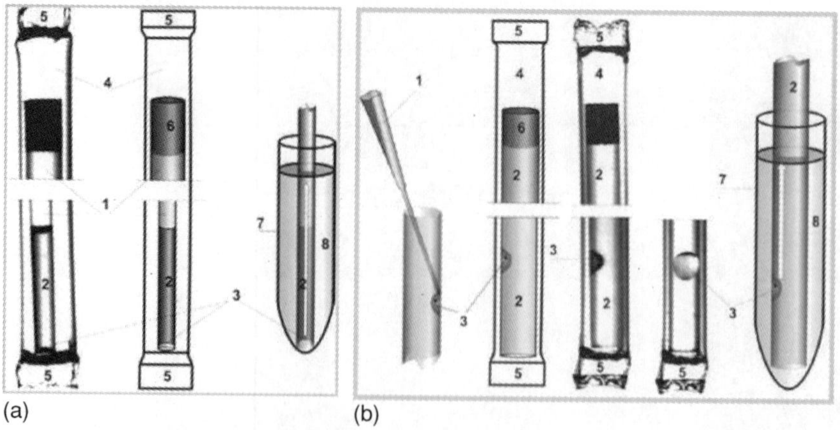

图 14.9 精子无菌玻璃化冷冻技术的两种改进方法。(a) 精子"开放式麦管"玻璃化冷冻和解冻的容器和方法。(1) 开放式麦管。(2) 精子悬浮液 (5～10 μl)。(3) 半月板的悬架。(4) 90 mm 麦管。(5) 90 mm 麦管的高温密封端。(6) 90 mm 麦管的标记端。(7) 解冻管。(8) 解冻液。白色箭头指示精子悬浮液解冻和上游的方向。(b) 精子开放式麦管玻璃化冷冻和解冻的容器和方法。(1) 移液管的尖端。(2) 开放式麦管。(3) 精液滴 (0.5～2 μl)。(4) 90 mm 麦管。(5) 90 mm 麦管的高温密封端。(6) 90 mm 麦管的标记端。(7) 解冻管。(8) 解冻液。白色箭头指示精子悬浮液解冻和上游的方向。*With permission from Isachenko et al.*[49]

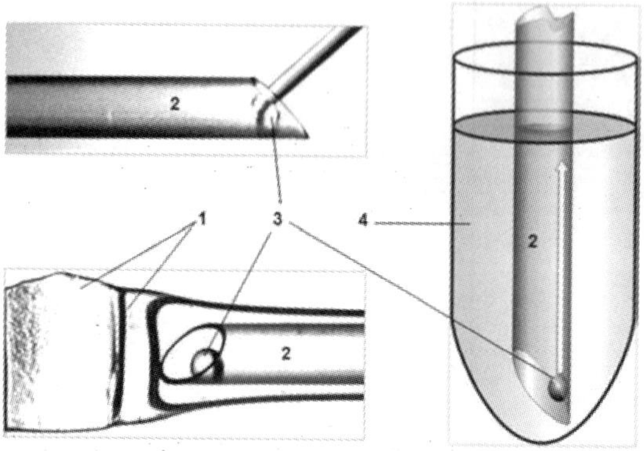

图 14.10 使用标准切割麦管 (CSS) 容器进行玻璃化冷冻的图片和解冻方案。(1) 0.5 ml 封闭式麦管。(2) 标准切割麦管。(3) 载有胚胎的玻璃化冷冻液。(4) 解冻管和消除冷冻保护液管。*With permission from Isachenko et al.*[77]

参数的率值如下：85%有活动力 (a+b)，10%有获能迹象，5%有顶体反应迹象，70%精子有未受损的线粒体膜。

为诱发超排卵，使用促性腺激素释放激素 (GnRH) 类似物微小剂量的长方案进行垂体抑制，接着通过与卵泡刺激素 (FSH) 和人绝经期促性腺激素的再结合刺激卵巢。

在注射 10 000 IU 的人绒毛膜促性腺激素 (hCG) 36 h 后取 10 个卵丘-卵母细胞复合体。用 80 IU/ml 的透明质酸酶剥卵，然后将玻璃化冷冻/解冻的精子显微注射入 8 个成熟的 MⅡ 期卵母细胞中。18 h 后，6 个卵母细胞正常受精。胚胎体外培养 48 h 后在超声引导下移入宫腔 (有回声提示的 Frydman 超软导管，CCD，法国)。

移植 15 天以后，记录 148 IU/L 的 β-hCG 值，在妊娠 7 周时经超声确诊为临床双胎妊娠，并且足月出生 2 个健康宝宝。

玻璃化冷冻适用于 IVF、ICSI 和人工授精吗？

与传统的慢速冷冻相比，所有玻璃化冷冻技术的改进都只容许小剂量的精子悬浮液的冷冻保护 (0.5～30 μl)。因此，程序化或非程序化的传统慢速冷冻方法[17-19]的有利之处在于能够同时保存相对大量的稀释过的新鲜精液或处理后的精液 (0.25～1.0 ml)[20-22,50]。鉴于此，作者接下来的研究目标就是发展一种无菌玻璃化冷冻技术，可以处理大量精子悬浮液。这种方法可用于需要大剂量的精液 IVF 或宫内人工授精。

作者之前关注的慢速玻璃化冷冻和快速解冻的研究结果[27]有助于发展一种可处理大剂量精子悬浮液的无菌玻璃化冷冻技术[128]。原因在于，与简单直接接触 LN_2 的方法相比，装载系统可大大降低冷却速度。解冻过程通过温和搅拌大剂量的解冻（37℃）精子培养液（5 ml）以加速融化，并去除麦管两端未封闭的内容物解决了这一问题。这样的系统容许热量通过塑料壁从解冻精子培养液转移到样品，同时，解冻液和固体样品间可以直接接触（图 14.11）。这种麦管的装载和解冻满足了解冻的速度需要和精子生存的重要参数需求。通过核实玻璃化冷冻/冷冻前后的研究结果，作者分析了精子的活动力，并且使用敏感性高的方法分析了细胞的完整性和功能。

应用流式细胞术（FACSCalibur，Becton Dickinson）分析如下：

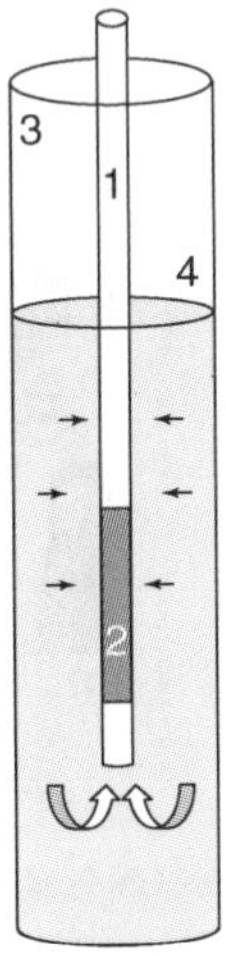

图 14.11　一个玻璃化冷冻精子的解冻方案。(1) 麦管样品。(2) 精子样品。(3) 15 ml 塑料离心管。(4) 精子培养液。箭头指示热量移动的方向，经过麦管塑料壁从解冻精子培养液到玻璃化冷冻的精子。麦管样品底部的大箭头指示麦管里解冻精子培养液的运动方向。解冻精子培养液和玻璃化冷冻精子样品的直接接触加速了溶解速度

1. 线粒体膜潜在完整性。为评估线粒体的活动性，作者使用一种独特的荧光阳离子染料，5，5'，6，6'-tetachloro-1-1'，3，3'-tetraethyl-benzamidazolocarbocyanin iodide（即通常所说的 JC-1）[118]来监测 M $\Delta\Psi$ 的变化。

2. 细胞质膜的完整性（Cytoplasmic membrane integrity，CMI）。使用 LIVE/DEAD 精子活力试剂盒通过核酸染色探针分子（SYBR-14 染料）和碘化丙啶（propidium iodide，IP）来评估质膜完整性。

3. 顶体膜完整性（Acrosomal membrane integrity，AMI）。使用 Mendoza 等[129]描述的技术来评估顶体膜完整性。

4. 磷脂酰丝氨酸易位（Phosphatidylserine translocation，PST）。作者使用 anexin V-FITC 染色技术（APOPTEST™-FITC，Nexins Research，荷兰）来判定精子的磷脂酰丝氨酸易位。

5. DNA 碎片水平。作者使用原位末端标记法（TUNEL）（原位细胞凋亡检测试剂盒，荧光素，Roche Applied Science，美国）来判定精子的 DNA 碎片水平[130]。这种方法是基于在细胞凋亡早期发现单链和双链的 DNA 断裂。

将这种技术的研究结果与传统慢速冷冻技术进行比较。将上游法处理后的所有新鲜精液的全部上清液进行离心，然后用同样的培养液将精液稀释到每毫升 5×10^6 个精子，最后等分为三份。第一份上游法处理后的未冷冻精液作为对照组，第二份是传统冷冻组，第三份是玻璃化冷冻组。

依据常规程序进行传统冷冻/解冻，使用精子冻存液在 LN_2 蒸气中冻存 30 min（−80℃，高于 LN_2 表面 10 cm 处）。评估前冷冻样品储存至少 24 h。精子的解冻在 37℃的水浴中进行，340 g 离心洗涤 5 min，沉淀再重新悬浮于 HTF-HSA 培养液中。

适用于相对大剂量（100 μl，相比于小

剂量的1～30 μl）精子悬浮液的玻璃化冷冻/解冻方法[128]的步骤如下（图 14.12a～f）：经上游法处理后的精子悬浮液与 0.5 mol/L 蔗糖液（终浓度为 0.25 mol/L）按 1∶1 稀释到每毫升 5×10^6 个精子的终浓度。玻璃化冷冻需要半个 0.25 ml 的塑料麦管，因此需要将麦管切成两部分，将一端进行深色标记。接下来的所有操作都严格在水平位置进行，以防精子悬浮液的丢失。从半个麦管未标记的一端填充 100 μl 的精子悬浮液。然后黏着带水平放入装载麦管中，先密封另一端，再密封这端。随后用镊子将麦管装载系统（straw packaging system，SPS）严格保持在水平位置，浸入 LN_2 中 5 s，以防精子悬浮液流入装载麦管中。使用前至少在 LN_2 中储存 24 h。

精子悬浮液的解冻步骤如下（图 14.12 g、h）：在将 SPS 移出 LN_2 之前需要找到精子悬浮液填充麦管的深色标记端。这段 SPS 为 1.0～1.5 cm，用镊子将其从 LN_2 中移出。切断装载麦管的末端，然后在 200 μl 移液器吸头的协助下固定精子悬浮液填充麦管，迅速从装载麦管中移出然后浸入到含有 37℃ 预热的 10 ml HTF-HSA 培养液的 15 ml 塑料管中，温和搅拌以加速溶解，移出内容物。解冻后，340 g 离心 5 min 沉

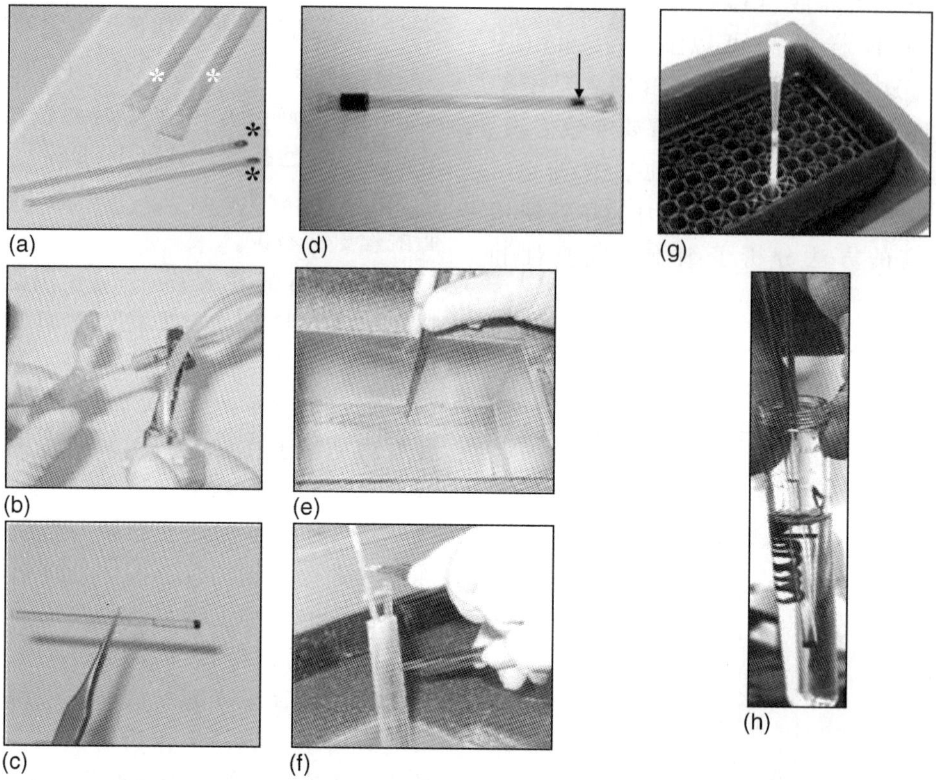

图 14.12 大剂量精子悬浮液的玻璃化冷冻过程。(a) 对半剪开，并以深色标记一端（深色星号）的 0.25 ml 塑料麦管和一个 0.5 ml 装载麦管（白色星号）。(b) 从半截麦管未标记端填充精子悬浮液。(c) 密封填充了精子悬浮液的半截麦管的两端。(d) 保持在水平位置，填充了精子悬浮液的 0.25 ml 半截麦管一端做标记（箭头所指），放入一个 0.5 ml 的装载麦管中，密封两端。(e) 用镊子将密封的装载麦管保持在水平位置，然后直接浸入 LN_2 中 5 s，以防精子悬浮液流入装载麦管中。(f) 冷冻样品储存在 LN_2 中。用镊子将密封的麦管（Sealed Pulled Straw，SPS）（1.0～1.5 cm）的深色标记端从 LN_2 中移出，然后切断装载麦管的末端。(g) 在 200 μl 移液器吸头（Eppendorf AG，汉堡，德国）的协助下固定精子悬浮液填充麦管，然后迅速从装载麦管中移出并（h）浸入到含有 37℃ 预热的 6 ml 人输卵管培养液（HTF）和人血清白蛋白（HSA）培养液的 15 ml 塑料管中，温和搅拌以加速溶解并移出内容物

淀精子，沉淀重新悬浮于 HTF-HSA 培养液中。作为对照，冷冻保存前，作者试验了传统冷冻中使用的基础培养液（HTF-HSA）、玻璃化培养液（HTF-HSA-蔗糖）和测试卵黄缓冲（TYB）培养液对精子生理参数的影响（图 14.13、14.14）。图 14.13 显示了解冻后在 37℃ 和一定 CO_2 气压条件下继续培育 1 h 后的精子活力和体外培养 24 h 后的精子活力。这些数据结果表明，作者最新改进的适用于相对大剂量精子悬浮液（100 μl，相比于小剂量的 1～30 μl）的玻璃化冷冻方法得到了解冻后的高精子活力（62%）和令人满意的体外培养 24 h 后的活力（22%）。其中体外培养 24 h 后的活力与慢速冷冻（24%）相比无统计学差异。事实上，所有研究结果与慢速冷冻技术的结果均相似。

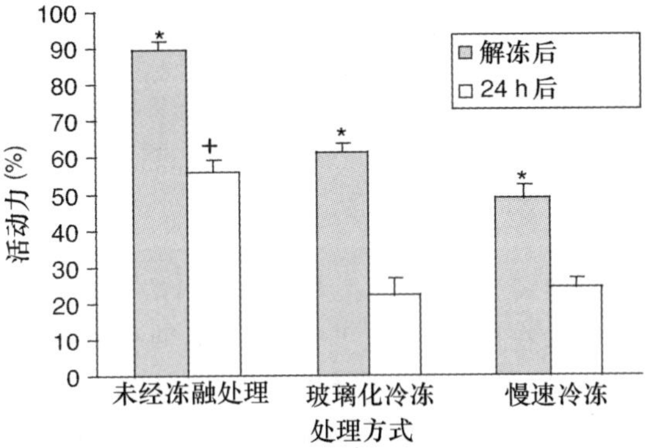

图 14.13 不同的精液处理方式对解冻/融化后和 24 h 体外培养后的精子活力的影响。各上标符代表有显著性差异（$P<0.05$）

图 14.14 显示了处理方式对线粒体膜潜在稳定性 M ΔΨ、细胞质膜和顶体膜、低温获能（磷脂酰丝氨酸易位）诱导及 DNA 碎片水平的影响。数据显示与传统冷冻的精子相比（30%，$P<0.05$），无菌玻璃化冷冻技术对线粒体膜（图 14.14a）潜在稳定性（72%）有显著的保护效应。

两种冷冻保存方法都显著影响了细胞质膜的完整性，但相比于玻璃化冷冻（54%），传统慢速冷冻对细胞质膜的保护效应明显较低（30%，$P<0.05$）。

无菌玻璃化冷冻和传统冷冻都对顶体膜的完整性有消极影响（分别为 28.0%±6.9% *vs.* 41.4%±2.5%，$P<0.05$，图 14.14c）。虽然应用无菌玻璃化冷冻技术后顶体膜的稳定性降低，但是精子的完整性指数与顶体膜未受损的传统冷冻精子数相比无统计学差异。

值得注意的是，与传统冷冻精子的磷脂酰丝氨酸定量指标相比（20%，$P<0.01$），这种玻璃化冷冻技术强烈抑制了磷脂酰丝氨酸易位（2%，图 14.14d）。无菌玻璃化冷冻方法和传统冷冻方法（图 14.14e）对细胞的 DNA 完整性均无消极影响（$P>0.5$）。

对男性配子长期贮存的未来展望

从理论和常规低温生物学来讲，冷冻细胞和组织的长期贮存仍然难以解决，未来的研究需要纳米技术的参与。未来研究基于的原理是细胞的发育率取决于冷冻保护剂的浓度和冻融的速度。现在，低温生物学研究正在探究玻璃化冷冻技术和冻干（冻干法）技术。

对于男性配子的长期贮存，玻璃化冷冻技术是一个未来发展的方向，因为其便宜、快速并可成功适用于不同类型的生殖细胞（不同成熟阶段）、体细胞和干细胞，组织似乎也可以。由于可降低溶液的玻璃化转变温度，渗透性冷冻保护剂：

- 确实抑制了冷冻
- 在玻璃化状态保持了一定的机动性

无渗透性冷冻保护剂的玻璃化冷冻也可以使我们：

- 避免冷冻保护剂的毒性和渗透压
- 避免冷冻保护剂对细胞质膜和线粒体膜的损伤

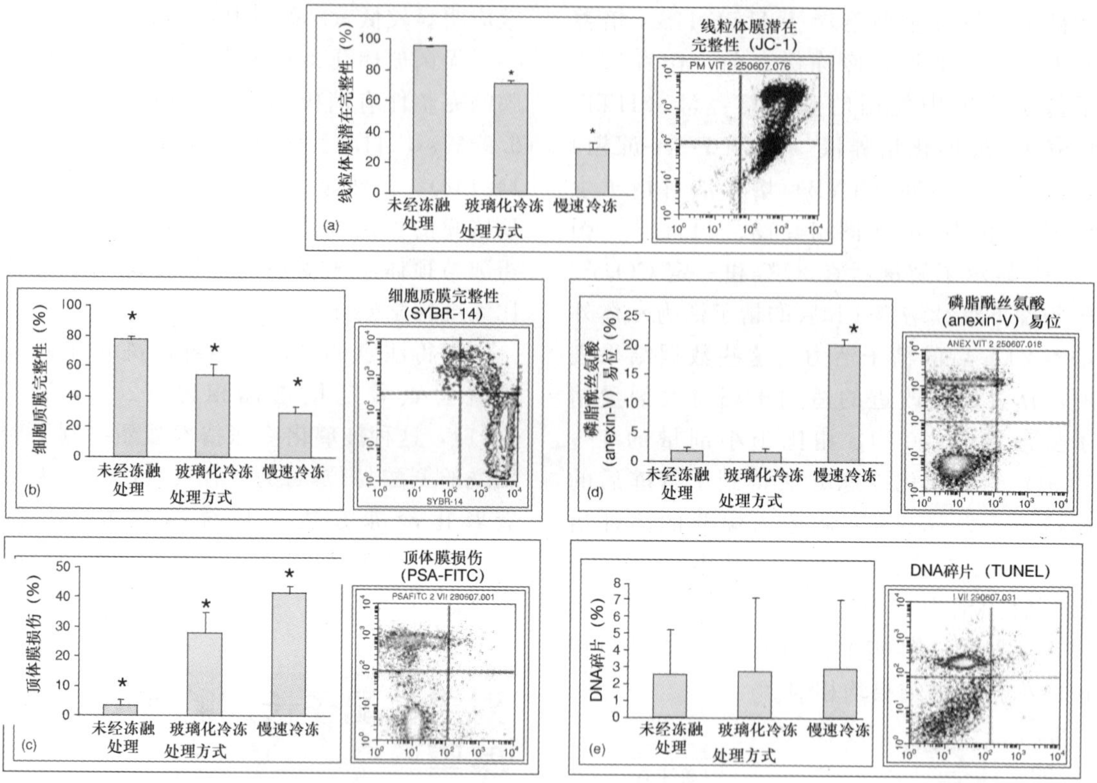

图 14.14 精液处理方式对精子线粒体膜潜在完整性、细胞质膜完整性、顶体膜完整性、磷脂酰丝氨酸稳定性和DNA碎片水平的影响。(a) 线粒体膜潜在完整性。(b) 细胞质膜的完整性。(c) 顶体膜完整性。(d) 磷脂酰丝氨酸(anexin-V)的易位能力。(e) DNA碎片水平。各上标符代表有显著性差异（$P<0.05$）

- 保护细胞质膜和线粒体膜，以防脂质过氧化和活性氧的形成
- 避免DNA损伤

对于男性配子的长期贮存，冻干技术是另外一个未来发展的方向。这种方法在保存材料的贮存和运输方面价格低，因为这些生物材料既可以储存在4℃，也可以在环境温度下运输。这种技术非常适用于基因组（细胞核）的保存，因为核生存能力不等同于细胞生存力，核不受冷冻/干燥的损害[131-135]。2003年，Yanagimachi研究组的Ward指出：①冻干过程本身会引起精子的异常，但无冷冻保护剂的冷冻方法不会。②冷冻的精子和冻干精子的长期贮存都不会影响其基因的完整性[136]。无冷冻保护剂的冷冻方法成功率高、简单、有效，但同所有常规的精子贮存方法一样，冻干方法也同样需要LN_2，但精子可以储存在4℃，也可以在环境温度下运输。两种保存方法都很成功，但通过对携带独特基因和基因突变的小鼠的研究发现，无冷冻保护剂的快速冷冻是一种更优的精子保存方法。冻干后细胞仍然保持基因组的完整性，可以通过核转移技术获得子代[131,137-138]。在这种情况下，通过干燥法对小鼠精子的长期保存有经济和物流上的吸引力[139]。

结论

- 通过无渗透性冷冻保护剂的玻璃化冷冻方法冻存人类精子是可行的。将精子直接浸入LN_2中或者预先冷冻在氮蒸气中，然后在这两种情况下快速解冻。

- 解冻速度在玻璃化冷冻中起决定性作用，与细胞类型无关。
- 正常精子样本的精子 DNA 是稳定的，与处理方式无关。
- 混合的非渗透性冷冻保护剂（HSA 和蔗糖）可以显著增强线粒体的完整性，抑制获能和顶体反应过程的开始。
- 无渗透性冷冻保护剂的玻璃化冷冻过程能有效保护精子的重要生理参数。
- 适用于大剂量（100 μl）精子悬浮液的改良无菌玻璃化冷冻技术保持了精子的所有功能。
- 与传统冷冻相比，这种方法快速、简单，不需要特别的低温生物学设备。
- 通过对精子活动力和长期生存力的评估，作者发现所研究的四种方法都可以有效使用，但首推无菌玻璃化冷冻技术，因为它最大限度地降低了微生物污染的潜在危害。

参考文献

1. **Keel BA** and **Webster BW**. Semen analysis data from fresh and cryopreserved donorejaculates: comparison of cryoprotectants and pregnancy rates. *Fertil Steril* 1989; **52**: 100–5.
2. **Nijs M** and **Ombelet W**. Cryopreservation of human sperm. *Hum Fertil* 2001; **4**: 158–63.
3. **Meistrich ML, Vassilopoulou-Sellin R** and **Lipshultz LI**. Adverse effect of treatment: gonadal dysfunction. In: DeVita VT, Hellman S and Rosenberg SA (eds.), *Cancer. Principles and Practice of Oncology*, 7th edn. Philadelphia: Lippincott Williams and Wilkins, 2005: pp. 2560–74.
4. **Trottmann M, Becker AJ, Stadler T** *et al.* Semen quality in men with malignant diseases before and after therapy and the role of cryopreservation. *Eur Urol* 2007; **52**: 355–67.
5. **Quinn B** and **Kelly D**. Sperm banking and fertility concerns: enhancing practice and the support available to men with cancer. *Eur J Oncol Nurs* 2000; **4**: 55–8.
6. **Sanger WG, Oslon JH** and **Sherman JK**. Semen cryobanking for men with cancer – criteria change. *Fertil Steril* 1992; **58**: 1024–7.
7. **Brannigan RE** and **Sandlow JI**. Cryopreservation of sperm after chemotherapy. *J Androl* 2008; **29**: e1–2.
8. **Ginsberg JP, Olge SK, Tuchman LK** *et al.* Sperm banking for adolescent and young cancer patients: sperm quality, patient, and parent perspectives. *Pediatr Blood and Cancer* 2008, **50**: 594–98.
9. **Donnelly ET, Steele EK, McClure N** *et al.* Assessment of DNA integrity and morphology of ejaculated spermatozoa from fertile and infertile men before and after cryopreservation. *Hum Reprod* 2001; **16**: 1191–9.
10. **Gao D, Mazur P** and **Critser J**. Fundamental cryobiology of mammalian spermatozoa. In: Karow AM and Critser JK (eds.), *Reproductive Tissue Banking*. London: Academic Press, 1997: pp. 263–328.
11. **Mazur P**. Kinetics of water loss from cells at subzero temperatures and the likelihood of intracellular freezing. *J Gen Physiol* 1963; **47**: 347–69.
12. **Karow AM**. Pharmacological interventions in vitro. In: Karow AM and Critser JK (eds.), *Reproductive Tissue Banking*. London: Academic Press, 1997: pp. 201–5.
13. **Critser JK, Huse-Benda AR, Aaker D** *et al.* Cryopreservation of human spermatozoa. III. The effect of cryoprotectants on motility. *Fertil Steril* 1988; **50**: 314–20.
14. **Perez-Sanchez F, Cooper TG, Yeung CH** *et al.* Improvement in quality of cryopreserved spermatozoa by swim-up before freezing. *Int J Androl* 1994; **17**: 115–20.
15. **Mazur P, Rall WF** and **Rigopoulos N**. Relative contribution of the fraction of unfrozen water and of salt concentration to the survival of slowly frozen human erythrocytes. *Biophys J* 1981; **36**: 653–75.
16. **Fraga CG, Motchnik PA, Shigenaga MK** *et al.* Ascorbic acid protects against endogenous oxidative DNA damage in human sperm. *Proc Natl Acad Sci U S A* 1991; **88**: 11003–6.
17. **McLaughlin EA, Ford WC** and **Hull MG**. A comparison of the freezing of human semen in the uncirculated vapour above liquid nitrogen and in a commercial semi-programmable freezer. *Hum Reprod* 1990, **5**: 724–8.
18. **Yin HZ** and **Seibel MM**. Human sperm cryobanking. Use of modified liquid nitrogen vapor. *J Reprod Med* 1999; **44**: 87–90.
19. **Stanic P, Tandara M, Sonicki Z** *et al.* Comparison of protective media and freezing techniques for cryopreservation of human semen. *Eur J Obstet Gynecol Reprod Biol* 2000; **91**: 65–70.
20. **Zavos PM, Sofikitis N, Toda T** *et al.* Improvements in qualitative characteristics of cryopreserved human spermatozoa following recovery via the SpermPrep II filtration method. *Tohoku J Exp Med* 1991; **165**: 283–90.
21. **Sawetawan C, Bruns ES** and **Prins GS**. Improvement of post-thaw sperm motility in poor quality human semen. *Fertil Steril* 1993; **60**: 706–10.
22. **Larson JM, McKinney KA, Mixon BA** *et al.* An intrauterine insemination-ready cryopreservation method compared with sperm recovery after conventional freezing and post-thaw processing. *Fertil*

Steril 1997; **68**: 143–8.

23. **Hammadeh ME, Askari AS, Georg T** *et al.* Effect of procedure on chromatin stability, morphological alteration and membrane integrity of human spermatozoa in fertile and subfertile men. *Int J Androl* 1999; **22**: 155–62.
24. **O'Connell M, McClure N** and **Lewis SEM**. The effect of cryopreservation on sperm morphlogy, motility and mitochondrial function. *Hum Reprod* 2002; **17**: 704–9.
25. **Meseguer M, Garrido N, Martinez-Conejero JA** *et al.* Role of cholesterol, calcium, and mitochondrial activity in the susceptibility for cryodamage after a cycle of freezing and thawing. *Fertil Steril* 2004; **82**: 514–15.
26. **Isachenko E, Isachenko V, Katkov II** *et al.* DNA integrity and motility of human spermatozoa after standard slow freezing versus cryoprotectant-free vitrification. *Hum Reprod* 2004; **19**: 932–9.
27. **Isachenko V, Isachenko E, Katkov II** *et al.* Cryoprotectant free cryopreservation of human spermatozoa by vitrification and freezing in vapor: effect on motility, DNA integrity, and fertilization ability. *Biol Reprod* 2004; **71**: 1167–73.
28. **Schuffner A, Morshedi M** and **Oehninger S**. Cryopreservation of fractionated, highly motile human spermatozoa: effect on membrane phosphatidylserine externalization and lipid peroxidation. *Hum Reprod* 2001; **16**: 2148–53.
29. **Duru NK, Morshedi M, Schuffner A** *et al.* Cryopreservation-thawing of fractionated human spermatozoa and plasma membrane translocation of phosphatidylserine. *Fertil Steril* 2001; **75**: 263–8.
30. **Isachenko E, Isachenko V, Katkov II** *et al.* Vitrification of human spermatozoa without cryoprotectants: review of problems and practical success. *Reprod Biomed Online* 2003; **6**: 191–200.
31. **Isachenko E, Isachenko V, Katkov II** *et al.* DNA integrity and motility of human spermatozoa after standard slow freezing versus cryoprotectant-free vitrification. *Hum Reprod* 2003; **19**: 932–9.
32. **Isachenko E, Isachenko V, Katkov II** *et al.* Acrosomal status and mitochondrial activity of human spermatozoa vitrified with sucrose. *Reproduction* 2008; **136**: 1–8.
33. **Nawroth F, Isachenko V, Dessole S** *et al.* Vitrification of human spermatozoa without cryoprotectants. *Cryo Letters* 2002; **23**: 93–102.
34. **Luyet BJ**. The vitrification of organic colloids and of protoplasm. *Biodynamica* 1937; **1**: 1–14.
35. **Rall WF** and **Fahy GM**. Ice-free cryopreservation of mouse embryos at −196°C by vitrification. *Nature* 1985; **313**: 573–5.
36. **Nagy ZP, Chang CC, Shapiro DB** *et al.* The efficacy and safety of human oocyte vitrification. *Semin Reprod Med* 2009; **27**: 450–5.
37. **Cao YX** and **Chian RC**. Fertility preservation with immature and in vitro matured oocytes. *Semin Reprod Med* 2009; **27**: 456–64.
38. **Rezazadeh Valojerdi M, Eftekhari-Yazdi P, Karimian L** *et al.* Vitrification versus slow freezing gives excellent survival, post warming embryo morphology and pregnancy outcomes for human cleaved embryos. *J Assist Reprod Genet* 2009; **26**: 347–54.
39. **Son WY, Chung JT, Gidoni Y** *et al.* Comparison of survival rate of cleavage stage embryos produced from in vitro maturation cycles after slow freezing and after vitrification. *Fertil Steril* 2009; **92**: 956–8.
40. **Liebermann J, Tucker M, Graham J** *et al.* Blastocyst development after vitrification of multipronucleate zygotes using the Flexipet denuding pipette (FDP). *Reprod Biomed Online* 2002; **4**: 148–52.
41. **Luyet BJ** and **Hoddap A**. Revival of frog's spermatozoa vitrified in liquid air. *Proc Meet Soc Exp Biol* 1938; **39**: 433–4.
42. **Schaffner CS**. Longevity of fowl spermatozoa in frozen condition. *Science* 1942; **96**: 337.
43. **Hoagland H** and **Pincus G**. Revival of mammalian sperm after immersion in liquid nitrogen. *J Genet Physiol* 1942; **25**: 337–44.
44. **Smith AU**. *Biological Effects of Freezing and Supercooling*. London: Edward Arnold Ltd, 1961.
45. **Silva ME** and **Berland M**. Vitrificación de blastocitos bovinos producidos in vitro con el método Open Pulled Straw (OPS): primer reporte. *Arch Med Vet* 2004; **36**: 79–85.
46. **Cervera R** and **Garcia-Ximénez F**. Vitrification of zona-free rabbit expanded or hatching blastocysts: a possible model for human blastocysts. *Hum Reprod* 2003; **18**: 2151–6.
47. **Chen S, Lien Y, Cheng Y** *et al.* Vitrification of mouse oocytes using Closed Pulled Straws (CPS) achieves a high survival and preserves good patterns of meiotic spindles, compared with conventional straws, Open Pulled Straws (OPS) and grids. *Hum Reprod* 2001; **16**: 2350–6.
48. **Koshimoto C** and **Mazur P**. The effect of the osmolality of sugar-containing media, the type of sugar, and the mass and molar concentration of sugar on the survival of frozen–thawed mouse sperm. *Cryobiology* 2002; **45**: 80–90.
49. **Isachenko V, Isachenko E, Montag M** *et al.* Clean technique for cryoprotectant-free vitrification of human spermatozoa. *Reprod Biomed Online* 2005; **10**: 350–4.
50. **Schuster TG, Keller LM, Dunn RL** *et al.* Ultra-rapid freezing of very low numbers of sperm using Cryoloops. *Hum Reprod* 2003; **18**: 788–95.
51. **Desai NN, Blackmon H** and **Goldfarb J**. Single sperm cryopreservation on Cryoloops: an alternative to hamster zona for freezing individual spermatozoa. *Reprod Biomed Online* 2004; **9**: 47–53.
52. **Hossain AM** and **Osuamkpe CO**. Sole use of sucrose in human sperm cryopreservation. *Arch Androl* 2007; **53**: 99–103.
53. **Vutyavanich T, Piromlertamorn W** and **Nunta S**. Rapid freezing versus slow programmable freezing of human spermatozoa. *Fertil Steril* 2010; **93**(6): 1921–8.
54. **Seal US**. Intensive technology in the care of ex situ population of vanishing species. In: Wilson EO (eds.), *Biodiversity*. Washington DC: National Academy

Press, 1998: pp. 289–95.

55. **Maksimov NA**. Chemical protection of plants from being killed by frost. Influence of solutions of anorganic electrolytes of the anorganic salts and salts of organic acids. Importance of euthectic point of solutions protection. In: *About Being Killed by Frost and Cold-Resistance of Plants. Experimental and Critical Investigations*. Saint-Petersburg: Frolova, 1913: pp. 242–78. [in Russian]
56. **Bernschtein AD** and **Petropavlovski VV**. Influence of non-electrolytes on viability of spermatozoa. *Bull Exp Biol Med* 1937; **3**: 21–5. [in Russian]
57. **Polge C, Smith AU** and **Parkes AS**. Revival of spermatozoa after vitrification and dehydration at low temperatures. *Nature* 1949; **164**: 666–76.
58. **Smirnov IV**. Preservation of domestic animals' semen by deep cooling. *Sovetskaja Zootechnia* 1949; **4**: 63–5. [in Russian]
59. **Milovanov VK**. *Reproductive Biology and Artificial Insemination of Animals*. Moscow, 1962. [in Russian]
60. **Esteves SC, Sharma RK, Thomas AJ** *et al*. Improvement in motion characteristics and acrosome status in cryopreserved human spermatozoa by swim-up processing before freezing. *Hum Reprod* 2000; **15**: 2173–9.
61. **Watson PF**. Recent developments and concepts in the cryopreservation of spermatozoa and the assessment of their post-thawing function. *Reprod Fertil Dev* 1995; 7: 871–91.
62. **Gao DY, Liu C, McGann LE** *et al*. Prevention of osmotic injury to human spermatozoa during addition and removal of glycerol. *Hum Reprod* 1995; **10**: 1109–22.
63. **Aitken RJ, Clarkson JS, Hargreave TB** *et al*. Analysis of the relationship between defects sperm function and the generation of reactive oxygen species in cases of oligospermia. *J Androl* 1989; **10**: 214–20.
64. **Alvarez JG** and **Storey BT**. Evidence for increased lipid peroxidative damage and loss of superoxide dismutase activity as a mode of sublethal cryodamage to human sperm during cryopreservation. *J Androl* 1992; **13**: 232–41.
65. **Katkov II, Katkova N, Critser JK** *et al*. Mouse spermatozoa in high concentrations of glycerol: chemical toxicity vs osmotic shock at normal and reduced oxygen concentration. *Cryobiology* 1998; **37**: 235–8.
66. **Martin G, Sabido O, Durand P** *et al*. Cryopreservation induces an apoptosis-like mechanism in bull sperm. *Biol Reprod* 2004; 7: 28–37.
67. **Sakkas D** and **Tomlinson M**. Assessment of sperm competence. *Semin Reprod Med* 2000; **18**: 133–9.
68. **Hirsh AG**. Vitrification in plants as a natural form of cryopreservation. *Cryobiology* 1987; **24**: 214–28.
69. **Fahy GM**. Vitrification: a new approach to organ cryopreservation. In: Meryman HT (eds.), *Transplantation: Approaches to Graft Rejection*. New York: Alan R Liss, 1986: pp. 305–35.
70. **Fahy GM, McFarlane DR, Angell CA** *et al*. Vitrification as an approach to cryopreservation. *Cryobiology* 1984; **21**: 407–26.
71. **Rall WF**. Factors affecting the survival of mouse embryos cryopreserved by vitrification. *Cryobiology* 1987; **24**: 387–402.
72. **Fahy GM**. The relevance of cryoprotectant "toxicity" to cryobiology. *Cryobiology* 1986b; **23**: 1–13.
73. **Karran G** and **Legge M**. Fertilization and early embryology: non-enzymatic formation of formaldehyde in mouse oocyte freezing mixtures. *Hum Reprod* 1996; **11**: 2681–6.
74. **Volk GM, Harris JL** and **Rotindo KE**. Survival of mint shoot tips after exposure to cryoprotectant solution components. *Cryobiology* 2006; **52**: 305–8.
75. **Jakobsen F**. Beretning fra forsogslaboratoriet. *Kobenhavn* 1956: 292.
76. **Kuleshova LL, MacFarlane DR, Trounson AO** *et al*. Sugars exert a major influence on the vitrification properties of ethylene glycol-based solutions and have a low toxicity to embryos and oocytes. *Cryobiology* 1999; **38**: 119–30.
77. **Isachenko V, Katkov I, Yakovenko S** *et al*. Vitrification of human laser-treated blastocysts within Cut Standard Straws (CSS): novel aseptic packaging and reduced concentration of cryoprotectants. *Cryobiology* 2007; **54**: 305–9.
78. **Nakagata N** and **Takeshima T**. High fertilizing ability of mouse spermatozoa diluted slowly after cryopreservation. *Theriogenology* 1992; **37**: 1263–91.
79. **Nakagata N**. Cryopreservation of mouse spermatozoa. *Mamm Genome* 2000; **11**: 572–6.
80. **Koshimoto C, Gamliel E** and **Mazur P**. Effect of osmolality and oxygen tension on the survival of mouse sperm frozen to various temperatures in various concentrations of glycerol and raffinose. *Cryobiology* 2000; **41**: 204–31.
81. **Kasai M, Komi JH, Takakamo A** *et al*. A simple method for mouse embryo cryopreservation in a low toxicity vitrification solution, without appreciable loss of viability. *J Reprod Fertil* 1990; **89**: 91–7.
82. **Dumoulin JC, Bergers-Janssen JM, Pieters MH** *et al*. The protective effects of polymers in the cryopreservation of human and mouse zonae pellucidae and embryos. *Fertil Steril* 1994; **62**: 793–8.
83. **Shaw JM, Kuleshova LL, MacFarlane DR** *et al*. Vitrification properties of solutions of ethylene glycol in saline containing PVP, Ficoll, or dextran. *Cryobiology* 1997; **35**: 219–29.
84. **O'Neill L, Paynter SJ** and **Fuller BJ**. Vitrification of mature mause oocytes: improved results following addition of polyethylene glycol to a dimethyl sulfoxide solution. *Cryobiology* 1997; **34**: 295–301.
85. **Steponkus PL, Myers SP, Lynch DV** *et al*. Cryopreservation of Drosophila melanogaster embryos. *Nature*; 1990; **345**: 170–2.
86. **Vajta G, Booth PJ, Holm P** *et al*. Successful vitrification of early stage bovine in vitro produced embryos with the Open Pulled Straw (OPS) method. *Cryo Letters* 1997; **18**: 191–5.
87. **Papis K, Shimizu M** and **Izaike Y**. Factors affecting

the survivability of bovine oocytes vitrified in droplets. *Theriogenology* 2000; **15**: 651–8.

88. **Martino A, Pollard JA** and **Leibo SP**. Effect of chilling bovine oocytes on their developmental competence. *Mol Reprod Dev* 1996; **45**: 503–12.
89. **Vanderzwalmen P, Bertin G, Debauche CH** *et al.* Vitrification of human blastocysts with the Hemi-Straw carrier: application of assisted hatching after thawing. *Hum Reprod* 2003; **18**: 1504–11.
90. **Kuwayama M** and **Kato O**. Successful vitrification of human oocytes. *Fertil Steril* 2000; **74**: 49 [Abstr.].
91. **Kurokawa T, Kinoshita T, Ito T** *et al.* Detection of minimal residual disease B cell lymphoma by PCR mediated RNase protection assay. *Leukemia* 1996; **10**: 1222–31.
92. **Matsumoto H, Jiang JY, Tanaka T** *et al.* Vitrification of large quantities of immature bovine oocytes using nylon mesh. *Cryobiology* 2001; **42**: 139–44.
93. **Oberstein N, O'Donovan MK** and **Bruemmer JE**. Cryopreservation of equine embryos by Open Pulled Straws, Cryoloop, or conventional cooling methods. *Theriogenology* 2001; **15**: 607–13.
94. **Chian RC, Huang JY, Tan SL** *et al.* Obstetric and perinatal outcome in 200 infants conceived from vitrified oocytes. *Reprod Biomed Online* 2008; **16**: 608–10.
95. **Kuwayama M, Vajta G, Ieda S** *et al.* Comparison of open and closed methods for vitrification of human embryos and the elimination of potential contamination. *Reprod Biomed Online* 2005; **11**: 608–14.
96. **Lane M, Bavister BD, Lyons EA** *et al.* Containerless vitrification of mammalian oocytes and embryos. *Nat Biotech* 1999; **17**: 1234–6.
97. **Zhang X, Trokoudes KM** and **Pavlides C**. Vitrification of biopsied embryos at cleavage, morula and blastocyst stage. *Reprod Biomed Online* 2009; **19**: 526–31.
98. **Somfai T, Ozawa M, Noguchi J** *et al.* Live piglets derived from in vitro-produced zygotes vitrified at the pronuclear stage. *Biol Reprod* 2009; **80**: 42–9.
99. **Campos-Chillòn LF, Suh TK, Barcelo-Fimbres M** *et al.* Vitrification of early-stage bovine and equine embryos. *Theriogenology* 2009 **15**(71): 349–54.
100. **Kyono K, Nakajo Y, Nishinaka C** *et al.* A birth from the transfer of a single vitrified–warmed blastocyst using intracytoplasmic sperm injection with calcium ionophore oocyte activation in a globozoospermic patient. *Fertil Steril* 2009; **91**: 931.e7–11.
101. **Liow SL, Foong LC, Chen NQ** *et al.* Live birth from vitrified–warmed human oocytes fertilized with frozen–thawed testicular spermatozoa. *Reprod Biomed Online* 2009; **19**: 198–201.
102. **Rall WF**. Prospects of the cryopreservation of mammalian spermatozoa by vitrification. In: Johnson LA and Katz D (eds.), *Boar Semen Preservation*. Berlin–Hamburg: Paurey Scientific Publishers, 1991: pp. 125–56.
103. **Jahnel F**. Über die Widerstandsfähigkeit von menschlichen Spermatozoen gegenüber starker Kälte. *Klinische Wochenschriftr* 1938; **37**: 88–9.
104. **Parkes AS**. Preservation of human spermatozoa at low temperatures. *Br Med J* 1945; **2**: 212–13.
105. **Fahy GM. Vitrification**. In: McGrath JJ and Diller KR (eds.), *Low Temperature Biotechnology: Emerging Applications and Engineering Contributions*. Chicago: American Society of Mechanical Engineers, 1988: pp. 313–46.
106. **Devireddy RV, Swanlund DJ, Roberts KP** *et al.* The effect of extracellular ice and cryoprotective agents on the water permeability parameters of human sperm plasma membrane during freezing. *Hum Reprod* 2000; **15**: 1125–35.
107. **Watson PE, Plummer JM**. The responses of boar sperm membranes to cold shock and cooling. Proceedings of the First International Conference on the Deep Freezing of Boar Semen. August 25–27, 1985. Uppsala, Sweden, pp. 113–27.
108. **Nauk VA**. *Structure and Function of Spermatozoa from Farm Animasl by Cryopreservation*. Shtiintsa Modova: Kishinev, 1991. [in Russian]
109. **Giraud MN, Motta C, Boucher D** *et al.* Membrane fluidity predicts the outcome of cryopreservation of human spermatozoa. *Hum Reprod* 2000; **15**: 2160–4.
110. **Sun JG, Juriscova A** and **Casper RF**. Detection of deoxyribonucleic acid fragmentation in human sperm: correlation with fertilization in vitro. *Biol Reprod* 1997; **56**: 602–7.
111. **Lopes S, Sun JG, Juriscova A** *et al.* Sperm deoxyribonucleic acid fragmentation in increased in poor-quality semen samples and correlated with failed fertilization in intracytoplasmic sperm injection. *Fertil Steril* 1998; **69**: 528–32.
112. **Karlsson JOM** and **Cravalho EG**. A model of diffusion-limited ice growth inside biological cells during freezing. *J Appl Phys* 1994; **75**: 4442–55.
113. **Evenson DP, Jost LK, Baer RK** *et al.* Individuality of DNA denaturation patterns in human sperm as measured by the sperm chromatin structure assay. *Reprod Toxicol* 1991; **5**: 115–25.
114. **Duty SM, Singh NP, Ruan L** *et al.* Reliability of the comet assay in cryopreserved human sperm. *Hum Reprod* 2002; **17**: 1274–80.
115. **Isachenko E, Isachenko V, Weiss JM** *et al.* Acrosomal status and mitochodrial activity of human spermatozoa vitrified with sucrose. *Reproduction* 2008; **136**: 167–73.
116. **Kay VJ, Coutts JR** and **Robertson L**. Effects of pentoxifylline and progesterone on human sperm capacitation and acrosome reaction. *Hum Reprod* 1994; **9**: 2318–23.
117. **Esteves SC, Sharma RK, Thomas AJ** Jr *et al.* Effect of in vitro incubation on spontaneous acrosome reaction in fresh and cryopreserved spermatozoa. *Int J Fertil Womens Med* 1998; **43**: 235–42.
118. **Smiley ST, Reers M, Motolla-Hartshorn C** *et al.* Intracellular heterogeneity in mitochondrial membrane potentials revealed by a J-aggregate-forming lipophilic cation JC-1. *Proc Natl*

Acad Sci U S A 1991; **88**: 3671–5.

119. **Lachaud C, Tesarik J, Canadas ML** *et al.* Apoptosis and necrosis in human ejaculated spermatozoa. *Hum Reprod* 2004; **19**: 607–10.

120. **Prince HM, Page SR, Keating A** *et al.* Microbial contamination of harvested bone marrow and peripheral blood. *Bone Marrow Transplant* 1995; **15**: 87–91.

121. **Fountain D, Ralston M, Higgins N** *et al.* Liquid nitrogen freezers: a potential source of microbial contamination of hematopoietic stem cell components. *Transfusion* 1997; **37**: 585–91.

122. **Bielanski A, Nadin-Davis S, Sapp T** *et al.* Viral contamination of embryos cryopreserved in liquid nitrogen. *Cryobiology* 2000; **40**: 110–16.

123. **Bielanski A, Bergeron H, Lau PCK** *et al.* Microbial contamination of embryos and semen during long term banking in liquid nitrogen. *Cryobiology* 2003; **46**: 146–52.

124. **Katkov II, Kim MS, Bajpai R** *et al.* Cryopreservation by slow cooling with DMSO diminished production of Oct-4 pluripotency marker in human embryonic stem cells. *Cryobiology* 2006; **53**: 194–205.

125. **Karlsson JOM.** A theoretical model of intracellular vitrification. *Cryobiology* 2001; **42**: 154–69.

126. **Isachenko V, Isachenko E, Duque G** *et al.* Baby born after ICSI with motile spermatozoa vitrified without cryoprotectants. *Fertil Steril*, in press.

127. **Quinn P, Warnes GM, Kerin JF** *et al.* Culture factors affecting the success rate of in vitro fertilization and embryo transfer. *Ann N Y Acad Sci* 1985; **442**: 195–204.

128. **Isachenko E, Isachenko V, Schulz M** *et al.* Improvement of human spermatozoa cryopreservation technique: comparative investigation of influence of aseptic vitrification and conventional freezing on the sperm function. *Hum Reprod* 2010, in press.

129. **Mendoza C, Carreras A, Moos J** *et al.* Distinction between true acrosome reaction and degenerative acrosome loss by a one-step staining method using Pisum sativum agglutinin. *J Reprod Fertil* 1992; **95**: 755–63.

130. **Gorczyca W, Traganos F, Jesionowska** H *et al.* Presence of DNA strand breaks and increased sensitivity of DNA *in situ* to denaturation in abnormal human sperm cells; analogy to apoptosis of somatic cells. *Exp Cell Res* 1993; **207**: 202–5.

131. **Ono T, Mizutani E, Li C** *et al.* Nuclear transfer preserves the nuclear genome of freeze-dried mouse cells. *J Reprod Dev* 2008; **54**: 486–91.

132. **Kusakabe H, Yanagimachi R** and **Kamiguchi Y.** Mouse and human spermatozoa can be freeze-dried without damaging their chromosomes. *Hum Reprod* 2008; **3**: 233–9.

133. **Sánchez-Partida LG, Simerly CR** and **Ramalho-Santos J.** Freeze-dried primate sperm retains early reproductive potential after intracytoplasmic sperm injection. *Fertil Steril* 2008; **9**: 742–5.

134. **Katayose H, Matsuda J** and **Yanagimachi R.** The ability of dehydrated hamster and human sperm nuclei to develop into pronuclei. *Biol Reprod* 1992; 7: 277–84.

135. **Hirabayashi M, Kato M, Ito J** *et al.* Viable rat offspring derived from oocytes intracytoplasmically injected with freeze-dried sperm heads. *Zygote* 2005; **3**: 79–85.

136. **Ward MA, Kaneko T, Kusakabe H** *et al.* Long-term preservation of mouse spermatozoa after freeze-drying and freezing without cryoprotection. *Biol Reprod* 2003; **69**: 2100–8.

137. **Wakayama T** and **Yanagimachi R.** Development of normal mice from oocytes injected with freeze-dried spermatozoa. *Nat Biotechnol* 1998; **16**: 639–41.

138. **Liu JL, Kusakabe H, Chang CC** *et al.* Freeze-dried sperm fertilization leads to full-term development in rabbits. *Biol Reprod* 2004; **70**: 1776–81.

139. **Bhowmick S, Zhu L, McGinnis L** *et al.* Desiccation tolerance of spermatozoa dried at ambient temperature: production of fetal mice. *Biol Reprod* 2003; **68**: 1779–86.

第 15 章　冷冻精原细胞移植

Jill P. Ginsberg and Ralph L. Brinster　著
陈亮　译　尚鹊　审校

研究背景

在过去几十年，儿童癌症存活者显著增多，事实上，儿童恶性肿瘤的整体治愈率已经接近 80%。目前估测，美国每 640 名年轻成年人中，即有 1 例儿童期癌症治疗后存活者[1]。不幸的是，这些幸存者要与抗肿瘤治疗的很多并发症做斗争，包括内分泌紊乱、心肺功能障碍、肿瘤复发及不孕不育。性腺损伤在小儿癌症患者中很常见，这与抗癌药物及治疗有关。性腺生殖细胞的损伤程度与治疗时应用的细胞毒性抗肿瘤药物的种类及剂量有关。烷化剂（特别是环磷酰胺、异环磷酰胺、亚硝基脲类、苯丁酸氮芥、美法仑、白消安及丙卡巴肼）是最常见的引起性腺损伤的抗肿瘤药物，关于这些药物的研究已经很深入[2]。此外，睾丸对于放疗非常敏感，很小的放疗剂量即能导致性腺损伤。随着小儿肿瘤治疗技术的提高，越来越多的儿童期肿瘤幸存者进入到生育期[3]，能拥有并维持生育力对于这些患者提高生活质量非常重要[4-5]。因此，一定要充分考虑治疗对生育的影响。理想状态是在患者治疗前，就能有机会保存这些患者的生育潜能[4-8]。青春期的患者精液中即有精子，可以在抗肿瘤治疗前进行精液的冷冻保存以备用。由于当前的卵母细胞受精技术可以只使用很少量的精子，甚至一条活动精子［如单精子卵细胞质内注射（ICSI）技术］，故已经证实当冷冻精子数量很少时，这种方法也可以成功[5, 9-10]。

不幸的是，青春期前的男孩不能产生成熟的精子，从而无法冷冻保存，因此其生育力保存存在着严峻的挑战。在胚胎发育期，原始生殖细胞（primordial germ cells，PGCs）迁移到生殖嵴，进而分化为生殖母细胞[11-12]。在哺乳动物出生后的睾丸里，生殖母细胞是第一类向男性生殖细胞分化的细胞群。在青春期前，这些细胞直接分化为精原干细胞（spermatogonial stem cells，SSCs）。小鼠存在约 3 周的青春前期，此阶段一部分生殖母细胞转化为 SSCs，另一部分则开始早期分化，到出生 6 天时分化为 A1 型精原细胞。人类的青春前期相对较长，大约从 0～12 岁。在出生后的 2～3 个月，生殖母细胞被 Ad 及 Ap 精原细胞代替，这些细胞代表 SSC 储备和激活的 SSC 细胞池[12-13]。Ad 及 Ap 精原细胞，特别是 B 型精原细胞大约在 5 岁左右开始激活。至 10 岁时，这些 SCC 大约为精原细胞总数的 10%。所有物种的 SSCs 都在青春期通过自我更新和分化为子细胞提供了精子发生的基础。尽管青春期前的睾丸生殖细胞内还有一定数目可自我更新的 SSCs，但是这些细胞不能生成成熟的精子。青春前期的男孩如果被诊断癌症，目前没有方法能保存其生育力。

当然，潜在可行的方法是进行睾丸组织的冷冻。理想状态是在接受细胞毒性药物抗癌治疗前，获得青春期前患者的睾丸组织（图 15.1[14]）。几年后，当患者结婚成立家庭时，将这些睾丸组织进行解冻，储存的生殖细胞重新移植回患者的睾丸内[14-15]。或者，将这些生殖细胞在体外培养成熟、扩增，直至能被用来行 ICSI。很多物种的研究证实睾丸组织冷冻可行，包括小鼠、大鼠、猪、狒狒及人类，解冻后精子发生能力与新鲜的细胞大体相当[11, 16-17]。遗憾的是，由于睾丸活检手术取得的 SSC 数量极为有限，经过冷冻保存及去除恶性肿瘤细胞处理后，得到的 SSC 细胞进一步减少，所以移植后 SSC 数目不足以保证患者配偶受孕。为使移植技术具有临床实用性，睾丸活检取到的干细胞必须在移植前体外进行分离和扩增[15]。可惜的是，这一设想在动物模型的相关研究中得到了实现，而在人类睾丸的研究仍处于试验阶段[9, 18]。

精原干细胞移植技术的发展过程

SSC 是生精过程源源不断的动力来源，生精小管内的 SSC 及周围生精微环境中的细胞共同调节着这一过程。很多研究已经深入阐述了 SSC 及周围体细胞之间的关联。例如，已证实支持细胞能分泌生长因子调控 SSC，对 SSC 的生长发育非常重要[19-20]。令人瞩目的是，SSC 研究取得的关键性突破发展了生殖细胞移植技术[11, 15, 21]。1994 年，Brinster 和 Avarbock 建立了 SSC 移植的第一个动物模型[21]。生精细胞显微注射入受者睾丸的生精小管后，发现了供者细胞来源的精子发生。

彩图 15.2 示意了小鼠精原干细胞移植过程。首先，携带 LacZ 或绿色荧光蛋白（green uorescent protein，GFP）的转基因小鼠作为供体，消化标记的供体小鼠睾丸组织，制备成单细胞悬液，将这些细胞注

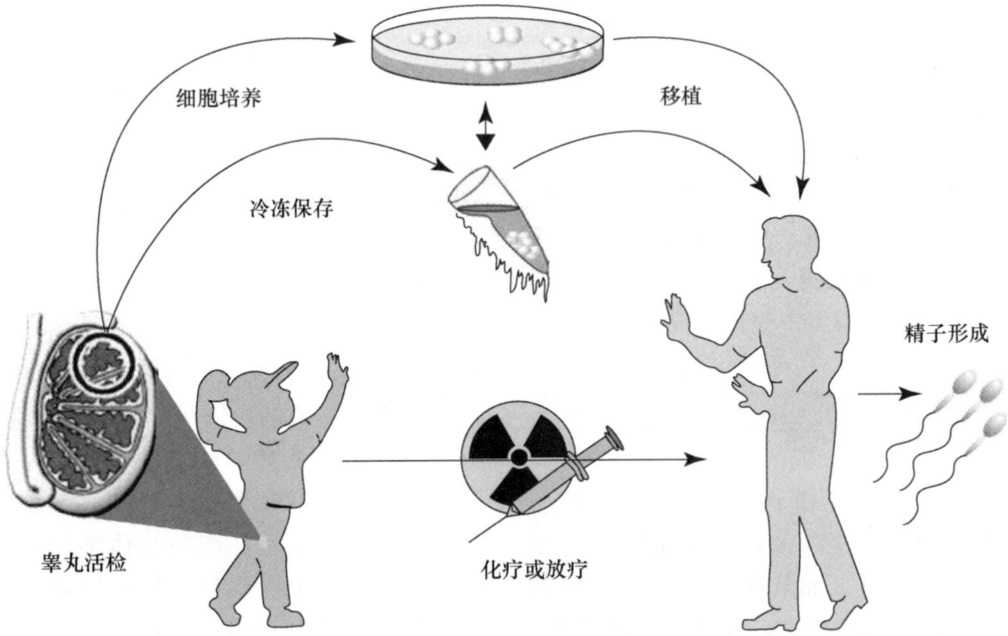

图 15.1　男性生殖干细胞保存。在放疗或化疗前，男孩可接受睾丸活检手术，取得精原干细胞。干细胞可进行冷冻，在必要的技术发展后进行培养。在患者治疗结束后，这些干细胞应移植回患者睾丸，诱导精子发生。*From Brinster*[14] *with permission*

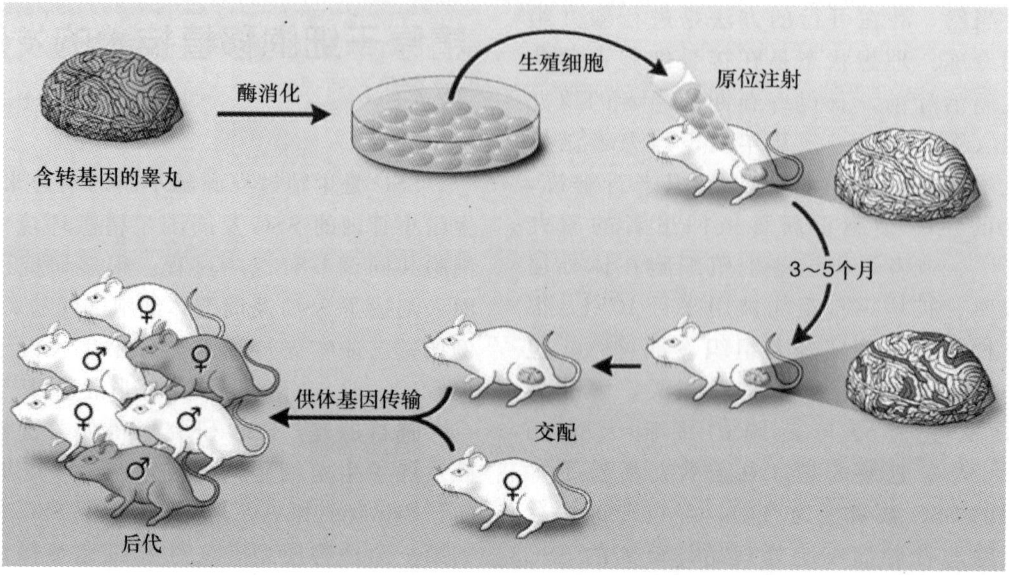

彩图 15.2 睾丸细胞移植的方法。从有生育能力的供体睾丸制备单细胞悬液，这些细胞培养后被显微注射到不育小鼠睾丸的生精小管腔内。在受体内只有精原干细胞才形成精子发生的细胞集落。供体睾丸细胞携带有报告基因，该基因能使细胞被标记为蓝色。因此，供体来源的生精细胞呈现蓝色，在受体的睾丸组织内很容易识别。该受体动物与野生型母鼠交配后，出生的子代携带有供体的基因。*From Brinster*[11] *with permission*

射入受体小鼠睾丸。受体小鼠预先经过白消安处理，内源性生精功能被破坏，仅存少量或没有生殖细胞。受体小鼠交配后能生育后代，引人注意的是，这些后代携带供体小鼠的单倍体[21]。利用雄性不育动物模型（白消安处理的裸鼠模型）进行研究，已经证实有几种方法能使受体动物获得可以用于受精的成熟精子，包括自体移植、异体移植及异种移植[11,22]。自体移植比异体移植及异种移植更容易接受，尽管后两者都已经在小鼠模型中获得了成功[17, 21]。

SSCs 的形态学鉴定

在成年小鼠睾丸内，SSCs 数量非常少，据推测，仅仅占睾丸生殖细胞总数的 0.03%[23]。显然，如果将 1×10^6 个生殖细胞注入受体动物的睾丸，按照 SSC 的浓度，仅有数百个 SSC。只有约 20 个精子发生的集落发育，克隆的效率推测仅有5%～10%。

正是由于 SSC 数量缺乏，故非常有必要发现特异性的筛选标记物对其进行筛选及在体外或体内培养。动物模型中的 SSC 及 SSC 样精原细胞形态学、化学表型、功能特征等方面的鉴定取得了实质进展。例如，既往由于方法学上的局限，啮齿类动物 SSC 的纯化及体外长期培养受到限制，随着方法学的进展，SSC 的纯化及体外培养富集后移植技术已经在啮齿类动物获得成功[20, 24-26]。这些技术和方法阐明了 SSC 的生化特征，包括鉴定出胶质细胞源性神经营养因子（glial cell line-derived neurotrophic factor，GDNF）等生长因子是 SSC 自我更新的重要调控因子[25-27]。形态学上，分化为 SSC 的生殖母细胞直径稍大，接近于体细胞，并且在生精小管基底部松弛排列。正是由于生殖母细胞与体细胞的这些差异，利用显微操作技术能将这两类细胞从细胞悬液中分离出来，这在青春期前的人类睾丸及小鼠睾丸的研究中均获得成功[27]。分离出的细胞群落是均质性的，是同一类生殖细胞集落，这些细胞集落通过免疫学筛选细胞特征性的标记物进行生殖母细胞/SSCs 的鉴定，体细胞已经分离出去[27]。例如，从小鼠睾丸中分离生殖母细胞和人类睾丸中分离精原细胞，鉴定的标记物是锌指蛋白和 BTB 结构域 16（zinc finger and BTB domain containing，ZBTB16）、泛素羧基末端酯酶 L1（ubiquitin carboxyl-terminal esterase L1，UCHL1）、DAZL 蛋白（deleted azoospermia-like，DAZL），同时，以只在支持细胞表达而不在生殖细胞表达的标记物——GATA 结合蛋白 4（GATA -binding protein 4，GATA 4）进一步鉴定[19，28-29]。相反，体细胞集落群不表达 ZBTB16、UCHL1 和 DAZL，但是 GATA4 表达阳性。研究数据表明通过显微操作技术能对青春期前睾丸及出生小鼠睾丸进行生殖母细胞的有效筛选，纯度高（≥99%），能用来进行细胞及分子生物学研究，以及培养进行细胞移植。这些研究进展使得将来能够对人类及啮齿类 SSC 进行细胞移植研究的比较。另外，人类及小鼠类 SSC 在细胞自我更新和分化过程中可能存在某些相似性。将非啮齿类物种（人类）移植到免疫缺陷的小鼠睾丸内，能在受体小鼠睾丸生精小管内发现精原细胞的维持及有限的复制，这一过程大概持续 6～12 个月[11，17，27]。此外，通过比较人类的精原细胞与小鼠的生殖母细胞之间细胞及分子标记物的差别，可对这两个物种生殖细胞基因表达的特征进行挖掘。基因表达程度和特征的相似程度有助于我们以小鼠 SSC 的特征推测和估量人类生殖细胞研究的难度和挑战所在，进而有助于对男性生育及不育机制的理解。

SSCs 的分离、纯化及培养

如上所述，雄性小鼠睾丸 SSCs 细胞数目相对较少，也不容易鉴定。1999 年，Shinohara 等发现 β_1 和 α_6 整联蛋白是 SSC 表面特异性的标记物[30]，表达阳性的细胞通过磁珠分离实验进行分离。用这一方法能得到较大浓度的 SSCs 细胞集落群[31]。2004 年，Kubota 等发现 GDNF 可作为体外 SSC 培养过程中的重要特征[25]，利用有效方法，能分离及鉴定（Thy-1^+）SSCs。这些干细胞在无血清培养基中培养，可以较大量扩增，从而能利用基本的生长因子进行鉴定。更为重要的是，Kubota 等发现这些干细胞在有特定生长因子［如 GDNF、成纤维细胞生长因子（bFGF），和 GDNF 家族受体 α-1（GFRα1）］的培养基中生长较好[25]。鼠类的 SSC 培养 4 个月，移植回受体动物睾丸内，可以启动精子发生[25]。

过去几十年，啮齿类的生殖细胞移植技术及 SSC 的培养条件有了很大发展[11，20，24-26]，GDNF 已被认为是啮齿类 SSC 自我更新的主要调控因子[25-26]。在精原干细胞内，c-Ret 受体酪氨酸激酶（RET）及辅助因子 GFRα1 偶联启动细胞内信号级联[25，27，32]。通过检测啮齿动物 SSC 培养中 GDNF 的去除，鉴定出了几个 GDNF 依赖性基因，包括 B 细胞慢性淋巴细胞白血病/淋巴瘤 6 成员 B（B-cell CLL/lymphoma 6，member B；Bcl6b）、基础螺旋-环-螺旋家族成员 e40（basic helix-loop-helix family，member e 40；Bhlhb2）、Ets 变体基因 5（Ets variant gene 5，Etv5）、同源框 C4（homeobox C4，Hoxc4）、LIM 同源框 1（LIM homeobox 1，Lhx1）和 TEC 酪氨酸蛋白激酶（Tec protein tyrosine kinase，TEC）[27，32-33]。值得注意的是，几项研究已证实 Bcl6b 和 Etv5 是啮齿类 SSC 自我更新的调控因子[32-36]。GDNF 也能激活下游的 PI3K（磷脂酰肌醇 3-激酶/肌醇脂-3-激酶）及丝氨酸-苏氨酸激酶 AKT 家族、Src 家族激酶（SFK）等调控 SSC 的自我更新及生长（彩图 15.3）。因此，GDNF 是调

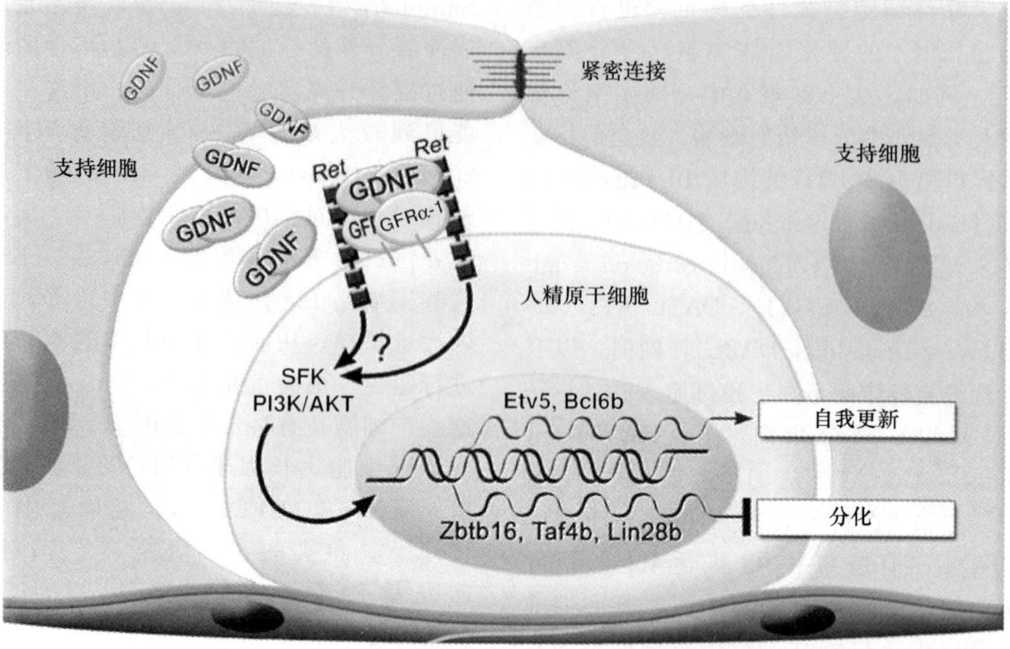

彩图 15.3 GDNF 调控人精原干细胞（SSC）自我更新的模式图。目前已经证明 GDNF 在啮齿类动物 SSC 自我更新的调控中发挥重要作用。该模式图与小鼠的 SSC 调控类似。在这一模型中，GDNF 偶联到 RET 和辅助因子 GFRα1，通过细胞内蛋白激酶信号级联激活下游的 SFK 及 PI3K/AKT 激酶，从而调控特定基因的表达，如 Etv5 和 Bcl6b，二者都在 SSC 自我更新中发挥作用。某些基因（如 Zbtb16、Taf4b 和 Lin28）不被 GDNF 调控，可能受其他信号通路的调控，参与阻断分化过程，而不涉及自我更新过程。已经证实这些基因在人青春期前的精原细胞、小鼠的生殖母细胞、小鼠的 SSC 中高度表达。SSC 附着于基底膜（绿色），是管周肌样细胞（深褐色）和支持细胞（黄褐色）产生的。*From Wu et al.*[27] *with permission*

控啮齿类 SSC 非常重要的因子之一。另外，体外实验表明，培养液中 GDNF 的浓度对于 SSC 的自我更新非常重要。额外补充 bFGF 及表皮生长因子*（epidermal growth factor，EGF）能增强这一效应。当前，在小鼠、大鼠及仓鼠等已经证实 SSC 细胞培养系统能促进细胞的自我更新[34]。需要深入的研究进一步证实人类睾丸 SSC 表面和（或）细胞内表达的特异性标记，能促进人类的 SSC 快速增长，并具有可重复性，从而获得足够的 SSC 用于后续研究和临床应用。

人类 SSC 培养

睾丸活检取得生殖细胞，体外培养获得精子发生，对于青春前期的少年恶性肿瘤患者是最佳方法。血液系统来源的肿瘤在骨髓移植后容易复发，这一方法对上述肿瘤患者尤其适用。SSC 发育成成熟精子的可行性为这些患者提供了很好的选择。遗憾的是，从科学研究到临床应用有很大的障碍需要突破。即使是对于自体 SSC 移植，人类生殖细胞与鼠类类似，最大的障碍是 SSC 的数量非常少。在 10 000 个生殖细胞中，仅仅有 2～3 个 SSC[14,23]。方法学

* 译者注：原文为 spidermal growth factor（EGF），根据英文缩写应为 epidermal growth factor（EGF），故翻译为表皮生长因子。

上需要改进以获得足够数量的 SSC，进而进行自体移植。遗憾的是，睾丸活检取到的 SSC 非常少。因而，即使进行自体移植，如同动物实验中那样，在移植前也必须在体外进行培养富集，得到足够数量后才能移植[14]。从睾丸活检中获得的 SSC 数量不多，不足以进行自体移植。目前的研究显示，前春期前儿童（9 例，年龄为2～10岁）进行睾丸活检，每例活检取得的组织约为 31.5 ± 3.7 mg，能获得（3.9±0.6）× 10^5 个细胞[27]。精原细胞的浓度约在 3%（每例活检大约获得 11 700 个精原细胞），但具备干细胞潜能的 Ad 和 Ap 型精原细胞数量未知。为了能使基因突变体小鼠睾丸一半的生精小管恢复精子发生功能，需要移植大约 150 个 SSCs。人类睾丸约 12 g，大约是小鼠睾丸重量的 120 倍。因此，每侧的睾丸内需要移植 18 000 个 SSCs 才足够[27]。另外，还有一个非常重要的问题就是要保证这些细胞中不存在肿瘤细胞的污染，因此要进行细胞的分选［例如应用荧光激活细胞分选系统（FACS，后续有介绍)］，更多地从睾丸活检组织中分选出 SSCs[27]。因此，仅从睾丸活检组织中获取 SSC 进行简单的细胞移植不足以恢复生育功能。经过分选的、未受到肿瘤细胞污染的 SSCs 经过体外培养及扩增富集后，得到足够数量移植后才有望满足临床应用，恢复生精功能，进而使患者获得生育功能。最近的报道称体外进行生殖细胞的培养及扩增具备可行性[37]，但是，仍然需要更多的工作来增加 SSC 数量，同时保证质量。

精原干细胞的冷冻保存

儿童期癌症治疗具有性腺毒性，会导致不育，一旦建立了精原细胞体内移植系统，人类 SSC 能否冷冻保存就成为保留生育潜能的关键。当前，SSC 细胞冷冻主要处于实验研究阶段，目前的成功率数据来源于动物模型，而不是真正的人类患者。值得注意的是，动物模型的 SSCs 移植技术包括对细胞的处理、受体睾丸的准备等很多步骤。必须将 SSC 恰当分离并进行扩增，达到足够的数目。SSCs 及其相关的生殖细胞必须能够冷冻保存，才能进入人类睾丸库用于临床工作。冷冻保存能使人们将来对培养了一段时间的 SSCs 进行操作和评估，筛选具有需要特性的细胞（即无恶性细胞污染）。很多研究已经对多种物种的睾丸进行酶消化获得睾丸细胞集落，并将这些细胞冷冻在液氮中[14, 16, 38-39]。研究中将这些细胞解冻，重新移植到不育的受体动物中。受体动物在接受移植后能产生供体来源的精子，证实这些步骤有效[16]。当前，相关几项动物模型研究证实，SSC 冷冻复苏后并不影响这些细胞的自我更新及分化的潜能[11, 16, 38]。将冷冻及新鲜的非啮齿类动物睾丸细胞（包括人睾丸组织）移植到免疫缺陷小鼠，已经获得成功，结果显示在小鼠的睾丸内产生了人类的精原细胞克隆群。新鲜 SSCs 移植也得到了类似的结果（彩图 15.4）[17]。最近，灵长类动物的睾丸细胞也已成功进行冷冻，解冻复苏后细胞活性约为冷冻前的 58%[38]。更为重要的是，Keros 等已经成功验证了人类睾丸进行细胞冷冻的操作程序[39]。研究发现，利用 5% 的二甲基亚砜（dimethyl sulfoxide，DMSO）作为保护剂对人睾丸生精细胞进行慢速程序冷冻是可行的，能有效保存精原细胞、支持细胞、基质细胞的生物潜能，细胞解冻复苏后能有效用于后续临床研究应用。推测 50%～66%的精子发生相关细胞保存有生物活性。这些研究使长时间冷冻生殖细胞成为进行生育力储备、应对可能导致的生育难题的有效方法[39]。

恶性细胞滤过

尽管在生精细胞的生物学研究以及后

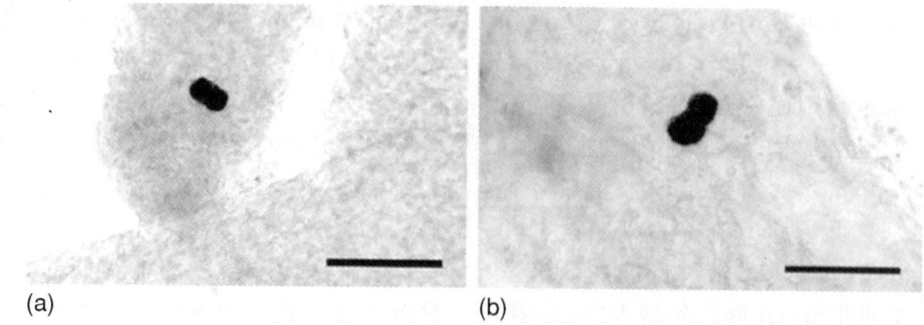

彩图 15.4 以狒狒的睾丸特异性抗体鉴定出人的睾丸生殖细胞后，将该细胞移植到受体小鼠的生精小管内。(a) 供体人的冷冻睾丸精原细胞移植到受体小鼠 4 个月后，如本图显示，冷冻的细胞与新鲜移植的细胞一样，可以在受体小鼠体内形成细胞克隆。(b) 移植后 5 个月，受体小鼠睾丸内来自供体的人类精原细胞。这些细胞移植前未被冷冻。标尺= 100 μm (a) 和 40 μm (b)．*From Nagano et al.*[17] *with permission from Elsevier Science, Inc.* © 2002 *American Society for Reproductive Medicine*

续的操作技术方面取得了重要进展，但是恶性肿瘤细胞污染仍是细胞自体移植技术的重要的风险之一。睾丸可以是白血病细胞的避难（逃逸治疗）所，在血液系统肿瘤，这一风险尤其重要。为了在自体移植前筛查性腺组织中的恶性细胞，恶性肿瘤细胞的特异性染色质和异常分子标记的检测技术必须要取得进步[40-41]。微小残留病变检测技术能够从 1×10^6 个细胞检测到 1 个肿瘤细胞，是检测血液系统疾病的有效方法[42-43]。最敏感的技术是以聚合酶链反应（polymerase chain reaction，PCR）为基础，使用白血病特异性染色体畸变或免疫球蛋白或 T 细胞受体基因重排的断点区域设计引物[43-44]。另外一种检测留存组织中肿瘤细胞的方法是使用 FACS（流式细胞仪）。在小鼠动物模型中，这一问题的处理已经取得了进展，尤其是已成功利用 FACS 技术从细胞悬液中负排序分离出了恶性肿瘤细胞[45-47]。Fujita 等利用从白血病小鼠供体中分离的 SSCs 移植到不育小鼠的睾丸，受体小鼠未被肿瘤细胞感染[45]。该研究利用流式细胞计量术正向筛选出 CD45 阴性的 SSC 进行移植（CD45 是白血病细胞的表面识别标记）。另外一个方法就是在为患者移植 SSC 前，先将这些细胞移植给免疫缺陷的小鼠，检验细胞悬液中是否带有恶性肿瘤细胞。如果移植后的啮齿类动物罹患肿瘤，这些细胞悬液绝对不能用在患者身上。即使不考虑哪种方法能有效对肿瘤细胞的污染进行清除，考虑到 SSC 的数量，从睾丸活检获得的 SSC 也必须进行体外细胞培养及细胞扩增，以达到足够的细胞集落数用来清除可能潜在的恶性肿瘤细胞。事实上，可以利用 SSC 对于某些细胞因子及培养条件的特异性依赖，对 SSC 细胞集落进行肿瘤细胞污染的分离。

总之，避免将肿瘤细胞污染的 SSC 移植给患者是最重要的考量。儿童肿瘤患者，包括那些血液系统恶性肿瘤（如急性白血病）患者有潜在肿瘤扩散转移的风险。但是，来自腹部肿瘤及盆腔肿瘤的局部浸润患者不能被排除在生育力保存治疗的范围之外（例如横纹肌肉瘤累及睾丸组织）。从青春期前的睾丸活检获取生精细胞进行体外 SSC 培养及富集扩增后通过有效技术清除潜在的恶性肿瘤风险，是可能解决这些患者生育难题的有效方法。

伦理关怀

人类的睾丸细胞冷冻保存目前仅在实

验研究阶段，需在联邦政府关于儿童临床试验的法规的监管下，才能进行有效性及安全性研究。联邦法规规定，由政府基金提供资助的临床研究如果涉及儿童，且儿童可能面临风险，或者可能是研究的直接受益者时，研究开展前必须接受伦理委员会（Institutional Review Board，IRB）的审查，获得批准后才能开展[48]。只有研究的收益大于风险，才有可能被允许开展，并且这些研究项目要提交更为详细的实施报告[48]。相关指南为临床试验及转化医学研究奠定了坚实的伦理学基础，无论涉及儿童的临床研究的资金来源为何，都必须严格遵守相应指南中的规定[48]。

组织保存库一旦保存了儿童肿瘤患者的性腺，必须与其父母交代未来这些组织的处置原则及意见[49]。这个步骤不是无关紧要，而是至关重要，因为法律明文维护个体对生殖相关组织处置的优先权，即使去世后依然如此。因此，必须实现如下指令：这些组织在患者死亡后要么被销毁，要么用来进行科学研究。青春期前的患者冷冻性腺组织时，明晰这些组织未来的处置原则尤为重要。具体来说，父母或法定监护人必须给出这些组织未来的处置意见，且为书面表达。同时，他们必须指定，如果未来其子女死亡，这些冷冻的性腺组织如何处置。

睾丸活检手术有使患者受到伤害的风险，且为临床研究性，孩童无法表达自身对睾丸活检获取组织后冷冻的有关意见，必须在获得其父母或者监护人同意后才能实施[50]。这一手术必须在麻醉下进行，麻醉方法与插入中心管进行化疗所需的全身麻醉一样。尽管单独获取性腺组织可能具有较高风险，但在患儿自身疾病的背景下，该操作只会带来很小的额外风险[49]。因此，要和其他需要麻醉的操作联合进行。最后需要强调的是，获取睾丸组织进行冷冻保存目前仍处于临床试验阶段，详细咨询和知情同意是重要步骤。要安排专业的经验丰富的称职人员与患者进行沟通，在自愿情况下取得患者同意，才具有有效性。在知情同意的过程中不能扩大或美化不切实际的治疗预期[49, 51]。

结论

关于人类生殖细胞系的生物学特征及其调控，特别是 SSCs，人们还了解甚少，而后者对于生精功能至关重要。SSCs 位于生精小管的基底部，其自我更新及分化的程度决定了精子发生的效率。在小鼠，大约 0.03％的睾丸细胞是干细胞，形态学特征上类似于早期的精原细胞[14, 52]。SSCs 来源于生殖母细胞，在小鼠体内这一分化约需几天，在人类则需要几个月。目前，由于这些细胞数目较少且缺乏特征性的形态学，故人们对这些关键细胞的了解极为有限。当前，所有试验过的物种均证实生殖细胞的冷冻保存可行；睾丸组织的冷冻也获得成功，从而使众多数量的 SSC 保存生物学活性。遗憾的是，冷冻保存程序导致很多 SSC 细胞失去活性，特别对于人类来说，从睾丸活检获得的 SSC 数量较少，移植后未能逆转生精障碍。未来基础和转化医学研究的重要目标是探索一种有效的方法来富集及克隆 SSC 的数量。对于基础医学研究，要明晰 SSC 体外成熟的有关信息，以用来进行细胞移植。另外，对于罹患癌症的儿童患者，在进行性腺毒性抗癌治疗时，应用 SSC 进行生育力保存的伦理学考量、恰当应用等问题也需要进一步探讨。

致谢

本研究获得的资助包括：埃塞尔福德勒奖（an Ethel Foerderer Award）（JPG），国立儿童健康与人类发育研究所（National

Institute of Child Health and Human Development，NICHD）基金 HD061217（JPG）、NICHD 基金 HD044445（RLB）、NICHD 基金 HD 052728（RLB）以及小罗伯特·J·克雷伯和海伦 C. 克莱伯格基金会（the Robert J. Kleberg，Jr. and Helen C. Kleberg Foundation）（RLB）。

参考文献

1. **Hewitt M, Weiner SL** and **Simone JV** (eds.). *Childhood Cancer Survivorship: Improving Care and Quality of Life*. Washington DC: National Academies Press, 2003.
2. **Lee SJ, Schover LR, Partridge AH** *et al.* American Society of Clinical Oncology recommendations on fertility preservation in cancer patients. *J Clin Oncol* 2006; **24**(18): 2917–31.
3. **Mertens AC, Yasui Y, Neglia JP** *et al.* Late mortality experience in five-year survivors of childhood and adolescent cancer: the Childhood Cancer Survivor Study. *J Clin Oncol* 2001; **19**(13): 3163–72.
4. **Jeruss JS** and **Woodruff TK**. Preservation of fertility in patients with cancer. *N Engl J Med* 2009; **360**(9): 902–11.
5. **Ginsberg JP, Ogle SK, Tuchman LK** *et al.* Sperm banking for adolescent and young adult cancer patients: sperm quality, patient, and parent perspectives. *Pediatr Blood Cancer* 2008; **50**(3): 594–8.
6. **Opsahl MS, Fugger EF, Sherins RJ** and **Schulman JD**. Preservation of reproductive function before therapy for cancer: new options involving sperm and ovary cryopreservation. *Cancer J Sci Am* 1997; **3**(4): 189–91.
7. **Chen SU, Ho HN, Chen HF** *et al.* Pregnancy achieved by intracytoplasmic sperm injection using cryopreserved semen from a man with testicular cancer. *Hum Reprod* 1996; **11**(12): 2645–7.
8. **Kliesch S, Behre HM, Jurgens H** and **Nieschlag E**. Cryopreservation of semen from adolescent patients with malignancies. *Med Pediatr Oncol* 1996; **26**(1): 20–7.
9. **Wallace WH, Anderson RA** and **Irvine DS**. Fertility preservation for young patients with cancer: who is at risk and what can be offered? *Lancet Oncol* 2005; **6**(4): 209–18.
10. **Damani MN, Masters V, Meng MV** *et al.* Postchemotherapy ejaculatory azoospermia: fatherhood with sperm from testis tissue with intracytoplasmic sperm injection. *J Clin Oncol* 2002; **20**: 930–6.
11. **Brinster RL**. Germline stem cell transplantation and transgenesis. *Science* 2002; **296**(5576): 2174–6.
12. **Culty M**. Gonocytes, the forgotten cells of the germ cell lineage. *Birth Defects Res C* 2009; **87**(1): 1–26.
13. **Paniagua R** and **Nistal M**. Morphological and histometric study of human spermatogonia from birth to the onset of puberty. *J Anat* 1984; **139**(3): 535–52.
14. **Brinster RL**. Male germline stem cells: from mice to men. *Science* 2007; **316**(5823): 404–5.
15. **Brinster RL** and **Zimmermann JW**. Spermatogenesis following male germ-cell transplantation. *Proc Natl Acad Sci USA* 1994; **91**(24): 11298–302.
16. **Avarbock MR, Brinster CJ** and **Brinster RL**. Reconstitution of spermatogenesis from frozen spermatogonial stem cells. *Nat Med* 1996; **2**(6): 693–6.
17. **Nagano M, Patrizio P** and **Brinster RL**. Long-term survival of human spermatogonial stem cells in mouse testes. *Fertil Steril* 2002; **78**(6): 1225–33.
18. **Bahadur G, Chatterjee R** and **Ralph D**. Testicular tissue cryopreservation in boys. Ethical and legal issues: case report. *Hum Reprod* 2000; **15**(6): 1416–20.
19. **Ketola I, Rahman N, Toppari J** *et al.* Expression and regulation of transcription factors GATA-4 and GATA-6 in developing mouse testis. *Endocrinology* 1999; **140**(3): 1470–80.
20. **Nagano M, Avarbock MR, Leonida EB, Brinster CJ** and **Brinster RL**. Culture of mouse spermatogonial stem cells. *Tissue Cell* 1998; **30**(4): 389–97.
21. **Brinster RL** and **Avarbock MR**. Germline transmission of donor haplotype following spermatogonial transplantation. *Proc Natl Acad Sci USA* 1994; **91**(24): 11303–7.
22. **Nieman CL, Kazer R, Brannigan RE** *et al.* Cancer survivors and infertility: a review of a new problem and novel answers. *J Support Oncol* 2006; **4**(4): 171–8.
23. **Tegelenbosch RA** and **de Rooij DG**. A quantitative study of spermatogonial multiplication and stem cell renewal in the C3H/101 F1 hybrid mouse. *Mutat Res* 1993; **290**(2): 193–200.
24. **Kanatsu-Shinohara M, Ogonuki N, Inoue K** *et al.* Long-term proliferation in culture and germline transmission of mouse male germline stem cells. *Biol Reprod* 2003; **69**(2): 612–16.
25. **Kubota H, Avarbock MR** and **Brinster RL**. Growth factors essential for self-renewal and expansion of mouse spermatogonial stem cells. *Proc Natl Acad Sci USA* 2004; **101**(47): 16489–94.
26. **Ryu BY, Kubota H, Avarbock MR** and **Brinster RL**. Conservation of spermatogonial stem cell self-renewal signaling between mouse and rat. *Proc Natl Acad Sci USA* 2005; **102**(40): 14302–7.
27. **Wu X, Schmidt JA, Avarbock MR** *et al.* Prepubertal human spermatogonia and mouse gonocytes share conserved gene expression of germline stem cell regulatory molecules. *Proc Natl Acad Sci USA* 2009; **106**(51): 21672–7.
28. **Luo J, Megee S, Rathi R** and **Dobrinski I**. Protein gene product 9.5 is a spermatogonia-specific marker in the pig testis: application to enrichment and culture of porcine spermatogonia. *Mol Reprod Dev* 2006; **73**(12): 1531–40.

29. **Reijo R, Seligman J, Dinulos MB** *et al.* Mouse autosomal homolog of DAZ, a candidate male sterility gene in humans, is expressed in male germ cells before and after puberty. *Genomics* 1996; **35**(2): 346–52.

30. **Shinohara T, Avarbock MR** and **Brinster RL**. Beta1- and alpha6-integrin are surface markers on mouse spermatogonial stem cells. *Proc Natl Acad Sci USA* 1999; **96**(10): 5504–9.

31. **Shinohara T, Orwig KE, Avarbock MR** and **Brinster RL**. Spermatogonial stem cell enrichment by multiparameter selection of mouse testis cells. *Proc Natl Acad Sci USA* 2000; **97**(15): 8346–51.

32. **Oatley JM, Avarbock MR, Telaranta AI, Fearon DT** and **Brinster RL**. Identifying genes important for spermatogonial stem cell self-renewal and survival. *Proc Natl Acad Sci USA* 2006; **103**(25): 9524–9.

33. **Schmidt JA, Avarbock MR, Tobias JW** and **Brinster RL**. Identification of glial cell line-derived neurotrophic factor-regulated genes important for spermatogonial stem cell self-renewal in the rat. *Biol Reprod* 2009; **81**(1): 56–66.

34. **Oatley JM** and **Brinster RL**. Regulation of spermatogonial stem cell self-renewal in mammals. *Annu Rev Cell Dev Biol* 2008; **24**: 263–86.

35. **Hamra FK, Schultz N, Chapman KM** *et al.* Defining the spermatogonial stem cell. *Dev Biol* 2004; **269**(2): 393–410.

36. **Tyagi G, Carnes K, Morrow C** *et al.* Loss of Etv5 decreases proliferation and RET levels in neonatal mouse testicular germ cells and causes an abnormal first wave of spermatogenesis. *Biol Reprod* 2009; **81**(2): 258–66.

37. **Sadri-Ardekani H, Mizrak SC, van Daalen SK** *et al.* Propagation of human spermatogonial stem cells in vitro. *JAMA* 2009; **302**(19): 2127–34.

38. **Hermann BP, Sukhwani M, Lin CC** *et al.* Characterization, cryopreservation, and ablation of spermatogonial stem cells in adult rhesus macaques. *Stem Cells* 2007; **25**(9): 2330–8.

39. **Keros V, Hultenby K, Borgstrom B** *et al.* Methods of cryopreservation of testicular tissue with viable spermatogonia in pre-pubertal boys undergoing gonadotoxic cancer treatment. *Hum Reprod* 2007; **22**(5): 1384–95.

40. **Grundy R, Gosden RG, Hewitt M** *et al.* Fertility preservation for children treated for cancer (1): scientific advances and research dilemmas. *Arch Dis Child* 2001; **84**(4): 355–9.

41. **Grundy R, Larcher V, Gosden RG** *et al.* Fertility preservation for children treated for cancer (2): ethics of consent for gamete storage and experimentation. *Arch Dis Child* 2001; **84**(4): 360–2.

42. **Willemse MJ, Seriu T, Hettinger K** *et al.* Detection of minimal residual disease identifies differences in treatment response between T-ALL and precursor B-ALL. *Blood* 2002; **99**(12): 4386–93.

43. **Geens M, Van de Velde H, De Block G** *et al.* The efficiency of magnetic-activated cell sorting and fluorescence-activated cell sorting in the decontamination of testicular cell suspensions in cancer patients. *Hum Reprod* 2007; **22**(3): 733–42.

44. **Jolkowska J, Derwich K** and **Dawidowska M**. Methods of minimal residual disease (MRD) detection in childhood haematological malignancies. *J Appl Genet* 2007; **48**(1): 77–83.

45. **Fujita K, Ohta H, Tsujimura A** *et al.* Transplantation of spermatogonial stem cells isolated from leukemic mice restores fertility without inducing leukemia. *J Clin Invest* 2005; **115**(7): 1855–61.

46. **Jahnukainen K, Hou M, Petersen C, Setchell B** and **Soder O**. Intratesticular transplantation of testicular cells from leukemic rats causes transmission of leukemia. *Cancer Res* 2001; **61**(2): 706–10.

47. **Hovatta O**. Cryopreservation of testicular tissue in young cancer patients. *Hum Reprod Update* 2001; 7(4): 378–83.

48. **Cohen CB**. Ethical issues regarding fertility preservation in adolescents and children. *Pediatr Blood Cancer* 2009; **53**(2): 249–53.

49. **Sugarman J** and **Rosoff PM**. Ethical issues in gamete preservation for children undergoing treatment for cancer. *J Androl* 2001; **22**(5): 732–7.

50. **Ginsberg JP, Carlson CA, Lin K** *et al.* An experimental protocol for fertility preservation in prepubertal boys recently diagnosed with cancer: a report of acceptability and safety. *Hum Reprod* 2009; **25**(1): 37–41.

51. **Fallat ME** and **Hutter J**. Preservation of fertility in pediatric and adolescent patients with cancer. *Pediatrics* 2008; **121**(5):e1461–9.

52. **de Rooij DG**. Stem cells in the testis. *Int J Exper Pathol* 1998; **79**(2): 67–80.

第 16 章　睾丸组织冷冻及移植

Christine Wyns　著
陈亮　译　尚鹔　审校

概述

由于儿童期恶性肿瘤治疗方面的显著进步，患者的生存预期明显延长，接近80%的儿童期恶性肿瘤患者存活，因此儿童期罹患恶性肿瘤长期生存的患者数量显著增多[1]。

尽管肿瘤治疗效果显著，但对生育的负面影响值得考虑[2-3]。

放疗和化疗的靶细胞是分裂快速的细胞，这不仅包括肿瘤细胞，还包括生殖细胞。精原细胞分化非常活跃，对细胞毒性药物非常敏感，而精原干细胞尽管不很活跃，也会被耗竭[4]。

因此，尽管青春期前的睾丸生精功能未完全成熟，但细胞毒性药物仍然会对其造成损伤，导致成年后不育[5]。另外，在配子分化至单倍体精子细胞前的阶段，早期生殖细胞呈现自发性退化[6-7]，这可能解释了青春前期的睾丸组织为何不能提供对抗细胞毒性药物的保护。

细胞毒性药物应用后生精功能能否恢复取决于静态精原干细胞（A 型深色）转化为活性精原干细胞及精原细胞（A 型苍白色）的能力[8]。

因为有丝分裂比较缓慢，故睾丸内体细胞对化疗的耐受性比较强。但是，可能会发生黄体生成素（LH）水平升高以及睾酮水平的降低，二者均提示间质细胞受损。支持细胞在化疗后受损也有报道，其出现在生精细胞存活区会发现生殖细胞分化过程的抑制[9]。

生育力丧失：谁会从生育力保存中受益？

癌症治疗导致生育力丧失，为患者带来了严重的心理创伤。事实上，对既往的肿瘤患者的生存分析发现，大约80%的患者希望未来能成为父母。大多数更为年轻的癌症幸存者将癌症病史视为其成为更称职的父母的关键因素[10]。因此，由于治疗后精子发生功能能否恢复尚不确定，故需告知患者不育症可能是各种治疗的副作用之一，并尽最大努力保存生育能力[3]。

有明确证据表明，性腺损伤性治疗［如造血干细胞移植（hematopoietic stem cell transplantation，HSCT）］能治愈儿童的很多非恶性疾病，因此，生育力保存不仅仅应提供给罹患癌症的男孩[11-12]，也应该提供给其他良性但会导致生精小管损伤的疾病，如 Klinefelter 综合征（先天性睾丸发育不全）[13]。非成熟睾丸组织冷冻保存（包括恶性肿瘤及良性病变）的适应证总结于表 16.1。

在性腺毒性治疗前进行生育力保存

为尽量减少治疗的生殖毒性，有如下策略：

表 16.1 非成熟睾丸组织冷冻保存（包括恶性肿瘤及良性病变）的适应证

恶性	良性
• 白血病 • 霍奇金病 • 非霍奇金淋巴瘤 • 骨髓增生异常综合征 • 实体瘤 • 软组织肉瘤	1 如下疾病进行 HSCT： • 造血系统疾病：重型珠蛋白生成障碍性贫血、镰状细胞病、再生障碍性贫血及范科尼贫血 • 原发性免疫缺陷 • 免疫抑制治疗无效的严重自身免疫病：青少年特发性关节炎、青少年系统性红斑狼疮、免疫性血细胞减少 • 骨硬化病 • 酶缺陷性疾病：Hurler 综合征 2 睾丸退化风险 • Klinefelter 综合征

尽量应用生殖毒性小的药物[14]，使患者在治疗后的精子发生出现自发性恢复，但考虑到患者的治疗效果，这种方法通常不可行。

放疗时尽量提供睾丸屏蔽保护或使睾丸远离放射源[3]。

在体内尽量减少癌症治疗对睾丸的破坏及损伤或保护 SSC 细胞是另一种方法。通过激素调控来保护性腺在第 13 章讨论。

使用 1-磷酸鞘氨醇[15]、AS101[16]等抗凋亡药物和各种细胞保护剂[17-18]在啮齿类动物的研究中取得了部分成功。

当前很多保护睾丸细胞免于毒性治疗损伤的药物在人类被证实无效。因此，睾丸组织冷冻是目前青春期前男性唯一的选择。

不成熟睾丸组织的冷冻保存

由于青春期前的男孩精子不成熟，所以不能应用精子库保存生育力，另一个潜在的保存生育能力的策略就是保存其睾丸组织，将来等技术发展后，可能应用保存的睾丸组织使这些患者恢复生育能力。但需要强调的是，这种睾丸组织冷冻保存技术仍然处于试验阶段。

青春期发育前的睾丸组织中存在 SSC，而最终的单倍体精子就是由 SSC 发育而成的。保存这些细胞可以通过冷冻 SSC 悬液[19]，也可以进行睾丸组织块[20-22]或整个睾丸冷冻。

值得注意的是，约 20% 的男孩在 Tanner 分期 Ⅱ 期时，排精就已经开始了[23]，因此，单倍体配子冷冻是可行的，如果需要，再利用体外成熟技术（in vitro maturation，IVM）进一步处理。

细胞悬液

组织片的不均一性使得组织冷冻更具有挑战性，故出现了细胞悬液技术使冷冻保存更为方便可行。但是，细胞悬液技术需要由特殊的仪器和（或）酶消化组织，保证细胞存活，同时不破坏细胞分化和增殖所必需的细胞与细胞间的相互作用[19]。

在各种动物模型，冷冻复苏后成活率为 29%～82%[24]，不考虑冷冻保护剂，人类睾丸细胞悬液的冷冻复苏成活率为 60%[19, 25]。

睾丸组织片

睾丸组织切片的冷冻保存是另一种生育力保存技术，这种方法的优势是保存了支持细胞和精原干细胞之间的细胞与细胞间联系，即保存了干细胞后续分化和成熟必需的微环境[26]。这种生育力保存方法的优势还在于保存了支持细胞，有证据显示化疗使这些细胞逆转为去分化状态[9]；同时也保存了间质细胞，从而使因细胞毒性化疗药物的使用导致的激素失衡有所缓解[2]。

使用二甲基亚砜（DMSO）［利用 1,2-丙二醇（PROH）将 80%的 DMSO 稀释成 50%］进行冷冻保存，使得间质细胞有更高的复苏成活率[27]，并且使未成熟睾丸组织的结构完整性及功能完整性得到最好的保存[20-21]。

由于睾丸组织结构的复杂性，冷冻方案需在各类细胞的最佳条件间平衡。另外，细胞外形成的冰晶会导致组织裂成碎片，这也是一个问题。此外，高致密组织块溶质快速渗透，是保证低温时高浓度细胞冷冻保护剂减少细胞毒性的关键。细胞冷冻保护剂的类型及冷冻保存的速度影响着冷冻后复苏成活率和生精小管的结构[28]。因此，最优的冷冻-复苏流程是标准化的、强制推荐的。应用 DMSO 而不是乙二醇（EG）、PROH 或甘油，能更有效地保护组织[27,29]及复苏后的精子发生过程[30]，缓慢的程序化冷冻保存有助于保护精原细胞形态[21]。

有两个研究团队已经报告了青春期前睾丸组织冷冻的流程，二者都显示出较好的结构完整性[20-21]。利用不同的冷却及冰冻速度，Keros 等观察到精原细胞有不同的存活率。利用他们的最优化流程，冷冻保存后精原细胞的复苏成活率在 94%[21]。这一流程进行了稍许变化，添加蔗糖后，被更广泛地用以评估冷冻保存的未成熟睾丸组织（immature testicular tissue，ITT）异种原位移植后结构的完整性[22, 31]。复苏后可以进行增殖，证实精原细胞得到了保护。ITT 冷冻保存的所有研究概述参见表 16.2[20-22,31]。

整个睾丸

由于睾丸活检获得的组织中的 SSC 数目比较少，并且儿童的睾丸体积较小，因此，整个睾丸冷冻保存，复苏后行自体移植可能更合理。睾丸整体冷冻保存的方法需要继续研究，可按照卵巢冷冻的方法进行[32]。

未成熟睾丸组织冷冻保存后的生育力恢复

动物实验研究结果表明，缺乏单倍体配子的青春期前男孩，冷冻二倍体细胞也可能带来生育的希望。可以考虑三种方法：纯化的细胞悬液移植回自身睾丸，睾丸组织块、细胞团块乃至整个睾丸的自体移植，或者利用 IVM 技术使这些细胞分化成熟到通过单精子卵细胞质内注射（ICSI）能够正常受精。IVM 技术在其他章节论述。

目前没有任何一种方法证实在人类安全或有效，这些方法已经进行了动物实验，从这些研究中得出的有关经验将详细讨论。

睾丸生殖细胞移植

这种方法将分离的睾丸精原干细胞移植到生殖细胞耗竭的睾丸，结果精子发生功能重新开始。可以通过睾丸支持细胞辨认 SSC，后者从生精小管的内腔向基底膜进行迁徙。这些细胞具有无限的分化子代细胞的潜能，因此，SSC 细胞的移植有望成为恢复自然生育力的有效方法之一。

1994 年首次报道这一方法[33]。从未经发育的未成熟的小鼠睾丸中分离生殖细胞，然后注射入白消安诱导成的纯睾丸支持细胞综合征（Sertoli cell-only syndrome，SCOS）小鼠动物模型的睾丸生精小管内。通过监测编码半乳糖苷酶的 lacZ 基因的携带，发现其启动并维持了正常的精子发生过程。

尽管动物实验证实该方法产生了单倍体细胞[34]，但在人体上还未获得成功（具体参见下文“人类临床应用进展”部分）。

新鲜睾丸干细胞移植的动物实验经验

该方法的结局

SCC 的自体移植已经在小鼠[33]、大鼠[35]、

表 16.2　青春期前睾丸组织冷冻保存研究一览

文献	冷冻保护剂	对照	冷冻速度	评估类型	结局（生殖细胞）	结局（内分泌）
Kvist 等[20]	EG 1.5 mol/L，蔗糖 0.1 mol/L	控制性慢速	开始：1℃，−2℃/min 至−9℃，保持 5 min，植冰。−0.3℃/min 至−40℃，−10℃/min 至−140℃，LN_2	培养 2 周	ST 出现，完整的 SG（$c\text{-}kit^+$）	睾丸间质细胞保存良好，睾酮及抑制素分泌与新鲜组织类似
Keros 等[21]	DMSO 0.7 mol/L	控制性慢速	**程序 1** 开始：4℃，保持 30 min，−1℃/min 至 0℃，保持 5 min，−0.5℃/min 至−8℃，植冰，保持 10 min。−0.3℃/min 至−40℃，保持 10 min，−7℃/min 至−70℃，LN_2	培养 24 h	冷冻培养的组织 ISTs 为 70%±7%（新鲜组织是 71%±7%，新鲜培养组织是 77%±4%），冷冻培养组织的完整 SG 为 94%±1%（新鲜组织是 93%±2%，新鲜培养组织是 83%±1%）	未被破坏的基质：冷冻培养组织 80%±29%（新鲜组织是 99.49%±0.88%，新鲜培养组织是 97%±2%）
		控制性快速	**程序 2** 开始：4℃，保持 30 min，−1℃/min 至−8℃，植冰，保持 10 min。−10℃/min 至−80℃，LN_2		冷冻培养组织 ISTs 为 20%±14%，完整 SG 为 50%±43%	未被破坏的基质：冷冻培养组织 29%±28%
Wyns 等[22]	DMSO 0.7 mol/L，蔗糖 0.1 mol/L	控制性慢速	开始：0℃，保持 9 min，−0.5℃/min 至−8℃，保持 5 min，植冰。−0.5℃/min 至−40℃，保持 10 min，−7℃/min 至−80℃，LN_2	解冻后立即评估	冷冻复苏组织 SG/ST 为 0.71±0.89，新鲜组织为 0.45±0.35	未评估
				异体移植后 3 周	冷冻移植后组织 ISTs 为 82.19%±16.46%，而新鲜组织是 93.38%±6%，冷冻及移植后 14.5%SG 恢复	
Wyns 等[31]	DMSO 0.7 mol/L，蔗糖 0.1 mol/L	控制性慢速	开始：0℃，保持 9 min，−0.5℃/min 至−8℃，保持 5 min，植冰，保持 15 min。−0.5℃/min 至−40℃，保持 10 min，−7℃/min 至−80℃，LN_2	异体移植后 6 个月	冷冻移植组织中 ISTs 为 55%±42%，3.7%±5.5%的 SG 可以恢复，21%的 SG 可以生长到有丝分裂前期	通过 IHC 和 TEM 监测 3β-HSD 可以评估类固醇生成活性

HSD，羟基类固醇脱氢酶；IHC，免疫组织化学；LN_2，液氮；SG，精原细胞；（I）ST，（完整的）生精小管；TEM，透射电子显微镜

猪[36]、山羊[37]、牛[38]、猴[39]、狗[40]身上有过动物实验报道。捐赠的SCC移植恢复生育力仅有小鼠[34]、大鼠[41]、山羊[37]及鸡[42]等动物实验的报道。

不同种属间的SCC移植没有自体移植那样成功，可能是种属间的差异所致。大鼠的生殖母细胞移植到小鼠的睾丸内可以产生成熟的精子，但是精子的数量和质量都发生了异常[43]。同样，当仓鼠的生殖细胞移植给小鼠，也出现了精子异常，可能是小鼠的睾丸支持细胞无法充分支撑仓鼠的生殖细胞生长[44]。

所有实验过的哺乳动物（兔、狗、猪、公牛、种马、非人类灵长动物及人类）的SCC都能在小鼠的生精小管内生长，并且产生干细胞，但不能分化进入生精周期[45-49]。然而，也有一项研究报道了将猪的SCC移植给小鼠，发现其分化为早期减数分裂的精母细胞[50]。这提示不同物种在进化过程中，精原细胞被支持细胞识别、基底膜迁移、分化起始及某些早期分化的阶段都比较保守。

方法的有效性

精子发生的程度依赖于移植的干细胞的数目，近乎线性相关[51]，同时还依赖于受体睾丸内的干细胞的数目和质量[35]。

在兔类，观察到的克隆率不超过SSCs的1/20[51]，即克隆效率较低。预计在灵长类，慢周期的A型深色精原细胞克隆率可能更低，估计和恒河猴0.0015%～0.003%的克隆率一样低[48]。青春发育前期小鼠睾丸内生成的生精细胞集落比成年后小鼠体内的集落数量多、体积大，因此推测受者的年龄可能会影响移植后的克隆效率[52]。由于睾丸支持细胞增殖分化，故微环境更有利于生长和增殖，导致细胞集落增加，睾丸增大过程中生精小管长度增加，在临床上移植时要充分考虑到这一点。

SSC的富集及增殖扩充技术

由于SSC在睾丸内数量极其有限（2/10 000生殖细胞）[6]、用于生育力保存的睾丸活检取材局限，以及移植后细胞再次增殖分化的低效率，在移植前增加SCC的数目显得非常必要。分离纯化干细胞以增加SCC的数量、提高移植有效性是理想的方法。

通过细胞分类筛选技术能有效分离和纯化干细胞，例如，基于细胞特性以及细胞膜不同抗原的磁性活化细胞分选（magnetic activated cell sorting，MACS）以及荧光活化细胞分选（fluorescence activated cell sorting，FACS）等。已经证实这些技术提高了小鼠的移植效率[53]。当前，根据THY1的表达，能得到SSC最高水平的富集效率[54]。小鼠与非人类灵长类的未分化精原细胞存在一些保守的标记物（PLZF、GFR-α1和THY-1）[48]，有望将这些技术运用于人类。

尽管细胞增殖有限，但由于纯化的干细胞培养后有增殖的可能，辅助应用富含生长因子的培养液以及优化移植流程也可以得到很好的移植效果[55-56]。

当前，体外SSC的扩增仅仅在啮齿类获得成功。应用各种细胞生长因子及激素，大约160天后，新生小鼠睾丸细胞扩增2×10^{14}倍[56]。2年后，培养的细胞保留了特有的形态，并呈1×10^{85}倍指数增长，干细胞移植后，产生了可生育的子代[57]。

动物移植冷冻睾丸干细胞的经验

细胞冷冻后，高复苏成活率并不能保证其保留了自身内在功能，因此，有必要通过移植细胞悬液来评估细胞的自我更新及分化能力。人类精原干细胞移植的试验无法达到该目的，原因是异体移植到免疫缺陷的小鼠后 6 个月，发现仅仅能观察到增殖的活性[49]。因此，动物实验能帮助我们阐明很多临床应用中可能存在的重要问题。

1996 年 Avarbock 等首次报道，小鼠的冷冻睾丸细胞移植后有重新生成精子的潜能[58]。移植冷冻的睾丸细胞悬液后获得了子代出生，这也为成功冷冻保存细胞提供了最重要的证据[59]。尽管细胞冷冻保存可能会对鼠类 SCC 的功能产生不利影响[60]，但 Kanatsu-Shinohara 等的研究并没有观察到这一点[59]。此外，冷冻后恒河猴的 SCC 移植到小鼠后保存了正常的增殖能力[48]，这提示冷冻对细胞功能的损伤可能主要涉及细胞的分化潜能，而不是细胞的定居及增殖。

人类临床应用进展

利用尸体或手术切除下的人睾丸组织进行的临床前体外研究已经证实了生殖细胞悬液移植入睾丸的可行性。利用超声引导下的细针生精小管内[19]或睾丸网内注射，能覆盖 50%～70%的生精小管[61]。

英国曼彻斯特 1999 年开始一项临床试验，评价为癌症患者进行生精细胞移植的效果。但据作者所知，目前尚未有这些患者生育结局的信息[62]。无论结果如何，从这一研究得出的结论会存在问题，因为从技术层面尚难以区分形成的精子来源于内源性的精子发生还是睾丸生殖细胞移植的细胞。

睾丸组织移植

睾丸组织移植包括完整移植 SSC 及其周围支持组织，这样保存了其完整的生长微环境。由于尚无人体报道，只有通过动物试验获得信息。

迄今为止，从小鼠的睾丸同种移植和兔睾丸异体移植中分离出的单倍体生殖细胞采用 ICSI 技术产生了后代[63]。已证实恒河猴睾丸异体移植在宿主小鼠内产生的精子具备受精的潜能，与报道的恒河猴在体精子体外受精后胚胎发育进展一致[64]。这些在动物上取得的研究结果令人备受鼓舞，有理由相信，在不久的将来，影响生育的治疗导致不育的患者自体移植冻存的睾丸组织能恢复生育力。

动物新鲜睾丸组织移植的经验

几种哺乳动物睾丸组织标本移植到免疫缺陷的宿主小鼠体内，出现不同程度的供体来源的精子生成。目前已经在小鼠、兔、仓鼠、猪、山羊、猫、牛、马、绵羊[63-70]以及猕猴[64, 71]的研究中实现了睾丸移植后完整的精子生成。相比之下，狨猴移植后会出现生殖细胞分化抑制[30, 65, 72]。

种属特异性的生精分化差异的机制目前尚不明了，有如下几种假说：

第一种假说，供体与宿主之间促性腺激素的差异[73]导致移植的供体睾丸组织与鼠类促性腺激素不能有效相互作用。补充外源性的促性腺激素可能有效。事实上，移植恒河猴的 ITT 异体移植到小鼠后，用外源性促性腺激素刺激，能诱导不同程度的精子分化，相反，如不加任何激素处理，会发生生精抑制[71]。但来自两个不同研究的结果不支持这种假说。狨猴的睾丸组织自体移植[72]与狨猴和马的 ITT 异体移植到小鼠体内，并且补充促性腺激素[69]，仍发生生殖细胞分化阻滞。这些冲突的研究结果提示，促性腺激素的种属特异性差异可能不是移植后分化过程受损的唯一解释。

第二种假说，正如猕猴及狨猴的异体移植睾丸组织的研究结果提示，生精小管具有种属特异性的结构差异[74]，导致了旁分泌相互作用改变，这能部分解释为何移植后生殖细胞的分化产生了差异。

第三种假说，细胞分化启动及进展受到移植时生殖细胞所处的分化时相及精子发生强度的影响。事实上，包括人类的任何物种，在移植时供者的睾丸组织含有减数分裂完成后的生殖细胞时，受体的精子发生就不再完全，生精小管发生退化，多数细胞呈现退变（彩图16.1）[65,69,75-76]。

成人睾丸组织异体移植的结局比较差，但原因未知。而在啮齿类动物的研究结果提示，可能成人睾丸组织比未成熟睾丸组织对缺血更为敏感，移植过程中发生了低氧[65]。牛的研究结果证实了这一假说，未成年供体睾丸移植组织中某些血管生成因子显著高表达[77]。另外，在移植前使用血管生成因子——血管内皮生长因子（vascular endothelial growth factor，VEGF）对睾丸组织进行预处理，能增加含长形精子细胞的生精小管的数目[78]。

然而，血管生成假说不足以解释不良结局，因为在未成熟供者的研究中，也发现生殖细胞呈现出年龄相关的分化差异[68,71]。在移植时支持细胞呈现不同的成熟度，或者受到异体移植内分泌紊乱影响的发育敏感性可能导致支持细胞不足以支撑生殖细胞的发育及分化，并且呈现出年龄相关的分化差异[68,71]。移植前，年龄依赖性的分化基因及蛋白质在供体睾丸组织的表达情况可能也与此相关[77]。

除了导致精子发生过程的受损，已证实某些物种实施异体移植无效。事实上，公牛[68]、猫[67]和马[69]异体移植后，仅有5%～10%的生精小管能延长并产生精子细胞。而在非人类灵长类的睾丸组织移植实验中，仅仅有2.8%～4.0%的生精小管包含成熟精子[64,71]。生精效率如此低下的原因需要进一步探讨，以提高这种方法的成功率。

在牛及猴的异体移植中，发现初级生殖细胞消亡[71,79]，这能解释移植后的不良结局。在移植后生殖细胞的自我更新过程中，伴随有胶质细胞源性神经营养因子（GDNF）的表达降低[77]，提示移植本身即能对生殖细胞的数量产生负面影响。但是，在异体移植前进行组织培养来增加SSC的数量并不能增加移除移植物时含长形精子的生精小管比例[78]，提示其他因素可能是生精效率低下的原因。

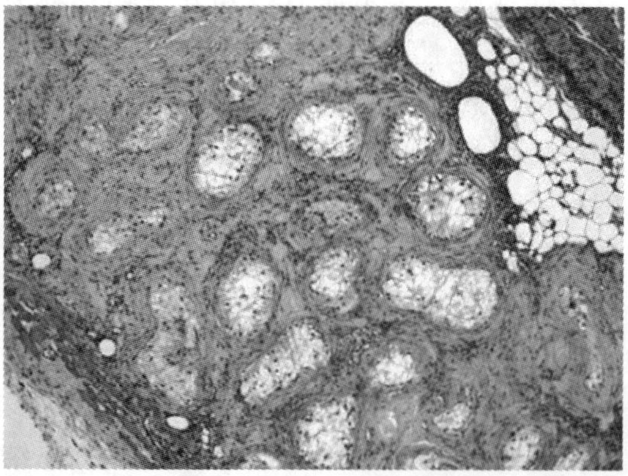

彩图16.1 一名44岁男性的睾丸组织进行异体移植术后3周的组织学表现（苏木精-伊红组织切片，×200）。多数生精小管呈现退行性改变（即硬化），剩余部分主要包含睾丸支持细胞

动物冷冻睾丸组织移植的经验

Geens等[24]最近总结了在不同动物模型上进行冷冻睾丸组织移植的研究，在啮齿类动物，冷冻的ITT产生了健康后代[63]。因此，这一技术有望在人类进行研究。

多项评估冷冻对生殖细胞功能影响的动物研究表明，定性水平上，生殖细胞的功能没有受到影响[29-30,63,65-66,80]。但是冷冻保存会导致SSC损失。Ohta和Wakayama的研究提示移植冷冻-复苏组织片后细胞克隆率较低[80]。

人类新鲜睾丸组织异体移植的经验

人睾丸组织异体移植的研究很少[75,81]，成人睾丸组织移植结局很差，移植后主要为硬化的生精小管[75,81]，21.6%～23.1%可见散在的精原细胞[75]。

来自青春期前男童的人类 ITT 移植后，不会出现完全的精子发生，尽管移植物和生殖细胞的成活率比成熟睾丸组织移植好很多[82]。Goossens 等发现在移植后 4 个月和 9 个月，大部分生精小管内只有支持细胞，仅有少量精原细胞存活，相当数量的精原细胞受损[82]。

人类冷冻睾丸组织异体移植的经验

目前尚没有人类冷冻睾丸组织异体移植的报道，仅有两项研究报道了人类冷冻 ITT 异体移植[22,31]。受体为免疫缺陷小鼠。在移植冷冻-复苏的睾丸组织 3 周后，14.5%的初级精原细胞存活，这些细胞中 32%有增殖能力，这与新鲜组织移植中 17.8%的比例没有显著差异。支持细胞的数量没有发生变化，5.1%具有增殖活性，而新鲜组织移植中比例为 0。被阉割后的小鼠卵泡刺激素（FSH）增高，在静息的未成熟睾丸发挥作用的某些抑制机制被解除和（或）其他旁分泌因子可能在支持细胞增殖中发挥作用。为了研究冷冻 SSC 的自我更新及分化能力，人们观察了正常未成熟睾丸组织移植后的长期结局。冷冻-复苏组织异体移植后 6 个月，3.7%的初始精原细胞数量得以保存，这些细胞中 21%仍具备增殖能力。

由于出现了相当数量的精原细胞丢失，评估冷冻保存的影响程度具有重要意义。冷冻本身可能没有太大影响，新鲜睾丸组织块及冷冻-复苏后睾丸组织块的精原细胞数目没有差别[22]，冷冻培养后的精原细胞存活率为 94%±1%[21]。并且，按照冷冻对人类的 SCC 分化能力的影响分析，存留的精原细胞仍保存着精子发生的能力，只是尚未证明这些细胞第一次减数分裂前期之后可以正常分化[31]。能检测到比对照组的精原细胞稍小（$P = 0.045$）的精原细胞样类似物（彩图 16.2a～c），但是这些细胞没有显示出减数分裂后的特征性的标记，免疫组织化学检测（immunohistochemistry，IHC）也没有显示出精子顶体。

如彩图 16.3 所示，已经观察到间质细胞保留了类固醇合成能力[31]。

睾丸细胞移植

在研究支持细胞的免疫保护潜能的共培养实验中首次提及游离细胞移植。Dufour 等[83]首次报道了支持细胞和肌样细胞在异体移植后出现聚集。这种方法具有挑战性，因为不同类型的细胞（包括间质细胞）需要在移植后形成有功能的三维立体细胞关联，进而产生支持精子发生的微环境，以维系精子的正常发生过程。而这种细胞关联在移植组织中是已经形成的。

从人类未成熟的睾丸组织分离细胞，进行异位或原位移植后也会产生部分或者完全的精子发生以及类固醇合成。

另外，猪的实验显示，单细胞移植后产生的精子形态与完整睾丸组织移植后产生的精子形态没有差别[84]。分离的小鼠睾丸细胞移植后，重组形成的生精小管内获得的小鼠生殖细胞最终实现了生育[85]。

表 16.3 总结了评价分离出的未成熟睾丸细胞移植到受体小鼠后细胞分化和（或）间质细胞功能的研究[86-88]。

根据这些动物实验的研究结果，这种方法具有良好的临床应用前景。其不仅能

表 16.3 未成熟睾丸细胞异体移植的研究

文献	供体物种	受体物种	移植部位	小管重构	精子分化	类固醇合成
Gassei 等[86]	大鼠（培养后）	裸鼠	背部皮肤	是	确定的精原细胞很少，无进一步分化	IHC 确定间质细胞产生有生物活性的睾酮[a]
Kita 等[85]	小鼠、大鼠	裸鼠/SCID 小鼠	背部皮肤	是	圆形精子细胞，小鼠睾丸细胞移植后产生后代	未评估
	猪			是	未评估	
Honaramooz 等[84]	猪	裸鼠/SCID 小鼠	背部皮肤	是	完全的精子形成	IHC 确定间质细胞产生有生物活性的睾酮[a]
Arregui 等[70]	绵羊	裸鼠	背部皮肤	是	完全的精子形成	产生有生物活性的睾酮[a]
Zhang 等[87]	牛（培养 3～7 天）	裸鼠	背部皮肤 睾丸	是 是	无生殖细胞 无生殖细胞	未评估
Watanabe 等[88]	新生猪	裸鼠/SCID 小鼠/NC 小鼠	背部皮肤	是	完全的精子形成	未评估

[a] 通过精囊腺的重量增加来评估有生物活性的睾酮生成；

IHC，免疫组织化学

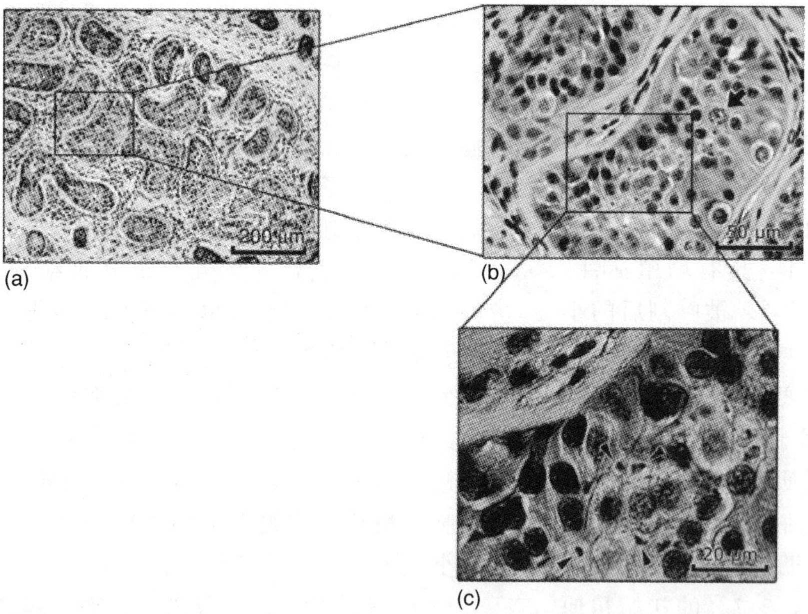

彩图 16.2 来自 12 岁男孩的供体睾丸组织病理学（苏木精-伊红染色）。(a) 原位异体移植 6 个月后（×200）；(b) 粗线期精母细胞（箭头）、精子样细胞（插入）（×400）；(c) 精子样细胞（×1000）

重组形成有功能的干细胞生长池，还为移植前的细胞分选提供了可能性，这在睾丸组织可能受到肿瘤细胞污染时很有意义。

另外，这还有利于阐明移植后调控生精过程的因子以及性腺毒性作用后生精活性受抑制的可能原因[87]。

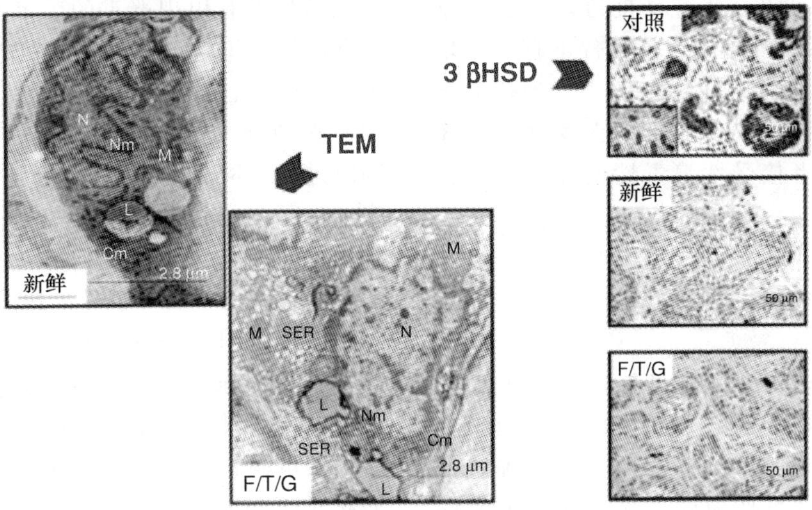

彩图 16.3　透射电镜（TEM）（左）及免疫组织化学（IHC）（右）评估间质细胞中类固醇合成活性。TEM 显示冷冻/冻融/移植后的间质细胞呈现出完整的细胞核、胞质内成分及活性（×12 000）。Bm，基底膜；Cm，细胞膜；F/T/G，冷冻/复苏/移植 6 个月；L，脂肪滴；M，线粒体；N，细胞核；Nm，核膜；SER，滑面内质网：孕烯醇酮转化为睾酮的细胞器。IHC 显示新鲜的和冷冻/复苏/移植的间质细胞均见孕烯醇酮转化为孕酮的关键酶——3β-羟类固醇脱氢酶（3βHSD）着色

睾丸完整移植

1978 年 Silber 报道了首个令人信服的睾丸移植研究[89]。无睾丸的男性经血管及输精管吻合术接受了双胞胎弟弟捐赠的一个睾丸，血清睾酮水平显著上升，射精时精液密度达到每毫升 1500 万。

最近的研究表明，大鼠新鲜睾丸整体移植后，精子发生的活性率保持在 42%，但冷冻的睾丸整体移植后，无一产生功能[90]。

安全性问题

癌症细胞污染

生精细胞移植最重要、最致命的问题是再次引入恶性细胞的风险。事实上，大多数儿童恶性肿瘤能通过血液侵袭，因此转移到睾丸的风险较高。血液系统肿瘤风险更高，如白血病细胞可以逃逸到睾丸。研究发现仅要 20 个白血病细胞注射入睾丸，就会引起肿瘤复发[91]。

通过生殖细胞分离及细胞分选技术能完全纯化 SSC，因此需要在安全移植前进行。动物研究中细胞分选取得了令人振奋的结果，但在人类尚未能复制[92]。

细胞分选不满意的原因之一是精原干细胞表面与其他干细胞，即涉及血液系统肿瘤的造血干细胞具有交叉性抗原。每位肿瘤患者的肿瘤细胞免疫表型以及用于细胞分选的患者特异性癌抗原的纳入应该能提高这项技术的成功率。基于此，作者强烈建议在治疗前需要保存患者的血液和（或）肿瘤标本。

目前尚未确定 SSC 的特异性标记物，只能利用细胞分选技术挑选 SCC。关于细胞表面标记物的研究要侧重于能完全从细胞悬液中剔除肿瘤细胞，从而能够安全移植。

在自体组织移植中，癌症细胞的污染

也是一个大问题。有研究报道，白血病细胞能在冷冻保存/异体移植条件下存活，增加宿主裸鼠白血病的发生率[93]。治疗后睾丸组织自体移植仅仅能用在无睾丸转移风险的患者或者接受性腺毒性治疗的非恶性肿瘤患者。

传染性疾病传播

考虑到动物源性传染性疾病对人类的风险，目前不考虑将睾丸异体移植用于生育。但这种方法可以有效评估生殖细胞的增殖活性，并可作为评估冷冻保存方案的组成部分，还有助于研究睾丸生理学和病理生理学特征以及自体移植前检测组织内有无肿瘤细胞污染。

出生缺陷的风险

Goossens 等最近报道了小鼠生精细胞移植后，产生的第一代子代体型小，胎儿体重、身长显著偏小，提示遗传印记紊乱[94]。在自体移植技术应用于临床前，需继续深入研究发生这种出生缺陷的可能机制。

伦理问题

儿童罹患癌症对所有关心他/她的人来说都是灾难。治疗需要很快开始，只有很少的时间用来考虑以后的生育问题。而当患者成年后，发现自己不具备生育后代的能力，其受到的心理冲击可想而知[10]。因此，在治疗时告知患者治疗对生育力的潜在影响显得非常关键。前文已经论述了关于 ITT 冷冻保存的伦理学问题，风险/效益权衡是重要的关注点[95]。由于青春期前儿童的睾丸体积小，未成熟性腺组织活检创伤大，只有理由充分才能进行。在两项获取年轻癌症患者睾丸组织的研究中，睾丸组织活检没有出现严重的手术并发症[21-22]。睾丸活检组织仅占睾丸总体积的 5%，根据形态学研究已经具备足够的用来冷冻保存的性腺细胞[6]。另外，对施行睾丸固定术同时进行睾丸活检的隐睾患儿的随访研究未发现不良的长期影响[96]。由于组织活检采用的麻醉与患者行化疗中心置管时的麻醉相同，因此，没有额外的风险。

考虑组织冷冻保存的收益时，生育力保存以及冷冻复苏方案的安全性及有效性显得尤为重要。要充分告知患儿及其父母，这只是试验性方法，还未能证实生育力能够恢复这一事实。要得到其父母的知情同意，根据实际情况，也可以给患儿参与方案讨论的机会。很难从孩子身上得到完全的知情同意，目前父母替代的知情同意应限于组织安全保存[95, 97]。

结论

为接受性腺毒素性治疗的年轻患者提供充足的生育力保存策略是当前生殖医学领域极富挑战性的内容之一。因为治疗对性腺的最终影响还不可预知，应给每个患者机会考虑生育力保存。为增强自然恢复生精功能的可能性，应用激素或细胞保护剂仍是未来可行的方法。保存 SSCs 具有多方面实际应用前景，只是目前还没有人类的相关研究结果。未来生育力保存技术的进步依赖于性腺组织和细胞冷冻生物学的研究进展。

在考虑生育力恢复策略之前，疾病各异，风险也不一样，因此患者的选择非常重要。目前没有单一（或简单）的法则能够总结青春期前接受性腺毒性治疗的青少年患者可以采用的生育力保存及恢复的所有策略。但是大多数可以根据图 16.4 选择合适的方案。未来几年，研究将着重于如何将成功的动物实验扩展到年轻男性，以及如何确定 SSC 发育的理想微环境。本章

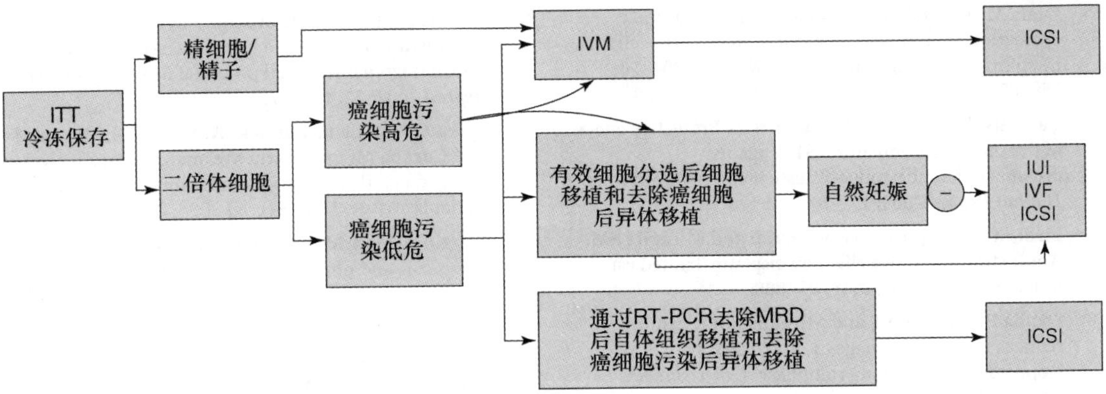

图 16.4　青春期前的男孩性腺毒性治疗后生育力保存策略。ICSI，单精子卵细胞质内注射；ITT，未成熟睾丸组织；IVF，体外受精；IUI，宫内人工授精；IVM，体外成熟技术；MRD，疾病微小残存；RT-PCR，实时聚合酶链反应

提到的很多重要技术应该会引导出储存配子后恢复生育能力安全有效的方法，并会发展出符合伦理的试行方案。当然，在成为临床普及应用的权威性方法前，需要获得深层次的伦理许可。到那时，在提供详细咨询、获得知情同意，并确保患者理解了该行为不能保证成功后，患者的组织标本至少可以被冷冻保存。现在保存了青春期前患者的睾丸组织，使得他们能够考虑使用未来 20～30 年出现的各种恢复生育力的方法，这给了他们生育遗传学后代的希望。

参考文献

1. **Magnani C, Pastore G, Coebergh JW** *et al.* Trends in survival after childhood cancer in Europe, 1978–1997: report from the Automated Childhood Cancer Information System project (AGCIS). *Eur J Cancer* 2006; **42**: 1981–2005.
2. **Howell SJ** and **Shalet SM**. Testicular function following chemotherapy. *Hum Reprod Update* 2001; **7**, 363–9.
3. **Wallace WH, Anderson RA** and **Irvine DS**. Fertility preservation for young patients with cancer: who is at risk and what can be offered? *Lancet Oncol* 2005; **6**: 209–18.
4. **Bucci LR** and **Meistrich ML**. Effects of busulfan on murine spermatogenesis: cytotoxicity, sterility, sperm abnormalities, and dominant lethal mutations. *Mutat Res* 1987; **176**: 259–68.
5. **Kenney L, Laufer MR, Grant FD, Frier H** and **Diller L**. High risk of infertility and long term gonadal damage in males treated with high dose cyclophosphamide for sarcoma during childhood. *Cancer* 2001; **91**: 613–21.
6. **Muller J** and **Skakkebaeck N**. Quantification of germ cells and seminiferous tubules by stereological examination of testicles from 50 boys who suffered sudden death. *Int J Androl* 1983; **6**: 143–56.
7. **Kelnar CJ, McKinnell C, Walker M** *et al.* Testicular changes during infantile "quiescence" in the marmoset and their gonadotrophin dependence: a model for investigating susceptibility of the prepubertal human testis to cancer therapy? *Hum Reprod* 2002; **17**: 1367–8.
8. **van Alphen MM, van de Kant HJ** and **de Rooij DG**. Repopulation of the seminiferous epithelium of the rhesus monkey after X irradiation. *Radiat Res* 1988; **113**: 487–500.
9. **Bar-Shira Maymom B, Yogev L, Marks A** *et al.* Sertoli cell inactivation by cytotoxic damage to the human testis after cancer therapy. *Fertil Steril* 2004; **81**: 1391–4.
10. **Schover LR**. Motivation for parenthood after cancer: a review. *J Natl Cancer Inst Monogr* 2005; **34**, 2–5.
11. **Vassiliou G, Amrolia P** and **Roberts IA**. Allogeneic transplantation for haemoglobinopathies. *Best Pract Res Clin Haematol* 2001; **14**: 807–22.
12. **Rabusin M, Andolina M** and **Maximoca N**. Paediatric Autoimmune Diseases Working Parties. Haematopoietic SCT in autoimmune diseases in children: rationale and new perspectives. *Bone Marrow Transplant* 2008; **41**: S96–9.
13. **Aksglaede L, Wikström AM, Rajpert-De Meyts E** *et al.* Natural history of seminiferous tubule degeneration in Klinefelter syndrome. *Human Reprod Update* 2006; **12**: 39–48.
14. **Van Beek RD, Smit M, Van Den Heuvel-Eibrink MM** *et al.* Inhibin B is superior to FSH as a serum marker for spermatogenesis in men treated for Hodgkin's lymphoma with chemotherapy during childhood. *Hum Reprod* 2007; **22**: 3215–22.

15. **Otala M, Suomalainen L, Pentikäinen MO** *et al.* Protection from radiation-induced male germ cell loss by sphingosine-1-phosphate. *Biol Reprod* 2004; **70**: 759–67.

16. **Carmely A, Meirow D, Peretz A** *et al.* Protective effect of the immunomodulator AS101 against cyclophosphamide-induced testicular damage in mice. *Human Reprod* 2009; **1**: 1–8

17. **Lirdi LC, Stumpp T, Sasso-Cerri E** and **Miraglia SM.** Amifostine protective effect on cisplatin-treated rat testis. *Anat Rec* 2008; **291**: 797–808.

18. **Okada FK, Stumpp T** and **Miraglia SM.** Carnitine reduces testicular damage in rats treated with etoposide in the prepubertal phase. *Cell Tissue Res* 2009; **337**: 268–80.

19. **Brook P, Radford J, Shalet S, Joyce A** and **Gosden R.** Isolation of germ cells from human testicular tissue for low temperature storage and autotransplantation. *Fertil Steril* 2001; **75**: 269–74.

20. **Kvist K, Thorup J, Byslov AG** *et al.* Cryopreservation of intact testicular tissue from boys with cryptorchidism. *Hum Reprod* 2006; **21**: 484–91.

21. **Keros V, Hultenby K, Borgström B** *et al.* Methods of cryopreservation of testicular tissue with viable spermatogonia in pre-pubertal boys undergoing gonadotoxic cancer treatment. *Hum Reprod* 2007; **22**: 1384–95.

22. **Wyns C, Curaba M, Martinez-Madrid B** *et al.* Spermatogonial survival after cryopreservation and short-term orthotopic immature human cryptorchid testicular tissue grafting to immunodeficient mice. *Hum Reprod* 2007; **22**, 1603–11.

23. **Schaefer F, Marr J, Seidel C, Tilgen W** and **Schärer K.** Assessment of gonadal maturation by evaluation of spermaturia. *Arch Dis Child* 1990; **65**: 1205–7.

24. **Geens M, Goossens E, De Block G** *et al.* Autologous spermatogonial stem cell transplantation in man: current obstacles for a future clinical application. *Hum Reprod Update* 2008; **14**: 121–9.

25. **Hovatta O.** Cryopreservation of testicular tissue in young cancer patients. *Hum Reprod Update* 2001; **7**: 378–83.

26. **Ogawa T, Ohmura M** and **Ohbo K.** The niche for spermatogonial stem cells in the mammalian testis. *Int J Hematol* 2005; **82**: 381–8.

27. **Keros V, Rosenlund B, Hultenby K** *et al.* Optimizing cryopreservation of human testicular tissue: comparison of protocols with glycerol, propanediol and dimethylsulphoxide as cryoprotectants. *Hum Reprod* 2005; **20**: 1676–87.

28. **Milazzo JP, Vaudreuil L, Cauliez B** *et al.* Comparison of conditions for cryopreservation of testicular tissue from immature mice. *Hum Reprod* 2008; **23**: 17–28.

29. **Goossens E, Frederickx V, Geens M, De Block G** and **Tournaye H.** Cryosurvival and spermatogenesis after allografting prepubertal mouse tissue: comparison of two cryopreservation protocols. *Fertil Steril* 2008; **89**: 725–7.

30. **Jahnukainen K, Ehmcke J, Hergenrother SD** and **Schlatt S.** Effect of cold storage and cryopreservation of immature non-human primate testicular tissue on spermatogonial stem cell potential in xenografts. *Hum Reprod* 2007; **22**: 1060–7.

31. **Wyns C, Van Langendonckt A, Wese F-X, Donnez J** and **Curaba M.** Long-term spermatogonial survival in cryopreserved and xenografted immature human testicular tissue. *Hum Reprod* 2008; **23**: 2402–14

32. **Martinez-Madrid B, Camboni A, Dolmans MM** *et al.* Apoptosis and ultrastructural assessment after cryopreservation of whole human ovaries with their vascular pedicle. *Fertil Steril* 2007; **87**: 1153–65.

33. **Brinster RL** and **Zimmermann JW.** Spermatogenesis following male germ-cell transplantation. *Proc Natl Acad Sci USA* 1994; **91**: 11298–302.

34. **Brinster RL** and **Avarbock MR.** Germline transmission of donor haplotype following spermatogonial transplantation. *Proc Natl Acad Sci USA* 1994; **22**: 11303–7.

35. **Ogawa T, Dobrinski I** and **Brinster RL.** Recipient preparation is critical for spermatogonial transplantation in the rat. *Tissue Cell* 1999; **31**: 461–72.

36. **Honaramooz A, Megee SO** and **Dobrinski I.** Germ cell transplantation in pigs. *Biol Reprod* 2002; **66**: 21–8.

37. **Honaramooz A, Behboodi E, Meege SO** *et al.* Fertility and germline transmission of donor haplotype following germ cell transplantation in immunocompetent goats. *Biol Reprod* 2003; **69**: 1260–4.

38. **Izadyar F, Den Ouden K, Stout TAE** *et al.* Autologous and homologous transplantation of bovine spermatogonial stem cells. *Reproduction* 2003; **126**: 765–74.

39. **Schlatt S, Foppiani L, Rolf C, Weinbauer GF** and **Nieschlag E.** Germ cell transplantation into X-irradiated monkey testes. *Hum Reprod* 2002; **17**: 55–62.

40. **Kim Y, Turner D, Nelson J** *et al.* Production of donor-derived sperm after spermatogonial stem cell transplantation in the dog. *Reproduction* 2008; **136**: 823–31.

41. **Hamra FK, Gatlin J, Chapman KM** *et al.* Production of transgenic rats by lentiviral transduction of male germ-line stem cells. *Proc Natl Acad Sci USA* 2002; **99**: 14931–6.

42. **Trefil P, Micakova A, Mucksova J** *et al.* Restoration of spermatogenesis and male fertility by transplantation of dispersed testicular cells in the chicken. *Biol Reprod* 2006; **75**: 575–81.

43. **Russell LD** and **Brinster RL.** Ultrastructural observations of spermatogenesis following transplantation of rat testis cells into mouse seminiferous tubules. *J Androl* 1996; **17**: 615–27.

44. **Ogawa T, Dobrinski I, Avarbock MR** and **Brinster RL.** Xenogeneic spermatogenesis following transplantation of hamster germ cells to mouse testes. *Biol Reprod* 1999; **60**: 515–21.

45. **Dobrinski I, Avarbock MR** and **Brinster RL**. Transplantation of germ cells from rabbits and dogs into mouse testes. *Biol Reprod* 1999; **61**: 1331–9.

46. **Dobrinski I, Avarbock MR** and **Brinster RL**. Germ cell transplantation from large domestic animals into mouse testes. *Mol Reprod Dev* 2000; **57**: 270–9.

47. **Nagano M; McCarrey JR** and **Brinster RL**. Primate spermatogonial stem cells colonize mouse testes. *Biol Reprod* 2001; **64**: 1409–16.

48. **Hermann BP, Sukhwani M, Lin CC** *et al.* Characterization, cryopreservation, and ablation of spermatogonial stem cells in adult rhesus macaques. *Stem Cell* 2007; **25**: 2330–8.

49. **Nagano M, Patrizio P** and **Brinster RL**. Long-term survival of human spermatogonial stem cells in mouse testes. *Fertil Steril* 2002; **78**: 1225–33.

50. **Choi YJ, Park JK, Lee MS** *et al.* Long-term follow-up of porcine male germ cells transplanted into mouse testes. *Zygote* 2007; **15**: 325–35.

51. **Dobrinski I, Ogawa T, Avarbock MR** and **Brinster RL**. Computer assisted image analysis to assess colonization of recipient seminiferous tubules by spermatogonial stem cells from transgenic donor mice. *Mol Reprod Dev* 1999; **53**: 142–8.

52. **Shinohara T, Orwig KE, Avarbock MR** and **Brinster RL**. Remodeling of the postnatal mouse testis is accompanied by dramatic changes in stem cell number and niche accessibility. *Proc Natl Acad Sci USA* 2001; **98**: 6186–91.

53. **Shinohara T, Orwig KE, Avarbock MR** and **Brinster RL**. Spermatogonial stem cell enrichment by multiparameter selection of mouse testis cells. *Proc Natl Acad Sci USA* 2000; **97**: 8346–51.

54. **Kubota H, Avarbock MR** and **Brinster RL**. Culture conditions and single growth factors affect fate determinations of mouse spermatogonial stem cells. *Biol Reprod* 2004; **71**: 722–31.

55. **Ogawa T, Ohmura M, Yamura Y, Sawada H** and **Kubota Y**. Expansion of murine spermatogonial stem cells through serial transplantation. *Biol Reprod* 2003; **68**: 316–22.

56. **Kanatsu-Shinohara M, Ogonuki N, Inoue K** *et al.* Long-term proliferation in culture and germline transmission of mouse male germline stem cells. *Biol Reprod* 2003; **69**: 612–16.

57. **Kanatsu-Shinohara M, Ogonuki N, Iwano T** *et al.* Genetic and epigenetic properties of mouse male germline stem cells during long-term culture. *Development* 2005; **132**: 4155–63.

58. **Avarbock MR, Brinster CJ** and **Brinster RL**. Reconstitution of spermatogenesis from frozen spermatogonial stem cells. *Nature Med* 1996; **2**: 693–6.

59. **Kanatsu-Shinohara M, Ogonuki N, Inoue K** *et al.* Restoration of fertility in infertile mice by transplantation of cryopreserved male germline stem cells. *Hum Reprod* 2003; **18**: 2660–7.

60. **Frederickx V, Michiels A, Goossens E** *et al.* Recovery, survival and functional evaluation by transplantation of frozen-thawed mouse germ cells. *Hum Reprod* 2004; **19**: 948–53.

61. **Schlatt S, Rosiepen G, Weinbauer C** *et al.* Germ cell transfer into rat, bovine, monkey, and human testes. *Hum Reprod* 1999; **14**: 144–50.

62. **Radford J**. Restoration of fertility after treatment for cancer. *Horm Res* 2003; **59**: 21–3.

63. **Shinohara T, Inoue K, Ogonuki N** *et al.* Birth of offspring following transplantation of cryopreserved immature testicular pieces and in-vitro microinsemination. *Hum Reprod* 2002; **17**: 3039–45.

64. **Honaramooz A, Li M-W, Penedo CT, Meyers S** and **Dobrinski I**. Accelerated maturation of primate testis by xenografting into mice. *Biol Reprod* 2004; **70**: 1500–3.

65. **Schlatt S, Kim S** and **Gosden R**. Spermatogenesis and steroidogenesis in mouse, hamster and monkey testicular tissue after cryopreservation and heterotopic grafting to castrated hosts. *Reprod* 2002; **124**: 339–46.

66. **Honaramooz A, Snedaker A, Boiani M** *et al.* Sperm from neonatal mammalian testes grafted in mice. *Nature* 2002; **418**: 788–91.

67. **Snedaker AK, Honaramooz A** and **Dobrinski I**. A game of cat and mouse: xenografting of testis tissue from domestic kittens results in complete cat spermatogenesis in a mouse host. *J Androl* 2004; **25**: 926–30.

68. **Oatley JM, Reeves JJ** and **McLean DJ**. Establishment of spermatogenesis in neonatal bovine testicular tissue following ectopic xenografting varies with donor age. *Biol Reprod* 2005; **72**: 358–64.

69. **Rathi R, Honaramooz A, Zeng W, Turner R** and **Dobrinski I**. Germ cell development in equine testis tissue xenografted into mice. *Reproduction* 2006; **131**: 1091–8.

70. **Arregui L, Rathi R, Zeng W** *et al.* Xenografting of adult mammalian testis tissue. *Anim Reprod Sci* 2008; **106**: 65–76.

71. **Rathi R, Zeng W, Megee S** *et al.* Maturation of testicular tissue from infant monkeys after xenografting into mice. *Endocrinology* 2008; **149**: 5288–96.

72. **Wistuba J, Luetjens CM, Wesselmann R** *et al.* Meiosis in autologous ectopic transplants of immature testicular tissue grafted to Callithrix jacchus. *Biol Reprod* 2006; **74**: 706–13.

73. **Bousfield GR, Butney VY, Gotschall RR, Baker VL** and **Moore WT**. Structural features of mammalian gonadotropins. *Mol Cell Endocrinol* 1996; **125**: 3–19.

74. **Luetjens CM, Weinbauer GF** and **Wistuba J**. Primate spermatogenesis: new insights into comparative testicular organization, spermatogenic efficiency and endocrine control. *Biol Rev Camb Philos Soc* 2005; **80**: 475–88.

75. **Geens M, De Block G, Goossens E** *et al.* Spermatogonial survival after grafting human testicular tissue to immunodeficient mice. *Hum Reprod* 2006; **21**: 390–6.

76. **Wyns C, Curaba M, Vanabelle B, Van Langendonckt A** and **Donnez J**. Options for fertility preservation in

prepubertal boys. *Hum Reprod Update* 2010; **16**(3): 312–28.

77. **Schmidt JA, de Avila JM** and **McLean DJ**. Analysis of gene expression in bovine testis tissue prior to ectopic testis tissue xenografting and during the grafting period. *Biol Reprod* 2007; **76**: 1071–80.

78. **Schmidt JA, de Avila JM** and **McLean DJ**. Effect of vascular endothelial growth factor and testis tissue culture on spermatogenesis in bovine ectopic testis tissue xenografts. *Biol Reprod* 2006; 75: 167–75.

79. **Rathi R, Honaramooz A, Zeng W, Schlatt S** and **Dobrinski I**. Germ cell fate and seminiferous tubule development in bovine testis xenografts. *Reproduction* 2005; **130**: 923–9.

80. **Ohta H** and **Wakayama T**. Generation of normal progeny by intracytoplasmic sperm injection following grafting of testicular tissue from cloned mice that died postnatally. *Biol Reprod* 2005; **73**: 390–5.

81. **Schlatt S, Honaramooz A, Ehmcke J** *et al.* Limited survival of adult human testicular tissue as ectopic xenograft. *Hum Reprod* 2006; **21**: 384–9.

82. **Goossens E, Geens M, De Block G** and **Tournaye H**. Spermatogonial survival in long-term human prepubertal xenografts. *Fertil Steril* 2008; **90**: 2019–22.

83. **Dufour JM, Rajotte RV** and **Korbutt GS**. Development of an in vivo model to study testicular morphogenesis. *J Androl* 2002; **23**: 635–44.

84. **Honaramooz A, Megee SO, Rathi R** and **Dobrinski I**. Building a testis: formation of functional testis tissue after transplantation of isolated porcine (Sus scrofa) testis cells. *Biol Reprod* 2007; **76**: 43–7.

85. **Kita K, Watanabe T, Ohsaka K** *et al.* Production of functional spermatids from mouse germline stem cells in ectopically reconstituted seminiferous tubules. *Biol Reprod* 2007; **76**: 211–17.

86. **Gassei K, Schlatt S** and **Ehmcke J**. *De novo* morphogenesis of seminiferous tubules from dissociated immature rat testicular cells in xenografts. *J Androl* 2006; **27**: 611–18.

87. **Zhang Z, Hill J, Holland M, Kurihara Y** and **Loveland KL**. Bovine Sertoli cells colonize and form tubules in murine hosts following transplantation and grafting procedures. *J Androl* 2008; **29**: 418–30.

88. **Watanabe T, Hayashi H, Kita K, Kubota Y, Ogawa T**. Ectopic porcine spermatogenesis in murine subcutis: tissue grafting versus cell-injection methods. *Asian J Androl* 2009; **11**: 317–23.

89. **Silber SJ**. Transplantation of human testis for anorchia. *Fertil Steril* 1978; **30**: 181–7.

90. **Yin H, Wang X, Kim SS** *et al.* Transplantation of intac rat gonads using vascular anastomosis: effects of cryopreservation, ischaemia and genotype. *Hum Reprod* 2003; **18**: 1165–72.

91. **Jahnukainen K, Hou M, Pettersen C** *et al.* Transmission of leukemia of fresh and cryopreserved spermatogenic cells from leukemic donors to syngenic recipients in a rat model. *Cancer Res* 2001; **61**: 706–10.

92. **Geens M, Van de Velde H, De Block G** *et al.* The efficiency of magnetic-activated cell sorting and fluorescence-activated cell sorting in the decontamination of testicular cell suspensions in cancer patients. *Hum Reprod* 2007; **22**: 733–42.

93. **Hou M, Andersson M, Eksborg S, Söder O** and **Jahnukainen K**. Xenotransplantation of testicular tissue into nude mice can be used for detecting leukemic cell contamination. *Hum Reprod* 2007; **22**: 1899–906.

94. **Goossens E, Frederickx V, de Block G, van Steirteghem A** and **Tournaye H**. Evaluation of in vivo conception after testicular stem cell transplantation in a mouse model shows altered post-implantation development. *Hum Reprod* 2006; **21**: 2057–60.

95. **Bahadur G** and **Ralph D**. Gonadal tissue cryopreservation in boys with paediatric cancers. *Hum Reprod* 1999; **14**: 11–17.

96. **Patel RP, Kolon TF, Huff DS** *et al.* Testicular microlithiasis and antisperm antibodies following testicular biopsy in boys with cryptorchidism. *J Urol* 2005; **174**: 2008–10.

97. **Bahadur G, Chatterjje R, Ralph D**. Testicular tissue cryopreservation in boys. Ethical and legal issues. *Hum Reprod* 2000; **15**: 1416–20.

第 17 章 肿瘤患者的辅助生育技术及供精

Wayland Hsiao，Elizabeth Grill and Peter N. Schlegel 著
陈亮 译 尚鹄 审校

概述

肿瘤治疗的新进展使得患者的生存期显著延长，患者对生活质量包括生育的预期也更高。本章主要关注容易在生育年龄罹患但预后很好的睾丸癌、睾丸淋巴瘤。同时要意识到，由于结婚年龄推迟以及其他社会因素的影响，现代社会生育年龄后延。因此，本章讨论的范畴既包括经过化疗的儿童患者，也包括成年癌症患者。

化疗的影响

不同化疗药物以及不同累积剂量对精子发生产生不同影响，其他章节将进行讨论。很显然，由于生殖细胞的高增殖指数，化疗药物对其具有毒性，而睾丸支持细胞可能对全身化疗的耐受力更强，因此，血清中睾酮水平可能正常，但生精功能已经受到化疗的破坏，导致不育。

目前还没有诊断性试验能够判断化疗后精子发生功能能否完全恢复。治疗后精液中能回收到精子的患者或许能使配偶自然受孕，所有助孕技术也都可以采用。但是，化疗结束后仍然为无精子症的患者是需要治疗的人群中临床上要着重关注的对象。将近 13.8%的患者在化疗前为无精子症[1-2]。对于这些患者如何处理？本章节将重点讨论化疗前为无精子症的患者以及化疗后出现无精子症的患者的生育力保存问题。尽管化疗后人群可以采用多种先进的生育技术，但仍推荐在患者进行化疗或性腺放疗前去精子库冻存精子，为有效治疗提供最佳的选择。

放疗/化疗前的精子库

多数情况下，在放疗或者化疗前收集并冷冻精子是简单的任务：射精功能正常的男性手淫法取精后冷冻精子。精子库不能普及的原因各异，包括医生提供咨询不充分、不能负担精子冷冻的费用、精子质量差不能冷冻、青春期前或者情感低龄的患者、宗教限制性活动，或迫切要求开始癌症治疗。

很不幸，精子库确实不很普遍。对儿童期肿瘤的年轻成年幸存者的调查显示，近 60%的患者对自身的生育状况不确定，只有一半的患者能回忆起医生曾提到治疗对生育的潜在影响问题[3]。2002 年，在两个癌症中心进行的相关研究结果显示，只有 51%的调查对象被转诊到精子库冷冻精子，只有 24%的调查者实际进行了精子冷冻[4]。信息缺乏是未能行精子冷冻的主要原因，该研究中比例高达 25%[4]。尽管都表示所有肿瘤治疗可能导致不育的男性患者应该进行精子冷冻，但美国[5-6]、英

国[7]、澳大利亚和新西兰[8]的调查显示，肿瘤学家没有给青少年和年轻肿瘤患者常规提供精子库的相关信息。当患者罹患侵袭性疾病或者预后不良时，精子冷冻比例更低[6]。此外，即使精子成功冷冻，随后的实际利用率也很低。精子库最新的几项调查显示，在肿瘤治疗前进行精子冷冻的患者中，至多20%最终利用冻存的精子尝试妊娠[2, 9-11]。当然，这里面有几个人为的制约因素：①选择了精子库的患者没有足够的生存时限；②在肿瘤治疗和选择生育之间时间延误过长；③一些患者虽然接受了性腺毒性药物，但随后生精恢复；④在美国很多地区进行辅助生育治疗没有医疗保险。

因此，应该给所有患者提供精子冷冻的技术信息，他们中多数可以选择精子库进行生育力保存。少数无精子症的患者需要更先进的技术获取精子后再行冻存。

精子发生功能恢复的可能性

精子发生功能的恢复与否取决于化疗的用药种类以及患者精子发生功能的原本水平。显然，蒽环类药物（如环磷酰胺）是这些药物中研究最广泛的，对生育产生的损伤最为显著。但是，基于不同的化疗用药、放疗情况、外科治疗以及患者原本的精液参数，很多患者在治疗后能恢复精子发生功能，射出的精液中精子数量充足，可能自然受孕。对于很多精液恢复出现精子的患者，可以通过自然受孕、宫内人工授精（IUI）、体外受精（IVF）等技术生育。但是，Schmidt等在其一篇纳入67例肿瘤存活患者的综述中描述，57%的男性化疗后出现无精子症[12]。本章的后半部分着重讨论化疗后出现无精子症或者严重少精子症患者的治疗。

当前，预测化疗后精子发生能否恢复的方法非常粗略。在化疗过程中，促卵泡激素（FSH）会持续升高。Kader和Rostom[13]发现FSH升高持续到化疗后2年预示无精子症发生可能性大。但是，在作者的显微睾丸精子获取术（micro-dissection testicular sperm extraction，mTESE）中，FSH升高与否并不能预测精子获取率的高低（后面详述）[14]。因此急需探寻更为有效的预测精子发生功能能否恢复的指标。

化疗后无精子症的治疗

传统观点认为，如果患者在化疗后出现无精子症，且在化疗前未进行精子冷冻，即认为该患者不育。随着辅助生育技术（ART）的进展，这类患者可以应用睾丸取精手术，实现成为父亲的梦想。认识到睾丸生成时相具有非同步性使得既往认定不育的患者有从睾丸获取精子的可能性。随着单精子卵细胞质内注射（ICSI）技术的运用，即使获取极少数的精子也能使患者的配偶受孕。对于化疗后出现无精子症的患者，仍有几种助孕方法可供选择：一是可以应用化疗前冷冻的精子，二是应用电动取精或者睾丸精子获取技术进行ART。如上述策略未获成功，还可以选择供精。

冷冻精子的应用

化疗后出现无精子症的患者如在化疗前进行了精子冷冻，则ART非常简单，对能够直接接受IVF的夫妇尤其如此。冷冻精子结局良好。Hourvitz报道了1994—2005年在Weill Cornell医院的118对夫妇利用冷冻的精子进行的169个IVF-ICSI周期[15]。使用冷冻精子进行ICSI的受精率（每个注射的卵子）为77.6%，临床妊娠率为57%（96/169），分娩率为50%（85/169）。作为历史同期对照，1992—1994年在同一个IVF中心，采用ICSI技术前，传统IVF受精率为32%，分娩率为24%

(13/54)[15]。Agarwal 等对 29 例利用冷冻精子进行 ART 的恶性肿瘤患者的结局进行了回顾性研究，该技术可以成功获得妊娠[11]。Schmidt 等报道了 Danish 生殖中心患者的研究，冷冻精子行 ICSI，活胎出生率为 22/35[12]。因此，精子冷冻可行并能获得成功。

化疗前无精子症的患者

白血病、淋巴瘤、睾丸癌患者的精子质量常常欠佳[16-19]。是否某种恶性肿瘤结局更差尚存在争论[1, 20-21]。需要注意的是，在精子库接待的癌症患者中接近 13.8%为无精子症[1-2]。对于在化疗前就存在无精子症的患者，由于治疗的影响，情况更为紧急。时间紧迫，患者必须平衡必要的化疗和成功保存精子这两项都急需完成的治疗。所有保存生育力的治疗必须使并发症率达到最低，限制对患者所需化疗的延误。可以选择从正常睾丸或者病变睾丸取出精子进行冷冻保存，对于梗阻性无精子症患者，也可以冷冻附睾或精囊内的精子。利用上述各种精子获取技术得到的精子数可能很少，但 ICSI 技术的出现使得成功进行 IVF 只需要很少精子，对这些患者具有可行性。

精子可以从对侧正常的睾丸内得到，也可以在患者行睾丸切除术时从患侧的睾丸内获取（从患者体内分离出睾丸后进行）。淋巴瘤患者可以在化疗前，从单侧或同时从双侧睾丸获取精子。在 2003 年，Schrader 等报道了 31 例睾丸癌或淋巴瘤患者[22]。睾丸癌患者采用 TESE 从对侧睾丸获取精子，并且要评估该侧是否存在原位癌（CIS）。淋巴瘤患者行双侧 TESE。睾丸癌患者精子获取率为 43%（6/14），霍奇金淋巴瘤或非霍奇金淋巴瘤患者精子获取率为 47%（8/17）[22]。

睾丸切除术后从离体的附睾或输精管内获取精子进行保存也是可行的。Baniel 和 Sella 报道了 3 例无精子症的患者，由于睾丸癌行睾丸根治术，从附睾及输精管中获取精子冷冻保存[23]。切下标本后，立即从附睾及输精管中无菌分离精子行冷冻保存，3 例夫妇中有 2 例获得了临床妊娠[23]。

要保存含肿瘤的睾丸中的组织或精子，可以从切除的睾丸中分离未被污染的区域（“桌子背面”）获取组织或精子；行睾丸部分切除术的病例可以检查周围正常睾丸组织。多个研究组已经报道通过此种技术成功获得了精子，但病例数目有限[24-26]。

使用接受过放疗或化疗的患者的精子

化疗以及不包括性腺部位的放疗导致精子的非整倍性率增加，且持续到治疗后 6 个月，甚至更长时间。化疗后精子 DNA 碎片增多，但治疗后 1 年可以恢复到治疗前水平。有研究指出 1 年内的化疗及非性腺部位的放疗能增加子代的缺陷率。总之，这些数据提示患者在化疗及放疗后，太早生育可能要小心。

化疗后精子少或正常的不射精患者

任何腹膜后手术（如腹膜后淋巴结切除术）都可能损害交感神经链或膀胱颈结构，出现不射精。射精功能正常与否依赖于手术中神经保留的程度。射精功能的保护对生育无疑会产生重要的影响。挪威的化疗后肿瘤存活者中，完整顺向射精的患者生育率为 83%，而不射精的患者仅为 10%[27]。

不射精的患者可以采用电动取精。有感觉的患者一般是在全身麻醉下进行。电动取精前不常规导尿。患者侧卧位，肛门镜检查确保患者直肠排空以及直肠黏膜无异常。直肠探头完全插入直肠，确保电极朝向前方放置，对着前列腺及精囊。采用标准电刺激，一般根据经验进行电压刺激模式设定，慢慢调大电压，当正弦波突然达到高尖状态，提示可能为最佳。刺激间隔 5～7 s。还要观察阴茎是否勃起，监测直肠的温度调控刺激方法。一般情况下，患者首先出现阴茎勃起，然后出现遗精。当观察到患者停止遗精，直肠的温度达到 38℃，或者已经到最大电压 30V，电动取精就要停止。肛门镜再次确认无直肠黏膜损伤，后者是电动取精的一个潜在并发症。患者呈仰卧位，保留导尿。标本用含 HEPES 和人血浆蛋白的人输卵管液（human tubal fluid，HTF）缓冲后立即处理，步骤与处理逆行射精标本相同。用 HTF 充盈膀胱，搜集到的精液标本进行同样处理。

Ohl 等报道了 24 例睾丸癌患者（23 例进行了腹膜后淋巴结清扫术）电动取精后，所有患者均出现排精[28]。88%（21/24）的患者能获得超过 1000 万条活动精子。17 对夫妇进行了 IUI，总周期妊娠率为 9%，7 例获得了临床妊娠，有 5 例分娩活婴。电动取精和 IVF 及 IVF/ICSI 联合使用也获得了成功，受精率分别为 53%[29] 及 75.5%[30]，美国 Weill Cornell 医院报道每个取精周期受精率为 75.5%，临床妊娠率为 56%，每个胚胎的移植率为 33%[30]。

在 1998 年，Rosenlund 等观察了 17 例睾丸癌患者，这些患者多数进行了化疗（14/17），并且大多数患者利用电动取精获取到精子[31]。行 IVF 及 ICSI，受精率为 55%～57%，全部患者的持续妊娠率为 57%[31]。这些研究提示，治疗后的睾丸癌患者利用电动取精联合 ART，可以获得成功生育。

化疗后出现无精子症的患者

化疗后患者出现无精子症可能是所用化疗药物、放疗、手术范围、疾病本身、患者的基础生精状况或者上述因素的综合作用。当这些患者被诊断不育时，其中一部分患者借助先进的生育技术可以生育。特别是认识到睾丸组织的不均一性，局灶可能具有生精功能，使得医生可以利用 mTESE 技术，从非梗阻性无精子症（non-obstructive azoospermia，NOA）患者睾丸内获取精子[32]。

化疗后出现无精子症的患者中，一部分在治疗后的 2～8 年生精自然恢复。接受烷化剂的患者，无精子症的时间可能会更长。因此，建议在睾丸取精之前，观察一段时间。接受以顺铂为基础治疗的患者，多数在两年内射出的精液中能检测到精子。如果有条件，很多 NOA 患者可以行经皮睾丸穿刺或活检，可能获得精子的数目较少，提示需要多方面治疗。作者认为，获得精子数少、不确定能否获取精子以及睾丸内出血/瘢痕不利于上述操作的实施，尤其是不适用于存在多种损害生精因素的患者。睾丸损伤的风险以及低精子获取率使 mTESE 得到发展[32]。作者的数据以及其他课题组的研究结果均证实应用 mTESE 能提高非梗阻性无精子症患者精子的获取率。

mTESE 前要进行的评估包括详细病史、性生活史、化疗史、体格检查以及激素水平。体检时，要特别关注附睾的充盈饱满度以及睾丸的体积。mTESE 技术操作如下：在睾丸的无血管区切开白膜，切口足够大以尽量外翻睾丸组织进行显微检查（图 17.1）。在显微镜放大装置下，能够看到并保存被膜下以及睾丸实质内的血管。通过手术显微镜和直接探查，能够在 NOA 患者中发现极少的尚存在生精功能的生精小管。具有生精功能的生精小管与纤维化的纯睾丸支持细胞的生精小管相比，管径较宽，且不透明（彩图 17.2）。总体上，mTESE 能使得获取精子的概率增大，数量增多，并且减少了切除的睾丸组织量[32-33]。

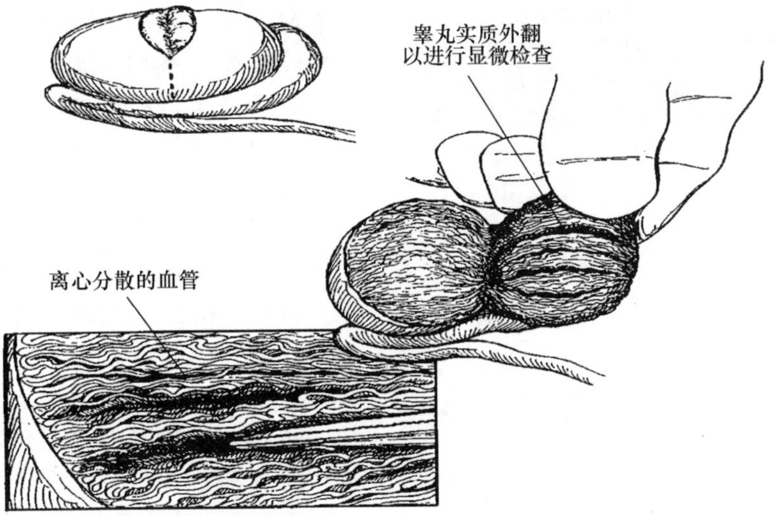

图 17.1　睾丸横断面，睾丸组织外翻，所有生精小管进行显微检查

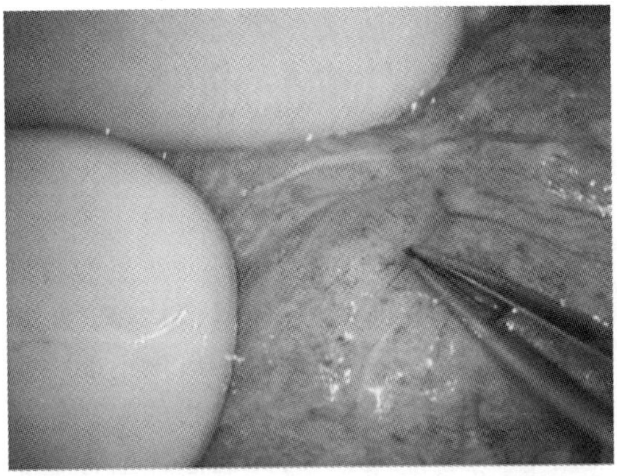

彩图 17.2　术中截图，手术钳所指示为可能获取精子的生精小管

研究证实，唯一一个能成功预测精子获取率的因素是在睾丸组织活检中发现后期成熟而不是主要阶段的生精细胞[34]。睾丸体积、FSH 水平以及 NOA 的病因对精子获取率的影响甚微，或者说无预测价值[14，34-35]。术后超声发现，与传统的 TESE 相比，mTESE 术后睾丸更少发生急性或慢性病理改变[36]。当然，增加睾丸开放活检手术的次数也就增加了对睾丸血管损伤的风险，外科医生要始终记住这一点。对于手术侧睾丸的选择，作者推荐选择睾丸体积大的一侧；如果术前有活检的病理结果，则推荐选择病理回报有较多晚期或较为成熟时相的生精细胞类型的睾丸侧（依次为：多数接近成熟的生精组织、晚期成熟阻滞组织、早期成熟障碍组织、仅见支持细胞）。

Weill Cornell 医学院报道了 70 例化疗术后患者行 81 次 mTESE 的结果。这些患者所患肿瘤主要包括霍奇金淋巴瘤、白血病、睾丸癌以及非霍奇金淋巴瘤（表 17.1）。化疗后时限平均为 18.6 年（1～34 年），手术时患者的平均年龄为 35.3（22～52 岁），配偶的年龄平均为 32.5 岁（21～43 岁），平均基础 FSH 为 24（4.2～62.7），平均睾酮值为 352（64～814）。SRR（精子的获取率）为 43.2%（35/81），受精率为 57%（192/337）。临床妊娠率定义为 IVF 胚胎移植术后 32 天经阴道超声能看到胎心。活产率为 42.9%（15/35），包括 10 例单胎和 5 例双胎。该研究发现淋巴瘤患者 SSR 为 34%（14/41），低于睾丸癌患者 85%（11/13）的 SSR（W. Hsiao 等的未发表数据）。

Damani 等回顾了 2003 年加州大学旧金山分校和波士顿大学的数据[37]，其中包括了 23 例接受化疗的患者（绝大多数为睾

表 17.1 患者化疗的医学指征

医学指征	患者数量 ($n=81$)	百分比
霍奇金淋巴瘤	29	35.8%
睾丸癌	13	16.0%
白血病（AML、ALL）	13	16.0%
非霍奇金淋巴瘤	12	14.8%
肉瘤	7	8.6%
神经母细胞瘤	3	3.7%
髓母细胞瘤	1	1.2%
肾母细胞瘤	1	1.2%
纵隔生殖细胞瘤	1	1.2%
肾病综合征	1	1.2%

ALL，急性淋巴细胞白血病；AL，急性髓细胞白血病

丸癌患者）。这些患者接受传统的 TESE 手术，或者睾丸针刺抽吸手术后再行 TES。精子获取率为 65%（15/23），随后进行了 26 个 ICSI 周期。平均受精率为 65%，在 11 对夫妇中，分娩/持续妊娠率为 20.8%。在一项 12 例化疗患者的研究中，多点活检 TESE 精子获取率为 5/17，随后行 8 个 ICSI 周期，每个卵母细胞的受精率为 68%。但 7 个胚胎移植后仅有 1 名活婴出生[38]。

精子捐赠

第三方生殖助孕

推荐选择第三方精子受孕的患者夫妇接受额外的咨询。目前公认第三方生殖助孕无论对供者还是受者都存在涉及心理、情感以及伦理的复杂问题，需要详细研究[39-41]。多数临床中心首先由心理健康专家（mental health professional，MHP）对供者及受者进行专业的心理咨询，详细解释已知的第三方生殖助孕涉及的心理、社会以及法律问题。MHP 帮助接受配子的夫妇对其面临的种种困难做出全面检查的重要性曾有争议[42-44]。

MHP 可能需要帮助患者释放肿瘤诊断和治疗过程中蓄积的悲痛和失落。当患者考虑备选方案供精助孕时，要和患者夫妇进行详细的探讨，不到万不得已，不做这个决定（如 TESE 未果，但 IVF 周期中获得卵子）。多数情况下，患者对于找到有生存力的精子的希望会干扰他们对供精治疗这一备选方案进行全面考虑的能力。患者在被诊断肿瘤时就充满了悲伤，而诊断不育无疑会雪上加霜，再次陷入悲痛，对病情的转归是不利因素，也会妨碍患者寻求供精的意愿。

夫妇双方决定采用第三方生殖助孕时，必须达成一致意见，即替代其生育遗传学子代最好的方法是采用供精或供胚。要考虑并且要意识到抚养一个与他们根本没有血缘关系的孩子（领养）与抚养一个只与配偶单独一方有遗传关系的孩子，情况可能有很大不同。对遗传谱系重视的夫妇会认为供精/胚胎断绝了他们的血脉。不能生育的最终结局会导致患者产生强烈的情感危机和沮丧、愤怒以及失落情绪等。不能成为生物学父母可能导致其出现不能生育的失落，自尊感的丧失和自我的迷失，不能给予配偶一个孩子的无能感，生育一个继承父母双方优点的孩子的梦想破碎，自制力、健康感及幸福感丧失，失去生命美好的信念，这些负面心理或情绪危机需要一个完成的流程解决[45-46]。

另外，除了要考虑第三方（认识或不认识）生殖助孕将会如何影响他们对自身以及夫妻关系的感受，更为重要的是，夫妇要思考如何处理与未来孩子的关系。他们要做出决定，是否告知未来的孩子第三方助孕的事实，以及与孩子沟通及交流到何种地步，如果有供者，他们希望的供者和孩子的交流程度。对于配子的供者，夫妇常心怀恐惧和幻想。他们或者担心供者要回自己的后代，或者担心孩子是否想追根究底地找到他/她“真正”的父亲或母

亲。不能使用自己配子的男性，可能会疑惑自己能否全心爱一个“其他人的孩子”。助孕过程会让很多夫妇想到通奸，他们需要将操作过程与双方亲密的性行为分割开。很多人更会害怕供精的生物学及遗传意义上的差异会威胁到夫妇双方的关系。

供精者信息公开还是匿名

目前有三种主要的配子捐赠形式[47]。匿名捐赠是指从精子库内挑选供者，夫妇从非鉴定身份的信息中选择，如体格特征、智商、学历、职业背景、爱好、民族、社会经历、宗教信仰及血型等。在有些国家，医生可以选择外观表型与男性配偶相似的供者。选择已知身份的、认识的或者家族内的供者也是一种方式。如果供者愿意公开自己的身份，未来还会与父母，即受者夫妇（可能带着孩子）见面。这类供者即是所说的身份公开类型的供者。定向捐赠者是指受者朋友或者亲戚只捐献给该夫妇。

决定选取匿名还是公开的捐赠者，只是影响参与者，包括未来后代的众多选择中的一个。支持选择匿名捐赠者的观点认为匿名会对夫妇双方、捐赠者以及未来的孩子有利。有些夫妇强烈要求选择匿名的捐赠者，他们认为这样能保护隐私，但弊端就是他们丧失了知道捐赠者是否真正合适的可能性。多数选择匿名捐赠的夫妇认为匿名能使隐私得到保护，受赠者与捐赠者双方建立起一道心理上阻隔的屏障，这一点使前者更安全地享受到完整家庭的满足感。受赠夫妇双方不想让孩子纠结亲身父亲/母亲究竟是谁，或者拒绝非遗传学意义上的父母。他们也想尽量对不支持捐赠决定的家庭成员隐藏捐赠的事实，特别是对于那些在文化上不接受精子捐赠的人们。很多夫妇担心如果整个家庭知道了捐赠受孕的事实，孩子可能得不到和完全血缘关系孩子一样的爱和接纳[48-50]。他们认为，如果告知孩子其出生来自精子捐赠者，可能让孩子背负上社会身份及心理的紊乱，如果孩子特别想知道供精者的详细信息，而事实上却做不到，只会使孩子的心理更为困惑不安。

近年来，在欧洲和澳大利亚，非匿名精子捐赠成为更为流行的趋势。几个国家已经指定法律，或者已经考虑允许孩子在成年后获知遗传学意义上的父亲的信息[51]。支持非匿名精子捐赠者的观点认为，知晓自己生物学意义上的来源是人类个体的一项根本利益，甚至可能是法律权利。如果不告知孩子的生物学父亲，等于违背了孩子的自主权。支持者认为，公开捐赠精子者的信息是与孩子诚实、开放性沟通的一个关键，这很有助于避免家庭因存在“秘密”而导致的猜疑、紧张和困惑，以及家庭关系的损伤。

支持非匿名或熟人捐赠的观点认为这样使配子来源处于可控的状态，并且能知道捐赠者的健康状况及社会经历。夫妇如果有捐赠者的品质、性格及身体素质的第一手资料，会感到安慰，而不必去纠结捐赠者的社会经历对本家族内在遗传可能的影响。有些夫妇选择亲密的朋友作为捐赠者，但有人认为如果考虑不周全或没有怀孕或者捐赠者对孩子非常喜爱想据为己有的话，会损失他们之间的友情。多数情况下，选择公开捐赠者的信息使孩子获得了知晓生物学意义上父母的权利，很多父母认为这一点有助于塑造孩子更为安全的身份认知感。

配子捐赠使不孕症夫妇能拥有遗传学后代，但也产生很多伦理问题。2003 年，美国生殖医学会（American Society for Reproductive Medicine，ASRM）发布了一份关于配子捐赠与受赠的伦理委员会报告[52]。这份报告赞成所有类型的家族内部的配子捐赠，并且建议要详细地筛选和审查，确保捐赠者对于家族内部的配子捐赠行为的独立自主性，这份报告建议不应该进行可导致伦乱（例如，父亲向女儿捐赠）或近亲结合的精子捐赠（兄弟给姐妹捐精）。并且，该报告推荐所有家庭成员（指夫妇双方外延广义上的家族成员）应该接纳这个孩子。如果家族内部捐赠行为要对整个家族内部保密此事，需要进行详细评估后决定。

当公开、熟人或家族内捐赠已经发生，不孕症专家要详尽而系统地提供特定的心理问题的咨询。必需评估参与者之间的关系，确定这一捐赠生殖助孕计划的所有涉及方，包括未来的孩子是否能利益最大化；明确捐赠者与受赠夫妇之间的既往关系如何，是否存在被强迫的捐赠行为；是否隐瞒某些事宜也很重要。未来的孩子与配子捐赠者的关系以及界限需提前详细审查并给所有参与者明确框定，否则未来会导致捐赠者与受赠者处于难以接受的复杂境地中，会对孩子及其他家庭成员造成创伤[49，51]。有时需要咨询师帮助一方拒绝不恰当的需求。

对于子女向父母捐赠，咨询师需向当事人表达此举导致的整个家庭的不平衡性和内在的边缘性违法行为，可能会使家庭系统和成员关系受损或存在风险。因为多数孩子对父母存在一定程度的负债感（接受父母的恩惠），故对父母的某些需求不能像对其他人的需求那样轻松自如地拒绝。另外，很多专家认为，如果父母还有能力胜任生育的任务，子女的捐赠行为会破坏家庭成员间的内在关联。不孕症咨询也有必要考虑儿子或女儿与继父/继母的关系，确保没有性色彩。一些专业人士更为支持父亲给儿子捐赠精子，原因是父母为子女付出这一观念已经根深蒂固地存在于父母与子女的关系中[51，53-54]。

夫妇常常可能请兄弟做捐赠者，也有人会求助其他亲戚，如表兄弟或侄子。兄弟之间的捐赠在某些程度上更为理想，因为兄弟之间有相似的遗传组成和血统延续性。但这必须基于兄弟及其各自配偶之间的关系友好而稳定。如果夫妇选择了兄弟间捐赠，也会激发传统的手足之间的争论。如果孩子的叔叔或者伯父是其“遗传学父亲”，他的堂兄弟就是他的异母同胞，这也会发生很多社会、情感上的纠葛与纷争。如果三方生活在一个大家庭，特别是作为家庭成员时，受赠方夫妇可能觉得孩子会对捐赠者更为依恋及依靠。如果家族内部的这种捐赠配子未能使受赠夫妇怀孕，所有涉及方都会感到巨大的失落，当家庭成员归结原因尽量解释失败结局时，这种旧的家庭动力学可能会导致内疚及负罪感[53-54]。

在任何形式的公开捐赠中，对所有涉及方来说，明确界限、情景思考这一决定未来可能带来的挑战非常重要。所有当事人都必须统一口径向外界公开这些捐赠的信息，包括对未来的孩子。最后，捐赠者要对受赠者发布相关信息的决定、受孕事实以及对未来孩子的教养等无不适感。不孕症法律咨询顾问应帮助所有涉及方处理他们的动机、顾虑、期待、希望以及担忧等事宜。

告知后代通过精子捐赠出生

由配子捐赠出生的孩子能否被告知其遗传学父母，以及能否获取到配子捐赠者的信息/得到与配子捐赠者接触的许可等都是 ART 的运用带来的当前比较困惑且争论不休的伦理学问题。保密还是披露相关信息是一个复杂问题，涉及伦理、法律、宗教以及心理等诸多方面。很多人认为对这些信息保密不公平，原因之一是其认为知晓自己的生物学来源/受孕来源是人与生俱来的权利；另一个原因是隐私对家庭带来的影响[55-57]。另外的尚存争议的观点认为，由于当前保密还是公开对夫妇当事人产生怎样的收益及风险只有有限的证据，因此，是否保密还是公开的决定不能强加给受赠者夫妇[58-60]。

越来越多的不孕症咨询者、专业技术机构、政府监管者等推荐在进行精子捐赠前先进行治疗前咨询，这一点不足为奇。尽管决定是否利用捐赠的精子助孕是夫妇个人的隐私，但向外界/未来孩子公布捐赠的决定，受者夫妇经常产生焦虑、疑惑以及对未来的不确定感。不孕症咨询者应向受赠夫妇提供相应的专业讨论机会，让他们能安全地表达对于公开信息的想法和感受。是否公开还存在支持和反对的争论。应允许每一对夫妇在专业咨询师的帮助下，根据资料做出最适合自己及未来孩子的选择和决定。专家们认为，受赠夫妇感觉越舒适，为人父母的准备做得越好，越能担当起作为父母的责任，做出确保孩子最大利益的决定。

Haimes 提出三种相互竞争的处理遗传起源问题的策略[61]。第一种是严格保密，理由是没有证据证明公开信息能获益，反而会有给这些孩子带来污名的风险。第二种方法是公开受孕的方式，提供捐赠者的基本信息，但不公开其身份。这种方法的合理性在于能使得孩子免于家庭严格保守秘密带来的不良影响。第三种方法是尽量多地告知孩子配子捐赠及捐赠者的信息，让孩子据此建立身份的充分认同感。Pennings 提出了第四个方法，捐赠者可以选择匿名或者身份公开，受赠者也可以选择匿名或者确定身份的捐赠者[62]。

历史上，一般不鼓励父母向别人及孩子公开是采用了非传统的方式受孕。关于公开还是保密这一争论的历史渊源出自对于精子捐献和收养的传统观念。首个有正式记载的利用供精行人工授精的记录来源于 William Pancoast，他声称这一过程是保密进行的，由此开始了延续了 100 多年对多数采用供精的夫妇保密的传统。供精被秘密遮掩有多个原因。男性不育常被认为与阳痿、性功能障碍、缺乏男子气概等相关，这是丢脸的耻辱，很少在健康专业人员中公开谈论[51]。供精人工授精（DI）本身需要手淫，并涉及第二个男性，可能被影射为婚外恋。

夫妇不告知家人、朋友以及孩子供精的事实，原因是多方面的。感到丢脸常常促使其不公开。很不幸，羞耻感恰恰是保密的副产品，这只能增加夫妇能力不足的感觉，可能降低与孩子建立亲密关系的能力。这些夫妇坚信，只要不公开这一事实，他们就免于承受不能通过正常方式受孕带来的悲哀。一些宗教认为应用捐献精子受孕是不道德的，婚姻中涉及第三方，是一种性背叛。但是，如果家庭选择保守秘密，会导致非常复杂的家庭成员中的人际关系，潜意识里会禁忌孩子试图谈论相关话题。久而久之，无意间就会导致家庭成员间的疏远，形成知情者与不知情者之间的不健康的“同盟”，使得维系健康亲子关系最重要的信任感遭到破坏。当父母选择不告知孩子，他们会害怕孩子找到自己来源的信息和线索，孩子与父母之间亲密的信任感会受到威胁。

由于人们意识到保密带来的风险，以及孩子有知晓自己生物学来源相关信息的权利，偏向保密的趋势慢慢得到改变。精子捐赠者的心理愿望以及他们对非匿名和公开的态度也渐渐被考虑。近来发现，供者和子代关系公开的供者方案越来越多[63-64]。

另外，一些国家法律、专业协会技术指南及 MHP 支持信息公开[51]。2004 年，ASRM 发表了相关推荐指南，鼓励向后代公开配子捐赠的信息[65]。立法界对此看法不一。在很多国家，如法国、丹麦及西班牙，配子捐赠只在捐赠者及受赠者之间匿名进行。在英国、奥地利、新西兰、瑞典及澳大利亚的某些州，不管捐赠者是否匿名，在法律程序上，捐赠者均需进行身份登记，以备将来孩子能得到相关的信息[66]。不同国家的政策变化不同。尽管欧盟对于是否公开捐赠者信息未能达成一致意见，但从2006年起，所有的成员国至少保留30年捐赠者的信息[51]。目前仍有很多国家（如意大利，2004年ART开始合法化应用）将配子捐赠视为违法行为[67]。

然而，由于对家庭、婚姻、孩子的幸福价值观不同，多数家庭并不对自己的孩子暴露应用捐赠精子受孕[51, 68]。这样做的目的包括防止孩子发现自己的父亲不是生物学意义上的真正父亲，从而感到沮丧和羞耻；无法提供供者的信息；保护父亲不被孩子拒绝；认为公开不必要；担心信息公开可能会破坏家庭关系；缺乏教育材料/资源；缺少如何告知孩子这一真相的支持及有关指导[66, 69-71]。夫妇也希望这一处境“正常化”，由此孩子不会感到区别，丈夫也不会感到尴尬，父母不会觉得与正常家庭有差别。

宗教和文化的差异影响着人们对于捐赠精子的态度。在很多国家，供精人工授精是存在道德问题的治疗。很多宗教禁止配子捐赠。伊斯兰教宗教法律规定要保护遗传链条，在不孕症的治疗中只允许使用已婚夫妇的卵子和精子。罗马教廷（梵蒂冈）禁止任何ART，包括使用丈夫的精子进行人工授精[72]。一些天主教伦理学支持夫妇在没有其他方法生育时采用ART，但仍不认可精子捐赠[73]。

更常见的是鼓励夫妇向孩子公开遗传信息。这种更开放的趋势反映出立法及文化习俗的变化，也体现出专业咨询以及父母可以用来和孩子交流的指导性教材的作用[51]。夫妇决定公开的主要原因有：孩子有知道这些信息的权利；避免背负秘密以及秘密被别人公开或无意间泄露的风险；父母相信遗传学技术的进步使得孩子能够知道自己与父母之间遗传的不匹配，导致无意间泄密[74-75]。

如果夫妻双方决定公开捐赠的信息，他们也应该知道公开和隐私的区别。比如，他们有权利决定让谁知情、如何知情、何时他们能分享这些信息。考虑到男性不育症和使用捐赠精子助孕的耻辱感，对于与谁分享治疗及诊断、应用供精等信息，夫妇双方应该达成一致意见。如果他们决定不告知将来的孩子这些信息，他们应尽量确保自己的亲密朋友们不要在不经意的交谈中泄密。

公开信息不仅仅是当事人根据个人喜好做出的决定，同时也会受到文化和宗教的影响，比如习俗对精子捐赠的接受程度，法律对于信息公开以及精子捐赠者身份等情况的认可等。受赠配子获得后代的父母如何做出公开信息的决定的相关研究显示，即使夫妇最初反对告诉孩子，最终多数也会做出公开的决定，或者“直接”做出决定，或者是受到当地社会政治环境、专业人士意见、咨询、宗教背景、文化背景、家庭关系以及个人的心理和伦理信仰的影响[76]。此外，如果父母是由于癌症而采取配子捐赠，告知孩子能使其消除自己关于癌症罹患风险的疑虑。

信息公开时孩子的年龄是决定供体后代对自己通过供精出生这一情况的感受的重要因素。似乎尽早告知孩子一切，对孩子的伤害较少[77]。告知得越晚，孩子越可能产生负面情绪。在异性恋家庭，孩子被母亲告知这些情况，可能会比父亲告知更为愤怒。孩子对父亲大多数的情绪是“同情”。这一领域的研究很有限，目前对供者人工授精的孩子最长的前瞻性随访研究显示，截止到随访12年，孩子和家庭的社会、心理调适均正常，只是多数家庭决定对孩子保守秘密[78]。Golombok等比较了自然出生、收养、精子捐赠和通过IVF出生的孩子成长至12岁时的情况，发现父母不费任何困难就成功受孕的父母比另外几类孩子的父母有更高的抚养责任感/压力[79]。上述所有家庭的孩子在行为、家庭到学校的适应性、对父母的态度等方面没有统计学差异。对父母与孩子的关系质量的评估显示，IVF、DI 及收养孩子的母亲对孩子表现得更为热情，与孩子的情感交融更为密切[79]。IVF 及 DI 的父亲与自然怀孕及收养孩子的父亲相比，对孩子更为热情。

总体来说，肿瘤幸存者拥有更为积极的亲子关系，肿瘤的特殊经历使他们成为更棒的家长[4]。尽管肿瘤幸存者能通过收养、第三方捐赠受孕获得生育[80]，但多数更希望能拥有自己生物学意义上的后代[5, 81]，即使他们担心在肿瘤治愈前妊娠会有后代畸形的风险[82]或担心自己的生存时限或后代的肿瘤易感性[4]。肿瘤诊断及治疗导致的心理疾病需要进一步研究解决。生育力保存能提高肿瘤治疗之后的生活质量。与肿瘤学家、生殖内分泌学家、泌尿外科学家以及和癌症患者沟通的 MHP 共同协商获得更多信息能帮助肿瘤患者提高心理适应性，提高幸存者的生活质量，帮助他们就未来生育及组建家庭做出困难但又至关重要的决定。

致谢

Hsiao 博士的研究受组约社区信托基金会的 Frederick J. 和 Theresa Dow Wallace 基金支持。

参考文献

1. **Lass A, Akagbosu F, Abusheikha N** *et al.* A programme of semen cryopreservation for patients with malignant disease in a tertiary infertility centre: lessons from 8 years' experience. *Hum Reprod* 1998; **13**: 3256–61.
2. **Ragni G, Somigliana E, Restelli L** *et al.* Sperm banking and rate of assisted reproduction treatment: insights from a 15-year cryopreservation program for male cancer patients. *Cancer* 2003; **97**: 1624–9.
3. **Zebrack BJ, Casillas J, Nohr L, Adams H** and **Zeltzer LK.** Fertility issues for young adult survivors of childhood cancer. *Psychooncology* 2004; **13**: 689–99.
4. **Schover LR, Brey K, Lichtin A, Lipshultz LI** and **Jeha S.** Knowledge and experience regarding cancer, infertility, and sperm banking in younger male survivors. *J Clin Oncol* 2002; **20**: 1880–9.
5. **Schover LR, Rybicki LA, Martin BA** and **Bringelsen KA.** Having children after cancer. A pilot survey of survivors' attitudes and experiences. *Cancer* 1999; **86**: 697–709.
6. **Schover LR, Brey K, Lichtin A, Lipshultz LI** and **Jeha S.** Oncologists' attitudes and practices regarding banking sperm before cancer treatment. *J Clin Oncol* 2002; **20**: 1890–7.
7. **Glaser AW, Phelan L, Crawshaw M, Jagdev S** and **Hale J.** Fertility preservation in adolescent males with cancer in the United Kingdom: a survey of practice. *Arch Dis Child* 2004; **89**: 736–7.
8. **Heath JA** and **Stern CJ.** Fertility preservation in children newly diagnosed with cancer: existing standards of practice in Australia and New Zealand. *Med J Aust* 2006; **185**: 538–41.
9. **Kelleher S, Wishart SM, Liu PY** *et al.* Long-term outcomes of elective human sperm cryostorage. *Hum Reprod* 2001; **16**: 2632–9.
10. **Blackhall FH, Atkinson AD, Maaya MB** *et al.* Semen cryopreservation, utilisation and reproductive outcome in men treated for Hodgkin's disease. *Br J Cancer* 2002; **87**: 381–4.
11. **Agarwal A, Ranganathan P, Kattal N** *et al.* Fertility after cancer: a prospective review of assisted reproductive outcome with banked semen specimens. *Fertil Steril* 2004; **81**: 342–8.
12. **Schmidt KL, Larsen E, Bangsboll S** *et al.* Assisted reproduction in male cancer survivors: fertility treatment and outcome in 67 couples. *Hum Reprod* 2004; **19**: 2806–10.
13. **Kader HA** and **Rostom AY.** Follicle stimulating hormone levels as a predictor of recovery of spermatogenesis following cancer therapy. *Clin Oncol (R Coll Radiol)* 1991; **3**: 37–40.
14. **Ramasamy R, Lin K, Gosden LV** *et al.* High serum FSH levels in men with nonobstructive azoospermia does not affect success of microdissection testicular sperm extraction. *Fertil Steril* 2009 **92**: 590–3.
15. **Hourvitz A, Goldschlag DE, Davis OK** *et al.* Intracytoplasmic sperm injection (ICSI) using cryopreserved sperm from men with malignant neoplasm yields high pregnancy rates. *Fertil Steril* 2008; **90**: 557–63.
16. **Spermon JR, Ramos L, Wetzels AM** *et al.* Sperm integrity pre- and post-chemotherapy in men with testicular germ cell cancer. *Hum Reprod* 2006; **21**: 1781–6.
17. **Berthelsen JG** and **Skakkebaek NE.** Gonadal function in men with testis cancer. *Fertil Steril* 1983; **39**: 68–75.
18. **Sanger WG, Armitage JO** and **Schmidt MA.** Feasibility of semen cryopreservation in patients with malignant disease. *JAMA* 1980; **244**: 789–90.
19. **Viviani S, Ragni G, Santoro A** *et al.* Testicular dysfunction in Hodgkin's disease before and after

treatment. *Eur J Cancer* 1991; **27**: 1389–92.

20. **Khalifa E, Oehninger S, Acosta AA** *et al.* Successful fertilization and pregnancy outcome in in-vitro fertilization using cryopreserved/thawed spermatozoa from patients with malignant diseases. *Hum Reprod* 1992; 7: 105–8.

21. **Padron OF, Sharma RK, Thomas AJ**, Jr. and **Agarwal A**. Effects of cancer on spermatozoa quality after cryopreservation: a 12-year experience. *Fertil Steril* 1997; **67**: 326–31.

22. **Schrader M, Muller M, Sofikitis N** *et al.* "Onco-tese": testicular sperm extraction in azoospermic cancer patients before chemotherapy – new guidelines? *Urology* 2003; **61**: 421–5.

23. **Baniel J** and **Sella A**. Sperm extraction at orchiectomy for testis cancer. *Fertil Steril* 2001; **75**: 260–2.

24. **Carmignani L, Gadda F, Gazzano G** *et al.* Testicular sperm extraction in cancerous testicle in patients with azoospermia: a case report. *Hum Reprod* 2007; **22**: 1068–72.

25. **Descombe L, Chauleur C, Gentil-Perret A** *et al.* Testicular sperm extraction in a single cancerous testicle in patients with azoospermia: a case report. *Fertil Steril* 2008; **90**: 443 e1–4.

26. **Kohn FM, Schroeder-Printzen I, Weidner W** *et al.* Testicular sperm extraction in a patient with metachronous bilateral testicular cancer. *Hum Reprod* 2001; **16**: 2343–6.

27. **Brydoy M, Fossa SD, Klepp O** *et al.* Paternity following treatment for testicular cancer. *J Natl Cancer Inst* 2005; **97**: 1580–8.

28. **Ohl DA, Denil J, Bennett CJ** *et al.* Electroejaculation following retroperitoneal lymphadenectomy. *J Urol* 1991; **145**: 980–3.

29. **Hultling C, Rosenlund B, Tornblom M** *et al.* Transrectal electroejaculation in combination with in-vitro fertilization: an effective treatment of anejaculatory infertility after testicular cancer. *Hum Reprod* 1995; **10**: 847–50.

30. **Chung PH, Palermo G, Schlegel PN** *et al.* The use of intracytoplasmic sperm injection with electroejaculates from anejaculatory men. *Hum Reprod* 1998; **13**: 1854–8.

31. **Rosenlund B, Sjoblom P, Tornblom M, Hultling C** and **Hillensjo T**. In-vitro fertilization and intracytoplasmic sperm injection in the treatment of infertility after testicular cancer. *Hum Reprod* 1998; **13**: 414–18.

32. **Schlegel PN**. Testicular sperm extraction: microdissection improves sperm yield with minimal tissue excision. *Hum Reprod* 1999; **14**: 131–5.

33. **Tsujimura A, Matsumiya K, Miyagawa Y** *et al.* Conventional multiple or microdissection testicular sperm extraction: a comparative study. *Hum Reprod* 2002; **17**: 2924–9.

34. **Su LM, Palermo GD, Goldstein M, Veeck LL, Rosenwaks Z** and **Schlegel PN**. Testicular sperm extraction with intracytoplasmic sperm injection for nonobstructive azoospermia: testicular histology can predict success of sperm retrieval. *J Urol* 1999; **161**: 112–16.

35. **Ramasamy R** and **Schlegel PN**. Microdissection testicular sperm extraction: effect of prior biopsy on success of sperm retrieval. *J Urol* 2007; **177**: 1447–9.

36. **Ramasamy R, Yagan N** and **Schlegel PN**. Structural and functional changes to the testis after conventional versus microdissection testicular sperm extraction. *Urology* 2005; **65**: 1190–4.

37. **Damani MN, Master V, Meng MV** *et al.* Postchemotherapy ejaculatory azoospermia: fatherhood with sperm from testis tissue with intracytoplasmic sperm injection. *J Clin Oncol* 2002; **20**: 930–6.

38. **Meseguer M, Garrido N, Remohi J** *et al.* Testicular sperm extraction (TESE) and ICSI in patients with permanent azoospermia after chemotherapy. *Hum Reprod* 2003; **18**: 1281–5.

39. **Daniels K**. Donor insemination. In: **Boivin JKH** (ed.), ESHRE Monographs: Guidelines for Counselling in Infertility. Oxford: Oxford University Press, 2002: pp. 31–2.

40. **Ethics Commitee of the American Society for Reproductive Medicine Report**. Informing offspring of their conception by gamete donation. *Fertil Steril* 2004; **81**: 527–31.

41. **EHSRE Taskforce on Ethics and Law E**. Gamete and embryo donation. *Hum Reprod* 2002; **17**: 1407–8.

42. **Boivin J, Appleton TC, Baetens P** *et al.* Guidelines for counselling in infertility: outline version. *Hum Reprod* 2001; **16**: 1301–4.

43. **Covington SN**. The role of the mental health professional in reproductive medicine. *Fertil Steril* 1995; **64**: 895–7.

44. **Greenfield D**. Does psychological support and counseling reduce the stress experienced by couples involved in assisted reproductive technology. *J Assist Reprod Genet* 1997; **14**: 186–88.

45. **Applegarth L**. The psychologicsl aspects of infertility. In: Keye W, Chang RJ, Rebar RW, and Soules MR (eds.), *Infertility: Evaluation and Treatment*. Philadelphia: Saunders, 1995: pp. 25–41.

46. **Leiblum SR** and **Greenfeld DA**. The course of infertility: immediate and longterm reactions. In: Leiblum S (ed.), *Infertility: Psychological Issues and Counseling Strategies*. New York: Wiley, 1997: pp. 83–92.

47. **Greenfeld DA**. Recipient counseling for oocyte donation. In: Burns LH, and Covington SN (eds.), *Infertility Counseling: A Comprehensive Handbook for Clinicians*. New York: Parthenon Publishing Group, 1999: pp. 435–55.

48. **Frith L**. Beneath the rhetoric: the role of rights in the practice of non-anonymous gamete donation. *Bioethics* 2001; **15**: 473–84.

49. **Gong D, Liu YL, Zheng Z, Tian YF** and **Li Z**. An overview on ethical issues about sperm donation. *Asian J Androl* 2009; **11**: 645–52.

50. **Mahlstedt PP** and **Greenfeld DA**. Assisted reproductive technology with donor gametes: the need

for patient preparation. *Fertil Steril* 1989; **52**: 908–14.

51. **Thorn P**. Recipient counseling for donor insemination. In: Covington SN and Burns LH (eds.), *Infertility Counseling: A Comprehensive Handbook for Clinicians*, 2nd edn. New York: Cambridge University Press; 2006.
52. **The American Society for Reproductive Medicine Ethics Committee**. Family members as gamete donors and surrogates. *Fertil Steril* 2003; **80**: 1124–30.
53. **Applegarth LD** and **Grill EA**. Psychological issues in reproductive disorders. In: Chan P, Goldstein M and Rosenwaks Z (eds.), *Reproductive Medicine Secrets*. Philadelphia PA: Hanley and Belfus Medical Publishers, 2004: pp. 342–62.
54. **Cooper SL** and **Glazer ES**. *Choosing Assisted Reproduction*. Indianapolis: Perspectives Press, 1998.
55. **Daniels KR** and **Thorn P**. Sharing information with donor insemination offspring. A child-conception versus a family-building approach. *Hum Reprod* 2001; **16**: 1792–6.
56. **McGee G**, **Brakman SV** and **Gurmankin AD**. Gamete donation and anonymity: disclosure to children conceived with donor gametes should not be optional. *Hum Reprod* 2001; **16**: 2033–6.
57. **McWhinnie A**. Gamete donation and anonymity: should offspring from donated gametes continue to be denied knowledge of their origins and antecedents? *Hum Reprod* 2001; **16**: 807–17.
58. **Broderick P** and **Walker I**. Information access and donated gametes: how much do we know about who wants to know? *Hum Reprod* 1995; **10**: 3338–41.
59. **Klock SC**. The controversy surrounding privacy or disclosure among donor gamete recipients. *J Assist Reprod Genet* 1997; **14**: 378–80.
60. **Shenfield F** and **Steele SJ**. What are the effects of anonymity and secrecy on the welfare of the child in gamete donation? *Hum Reprod* 1997; **12**: 392–5.
61. **Haimes E**. Theory and methodology in the analysis of the policy process: a case study of the Warnock Committee on Human Fertilization and Embryology. In: Hill M (ed.), *New Agendas in the Study of the Policy Process*. Hemel Hempstead UK: Wheatsheaf, 1993: pp. 152–75.
62. **Pennings G**. The "double track" policy for donor anonymity. *Hum Reprod* 1997; **12**: 2839–44.
63. **Greenfeld DA**. The impact of disclosure on donor gamete participants: donors, intended parents and offspring. *Curr Opin Obstet Gynecol* 2008; **20**: 265–8.
64. **Crenshaw WB** and **Lichtenberg JW**. Child abuse and the limits of confidentiality: forewarning practices. *Behav Sci Law* 1993; **11**: 181–92.
65. **The American Society for Reproductive Medicine**. Psychological assessment of gamete donors and recipients. *Fertil Steril* 2004; **82**: S18–19.
66. **Hammarberg K**, **Carmichael M**, **Tinney L** and **Mulder A**. Gamete donors' and recipients' evaluation of donor counselling: a prospective longitudinal cohort study. *Aust N Z J Obstet Gynaecol* 2008; **48**: 601–6.
67. **Boggio A**. Italy enacts new law on medically assisted reproduction. *Hum Reprod* 2005; **20**: 1153–7.
68. **Gottlieb C**, **Lalos O** and **Lindblad F**. Disclosure of donor insemination to the child: the impact of Swedish legislation on couples' attitudes. *Hum Reprod* 2000; **15**: 2052–6.
69. **Cook R**, **Golombok S**, **Bish A** and **Murray C**. Disclosure of donor insemination: parental attitudes. *Am J Orthopsychiatry* 1995; **65**: 549–59.
70. **Lindblad F**, **Gottlieb C** and **Lalos O**. To tell or not to tell – what parents think about telling their children that they were born following donor insemination. *J Psychosom Obstet Gynaecol* 2000; **21**: 193–203.
71. **Nachtigall RD**, **Becker G** and **Wozny M**. The effects of gender-specific diagnosis on men's and women's response to infertility. *Fertil Steril* 1992; **57**: 113–21.
72. **Molock S**. Racial cultural and religious issues in infertility counseling. In: Burns LH and Covington SN (eds.), *Infertility Counseling: A Comprehensive Handbook for Clinicians*. Pearl River NY: Parthenon Publishing Group, 1999: pp. 249–65.
73. **McCormick RA**. Surrogacy: a Catholic perspective. *Creighton Law Rev* 1992; **25**: 1617–25.
74. **Golombok S**, **Lycett E**, **MacCallum F** *et al*. Parenting infants conceived by gamete donation. *J Fam Psychol* 2004; **18**(3): 443–52.
75. **Lycett E**, **Daniels K**, **Curson R** and **Golombok S**. School-aged children of donor insemination: a study of parents' disclosure patterns. *Hum Reprod* 2005; **20**: 810–19.
76. **Shehab D**, **Duff J**, **Pasch LA** *et al*. How parents whose children have been conceived with donor gametes make their disclosure decision: contexts, influences, and couple dynamics. *Fertil Steril* 2008; **89**: 179–87.
77. **Jadva V**, **Freeman T**, **Kramer W** and **Golombok S**. The experiences of adolescents and adults conceived by sperm donation: comparisons by age of disclosure and family type. *Hum Reprod* 2009; **24**: 1909–19.
78. **Lycett E**, **Daniels K**, **Curson R** and **Golombok S**. Offspring created as a result of donor insemination: a study of family relationships, child adjustment, and disclosure. *Fertil Steril* 2004; **82**: 172–9.
79. **Golombok S**, **Brewaeys A**, **Giavazzi MT** *et al*. The European study of assisted reproduction families: the transition to adolescence. *Hum Reprod* 2002; **17**: 830–40.
80. **Rosen A**. Third-party reproduction and adoption in cancer patients. *J Natl Cancer Inst Monogr* 2005; **34**: 91–3.
81. **Fossa SD**, **Aass N** and **Molne K**. Is routine pre-treatment cryopreservation of semen worthwhile in the management of patients with testicular cancer? *Br J Urol* 1989; **64**: 524–9.
82. **Fossa SD**, **Magelssen H**, **Melve K** *et al*. Parenthood in survivors after adulthood cancer and perinatal health in their offspring: a preliminary report. *J Natl Cancer Inst Monogr* 2005; **34**: 77–82.

第五部分

女性生育力保存策略：药物/手术

第 18 章 使用 GnRH 激动剂预防化疗所致的性腺毒性

Susannah C. Copland and Megan Clowse 著
张凯 译 尚鶴 审校

使用促性腺激素释放激素激动剂(gonadotropin-releasing hormone agonists, GnRHa)预防化疗所致的性腺毒性目前还存在争议[1-2]。已经观察到非循环细胞更耐受细胞毒性。而且癌症治疗后，青春期前女孩的月经恢复要好于青春期后的女孩，基于此推荐通过卵巢抑制来预防化疗期间的卵母细胞损失[3]。一些关于大鼠和灵长类动物的研究支持 GnRHa 用于保护卵巢功能[4-5]。如果能得到人类研究数据的支持会更有说服力，然而人类研究却大多是回顾性对照研究。在化疗期间使用 GnRHa 来保护卵巢功能的有效性还未得到足够随机对照试验的证实，但这种阻止卵巢早衰的治疗方案使用得越来越普遍。2006 年美国临床肿瘤学会关于癌症患者生育力保存建议的共识声明强调了安全的必要性和数据的有效性，并建议患者考虑进入已经注册的 GnRHa 临床试验[6]。几项随机试验正在进行中，受试者为使用了性腺毒性药物的癌症和风湿性疾病患者，但这些试验结果尚未公布。本章总结了目前的研究证据和争议，对化疗期间是否可以使用 GnRHa 来保护卵巢功能进行了讨论。

天然 GnRH 和卵巢类固醇的产生

人类天然促性腺激素释放激素（GnRH）由下丘脑脉冲式释放，刺激垂体释放促性腺激素。促性腺激素，包括卵泡刺激素（FSH）和黄体生成素（LH），调节排卵周期和卵巢类固醇和肽类激素生成。卵巢分泌的激素又反馈调节下丘脑和垂体释放促性腺激素。下丘脑、垂体和卵巢信号间复杂的相互作用促进了月经周期的三个不同阶段：卵泡期，筛选出优势卵泡，雌激素水平上升，子宫内膜增厚；排卵期，优势卵泡释放卵母细胞，形成黄体；黄体期，黄体分泌雌激素和孕激素，子宫内膜呈分泌期，以利于潜在的胚胎着床，若未受孕，黄体退化，月经来潮（图 18.1）。

GnRHa 的作用机制

GnRHa 抑制下丘脑–垂体–卵巢轴，从而抑制卵泡发育、卵巢排卵和类固醇生成。内源性 GnRH 是一个十氨基酸肽结构，合成的缓释 GnRHa 改变了十肽结构中的 1 个或 2 个氨基酸，使其结合亲和力更大，降解更慢。合成的 GnRHa 与腺垂体上 GnRH 受体的结合时间长于内源性 GnRH。GnRH 受体与 GnRHa 结合后，垂体促性腺激素促使 GnRH 受体数量增加，进一步增加了促性腺激素的合成和分泌，这种现象被称作点火（flare）反应。但与 GnRHa 的长期结合会使配体–受体复合物内化和降解，

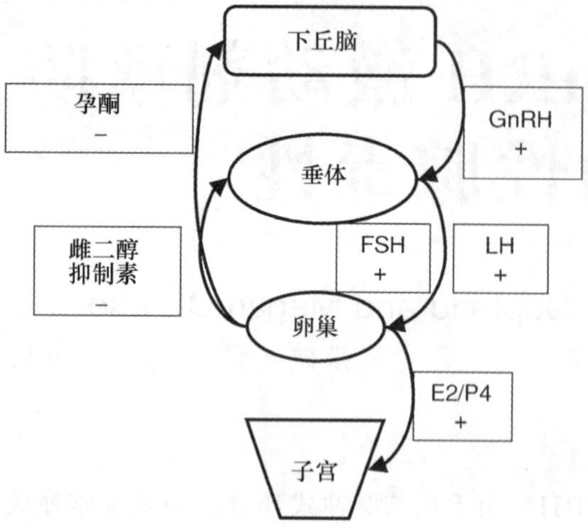

图 18.1 下丘脑垂体卵巢信号。E2，雌二醇；FSH，卵泡刺激素；GnRH，促性腺激素释放激素；LH，黄体生成素；P4，孕酮

GnRH 受体数量减少，垂体对 GnRH 的进一步刺激脱敏。因此，在最初分泌 FSH 和 LH 后，促性腺激素的释放受到抑制。如果没有垂体促性腺激素的调节，卵巢停止排卵，导致雌激素和孕激素降低到绝经水平以及闭经[7]。

GnRHa 的临床应用

点火反应

与初始剂量的 GnRHa 结合后，垂体释放内源性促性腺激素。最初的 FSH 分泌（或称为点火）可以刺激卵巢。随着 GnRHa 剂量增加，FSH 分泌受阻。FSH 的分泌量在给予初始剂量的 GnRHa 后的最初几天内达到最高水平。1～2 周后，促性腺激素的分泌水平降低。GnRHa 引起的点火反应的程度取决于给药时患者所处的月经周期的时相。在月经周期的卵泡期，较低的卵巢类固醇激素水平对垂体内源性分泌的抑制作用很弱，点火反应显著。在月经周期的黄体期，黄体分泌的卵巢类固醇激素内源性抑制垂体，减弱了点火反应。多囊卵巢和卵巢间质增加的女性与正常人群相比，点火反应异常显著[8]。

理论上，点火反应对于卵巢的刺激会使卵巢更易受到化疗的伤害。但事实上，化疗本身也会刺激卵巢。Letterie 报道，接受环磷酰胺的大鼠相比于对照组大鼠有更多的中等大小卵泡和大卵泡，GnRHa 或口服避孕药并不能起到保护作用[9]。为减轻点火反应造成的任何潜在损害，建议在化疗开始 2 周前给予 GnRHa 治疗。

还有人建议将 GnRH 拮抗剂（GnRHant）与 GnRHa 初始剂量一起使用，以减弱点火反应的强度和持续时间。GnRH 拮抗剂竞争性抑制 GnRH 与垂体 GnRH 受体的结合。GnRHant 的微球缓释制剂还不允许用于人类，但可以在 GnRHa 用药后的初期，每隔 3 天使用一次短效 GnRHant，以抑制 GnRHa 点火反应诱发的促性腺激素释放。Roth 等在对性早熟或身材矮小的儿童进行的探索性研究中发现，GnRHant 和 GnRHa 联合使用可缩短点火反应的持续时间[10]。加用 GnRHant 会增加费用，减弱点火反应带来的好处必须超过增加的成本，并且不会造成任何额外的损害，增加额外费用才有意义。Danforth 等报道 GnRHant 有潜在危害，会造成小鼠原始卵泡的大量减少[11]。GnRHa 可以显著降低环磷酰胺用药相关的原始卵泡损失，在没有环磷酰胺时对原始卵泡的数量没有直接影响，而 GnRHant 不能保护卵巢不受环磷酰胺的危害。事实上，作为促性腺激素抑制剂的替代品，即使使用剂量不足以减轻子宫重量，GnRHant 全身和卵巢直接给药也都会造成原始卵泡数量显著减少[11]。Meirow 等之前报道 GnRHant 可以防止环磷酰胺造成小鼠的卵泡减少，这与 Danforth 等令人惊讶的结果完全相反[12]。Meirow 等使用的是另一品种的小鼠，GnRHant 的使用剂量和频率亦不同于 Danforth 等的研究。Meirow 等发现与生理盐水相比，GnRHant 对卵泡数量没有直接影响，当与环磷酰胺同时使用时，可减少原始卵泡的损失[12]。这些研究结果不一致，因此有待进一步的研究去明确化疗或无化疗时 GnRHant 对原始卵泡的影响[13]。

剂量

促性腺激素释放激素类似物根据不同的作用时间可用于多种治疗。在人类研究中，GnRHa 的使用剂量是根据其抑制卵巢和睾丸类固醇激素生成的能力确定的。这一剂量是否足够保护卵巢取决于其潜在的保护作用机制。一些人提出 GnRHa 可能是通过诱导产生青春期前的状态来保护卵巢。GnRHa 的剂量和用药方案是否会影响垂体抑制的水平已经在使用 GnRHa 治疗儿童中枢性性早熟时得到检测。如果因下调导致的垂体抑制减弱，那么每一次重复剂量都可能会提高 FSH 的分泌水平。低剂量、长效长疗程用药方法（长效亮丙瑞林，3.75 mg 1 个月，11.25 mg 3 个月）可比高剂量、长效短疗程用药方案（长效亮丙瑞林 7.5 mg 1 个月）引发更多的 FSH 和 LH 分泌。虽然低剂量、长效配方使垂体反应发生大幅变化，但性腺类固醇激素生成和青春期没有变化[14]。Mohamed 等也发现，21 名子宫内膜异位症患者经过戈舍瑞林 3.6 mg 皮下注射下调 2 个月后，垂体对 GnRH 的反应增强，且具有统计学意义[15]。目前没有关于卵巢类固醇激素改变的报道，因此还不知道垂体反应是否有临床上的显著改变。重复剂量时 FSH 分泌水平的波动未知，尚需要其他生化和临床的研究数据来证实。

肥胖对 GnRHa 有效性的影响受到质疑。使用 GnRHa 治疗前列腺癌的肥胖男性比体重指数正常的男性有更高的睾酮水平[16]。GnRHa 活性肽为亲水性，因此最易受细胞外液间隔的恒定容积的影响。而连接到 GnRHa 的聚合物为亲脂性。因此 Agarwal 推测肥胖可能影响亲脂性聚合物的酶解速度。更快的降解速度会更快清除体内存储的药物，导致性腺抑制的时间比药品说明的时间短[17]。肥胖患者是否需要更高剂量或不同用药方案的 GnRHa 还有待进一步研究证实。

副作用

GnRHa 最常见的副作用与随后的雌激素不足有关，患者会出现血管舒缩症状、潮热、盗汗、阴道干燥和头痛。长期使用和随后的雌激素不足会导致骨质流失。这些副作用经激素替代可以得到缓解。雌激素-孕激素结合药物，如避孕药将会保护骨骼和防止血管舒缩症状。如果雌激素禁忌，单独使用孕激素也有效。

GnRHa 与卵巢储备

GnRHa 最确定的作用是通过卵巢排卵周期停止来减少性腺类固醇激素的合成。但卵母细胞的排卵进程在发育过程中已经达到了一个点，要么排卵，要么发生退化[18]。因此，尽管 GnRHa 的确定作用是阻止排卵进程，但卵母细胞仍然会闭锁。休眠的原始卵泡在卵母细胞中占绝大多数。GnRHa 要保护卵巢免受化疗的损伤，不但需要阻止排卵，还需要保存所有的卵母细胞数量和卵巢储备能力。

卵巢储备反映了卵巢中卵母细胞的数量和质量。女性出生时就具有了一生的所有卵母细胞总数。因此女性出生时就有 100 多万个卵子，随着年龄增长，卵子数量逐渐减少。青春期时仍有几十万个卵子。只有 300～400 个卵子将在排卵期排出，其余的都将闭锁。

青春期前，卵母细胞闭锁，数量逐渐

减少，此时由于没有适当的下丘脑-垂体信号，不进行排卵。青春期后，下丘脑-垂体信号引起垂体-促性腺激素对卵巢的刺激。每月有一组含卵母细胞的卵泡经竞争获得排卵能力。如果存在下丘脑-垂体信号，卵泡将产生竞争，最终优势卵泡中的卵母细胞将会排出，组中其余的卵母细胞将会闭锁[18]。手术、放疗和化疗会造成卵巢储备的损失，进一步加重了自然生殖衰老所带来的卵巢储备损失。

以下列举的 GnRHa 研究关注了化疗期间月经的状况。月经可以作为反映卵巢功能的一个指标，但不能完全预测最需要的临床结果——类固醇激素的合成和能最终发生妊娠分娩的排卵。绝经的平均年龄是 51 岁，在未避孕的人群中，最小的孩子出生时母亲的平均年龄是 41 岁。因此绝经前平均有 10 年的时间有月经而无法受孕分娩[19]。进一步的研究需要涵盖患者咨询所需的临床终点，包括活产、激素水平、任何引起骨密度和绝经年龄变化的因素。

有关 GnRHa 和卵巢保存的临床数据

20 世纪 90 年代中期就已开始了化疗期间同时使用 GnRHa 疗法的研究。无对照组的观察性研究显示了一些有前景的结果（表 18.1[20-26]）。这些研究都认为化疗结束几个月后月经恢复意味着卵巢功能得以维持。一些研究还测定了 FSH 和雌激素水平，这些指标不是在周期第 3 天时测定，而是在随访时随机检测。接受多种药物化疗的女性，无论是否同时接受放疗，月经的恢复率均为 80％～97％。在这些研究中报道了数个妊娠的病例，但没有报道试图妊娠而没有成功的患者的数量。

化疗时的年龄似乎是一个决定治疗成功与否的重要因素。一项针对早期乳腺癌妇女的研究发现，40 岁以下的妇女中有 97％月经恢复，而 40 岁以上的妇女中仅有 42％恢复。此外，年龄越大，化疗后月经恢复得越慢[20]。

化疗的总剂量也非常重要。在一项狼疮性肾炎的研究中，25 名女性患者中只有 2 名出现卵巢衰竭，这 2 名患者年龄均超过 35 岁，均因疾病复发接受了环磷酰胺的第二周期治疗[26]。一项仅包括 5 名女性患者的小样本研究发现，唯一未恢复月经的女性是因霍奇金淋巴瘤ⅥA 期而接受了超过 34 周的化疗疗程，而其他霍奇金淋巴瘤Ⅱ A 期或 B 期的患者只接受了 16～24 周的化疗[25]。

进行干细胞移植需要清髓治疗，虽然已经给予了 3.75 mg 亮丙瑞林预治疗，但 30 名女性患者还是都发生了卵巢衰竭[23]。多数患者接受了 4 天白消安（4 mg/kg）和 2 天环磷酰胺（60 mg/kg）治疗，其余患者接受了非常规治疗，包括抗胸腺细胞球蛋白（anti-thymocyte globulin，ATG）或美法仑。只有一名患者在化疗后血小板减少期间出现了月经出血。在接下来的一年，FSH 持续增高（30～80 mIU/ml，中位数为 35 mIU/ml），雌二醇降低（10～25 pg/ml，中位数为 15 pg/ml）。

几项研究均发现在 GnRHa 治疗期间会出现骨密度降低。其中一项研究发现，给予 18 名女性患者 6 个月的环磷酰胺、高剂量泼尼松和亮丙瑞林治疗，其髋关节和脊柱的 T 评分下降了大约 0.4 分。在接下来的 6 个月，月经恢复患者 BMD 升高，只是未回到基线水平，而卵巢功能早衰患者未升高[21]。另一项研究显示，GnRHa 治疗期间骨密度增加和减少都有可能发生，一些骨密度正常的患者出现骨质疏松，一些骨质疏松或骨量减少的患者出现骨质增加，但大多数患者无变化[27]。还有研究报道，戈舍瑞林治疗仅仅 3 个月，骨密度就明显降低，T 评分平均值从－1.50 下降至－2.40，

表 18.1　无对照组的促性腺激素释放激素激动剂（GnRHa）联合治疗的临床研究数据

作者（研究地点，年份）	GnRHa				
	总数	卵巢功能恢复数	卵巢功能恢复比例	卵巢功能定义	疾病，化疗
Del Mastro 等[20]（意大利，2006）	29	27	97%	月经来潮或 FSH≤40	乳腺癌早期，前 1 周戈舍瑞林 3.6 mg 化疗，此后每 4 周一次
		21	72%	月经来潮	
		24/25	96%	FSH ≤40	
Perez Pampin 等[21]（西班牙，2006）	18	15	83%	月经来潮	红斑狼疮：每月 CYC Lupron（醋酸亮丙瑞林）3.75 mg 静脉注射
Castelo-Branco 等[22]（西班牙，2009）	45	40	89%	月经来潮	30 例霍奇金淋巴瘤、15 例非霍奇金淋巴瘤：化疗和 XRT，化疗前 1～2 周曲普瑞林 3.75mg，此后每 4 周一次，加用替勃龙或 OCP
Chiusolo 等[23]（意大利，1998）	30	0	0	月经来潮和 FSH	干细胞移植：11 例 AML，7 例霍奇金淋巴瘤，7 例非霍奇金淋巴瘤，1 例 CML，3 例 ALL，1 例 MM。 化疗 30 天前给予亮丙瑞林 3.75mg，首次剂量后 28 天再次给药
Potolog-Nahari 等[24]（以色列，2007）	9	8	89%	月经来潮	3 例霍奇金淋巴瘤，1 例非霍奇金淋巴瘤，3 例 B 细胞淋巴瘤，1 例乳腺癌，1 例韦格纳肉芽肿病，化疗前 1～2 周戈舍瑞林 3.6mg，每 4 周一次
Franke 等[25]（荷兰，2005）	5	4	80%	月经来潮	霍奇金淋巴瘤：化疗和 XRT，化疗前 1～2 周戈舍瑞林 3.6mg，每 4 周一次
Dooley 等[26]（美国，2000）	25	23	92%	月经来潮	狼疮性肾炎：静脉注射 CYC 亮丙瑞林 3.75 mg，每 4 周一次

ALL，急性淋巴细胞白血病；AML，急性髓细胞白血病；CML，慢性粒细胞白血病；CYC，环磷酰胺；FSH，卵泡刺激素；MM，多发性骨髓瘤；OCP，口服避孕药；XRT，放射治疗

但未报道月经恢复后的骨密度值[20]。

一些研究纳入了“反向添加”雌激素疗法以减轻GnRHa治疗的副作用。其中仅有一项研究对副作用进行了报道，未接受反向添加疗法的患者中，97%出现潮热，90%出现头痛、出汗或情绪变化，59%出现阴道干燥[20]。目前尚不清楚雌激素治疗能否有效缓解这些症状，但是一些患者，特别是乳腺癌和狼疮患者并不适合雌激素治疗。

对照研究

虽然许多观察性研究的数据令人备受鼓舞，但是不能确切证明GnRHa的作用。如要证明，必须对这种疗法进行随机对照试验。目前，除发表的9项GnRHa治疗的对照研究外，2项随机对照试验研究也已发表。这些研究中除了一项之外，其余均认为，使用GnRHa治疗可以增加化疗后月经恢复的可能性。作者对最初发表的9项对照研究进行了meta分析，发现GnRHa联合治疗可以使卵巢功能得到保留的比例增加68%[28]。meta分析没有包括最近的2项随机对照试验研究，但这2项研究也证实了这一发现[29-30]。

最初发表的研究发现的不利结果是，8名经GnRHa联合治疗的患者中有4名月经恢复，而9名未经GnRHa联合治疗的患者中有6名月经恢复[31]。本研究是唯一一项每天3次使用鼻喷布舍瑞林维持卵巢抑制的研究，不幸的是，这种剂量可能不足以完全抑制垂体-卵巢轴。一项使用鼻喷布舍瑞林治疗乳腺癌的研究证明，该GnRHa治疗方案不能达到对卵巢的完全抑制[32]。

以后的所有研究均显示GnRHa联合治疗有助于保留化疗期间的卵巢功能。

一项在20世纪90年代早期进行、2009年报道的研究发现了一些矛盾的结果[30]。该研究中，给予淋巴结阳性的乳腺癌患者环磷酰胺、甲氨蝶呤、氟尿嘧啶（CMF）化疗，并分为4组进行2年内分泌治疗：对照组、戈舍瑞林（3.6 mg，每4周一次）组、他莫昔芬（40 mg，口服，每天一次）组和戈舍瑞林联合他莫昔芬组。在CMF治疗期间同时又接受戈舍瑞林治疗的患者的月经恢复率为36%（8/22），而对照组为10%；他莫昔芬组为13%，戈舍瑞林联合他莫昔芬组为7%。戈舍瑞林组的患者月经恢复率高于戈舍瑞林联合他莫昔芬组的原因尚不清楚，研究人员推测可能是他莫昔芬的雌激素特性降低了GnRHa的疗效。还应该注意，化疗和戈舍瑞林的首次剂量同时应用时，由于化疗药物作用在活性增强的卵巢，可能会对卵巢产生更大的损伤。

最近的两项随机对照试验显示了GnRHa联合治疗的优势。Badawy等随机选择了80名乳腺癌患者给予戈舍瑞林联合治疗（3.6 mg，每4周一次）[29]。在化疗8个月后，90%的患者恢复月经，69%的患者恢复正常排卵，而只接受化疗的患者中仅33%恢复月经，26%恢复排卵。Guiseppe-Loverro和他的研究团队对29名霍奇金淋巴瘤患者进行治疗时，选用曲普瑞林或者不进行联合治疗[33]。所有接受联合治疗的患者都恢复了月经，而未接受联合治疗的患者仅47%恢复月经（彩图18.2和表18.2[34-39]）。

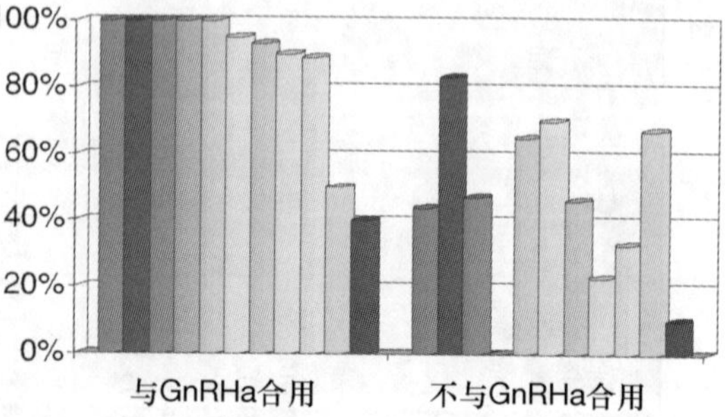

彩图 18.2 化疗后患者卵巢功能恢复的比例，每一项研究用不同颜色表示。GnRHa，促性腺激素释放激素激动剂

表 18.2 促性腺激素释放激素激动剂（GnRHa）联合治疗的临床对照研究数据

作者（研究地点，年份）	GnRHa			无 GnRHa		
	总数	卵巢功能恢复数	卵巢功能恢复的比例	总数	卵巢功能恢复数	卵巢功能恢复的比例
Blumenfeld 和 Eckman[34]（以色列，2005）	75	70	93%	82	38	46%
Blumenfeld 等[35]（以色列，2000）	8	8	100%	9	4	44%
Castelo-Branco 等[22]（西班牙，2007）	30	27	90%	26	6	23%
Dann 等[36]（以色列，2005）	7	7	100%	6	5	83%
Loverro 等[33]（意大利，2007）	14	14	100%	15	7	47%
Petri 等[37]（美国，2004）	4	4	100%	17	11	65%
Somers 等[38]（美国，2005）	20	19	95%	20	14	70%
Waxman 等[31]（英国，1987）	8	4	50%	9	6	67%
Pereya 等[39]（阿根廷，2001）	12	12	100%	4	0	0
Sverrisdottir 等[30]（冰岛，2009）	22	8	36%	72	7	10%
Badawy 等[29]（埃及，2009）	39	35	89%	39	18	33%

影响卵巢的公认机制

GnRH 类似物影响卵巢储备的机制是争论较多的问题。公认的机制包括：卵巢间质血流变化，GnRH 的直接影响，通过抑制 FSH 产生间接影响，GnRH 依赖性的免疫学变化。

卵巢间质血流

如果长期的 GnRHa 治疗减少了卵巢的血流，那么到达卵巢的化疗药物就会减少。但目前一些关于垂体下调后卵巢血流的研究报道了相矛盾的结果。Engmann 等研究了 99 名为体外受精（IVF）进行垂体下调的女性患者，每天皮下注射布舍瑞林 2～3 周后，卵巢间质动脉收缩期峰值流速明显降低[40]。Dada 等也发现皮下注射布舍瑞林和鼻喷那法瑞林对垂体进行下调后，子宫卵巢的血流减少[41]。与之相反，Jarvela 等 2003 年对 40 名进行垂体下调的 IVF 患者的研究发现，每天皮下注射布舍瑞林 2 周后，三维能量彩色多普勒血管形成指数无差异[42]。Yu Ng 等对 85 名 IVF 患者进行黄体期垂体下调发现，平均 10 天的鼻喷那法瑞林下调后，三维能量多普勒血流指数也无差异[43]。对 IVF 患者进行 GnRHa 治疗的目的是阻止排卵，但不过度抑制卵巢反应。在对 IVF 患者每天使用低剂量的 GnRHa 治疗的研究背景下，还没有可重复的研究能证明 GnRHa 会减少卵巢血流；高剂量的 GnRHa 配方对卵巢间质血流的潜在影响尚不清楚。

GnRH 或 FSH 的直接和间接影响

GnRH 或 FSH 对卵巢的直接效应可能是影响了卵巢对化疗的反应。直接影响可能是因为存在原始卵泡受体，但目前还没有原始卵泡受体相关的报道。间接影响推测可能是通过解毒酶或者免疫应答的改变产生的，不需要原始卵泡受体的存在。

卵巢的 GnRH 表达

Choi 等对绝经前的卵巢进行了免疫组化研究，证实 GnRH-Ⅰ、GnRH-Ⅱ和 GnRH 受体位于排卵前卵泡的卵泡细胞层、黄体和卵巢表面上皮，而不是代表卵巢储备最大部分的原始早期窦状卵泡[44]。原始卵泡 GnRH 受体的缺失可能是 GnRHa 导致原始卵泡减少的直接原因。

使用多柔比星之前，对排卵前的卵泡细胞应用 GnRHa 布舍瑞林预处理会保护卵泡细胞对 FSH 载体作出反应，分泌雌二醇。若未进行 GnRHa 预处理，多柔比星会引起剂量依赖性的雌激素抑制。亮丙瑞林也会产生类似效果。但是研究所用的卵泡细胞是从含 GnRH 受体的排卵前卵泡中获得的。这一证据可能无法反映原始卵泡和窦前卵泡中的卵泡细胞性能，原始卵泡和窦前卵泡缺少 GnRH 受体，同时是卵泡池的主体[45]。

Emons 等在 GnRHant 西曲瑞克治疗铂耐药卵巢或苗勒癌的Ⅱ期临床试验研究中，评述了三个信号机制，GnRHa 和 GnRHant 可能通过这些机制对大多数卵巢癌和子宫内膜癌表现出剂量依赖性的抑制作用[46]。GnRH 受体配体结合到 G 蛋白 αi 激活：①有丝分裂信号传送的抑制，表皮生长因子（EGF）诱导的细胞增殖的减少；②核因子 kappa B 抗凋亡机制；③细胞周期 G_0/G_1 期阻滞（通过激活 Jun 激酶通路和诱导 AP-1）。如果 GnRHa 或者 GnRHant 与化疗方案一起给药，GnRHa 和 GnRHant 对癌细胞增殖的抑制作用提高了人们对预防可预期的化疗诱导的细胞调亡和意外出现的癌细胞保护效应的关注程度[46]。但在早期乳腺癌概述组研究中，应用 LH 释放激素（LH-releasing hormone，LHRH）激动剂的数据是令人欣慰的。在 Cuzick 等的 meta 分析研究中，纳入了在绝经前激素受体阳性的乳腺癌患者中进行的包括 GnRHa 的随机对照试验，GnRHa 分别添加到他莫昔芬和化疗中，或 GnRHa 和他莫昔芬、化疗共同使用（$n=3754$），结果显示复发的风险率降低了 12.7%（95% CI 2.4～21.9），复发后的死亡率降低了 15.1%（95% CI 1.8～26.7）[47]。其中将 GnRHa 和他莫昔芬都添加到化疗中（$n=1210$），复发的风险率降低了 26.7%（95% CI 12.3～38.7），复发后的死亡率降低了 24.4%（95%CI 6.4～39.0）[47]。对于激素受体阳性的乳腺癌患者，将 GnRHa 添加到化疗中所带来的生存收益提示，即使将 GnRHa 对癌细胞增殖的抑制作用考虑在内，激素对乳腺癌产生的效应所带来的生存收益也远大于理论风险。

卵巢中 FSH 的表达

学者们已经探讨了 GnRHa 通过抑制 FSH 间接影响卵巢的问题。已很明确 FSH 参与了排卵的循环进程，但其对休眠中的原始卵泡的作用尚不清楚。Oktay 等采用实时聚合酶链反应（RT-PCR）法检测了 11 名妇女剖宫产时获得的卵巢活检组织中 FSH 受体 mRNA 的表达：原始卵泡不表达 FSH 受体 mRNA，初级卵泡和两层卵泡细胞有 33%表达 FSH 受体 mRNA，多层卵泡细胞 100%表达 FSH 受体 mRNA[48]。Patsoula 等在 IVF 患者剩余的卵母细胞中发现了 FSH 受体 mRNA[49]。但不能认为 IVF 患者排卵前卵母细胞的表达能反映原始卵泡的表达情况[49]。

FSH 抑制的间接影响

虽然考虑到原始卵泡 FSH 受体缺失，FSH 对其直接影响可能很少，但 FSH 对卵巢的影响仍是确实可信的。Toft 等描述了

FSH 对大鼠肝和卵巢中解毒酶谷胱甘肽转移酶的影响[50]。在大鼠性成熟和外源性促性腺激素治疗时，谷胱甘肽转移酶同工酶的表达发生变化，但未对临床结局进行评估[50]。Oktay 等推测，如果化疗的性腺毒性持续增加，理论上解毒酶的变化可能会对卵巢造成伤害[51]。

如果 GnRHa 有利于生育力保存，就需要同时保留卵母细胞的数量和质量。Familiari 等对霍奇金淋巴瘤患者卵巢活检的卵泡数和卵泡结构进行了评估，时间点分别在使用多药化疗或长效醋酸甲羟孕酮（长效 MPA）之前、使用化疗联合长效 MPA 之前和在化疗联合长效 MPA 卵巢抑制后恢复 4～5 个月经周期之后[52]。联合使用长效 MPA 后出现剩余卵泡，而以往研究的结果显示，化疗后卵巢活检组织中大多数卵泡发生闭锁[52]。闭锁卵泡比例增加的长期意义和 GnRHa 抑制卵巢是否将产生相似的超微结构需要包含临床长期随访结果的深入研究。

GnRHa 的免疫学效应

GnRHa 的免疫学效应是否能影响化疗的性腺毒性效应已经受到很多关注。Umathe 等报道 GnRHa 可以防止小鼠出现应激诱导的免疫抑制[53]。控制性应激前 30 min 皮下注射亮丙瑞林可以防止对照组胸腺重量、白细胞计数、体液免疫和细胞免疫反应标记减少。之前脑室注射 GnRHant 和切除性腺不能改变结果。因此，这种免疫学效应表现在外周，独立于下丘脑[53]。Sutherland 等报道了在干细胞移植前应用 GnRHa 的研究中，在进行造血干细胞移植（hematopoietic stem cell transplantation，HSCT）之前 3 周和之后使用戈舍瑞林会使中性粒细胞和淋巴细胞数量增加，T 细胞再生增强，无病生存率提高而不加重移植物抗宿主病[54]。显然 GnRHa 对免疫系统的外周作用可能对化疗产生影响，该影响既包括化疗的根本目的——治疗癌症，也包括推测存在的生育力保存效果。

保护卵巢的假设机制

Blumenfeld 假设了 GnRHa 保护卵巢功能的其他潜在机制：通过抑制 FSH 依赖性卵泡周期生长减少生长因子分泌；潜在上调神经酰胺的拮抗剂 1-磷酸鞘氨醇，而神经酰胺为诱导凋亡的第二信使；或保护未分化生殖干细胞，已经证明人类存在这种干细胞[2]。这些推定的机制是否需进一步研究将取决于能否证明 GnRHa 的保护作用不仅是恢复月经，也能保留真正的卵巢功能，即渴望将来为人母的女性能够有持续的周期性类固醇生成，并能有婴儿活产。

鉴于 GnRH 对机体不同器官系统具有多种多样的中枢性和外周性影响，化疗期间 GnRHa 保存生育力作用的稳健评估有待足够有力的随机对照试验提供真正有意义的结果——活产、绝经时间和生存期。迄今为止积累的数据支持进一步调查研究，但缺乏 GnRHa 对卵巢长期功能和生存结局影响的随机对照试验数据，并且还需要关注其潜在危害。

尽管化疗期间 GnRHa 的生育力保存作用逐渐被随机对照试验研究所证实，但面临性腺毒性治疗的患者还应当接受咨询，了解可以选择的已经证实能够得到活产的更成熟的生育力保存方法。这些方法包括成熟的胚胎冷冻保存方法，以及更新和仍在研究之中的卵子和卵巢组织的冷冻保存。

参考文献

1. **Oktay K, Sonmezer M, Oktem O *et al.*** Absence of conclusive evidence for the safety and efficacy of gonadotropin-releasing hormone analogue treatment in protecting against chemotherapy-induced gonadal injury. *Oncologist* 2007; 12(9): 1055–66.
2. **Blumenfeld Z.** How to preserve fertility in young women exposed to chemotherapy? The role of GnRH

agonist cotreatment in addition to cryopreservation of embrya, oocytes, or ovaries. *Oncologist* 2007; **12**(9): 1044–54.

3. **Meistrich ML** and **Shetty G**. Hormonal suppression for fertility preservation in males and females. *Reproduction* 2008; **136**(6): 691–701.
4. **Ataya K**, **Rao LV**, **Lawrence E** and **Kimmel R**. Luteinizing hormone-releasing hormone agonist inhibits cyclophosphamide-induced ovarian follicular depletion in rhesus monkeys. *Biol Reprod* 1995; **52**(2): 365–72.
5. **Ozcelik B**, **Turkyilmaz C**, **Ozgun MT** *et al.* Prevention of paclitaxel and cisplatin induced ovarian damage in rats by a gonadotropin-releasing hormone agonist. *Fertil Steril* 2010; **93**(5): 1609–14.
6. **Lee SJ**, **Schover LR**, **Partridge AH** *et al.* American Society of Clinical Oncology recommendations on fertility preservation in cancer patients. *J Clin Oncol* 2006; **24**(18): 2917–31.
7. **Periti P**, **Mazzei T** and **Mini E**. Clinical pharmacokinetics of depot leuprorelin. *Clin Pharmacokinet* 2002; **41**(7): 485–504.
8. **Fulghesu AM**, **Angioni S**, **Belosi C** *et al.* Pituitary-ovarian response to the gonadotrophin-releasing hormone-agonist test in anovulatory patients with polycystic ovary syndrome: predictive role of ovarian stroma. *Clin Endocrinol (Oxf)* 2006; **65**(3): 396–401.
9. **Letterie GS**. Anovulation in the prevention of cytotoxic-induced follicular attrition and ovarian failure. *Hum Reprod* 2004; **19**(4): 831–7.
10. **Roth CL**, **Brendel L**, **Ruckert C** and **Hartmann K**. Antagonistic and agonistic GnRH analogue treatment of precocious puberty: tracking gonadotropin concentrations in urine. *Horm Res* 2005; **63**(5): 257–62.
11. **Danforth DR**, **Arbogast LK** and **Friedman CI**. Acute depletion of murine primordial follicle reserve by gonadotropin-releasing hormone antagonists. *Fertil Steril* 2005; **83**(5): 1333–8.
12. **Meirow D**, **Assad G**, **Dor J** and **Rabinovici J**. The GnRH antagonist cetrorelix reduces cyclophosphamide-induced ovarian follicular destruction in mice. *Hum Reprod* 2004; **19**(6): 1294–9.
13. **Gupta RK** and **Flaws JA**. Gonadotropin-releasing hormone (GnRH) analogues and the ovary: do GnRH antagonists destroy primordial follicles? *Fertil Steril* 2005; **83**(5): 1339–42.
14. **Badaru A**, **Wilson DM**, **Bachrach LK** *et al.* Sequential comparisons of 1-month and 3-month depot leuprolide regimens in central precocious puberty. *J Clin Endocrinol Metab* 2006; **91**(5): 1862–7.
15. **Mohamed KA**, **Davies WA** and **Lashen H**. Anti-Müllerian hormone and pituitary gland activity after prolonged down-regulation with goserelin acetate. *Fertil Steril* 2006; **86**(5): 1515–17.
16. **Smith MR**. Obesity and sex steroids during gonadotropin-releasing hormone agonist treatment for prostate cancer. *Clin Cancer Res* 2007; **13**(1): 241–5.
17. **Agarwal N**, **Fletcher D** and **Ward J**. Obesity and treatment of prostate cancer: what is the right dose of Lupron Depot? *Clin Cancer Res* 2007; **13**(13): 4027.
18. **McGee EA** and **Hsueh AJ**. Initial and cyclic recruitment of ovarian follicles. *Endocr Rev* 2000; **21**(2): 200–14.
19. **te Velde ER** and **Pearson PL**. The variability of female reproductive ageing. *Hum Reprod Update* 2002; **8**(2): 141–54.
20. **Del Mastro L**, **Catzeddu T**, **Boni L** *et al.* Prevention of chemotherapy-induced menopause by temporary ovarian suppression with goserelin in young, early breast cancer patients. *Ann Oncol* 2006; **17**(1): 74–8.
21. **Dooley MA**, **Patterson CC**, **Hogan SL** *et al.* Preservation of ovarian function using depot leuprolide acetate during cyclophosphamide therapy for severe lupus nephritis. *Arthritis Rheum* 2000; **43**(9 Suppl.): 2858.
22. **Castelo-Branco C**, **Nomdedeu B**, **Camus A** *et al.* Use of gonadotropin-releasing hormone agonists in patients with Hodgkin's disease for preservation of ovarian function and reduction of gonadotoxicity related to chemotherapy. *Fertil Steril* 2007; **87**(3): 703–6.
23. **Chiusolo P**, **Salutari P**, **Sica S** *et al.* Luteinizing hormone-releasing hormone analogue: leuprorelin acetate for the prevention of menstrual bleeding in premenopausal women undergoing stem cell transplantation. *Bone Marrow Transplant* 1998; **21**(8): 821–3.
24. **Potolog-Nahari C**, **Fishman A**, **Cohen I**. Protection of ovarian function and fertility using a combination of gonadotropin-releasing hormone (GnRH) agonist and GnRH antagonist during cancer treatment in young females. *Gynecol Oncol* 2007; **23**(5): 290–4.
25. **Dooley MA**, **Falk RJ**, **Jennette JC** *et al.* Variable bone mineral density changes in women receiving depot leuprolide acetate during cyclophosphamide therapy for severe lupus nephritis. *Arthritis Rheum* 1998; **39**(9 Suppl.): 303.
26. **Perez Pampin E**, **Mera Varela A**, **Maceiras Pan F** and **Gomez-Reino JJ**. Impact on bone mineral density on the treatment with gonadotropin-releasing hormone antagonists (GnRH-a) in SLE patients treated with IV cyclophosphamide. *Arthritis Rheum* 2006; **54**(9 Suppl.): S431.
27. **Franke HR**, **Smit WM** and **Vermes I**. Gonadal protection by a gonadotropin-releasing hormone agonist depot in young women with Hodgkin's disease undergoing chemotherapy. *Gynecol Endocrinol* 2005; **20**(5): 274–8.
28. **Clowse ME**, **Behera MA**, **Anders CK** *et al.* Ovarian preservation by GnRH agonists during chemotherapy: a meta-analysis. *J Womens Health (Larchmt)* 2009; **18**(3): 311–19.
29. **Badawy A**, **Elnashar A**, **El-Ashry M** and **Shahat M**. Gonadotropin-releasing hormone agonists for prevention of chemotherapy-induced ovarian damage: prospective randomized study. *Fertil Steril* 2009; **91**(3): 694–7.
30. **Sverrisdottir A**, **Nystedt M**, **Johansson H** and **Fornander T**. Adjuvant goserelin and ovarian

preservation in chemotherapy treated patients with early breast cancer: results from a randomized trial. *Breast Cancer Res Treat* 2009; **117**(3): 561–7.

31. **Waxman JH, Ahmed R, Smith D** *et al.* Failure to preserve fertility in patients with Hodgkin's disease. *Cancer Chemother Pharmacol* 1987; **19**(2): 159–62.
32. **Falkson CI, Falkson HC** and **Falkson G.** Effect of chemotherapy with or without buserelin on serum hormone levels in premenopausal women with breast cancer. *Eur J Cancer* 1991; **27**(10): 1208–11.
33. **Loverro G, Attilio G, Edoardo DN** *et al.* Ovarian function after cancer treatment in young women affected by Hodgkin disease (HD). *Hematology* 2007; **12**(2): 141–7.
34. **Blumenfeld Z** and **Eckman A.** Preservation of fertility and ovarian function and minimization of chemotherapy-induced gonadotoxicity in young women by GnRH-a. *J Natl Cancer Inst Monogr* 2005; **34**: 40–3.
35. **Blumenfeld Z, Shapiro D, Shteinberg M, Avivi I** and **Nahir M.** Preservation of fertility and ovarian function and minimizing gonadotoxicity in young women with systemic lupus erythematosus treated by chemotherapy. *Lupus* 2000; **9**(6): 401–5.
36. **Dann EJ, Epelbaum R, Avivi I** *et al.* Fertility and ovarian function are preserved in women treated with an intensified regimen of cyclophosphamide, adriamycin, vincristine and prednisone (Mega-CHOP) for non-Hodgkin lymphoma. *Hum Reprod* 2005; **20**(8): 2247–9.
37. **Petri M, Brodsky R, Jones R, Johnson L** and **Magder L.** High dose cyclophosphamide can cause ovarian failure. *Arthritis Rheum* 2004; **50**(9 Suppl.): 408.
38. **Somers EC, Marder W, Christman GM, Ognenovski V** and **McCune WJ.** Use of a gonadotropin-releasing hormone analog for protection against premature ovarian failure during cyclophosphamide therapy in women with severe lupus. *Arthritis Rheum* 2005; **52**(9): 2761–7.
39. **Pereyra Pacheco B, Mendez Ribas JM, Milone G** *et al.* Use of GnRH analogs for functional protection of the ovary and preservation of fertility during cancer treatment in adolescents: a preliminary report. *Gynecol Oncol* 2001; **81**(3): 391–7.
40. **Engmann L, Sladkevicius P, Agrawal R** *et al.* The pattern of changes in ovarian stromal and uterine artery blood flow velocities during in vitro fertilization treatment and its relationship with outcome of the cycle. *Ultrasound Obstet Gynecol* 1999; **13**(1): 26–33.
41. **Dada T, Salha O, Allgar V** and **Sharma V.** Utero-ovarian blood flow characteristics of pituitary desensitization. *Hum Reprod* 2001; **16**(8): 1663–70.
42. **Jarvela IY, Sladkevicius P, Kelly S** *et al.* Effect of pituitary down-regulation on the ovary before in vitro fertilization as measured using three-dimensional power Doppler ultrasound. *Fertil Steril* 2003; **79**(5): 1129–35.
43. **Yu Ng EH, Chi Wai Chan C** *et al.* Effect of pituitary downregulation on antral follicle count, ovarian volume and stromal blood flow measured by three-dimensional ultrasound with power Doppler prior to ovarian stimulation. *Hum Reprod* 2004; **19**(12): 2811–15.
44. **Choi JH, Gilks CB, Auersperg N** and **Leung PC.** Immunolocalization of gonadotropin-releasing hormone (GnRH)-I, GnRH-II, and type I GnRH receptor during follicular development in the human ovary. *J Clin Endocrinol Metab* 2006; **91**(11): 4562–70.
45. **Imai A, Sugiyama M, Furui T, Tamaya T** and **Ohno T.** Direct protection by a gonadotropin-releasing hormone analog from doxorubicin-induced granulosa cell damage. *Gynecol Obstet Invest* 2007; **63**(2): 102–6.
46. **Emons G, Grundker C, Gunthert AR** *et al.* GnRH antagonists in the treatment of gynecological and breast cancers. *Endocr Relat Cancer* 2003; **10**(2): 291–9.
47. **Cuzick J, Ambroisine L, Davidson N** *et al.* Use of luteinising-hormone-releasing hormone agonists as adjuvant treatment in premenopausal patients with hormone-receptor-positive breast cancer: a meta-analysis of individual patient data from randomised adjuvant trials. *Lancet* 2007; **369**(9574): 1711–23.
48. **Oktay K, Briggs D** and **Gosden RG.** Ontogeny of follicle-stimulating hormone receptor gene expression in isolated human ovarian follicles. *J Clin Endocrinol Metab* 1997; **82**(11): 3748–51.
49. **Patsoula E, Loutradis D, Drakakis P** *et al.* Messenger RNA expression for the follicle-stimulating hormone receptor and luteinizing hormone receptor in human oocytes and preimplantation-stage embryos. *Fertil Steril* 2003; **79**(5): 1187–93.
50. **Toft E, Becedas L, Soderstrom M, Lundqvist A** and **Depierre JW.** Glutathione transferase isoenzyme patterns in the rat ovary. *Chem Biol Interact* 1997; **108**(1–2): 79–93.
51. **Oktay K, Sonmezer M** and **Oktem O.** Ovarian cryopreservation versus ovarian suppression by GnRH analogues: *primum non nocere*: reply. *Hum Reprod* 2004; **19**(7): 1681–3.
52. **Familiari G, Caggiati A, Nottola SA** *et al.* Ultrastructure of human ovarian primordial follicles after combination chemotherapy for Hodgkin's disease. *Hum Reprod* 1993; **8**(12): 2080–7.
53. **Umathe SN, Dixit PV, Wanjari MM** and **Ullewar MP.** Leuprolide – a GnRH agonist – prevents restraint stress-induced immunosuppression via sex steroid-independent peripheral mechanism in mice. *Int Immunopharmacol* 2008; **8**(1): 71–9.
54. **Sutherland JS, Spyroglou L, Muirhead JL** *et al.* Enhanced immune system regeneration in humans following allogeneic or autologous hemopoietic stem cell transplantation by temporary sex steroid blockade. *Clin Cancer Res* 2008; **14**(4): 1138–49.

第 19 章　卵巢移位

Carrie A. Smith，Erin Rohde and Giuseppe Del Priore　著

胡君　译　尚鹔　审校

盆腔恶性肿瘤患者的卵巢移位最早于1958年由McCall等提出[1-2]。当时称为卵巢固定术，是当时生育力保存领域革命性的、颇具争议的前沿术式。50多年后该术式有了一个更确切的名字——卵巢移位术。尽管现代医生对其优势和局限性都更为熟悉，但是目前仍存在很多争议。

尽管50年来围绕卵巢移位的讨论没有很大改变，但随着女性生殖行为的改变，即越来越倾向于推迟生育第一胎的时间，后续的孩子则在更大的年龄生育，同时女性对可采用的生育力保存的方法更为了解，卵巢移位成为一项重要的课题[3-5]。尽管女性盆腔恶性肿瘤仍不常见，但发病率会随着年龄的增加而升高，从而使得推迟育龄女性面临丧失生育能力的风险。

可以根据恶性肿瘤发生率和生育力来大致估计可能受此影响的女性人数。例如，原发性盆腔恶性肿瘤的发病率约为1/10 000，当首次受孕年龄从24岁推迟至25岁时，就有很大一部分女性可能在计划妊娠前被诊断为恶性肿瘤。保守估计美国至少有1000万育龄女性，多产率达到或超过20%。使用不同的基本假设会影响预测得到的数据。在制定政策和计划的时候都会参考不同的估算方法得出上限值和下限值。即使是最乐观的估计，每年仍有很大一部分女性面临罹患恶性肿瘤的风险，而这一部分患者都是需要生育力保存和卵巢移位的潜在人群（表19.1）。

表 19.1　进行卵巢移位的推荐适应证

・年龄<40岁
・宫颈癌病灶直径<3 cm
・证实的病灶局限于宫颈的宫颈癌
・无淋巴-血管间隙浸润证据
・无子宫下段受累证据
・早期（IA）分化好（1级）的子宫内膜癌
・其他需要盆腔放疗的恶性肿瘤，不论是否切除子宫

随着女性生育行为的改变，其生育预期也在发生变化。Shover等发现75%的恶性肿瘤女性患者希望生育，其中一部分即使将在年轻时死亡，仍有强烈的生育愿望[5]。不同的疾病领域不同研究者都有相应的统计数据。尽管由于研究设计和问卷调查的不同，估算的结果有明显差异，但这绝不是仅仅影响少数患者的事情，更多的时候是生育力保存的重要性以及卵巢移位等治疗性干预被研究者低估[6]。

近20年有三项关于宫颈癌患者生育力保存方面的研究。三项研究都仅根据年龄选择一定数量愿意进行生育力保存的患者。第一篇文献来源于1990年Maddux等的报道中有生育力保存要求的患者年龄仅限于25岁以下[7]。在此前提下只有2%的患者需要卵巢移位。几年后，Mariani等的研究选择了35岁以下的患者，需要卵巢移位的潜在患者增加到10%[8]。最后一篇文献来源于2004年纽约的研究组，其报道40岁以下的患者中有40%以上要求生育力保存[9]。该研究以40岁作为分割值，和早期的研究相比，定义和观点明显不同。显然，这些研

究都不具备客观的研究方法，而是按照当时生育年龄的主流定义随意分割。由于受影响的患者群的定义和数量都是不确定的估计值，所有患者都应接受生育咨询，内容包括是否采用卵巢移位。

手术切除、放疗暴露和（或）化疗后卵巢功能会受到影响。研究显示，2～4 Gy的放疗剂量会使年轻女性的窦卵泡减少50%，20 Gy的放疗剂量会导致永久性卵巢衰竭[10-14]。而妇科恶性肿瘤的盆腔放疗方案中，计划照射到卵巢的剂量就可以达到70 Gy。由于放疗本身具有计划剂量与实际剂量之间精确度不高的特点，卵巢实际接受到的剂量会显著增加。

随着线性加速器的出现，放疗也发展出很多方法来改善肿瘤治疗，提高疗效，减少毒性反应[10-12,14]。但原位卵巢或移位卵巢所受的影响仍缺乏研究数据。大多数学者认为毒性反应会降低，但与患者沟通时仍要注意交代目前尚缺乏足够的证据确定卵巢移位是否应该进行。

化疗很可能导致卵巢急性衰竭[14-15]，也很可能增加远期发生卵巢功能早衰的可能性[16]。不同研究报道的化疗的影响不同，可能与研究设计和预后不同有关。根据盆腔手术（特别是子宫切除术）后出现卵巢功能衰竭的报道，理论上以保护卵巢功能为目的的卵巢移位反而会增加卵巢对化疗毒性的易感性。子宫切除对卵巢正常血供的影响会改变保留卵巢的患者血清雌二醇和卵泡刺激素（FSH）的水平。卵巢移位可能会形成栓子或减少卵巢血供，理论上会使卵巢更容易受到化疗毒性作用的影响。

卵巢移位时需要考虑到卵巢功能和储备能力评估手段的局限性。目前并没有公认的卵巢功能和储备能力的评价标准。现行的评估手段包括雌二醇、窦卵泡计数、FSH以及其他和生育力、储备功能相关的指标。通常通过月经周期可以对卵巢功能进行粗略的评价。月经周期和生育力之间没有明显相关性，这一数据通常在任意随访间隔（如6个月）报告。当为患者提供卵巢移位有关的咨询时，应注意向患者强调现有数据的局限性，以免患者抱有不切实际的预期。

一旦决定进行卵巢移位，则需要手术治疗[17]，包括开腹或微创手术。如果体重、体型等技术条件允许，应尽量选择微创手术。开腹和微创手术都比较简单，都有术后成功妊娠的报道。

另外一项不太常用的技术是将卵巢和血管整体移植到腹膜外[18]。由于和其他器官移植（如肾移植）有相似之处，该技术也被称为“移植”或“自体异位移植”，事实上这和卵巢移位大不相同。增加血管吻合不是显著的差异，血管吻合对于移植专家、血管外科专家和整形专家而言都是一项简单的技术，移植部位的微环境才是最重要的不同之处。腹腔内的相对零重力环境是卵巢发挥正常功能的重要保障。

改变移位位置，包括上肢部位[18]没有成功妊娠的报道，但可以有正常的卵巢功能，包括窦卵泡正常生长。只有一些个例报道了该方法有限的功能和实用性。卵巢移位的部位选择可以成为一个研究课题。应用上腹血管进行上腹部移位或乳腺内移位都需要进一步研究考证。

保持完整、不间断的性腺血管束的同时，将卵巢移至腹腔内另外位置是目前唯一可行的方法[12-13,17]。这可以通过微创手术实现（如机器人、单孔或传统腹腔镜）。操作的目的都是将卵巢和输卵管移位至盆腔外（彩图19.1）。通常放疗的边界包括卵巢窝，并会扩展超出真骨盆。因此没有可以适用于每种疾病和每个放疗方案的绝对理想的位置。外科医生需要向放疗医生了解放疗靶点的组织和剂量，从而共同决定最佳的移位位置[19]。

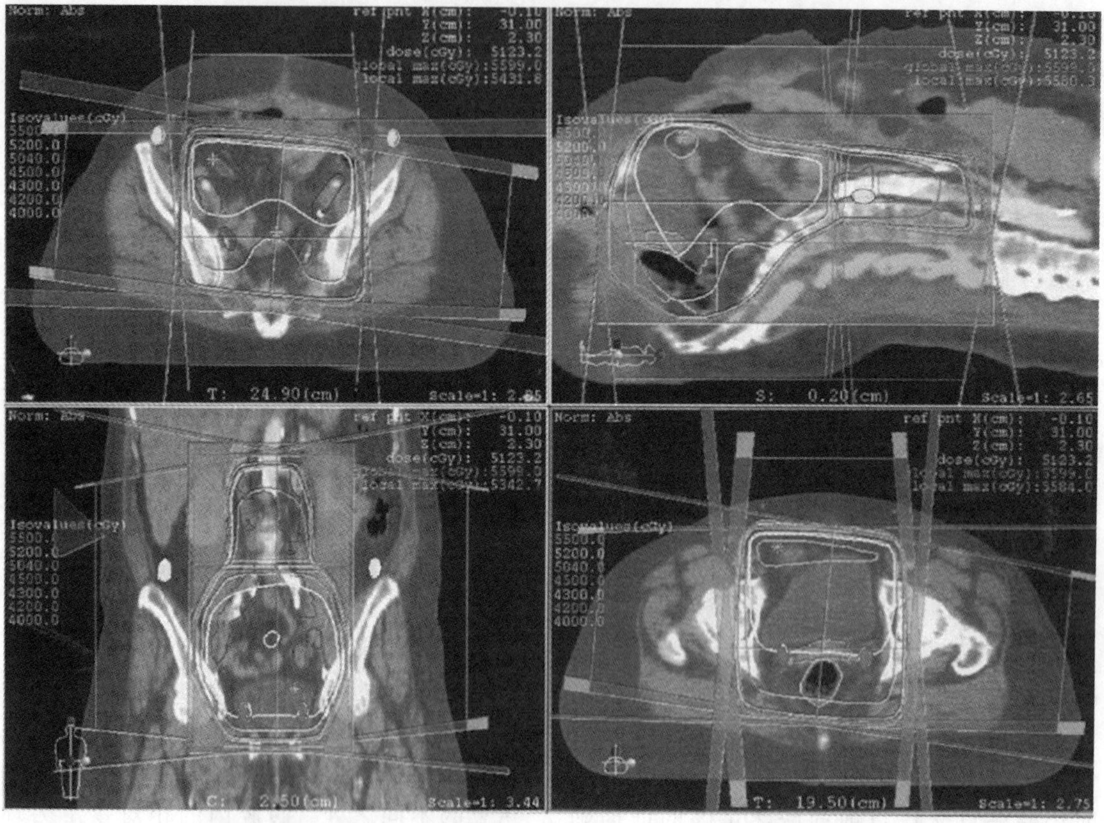

彩图 19.1 放疗照射野

通常，妇科恶性肿瘤中，宫颈癌和子宫体癌多需要辅助放疗或最终依靠盆腔放疗，此外霍奇金淋巴瘤、儿童肉瘤和直肠癌也需要盆腔放疗[11]。外阴癌通常不需要全盆腔放疗，且在生育年龄女性中较为罕见。卵巢癌通常不需要放疗，但也可以进行卵巢移位。单侧、高分化、对放疗敏感的无性细胞瘤理论上可以进行对侧卵巢移位，但通常不太可行。

通常宫颈癌和子宫内膜癌的治疗范围主要依据原发病灶的淋巴引流情况。如闭孔淋巴结经常受累或转移风险较高，放疗照射野需要包括闭孔窝及外侧 2 cm 范围（彩图 19.1）。因此放疗靶向位置向中线和头侧偏移。上腹部的结肠旁沟成为卵巢相对安全的区域，是卵巢移位的理想位置[19-21]。由于盆腔放疗常在子宫内膜癌和宫颈癌中使用，可以考虑对所有患者在去除癌灶手术的同时进行卵巢移位。

卵巢移位的理想位置内侧缘边界为升结肠和降结肠，下界为髂前上棘，两侧和头侧没有限制。卵巢移位的位置主要受性腺血管，即骨盆漏斗韧带活动度的限制[22]。卵巢移位的位置尽量远离靶向组织可以使散射的影响最小化，也可以避免移位的卵巢复位。

由于重力作用或固定松弛的原因，术后的影像学检查会发现一部分卵巢重新出现在放射野中[19-21]。卵巢腹壁移位应该不仅仅固定在腹膜上，而应该通过缝合或其他手段将卵巢固定在筋膜和肌肉上。卵巢血管的固定选择有限。固定过紧容易影响血供，固定过松会出现移位或松弛。

用不透放射线的夹子标记卵巢或用 MRI 监测卵巢的位置非常重要[23-24]。尽管加强缝合可以使卵巢固定在原位，但缝合越多，血管闭合或扭转造成卵巢缺血的风险越高。控制卵巢向头侧或侧方牵拉的力度也是同样的道理。血管束的张力可能会直接影响卵巢的功能[20-21,25]。

由于移位后发生卵巢功能衰竭的病例报道较少，很难精确估计其发生率[20,26-27]。另外，不同的病例报道描述也不同，常采用“停经 6 个月”或其他任意的对成功的定义。大多数人认为，卵巢移位后很少发生功能减退，已经采用了很多手段尽量避免这一并发症的发生。

例如，一项研究表明，经过后腹膜通路，几乎所有的卵巢功能至少在短期内都可以得到保留。简而言之，这项技术在结肠旁沟开窗，将卵巢和远端血供向外上方移位，由卵巢固有韧带供血（彩图 19.2）。

这项技术可以使卵巢和腹膜保持原有的关系，理论上防止形成卵巢腹膜包涵囊肿，改善患者的预后[21,28]。同时标志性的性腺还可以避免疝的发生。当卵巢直接移位至腹壁时，性腺血管束会有一定的张力。而理想的卵巢移位应该是无张力地固定于侧腹壁。目前没有这两种方法的直接比较

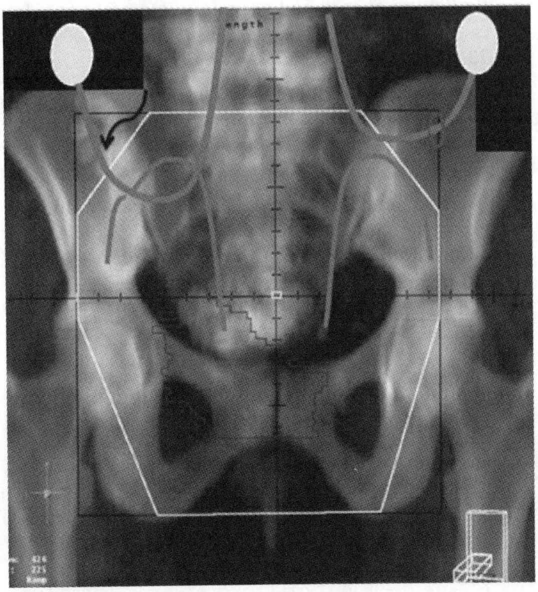

彩图 19.2　手术解剖

数据。

卵巢如何与侧腹壁固定取决于手术者的习惯[22,24-25]。缝合可以使卵巢和腹膜精确贴合。但是由于腹腔镜下缝合和打结较为困难，也有一些替代方法，包括止血夹和疝型订书针。订书针十分安全可靠，可以轻易地将卵巢固定于筋膜上。止血夹需要人为制造切口，使得卵巢移位至筋膜下相应的间隙中。以上方法适用于开腹或腹腔镜手术。

对于传统的内照射放疗而言，卵巢移位没有绝对安全的位置。通过增强输出装置（如强度调节器），理论上可以减少放疗的剂量（彩图 19.3）。但这种放疗措施的改进对卵巢功能的影响尚缺乏有效的数据。

目前有一些关于卵巢移位并发症的报道[28]，包括常见的术后组织感染、出血和疝，其中最令人遗憾的是卵巢静脉血栓和扭转引起的卵巢功能早衰。腹膜囊肿或卵巢囊肿需要再次手术的概率高于普通人群。

另外也有一些关于卵巢及完整输卵管共同移位后自然受孕的报道[28-29]。在个别病例中，卵巢移位后输卵管仍可以充分伸展。但大多数病例需要切除卵巢固有韧带和输卵管来施行卵巢的无张力移位。

在一些自然受孕的病例中，有一些报道中卵巢和输卵管均在放疗完成后恢复至原始解剖位置，而有些则在卵巢移位位置自然受孕。甚至有报道有计划地进行卵巢临时移植，以便自然妊娠[23,29]。但要牢记，需要卵巢移位的患者通常需切除子宫或因放疗而导致子宫内膜受到破坏。自然受孕的患者通常采用子宫后方的卵巢中线移位，放疗时予中线保护和侧方放疗。

盆腔放疗如果在实施前不采取保护措施，几乎肯定会导致卵巢功能丧失。卵巢移位手术相对简单，有放疗后卵巢功能早衰风险的患者都可以考虑。但该措施不能完全保证可以保留卵巢功能或将来辅助生育的可能[30]，因而会有卵巢冻存或其他前

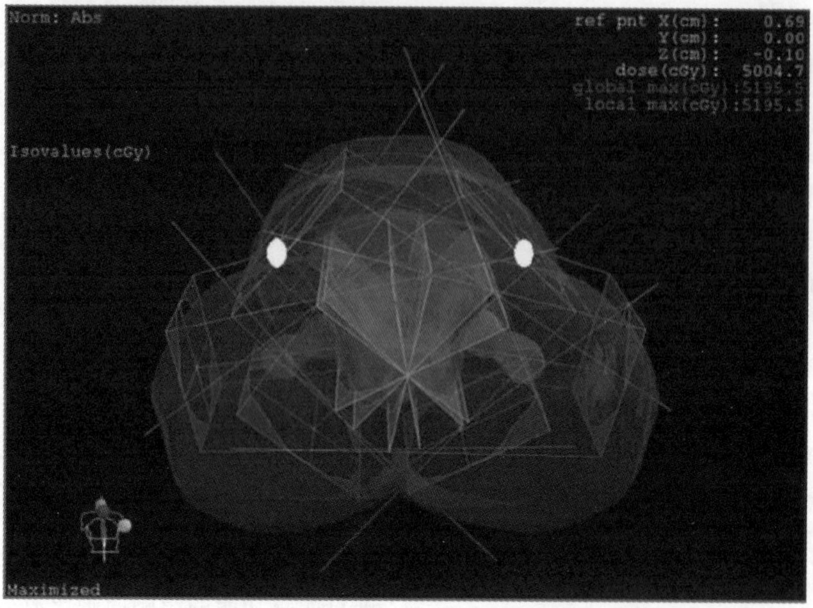

彩图 19.3 强度调节后的放疗（IMRT）

沿技术的兴起[31-34]。目前为止，卵巢移位还是一项合理的选择。

参考文献

1. **McCall ML, Keaty EC and Thompson JD.** Conservation of ovarian tissue in the treatment of carcinoma of the cervix with radical surgery. *Am J Obstet Gynecol* 1958; **75**: 590–600.
2. **Thomas PR, Winstanly D, Peckham MJ** *et al.* Reproductive and endocrine function in patients with Hodgkin's disease: effects of oophoropexy and irradiation. *Br J Cancer* 1976; **33**(2): 226–31.
3. **Hamilton BE, Martin JA and Sutton PD.** Births: preliminary data for 2003. *Natl Vital Stat Rep* 2004; **53**: 1–17.
4. **Del Priore G, Smith JR, Boyle DC** *et al.* Uterine transplantation, abdominal trachelectomy, and other reproductive options for cancer patients. *Ann N Y Acad Sci* 2001; **943**: 287–95.
5. **Shover LR, Rybicki LA, Martin BA** *et al.* Having children after cancer: a pilot study of survivors' attitudes and experiences. *Cancer* 1999; **89**: 697–709.
6. **Chalian R, Licciardi F, Rebarber A and Del Priore G.** Successful infertility treatment in a cancer patient with a significant personal and family history of cancer. *J Womens Health (Larchmt)* 2004; **13**(2): 235–7.
7. **Maddux HR, Varia MA, Spann CO, Fowler WC and Rosenman JG.** Invasive carcinoma of the uterine cervix in women age 25 or less. *Int J Radiat Oncol Biol Phys* 1990; **19**(3): 701–6.
8. **Mariani L, Iacovelli A, Vincenzoni C** *et al.* Cervical carcinoma in young patients: clinical and pathological variables. *Int J Gynaecol Obstet* 1993; **41**(1): 61–6.
9. **Sonoda Y, Abu-Rustum NR, Gemignani ML** *et al.* A fertility-sparing alternative to radical hysterectomy: how many patients may be eligible? *Gynecol Oncol* 2004; **95**(3): 534–8.
10. **Wallace WHB, Shalet SM, Hendy JH** *et al.* Ovarian failure following abdominal irradiation in childhood. The radiosensitivity of human oocyte. *Br J Radiol* 1989; **62**: 995–8.
11. **Wo J and Viseanathan A.** Impact of radiotherapy on fertility, pregnancy, and neonatal outcomes in female cancer patients. *Int J Radiat Oncol Biol Phys* 2009; 73(5): 1304–12.
12. **Georgeseu E, Goldberg J, du Plessis S and Agerwal A.** Present and future fertility preservation strategies for female cancer patients. *Obstet Gynecol Surv*. 2008; **63**(11): 725–33.
13. **Falcone T and Bedaiwy M.** Fertility preservation and pregnancy outcome after malignancy. *Curr Opin Obstet Gynecol* 2005; **17**(1): 21–6.
14. **Meirow D and Nugent D.** The effects of radiotherapy and chemotherapy on female reproduction. *Hum Reprod Update* 2001; 7: 535–43.
15. **Nicosia SV, Matus-Ridley M and Meadows AT.** Gonadal effects of cancer therapy in girls. *Cancer* 1985; **55**: 2364–72.
16. **Gershenson DM, Miller AM, Champion VL** *et al.* Reproductive and sexual function after platinum-based chemotherapy in long-term ovarian germ cell tumor survivors: a Gynecologic Oncology Group Study. *J Clin Oncol* 2007; **25**(19): 2792–7.
17. **Bisharah M and Tulandi T.** Laparoscopic preservation

of ovarian function: an underused procedure. *Am J Obstet Gyneol* 2003; **188**(2): 367–70.

18. **Hilders C, Baranski A, Peters L** *et al.* Successful human ovarian autotransplantation to the upper arm. *Cancer* 2004; **101**(12): 2771–8.

19. **Sella T, Mironov S** and **Hricak H**. Imaging of transposed ovaries in patients with cervical carcinoma. *Am J Roentgenol* 2006; **184**(5): 1602–10.

20. **Feeney DD, Moore DH, Look KY, Stehman FB** and **Sutton GP**. The fate of the ovaries after radical hysterectomy and ovarian transposition. *Gynecol Oncol* 1995; **56**(1): 3–7.

21. **Tulandi, T**. Laparoscopy for preservation of fertility and ovarian cryopreservation underused procedure. *Am J Obstet Gynecol* 2003; **188**: 367–70.

22. **Mitchell JD, Hitchen C** and **Vlachaki MT**. Role of ovarian transposition based on the dosimetric effects of craniospinal irradiation on the ovaries: a case report. *Med Dosim* 2007; **32**(3): 204–10.

23. **Kung FT, Chen HC, Huang CC, Ho JT** and **Cheng BH**. Preservation of ovarian germinal follicles by temporary laparoscopic ovarian transposition in teenaged girls undergoing craniospinal irradiation for radiosensitive central nervous system tumors. *Taiwan J Obstet Gynecol* 2008; **47**(3): 300–4.

24. **Huang KG, Lee CL, Tsai CS, Han CM** and **Hwang LL**. A new approach for laparoscopic ovarian transposition before pelvic irradiation. *Gynecol Oncol* 2007; **105**(1): 234–7.

25. **Morice P, Thiam-Ba R, Castaigne D** *et al.* Fertility results after ovarian transposition for pelvic malignancies treated by external irradiation or brachytherapy. *Hum Reprod* 1998; **13**: 660–3.

26. **Van Eijkeren MA, Van Der Wijk I, Al Sharouni SY** *et al.* Benefits and side effects of lateral ovarian transposition (LOT) performed during radical hysterectomy and pelvic lymphadenectomy for early stage cervical cancer. *Int J Gynecol Cancer* 1999; **9**: 396–400.

27. **Inman DS, Lambert AW** and **Wilkins DC**. Multicystic peritoneal inclusion cysts: the use of CT guided drainage for symptom control. *Ann R Coll Surg Engl* 2000; **82**: 196–7.

28. **Terenziani M, Piva L, Meazza C** *et al.* Oophoropexy: a relevant role in preservation of ovarian function after pelvic irradiation. *Fertil Steril* 2009; **91**(3): 935 e15–16.

29. **Azem F, Yovel I, Wagman I** *et al.* Surrogate pregnancy in a patient who underwent radical hysterectomy and bilateral transposition of ovaries. *Fertil Steril* 2003; **79**: 1229–30.

30. **Bromer J** and **Patrizio P**. Preservation and postponement of female fertility. *Placenta* 2008; **29**(B): 200–5.

31. **Jenninga E, Hilders CG, Louwe LA** and **Peters AA**. Female fertility preservation: practical and ethical considerations of an underused procedure. *Cancer J* 2008; **14**(5): 333–9.

32. **Keith LG** and **Del Priore G**. Uterine transplantation in humans: a new frontier. *Int J Gynaecol Obstet* 2002; **76**(3): 243–4.

33. **Nair A, Stega J, Smith JR** and **Del Priore G**. Uterus transplant: evidence and ethics. *Ann N Y Acad Sci* 2008; **1127**: 83–91.

34. **Kim SS, Lee WS, Chung MK** *et al.* Long-term ovarian function and fertility after heterotopic utotransplantation of cryobanked human ovarian tissue: 8-year experience in cancer patients. *Fertil Steril* 2009; **91**(6): 2349–54.

第 20 章 保留生育能力的宫颈癌手术

P. Mathevet and A. Ciobanu 著
马珂 译 尚鹋 审校

概述

早期宫颈癌患者（FIGO 分期≤ⅠB1）常规认为需手术治疗，而更晚期患者需放疗合并化疗。手术治疗包括广泛性子宫切除和盆腔淋巴结切除术，只有早期镜下病变患者（FIGO 分期ⅠA1）可行宫颈锥切术或筋膜外子宫全切±淋巴结切除术。随着多数发达国家宫颈癌筛查程序的完善，更多早期宫颈侵袭性病变患者被发现。这些女性远期预后好，存活率达 90%以上。对于远期预后好的女性，保护其生育力和提高生存质量成为重要议题，是近期宫颈癌手术治疗进展关注的焦点。

FIGO 分期ⅠA1 期而无淋巴血管侵袭的患者，由于子宫旁组织和淋巴结侵犯发生率极低，用冷刀锥形完整切除病灶是推荐的保留生育功能的治疗方式。对于大的肿瘤，或有脉管侵犯者，由于有淋巴扩散风险，推荐行盆腔淋巴结切除和子宫旁组织切除。到目前为止，为这些患者保留生育功能仍极富挑战性。

最新肿瘤外科技术进展旨在提高治疗有效性，降低发病率。因此，内镜，尤其是腹腔镜技术被应用于肿瘤外科。随着治疗最优化及减少不良结局等概念的推出，针对年轻且渴望保留生育功能的女性癌症患者，妇产科医生也提出生育力保存技术。从肿瘤学和外科观点来看，宫颈癌治疗后还生育后代，这在 20 年前是完全不可能实现的。在此强调 Dargent 教授的观点，他首次提出并创建旨在保存早期宫颈癌年轻女性患者生育能力的外科手术方式。

第一次手术是在 1986 年底，而首次报道是在 1994 年[1]，这使得我们可验证该“现代”手术方式不存在肿瘤学风险。因此，在 20 世纪 90 年代，尤其是在英国、加拿大和美国外科团队的协助下，Dargent 术式在世界范围内广泛使用。这些不同的团队[2-7]已经证实作者等根治性子宫颈切除术的经验，同时发现有成功妊娠的机会，也有手术后复发的风险。

目前，这种手术方式已使 500 多名女性受益，在世界范围内使发病率相对减少，很好地控制了复发的风险。更重要的是，这种保留子宫的早期宫颈癌根治性手术已可使患者妊娠并生育健康后代。

Dargent 术式系经阴道宫颈全切辅助腹腔镜下盆腔淋巴结切除[1,8]。这种根治性手术将宫颈连同阴道断端及邻近子宫旁组织一并切除。其中宫颈切除同 PiverⅡ型 Wertheim 术式一样。但宫颈根治性切除并不是一个新的概念，在 20 世纪 40 至 50 年代已有一些作者（如 Aburel 和 Nowak）提出。但是没有经腹完成该术式后成功妊娠的先例。因此腹腔镜（可减少粘连，降低宫颈根治性切除后不孕的风险）发展后用于早期宫颈癌手术，有助于患者妊娠并活产。

手术方法

作者在手术操作时，首先用腹腔镜行

盆腔淋巴结切除，包括识别前哨淋巴结。该方法发现非常规前哨淋巴通路占相当一部分比例（15%～20%）。前哨淋巴结可经冰冻切片识别，这在接下来的手术步骤中是非常重要的。事实上，如果冰冻切片为阳性，就不能行根治性子宫颈切除术，需进行腹腔镜下盆腔淋巴结、髂总淋巴结和腹主动脉旁淋巴结切除，随后辅助放疗和化疗。使用同位素胶体粒子（Nanocys®）和颜料（Patent Blue®）双重技术宫颈注射（四个象限）发现前哨淋巴结（彩图 20.1），通过腹腔镜识别（彩图 20.2）。识别后，切除闭孔膜至髂动脉分叉处的全部盆腔淋巴结，包括所有的髂外淋巴结（紧邻髂外静脉和动脉下方）。对于最大直径>2 cm 的肿瘤，远端子宫旁纤维脂肪组织通过腹腔镜切除（对应子宫旁淋巴结切除）。

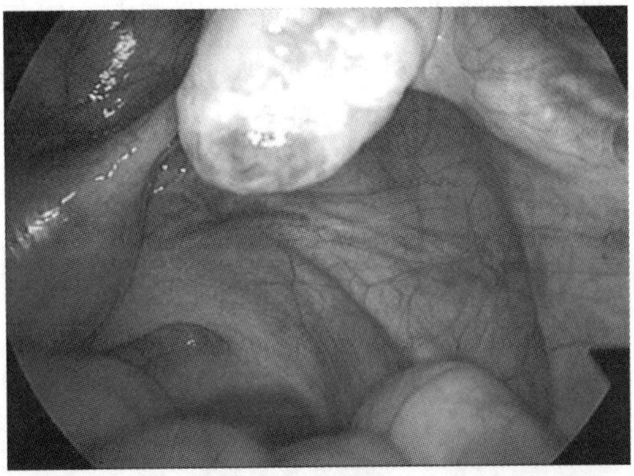

彩图 20.1　Patent Blue® 宫颈注射后，腹腔镜下见右侧盆腔淋巴管

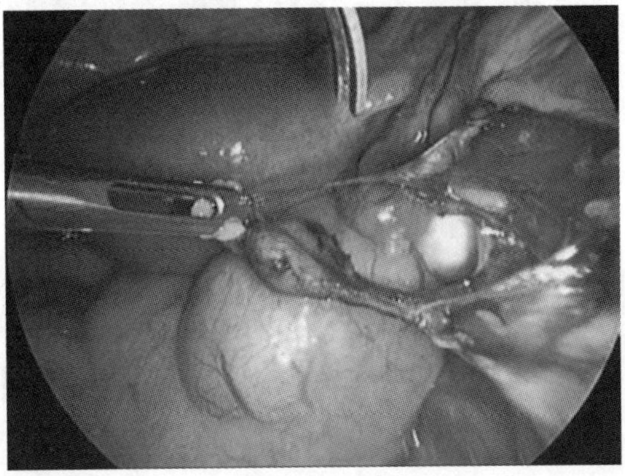

彩图 20.2　分离右侧盆腔前哨淋巴结

下一步是经阴道行根治性子宫颈切除术[8]，采用了 Schauta-Stoeckel 术式。Dargent 术包括以下步骤：第一步是完成阴道断端，切除不超过 1～2 cm 的阴道黏膜，然后用 6～8 把 Kocher 钳钳夹阴道边缘（彩图 20.3）。为了减少出血，利于后续手术，可在阴道襞、Kocher 钳上方环形注射 20 ml 的利多卡因加肾上腺素。一旦暴露出断端，可以撤去 Kocher 钳，用 4～6 把 Chroback 夹夹住阴道前后壁，以隔绝宫颈，并防止阴道内肿瘤漏出。这些夹子可牵引至手术区，以便进行后续步骤。接下来是用剪刀分开膀胱阴道间隔。此间隙一般没有血管，当完全分开后用阴道拉钩暴露，可见膀胱壁鼓起。其次是开放膀胱间隙，自左侧沿着阴道壁在 3 点钟水平切开，要注意的是此空隙的上方已经用腹腔镜分离达阴道襞。拉钩置入膀胱间隙，用手触摸膀胱柱和输尿管，从而精确定位输尿管的位置，这样一来，可在电凝后切断膀胱柱。这样切开的目的是暴露输尿管（彩图 20.4），随后完全切除膀胱柱以游离膀胱壁，从术野移开输尿管下段。同法处理右侧。接下来的步骤是在手术野的后方操作。先打开道格拉斯窝，就像单纯的阴道子宫切除术那样用剪刀从中线处剪开，然后置入阴道拉钩暴露宫骶韧带，将这些韧带电凝后分离，开放直肠旁间隙，暴露子宫旁组

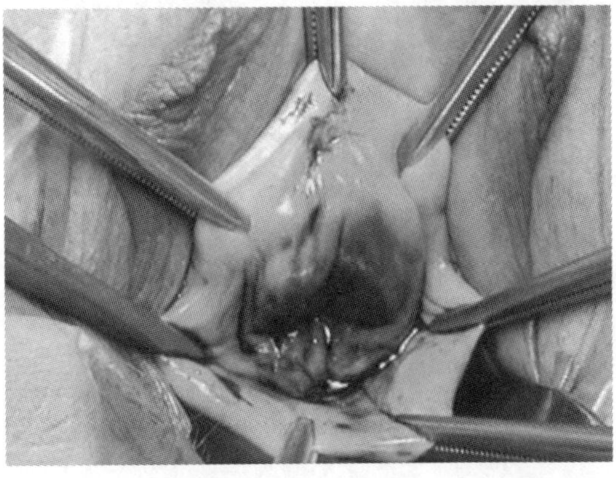

彩图 20.3　阴道断端外观

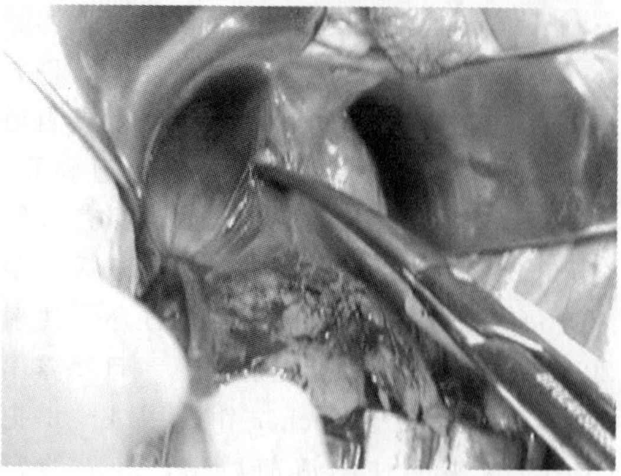

彩图 20.4 切断膀胱柱，鉴别左侧输尿管

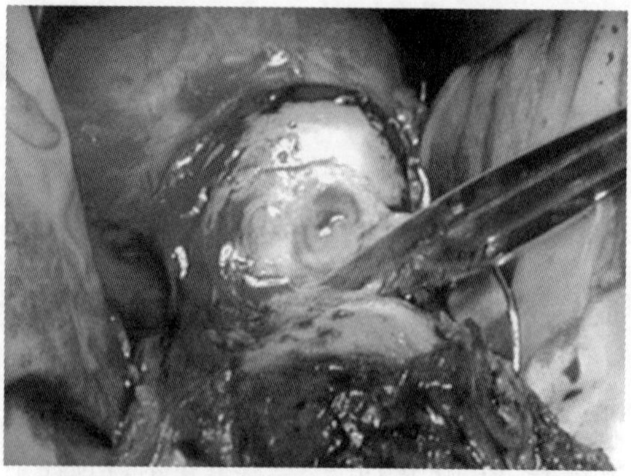

彩图 20.6 宫颈峡部水平以下切除的手术标本

织的后方。再接下来是对 Schauta 术式的改进。事实上在保留子宫动脉的操作时就分离开了子宫旁组织。将拉钩置入膀胱间隙和直肠间隙就可暴露子宫前壁和后壁。然后分离开子宫旁组织，同时保留子宫动脉弓。分离操作时可用钳夹结扎或电凝设备。在分离子宫旁组织时分离输尿管一定要在直视下进行。两侧操作相同。随后的步骤是保留子宫动脉的宫颈阴道血管结扎（图 20.5）。然后用冷刀自宫颈峡部水平以下切除宫颈（彩图 20.6 和图 20.7）。手术标本包括整个子宫颈至峡部，近子宫旁组织部分应长约 2 cm，并包括阴道断端（彩图 20.8）。手术标本的上切缘行冰冻切片检查，以确定切缘在健康区域。如果切缘不净，则根治性子宫颈切除术就成了 Schauta 术。手术标本同锥切标本一样，最后需进行病理分析。

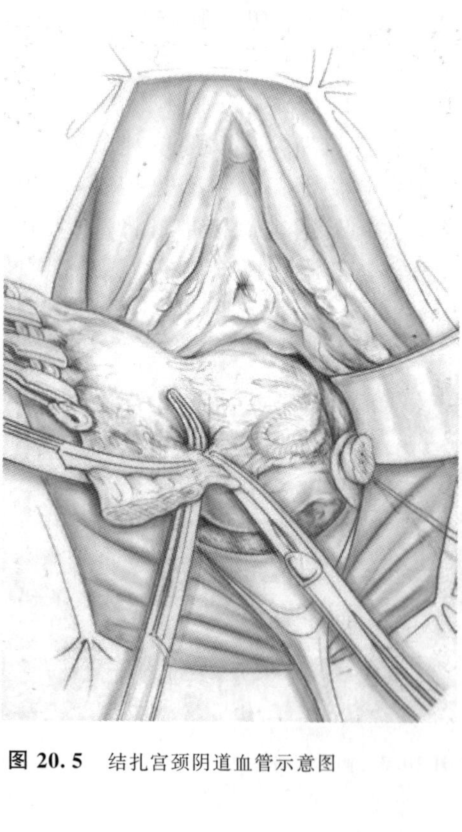

图 20.5 结扎宫颈阴道血管示意图

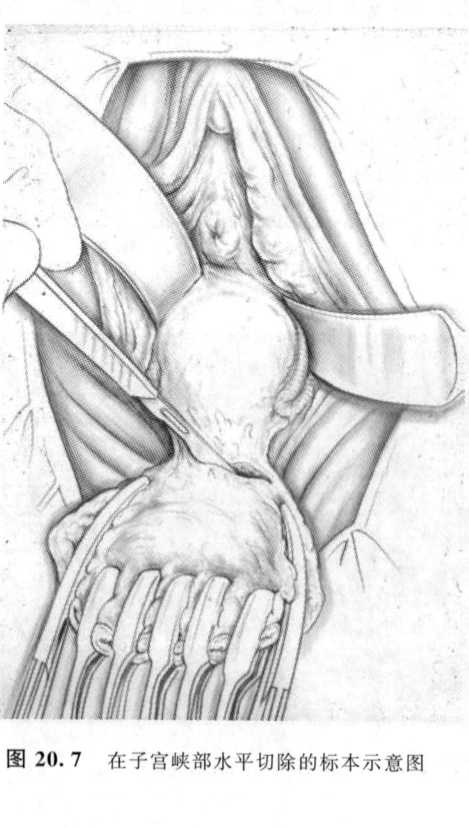

图 20.7 在子宫峡部水平切除的标本示意图

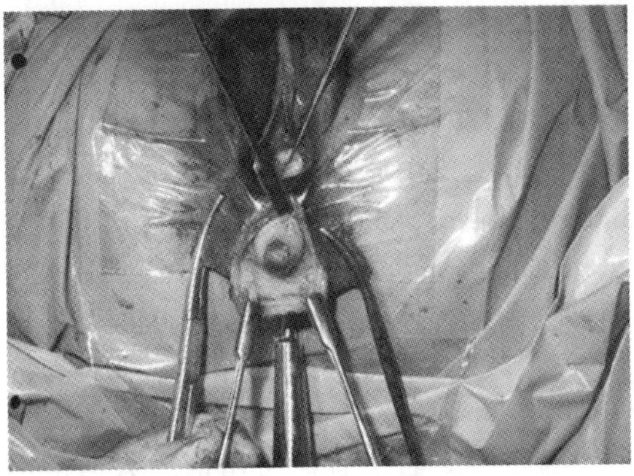

彩图 20.8 根治性子宫颈切除术标本显示阴道断端及切除的子宫旁组织

随后道格拉斯窝用可吸收线缝合关闭。在将来妊娠时，宫颈峡部会有一个永久的结扎环。常选用不可吸收的聚乙烯线环扎宫颈峡部，环扎后在后方打 Benson 结（彩图 20.9）。然后用两根 Sturmdorff 线缝合阴道，再用可吸收线做两个对角缝合。

术后留置膀胱导尿管 4 天。术后第 4 天，在检查膀胱功能后拔除导尿管，让患者自解小便。

因为大多数复发发生在 2 年内，通常，作者建议患者 2 年后再考虑妊娠。但病变预后良好和（或）育龄接近极限的患者，这一时间可以缩短为 6 个月。

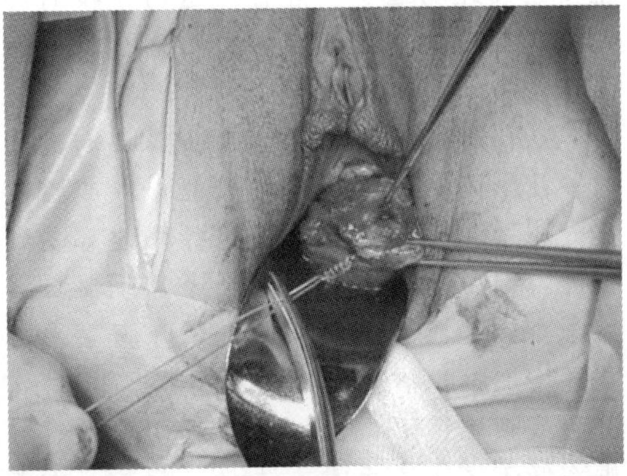

彩图 20.9 完成峡部环扎

作者的临床经验

在作者的科室，从 1986 年 12 月到 2008 年 12 月，171 例患者采用了 Dargent 术式。其中 11 例因为肿瘤侵犯淋巴结（6 例）或宫颈峡部（5 例）改变治疗方式。因此，共 160 例根治性子宫颈切除术，患者的平均年龄为 31.5 岁，未生育者占 56%。

早期肿瘤：ⅠA1 期或（+淋巴血管侵犯）ⅠA2 期 38 例（24%），ⅠB1 期 122 例（76%）。组织学类型是：鳞状上皮癌 123 例（77%）、腺癌 35 例（22%）、其他类型癌 2 例（其中 1 例神经内分泌癌）（1%）。肿瘤＜2 cm 130 例（81%），≥2 cm 30 例（19%）。发现淋巴血管侵犯（lymph vascular space invasion，LVSI）者 51 例（32%）。

平均手术时间为 192 min（包括腹腔镜盆腔淋巴结切除）。唯一的术中并发症（2 例，1%）是膀胱输尿管损伤，缝合后无进一步损害。平均住院时间为 4.6 天。术后观察有 14 例（19%）出现显著并发症：9 例（6%）发生术后出血需手术处理；2 例盆腔淋巴囊肿需要手术造口引流；2 例脓肿（盆腔和侧壁）排脓；1 例输尿管阴道瘘，行输尿管吻合术后无后遗症。需要指出的是，由于手术技术为试行性，手术并发症率比较显著，尤其是在首批手术患者中。最后的 70 例手术患者无术中并发症，发生术后并发症的有 3 例（2%），包含在前述的 14 例术后并发症患者中。

因为病理证实肿瘤侵犯淋巴结或子宫旁组织（7 例）或大量 LVSI（2 例），9 例患者推荐辅助放疗。所有患者平均随访 92 个月。迄今为止有 8 例（5%）复发，其中 6 例死亡。1 例宫颈神经内分泌癌患者术后 2.5 年发生远处转移而死亡。4 例淋巴结复发（位于侧盆壁动脉、髂总动脉、腹主动脉旁），尽管对这些患者积极治疗（手术和放疗），仍有 3 例死亡。1 例 ⅠB1 期腺癌患者在宫颈峡部呈中央性复发，经再手术和放疗，目前存活很好。2 例子宫旁组织复发，尽管经过局部治疗，仍不幸死亡。

排除神经内分泌癌（它不是根治性子宫颈切除术的恰当适应证）后，对复发的预后因素进行评估发现，复发唯一的显著因素是肿瘤大小。在肿瘤＞2 cm 的患者中有 6 例复发（20%），而肿瘤＜2 cm 者有 1 例复发（＜1%）（$P<0.05$）。LVSI 使复发风险增加，但是差异没有统计学意义：伴有 LVSI 者 5 例复发（10%），无 LVSI 者有 2 例复发（3%）（P=NS）。组织学类型对复发的风险没有影响。

根治性子宫颈切除术后妊娠数据统计于 2005 年进行。那时，在行根治性子宫颈切除术后，作者已经观察到 49 例新生健康婴儿，所有均是剖宫产分娩。Dargent 术后评估患者生育能力，发现 16%的患者出现与手术相关（主要是峡部的狭窄）的不孕。在作者的实践中发现，所有妊娠中有 15% 发生晚期流产，因此晚期流产率相对重要。但引入各种手术后晚期流产率降低了：采用峡部环扎术可使流产率减半，再按照 Saling 术关闭子宫颈，晚期流产率从 21%降低至 12%。

所以，作者的经验表明，根治性子宫颈切除术是治疗罹患早期宫颈癌并希望保留生育能力的年轻女性的有效术式。Dargent 术并不增加癌症复发的风险，相当一部分患者术后可妊娠并分娩，尤其是活产。作者的经验也为世界上其他团队的数据所证实。

全球经验[2-7,9-10]

根治性子宫颈切除术已经在世界范围内开展，目前已有超过 500 名患者受益。最近，一项有关世界范围内大多数医疗团队开展这种手术的经验的调查显示，总共 557 名患者（平均年龄 31.5±4.4 岁）受益于根治性子宫颈切除术。宫颈癌患者的分期：IA 期占 34%，IB1 期占 76%。观察到的复发病例是 28 例（5%），其中 3 例只是宫颈上皮内瘤变（cervical intraepithelial neoplasia，CIN）或阴道上皮内瘤变（vaginal intraepithelial neoplasia，VaIN），而 25 例（4.5%）女性系浸润性复发。12 例（2.1%）复发后死亡，4 例处于疾病进展期。

基于 445 名患者的可用信息数据得出了根治性子宫颈切除术后可以妊娠的结论。晚期流产率是 15%（确定有 22 例），剖宫产分娩出 125 名健康婴儿。因此，其他团队对术后肿瘤风险、妊娠和活产的可能性的研究结果证实了根治性子宫颈切除术的有效性。

讨论

Dargent 手术或根治性子宫颈切除术目的是保存早期宫颈癌女性的生育能力。从第一例手术至今，经过 20 多年的随访，Dargent 教授的预期得以证实：女性受益于该手术，这种治疗在不增加肿瘤的风险的同时，有机会生产一个健康的后代[8]。Dargent 手术联合腹腔镜的好处在于减少了盆腔器官粘连的危险，经阴道手术可以保留子宫体及其主要血管[6]。该手术的限制主要是其经阴道手术途径，这对于没有经过该途径手术训练的医师来说可能比较困难。

Dargent 手术获得了良好结果，与此同时，几个团队提出了改变开腹[11-16]或腹腔镜[17-18]手术操作的建议。这些修改都受到批评，因为这样往往会切断子宫动脉，导致子宫局部血行阻断。此外，开腹手术方式还增加腹腔粘连风险。文献数据也显示，开腹或腹腔镜下根治性子宫颈切除术后妊娠率低于经阴道手术方法[19]。目前，作者相信，只有遵循 Daniel Dargent 描述的手术操作步骤，才能保存罹患早期宫颈癌的年轻女性的生育能力。

世界各地优秀团队的经验完善了该手术的适应证。最具代表性的首要适应证为肿瘤直径＜2 cm 的ⅠA2 和ⅠB1 期宫颈癌，但必须排除特殊组织学类型才可行该手术。此外，病变扩展侵犯子宫颈内膜较高位置是该手术的禁忌证，因在峡部操作时太靠近肿瘤顶端。故在患者计划行根治性子宫颈切除术前，必须行阴道镜和盆腔 MRI 测量，以排除显著扩展至宫旁或子宫颈内膜的病变[8]。特别是，MRI 应该界定病变范围与子宫颈峡部的关系，确保病变上方至少有 8～10 mm 正常宫颈组织方可手术。

目前，从肿瘤学和产科学角度来看，已经有足够的数据说明 Dargent 手术是一种行之有效的术式，但仍然有很多悬而未决的问题：

1. 患者完成生育任务后是否需要接受子宫切除手术？

我们需要得到关于盆腔中心型复发风险的长期随访数据才能够回答这一问题。根据作者的经验估计，这种复发风险虽然不能忽略不计，但确实很小。而且，宫颈切除术后的子宫切除手术并非一个容易的手术。作者认为，这类患者没有必要行子宫切除术。然而，我们也要根据原发病灶的具体组织病理学类型来调整治疗策略。宫颈腺癌的原发癌灶具有多灶性特点，这类患者术后宫颈峡部复发的风险可能会增高。

2. 如何帮助根治性子宫颈切除术后的患者受孕并维持妊娠至足月？

根治性子宫颈切除术后晚期流产和早产的发生率会增高。这种风险的增加与两个机制相关：一个是宫颈的解剖学改变导致宫颈功能不全；另一个原因是宫颈黏液分泌的显著减少易导致亚临床羊膜绒毛膜炎的发生。我们可以通过宫颈环扎术来治疗宫颈功能不全。在妊娠期可以通过 Saling 技术关闭宫颈来避免感染的发生。这种技术避免阴道内的细菌上行性感染胎膜，从而减少羊膜绒毛膜炎的发生。也有一些学者建议妊娠期预防性应用抗生素[20]。然而，这些处理是否可使患者真正获益还需要实践来证实。除此之外，是否需要预防性应用超声来监测剩余宫颈长度也需要进一步的探讨。妊娠后随着子宫的增大，停止工作并保持卧床休息也十分重要。

3. 对于病灶直径＜2 cm 的宫颈癌患者，根治性子宫颈切除术是否范围过大？或者说，我们是否可以对很早期的宫颈癌实施单纯的宫颈切除或较大范围的宫颈锥切？

对于这一问题，临床证据较少。在 20 世纪 70 年代，Burghardt 教授曾尝试此种治疗方法，但因较高的复发率而失败。当前，影像学技术和组织病理学评估技术日益进步，我们也对宫颈癌有了更深刻的认识，对于肿瘤直径＜2 cm 且不存在 LVSI 的早期宫颈癌，也许可以尝试更加保守的手术治疗。来自捷克的研究者已尝试此种治疗[21-22]，美国也已开展试验。但这种范围更小的手术是否可以达到根治性子宫颈切除术同等的治疗效果，并且不增加肿瘤复发机会仍需要大数据的临床试验来证实，而这种临床试验的开展较为困难。

4. 是否可以对肿瘤直径＞2 cm 的ⅠB 期宫颈癌患者实施保留生育功能的手术？

目前，保留生育功能手术的手术适应证不包括肿瘤直径＞2 cm。然而在实际工作中，确实有一部分这样的患者接受了保留生育功能的手术，有些是因为患者强烈要求保留生育功能，还有一些是因为术前 MRI 的不准确提示。更多的研究表明，对肿瘤直径为 2～4 cm 的宫颈癌患者实施根治性子宫颈切除术将会带来潜在的肿瘤复发率，这一复发率大约在 15%。但研究发现，对于类似的一组患者实施宫颈癌根治术，两种手术后的肿瘤复发率相似。因此，对于一些特定的肿瘤直径在 2～4 cm 的宫颈癌患者，实施根治性子宫颈切除术并非绝对禁忌。也有人认为可以对此类人群先行新辅助化疗缩小肿瘤体积，然后实施保留生育功能的手术。有团队从事新辅助化疗缩小肿瘤体积的研究，从而使肿瘤超过 2 cm 的ⅠB 期宫颈癌患者能够接受保留生育功能的手术。这些初步研究发现，新辅助化疗对宫颈癌［使用 Taxotere®（多西他赛注射液）、Holoxan®（注射用异环磷酰胺）和 Cisplatine®（顺铂）联合化疗］有很好的治疗率，可以降低肿瘤复发率（彩图 20.10 和彩图 20.11）[23]。接受新辅助化疗的患者在化疗结束后卵巢功能可以逐渐恢复，生育功能也可以保存，已经有经过这种方式治疗后成功妊娠的报道[24-25]。这种治疗模式很有趣，也许可以在未来引领治疗方法的发展。

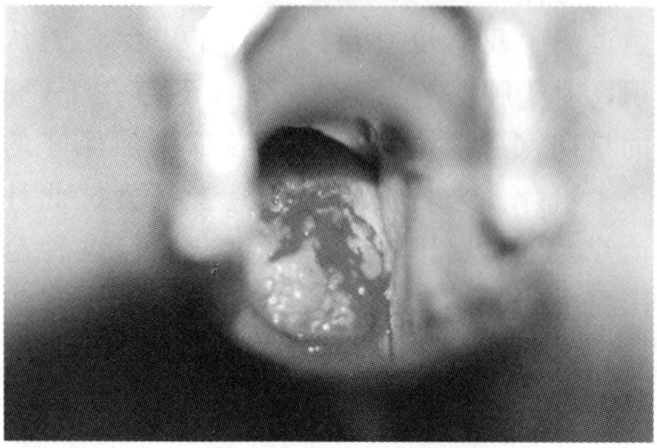

彩图 20.10 一例 25 岁的宫颈表皮癌ⅠB2 患者（45 mm）预处理，计划进行新辅助化疗

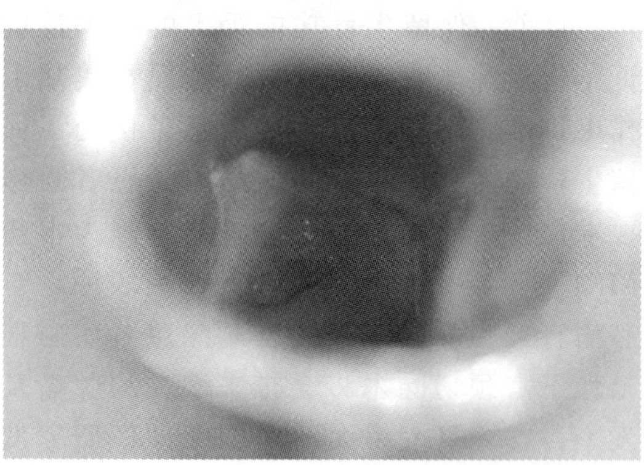

彩图 20.11 同一患者 4 疗程新辅助化疗后病灶完全消退

结论

根治性子宫颈切除术（Dargent 术）是在妇科肿瘤领域减少过于激进的大范围手术的背景下发展出的一种新术式。这一术式可以保留早期宫颈癌年轻患者的生育功能。该术式在世界范围内得到认同并广泛实施，术后患者可以成功妊娠且不增加肿瘤复发的风险。目前认为 Dargent 术的适应证是：宫颈浸润癌，肿瘤最大直径＜2 cm，组织病理学为常见的宫颈癌类型，年轻女性有保留生育功能的意愿[26]。在未来，结合新辅助化疗，也许会出现新的手术适应证。

参考文献

1. **Dargent D, Brun JL, Roy M, Mathevet P and Rémy I.** La trachélectomie élargie: une alternative à l'hystérectomie radicale dans le traitement des cancers infiltrants développés sur la face externe du col utérin. *JOBGYN* 1994; **2**: 285–92.
2. **Plante M, Renaud MC, Hoskins IA** *et al.* Vaginal radical trachelectomy: a valuable fertility-preserving option in the management of early-stage cervical cancer. A series of 50 pregnancies and review of the literature. *Gynecol Oncol* 2005; **98**: 3–10.
3. **Covens A, Shaw P, Murphy J** *et al.* Is radical trachelectomy a safe alternative to radical hysterectomy for patients with stage IA–B carcinoma of the cervix? *Cancer* 1999; **86**: 2273–9.
4. **Sonoda Y, Abu-Rustum NR, Gemignani ML** *et al.* A fertility-sparing alternative to radical hysterectomy: how many patients may be eligible? *Gynecol Oncol* 2004; **95**(3): 534–8.
5. **Schlaerth JB, Spirtos NM** and **Schlaerth AC.** Radical trachelectomy and pelvic lymphadenectomy with uterine preservation in the treatment of cervical cancer. *Am J Obstet Gynecol* 2003; **188**: 29–34.
6. **Klemm P, Tozzi R, Kohler C, Hertel H** and **Schneider A.** Does radical trachelectomy influence uterine blood supply? *Gynecol Oncol* 2005; **96**: 283–6.
7. **Burnett AF, Roman LD, O'Meara AT** and **Morrow CP.** Radical vaginal trachelectomy and pelvic lymphadenectomy for preservation of fertility in early cervical carcinoma. *Gynecol Oncol* 2003; **88**: 419–23.
8. **Dargent D, Ansquer Y, Arnould P** and **Mathevet P.** Laparoscopic vaginal trachelectomy: a treatment to preserve the fertility of cervical carcinoma patients. *Cancer* 2000; **88**: 1877–82.

9. **Bernardini M, Barrett J, Seaward G** and **Covens A**. Pregnancy outcomes in patients after radical trachelectomy. *Am J Obstet Gynecol* 2003; **189**: 1378–82.

10. **Boss E, van Golde R, Beerendonk C** *et al.* Pregnancy after radical trachelectomy: a real option. *Gynecol Oncol* 2005; **99**: S152–6.

11. **Smith JR, Boyle DC, Corless DJ** *et al.* Abdominal radical trachelectomy: a new surgical technique for the conservative management of cervical carcinoma. *Br J Obstet Gynecol* 1997: **104**; 1196–200.

12. **Rodriguez M, Guimares O, Rosé PG**. Radical abdominal trachelectomy and pelvic lymphadenectomy with uterine conservation and subsequent pregnancy in the treatment of early invasive cervical cancer. *Am J Obstet Gynecol* 2001; **185**: 370–4.

13. **Ungar L, Palfelvi L, Hogg R** *et al.* Abdominal radical trachelectomy: fertility-preserving options for women with early cervical cancer. *Br J Obstet Gynecol* 2005; **112**: 366–9.

14. **Abu-Rustum NR, Sonoda Y, Black D** *et al.* Fertility-sparing radical abdominal trachelectomy for cervical carcinoma: technique and review of the literature. *Gynecol Oncol* 2006; **103**: 807–13.

15. **Wan XP, Yan Q, Xi XW** and **Cai B**. Abdominal radical trachelectomy: two new surgical techniques for the conservation of uterine arteries. *Int J Gynecol Cancer* 2006; **16**: 1698–704.

16. **Cibula D, Slama J** and **Fischerova D**. Update on abdominal radical trachelectomy. *Gynecol Oncol* 2008; **111**: S111–15.

17. **Lee CL, Huang KG, Yen CF** and **Lai CH**. Laparoscopic radical trachelectomy for stage IB1 cervical cancer. *J Am Assoc Gyn Laparosc* 2003; **10**: 111–15.

18. **Cibula D, Ungar L, Palfalvi L, Bitio B** and **Kuzcl D**. Laparoscopic abdominal radical trachelectomy. *Gynecol Oncol* 2005; **97**: 707–9.

19. **Plante M** and **Roy M**. Fertility-preserving options for cervical cancer. *Oncology* 2006; **20**(5): 479–88.

20. **Roman LD**. Pregnancy after radical vaginal trachelectomy: maybe not such a risky undertaking after all. *Gynecol Oncol* 2005; **98**: 1–2.

21. **Rob L, Charvat M, Robova H** *et al.* Less radical fertility-sparing surgery than radical trachelectomy in early cervical cancer. *Int J Gynecol Cancer* 2007; **17**: 304–10.

22. **Rob L, Pluta M, Strnad P** *et al.* A less radical treatment option to the fertility-sparing radical trachelectomy in patients with stage I cervical cancer. *Gynecol Oncol* 2008; **111**: S116–20.

23. **Plante M, Lau S, Brydon L** *et al.* Neoadjuvant chemotherapy followed by vaginal radical trachelectomy in bulky stage IB1 cervical cancer: case report. *Gynecol Oncol* 2006; **101**: 367–70.

24. **Kobayashi Y, Akiyama F** and **Hasumi K**. A case of successful pregnancy after treatment of invasive cervical cancer with systemic chemotherapy and conisation. *Gynecol Oncol* 2006; **100**: 213–15.

25. **Robova H, Pluta M, Hrehorcak M, Skapa P** and **Rob L**. High-dose density chemotherapy followed by simple trachelectomy: full-term pregnancy. *Int J Gynecol Cancer* 2008; **18**: 1367–71.

26. **Plante M**. Vaginal radical trachelectomy: an update. *Gynecol Oncol* 2008; **111**: S105–10.

第 21 章 卵巢恶性肿瘤患者保留生育功能的治疗结局

Philippe Morice，Catherine Uzan and Sebastien Gouy 著
马珂 译 尚鶄 审校

概述

保留生育功能的手术在肿瘤外科领域逐渐得到应用。这类手术的目的在于减少根治性切除肿瘤的范围并保留器官功能。妇科肿瘤治疗中出现的新的手术方式是这一变革的良好范例。根治性手术依旧是治疗卵巢癌、宫颈癌的标准治疗方法，但对于符合条件的早期患者，保留生育功能的手术逐渐成为一种可能。这种治疗方法适用于符合治疗条件的特定患者，需要考虑到肿瘤的组织学类型和预后因素等。卵巢癌可分为上皮性癌（包括交界性卵巢肿瘤和卵巢癌）和非上皮性癌。

交界性卵巢肿瘤

交界性卵巢肿瘤（borderline ovarian tumors，BOT）的定义是根据卵巢肿瘤的组织病理学特征而非腹膜种植瘤的特征，以下是 BOT 的四个特征：①上皮细胞增生形成乳头状结构；②存在明确的非典型上皮活动；③轻到中度的细胞核非典型性（以上三个特征是 BOT 区别于卵巢囊腺瘤的特点）；④间质无浸润表现（这是 BOT 区别于卵巢癌的特征）[1-2]。交界性卵巢肿瘤中 10％～40％存在腹膜种植。80％的腹膜种植是非间质浸润性种植，20％为浸润性种植[3-8]。非浸润性种植的特征是柱状或乳头状上皮增生，不伴有间质浸润。非浸润性种植在形态学上又可分为两种亚型，有上皮增生但无间质反应的上皮型种植和上皮间质出现明显炎性及结缔组织增生反应的结缔组织增生型种植。浸润性种植是指腹膜上皮层细胞增生伴间质浸润[3-4,6]。如果腹膜种植病灶活检或切除太表浅，种植的程度可能将无法准确判断，这种种植应该被称作“非特异性”种植。为避免这种情况的发生，腹膜种植病灶的活检或切除应尽量大块并完整[8]。由此可知，组织病理学检查对于如下内容十分重要：①诊断 BOT 和是否存在腹膜种植；②明确影响预后的高危因素；③指导确定最佳治疗方案。为了得到适当的标本，需要在卵巢肿瘤上至少每厘米取材一次，并取材检查所有的腹膜种植病灶[9]。

在非浸润性腹膜种植的患者中，完整的肿瘤细胞减灭术似乎可以改善患者的生存期。非浸润性种植的患者预后比较好[8]。然而，如腹膜种植为浸润性，1/3 的病例就会出现恶性程度更高的病灶[5-6,8]，在这种病例中，应该加用手术后的辅助治疗。

“微乳头（MP）型浆液性肿瘤”是与交界性卵巢肿瘤腹膜种植相关的一个新的概念，10 年前首次提出，以区分出预后较差的一组患者。在该研究中，MP 往往与浸润性种植相伴随，它的存在是一个独立的

不良预后因素[9]。但 Eichhorn 等报道，MP 合并非浸润性种植的患者与单纯非浸润性种植的患者预后相似[10]。真正影响预后的因素仍存在争议。

保留生育功能的手术方式和临床预后

BOT 的标准治疗方式包括开腹全子宫切除术＋双附件切除术＋腹膜多点活检术＋大网膜切除术，同时留取腹水或腹腔洗液行细胞学检查。这种治疗方式的实施可以达到准确分期的目的，并可以指导存在浸润性种植的患者接受术后辅助治疗。交界性肿瘤的患者预后良好。但也可能发生 5 年或 10 年后的晚期复发[11]。保留生育功能的手术是指保留子宫和至少一侧或一部分卵巢，从而保留患者的生育能力。BOT 在年轻女性中多见，术后无法完成生育是一个很严峻的问题。在该类患者中进行保留生育功能手术的数据分析非常重要。关于 BOT 患者保留生育功能的手术的文献分析难度较大，因为大多数研究是回顾性研究，而且随访时间往往小于 5 年，这就无法准确评估肿瘤的复发情况。此外，纳入研究的患者处于不同的肿瘤分期，来自于不同的医疗机构，这些偏倚都将影响患者的复发率。最近发表的 3 篇综述阐述了保留生育功能的手术在 BOT 中的应用[12-14]。术后总体肿瘤复发率增加，为 0～25％[12-14]。如果行肿物剥除术，复发率将增至 12％～58％[12-14]。有些肿瘤在术后很久才会出现复发（Gotlieb 等报道最晚的复发出现在术后 72 个月，编者的数据这一时间最长为 240 个月）[15-16]。因此也很有可能这些“复发”的肿瘤实际上是新出现的原发肿瘤病灶，而并非真正的原始病灶复发。

Lim-Tan 报道了 35 例 BOT 患者（其中 33 例为Ⅰ期患者）接受了保留生育功能的手术治疗，该研究是此类手术后第一批系列研究中的一项[17]。为了降低卵巢肿物剥除术后的肿瘤复发率，作者推荐对肿物切缘进行全面的组织病理学分析，以排除微浸润[17]。然而，Papadimetriou 等最近报道了 18 例接受肿物剥除术的 BOT 患者，虽然肿瘤边缘阴性，仍有 7 例术后肿瘤复发[18]。

为了减少残余卵巢中的肿瘤复发，一些学者建议初始治疗采用全面的分期手术并常规对保留的对侧卵巢行活检术。作者对 14 例 BOT 患者采取了上述手术方式，在外观正常的卵巢中未发现肿瘤种植。和常规进行活检的 Bostwick 和 Tazelaar 两位学者一样[19-20]，作者术后随访发现只有 1 例外观正常的卵巢发生肿瘤复发。需要注意的是，这并不是完全无损伤的一种方法，术后可能发生卵巢粘连、继发不孕等。鉴于大体观察具有有效性，卵巢活检只应用于术中可疑存在卵巢肿瘤种植的病例。

对于术中诊断的 BOT，适宜的治疗方式为患侧附件切除术，这样可以减少术后肿瘤复发的风险。肿物剥除术只适用于双侧卵巢均有肿瘤累及或患者只有一侧附件（既往一侧附件切除史）的情况。一旦保留的卵巢出现肿瘤复发，进一步的治疗也应考虑保留生育功能的手术，如肿物剥除术，这样可以保留剩余卵巢的生育功能。作者的病例中，有 8 例患者 BOT 复发，她们都接受了保留生育功能的卵巢肿物剥除术[16]。其中 5 例患者术后共完成了 6 次妊娠[16,21]。Gotlieb 等报道了 3 例保留生育功能治疗后复发性的 BOT 病例，3 例患者在随访 6 个月、2 年和 7 年时均存活[15]。

保留生育功能的手术后存活率情况

保留生育功能使肿瘤复发风险增高，这是否影响患者的生存率？Zanetta 等研究表明，189 例接受保留生育功能手术的 BOT 患者中，7 例进展为浸润性卵巢癌，其中 1 例术后 9 个月即进展为卵巢癌，6 例复发后接受治疗并存活[22]。Park 等报道了 164 例保留生育功能的手术患者，中位随访时间为 70 个月，9 例术后复发，其中 1 例术后 82 个月出现肺和心包腔内进展性复发，并死于肿瘤复发[23]。

根据文献报道，接受保留生育功能手术的 1500 例 BOT 患者中，有 10 例早期患者会复发为卵巢浸润癌[24]。对于早期交界性肿瘤，“浸润性”复发比较少见。大多数的复发病灶为 BOT，预后良好。大规模数据表明，保留生育功能的手术术后复发率的增加并不影响患者总生存率[15,21-23,25-28]。年轻的 BOT 患者可以安全接受保留生育功能的手术，同时密切随访。

然而，断言保留生育功能的 BOT 治疗不存在潜在的肿瘤学风险可能并不科学。一些研究比较了 BOT 患者接受保留生育功能手术和根治性手术的预后差别[15,21-23,25-28]。但这种比较有一定难度，因为接受根治性手术的患者往往存在多个不良预后因素(尤其是晚期患者)。此外，如果存在影响预后的潜在危险因素，必须设定一个小的单因素研究，而且需要纳入大样本量的人群才可以解释这一重要问题。目前只发表了 2 项保留生育功能治疗的大样本研究，分别纳入了 189 例患者和 164 例患者[22-23]。这样的样本量讨论保留生育功能的手术和根治性手术治疗 BOT 的预后差异，其实无法得出有说服力的结论。

保留生育功能的手术的局限性

对于大多数早期 BOT 患者，保留生育功能的手术是安全可行的。然而，对于某些亚型的患者，这种手术方式是否存在潜在的（很小的）肿瘤学风险？我们缺乏有说服力的数据，所以很难回答这一问题，但仍需要考虑这种手术方式的 3 个潜在的局限。

肿瘤分期

采用保留生育功能的手术治疗合并腹膜种植的 BOT 研究较少（表 21.1）[22,29-32]。目前为止，只有两项已发表的较大样本的研究。这两项研究的结论是，对于合并腹膜种植的 BOT 可以采取保留生育功能的手术，但前提是切除所有腹膜种植病灶[22,32]。Zanetta 等报道了 12 例合并非浸润性种植的 BOT 患者接受保留生育功能的手术，3 例术后出现残留卵巢侧肿瘤复发，其中 1 例进展为浸润性卵巢肿瘤。3 例患者均再次接受了手术和化疗，文章发表时为止，3 例患者均处于无瘤生存中[22]。作者最近报道了 41 例接受保留生育功能手术的合并腹膜种植的 BOT 患者[32]。22 例术后出现复发，复发病例大多为非浸润性肿瘤，而其中 1 例死于肿瘤复发[32]。因此，对于非浸润性种植的浆液性 BOT 患者，保留生育功能的手术的致死性风险不高，全部切除种植病灶尤为重要。

对于合并浸润性种植的 BOT 患者，这种手术方式是否适合呢？Zanetta 等报道了 7 例这样的病例，其中 5 例术后出现残留卵巢侧肿瘤复发，所有复发患者再次手术后存活[22]。作者的研究中，合并浸润性种植的 3 例 BOT 患者，手术后观察到 1 例出现进展性疾病复发[32]。在 Prat 和 De Nictolis 的研究中，仅 1 例浸润性种植的 BOT 患者接受保留生育功能的手术，结果术后复发并死亡[29]。考虑到浸润性腹膜种植的 BOT 的恶性程度和不良预后，应该只在非浸润性种植的 BOT 患者中采取保留生育功能的手术[32]。

卵巢肿瘤的组织病理学亚型

作者仔细回顾了早期 BOT 术后复发为腺癌的患者的组织病理学类型，发现大多数复发肿瘤为黏液性肿瘤。接受保留生育

表 21.1　保留生育功能治疗后的晚期浆液性交界性卵巢肿瘤（特别是伴浸润种植者）复发率的文献回顾

	病例数	复发数	死亡数	浸润种植患者数	浸润种植患者复发数	浸润种植患者死亡数
Zanetta 等[22]	25	10	0	7	5	0
Prat 和 De Nictoli 等[29]	10	3	1	1	1	1
Longacre 等[30]	21	5	0	—	—	—
DeIaco 等[31]	21[a]	4	?	?	?	?
Uzan 等[32]	41	22	1	3	2	0
总计	**97**	**40（41.2%）**	**2（2%）**	**11**	**8**	**1**

[a] 混合组织类型（黏液性、浆液性肿瘤）

功能手术的早期患者中，肿瘤复发并死亡的病例有 4/5 为黏液性肿瘤类型[22-25]。这可能与黏液性肿瘤往往体积较大，不易整块切除有关。

微乳头型浆液性肿瘤

最后一个潜在的局限性是 MP 型浆液性肿瘤的问题。只有一项研究报道了 MP 型 BOT 的保留生育功能手术。研究纳入 15 例患者（8 例为Ⅰ期，7 例为Ⅲ期），11 例术后出现肿瘤复发，其中 6 例在残留侧卵巢复发，3 例在腹膜复发（其中 1 例为腹膜浸润性病变），2 例在卵巢和腹膜同时复发[33]。后两例中的一例死于肿瘤复发（病变为浸润性腺癌）。其他患者无瘤生存。5 例患者术后共完成了 8 次妊娠[33]。本研究肿瘤复发率较高，可能与入组患者中 2/3 为双侧卵巢受累有关，也可能与半数患者均有腹膜肿瘤种植有关。目前为止，尚无更有说服力的研究结果发表，对于 MP 型浆液性交界性肿瘤患者，全部行根治性切除手术并无明确指征，但有腹膜浸润种植的患者应单独考虑。

保留生育功能手术后的妊娠结局

有研究报道了 BOT 患者接受保留生育功能手术后的妊娠结局。Lim-Tan 等最先报道了 8 例 BOT 患者接受保留生育功能手术后成功妊娠[17]。综合 8 项针对保留生育功能治疗后产科结局的研究（每项研究包括 10 例以上有生育要求的患者），术后妊娠率为 30%～80%[15-16, 22-23, 27-28, 34-35]。

尽管进行了保留生育功能手术，仍有一些患者术后会出现不孕。有研究提示对卵巢的促排卵刺激可能与 BOT 或卵巢癌的发生相关，那么，促排卵治疗或体外授精（IVF）是否可以用于这些患者？体外试验数据表明，促性腺激素和（或）高剂量雌激素并不会促进 BOT 细胞增殖[36]。

关于 BOT 术后不孕问题的临床研究较少（表 21.2）[28, 32, 34, 37-46]。Fortin 等的研究是最大的多中心研究，纳入 30 例接受保留生育功能手术的 BOT 患者，术后予 IVF 或简单促排卵治疗，成功妊娠 13 次，4 例肿瘤复发（复发肿瘤病理类型仍为 BOT）[45]。研究认为，对于Ⅰ期的 BOT 患者，术后可给予促排卵治疗，而且不会影响患者预后。但作者认为应限制促排卵周期数，以便减少肿瘤复发风险。关于合并腹膜种植的患者进行促排卵的安全性，文献中仅有病例报告（表 21.2）。尽管有一些成功受孕的病例，但这类患者术后的促排卵和 IVF 治疗似乎仍很难形成常规方案。

双侧输卵管卵巢切除术是治疗双侧巨大 BOT 或残余卵巢复发性 BOT 的一种方法，保留一部分卵巢并不可行。曾有因 BOT

表 21.2 有 BOT 病史的患者接受促排卵或体外授精（IVF）治疗的病例文献回顾

研究	患者数	促排卵数	IVF 数	Ⅱ/Ⅲ期病例数	妊娠次数	刺激后复发例数
Nijman 等[37]	1	0	1	1	1	0
Mantzavinos 等[38]	2	0	2	2	1	0
Hershkovitz 等[39]	2	1	1	1	2（1 例 IVF 后自然妊娠）	0
Hoffman 等[40]	1	0	1		1	0
Morris 等[34]	6	4	2	?	4	?
Beiner 等[41]	7	0	7	2	5	2
Attar 等[42]	1	0	1	1（ⅢC 微乳头）	1	快速进展为腹膜病变
Fasouliotis 等[43]	5	0	5	0	6	1
Fauvet 等[28]	11	6	5	1	3	?
Marcickiewicz 和 Brannstrom[44]	3	0	3	0	2	0
Fortin 等[45]	30	3	27	8	13	4
Park 等[46]	5	0	5	1（ⅢC 结节）	5	0
Uzan 等[32]	8	3	5	8	5	3

行双附件切除术，子宫保留，术后依靠赠卵或移植卵巢切除前冻存的胚胎成功妊娠的病例报道[47-49]。将卵巢组织冷冻保存也是一个办法，但目前没有此类患者依靠这一方法成功妊娠的报道[50]。

患者术后随访应常规行体格检查和腹部超声及盆腔经阴道超声检查。Zanetta 等的研究没有发现血清肿瘤标记物在随访过程中具有重要价值，但我们一直将肿瘤标记物和超声联合使用[51]。

接受保留生育功能治疗的 BOT 患者，如果术后成功完成生育，我们是否应建议切除保留的卵巢？对于这一问题，文献中并没有标准的治疗流程。肿瘤复发率在 0～25％之间，常规卵巢切除术似乎对于 75％以上的患者无意义[14]。而且，复发病灶（主要是 BOT）再次切除就可以治愈。在作者的机构中，对于规律随访的患者，并不强制性规定切除剩余卵巢。卵巢切除手术只适用于复发患者。但有一些患者因为心理因素，在完成生育任务后会要求切除卵巢。

上皮性卵巢癌

保留生育功能手术的指征

上皮性卵巢癌（epithelial ovarian cancer，EOC）与 BOT 的区别在于是否存在卵巢间质肿瘤浸润。EOC 的标准手术方法是根治性全子宫切除＋双侧附件切除术。大多数保留生育功能手术相关的研究都是将上皮性癌和非上皮性癌混合在一起进行讨论，或者将浸润性和交界性卵巢肿瘤混合在一起作为上皮性病变进行研究。因此，关于 EOC 保留生育功能的治疗很难进行文献分析。还有一些研究将上皮性卵巢癌、非上皮性卵巢癌和交界性卵巢肿瘤混合在一起，探讨保留生育功能手术的治疗效果。只有很少的研究（5 项，每项＞10 例）单独探讨了 EOC 保留生育功能的治疗（表 21.3）[52-57]。

- 1994 年 Colombo 和 1997 年 Zanetta 发表了第一项关于 EOC 保留生育功能手术的研究，该研究纳入 56 例患者[52-53]。
- 美国一项多中心研究包括 8 个中心，纳入 52 例患者，2002 年发表[54]。
- 一项法国多中心研究纳入 34 例 EOC 患者。这些患者的入选标准严格(病理切片被重新审阅，分期手术完善，ⅠC 期及以上患者化疗)[55]。
- 最大规模的研究由 Park 等于 2008 年发表，排除标准类似法国的研究[56]。
- 最近的一项研究来自阿根廷，报道了 18 例患者[57]。

Di Saia 将保留生育功能治疗的 EOC 患者入选标准确定为：希望保留生育功能；能够接受密切随访；肿瘤分期为ⅠA 期；卵巢肿瘤包膜完整，肿瘤与周围组织无粘连，卵巢表面无肿瘤生长和（或）卵巢系膜无肿瘤受累，腹腔冲洗液肿瘤细胞阴性[58]。在入选标准中，肿瘤的组织病理学类型很关键，但只有浆液性癌、黏液性癌和子宫内膜样癌可以考虑保留生育功能的手术。虽然最近有一篇来自亚洲的文献报道认为，透明细胞癌患者也可以接受保留生育功能的手术治疗[59]。在进一步的临床证据出现以前，目前仍认为透明细胞癌和未分化癌患者不适宜接受保留生育功能的手术，因为这一病理类型的肿瘤复发风险极高。

4 项研究的结果提示，卵巢癌保留生育功能的手术适应证为ⅠA 期、分化程度为 1 级（也许部分 2 级肿瘤也可以）的非透明细胞癌（表 21.3）。在一项研究中，15 例ⅠA 期、分化程度为 3 级的患者接受保留生育功能的手术，6 例患者术后复发（表 21.3）。所以，保留生育功能的手术并不适用于肿瘤分化 3 级的患者。

由于 5 项研究结果相互矛盾，ⅠC 期患者是否适合接受保留生育功能的手术这一问题一直存有争论（表 21.3）。不同研究对患者进行分期的标准也许能解释研究结果的差异。在 1988 年的 FIGO 肿瘤分期

表 21.3　上皮性卵巢癌保留生育功能治疗结局的文献回顾（5 项，每项>10 例）

	ⅠA 期 1 级	ⅠA 期 2 级	ⅠA 期 3 级	ⅠC 期 1 级	ⅠC 期 2 级	ⅠC 期 3 级
意大利 研究 Zanetta 等/Colombo 等[52-53]	24 例中 1 例复发	8 例中 3 例复发	4 例中 1 例复发	10 例中无复发	6 例中 1 例复发	3 例中无复发
美国 研究 Schilder 等[54]	33 例中 2 例复发	6 例中 2 例复发	3 例中无复发	5 例中无复发	3 例中 1 例复发	2 例中无复发
法国 研究 Morice 等[55]	13 例中 1 例复发	14 例中 4 例复发	3 例中 1 例复发	2 例中 2 例复发	无患者	1 例中 1 例复发
Park 等[56]	29 例中 1 例复发	3 例中无复发	4 例中 4 例复发	15 例中 1 例复发	2 例中 1 例复发	2 例中 2 例复发
Anchezar 等[57]	10 例中 1 例复发	无患者	1 例中 1 例复发[a]	1 例中无复发	无患者复发	1 例中无复发
总计	**109 例中 6 例复发**	**31 例中 9 例复发**	**15 例中 7 例复发**	**35 例中 3 例复发**	**12 例中 8 例复发**	**9 例中 3 例复发**

[a] 在患者复发后复核原发肿瘤病理，认为患者原发肿瘤为ⅠA 期 3 级

中，卵巢癌ⅠC期是指：①肿瘤累及单侧或双侧卵巢表面和（或）②腹水或腹腔冲洗液中癌细胞阳性；③肿瘤包膜破裂。所以ⅠC期意味着肿瘤可能处于播散状态。这几项研究所涉及的肿瘤病理类型可能不同（浆液型、黏液型或其他类型），这或许可以解释研究结果之间的差异。Park的研究认为，保留生育功能的手术可以用于ⅠC期1级的卵巢癌，但不宜用于2级或3级卵巢癌[56]。

近期一篇文献使用监测、流行病学和最终结果（Surveillance，Epidemiology and End Results，SEER）数据库，探讨了采用保留卵巢功能的手术治疗ⅠA期或ⅠC期卵巢癌的不良预后因素[60]。如作者阐述，"为检测到ⅠC期患者生存率20%的差别，需要1282例中死亡52例的数据"[60]。到目前为止，发表的研究还没有哪个包含如此大的患者数，因此无法得到这类患者接受保留生育功能治疗的安全性的确切结论。Schlaerth等最近的研究包括了20例接受保留生育功能治疗的Ⅰ期卵巢癌患者，保留生育功能手术患者的生存期与根治性手术（<45岁）相似[61]。但这种比较在某种程度上来说不合适，虽然预后因素的差异均没有统计学意义，但保留生育功能手术组的预后因素倾向于更好。对于Ⅰ期以上的卵巢癌患者，不宜实施保留生育功能手术[55-57]。

有些患者（ⅠA期3级、ⅠB期或ⅠC期2级或3级）不具备接受保留生育功能手术的条件。这些患者可以考虑替代性的手术方案，比如切除双侧卵巢但保留子宫，这样可以保留术后生育的可能性（可以通过赠卵或其他途径实现）。这种方案在EOC患者中尚未实施，但可以进行评估。从近期的SEER数据库资料来看，ⅠA或ⅠC期卵巢癌，保留子宫与否并不影响患者预后[60]。

若EOC患者接受保留生育功能手术后肿瘤复发，则预后不良，尤其当复发病灶出现在保留的卵巢以外的器官时预后更差[62]。

保留生育功能的手术步骤

实施保留生育功能手术的前提是准确的手术分期。分期手术包括腹腔冲洗液细胞学检查、切除腹腔内所有可疑种植病灶、腹膜多点活检、大网膜切除和刮宫术。在早期卵巢癌，尤其是黏液性肿瘤中，是否实施盆腔和腹主动脉旁淋巴结切除术存在一定争议[63]。

Munnell在研究中对残余卵巢进行了系统性活检[64]。他发现EOC中，对侧卵巢的微小浸润发生率为12%[63]。但对对侧卵巢常规活检将导致术后粘连的发生，从而影响术后受孕。大多数研究者没有在肉眼大体正常的卵巢内发现微小浸润[53,55]。Benjamin等研究了118例Ⅰ期EOC患者，发现有3例（2.5%）肉眼观察正常的对侧卵巢出现微小浸润[65]。这3例均为低分化癌，而Ⅰ期高中分化癌患者均未发现对侧卵巢转移[65]。因此，如果术前阴道超声未提示异常，或术中肉眼观察对侧卵巢外观无异常，不推荐常规活检对侧卵巢。

保留生育功能治疗后EOC患者的妊娠结局

关于保留生育功能治疗后EOC患者的妊娠结局的文献不多。Zanetta等报道了20例患者卵巢癌保留生育功能手术后共成功完成27次妊娠[52]。美国的文献资料中，24例患者术后共成功妊娠17次[54]。法国的数据中只有9例术后成功妊娠。Park等报道了19例患者术后共妊娠15次[55]。Anchezar等的报道中，7例尝试妊娠的患者中，6例患者共获得了7次妊娠[56]。对于术后持续不孕的患者，促排卵治疗或IVF依旧是禁忌。

患者术后需要接受密切的临床随访，每次随访时要进行临床检查，检查肿瘤标记物和腹部、盆腔超声。

患者完成生育后或者至 40 岁仍未成功受孕时，是否要接受根治性手术，这一问题仍有争论。有一例卵巢癌患者行保留生育功能手术后第 10 年出现复发，作者建议此类患者完成生育后应切除卵巢，以降低复发风险。

非上皮性卵巢癌

与上皮性卵巢癌相比较，非上皮性卵巢癌的特征包括：①常发生于年轻患者；②总体预后较好（即使病变播散至卵巢外），对化疗较敏感。非上皮性肿瘤可分为卵巢恶性生殖细胞肿瘤（malignant germ cell tumors，MGCT）和卵巢性索间质肿瘤（sex cord stromal tumors，SCST）两大类。

卵巢恶性生殖细胞肿瘤

关于非上皮性卵巢癌保留生育功能手术的文献主要关注的是恶性生殖细胞肿瘤（表 21.4）[66-77]。此类肿瘤中最常见的是无性细胞瘤、内胚窦瘤、恶性畸胎瘤和混合性生殖细胞肿瘤。最常采用的化疗方案是 BEP 方案（博来霉素＋依托泊苷＋顺铂）。对于年轻患者，保留生育功能的手术是常规采取的手术方案。是否行系统性分期手术仍有争议。如果肿瘤的病理类型不是无性细胞瘤，且对侧卵巢外观正常，不推荐对对侧卵巢行活检术。如果是无性细胞瘤，可以考虑对侧卵巢活检，因为此类肿瘤有 10％的可能发生于双侧卵巢。Boran 等近期的报道证实，17 例无性细胞瘤患者中，有 2 例（11％）在对侧外观正常的卵巢中发现肿瘤累及[74]。

表 21.4 显示了 1995 年后有报道的保留生育功能手术后患者的妊娠和生育结局。术后 BEP 化疗后大多数患者可以恢复月经和卵巢的内分泌功能（表 21.4）。如果未成熟畸胎瘤双侧卵巢均有受累，或患者腹膜有种植病灶，后续能接受辅助化疗（特别是无性细胞瘤或未成熟畸胎瘤），可以考虑保留其中一个卵巢的一部分（表 21.4）。

此类肿瘤的治愈率较高，一般对完成生育的患者不常规行根治性手术切除。

性索间质肿瘤

卵巢性索间质肿瘤主要的亚型包括颗粒细胞瘤、泡膜细胞瘤和支持-间质细胞瘤。此类肿瘤保留生育功能的治疗报道不多，多为病例报道或小规模研究。Zhang 等报道了 376 例 SCST 患者，其中 71 例 Ⅰ 期年轻患者接受了保留子宫的手术[78]。保留生育功能手术与根治性手术生存率相似[78]。

颗粒细胞瘤的两个特征是单侧卵巢发病较多，2％～8％[79]，与子宫内膜病变关系密切（包括增生和癌）。也不推荐随机活检外观正常的对侧卵巢，但应同时行刮宫术了解子宫内膜病变情况。ⅠA 期的颗粒细胞瘤总体预后较好，保留生育功能的手术可以在此期年轻患者中实施。但对晚期患者或初次手术中肿瘤包膜破裂的患者，因为预后不良，故不宜采用保留生育功能的手术。

对完成生育的性索间质肿瘤患者是否行根治性手术仍有争议[79]。

结论

保留生育的手术可以使患者获得较好的妊娠结局，而且并不显著影响 BOT 患者的生存期。即使初次手术中发现存在腹膜

表 21.4 1995 年后文献报道的卵巢生殖细胞肿瘤保留生育功能治疗后的妊娠结局

研究	Peccatori 等 1995[66]	Mitchell 等 [a] 1999[67]	Brewer 等 [b] 1999[68]	Tewari 等 2000[69]	Low 等 2000[70]	Zanetta 等 2001[71]	Tangir 等 2003[72]	Zanagnolo 等 2004[73]	Boran[b] 等 2005[74]	Ayhan[a] 等 2005[75]	Kang[b] 等 2008[76]	De La Motte Rouge[a] 等 2008[77]
患者数	129	69	26	72	74	169	106	55	23	29	20	52
接受保留生育功能治疗的患者数	108	50	16	46	74	138	64	39	23	15	15	41
月经恢复	?	24/26	14	?	43/45	128/130	32/40[c]	26	19/23[c]	10[d]	15	39/40
妊娠数	?	11	5	?	19/20	32 名患者共 55 次	29 名患者共 38 次	11	5 名患者共 6 次	3	2	19 名患者共 20 次
非保留生育功能治疗，分期Ⅱ/Ⅲ/Ⅳ	37	?	?	1[e]	19	46	11（9 例妊娠）	11	8（4 例妊娠）	?	?	4 例妊娠

[a] 主要针对内胚窦瘤和非无性细胞瘤的报道。

[b] 主要诊断无性细胞瘤的文献。

[c] 月经与化疗前相似。

[d] 5 例患者由于致死性复发排除，不讨论月经恢复情况。

[e] 妊娠患者

种植病灶，对年轻的有生育要求的女性患者也应考虑此类手术方式。对术后不孕的Ⅰ期 BOT 患者应积极采取助孕技术，但促排卵周期数应加以限制。

对于年轻上皮性卵巢癌患者，保留生育功能的手术的适应证为肿瘤处于ⅠA 期，肿瘤高分化或部分中分化，浆液性、黏液性或子宫内膜样癌，并且患者具备密切随访条件。此类手术方式对ⅠC 期高分化癌也许也是安全的。

对于年轻的非上皮性卵巢癌患者，保留生育功能的手术是适宜的手术方式，尤其适用于于恶性生殖细胞肿瘤患者。

致谢

作者感谢 Lorna Saint Ange 女士的编写工作。

参考文献

1. **Taylor HC**. Malignant and semi-malignant tumors of the ovary. *Surg Gynecol Obstet* 1929; **48**: 204–30.
2. **Hart WR** and **Norris HJ**. Borderline and malignant mucinous tumors of the ovary. *Cancer* 1973; **31**: 1031–44.
3. **Bell DA, Weinstock MA** and **Scully RE**. Peritoneal implants of ovarian serous borderline tumors. Histologic features and prognosis. *Cancer* 1988; **62**: 2212–22.
4. **Duvillard P**. Tumeurs ovariennes à la limite de la malignité. *Ann Pathol* 1996; **16**: 396–405.
5. **Gershenson D, Silva E, Levy L** *et al.* Ovarian serous borderline tumors with invasive peritoneal implants. *Cancer* 1998; **82**: 1096–103.
6. **Gershenson D, Silva EL, Tortolero-Luna G** *et al.* Serous borderline tumors of the ovary with non-invasive peritoneal implants. *Cancer* 1998; **83**: 2157–63.
7. **Seidman JD** and **Kurman RJ**. Subclassification of serous borderline tumors of the ovary into benign and malignant types. A clinicopathologic study of 65 advanced stage cases. *Am J Surg Pathol* 1996; **20**: 1331–45.
8. **Kane A, Uzan C, Rey A** *et al.* Prognostic factors in patients with ovarian serous low malignant potential (borderline) tumors with peritoneal implants. *Oncologist* 2009; **14**: 591–600.
9. **Seidman JD** and **Kurman RJ**. Treatment of micropapillary serous ovarian carcinoma: the agressive variant of serous borderline tumors. *Cancer* 2002; **95**: 675–6.
10. **Eichhorn JH, Bell DA, Young RH** *et al.* Ovarian serous borderline tumors with micropapillary and cribriform patterns: a study of 40 cases and comparison with 44 cases without these patterns. *Am J Surg Pathol* 1999; **23**: 397–409.
11. **Trimble CL, Kosary C** and **Trimble EL**. Long-term and patterns of care in women with ovarian tumors of low malignant potential. *Gynecol Oncol* 2002; **86**: 34–7.
12. **Tinelli R, Tinelli A, Tinelli FG** *et al.* Conservative surgery for borderline ovarian tumors: a review. *Gynecol Oncol* 2006; **100**: 185–91.
13. **Morice P**. Borderline tumours of the ovary and fertility. *Eur J Cancer* 2006; **42**: 149–58.
14. **Swanton A, Bankhead CR** and **Kehoe S**. Pregnancy rates after conservative treatment for borderline ovarian tumours: a systematic review. *Eur J Obstet Gynecol Reprod Biol* 2007; **135**: 3–7.
15. **Gotlieb W, Flikker S, Davidson B** *et al.* Borderline tumors of the ovary: fertiliy treatment, conservative management, and pregnancy outcome. *Cancer* 1998; **82**: 141–6.
16. **Camatte S, Rouzier R, Boccara-Dekeyser J** *et al.* Pronostic et fertilité après traitement conservateur d'une tumeur ovarienne à la limite de la malignité: revue d'une série continue de 68 cas. *Gynecol Obstet Fertil* 2002; **30**: 583–91.
17. **Lim-Tan S, Cajigas H** and **Scully R**. Ovarian cystectomy for serous borderline. tumors: a follow-up study of 35 cases. *Obstet Gynecol* 1988; **72**: 775–80.
18. **Papadimitriou DS, Martin-Hirsch P, Kitchener HC** *et al.* Recurrent borderline ovarian tumours after conservative management in women wishing to retain their fertility. *Eur J Gynecol Oncol* 1999; **20**: 94–7.
19. **Bostwick D, Tazelaar H, Ballon S** *et al.* Ovarian epithelial tumors of borderline malignancy. A clinical and pathologic study of 109 cases. *Cancer* 1986; **58**: 2052–65.
20. **Tazelaar H, Bostwick D** and **Ballon S**. Conservative treatment of borderline ovarian tumors. *Obstet Gynecol* 1985; **66**: 417–21.
21. **Morice P, Camatte S, El Hassan J** *et al.* Clinical outcomes and fertility results after conservative treatment for ovarian borderline tumor. *Fertil Steril* 2001; **75**: 92–6.
22. **Zanetta G, Rota S, Chiari S** *et al.* Behavior of borderlin tumors with particular interest to persistence, recurrence, and progression to invasive carcinoma: a prospective study. *J Clin Oncol* 2001; **19**: 2656–64.
23. **Park JY, Kim DY, Kim JH** *et al.* Surgical management of borderline ovarian tumors: the role of fertility-sparing surgery. *Gynecol Oncol* 2009; **113**:

75–82.

24. **Salomon LJ, Lhommé C, Pautier P** *et al.* Safety of simple cystectomy in patients with unilateral mucinous borderline tumors. *Fertil Steril* 2006; **85**: 1510 e1–4.
25. **Ji H, Yliskoski M, Anttila M, Syrjanen K** and **Saarikoski S.** Management of stage-I borderline ovarian tumors. *Int J Gynaecol Obstet* 1996; **54**: 37–44.
26. **Romagnolo C, Gadducci A, Sartori E** *et al.* Management of borderline ovarian tumors: results of an Italian multicenter study. *Gynecol Oncol* 2006; **101**: 255–60.
27. **Donnez J, Munschke A, Berliere M** *et al.* Safety of conservative management and fertility outcome in women with borderline tumors of the ovary. *Fertil Steril* 2003; **79**: 1216–21.
28. **Fauvet R, Poncelet C, Boccara J** *et al.* Fertility after conservative treatment for borderline ovarian tumors: a French multicenter study. *Fertil Steril* 2005; **83**: 284–90.
29. **Prat J** and **De Nictolis M.** Serous borderline tumors of the ovary: a long-term follow-up study of 137 cases, including 18 with a micropapillary pattern and 20 with microinvasion. *Am J Surg Pathol* 2002; **26**: 1111–28.
30. **Longacre TA, McKenney JK, Tazelaar HD** *et al.* Ovarian serous tumors of low malignant potential (borderline tumors). Outcome-based study of 276 patients with long-term (>5-year) follow up. *Am J Surg Pathol* 2005; **29**; 707–23.
31. **De Iaco P, Ferrero A, Rosati F** *et al.* Behaviour of ovarian tumors of low malignant potential treated with conservative surgery. *Eur J Surg Oncol* 2009; **35**: 643–8.
32. **Uzan C, Kane A, Rey A** *et al.* Outcomes after conservative treatment of advanced-stage serous borderline tumors of the ovary. *Ann Oncol* 2010; **21**(1): 55–60.
33. **Laurent I, Uzan C, Gouy S** *et al.* Results after conservative treatment of serous borderline tumors of the ovary with a micropapillary pattern. *Ann Surg Oncol* 2008; **15**: 3561–6.
34. **Morris RT, Gershenson DM, Silvia EG** *et al.* Outcome and reproductive function after conservative surgery for borderline ovarian tumors. *Obstet Gynecol* 2000; **95**: 541–7.
35. **Boran N, Cil AP, Tulunay G** *et al.* Fertility and recurrence results of conservative surgery for borderline ovarian tumors. *Gynecol Oncol* 2005; **97**: 845–51.
36. **Basille C, Olivennes F, Le Calvez J** *et al.* Impact of gonadotrophins and steroid hormones on tumour cells derived from borderline ovarian tumours. *Hum Reprod* 2006; **21**: 3241–5.
37. **Nijman HW, Burger CW, Baak JP** *et al.* Borderline malignancy of the ovary and controlled hyperstimulation, a report of 2 cases. *Eur J Cancer* 1992; **28A**: 1971–2.
38. **Mantzavinos T, Kanakas N, Genatas C** *et al.* Five years' follow-up in two patients with borderline tumors of the ovary hyperstimulated by gonadotrophin therapy for in-vitro fertilization. *Hum Reprod* 1994; **9**: 2032–3.
39. **Hershkovitz R, Lunenfeld E, Piura B** *et al.* Ovulation induction in three infertile patients with ovarian borderline tumor. *Isr J Obstet Gyneco* 1998; **9**: 271–5.
40. **Hoffman JS, Laird L, Benadiva C** *et al.* In vitro fertilization following conservative management of stage 3 serous borderline tumor of the ovary. *Gynecol Oncol* 1999; **74**: 515–18.
41. **Beiner ME, Gotlieb WH, Davidson B** *et al.* Infertility treatment after conservative management of borderline ovarian tumors. *Cancer* 2001; **92**: 320–5.
42. **Attar E, Berkman S, Topuz S** *et al.* Evolutive peritoneal disease after conservative management and the use of infertility drugs in a patient with stage IIIC borderline micro-papillary serous carcinoma (MPSC) of the ovary: case report. *Hum Reprod* 2004; **19**: 1472–5.
43. **Fasouliotis SJ, Davis O, Schattman G** *et al.* Safety and efficacy of infertility treatment after conservative management of borderline ovarian tumors: a preliminary report. *Fertil Steril* 2004; **82**: 568–72.
44. **Marcickiewicz J** and **Brannstrom M.** Fertility preserving surgical treatment of borderline ovarian tumour: long-term consequence for fertility and recurrence. *Acta Obtet Gynecol Scand* 2006; **85**: 1496–500.
45. **Fortin A, Morice P, Thoury A** *et al.* Impact of infertility drugs after treatment of borderline ovarian tumors: results of a retrospective multicenter study. *Fertil Steril* 2007; **87**: 591–6.
46. **Park CW, Yang KM, Kim HO** *et al.* Outcomes of controlled ovarian hyperstimulation/in vitro fertilization for infertile patients with borderline ovarian tumor after conservative treatment. *J Korean Med Sci* 2007; **22** (Suppl.): S134–8.
47. **Gallot D, Pouly JL, Janny L** *et al.* Successful transfer of frozen–thawed embryos obtained immediatly before radical surgery for a stage IIIa serus borderline ovarian tumor: case report. *Hum Reprod* 2000; **15**: 2347–50.
48. **Lawal AH** and **Lynch CB.** Borderline ovarian cancer, bilateral surgical castration, chemotherapy and a normal delivery after ovum donation and in vitro fertilisation-embryo transfer. *Br J Obstet Gynaecol* 1996; **103**: 931–2.
49. **Navot D, Fox JH, Williams M** *et al.* The concept of uterine preservation with ovarian malignancies. *Obstet Gynecol* 1991; **78**: 566–8.
50. **Fain-Kahn V, Poirot C, Uzan C** *et al.* Feasibility of ovarian cryopreservation in borderline ovarian tumours. *Hum Reprod* 2009; **24**: 850–5.
51. **Zanetta G, Rota S, Lissoni A** *et al.* Ultrasound, physical examination, and CA 125 measurement for the detection of recurrence after conservative surgery for early borderline ovarian tumors. *Gynecol Oncol* 2001; **81**: 63–6.
52. **Zanetta G, Chiari S, Rota S** *et al.* Conservative surgery for stage I ovarian carcinoma in women of childbearing age. *Br J Obstet Gynaecol* 1997; **104**:

1030–5.

53. **Colombo N, Chiari S, Maggioni A** *et al.* Controversial issues in the management of early epithelial ovarian cancer: conservative surgery and role of adjuvant therapy. *Gynecol Oncol* 1994; **55**: S47–51.

54. **Schilder JM, Thompson AM, DePriest PD** *et al.* Outcome of reproductive age women with stage IA or IC invasive epithelial ovarian cancer treated with fertility-sparing therapy. *Gynecol Oncol* 2002; **87**: 1–7.

55. **Morice P, Leblanc E, Rey A** *et al.* GCCLCC and SFOG. Conservative treatment in epithelial ovarian cancer: results of a multicentre study of the GCCLCC (Groupe des Chirurgiens de Centre de Lutte Contre le Cancer) and SFOG (Société Francaise d'Oncologie Gynécologique). *Hum Reprod* 2005; **20**: 1379–85.

56. **Park JY, Kim DY, Suh DS** *et al.* Outcomes of fertility-sparing surgery for invasive epithelial ovarian cancer: oncologic safety and reproductive outcomes. *Gynecol Oncol* 2008; **110**: 345–53.

57. **Anchezar JP, Sardi J** and **Soderini A**. Long-term follow-up results of fertility sparing surgery in patients with epithelial ovarian cancer. *J Surg Oncol* 2009; **100**: 55–8.

58. **Di Saia PJ**. Conservative management of the patient with early gynecologic cancer. *CA Cancer J Clin* 1989; **39**: 135–54.

59. **Kajiyama H, Shibata K, Suzuki S** *et al.* Is there any possibility of fertility-sparing surgery in patients with clear-cell carcinoma of the ovary? *Gynecol Oncol* 2008; **111**: 523–6.

60. **Wright JD, Shah M, Mathew L** *et al.* Fertility preservation in young women with epithelial ovarian cancer. *Cancer* 2009; **115**(18): 4118–26.

61. **Schlaerth AC, Chi D, Poynor EA, Barakat R** and **Brown CL**. Long-term survival after fertility-sparing surgery for epithelial ovarian cancer. *Int J Gynecol Cancer* 2009; **19**(7): 1199–204.

62. **Marpeau O, Schilder J, Zafrani Y** *et al.* Prognosis of patients who relapse after fertility-sparing surgery in epithelial ovarian cancer. *Ann Surg Oncol* 2008; **15**: 478–83.

63. **Morice P, Joulie F, Camatte S** *et al.* Lymph node involvement in epithelial ovarian cancer: analysis of 276 pelvic and paraaortic lymphadenectomies and surgical implications. *J Am Coll Surg* 2003; **197**: 198–205.

64. **Munnell EW**. Is conservative therapy ever justified in stage I (IA) cancer of the ovary? *Am J Obstet Gynecol* 1969; **103**: 641–50.

65. **Benjamin I, Morgan MA** and **Rubin SC**. Occult bilateral involvement in stage I epithelial ovarian cancer. *Gynecol Oncol* 1999; **72**: 288–91.

66. **Peccatori F, Bonazzi C, Chiari S** *et al.* Surgical management of malignant ovarian germ-cell tumors: 10 years' experience of 129 patients. *Obstet Gynecol* 1995; **86**: 367–72.

67. **Mitchell PL, Al-Nasiri N, A'Hern R** *et al.* Treatment of nondysgerminomatous ovarian germ cell tumors: an analysis of 69 cases. *Cancer* 1999; **85**: 2232–44.

68. **Brewer M, Gershenson DM, Herzog CE** *et al.* Outcome and reproductive function after chemotherapy for ovarian dysgerminoma. *J Clin Oncol* 1999; **17**: 2670–5.

69. **Tewari K, Cappuccini F, Disaia PJ** *et al.* Malignant germ cell tumors of the ovary. *Obstet Gynecol* 2000; **95**: 128–33.

70. **Low JJ, Perrin LC, Crandon AJ** *et al.* Conservative surgery to preserve ovarian function in patients with malignant ovarian germ cell tumors. A review of 74 cases. *Cancer* 2000; **89**: 391–8.

71. **Zanetta G, Bonazzi C, Cantù M** *et al.* Survival and reproductive function after treatment of malignant germ cell ovarian tumors. *J Clin Oncol* 2001; **19**: 1015–20.

72. **Tangir J, Zelterman D, Ma W** *et al.* Reproductive function after conservative surgery and chemotherapy for malignant germ cell tumors of the ovary. *Obstet Gynecol* 2003; **101**: 251–7.

73. **Zanagnolo V, Sartori E, Galleri G** *et al.* Clinical review of 55 cases of malignant ovarian germ cell tumors. *Eur J Gynaecol Oncol* 2004; **25**: 315–20.

74. **Boran N, Tulunay G, Caliskan E** *et al.* Pregnancy outcomes and menstrual function after fertility sparing surgery for pure ovarian dysgerminomas. *Arch Gynecol Obstet* 2005; **271**: 104–8.

75. **Ayhan A, Celik H, Taskiran C** *et al.* Oncologic and reproductive outcome after fertility-saving surgery in ovarian cancer. *Eur J Gynaecol Oncol* 2003; **24**: 223–32.

76. **Kang H, Kim TJ, Kim WY** *et al.* Outcome and reproductive function after cumulative high-dose combination chemotherapy with bleomycin, etoposide and cisplatin (BEP) for patients with ovarian endodermal sinus tumor. *Gynecol Oncol* 2008; **111**: 106–10.

77. **de La Motte Rouge T, Pautier P, Duvillard P** *et al.* Survival and reproductive function of 52 women treated with surgery and bleomycin, etoposide, cisplatin (BEP) chemotherapy for ovarian yolk sac tumor. *Ann Oncol* 2008; **19**: 1435–41.

78. **Zhang M, Cheung MK, Shin JY** *et al.* Prognostic factors responsible for survival in sex cord stromal tumors of the ovary-an analysis of 376 women. *Gynecol Oncol* 2007; **104**: 396–400.

79. **Schumer ST** and **Cannistra SA**. Granulosa cell tumor of the ovary. *J Clin Oncol* 2003; **21** 1180–9.

第 22 章 胚胎冷冻：生育力保存策略

Pedro N. Barri，Anna Veiga，Montserrat Boada and Miquel Solé 著

冯宗浩 译 尚鹊 审校

概述

最近几十年，癌症存活率显著增加，然而，相应的疗法也有缺点，必须要告知患者（或未成年患者的父母）肿瘤治疗的远期副作用和为保存患者的生育力可以做的选择。明确列举出肿瘤治疗引起的进行性卵巢功能衰竭或无精子症等相关风险很重要。这些风险取决于患者的年龄及化疗的方案、剂量和持续时间，以及放疗的范围、剂量和持续时间。

策略必须针对不同病例个性化制订，这将根据：

- 患者的年龄
- 癌症的类型和阶段
- 要实行的治疗计划
- 可预见的长期影响
- 推迟开始治疗时间的可能性或不可能性
- 患者是否有配偶
- 肿瘤的生物学特性和潜在的卵巢转移

如果可以进行卵巢刺激，胚胎冷冻保存是迄今为止成功机会最大的方法。但这仅仅是在有配偶或者接受精子捐赠的情况下才有可能。尽管目前的数据表明，在某些癌症中，卵巢刺激周期不会增加复发风险，但明确这些患者接受何种卵巢刺激方案最为安全仍然非常重要。

自从通过人类胚胎冻存技术第一次成功受孕以来[1]，胚胎冷冻的效率和安全性有了很大的改善，特别是受精卵、卵裂期胚胎和胚泡的成功冷冻，并且，在这些阶段的胚胎解冻和移植后常规可以受孕。即使冻胚解冻移植后四个原始细胞中只有一个成活，我们也首次获得了成功妊娠[2]。

胚胎冷冻的结局

胚胎冷冻是有很大成功概率的方法。但是，这项技术只能在已婚或者夫妻双方接受赠精的情况下使用。

300 万通过体外受精（in vitro fertilization，IVF）受孕生产的婴儿中，有 15%～20%所用的移植胚胎是之前的冻胚。这 500 000 名左右的婴儿构成的巨大数量证明了胚胎冷冻技术的效率和安全性[3-4]。

但是，胚胎冷冻影响胚胎着床潜能，比新鲜胚胎植入率低。在慢速冷冻和玻璃化冷冻之间选择合适的冷冻方式很重要，选择胚胎的哪一个阶段进行冷冻也非常重要。受精卵通常在 2PN 期、卵裂期胚胎或胚泡冷冻，解冻存活率和受孕率更高[5]。

表 22.1　Universitari Dexeus 研究所冻胚项目（1987—2004）

周期	20 318 个解冻胚胎			受孕/移植	分娩婴儿
	移植	解冻	成活		
6715	5354	20.318	66%	22.5%	807

表 22.1　Universitari Dexeus 研究所冻胚项目（1987—2004）

冷冻时间	受孕/移植	
5～7 年	16/44	36.4%
7～9 年	5/16	31.3%
≥9 年	5/8	62.5%
总计		
≤5 年	**853/2479**	**33.68%**
>5 年[a]	**26/68**	**38.2%**

[a] 一名婴儿为胚胎冷冻 10 年后移植受孕分娩，一名为冷冻 14 年后移植受孕分娩

在西班牙 Universitari Dexeus 研究所，只在肿瘤患者要求保留生育能力的情况下或者赠卵者跟受卵者周期不同步时使用冷冻受精卵。2002—2007 年冷冻受精卵的研究结果分析表明，复苏率为 86.6%，移植后妊娠率为 41.1%。通过过夜培养确认胚胎已经启动初始分裂以证实解冻后胚胎的发育能力是重要步骤。卵裂期胚胎解冻后复苏率为 70%，甚至更低。在解冻后 4 h 通过胚泡扩张评估胚胎的发育能力，发现胚泡也有相似的复苏率[5-9]。

根据作者的经验，1987—2004 年期间进行的冻胚项目共解冻胚胎 20318 枚，总体复苏率为 68%。共有 5354 例胚胎移植，有 807 例成功分娩，冻胚移植者的分娩率达到 22.6%（表 22.1）。当这种技术应用到肿瘤患者时，要考虑的一个重要方面是根据冻胚的时间去分析相应的结果。相应数据表明，5 年内或者 5 年后冷冻胚胎移植与妊娠率不相关，时间变量没有造成差异（表 22.2）。

最近玻璃化冷冻卵母细胞和胚胎冷冻得到了发展。目前为止的结果表明，玻璃化冷冻的解冻存活率和生长至胚泡阶段的概率都有所升高[10-11]。种植率和临床妊娠率都在正常范围内。就安全性而言，新生儿结局的研究结果显示，玻璃化冷冻后的胚胎与新鲜胚胎相比，新生儿先天畸形率没有增加[3,12-13]。

另外一个要考虑的问题是，这些病例中万一患者死亡，需分析患者倾向于选择的胚胎处理方案。在西班牙法律中，允许患者匿名向其他夫妇捐赠胚胎、捐赠胚胎用于研究或者破坏胚胎。作者认为，在能够改变其决定的不利的外界因素出现之前，在向患者解释了所有可能性之后，应尊重患者的自由选择权[14-15]。

肿瘤患者刺激卵巢进行体外受精和胚胎冷冻保存

在肿瘤患者中经常出现两个特殊问题：短时间内刺激排卵和保持低雌激素水平的必要性。在化疗之前就刺激排卵是非常重要的，化疗后再进行体外受精治疗往往结局不良[16]。

这些病例可以通过芳香酶抑制剂结合促性腺激素来刺激排卵。他莫昔芬是首先用于此方向的药物，但是很快，来曲唑因为更加安全有效取代了他莫昔芬[17]。来曲唑是第三代强力的芳香酶抑制剂，半衰期为 48 h，可以显著抑制雌激素水平。近期的数据表明，为肿瘤患者刺激排卵，来曲唑比他莫昔芬更加有效[18]。

在促性腺激素方面，应用重组卵泡刺激素（FSH）应对黄体生成素（LH）的缺

乏，以限制刺激排卵过程中的雌激素水平似乎更加有效。为了防止早期黄体化或过早排卵，将这些药物与促性腺激素释放激素（GnRH）拮抗剂类似物相结合是根本方法，这样才能在月经周期的任何时候进行促排卵。

现在有证据表明，进行卵巢刺激完成一个周期 IVF，并冷冻所获胚胎的肿瘤患者，同不接受此方案的肿瘤患者的生存率没有差别[17]。

如果肿瘤学专家能够同意推迟 2～3 周开始治疗，就可以在任何时间应用 GnRH 拮抗剂，当血浆雌二醇浓度低于 50 pg/ml 时开始刺激卵巢。来曲唑 5 mg/d，应用 5 天，同时使用重组 FSH 150 IU 治疗。应用 GnRH 激动剂后才会出现排卵，卵泡穿刺后继续应用来曲唑或拮抗剂治疗。

肿瘤患者冷冻胚胎移植后的结局

第一例采用胚胎冷冻的肿瘤患者是在 10 余年前，此病例是在乳腺癌化疗之前应用自然周期 IVF，将胚胎冷冻[19]。但是，几年以后才有冷冻胚胎受孕成功的相关报道，冷冻的胚胎来自诊断子宫内膜癌ⅡB 期的患者，后来代孕母亲成功受孕[20]。

最近有许多肿瘤患者在化疗之前选择冷冻胚胎，之后成功受孕的报道[14-18]。作者有一例在胚胎冷冻 4 年之后成功受孕，并分娩一健康男婴的患者。该患者患有双侧交界性卵巢癌，她发现肿瘤后先通过 IVF 技术冷冻了 4 个胚胎，之后接受了卵巢癌的保守手术，3 年后解冻冷冻胚胎，移植存活胚胎，得到临床妊娠，最终分娩健康男婴。卵母细胞的玻璃化冷冻改善了结局，这意味着肿瘤患者可以选择这一方案，并且这种方法已经有成功分娩的病例报道[21]。

应用胚胎冷冻技术保存肿瘤患者生育能力的过程中，了解患者夫妇对未使用的胚胎的处置意见是非常重要的。在死亡或其他不可预见的情况下，通常供患者夫妇选择的处置方法包括：破坏胚胎，捐赠胚胎用于研究；匿名捐赠给其他不孕不育夫妇或患者死后由在世的配偶决定。肿瘤患者夫妇与接受 IVF 的普通患者夫妇做出了相似的选择，捐赠胚胎用于研究或者捐赠给其他不孕不育夫妇，但是多数会拒绝破坏胚胎，他们做出这种选择的比例比普通 IVF 夫妇更低[14]。

结论

到目前为止，胚胎冷冻技术是肿瘤患者在接受化疗和（或）放疗前保留生育功能的临床上唯一可以接受的方法。胚胎解冻后的受孕率取决于可获得的胚胎数量及其质量，每移植周期的受孕率接近 30%，尚可接受。

但是，这一方法也有缺点，例如：

（a）不适用于青春期女性；

（b）卵巢刺激对某些患者来说可能是禁忌，取卵和 IVF 可能会延误肿瘤的早期治疗，因此在某些病例中不能实施；

（c）需要一名男性的精子或者赠精；

（d）宗教或者道德方面的障碍。

参考文献

1. **Trounson A** and **Mohr L**. Human pregnancy following cryopreservation, thawing and transfer of an eight-cell embryo. *Nature* 1983; **305**(5936): 707–9.
2. **Veiga A, Calderón G, Barri PN** and **Coroleu B**. Pregnancy after the replacement of a frozen–thawed embryo with less than 50% intact blastomeres. *Hum Reprod* 1987; **2**(4): 321–3.
3. **Wenherholm UB, Södertrom Anttila V** *et al.* Children born after cryopreservation of embryos or oocytes: a systematic review of outcome data. *Hum Reprod* **18**(6): 815–20.
4. **Jeruss JS** and **Woodruff TK**. Preservation of fertility in patients with cancer. *N Engl J Med* 2009; **360**: 902–11.
5. **Moragianni V A, Cohen J, Smith SE.** *et al.* (Outcomes of day-1, day-3, and blastocyst cryopreserved embryo

transfers. *Fertil Steril* 2008; **90** (Suppl.): S290–1.

6. **Magli MC, Gianaroli L, Grieco N** *et al.* Cryopreservation of biopsied embryos at the blastocyst stage. *Hum Reprod* 2006; **21**: 2656–60.
7. **Salumets A, Suikkari AM, Mäkinen S** *et al.* Frozen embryo transfers: implications of clinical and embryological factors on the pregnancy outcome. *Hum Reprod* 2006; **21**(9): 2368–74.
8. **Edgar DH, Archer J, McBain J** and **Bourne H.** Embryonic factors affecting outcome from single cryopreserved embryo transfer. *Reprod Biomed Online* 2007; **14**(6): 718–23.
9. **Parriego M, Solé M, Aurell R, Barri PN** and **Veiga A.** Birth after transfer of frozen–thawed vitrified biopsied blastocysts. *J Assist Reprod Genet* 2007; **24**(4): 147–9.
10. **Balaban B, Urman B, Ata B** *et al.* A randomized controlled study of human day 3 embryo cryopreservation by slow freezing or vitrification: vitrification is associated with higher survival, metabolism and blastocyst formation. *Human Reprod* 2008; **23**(9): 1976–82.
11. **Loutradi KE, Kolibianakis EM, Venetis CA** *et al.* Cryopreservation of human embryos by vitrification or slow freezing: a systematic review and meta-analysis. *Fertil Steril* 2008; **90**(1): 186–93.
12. **Takahashi K, Mukaida T, Goto T** and **Oka C.** Perinatal outcome of blastocyst transfer with vitrification using Cryoloop: a 4 year follow-up study. *Fertil Steril* 2005; **84**: 88–92.
13. **Rama Raju GA, Prakash GY, Krishna KM** and **Madam K.** Neonatal outcome after vitrified day 3 embryo transfers: a preliminary study. *Fertil Steril* 2009; **92**: 143–8.
14. **Klock SC, Zhang JX** and **Kazer RR.** Fertility preservation for female cancer patients: early clinical experience. *Fertil Steril* 2010; **94**: 149–55.
15. **Luna M, Boada M, Aran B** *et al.* Couples' opinions regarding the fate of surplus frozen embryos. *Reprod Biomed Online* 2009; **19** (Suppl. 2): 11–15.
16. **Dolmans M Demylle D, Martínez-Madrid B** and **Donnez J.** Efficacy of in vitro fertilization after chemotherapy. *Fertil Steril* 2005; **83**: 897–901.
17. **Oktay K.** Further evidence on the safety and success of ovarian stimulation with letrozole and tamoxifen in breast cancer patients undergoing in vitro fertilization to cryopreserve their embryos for fertility preservation. *J Clin Oncol* 2005; **23**: 3858–9.
18. **Oktay K** and **Sönmezer M.** Fertility preservation in gynecological cancers. *Curr Opin Oncol* 2007; **19**: 506–11.
19. **Brown JP, Moden E, Obasaju M.** and **Ying YK.** Natural cycle in vitro fertilization with embryo cryopreservation prior to chemotherapy for carcinoma of the breast. *Hum Reprod* 1996; **11**:197–9.
20. **Juretzka MJ, O'Hanlan KA, Katz SL, El-Danasouri I** and **Westphal LM.** Embryo cryopreservation after diagnosis of stage IIB endometrial cancer and subsequent pregnancy in a gestational carrier. *Fertil Steril* 2005; **83**: 1041–5.
21. **Yang D, Brown SE, Nguyen K** *et al.* Live birth after the transfer of human embryos developed from cryopreserved oocytes harvested before cancer treatment. *Fertil Steril* 2007; **87**(6): 1469 e1–4.

第六部分

女性生育力保存策略：辅助生育技术

第 23 章　卵母细胞的冷冻保存——慢速冷冻

Andrea Borini and Veronica Bianchi　著
张凯　译　尚䴖　审校

体外受精（IVF）技术在过去 20 年已经取得了显著改进，尤其是在配子的冷冻保存方面。多种因素推动了这一领域的研究，包括法律（在意大利）和对特定应用（如捐赠卵子）进行优化的需要。此外，对于那些因卵巢功能早衰或侵入性治疗［如化疗和（或）放疗］引起生育力丧失风险的患者来说，冷冻卵子成为保存生育力潜能的一个重要需求。在某些情况下，卵巢的冷冻保存可以成为卵子冷冻的一种有效替代。对于那些因个人或职业原因而选择推迟生育的女性来说，储存卵母细胞以备将来之用也是一个重要的考虑因素。

冷冻卵子在常规 IVF 过程中，是优化卵子捐赠、允许供者和受者周期不同步、检疫样品性传播疾病的重要工具。卵子冷冻保存的另一个重要的好处在于可以避免离婚时出现冻存胚胎相关的法律地位和所有权等潜在问题。

化学和物理方面

虽然 20 多年前就报道了第一例来自冻存卵母细胞的活产胎儿[1]，但是辅助生育技术中冻卵的成功率低于冻胚和胚泡的成功率。技术上讲，只能选择慢速冷冻方案来冻卵已经长达 10 年之久，直到最近 5 年通过玻璃化冷冻技术的发展，才找到了原始方法的替代方法。

任何新改进的方案都应该考虑到卵母细胞的生化和物理特性。细胞存活率与细胞膜的组分和渗透特性、细胞的表面积体积比以及膜两侧的渗透压差等密切相关[2-3]。除此之外，相比其他细胞，卵母细胞的胞质中水的比例高，在冷冻过程中，水转化成冰阶段的冰晶形成对细胞造成的损伤是最初要解决的问题。通过在冷冻之前和（或）冷冻过程中对卵母细胞进行脱水可以减少冰晶的形成，并改善临床结局。因此，低温生物学对冷冻保护剂（CPAs）物理和化学特性的研究分析对这一领域的发展已做出了很重要的贡献。Arrhenius 等开展的第一次基础性研究发现温度、活化能和化学反应的速度间有重要联系，由于生物反应速度的降低，在非常低的温度下进行长期保存是可能的[4]。

后来，Mazur 等制订了一系列方案，目的是为解释冷冻过程对细胞造成的多方面损伤[5-6]。首先，考虑到渗透性和胞内渗透压，研究分析细胞膜的特性很重要。接下来，需要依据冷冻速度、降低的温度、冰晶形成过程中蒸气压和溶液浓度的改变来检测冷冻阶段这些参数是如何变化的。Mazur 从这些观测数据中发现低的冷冻速度可以保持细胞膜两侧的渗透平衡，但细胞周围的高渗环境可能会对细胞膜的蛋白质结构造成不可逆的损伤；相反，高的冷冻速度限制了这一情况的发生，但也阻止了细胞内所有水的排出，最终导致冰晶形成和细胞死亡。之前已经介绍过 CPAs 可以一定程度地解决这个问题，事实上，CPAs 的一个作用就是保护生物材料免遭冷冻保存过程中冰晶和高浓度溶液引起的冷冻损伤[7-8]。

自从 Polge 等发现甘油可以作为一种精子冷冻保存的渗透性冷冻保护剂和随后的发现以及二甲基亚砜（DMSO）开始使用以后，人们对许多细胞和组织进行了冷冻，但是冻存流程大部分是理论上的[9-10]。

所有冷冻方法发展至今都依赖于摩尔浓度的一种或多种 CPAs 的存在。

通常冷冻保护剂可能会分为两种：

（a）渗透剂，如甘油、DMSO、乙二醇和 1,2-丙二醇（PROH）。其都有相似的化学特征，如分子量相对较小，能以比水更低的渗透性渗透到脂质双分子层。

（b）非渗透剂，由于其大小或极性留在细胞外溶液中，包括糖类和蔗糖、聚蔗糖以及棉子糖等大分子，还有蛋白质和脂蛋白类。

冷冻保护剂可以减少溶液中高浓度的其他复合物的毒性效应[11]，其保护效应与它们形成氢键，随后与水进行相互作用并获得高水溶解性的亲水能力有关。

对于甘油和 PROH，氢键是在羟基基团中的氢和水中的氢之间形成。伴随着热量的释放，DMSO 分子中的氧与水中的质子结合。在慢速冷冻过程中，当细胞严重脱水并处于高浓度的盐水中时，冷冻保护剂可以减轻高盐环境对细胞造成的损伤。

然而，在冷冻/解冻的过程中，CPAs 对细胞有强烈的渗透效应。当卵母细胞暴露于渗透剂中时，首先经过全面脱水和缩水，接着当冷冻保护剂代替细胞内的水进入细胞后又恢复到原来的体积。这一过程引起的双跨膜通量（水退出细胞而 CPAs 进入）会对细胞内溶液浓度和细胞体积都造成影响。缩水和膨胀的程度因作用于细胞膜上的渗透压力会引起细胞损伤，甚至死亡。为减轻过度膨胀带来的压力，可以在 CPA 混合物中加入非渗透性分子，糖最常使用，在冷冻方案中也使用海藻糖和胆碱[12-14]。

通常，在最广泛采用的慢速冷冻方案中，渗透性冷冻保护剂的浓度大约为 1.5 mol/L（主要是 PROH 或 DMSO），非渗透性冷冻保护剂的浓度为 0.1～0.3 mol/L（通常是蔗糖）。

细胞体积改变的动力学分析对改进冷冻方案的评估很重要。冷冻保护剂的加入因细胞体积的改变和化学毒性会引起细胞损伤；细胞在冷冻保护剂中的最佳暴露应该是避免化学毒性的同时最大限度地降低渗透压力，并允许充分的渗透和脱水以避免冷冻损伤。

几位研究者对上述问题的探讨持不同观点：Yang 等尝试去提高冷冻保护剂的暴露温度以加快脱水速度[15]。

Quintans 等对渗透性冷冻保护剂（permeating cryoprotectant，PROH）采取一种阶梯式的添加方式以减低体积排阻[16]。同时 Boldt 等试图使用一种缺钠的冷冻剂，并结合低的暴露温度来改善解冻后的复苏[17]。

然而，在这些研究中没有测量细胞对这些变化的实际反应。为了解决这一问题，Paynter 等设法通过评估一些因素来改善冷冻保护技术，这些因素涉及卵母细胞和冷冻保护剂的相互作用及降低的温度[18]。研究者通过在渗透性冷冻保护剂 PROH 的两级浓度中（0.75 mol/L 和 1.5 mol/L PROH）监测卵母细胞 10 min 来测量其渗透反应。接下来测量了卵母细胞对 1.5 mol/L PROH 和 0.2 mol/L 或 0.3 mol/L 蔗糖的渗透反应。研究者们发现当卵母细胞初次暴露于冷冻保护剂（0.75 mol/L PROH），同时水脱离细胞时，卵母细胞缩水，然后当水和冷冻保护剂进入时，卵母细胞逐渐再膨胀。卵母细胞整个体积平衡过程大约需要 10 min 来完成。

当卵母细胞第二次暴露于高一级浓度的冷冻保护剂（1.5 mol/L PORH）中时，经历了同样的缩水和再膨胀阶段，而在最后一组暴露实验（1.5 mol/L PROH 外加蔗糖），缩水速度加快，冷冻前细胞体积明显缩小，这样可以避免冰晶的形成。

这篇文章针对的是收缩和再膨胀时间框架的重要概念，认为卵母细胞在暴露于 PROH 后能够再恢复。

对卵母细胞生存同样重要的考虑因素涉及渗透性冷冻保护剂的去除。当含有冷冻保护剂的细胞位于低浓度的冷冻保护剂溶液中时，水以更快的速度进入细胞内稀释冷冻保护剂，而不是冷冻保护剂离开细胞，因此会导致膨胀和潜在的破裂危险。可以通过在一系列的浓度降低梯度下控制冷冻保护剂的去除来解决这一问题。

这种方法并不能避免细胞的膨胀，但可以相应减轻膨胀的程度，用控制的方式逐步去除 CPA 和重新补水来达到期望的结果。在细胞重新获得正常水量以后，将其从一种溶液转移到下一种溶液。

将冷冻保护剂从细胞去除的另一种方法是使用蔗糖这样的高浓度非渗透性分子。这种细胞外的高浓度可用于平衡细胞内高浓度的冷冻保护剂，因为其降低了细胞内外间的渗透压。卵母细胞皱缩表明冷冻保护剂和水都离开了细胞，导致细胞体积减小。使用高浓度蔗糖可进行一步解冻方案，它比多步稀释程序更简单，速度更快。

形态变量

卵母细胞除了要在冷冻保存/解冻过程中存活下来之外，还需要保持受精能力和在体外发育到适当的胚胎阶段并不伴有任何结构性改变的能力。

已经得到广泛证实，低温和冷冻保存过程常可能引起细胞结构的严重损伤，这主要由于中期Ⅱ（MⅡ）卵母细胞的特有特征导致。在这一成熟的中期阶段，染色体整齐排列在赤道板上，与纺锤体紧密相关。这是一个在成熟的中期阶段能够引导染色体正确分离并终止于第二极体排出的精细结构。纺锤体是一个由微管构成的高动力双极型结构，在特定情况下可以分解和重组。它们是由 α 和 β 微管蛋白构成的二聚体，在微管组织中心（microtubule organizing center，MTOC）较分散，在与两端的着丝粒连接处较紧密。纺锤体有一个典型的桶状结构，染色体悬于其中。

老年妇女纺锤体异常频发与染色体的排列和微管结构都有关，研究发现，遗传异常的增加通常与卵子的结构质量差有关[19]。这项研究的对象为自然周期的女性，因此避免了卵巢刺激或卵母细胞体外衰老的影响。

与纺锤体损伤相关的另一因素是温度，几项使用小鼠模型的研究发现低温会引起微管蛋白二聚体的解聚和纺锤体暂时或永久的丧失[20-21]。

将小鼠卵母细胞在 25℃、18℃或 4℃环境中培育会引起微管蛋白分解，同时单体微管蛋白增多，但在 37℃环境中培育 1 h，纺锤体会出现明显重组[22]。

相反，人的纺锤体结构对温度波动更敏感，重组率受限。如果温度从 37℃降到 27℃，纺锤体会在 5 min 内发生解聚，只有在这种状况下不超过 20 min，纺锤体才可能再聚合[22-23]。

在冷冻保存的过程中，卵母细胞经受了更严重的状况，由于长时间暴露于低温环境引起纺锤体的改变和染色体分离错误的潜在增加，最终导致非整倍体比例增加，甚至受精失败。但同时也发现，如果冷冻保护剂的浓度和暴露时间适当的话，会对纺锤体结构保护起到关键作用[11]。

一些研究者报告冷冻过程改变了纺锤体的组织结构[24]，而另一些研究者则没有发现冷冻后纺锤体出现明显损伤[25-26]。对染色体 13、18、21、X 和 Y 进行细胞遗传学分析，没有发现来源于新鲜或冷冻-解冻卵母细胞的胚胎的非整倍体比例增加或染色体分散（分别为 28% 和 26%）[27]。

为深入探讨，目前已经开始实施几项关于解冻后纺锤体恢复的研究，采用两种方法：纺锤体成像系统（Polscope®）和共聚焦免疫组化染色显微镜。不容置疑，后者可以提供有关纺锤体结构的最详细数据，但不幸的是，这种方法需要一个会导致卵母细胞活力丧失的固定步骤。Polscope®已经作为一种替代方法开始使用。它是一个光学显微镜系统，可以通过偏振光观察高度有序的亚细胞结构，如纺锤体[28-29]。已有研究显示，微管决定纺锤体的双折射，并且纺锤体阻滞与微管密度相关[30]。Polscope®可以做到纺锤体和透明带内层的可视化，而且可以通过测量纺锤体的阻滞对卵母细胞中微管数量进行粗略评估，对日常应用非常重要。

与免疫染色或其他显微镜方法相比，Polscope®具有非侵入性，能够保存卵母细胞的活力，同时还允许一段时间内反复观察[31]。文献普遍认为，纺锤体与 IVF 的受精率[32-34]或胚胎发育潜力[35]存在相关性。采用不同冷冻保存方案对人卵母细胞进行冷冻保存后，纺锤体的恢复也可以用 Polscope®来评估。

Rienzi 等采用 1.5 mol/L PROH 加 0.1 mol/L 蔗糖的慢速冷冻方案发现，刚解冻的卵母细胞纺锤体恢复率为 37%[36]。接下来，纺锤体在所有卵子中消失，只在 37℃培育 3 h 后存活的卵母细胞中重新出现。Bianchi 等也发表了相似的数据结果，他们采用一种含有更高浓度蔗糖（0.3 mol/L）的类似冷冻方案[37]，刚解冻的卵母细胞中仅 22.9% 显示弱双折射信号，同时只有 1.2%显示高双折射信号。解冻后 3 h，卵母细胞中显示弱强度或高强度信号的比例分别为 49.4%和 18.1%。最后，解冻后培育 5 h，卵母细胞中显示弱双折射信号的比例为 51.8%，而显示高信号的比例为 24.1%。培育 3 h 后，信号恢复比例的增加具有统计学差异（$P<0.001$）。通过采用共聚焦显微镜在解冻后即刻、1 h、2 h 和 3 h 比较冷冻后解冻卵母细胞和对照组非冷冻卵母细胞，上述数据得到部分证实[38]。对照组所有的卵母细胞（100%）显示两极收缩明显的双极纺锤体，卵母细胞冷冻保存后，刚解冻时具有双极纺锤体的卵母细胞明显减少（T0，59.1%双极）；培育 1 h（T1）后，85.7%的卵母细胞重获双极纺锤体；解冻后培育 2 h（T2）及 3 h（T3）后，分别有 73.7%和 72.7%的卵母细胞显示双极纺锤体。此外，T2 时高龄组患者（>36 岁）卵母细胞的染色体整齐排列在赤道板上的比例（11.1%）明显低于年轻组患者（<35 岁），年轻组患者 70.0%的卵母细胞显示正常排列（$P<0.05$）。T3 时也表现出相似的趋势，年轻组患者卵母细胞整齐排列者占 60.0%，高龄组仅为 41.7%。

在基于不同浓度的 PROH 和蔗糖（0.1 mol/L 和 0.3 mol/L）冷冻保护剂进行卵母细胞冷冻方面，应用共聚焦显微镜获得了更多的研究数据[40]。高浓度的蔗糖可以明显提高卵母细胞存活率，但也可能导致卵母细胞渗透压升高[18]和随后的纺锤体损伤。共聚焦显微镜对新鲜和冷冻-解冻卵母细胞的研究分析更好地阐明了这一假设。研究发现未冷冻组的 104 个卵母细胞中有 76 个（73.1%）显示正常的双极纺锤体并且染色体整齐排列在赤道板上。61 个卵母细胞使用低浓度的蔗糖冷冻保护剂冷冻保存后，纺锤体和染色质结构明显受影响（50.8%），而使用 0.3 mol/L 蔗糖冷冻 152 个卵母细胞时，这些指标未发生改变（69.7%）。从这些数据可能得到这样的结论：冷冻保存过程会导致卵母细胞的损伤，但使用高浓度蔗糖后损伤程度相对可以接受。由于使用 0.3 mol/L 蔗糖方案时会引起较强的脱水，限制细胞内水的含量，抑制冰晶的形成，因此，纺锤体得到了较好的保护。这一结论也得到了同样使用这些方案的临床数据的支持[41-43]。此外，通过比较渗透性冷冻保护剂 PROH 和乙二醇（ethylene glycol，EG）对纺锤体超微结构进行研究。采用 EG 或 PROH 冷冻的卵母细胞纺锤体结构正常的比例低于新鲜卵母细胞（分别为 53.8%、50.9%和 66.7%，$P<0.05$）[44]。

除了纺锤体，冷冻解冻过程也必须保护其他的亚细胞结构。透明带是由糖蛋白组成的多层结构，它在正常受精过程起根本性作用。精子可以结合到透明带的特定位置，然后皮层颗粒释放，最后通过糖蛋白的失活阻止其他精子进入[45]。在冷冻-解冻过程中，透明带结构遭到损伤，因而导致了解冻后卵母细胞的受精潜力受损。在鼠卵母细胞中首次描述的“透明带硬化”显示解冻后的卵母细胞受精率显著降低。

正常情况下，精子进入卵子后会引起细胞内钙离子浓度的短暂升高[46]，进而引起皮层颗粒释放，精子与糖蛋白的结合失活。这一过程可能与冷冻保存方案中渗透性冷冻保护剂的使用有关，后者会引起皮层颗粒过早释放和细胞内钙离子浓度的波动[47]。冷冻保护剂的进入可能会伴随有钙离子的流入，从而引起细胞内钙离子浓度的增加[48]。而且，已经得到证实，DMSO 和 PROH 也可以引起精子结合蛋白质 ZP2 的水解变性。在冷冻剂中加入牛血清即使不阻止皮层颗粒释放，也会减轻透明带硬化和 ZP2 的失活。胎球蛋白可与颗粒层释放的酶（其导致透明带硬化）相互竞争[49]。因为单精子卵细胞质内注射（ICSI）的应用可以避开透明带硬化的相关问题，故关于解冻后进行传统 IVF 的人卵母细胞受精率的研究有限。关于皮层颗粒消失的研究很多，1988 年，Sathananthan 等发现颗粒层细胞数量减少[50]，近年来通过电子显微镜已经得到证实[44,51-52]。Ghetler 等通过共聚焦显微镜或透射电子显微术（transmission electron microscopy，TEM）对皮层颗粒的胞吐作用进行了研究分析[52]。冷冻保存后，成熟卵母细胞增强的荧光标记表明了皮层颗粒的释放。通过 TEM 发现冷冻-解冻后 MⅡ 卵母细胞皮层颗粒的数量明显减少，进一步证实了这一结果。他们证实 PROH 冷冻方案会使人卵母细胞皮层颗粒产生广泛的胞吐作用。后来 Nottola 等的研究结果也证实了上述结论，他们发现即使采用的是慢速冷冻方案，某些冷冻-解冻样本皮层颗粒的数量和密度看上去也异常减少[51]。这些异常特征常与丝状纹理的密度增加（与透明带硬化发生相关）有关。使用 EG 和蔗糖冷冻保护剂方案进行研究的学者也得到相同的结果[44]。正如前所述，MⅡ 卵母细胞具有一个复杂的亚细胞结构，包括纺锤体、皮层颗粒和其他特征［如线粒体和滑面内质网（SER)］。解冻后卵母细胞的存活率主要与卵子的形态表型相关，因此最初的研究并没有考虑这些超微结构。后来，几位研究者关注了与亚细胞结构损伤相关的可能结果。Nottola 等研究分析了新鲜卵母细胞和使用 PROH 及蔗糖（0.1 mol/L 或 0.3 mol/L）作为冷冻保护剂的慢速冷冻方法进行冷冻-解冻的卵母细胞[51]，使用电子显微镜对处理后的卵母细胞进行观察。所有卵母细胞都具有相同性质的胞质成分、完整的透明带以及丰富和均匀分散的细胞器（主要是线粒体-滑面内质网聚合物和线粒体-囊泡复合体），但在一些冷冻-解冻的卵母细胞的卵质中发现了一定量的微空泡，在用高浓度蔗糖处理后的卵母细胞中尤其如此。Gualtieri 等发表了另一项较为有趣的新鲜卵子和冷冻-解冻的卵子（PROH 加 0.3 mol/L 蔗糖）的比较研究[53]，发现新鲜卵母细胞的线粒体是具有短嵴的规则形态，而冷冻-解冻组中大部分卵母细胞(72%)的线粒体变异，并且在一些情况下是伴有基质电子浓度的降低或细胞内外膜破裂的高度碎片化的线粒体。同时，这些卵母细胞线粒体的损伤与 SER 的膨胀相关。

慢速冷冻方案和结局

正如名称所指，这种冷冻方案是以慢速降低温度为特征。冷冻速度对充分和逐步的脱水至关重要，因此已经使用了若干个数学模型来确定适用于卵母细胞的最优曲线，以使细胞内冰晶形成的潜力降到最小。

全球范围内对卵母细胞慢速冷冻保存方案的应用如同冷冻胚胎一样，基于慢速冷冻-快速解冻程序。冷冻保护剂应用最多的是 PROH 和蔗糖，渗透性和非渗透性保护剂的混合使用在卵母细胞的稳定性方面有更好的效果。卵母细胞在补充 20%蛋白质的 1.5 mol/L PROH 溶液中保存 10 min 后会达到平衡相位。在此期间，PROH 进入卵母细胞的同时把水排出细胞。第二步是在 1.5 mol/L PROH 溶液中加入可变浓度的蔗糖（按照不同的方案）和 20%蛋白质，暴露 5 min，卵母细胞按比例脱水至溶液中蔗糖的含量。接下来把卵母细胞装载到麦管中并放入一台自动 Kryo 10 系列生物立式冷柜中(Planer Kryo GB)。冷冻液以 2℃/min 的速度从 20℃冷冻至−7℃。麦管中人工培养的卵母细胞保存在约−7℃的环境中 10 min，从而均匀冰冻。之后以 0.3℃/min 的速度降至−30℃，紧接着以 50℃/min 的速度快速降至−150℃，然后直接把麦管放入−196℃的液氮中保存。

解冻包括快速重复加热（空气中 30 s，然后 30℃的温水中水浴 40 s)，紧接着分步稀释冷冻保护剂。首先分别在 1 mol/L 和 0.5 mol/L 含糖（取决于冷冻时所用糖的浓度）的 PROH 溶液中分别保存 5 min，然后在糖溶液中保存 10 min，之后在 PBS 溶液中再保存 10 min。最后，把卵母细胞重新放入 37℃的培养液中使其恢复。

1986 年通过冷冻保存卵母细胞实现首例妊娠是采用在小鼠卵子上测试的方法完成的[1]。作者用 DMSO 作为渗透性冷冻保护剂并在冷冻前部分去除卵丘细胞。这一结果和在动物模型中获得的结果并不一样。初次尝试时出现的主要问题是卵母细胞生存率太低，根本无法和胚胎冷冻-解冻的结果相提并论，导致这个流程被禁止了很多年。但是，在过去的 10 年里，研究者们几度就此产生新的兴趣，癌症患者更高的生存率或者对保存生育能力的需求促使一些机构不断地改善这项技术。

首例妊娠和冷冻胚胎采用了和 Lassalle 相同的方案，于 1.5 mol/L PROH 加入 0.1 mol/L 蔗糖混合物[54]。尽管冷冻有较高的存活率，但它并不适合于卵子冷冻。第一次研究这种方案发表于 2004 年，737 个卵母细胞的存活率仅为 37%，而受精率和卵裂率分别为 45.4%和 86.3%[43]。Porcu 等首次报道后采用 ICSI 技术授精，但受精率仍不满意[55]。完成了共 15 例临床妊娠，着床率为 16.4%（每移植周期为 25.4%，每例患者为 22%)。结果比其他组用同样方案冷冻胚胎和自体移植得到的数据低。

冷冻保存卵母细胞流程多方面需要改善，引发了广泛的研究，从而使这项技术成为了 IVF 流程中的常规操作办法。Paynter 指出，为提高复苏率首先必须增加卵母细胞的脱水程度[56]。Lassalle 提出的方案不能保证足够的水排到细胞外，因此导致细胞内冰晶形成，最终细胞死亡[54]。冷冻溶液中非渗透性保护剂（如糖）的重要性已经分析过，确实可增加卵母细胞的脱水程度。糖的浓度越高，细胞内水分越会快速离开细胞质稀释高浓度的细胞外液，细胞脱水就越多。冷冻保护剂的暴露时间要充分，保证能脱去细胞水分，但不能过长，否则将改变细胞内 pH 值，损伤细胞。

为了这一目的，Fabbri 等把糖的浓度从标准的 0.1 mol/L 提高到 0.2 mol/L，再到 0.3 mol/L，更充分地脱出水分之后生存率大大提高（分别为 34%、60% 和 82%）[40]。很多作者都确认了这组数据，但全球范围内的结果通常都是由具有严格适应证的一小部分患者和不多的卵子数获得的[57-59]。

在接下来的一些年里，意大利的研究机构提供了大部分深入的数据，因为意大利法律（40/2004）规定卵母细胞冷冻不再是一项选择性技术，而是 IVF 常规操作的主要核心。

在新鲜周期，仅有少许卵子可以接受授精，因此，冷冻保存是避免剩余卵子浪费和后期重复卵巢刺激的唯一办法。在解冻周期，只可能使用有限的卵子数，这会导致明显的不利影响，如移植质量差或胚胎数量不足和最终不能令人满意的妊娠结局。这种状况引发了一个新的挑战：需要找到一种可以保持高存活率和高受精率并提高着床率/卵母细胞的方案。通过这种方法，即使很少的卵子解冻/解冻周期也会产生高妊娠率。有关这方面的第一次报道主要是基于高浓度蔗糖（0.3 mol/L）的慢速冷冻方案。Chamayou 等发现新鲜的卵子和使用 0.3 mol/L 蔗糖冷冻保存方案的同胞冷冻-解冻卵子间的受精率没有差异[60]。冷冻-解冻组的卵裂率和胚胎质量明显降低（$P<0.001$），再次证实过分脱水会损伤卵子发育潜能。尽管 La Sala 等的研究得到的有关受精的结果非常好，但是妊娠率和着床率（分别为 4.2% 和 5.8%）并没有显示卵裂和胚胎质量有所改善[61]。Borini 等对 146 名患者的 927 枚卵子进行研究得到同样的结果[41]。再一次令人遗憾的是，非常好的存活率（74.1%）、受精率（76%）和卵裂率（90.2%）并没有得到相应妊娠率和着床率（分别为 12.3% 和 5.2%）的支持。Levi Setti 等进行的另一项研究得到的也是相似的结果[42]。2006 年，Oktay 发表的 meta 分析总结概括了发表在 2005 年 6 月之前的 26 篇使用慢速冷冻成熟卵子和 ICSI 技术的结果报道[62]。这些研究包括大约 4000 枚解冻卵子。每一枚解冻卵子的临床妊娠率为 2.4%，而每一个移植胚胎的着床率为 13.1%。发表于 2005 年 6 月至 2006 年 3 月间的 7 篇关于慢速冷冻的研究发现，每枚解冻卵子（$n=2409$）的临床妊娠率为大约 2.2%，而每一个移植胚胎的着床率降为 6.5%。

更有趣的是 De Santis 等进行的回顾性研究，他强调了文献中使用 0.1 mol/L 和 0.3 mol/L 蔗糖两种方案间的差异[63]。令人意想不到的是，使用高浓度的蔗糖后，存活率和受精率得到明显改善，而采用低糖为基础的方案后，妊娠率和着床率得到很大改善。这可能与蔗糖引起的脱水增强和亚细胞结构损伤之间的微平衡有关。在这一点上很明显，除了“生物学”好结果，高蔗糖为基础的方案在妊娠和着床方面并没有产生良好的结果。

Bianchi 等基于这一重要发现，开始建立一个改进的冷冻保存方案，为了降低冷冻过程中皱缩对细胞的影响，采用含有 1.5 mol/L PROH 和 0.2 mol/L 蔗糖的冷冻液[64]。解冻时使用更高浓度的蔗糖（0.3 mol/L），这一方案的应用是在 Fabbri 等[40]研究之后，与 Lassalle 等[54]的最初想法一致，解冻液中使用的蔗糖浓度比冷冻液中要高。这一方案的存活率高于之前的研究结果（76.0%），受精率（76.2%）和卵裂率（93.7%）也同样高于之前的研究[64]。妊娠率间有明显差异，每个移植胚胎、解冻周期和患者的妊娠率分别为 21.2%、18.9% 和 21.8%，着床率是 13.4%，每个冷冻保存-解冻卵子的妊娠率是 4.9%，着床率是 6.9%。这些结果代表了卵母细胞冷冻技术在日常应用中的重要成果。

在一个多中心的研究中，Borini 等发现，2024 名患者参与了卵母细胞冷冻保存，解冻后卵母细胞的总体存活率为 55.8%[65]。与新鲜周期结果相比，在 940 个解冻周期中，平均卵母细胞受精数和受精率明显降低（分别为 2.6±0.7 *vs*. 2.9±0.2、72.5% *vs*. 78.3%），着床率（10.1% *vs*. 15.4%）、每个移植胚胎的妊娠率（17.0% *vs*. 27.9%）和每个周期的妊娠率（13.7% *vs*. 26.2%）也明显降低。即使各中心间的临床结果有差异，但是大多是临床机构达到了 14% 以上的每解冻周期妊娠率。

对于常规 IVF 技术来说，卵母细胞冷冻保存可能是一项非常有价值的替代技术，尤其是在法律严格限制的国家。

参考文献

1. **Chen C**. Pregnancies after human oocyte cryopreservation. *Lancet* 1986;**1**(8486): 884–6.
2. **Jackowski S, Leibo SP** and **Maxur P**. Glycerol permeabilities of fertilized and infertilized mouse ova. *J Exp Zool* 1980; **212**: 329–41.
3. **Leibo SP**. Water permeability and its activation energy of fertilized and unfertilized mouse ova. *J Membr Biol* 1980; **53**: 179–88.
4. **Arrhenius S**. *Quantitative Laws in Biochemistry*. London: J. Bell, 1915.
5. **Mazur P**. Freezing of living cells: mechanisms and implications. *Am J Physiol* 1984; **247**: 125–42.
6. **Mazur P**. Equilibrium, quasi-equilibrium, and non-equilibrium freezing of mammalian embryos. *Cell Biophysiol* 1990; **17**: 53.
7. **Elliot K** and **Whelan J**. (eds.). *CIBA Foundation Symposium 52. The Freezing of Mammalian Embryos*. Amsterdam: Elsevier, 1977.
8. **Ashwood-Smith M J** and **Farrant J**. (eds.). *Low Temperature Preservation in Medicine and Biology*. Bath UK: Pitman Press, 1980.
9. **Polge C, Smith A** and **Parkes A**. Revival of spermatozoa after vitrification and dehydration at low temperatures. *Nature* 1949; **164**: 666–7.
10. **Lovelock J** and **Bishop MW**. Prevention on freezing damage to living cells by dimethyl sulphoxide. *Nature* 1959; **183**: 1394–5.
11. **Fahy GM**, Vitrification, in low temperature biotechnology. In: McGrath JJ and Diller KR (eds.), *Low Temperature Biotechnology: Emerging Applications and Engineering Contributions*. New York: American Society of Mechanical Engineers, 1989: pp. 113–46.
12. **Eroglu A, Toner M** and **Toth TL**. Beneficial effect of microinjected trehalose on the cryosurvival of human oocytes. *Fertil Steril* 2002; **77**: 152–8.
13. **Wright D, Eroglu A, Toner M** and **Toth T**. Use of sugar in cryopreservation of human oocytes. *Reprod Biomed Online* 2004; **9**: 179–86
14. **Stachecki J, Cohen J** and **Willadsen S**. Cryopreservation of unfertilized mouse oocytes: the effect of replacing sodium with choline in the freezing medium. *Cryobiology* 1998; **37**: 346–54.
15. **Yang DS, Blohm PL, Winslow KL** and **Cramer L**. A twin pregnancy after microinjection of human cryopreserved oocyte with a specially developed oocyte cryopreservation regime. *Fertil Steril* 1998; **70** (Suppl. 1): S239.
16. **Quintans CJ, Donaldson MJ, Bertolino MV** and **Pasquallini RS**. Birth of two babies using oocytes that were cryopreserved in a choline-based freezing medium. *Hum Reprod* 2002; **17**: 3149–52.
17. **Boldt J, Cline D** and **McLaughlin D**. Human oocyte cryopreservation as an adjunct to IVF–embryo transfer cycles. *Hum Reprod* 2003; **18**: 1250–5.
18. **Paynter SJ, Borini A, Bianchi V** *et al*. Volume changes of mature human oocytes on exposure to cryoprotectant solutions used in slow cooling procedures. *Hum Reprod* 2005; **20**: 1194–9.
19. **Battaglia D, Goodwin P, Klein NA** and **Soules MR**. Influence of maternal age on meiotic spindle assembly in oocytes from naturally cycling women. *Hum Reprod* 1996; **11**: 2217–22.
20. **Pickering SJ, Braude PR, Johnson MH, Cant A** and **Currie J**. Transient cooling to room temperature can cause irreversible disruption of the meiotic spindle in the human oocyte. *Fertil Steril* 1990; **54**: 102–8.
21. **Zenzes MT, Bielecki R, Casper RF** and **Leibo SP**. Effects of chilling to 0°C on the morphology of meiotic spindles in human metaphase II oocytes. *Fertil Steril* 2001; 75: 769–77.
22. **Pickering SJ** and **Johnson MH**. The influence of cooling on the organization of the meiotic spindle of the mouse oocyte. *Hum Reprod* 1987; **2**: 207–16.
23. **Almeida PA** and **Bolton VN**. The effect of temperature fluctuation on the cytoskeletal organisation and chromosomal constitution of the human oocyte. *Zygote* 1995; **3**: 357–65.
24. **Boiso I, Marti M, Santalo J** *et al*. Confocal microscopy analysis of the spindle and chromosome configurations of human oocytes cryopreserved at the germinal vesicle and metaphase II stage. *Hum Reprod* 2002; **17**: 1885–91.
25. **Gook DA, Osborn SM** and **Johnston WI**. Cryopreservation of mouse and human oocytes using 1,2-propanediol and the configuration of the meiotic spindle. *Hum Reprod* 1993; **8**: 1101–9.
26. **Stachecki JJ, Munne S** and **Cohen J**. Spindle organization after cryopreservation of mouse, human, and bovine oocytes. *Reprod Biomed Online* 2004; **8**: 664–72.
27. **Cobo A, Rubio C, Gerli S** *et al*. Use of fluorescence *in*

situ hybridization to assess the chromosomal status of embryos obtained from cryopreserved oocytes. *Fertil Steril* 2001; **75**: 354–60.

28. **Oldenbourg R**. Polarized light microscopy of spindles. *Methods Cell Biol* 1999; **61**: 175–208.
29. **Wang WH, Meng L, Hackett RJ, Odenbourg R** and **Keefe DL**. The spindle observation and its relationship with fertilization after intracytoplasmic sperm injection in living human oocytes. *Fertil Steril* 2001; **75**: 348–53.
30. **Sato H, Ellis GW** and **Inouè S**. Microtubular origin of mitotic spindle from birefringence: demonstration of the applicability of Wiener's equation. *J Cell Biol* 1975; **67**: 501–17.
31. **Keefe D, Liu L, Wang W** and **Silva C**. Imaging meiotic spindles by polarization light microscopy: principles and applications to IVF. *Reprod Biomed Online* 2003; **7**: 24–9.
32. **Wang WH, Meng L, Hackett RJ** and **Keefe DL**. Developmental ability of human oocytes with or without birefringent spindles imaged by Poloscope before insemination. *Hum Reprod* 2001; **16**: 1464–8.
33. **Rienzi L, Ubaldi F, Martinez F** *et al*. Relationship between meiotic spinale location with regard to polar body position and oocyte developmental potential after ICSI. *Hum Reprod* 2003; **18**: 1289–93.
34. **De Santis L, Cino I, Rabelotti E** *et al*. Polar body morphology and spindle imaging as predictors of oocyte quality. *Reprod Biomed Online* 2005; **11**: 36–42.
35. **Madaschi C, Carvalho de Souza Bonetti T, Paes de Almeida Ferreira Braga D** *et al*. Spindle imaging: a marker for embryo development and implantation. *Fertil Steril* 2008; **90**: 194–8.
36. **Rienzi L, Martinez F, Ubaldi F** *et al*. Polscope analysis of meiotic spindle changes in living metaphase II human oocytes during the freezing and thawing procedures. *Hum Reprod* 2004; **19**: 655–9.
37. **Bianchi V, Coticchio G, Fava L** *et al*. Meiotic spindle imaging in human oocytes frozen with a slow freezing procedure involving high sucrose concentration. *Hum Reprod* 2005; **20**(4): 1078–83.
38. **Bromfield JJ, Coticchio G, Hutt K** *et al*. Meiotic spindle dynamics in human oocytes following slow-cooling cryopreservation. *Hum Reprod* 2009; **24** (9): 2114–23.
39. **Coticchio G, De Santis L, Rossi G** *et al*. Sucrose concentration influences the rate of human oocytes with normal spindle and chromosome configuration after slow cooling cryopreservation. *Hum Reprod* 2006; **21**(7): 1771–6.
40. **Fabbri R, Porcu E, Marsella T** *et al*. Human oocyte cryopreservation: new perspectives regarding oocyte survival. *Hum Reprod* 2001; **16**: 411–16.
41. **Borini A, Sciajno R, Bianchi V** *et al*. Clinical outcome of oocyte cryopreservation after slow cooling with a protocol utilizing a high sucrose concentration. *Hum Reprod* 2006; **21**, 512–17.
42. **Levi Setti PE, Albani E, Novara PV** *et al*. Cryopreservation of supernumerary oocytes in IVF/ICSI cycles. *Hum Reprod* 2006; **21**: 370–5.
43. **Borini A, Bonu MA, Coticchio G** *et al*. Pregnancies and births after oocyte cryopreservation. *Fertil Steril* 2004; **82**: 601–5.
44. **Nottola SA, Coticchio G, De Santis L** *et al*. Ultrastructural of human mature oocytes after slow cooling cryopreservation with ethylene glycol. *Reprod Biomed Online* 2008; **17**: 368–77.
45. **Bleil JD** and **Wasserman PM**. Mammalian sperm-egg interaction: identification of a glycoprotein in mouse egg zonae pellucidae possessing receptor activity for sperm. *Cell* 1980; **20**: 873–82.
46. **Saunders CM, Barman MG, Parrington J** *et al*. PLC zeta: a sperm-specific trigger of Ca^{2+} oscillation in egg and embryo development. *Development* 2002; **129**: 3533–44.
47. **Litkouhi B, Winlow W** and **Gosden RG**. Impact of cryoprotective agent exposure on intracellular calcium in mouse oocytes at metaphase II. *Cryo Letters* 1999; **20**: 353–62.
48. **Larman MG, Katz-Jaffe MG, Sheehan CB** and **Gardner DK**. 1,2-propanediol and the type of cryopreservation procedure adversely affect mouse oocyte physiology. *Hum Reprod* 2007; **22**: 250–9.
49. **George MA** and **Johnson MH**. Use of fetal bovine serum substitutes for the protection of the mouse zona pellucida against hardening during cryoprotectant addition. *Hum Reprod* 1993; **8**: 1898–900.
50. **Sathananthan AH, Trounson A, Freeman L** and **Brady T**. The effects of cooling human oocytes. *Hum Reprod* 1988; **3**: 968–77.
51. **Nottola SA, Coticchio G, De Santis L** *et al*. Ultrastructural of human mature oocytes after slow cooling cryopreservation using different sucrose concentrations. *Hum Reprod* 2007; **22**: 1123–33.
52. **Ghetler Y, Skutelsky E, Ben Nun** *et al*. Human oocyte cryopreservation and the fate of cortical granules. *Fertil Steril* 2006; **86**: 210–16.
53. **Gualtieri R, Iaccarino M, Mollo V** *et al*. Slow cooling of human oocytes: ultrastructural injuries and apoptotic status. *Fert Steril* 2009; **91**: 1023–34.
54. **Lassalle B, Testart J** and **Renard JP**. Human embryo features that influence the success of cryopreservation with the use of 1,2 propanediol. *Fertil Steril* 1985; **44**: 645–51.
55. **Porcu E, Fabbri R, Seracchioli R** *et al*. Birth of a healthy female after intracytoplasmic sperm injection of cryopreserved human oocytes. *Fertil Steril* 1997; **68**: 724–6.
56. **Paynter SJ, O'Neil L, Fuller BJ** and **Shaw RW**. Membrane permeability of human oocytes in the presence of the cryoprotectant 1,2-propanediol. *Fertil Steril* 2001; **75**: 532–8.
57. **Li X-H, Chen S-U, Zhang X** *et al*. Cryopreserved oocyte in infertile couples undergoing assisted reproductive technology could be an important source of oocyte donation: a clinical report of successful pregnancies. *Hum Reprod* 2005; **20**: 3390–4.
58. **Fosas N, Marina F, Torres PJ** *et al*. The births of five

Spanish babies from cryopreserved donated oocytes. *Hum Reprod* 2003; **18**: 1417–21.

59. **Tjer GC, Chiu TT, Cheung LP** *et al.* Birth of a healthy baby after transfer of blastocysts derived from cryopreserved human oocytes fertilized with frozen spermatozoa. *Fertil Steril* 2005; **83**: 1547–9.

60. **Chamayou S, Alecci C, Ragolia C** *et al.* Comparison of in vitro outcomes from cryopreserved oocytes and sibling fresh oocytes. *Reprod Biomed Online* 2006; **12**: 730–6.

61. **La Sala GB, Nicoli A, Villani MT** *et al.* Outcome of 518 salvage oocyte cryopreservation cycles performed as routine procedure in an in vitro fertilization program. *Fertil Steril* 2006; **86**: 1423–7.

62. **Oktay K, Cil PA** and **Bang H.** Efficiency of oocyte cryopreservation: a meta-analysis. *Fertil Steril* 2006; **86**: 70–80.

63. **De Santis L, Cino I, Rabellotti E** *et al.* Oocyte cryopreservation: clinical outcome of slow cooling protocols differing in sucrose concentration. *Reprod Biomed Online* 2006; **14**: 57–63.

64. **Bianchi V, Coticchio G, Distratis V** *et al.* Differential sucrose concentration during dehydration (0.2 mol/l) and rehydration (0.3 mol/l) increases the implantation rate of frozen human oocytes. *Reprod Biomed Online* 2007; **14**: 64–71.

65. **Borini A, Levi Setti PE, Anserini P** *et al.* Multicentric observational study on slow-cooling oocyte cryopreservation: clinical outcome. *Fertil Steril* 2010, Jan. 2. [Epub ahead of print]

第24章 玻璃化技术冷冻保存卵母细胞的进展

Michael J. Tucker and Juergen Liebermann 著
张凯 译 尚鹔 审校

概述

从理论上讲，我们期望冷冻保存技术能够在液氮（－196℃）低温条件下保存生物材料，同时不产生结晶体，分子扩散停滞，降解或老化的化学过程停止，这个目标包括以下几点：

1. 能阻止可逆的新陈代谢；
2. 获得结构及基因的完整性；
3. 解冻后具有足够高的复苏率；
4. 冷冻保存后保持发育潜能；
5. 技术更可靠、更简单、更具可重复性。

为实现以上重要目标，一般有两种通用的方式：控制性慢速冷冻法[1]、玻璃化快速冷冻技术[2]。20多年以来，为将卵母细胞的冷冻保存投入临床应用，经历了大量失败的研究，掌握常规冷冻保存人类卵母细胞的技术能力意味着辅助生育技术（ART）的重大突破。最近，玻璃化作为传统慢速冷冻方案的一种替代方式，用于冷冻保存成熟分裂中期（MⅡ）卵母细胞具有很高的成功率。

本章我们将讨论冷冻保存技术实际应用的发展，使对冷冻高度敏感的配子获得令人满意的冷冻复苏率并保留细胞内在潜能。

一般来讲，任何生物材料的冷冻保存都会包括以下6个基本步骤：

1. 与冷冻保护剂初步接触，通过脱去细胞内的部分水分促进细胞逐步脱水。
2. 冷冻到零下温度（－196℃）（慢速或快速）。
3. 在此冷冻环境下保存。
4. 解冻或复温过程中细胞逐步膨胀。
5. 在临界速度和温度下，稀释和去除冷冻保护剂，替换细胞内液。
6. 最后，在生理环境下复苏和恢复。

传统低浓度冷冻保护剂的慢速冷冻，冷冻速度极其缓慢，以避免有害冰晶形成，相比较而言，玻璃化是一种需要高浓度冷冻保护剂的超快速冷冻技术。玻璃化的物理定义是在低温下将溶液冷冻凝固，不是通过冰晶形成（传统冷冻方式），而是通过冷冻过程中极端地增加其黏度，这种方式是将细胞置于冷冻保护剂中，然后再直接放入液氮。大部分水被冷冻保护剂替代。如要成功达到这种玻璃化状态，冷冻速度必须非常快。

例如，人类卵母细胞的冷冻速度应该超过15 000℃/min。玻璃化期间水溶剂直接从液相变为玻璃化固相（图24.1）。这种方式没有形成损伤细胞或组织的冰晶。传统冷冻保存时普遍应用“冷冻”和“解冻”两个术语，而玻璃化程序中应该应用“玻璃化”和“复温”。由于细胞玻璃化时存在对冷冻保护剂浓度的生物容忍极限，故影响细胞和组织玻璃化冷冻的重要问题可能是高浓度的冷冻保护剂。因此，玻璃化冷冻方案中要重点考虑的是，尝试在解冻或冷却时提高温度变化的速度，同时在不影响玻璃化效率的前提下尽量降低冷冻保护剂的浓度[3]。

人类 ART 的玻璃化冷冻技术在临床应用经验非常少，正处于一个逐步将其作为冷冻保存卵母细胞和胚胎的标准方式的接受过程之中，尽管这一形势不论对于胚胎的冷冻保存[4-16]还是卵母细胞的冷冻保存[17-28]，都正在发生快速的变化。事实上，ART 中玻璃化冷冻的数量在过去的 10 年中已经取得了飞速增长（图 24.2）。

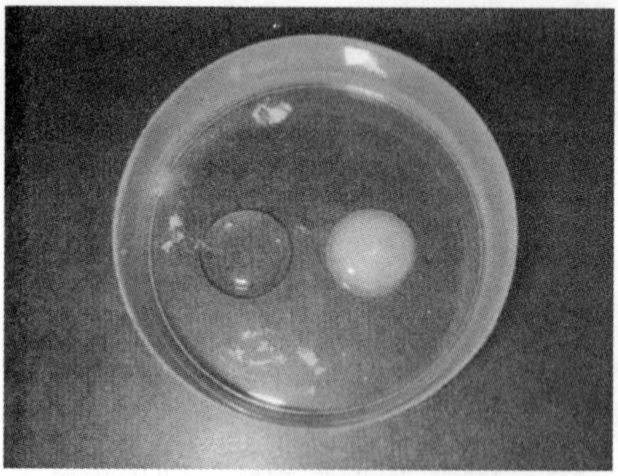

图 24.1 玻璃化是一种将溶液固体化（“玻璃形态”），同时不形成冰晶的方法。两小滴不同溶液直接投入液氮中：右边这滴是含冰晶的纯 Dulbecco 磷酸盐缓冲盐水（DPBS）；相反，左边这滴是不含冰晶的 DPBS，其内含等摩尔的 15%乙二醇（EG）/ 15%二甲基亚砜（DMSO）加上 0.5 mol/L 蔗糖混合物（玻璃化状态的“玻璃形成”）

为何要冷冻保存人类卵母细胞？

过去几年人们对于冷冻保存人类卵母细胞潜在收益的兴趣越来越浓[19,29]。受益之处包括以下几个方面：首先，建立捐赠“卵子库”，通过更容易地协调和同步化供卵和受卵周期，方便自己无法产生卵子，需要使用捐赠卵母细胞的女性，同时降低成本[30-32]；其次，潜在的益处也包括可以向那些由于各种原因需要推迟生育的女性提供卵母细胞冷冻保存服务。对于那些需要接受会潜在危害到卵巢和生殖健康的治疗的女性，冷冻保存卵母细胞是唯一一种真正意义上已被证实的临床救助方法[33]；第三，一些国家通过限制进行授精的卵母细胞的数量来达到限制冷冻保存胚胎的目的，因此，尽管存在一些不确定的结果，但将有限的卵母细胞用于人工授精，而将剩余的细胞冷冻保存成为一种标准的生殖方

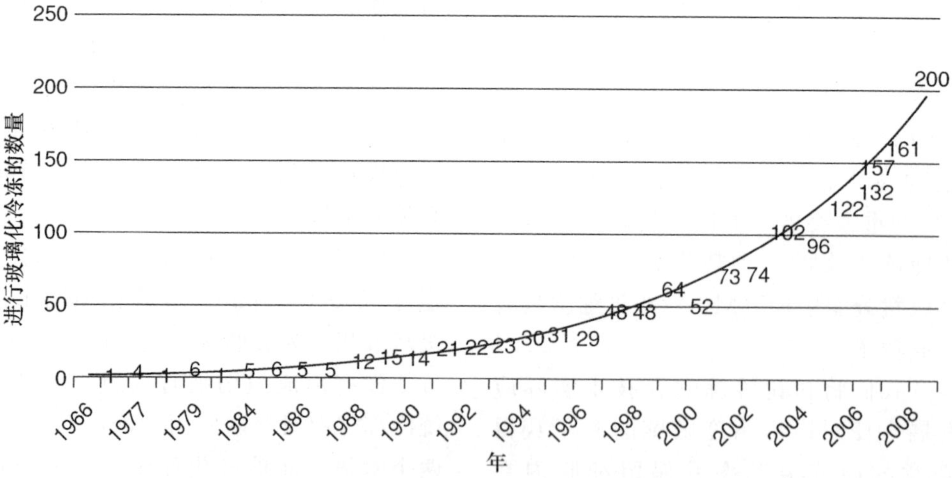

图 24.2 人们对应用玻璃化冷冻技术的兴趣的激增开始影响临床胚胎和卵母细胞的储存（数据来源于 Scopus 图书馆——世界上最大的摘录和引用研究文献及网络资源的数据库。它可提供来自 15 000 多种同行评审期刊的 2.45 亿条文献和 2700 万条摘要的链接）

案[20,34]。根据患者的选择进行有限的卵母细胞授精［选择性有限授精（elective limited insemination，ELI）］促使体外受精（IVF）出现了一个蓬勃发展的趋势，即减少超促排卵、改善卵母细胞冷冻保存和单胚胎移植。女性对于能拥有处置自己配子的合法权益的高涨热情[29]和 IVF 胚胎选择技术的改进[35]促进了 ELI 的增长。同时，也存在着某些临床情况，需要利用冷冻保存卵母细胞去“救援”一个促排卵周期。比如，在一次体外受精尝试中出乎意料地没有可用的精子，就可以把卵母细胞冷冻保存，直到有可用的精子为止，有时可能要包括配子和胚胎的冷冻保存[36]。在宫内人工授精（IUI）周期，如果促排卵得到数目太多，可以取卵并冷冻保存，同时留下一个或两个完整卵泡按计划实施 IUI，从而获得活产[37]（M. J. Tucker 等，未出版的数据，来自 Shady Grove Fertility RSC，2007—2009）（表 24.1）。

人类卵母细胞冷冻保存的有效性

目前为止大部分临床应用的卵母细胞冷冻技术主要基于传统胚胎冷冻方案。该方案为“慢速冷冻/快速解冻”，需要程序化冷冻仪。相对于从传统冷冻保存胚胎中产生的 50 000 余个后代而言，该方案迄今为止也产生了全球范围内大约 900 个后代中的大部分[26]。幸运的是，到目前为止，这些冷冻保存卵母细胞妊娠的病例中异常情况并没有显著增加[38]，即使历史上非常担心成熟的卵母细胞冷冻保存可能扰乱减数分裂纺锤体，从而增加这些卵子诱发胚胎非整倍性等潜在因素。文献证明以前冷冻卵母细胞很少有异常或者丢失的染色体，使得这种顾虑已有所缓解[39]。来自新鲜和解冻的卵母细胞的胚胎比较发现，荧光原位杂交（fluorescence in situ hybridization，FISH）没有表现出异常的增加[40]。不论是用传统技术还是玻璃化冷冻技术，冷冻之后的减数分裂纺锤体都会有足够的恢复[41-43]。大量报告提到，用这种方法可以成功实现捐赠卵母细胞的冷冻保存[23,30,32,44-45]。事实上，这种方式已经开始商业化。

初次报道冷冻保存女性自己的卵母细胞是在 20 世纪 80 年代末期，由 2 个中心进行，获得 3 次妊娠[46-47]。经过几年的沉寂之后，这些报道又被其他人重提[17,30,48]。这些受孕者大多数是在不孕治疗中发生了特殊情况才选择卵子冷冻，包括夫妻双方对于胚胎冷冻有宗教或伦理方面的顾虑，或者夫妻同意用于科学研究，或者在 IVF 周期已经取卵后意外发现精子不可用。后一种情况可能会发生于一次失败的睾丸活检之后或者当另一半由于一些意料之外的原因不能排出精液时。所有这些妊娠来自于冷冻-解冻的成熟卵母细胞，但有一个值得注意的例外，有一例妊娠来自于未成熟的胚泡（germinal vesicle，GV）阶段的卵母细胞[49]。已经证明成熟卵母细胞的这一阶段卵膜对冷冻保护剂的渗透性更强，其染色质在核中更适宜、更安全，是冷冻更加成功的时期[50]。这个例子还未被证明属于此情况，主要因为这些卵子仍然需要在

表 24.1　使用冷冻环（Biodiseño）载体和基于 M199 的玻璃化媒介（Irvine Scientific，CA）或者表 24.3 中提到的媒介，进行捐赠或自体卵母细胞玻璃化冷冻的临床应用

	捐赠卵母细胞	自体卵母细胞
复温周期	12	21
卵母细胞存活率	53/64（83%）	140/187（75%）
受精率	48/53（91%）	101/140（72%）
移植数	12	17
妊娠/胚胎移植	9（75%）	5（29%）
着床率	9/24（37.5%）	7/48（14.5%）

Unpublished data from Shady Grove Fertility RSC，2007-9

受精之前经历 GV 裂变和成熟 MⅡ 阶段。因此它们的发展能力与冷冻完全成熟的细胞关联性不大。GV 阶段卵子的来源、特异性分化、是否暴露于外源性促性腺激素对这些未成熟卵子的发育潜能都起到非常关键的作用[51]。最近，人们对体外成熟技术（IVM）的兴趣逐渐增加，它可以作为标准超促排卵 IVF 技术的一种替代方法，其中冷冻卵母细胞起到了越来越重要的作用，尽管至今为止在 IVM 之后，只有成熟的卵母细胞采用玻璃化方法成功地实现冷冻[52]。

不论是否选用成熟卵母细胞，传统冷冻技术都因为冷冻复苏率不稳定饱受质疑。为了克服这一明显缺陷，近来有针对性地提出了一些重大改进意见。一种方法是在冷冻保护剂中用不能通过质膜扩散的胆碱代替钠这一主要阳离子，以降低冷冻过程中水结冰时高溶质浓度给细胞带来的潜在毒性（“溶液效应”），并完成系统脱水[53]。这种阳离子代替方法在传统冷冻的小鼠实验中有效，但无法回避如下问题：为何常规情况下胚胎可以在基于钠离子的媒介中安全并成功地得以冷冻[54]？另一种已经被接受的改进方法是提高冷冻媒介中非渗透性冷冻保护剂蔗糖的浓度[55]。这种改进方法表面上看改善了临床效果，甚至高糖浓度可能提高冷冻存活率。但是，它并不一定能改善所有的临床效果[56]。单精子卵细胞质内注射（ICSI）技术已经成为冷冻复苏后卵母细胞受精的标准规范，以避免冷冻保存过程造成的卵母细胞过早的皮质颗粒释放降低精子对透明带的渗透[39,57]。但是，小鼠卵母细胞玻璃化中使用无钙离子的冷冻保护剂表明可能会减少透明带硬化，因此按照传统授精方式可增加卵母细胞受精[58]。无论如何，解冻/复温后的冷冻保存卵母细胞数量稀少、配子“宝贵”，看上去似乎只有实施 IVF 技术中最广为人知的成功辅助技术 ICSI 才合情合理，实现水准最一致的授精。

控制性超排卵之后取出的卵母细胞大部分都比较成熟（排出第一极体的第Ⅱ次减数分裂中期［MⅡ］：图 24.3a）。未刺激周期以及仅使用少量促性腺激素获得的卵母细胞大部分都未成熟［未排出第一极体的胚泡破裂期之后的中间体（GVBD）或者 MⅠ 阶段和胚泡阶段（GV）：图 24.3b、c］。任何阶段的卵母细胞都可以被冷冻保存，但会优先选择成熟或 GV 阶段的卵母细胞。如果要冷冻 GV 阶段的卵母细胞，这些卵子进行解冻后，需要在受精前完成 IVM。或者，在冷冻保存之前可以将未成熟卵母细胞先保留到成熟。10 多年以前已可采用前一种方法冷冻 GV 阶段的卵母细胞，随后解冻进行 IVM，妊娠并获得活产[49]，但是已经证实后一种方法，即卵母细胞体外成熟后再使用玻璃化更高效[38,59]。

长期以来的观点是，冷冻未受精的卵母细胞比冷冻卵裂期的胚胎难度更大。主要和以下几方面相关：卵母细胞的表面积与体积比、卵膜通透性降低、中期纺锤体和透明带的温度敏感性、孤雌激活和冷冻

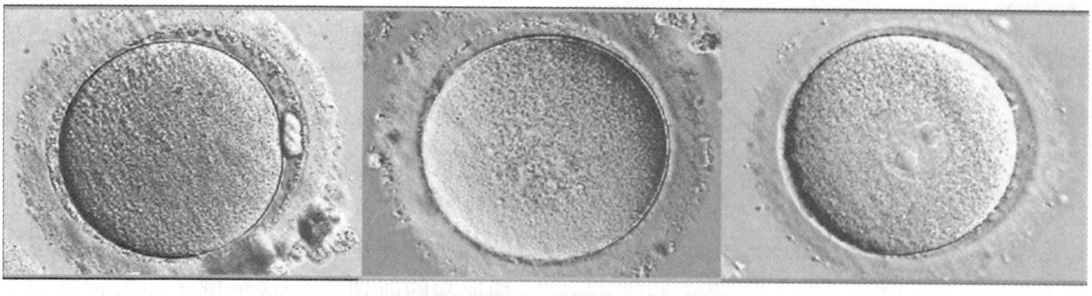

图 24.3 (a) 成熟中期-Ⅱ（MⅡ）阶段的卵母细胞；(b) 不成熟的 MⅠ 阶段卵母细胞；(c) 胚泡（GV）阶段卵母细胞

损伤的敏感性。膜的特性在卵母细胞和胚胎以及不同成熟度的卵母细胞之间也存在差异[60]。

卵母细胞冷冻保存的结局

卵母细胞冷冻保存方面的科研文献与日俱增。大多数研究的关注点集中在临床妊娠率[61-62]，这样的数据有助于提高我们对这项技术的信心，但对于开展卵母细胞冷冻保存新方向的研究却帮助不大。人类 ART 中的任何技术都很难确立行为底线，不过利用合适的捐献组织，可接受水平的研究可以进行，即该研究具备机构伦理委员会充分认可的患者的知情同意。这样的一个来源是在 IVF 中，取卵后的第二天仍然未受精或未成熟的卵母细胞；或者在取卵当天未成熟并且不可用于 ICSI 的卵母细胞，过夜后成熟并由正在进行 IVF 治疗的女性捐赠。表 24.2 就是这样的一个例子，显示了利用冷冻环法和半麦管法两种不同的载体进行玻璃化冷冻的卵母细胞解冻后的存活率。将 928 个捐献所得的老化的未受精且接受玻璃化冷冻的卵母细胞作为研究样本，经过 24 h 培育后，冷冻环法组卵母细胞的复苏率低于半麦管法组（80.6% *vs*. 85.4%），但这一差异并不明显（χ^2，$P=0.061$）。总体复苏率是 83%（771/928），该水平有助于推广卵母细胞冷冻保存技术的临床应用（表 24.2）[63]。

表 24.2　培养 24 h 之后受精失败的卵母细胞用不同玻璃化载体解冻之后的复苏情况

	玻璃化技术	
	冷冻环	半麦管系统
卵母细胞数量	448	480
卵母细胞复苏	361 (80.6%)[a]	410 (85.4%)[b]
整体复苏数量	738/890 (82.9%)	

[a] *From Liebermann and Tucker*.[63]

[b] 根据 χ^2 检验，$P=0.061$

改进目前的卵母细胞冷冻保存方案

卵母细胞冷冻保存技术最终成为了辅助生育领域的主流技术。有时卵母细胞冷冻保存技术应用较少主要是由于临床领域很少需要常规使用该技术。这项生殖技术更多地被人们看作“试验性”（ASRM 委员会意见 http://www.asrm.org/Media/Practice/Essential_elements.pdf）技术（译者注：ASRM 2013 年指南已将此技术认定为临床可用的技术，而不再是“试验性”）。这种观念正在发生变化，因为在一些国家出台限制使用冷冻保存胚胎的法律，以及人们越来越多地意识到某些不孕女性因为道德或者实际问题（ELI）不愿意选择将所有的卵母细胞受精。冷冻保存的卵母细胞是这些女性的独有“资产”，这一点与冷冻保存的胚胎不同，后者属于“共同拥有”[29]。10 多年前就已预测到，早期常规采取卵母细胞冷冻保存最有可能的发展领域是促进卵母细胞捐赠，冷冻保存捐赠的卵母细胞得到的第一代后代足以证明这一点[30]。在任何情况下，熟能生巧一直是真理，即获得更多的临床经验，在冷冻保存卵母细胞方面的技能也将更加完善。目前为止，动物模型仅仅能帮助我们提高辅助生育技术，但正如胚胎冷冻保存技术的发展过程，最终关键是完善临床应用。使用捐赠的卵母细胞构成的“卵子库”，临床成功率的信息几个月（而不是好几年）内就能获得，单身女性考虑未来生育选择冷冻保存卵母细胞时也会有所参考（“保险冷冻”/自我捐赠）[64]。既然提到接受冷冻保存卵母细胞，就有必要仔细研究这门技术的前因后果，通过有效的方法登记冷冻保存卵母细胞使用后的结果和出生情况，确保不会产生危害。

这些年来，在传统的冷冻保存结果的一

致性方面已经取得了长足的进步，其以ICSI作为冷冻保存后常规的授精方法，采用基于胆碱（去钠）的冷冻媒介和高浓度含糖溶剂。在传统冷冻技术的界限范围之内可能存在一些微妙的变化，仅仅在进行临床研究时才会发现。主要的技术飞跃，如在冷冻之前向卵母细胞中注射海藻糖[65]，虽然理论上有吸引力，但其增加侵袭水平，似乎有悖于简化卵母细胞冷冻的初衷。但是，考虑到目前为止，除了可以确定减数分裂纺锤体的状态外[41]，很难在细胞层面去评估卵母细胞质量，我们依然应该保持开放的思想。

玻璃化冷冻作为冷冻保存卵母细胞的一种手段，以使用设计更好的载体和降低冷冻保护剂浓度的方案提高冷却速度，缩短暴露和整个流程的时间而出名[66]，从玻璃化卵母细胞中可以得到最佳的胚胎质量[67]。并且，生物材料的玻璃化冷冻使用最广泛的方案是在冷冻保护剂中分两步达部分平衡，以及仅用蔗糖解冻时进行三步复温程序（表 24.3）。

表 24.3　典型的玻璃化冷冻和复温媒介

	EG (%)	蔗糖 (mol/L)	DMSO (%)
平衡溶液	7.5	0	7.5
玻璃化溶液	15	0.5	15
复温溶液	0	1.0	0
稀释溶液	0	0.5	0
保持溶液	0	0	0

DMSO，二甲基亚砜；EG，乙二醇。

保持溶液：以 hepes 缓冲的人输卵管培养液（改进后的 HTF）加 20%蛋白质补充（如 SPS，Sage Biopharma，CA）

临床卵母细胞冷冻保存的建立与故障排除

当尝试建立或评估卵母细胞冷冻保存，使其作为临床标准步骤时，为确保成功，需要考虑的因素包括：

- 找到装载和储存卵母细胞的适合容器非常重要。多种形式的容器可以使用，既有“开放”系统，也有“密闭/密封”系统。最重要的一点是容器需要安全、易操作、复温速度快、冷冻速度快（图 24.4、图 24.5）。另外，保持玻璃化技术的持续成功需要确切的“学习曲线”（图 24.6）。
- 冷冻保存时为保持良好的冷冻复苏率和临床结果，卵母细胞的选择至关重要。选择标准除了要注意精准的成熟阶段（图 24.3a～c），还包括大小（避免使用超大的“巨形”卵母细胞）、形态结构和细胞质的“健康”（避免空泡形成、异质性等；图 24.7）。
- 如果选择良好的卵母细胞冷冻保存，冷冻复苏率依然不高，就需要检查以下的一些潜在问题：
  1. 测试冷冻保护剂媒介、玻璃化冷冻载体加上其他耗材以及常用的小鼠卵母细胞生物测定方案。
  2. 确认冷冻保存之前和之后操作台面的温度合适。
  3. 确认冷冻保护剂的生产和运输正常。
  4. 在玻璃化这个环节，尤其要知道的一点是，卵母细胞进行玻璃化和复温的过程中，是否完成步骤主要取决于细胞皱缩和膨胀的实际情况，即每一步骤都没有精准时间，这导致玻璃化不是“按方案执行”（图 24.8～图 24.11）。因此，高度推荐灵活的方法。
  5. 最后，最终的玻璃化环节和从液氮中复温环节的速度至关重要，如果这些步骤延迟，冰晶形成的可能性增加，冷冻存活率会受到影响。

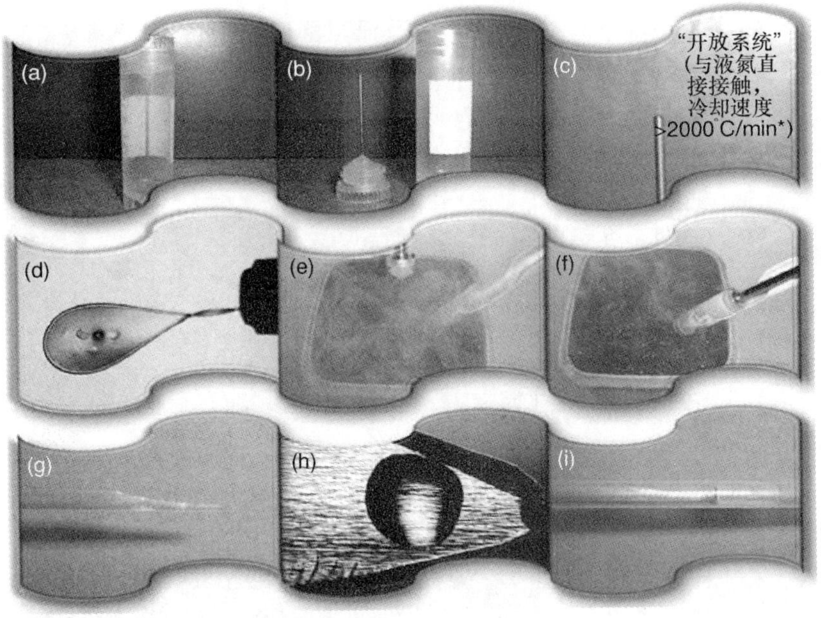

图 24.4　玻璃化载体。(a～f) 冷冻环；(g～i) 半麦管 ("自制")

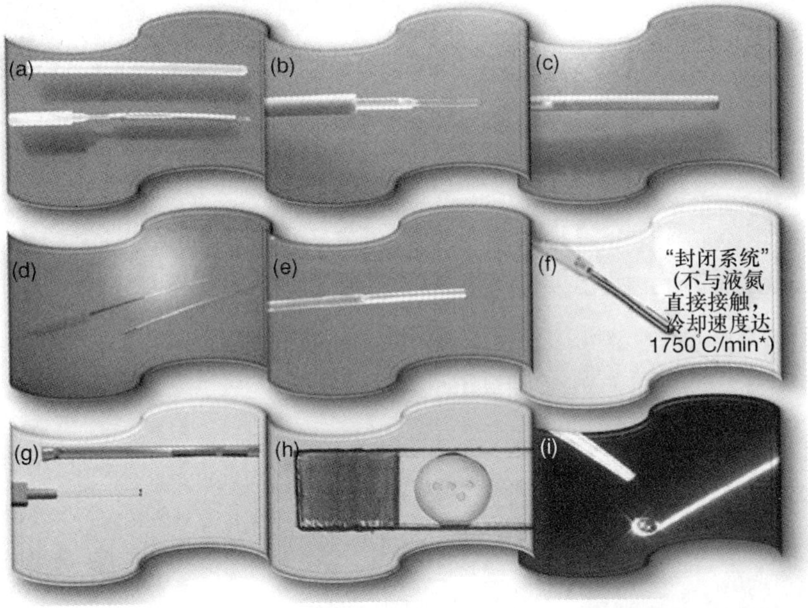

图 24.5　玻璃化载体。(a～c) 冷冻薄片；(d～e) HSV (高度安全的玻璃化冷冻配套元件)；(f) 冷冻尖端；(g～h) 冷冻盖；(i) 纤维栓

要注意形态学的冷冻复苏本身并不是判断卵母细胞冷冻保存成功与否的唯一标准。卵母细胞必须能按照预期的速度正常受精，像新鲜卵母细胞受精一样形态良好，并最终能以临床适宜的速度着床。不良的胚胎卵裂意味着在冷冻保存过程中，很可能发生了隐匿性细胞骨架损伤。因此，要记住这些卵母细胞仅仅在获卵时质量较好，卵母细胞质量的根本性损伤可能发生在促排卵及取卵期间，更成问题的是，女性生理方面与生俱来的质量问题使得我们不能准确地评估这些发育中的问题。事实上，不同女性个体之间存在着自然变异，甚至在同一女性的不同促排卵周期之间也存在自然变异，卵母细胞质量的这些波动可能会对卵子与生俱来的能力产生深远的负面

* 译者注：原著此处为"℃"，应为"℃/min"。

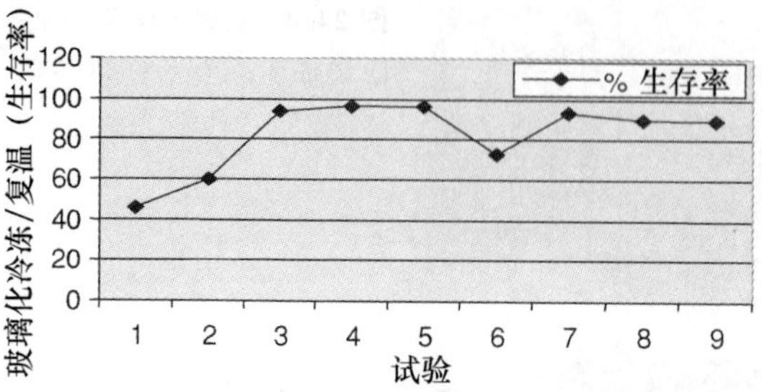

图 24.6 纽约生殖专家进行了卵母细胞玻璃化冷冻的临床前研究，一位胚胎学家采用密封冷冻麦管和 Cook Flexipet 剥卵针，产生出一条明显的“学习曲线”。复温后综合所有试验得出的累积生存率为 144/168（85.7%），确立了临床可接受性

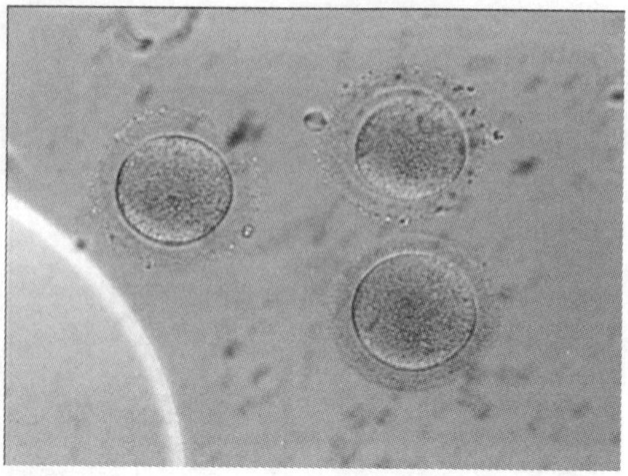

图 24.9 玻璃化冷冻之后未成熟中期-Ⅰ（MⅠ）卵母细胞（注意没有极体）

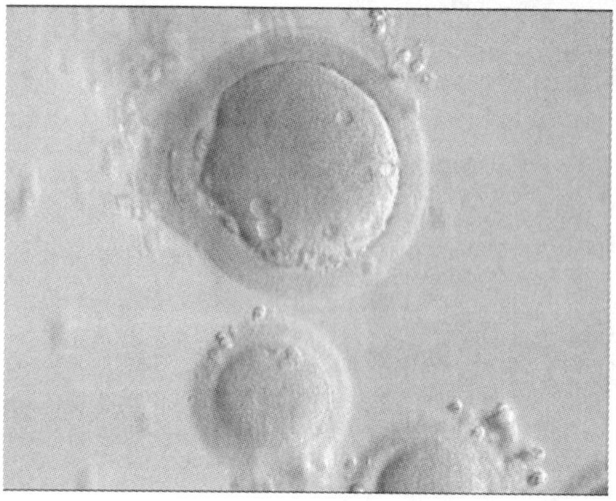

图 24.7 玻璃化冷冻前预选择卵母细胞。例如，透明质酸酶（40 IU/ml）“剥卵”之后的巨大（可能为双倍体）、异形和有空泡的卵母细胞

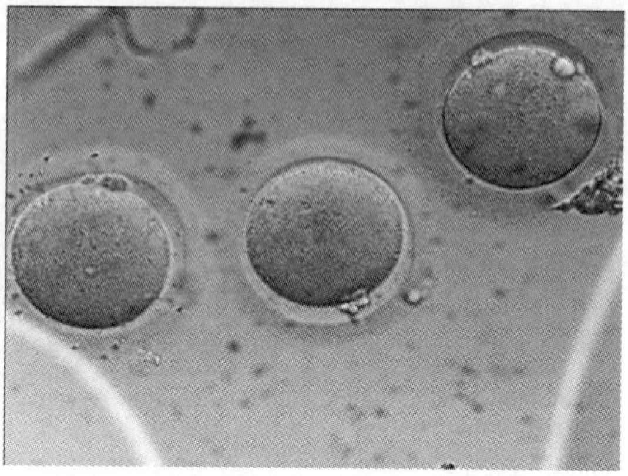

图 24.10 玻璃化冷冻之后的成熟中期-Ⅱ（MⅡ）卵母细胞

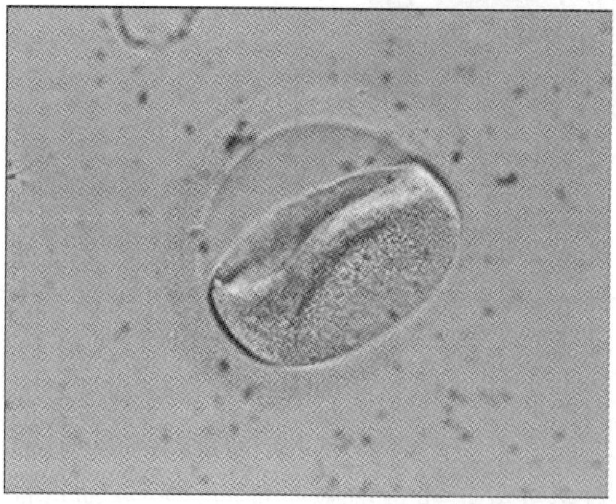

图 24.8 玻璃化冷冻之前 7.5%乙二醇（EG）/7.5%二甲基亚砜（DMSO）引起中期-Ⅰ（MⅠ）卵母细胞的塌陷

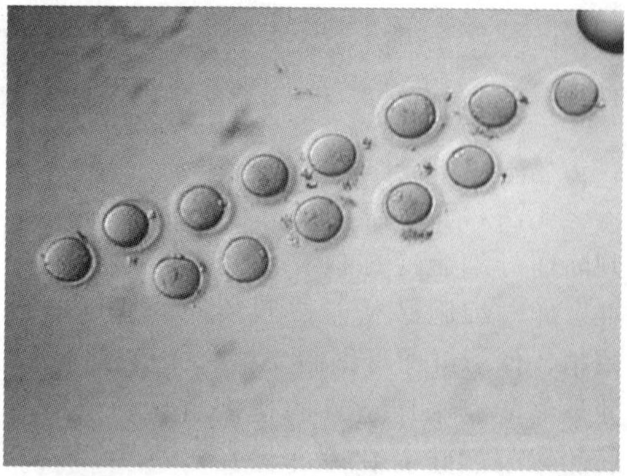

图 24.11 应用 15%乙二醇（EG）/ 15%二甲基亚砜（DMSO）加 0.5 M 蔗糖进行玻璃化冷冻和应用稀释的蔗糖进行加温的卵母细胞

影响。但是，在冷冻保存卵母细胞的过程中，把任何会进一步甚至永久降低卵母质量的不利因素最小化是我们义不容辞的任务。

卵母细胞冷冻保存的持续发展

在目前作为冷冻保存卵母细胞标准方法的玻璃化冷冻方案变得过时之前，很有必要思考过去的这些年在成功实现这项技术方面所进行的付出和努力。所以无论对于需要冷冻保存卵母细胞的女性，还是对于需要提高卵母细胞质量的女性而言，我们继续努力寻找这方面的改进就变得意义非凡。主要有两种方法可以高效实现细胞内水的玻璃化：一种是提高样本和玻璃化媒介的温差，另一种是找到可以快速导热的原料。但是，玻璃化进程中的实际速度的改变主要取决于所用的设备、技能的熟练程度，甚至浸入液氮后载体的特定移动。每一个卵母细胞都有自己的最佳冷却速度，都是极易发生冷却损伤的细胞。至今，玻璃化作为冷冻保存的一种方法，对辅助生育的实际影响微乎其微。随着对这项技术认识的提高，尤其加上商业领域的改进，以及玻璃化冷冻后成功妊娠的报告越来越多，其未来的应用范围会越来越广，也预示着玻璃化在人类卵母细胞冷冻保存和胚胎冷冻保存方面会应用得更为广阔。不论是否存在改进冷冻速度的必要性以及将来低压“雪泥”液氮机器的使用[68]，玻璃化之前利用流体静力学的高压力系统去“限制”卵母细胞[69]或者在超低温的金属表面冷冻[70]都有待于进一步观察。这些发展都无损于玻璃化的简单和低成本优势，但是，更高的冷冻速度会在将来降低对相对高浓度的冷冻保护剂的需求，从而促使玻璃化成为冷冻保存卵母细胞更加稳妥的一种方法。

参考文献

1. **Whittingham DG, Leibo SP** and **Mazur P**. Survival of mouse embryos frozen to –196° and –269°C. *Science* 1972; **178**: 411–14.
2. **Rall WF** and **Fahy GM**. Ice-free cryopreservation of mouse embryos at –196°C by vitrification. *Nature* 1985; **313**: 573–5.
3. **Liebermann J, Dietl J, Vanderzwalmen P** and **Tucker MJ**. Recent developments in human oocyte, embryo and blastocyst vitrification: where are we now? *Reprod Biomed Online* 2003; **7**: 623–33.
4. **El-Danasouri I** and **Selman H**. Successful pregnancies and deliveries after a simple vitrification protocol for day 3 human embryos. *Fertil Steril* 2001; **76**: 400–2.
5. **Jelinkova L, Selman HA, Arav A** *et al.* Twin pregnancy after vitrification of 2-pronuclei human embryos. *Fertil Steril* 2002 **77**: 412–14.
6. **Liebermann J, Tucker MJ, Graham JR** *et al.* Blastocyst development after vitrification of multipronuclear zygotes using the Flexipet denuding pipette. *Reprod Biomed Online* 2002; **4**: 146–50.
7. **Kuwayama M, Vajta G, Ieda S** and **Kato O**. Comparison of open and closed methods for vitrification of human embryos and the elimination of potential contamination. *Reprod Biomed Online* 2005; **11**: 608–14.
8. **Al-Hasani S, Ozmen B, Koutlaki N** *et al.* Three years of routine vitrification of human zygotes: is it still fair to advocate slow-rate freezing? *Reprod Biomed Online* 2007; **14**: 288–93.
9. **Rama Raju GA, Haranath GB, Krishna KM, Prakash GJ** and **Madan K**. Vitrification of human eight-cell embryos, a modified protocol for better pregnancy rates. *Reprod Biomed Online* 2005; **11**: 434–7.
10. **Rama Raju GA, Jaya Prakash G, Murali Krishna K** and **Madan K**. Neonatal outcome after vitrified day 3 embryo transfers: a preliminary study. *Fertil Steril* 2009; **92**: 143–8.
11. **Desai N, Blackmon H, Szeptycki J** and **Goldfarb J**. Cryoloop vitrification of human day 3 cleavage-stage embryos: post-vitrification development, pregnancy outcomes and live births. *Reprod Biomed Online* 2007; **14**: 208–13.
12. **Li Y, Chen ZJ, Yang HJ** *et al.* Comparison of vitrification and slow-freezing of human day 3 cleavage stage embryos: post-vitrification development and pregnancy outcomes. *Zhonghua Fu Chan Ke Za Zhi* 2007; **42**: 753–5. [in Chinese]
13. **Balaban B, Urman B, Ata B** *et al.* A randomized controlled study of human day 3 embryo cryopreservation by slow freezing or vitrification: vitrification is associated with higher survival, metabolism and blastocyst formation. *Hum Reprod* 2008; **23**: 1976–82.
14. **Liebermann J** and **Tucker MJ**. Comparison of vitrification and conventional cryopreservation of day 5 and day 6 blastocysts during clinical application.

Fertil Steril 2006; **86**: 20–6.

15. **Liebermann J**. Vitrification of human blastocysts: an update. *Reprod Biomed Online* 2009; **19** (Suppl. 4): 4328.
16. **Selman H, Brusco GF, Fiorini F** *et al*. Vitrification is a highly efficient method to cryopreserve human embryos in in vitro fertilization patients at high risk of developing ovarian hyperstimulation syndrome. *Fertil Steril* 2009; **91** (Suppl.): 1611–13.
17. **Kuleshova L, Gianaroli L, Magli C** *et al*. Birth following vitrification of a small number of human oocytes: case report. *Hum Reprod* 1999; **14**: 3077–9.
18. **Selman H, Angelini A, Barnocchi N** *et al*. Ongoing pregnancies after vitrification of human oocytes using a combined solution of ethylene glycol and dimethyl sulfoxide. *Fertil Steril* 2006; **86**: 997–1000.
19. **Oktay K, Cil AP** and **Bang H**. Efficiency of oocyte cryopreservation: a meta-analysis. *Fertil Steril* 2006; **86**: 70–80.
20. **Antinori M, Licata E, Dani G** *et al*. Cryotop vitrification of human oocytes results in high survival rate and healthy deliveries. *Reprod Biomed Online* 2007; **14**: 72–9.
21. **Gomes CM, Silva CA, Acevedo N** *et al*. Influence of vitrification on mouse metaphase II oocyte spindle dynamics and chromatin alignment. *Fertil Steril* 2008; **90** (Suppl.): 1396–404.
22. **Oakes MB, Gomes CM, Fioravanti J** *et al*. A case of oocyte and embryo vitrification resulting in clinical pregnancy. *Fertil Steril* 2008; **90**: e5–8.
23. **Cobo A, Kuwayama M, Perez S** *et al*. Comparison of concomitant outcome achieved with fresh and cryopreserved donor oocytes vitrified by the Cryotop method. *Fertil Steril* 2008; **89**: 1657–64.
24. **Rienzi L, Romano S, Albricci L** *et al*. Embryo development of fresh "versus" vitrified metaphase II oocytes after ICSI: a prospective randomized sibling-oocyte study. *Hum Reprod* 2010; **25**(1): 66–73.
25. **Fadini R, Brambillasca F, Renzini MM** *et al*. Human oocyte cryopreservation: comparison between slow and ultra rapid methods. *Reprod Biomed Online* 2009; **19**: 171–80.
26. **Noyes N, Porcu E** and **Borini A**. Over 900 oocyte cryopreservation babies born with no apparent increase in congenital anomalies. *Reprod Biomed Online* 2009; **18**: 769–76.
27. **Chen SU** and **Yang YS**. Slow freezing or vitrification: their effects on survival and meiotic spindles, and the time schedule for clinical practice. *Tawain J Obstet Gynecol* 2009; **48**: 15–22.
28. **Keskintepe L, Agca Y, Sher G** *et al*. High survival rate of metaphase II human oocytes after first polar body biopsy and vitrification: determining the effect of previtrification conditions. *Fertil Steril* 2009; **92**(5): 1706–15.
29. **Tucker M, Morton P** and **Liebermann J**. Human oocyte cryopreservation: a valid alternative to embryo cryopreservation? *Europ J Ob Gyn and Reprod Biol* 2004; **113S**: S24–7.
30. **Tucker, MJ, Morton PC, Wright G, Sweitzer CL** and **Massey JB**. Clinical application of human egg cryopreservation. *Hum Reprod* 1998; **13**: 156–9.
31. **Lucena E, Bernal DP, Lucena C** *et al*. Successful ongoing pregnancies after vitrifying oocytes. *Fertil Steril* 2006; **85**: 108–11.
32. **Nagy ZP, Chang CC, Shapiro DB** *et al*. Clinical evaluation of the efficiency of an oocyte donation program using egg cryo-banking. *Fertil Steril* 2009; **92**: 520–6.
33. **Yang D, Brown SE, Nguyen K** *et al*. Live birth after the transfer of human embryos developed from cryopreserved oocytes harvested before cancer treatment. *Fertil Steril* 2007; **87**: 1469 e1–4.
34. **La Sala GB, Nicoli A, Villani MT** *et al*. Outcomes of 518 salvage oocyte-cryopreservation cycles performed as a routine procedure in an in vitro fertilization program. *Fertil Steril* 2006; **86**: 1423–7.
35. **Seli E, Sakkas D, Scott R** *et al*. Noninvasive metabolomic profiling of embryo culture media using Raman and near-infrared spectroscopy correlates with reproductive potential of embryos in women undergoing in vitro fertilization. *Fertil Steril* 2007; **88**: 1350–7.
36. **Chen GA, Cai XY, Lian Y** *et al*. Normal birth from cryopreserved embryos after intracytoplasmic sperm injection of frozen semen into vitrified human oocytes. *Hum Fertil* 2008; **11**: 49–51.
37. **De Geyter M, Steimann S, Holzgreve W** and **De Geyter C**. First delivery of healthy offspring after freezing and thawing of oocytes in Switzerland. *Swiss Med Weekly* 2007; **137**: 443–7.
38. **Chian RC, Gilbert L, Huang JY** *et al*. Live birth after vitrification of in-vitro matured human oocytes. *Fertil Steril* 2009; **91**, 372–6.
39. **Gook DA** and **Edgar DH**. Cryopreservation of the human female gamete: current and future issues. *Hum Reprod* 1999; **14**: 2938–40.
40. **Cobo A, Rubio C, Gerli S** *et al*. Use of fluorescence *in situ* hybridisation to assess the chromosomal status of embryos obtained from cryopreserved oocytes. *Fertil Steril* 2001; **75**: 354–60.
41. **Bianchi V, Coticchio G, Fava L, Flamigni C** and **Borini A**. Meiotic spindle imaging in human oocytes frozen with a slow freezing procedure involving high sucrose concentration. *Hum Reprod* 2005; **20**: 1078–83.
42. **Chen CK, Wang CW, Tsai WJ** *et al*. Evaluation of meiotic spindles in thawed oocytes after vitrification using polarized light microscopy. *Fertil Steril* 2004; **82**: 666–72.
43. **Larman MG, Minasi MG, Rienzi L** and **Gardner DK**. Maintenance of the meiotic spindle during vitrification in human and mouse oocytes. *Reprod Biomed Online* 2007; **15**: 692–700.
44. **Miller KA, Elkind-Hirsch K, Levy B** *et al*. Pregnancy after cryopreservation of donor oocytes and preimplantation genetic diagnosis of embryos in a patient with ovarian failure. *Fertil Steril* 2004; **82**: 211–14.

45. **Polak de Fried E, Notrica J, Rubinstein M** *et al.* Pregnancy after human donor oocyte cryopreservation and thawing in association with intracytoplasmic sperm injection in a patient with ovarian failure. *Fertil Steril* 1998; **69**: 555–7.

46. **Chen C.** Pregnancies after human oocyte cryopreservation. *Ann N Y Acad Sci* 1988; **541**: 541–9.

47. **Van Uem JFHM, Siebzehnruebl ER, Schuh B** *et al.* Birth after cryopreservation of unfertilized oocytes. *Lancet* 1987; **1**(8535): 752–3.

48. **Porcu E.** Freezing of oocytes. *Curr Opin Obstet Gynecol* 1999; **11**: 297–300.

49. **Tucker MJ, Wright G, Morton PC** and **Massey JB.** Birth after cryopreservation of immature oocytes with subsequent in vitro maturation. *Fertil Steril* 1998; **70**: 578–9.

50. **Van Blerkom J** and **Davis P.** Cytogenetic, cellular and developmental consequences of cryopreservation of immature and mature mouse and human oocytes. *Microsc Res Tech* 1994; **27**: 165–93.

51. **Cortvrindt RG, Hu Y, Liu J** *et al.* Timed analysis of the nuclear maturation of oocytes in early preantral mouse follicle culture supplemented with recombinant gonadotropin. *Fertil Steril* 1998; **70**: 1114–25.

52. **Huang JY, Tulandi T, Holzer H, Tan SL** and **Chian RC.** Combining ovarian tissue cryobanking with retrieval of immature oocytes followed by in vitro maturation and vitrification: an additional strategy of fertility preservation. *Fertil Steril* 2008; **89**: 567–72.

53. **Stachecki JJ, Cohen J** and **Willadsen S.** Detrimental effects of sodium during mouse oocyte cryopreservation. *Biol Reprod* 1998; **59**: 395–400.

54. **Coticchio G, Bonu MA, Sciajno R** *et al.* Truths and myths of oocyte sensitivity to controlled rate freezing. *Reprod Biomed Online* 2007; **15**: 24–30.

55. **Fabbri R, Porcu E, Marsella T** *et al.* Human oocyte cryopreservation: new perspectives regarding oocyte survival. *Hum Reprod* 2001; **16**: 411–16.

56. **De Santis L, Cino I, Rabellotti E** *et al.* Oocyte cryopreservation: clinical outcomes of slow-cooling protocols differing in sucrose concentration. *Reprod Biomed Online* 2007; **14**: 57–63.

57. **Ghetler Y, Skutelsky E, Ben Nun I** *et al.* Human oocyte cryopreservation and the fate of cortical granules. *Fertil Steril* 2006; **86**: 210–16.

58. **Larman MG, Sheehan CB** and **Gardner DK.** Calcium-free vitrification reduces cryoprotectant-induced zona pellucida hardening and increases fertilization rates in mouse oocytes. *Reproduction* 2006; **131**: 53–61.

59. **Cao Y, Xing Q, Zhang Z-G** *et al.* Cryopreservation of immature and in-vitro matured oocytes by vitrification. *Reprod Biomed Online* 2009; **19**: 369–73.

60. **Ghetler Y, Yavin S, Shalgi R** and **Arav A.** The effect of chilling on membrane lipid phase transition in human oocytes and zygotes. *Hum Reprod* 2005; **20**: 3385–9.

61. **Boldt J, Cline D** and **McLaughlin D.** Human oocyte cryopreservation as an adjunct to IVF – embryo transfer cycles. *Hum Reprod* 2003; **18**: 1250–5.

62. **Boldt J, Tidswell N, Sayers A, Kilani R** and **Cline D.** Human oocyte cryopreservation: 5-year experience with a sodium-depleted slow freezing method. *Reprod Biomed Online* 2006; **13**: 96–100.

63. **Liebermann J** and **Tucker MJ.** Effect of carrier system on the yield of human oocytes and embryos as assessed by survival and developmental potential after vitrification. *Reproduction* 2002; **124**: 483–9.

64. **Rybak EA** and **Lieman HJ.** Egg freezing, procreative liberty, and ICSI: the double standards confronting elective self-donation of oocytes. *Fertil Steril* 2009; **92**: 1509–12.

65. **Eroglu, A, Toner M** and **Toth TL.** Beneficial effect of microinjected trehalose on the cryosurvival of human oocytes. *Fertil Steril* 2002; **77**: 152–8.

66. **Kuwayama M, Vajta G, Kato O** and **Leibo SP.** Highly efficient vitrification method for cryopreservation of human oocytes. *Reprod Biomed Online* 2005; **11**: 300–8.

67. **Schoolcraft WB, Keller JL** and **Schlenker T.** Excellent embryo quality obtained from vitrified oocytes. *Reprod BioMed Online* 2009; **19**(6): 820–3.

68. **Arav A, Zeron Y** and **Ocheretny A.** A new device and method for vitrification increases the cooling rate and allows successful cryopreservation of bovine oocytes. *Theriogenology* 2000; **53**: 248.

69. **Du Y, Pribesky CS, Molnar M** *et al.* High hydrostatic pressure: a new way to improve in vitro developmental competence of porcine matured oocytes after vitrification. *Reproduction* 2008; **135**: 13–17.

70. **Dinnyes A, Dai Y, Jiang S** and **Yang X.** High developmental rates of vitrified bovine oocytes following parthenogenetic activation, in vitro fertilization, and somatic cell nuclear transfer. *Biol Reprod* 2000; **63**: 513–18.

第 25 章　分离卵泡的冷冻保存和移植

Marie-Madeleine Dolmans and Anne Van Langendonckt　著

王晟　译　尚䴖　审校

微小残留病灶的概念

卵巢组织冷冻已经成为青春期前和化疗无法推迟的女性癌症患者癌症治疗前保留生育力的重要选择。实际上，将放疗和化疗前获得的卵巢组织冻融，进行自体移植，从而逆转肿瘤治疗相关的卵巢功能早衰已经取得了一定的进展，目前通过这种技术已有 11 例活产的报道[1-7]。预计在不久的将来，越来越多的癌症患者痊愈后会尝试进行冻存卵巢组织的再移植[8]。

然而，对于癌症患者卵巢组织移植安全性的报道却几乎没有[9]。卵巢皮质冻融的主要顾虑是，如果活检是在化疗前进行的，则冻融的卵巢皮质中可能存在隐藏恶性细胞的潜在风险，这可能会导致再移植后疾病的复发。Shaw 等[10]曾报道，来自 AKR 小鼠的卵巢移植物可将淋巴瘤转移到受体动物。最近的研究测试了淋巴瘤患者冷冻卵巢组织移植的安全性，结果表明霍奇金病患者的卵巢组织移植是安全的[11-13]。对于选择这类手术的患者，应考虑其恶性肿瘤的类型及活跃性，例如，乳腺癌远端转移可能扩散到卵巢[11]，尽管 Sánchez-Serrano 等[14]最近的一项研究表明通过免疫组织化学方法没有发现乳腺癌患者的卵巢皮质存在恶性细胞。白血病患者的恶性细胞可能存在于血流中，有转移白血病细胞的风险[15]。

血液恶性肿瘤是卵巢组织冷冻保存最常见的病例，占所有恶性肿瘤的 44%。其中，霍奇金淋巴瘤占病例的 22%，其次是白血病（11.3%）和非霍奇金淋巴瘤（11%）（彩图 25.1）。

冻融卵巢组织可能包含恶性细胞，再移植后可能导致疾病复发，为此作者设计了一项研究，以评估慢性粒细胞白血病（chronic myeloid leukemia，CML）和急性淋巴细胞白血病（acute lymphoblastic leukemia，ALL）患者的冻存卵巢组织中是否含有白血病细胞。卵巢组织微小残留病灶的检测方法包括组织学、实时定量聚合酶链反应（real-time quantitative polymerase chain reaction，RT-qPCR）和异种移植长期随访（6 个月）。

组织学检测没有发现任何恶性细胞。RT-qPCR 检测发现，在所有 12 名患者中，6 名 CML 患者中有 2 人的卵巢组织 BCR-ABL 呈阳性，10 名具有分子标记物的患者中有 7 人显示白血病标记物阳性（易位或重排基因）。将 ALL 患者的卵巢组织移植到 4 只小鼠，发现腹腔内有白血病病灶。

总之，该研究通过 RT-qPCR 证实急性或慢性白血病的肿瘤细胞均可污染卵巢，但组织学检测未能证实；此外，作者的研究结果还表明，卵巢冷冻保存前进行化疗不能排除恶性细胞污染；最后，白血病患者的冻存卵巢组织再移植具有导致疾病复发的风险。

彩图 25.1　图示比利时布鲁塞尔圣吕克大学医院在 2008 年因不同恶性疾病而进行的卵巢组织冷冻

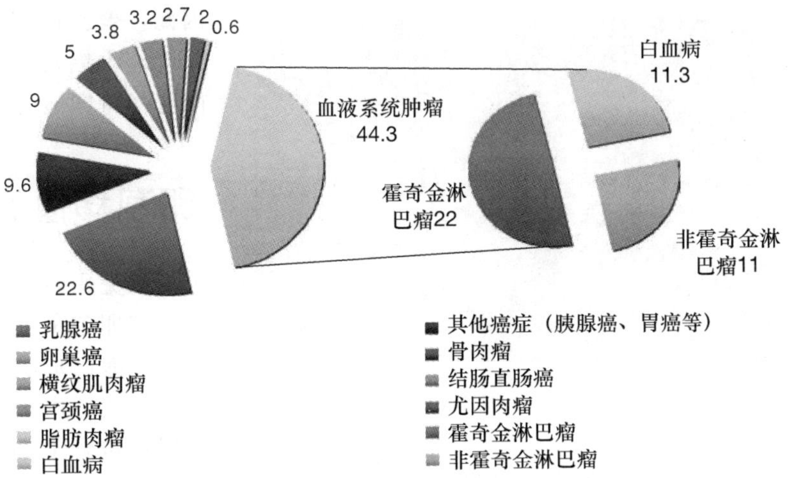

卵泡分离的概念

为了避免卵巢组织移植时将恶性细胞一起转移，可将卵泡从周围组织中分离，再进行卵泡的体外成熟培养或直接移植到受体。

将分离的原始卵泡进行培养是一项备受关注的研究，因为它们占总卵泡储备的 90%，并具有很好的低温耐受性[16]。多数报道认为，分离的原始卵泡不能在培养液中正常生长[17-18]，因为卵泡分离[18-19]或部分卵泡分离[17-18]严重损害其在培养液中的发育能力，并且认为原始卵泡在组织培养中发育最好。事实上，Hovatta 等[20]和 Telfer 等[21]已经取得了令人鼓舞的结果，他们发现生长在人类卵巢皮质组织中的卵泡能够在次级卵泡阶段分离出来，并在体外生长至窦前卵泡或窦卵泡的初期阶段。然而最近的研究显示，把分离的窦前卵泡包装到海藻酸珠子内可以在酶分离后生存和生长，并能在体外培养 7 天，可能是一个适合人类小窦前卵泡的体外培养系统[22]。但由于卵泡生成的时间较长，并且在体外由原始卵泡获取窦卵泡极具挑战，这种体外培养方法很难在人类开展。

这使作者等考虑改变策略，即移植分离的卵泡。由于人类原始卵泡太小（30～40 μm），呈纤维状，还有密集的卵巢间质，机械分离是不可能的，所以通常采用胶原酶进行酶组织消化。目前已经尝试了几种不同的胶原酶（Ⅰa、Ⅱ、Ⅳ、Ⅴ），或单独使用[17-23]，或与 DNA 酶联合使用，或与机械分离联合使用[18-19,24-28]。但胶原酶的缺点是，它是源于溶组织梭状芽孢杆菌的天然提取物，含有高水平内毒素，这会严重影响培养和移植的结果。而且不同批次之间的效率还显示出极大的差异[29]，这或许可以解释不同组间结果的差别。这似乎表明，一些粗糙的胶原酶制剂可能含有影响卵泡质量的成分。

应用胶原酶获得的不一致结果促使作者等建立了一个新的卵泡分离方案——使用释放酶（Liberase）。事实上，为了提高分离后卵泡的存活率，人类卵巢组织的酶消化过程需要优化和标准化。释放酶是高纯度的混合酶，已成功提高了人类胰岛分离的质量[30]。

作者使用释放酶获得了优质的人类卵泡，表现出良好的形态、完整性和活性（图 25.2）。分离卵泡的形态通过 DAPI 染色进行评估[31]，对颗粒细胞（卵泡细胞）层的完整性和卵母细胞的排出进行 M1～M4 分类。将分离的卵子暴露于钙黄绿素和溴乙啶二聚体-Ⅰ（ethidium homodimer-Ⅰ）进行生存能力的评估，而采用透射电

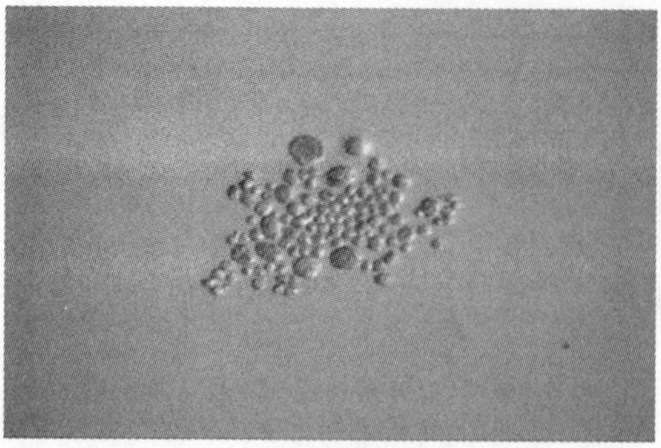

图 25.2　立体显微镜下显示的被酶消化分离的人类卵泡

子显微镜对超微结构的观察还为我们提供了酶消化后卵泡形态的定性信息。无论是培养还是移植，获得优质的卵泡是进一步研究的先决条件。将纯化的不含内毒素的酶制剂用于分离人类卵巢组织中的原始卵泡和初级卵泡，这种方法很有应用前景。此外，着重于临床应用和符合欧洲新的法律的良好作业规范（good manufacturing practice，GMP）已经出台。

卵巢组织被酶消化后，要用一根玻璃细管在立体显微镜下一个个收集卵泡，如果卵泡悬液中含有许多分离的基质细胞和碎片，则需要非常严格的步骤。为此作者创建了一种收集分离的窦前卵泡的方法：基于聚蔗糖（Ficoll）的不连续密度梯度分离技术[32]。文献报道，将消化的皮质细胞悬液进行过滤的方法已广泛用于不同物种去除基质碎片并获得卵泡。然而，当作者的实验室使用这种方法时，发现大量卵泡损失在筛网过滤器表面，清洗后卵泡仍黏附在过滤器上。聚蔗糖不连续密度梯度分离技术成功地解决了这一问题，这种方法能够收集大量有活性的原始卵泡并将它们和基质细胞分离。经过对不同界面的观察，作者发现 63% 的卵泡位于磷酸盐缓冲液（PBS）～1.06 聚蔗糖界面，36.9% 位于 1.06～1.09 聚蔗糖界面，占全部收集卵泡总数的 99.9%。荧光染色活性分析显示，经聚蔗糖处理的卵泡中 95.8%具有活性。因此，聚蔗糖密度梯度法使我们能够最大限度地收集人类分离卵泡并减少操作时间，同时保持卵泡的高度活性[32]。

卵泡移植的概念

避免恶性细胞传染的另一种方法是移植分离卵泡的悬液。移植冻融的经分离的原始卵泡已成功应用于小鼠[33]，并产出正常的子代。由于包裹着颗粒细胞的卵泡基底层不包含毛细血管、白细胞和颗粒间的神经突触[34]，故认为移植完全分离的卵泡可能是安全的。

分离和收集卵泡后，作者的目的是评估这些人类分离卵泡在移植后的发育能力和活性。因此将它们置入血浆凝块中，作为方便后续移植的载体，异种移植到裸鼠 1 周。作者的研究明确表明，异种移植后，分离的人原始卵泡能够存活并生长[35]。组织学正常的形态结构和卵泡发育阶段表明了卵泡的存活和生长，同时 Ki-67（一种与细胞增殖有关的核抗原）染色阳性也证实了这点。

该研究的另一个发现是移植 1 周后的卵泡活化，研究显示原始卵泡比例减少和初级卵泡比例增高，同时伴有更高比例的 Ki-67 标记的卵泡。皮质组织和分离卵泡在移植后都观察到了这一现象，这可能降低了移植体的不成熟性。为了保护卵巢储备，延长移植体的生存，显然需要进一步的研究来更好地理解发生在移植后最初几天的事件。抑制和刺激因素之间适当的平衡似乎是控制原始卵泡活化必不可少的因素。作者的假设是，移植后，这种平衡可能会由于缺乏生长的卵泡和血管供应的破坏而受到干扰。之前的研究，包括作者实验室的研究已证实了参与控制原始卵泡过渡到初级卵泡的一些因素[36-37]。

随后作者延长时间来评估这些酶消化分离的人卵泡的发育能力，5 个月后将卵泡异种移植到严重联合免疫缺陷（severe

combined immunodeficient，SCID）的小鼠体内。结果表明，间隔长时间后再将分离的人原始卵泡行异种移植仍能存活，并且经卵泡刺激素（FSH）刺激后可以发育成窦卵泡[38]。

由于这种方法已经成功地重建了小鼠的生育力[33]，作者考虑将该优化的卵泡分离和收集方法在人类开展应用。

人工卵巢的概念

如以往的实验研究所做，在新鲜的卵巢上切割组织后可以直接进行卵泡分离，这些被分离的卵泡随后可以进行冷冻和储存，直到使用，如之前提到的绵羊卵泡[39]。尽管最简单和最合乎逻辑的选择很可能是冻存条状或片段的卵巢活检组织，并在分离和移植的当天进行解冻，我们仍需研究冻存卵泡是否比冻存卵巢组织具有优势。冷冻保护剂在细胞悬液中的渗透可能比组织块中更有效。

分离卵泡的再移植去除了癌细胞，可以认为能够重建患者的生育力，而卵巢组织的自体移植则不能排除再次植入恶性细胞。这种技术需要新的手术方法来提高移植复苏的效率。因此，新的人工培养基可能发挥重要作用。事实上，组织工程学是一个不断发展的领域，伴有越来越多的应用。目前已经研发出基于水凝胶、泡沫或天然聚合物的新的培养基，可能适合分离卵泡的生长，并能够在移植到患者之前形成一种人工卵巢。这将使具有卵巢远处转移风险的患者受益于卵巢组织冷冻保存和移植。

参考文献

1. **Donnez J, Dolmans MM, Demylle D** *et al.* Livebirth after orthotopic transplantation of cryopreserved ovarian tissue. *Lancet* 2004; **364:** 1405–10.
2. **Meirow D, Levron J, Eldar-Geva T** *et al.* Pregnancy after transplantation of cryopreserved ovarian tissue in a patient with ovarian failure after chemotherapy. *N Engl J Med* 2005; **353:** 318–21.
3. **Demeestere I, Simon P, Emiliani S, Delbaere A** and **Englert Y.** Fertility preservation: successful transplantation of cryopreserved ovarian tissue in a young patient previously treated for Hodgkin's disease. *Oncologist* 2007; **12:** 1437–42.
4. **Andersen CY, Rosendahl M, Byskov AG** *et al.* Two successful pregnancies following autotransplantation of frozen/thawed ovarian tissue. *Hum Reprod* 2008; **23:** 2266–72.
5. **Silber SJ, DeRosa M, Pineda J** *et al.* A series of monozygotic twins discordant for ovarian failure: ovary transplantation (cortical versus microvascular) and cryopreservation. *Hum Reprod* 2008; **23:** 1531–7.
6. **Piver P, Amiot C, Agnani G** *et al.* Two pregnancies obtained after a new technique of autotransplantation of cryopreserved ovarian tissue. *Hum Reprod* 2009; **24** (Suppl. 1): i15 0–035.
7. **Sánchez-Serrano M, Crespo J, Mirabet V** *et al.* Twins born after transplantation of ovarian cortical tissue and oocyte vitrification. *Fertil Steril* 2010; **93**(1): 286 e11–13.
8. **Donnez J, Martinez-Madrid B, Jadoul P** *et al.* Ovarian tissue cryopreservation and transplantation: a review. *Hum Reprod Update* 2006; **12:** 519–35.
9. **Meirow D, Hardan I, Dor J** *et al.* Searching for evidence of disease and malignant cell contamination in ovarian tissue stored from hematologic cancer patients. *Hum Reprod* 2008; **23**(5): 1007–13.
10. **Shaw JM, Bowles J, Koopman P, Wood EC** and **Trounson AO.** Fresh and cryopreserved ovarian tissue samples from donors with lymphoma transmit the cancer to grafts recipients. *Hum Reprod* 1996; **11:** 1668–73.
11. **Meirow D, Ben Yehuda D, Prus D** *et al.* Ovarian tissue banking in patients with Hodgkin's disease: is it safe? *Fertil Steril* 1998; **69:** 996–8.
12. **Kim SS, Radford J, Harris M** *et al.* Ovarian tissue harvested from lymphoma patients to preserve fertility may be safe for autotransplantation. *Hum Reprod* 2001; **16:** 2056–60.
13. **Seshadri T, Gook D, Lade S** *et al.* Lack of evidence of disease contamination in ovarian tissue harvested for cryopreservation from patients with Hodgkin lymphoma and analysis of factors predictive of oocyte yield. *Br J Cancer* 2006; **94**(7): 1007–10.
14. **Sánchez-Serrano M, Novella-Maestre E, Roselló-Sastre E** *et al.* Malignant cells are not found in ovarian cortex from breast cancer patients undergoing ovarian cortex cryopreservation. *Hum Reprod* 2009; **24:** 2238–43.
15. **Jahnukainen K, Hou M, Petersen C, Setchell B** and **Söder O.** Intratesticular transplantation of testicular cells from leukemic rats causes transmission of leukemia. *Cancer Res* 2001; **61**(2): 706–10.
16. **Smitz JE** and **Cortvrindt RG.** The earliest stages of folliculogenesis in vitro. *Reproduction* 2002; **123:** 185–202.
17. **Hovatta O, Wright C, Krausz T, Hardy K** and

Winston RML. Human primordial, primary and secondary ovarian follicles in long-term culture: effect of partial isolation. *Hum Reprod* 1999; **14**: 2519–24.

18. **Abir R, Fisch B, Nitke S** *et al.* Morphological study of fully and partially isolated early human follicles. *Fertil Steril* 2001; **75**: 141–6.
19. **Abir R, Roizman P, Fisch B** *et al.* Pilot study of isolated early human follicles cultured in collagen gels for 24 hours. *Hum Reprod* 1999; **14**: 1299–301.
20. **Hovatta O**. Cryopreservation and culture of human ovarian cortical tissue containing early follicles. *Eur J Obstet Gynecol Reprod Biol* 2004; **113** (Suppl. 1): S50–4.
21. **Telfer EE, McLaughlin M, Ding C** and **Thong KJ**. A two-step serum-free culture system supports development of human oocytes from primordial follicles in the presence of activin. *Hum Reprod* 2008; **23**: 1151–8.
22. **Amorim CA, Van Langendonckt A, David A, Dolmans MM** and **Donnez J**. Survival of human pre-antral follicles after cryopreservation of ovarian tissue, follicular isolation and in vitro culture in a calcium alginate matrix. *Hum Reprod* 2009; **24**(1): 92–9.
23. **Martinez-Madrid B, Dolmans MM, Van Langendonckt A** *et al.* Ficoll density gradient for recovery of isolated human ovarian primordial follicles. *Fertil Steril* 2004; **82**: 1648–53.
24. **Huntriss J, Gosden R, Hinkins M** *et al.* Isolation, characterization and expression of the human factor in the Germline alpha (FIGLA) gene in ovarian follicles and oocytes. *Mol Hum Reprod* 2002; **8**: 1087–95.
25. **Oktay K, Nugent D, Newton H** *et al.* Isolation and characterization of primordial follicles from fresh and cryopreserved human ovarian tissue. *Fertil Steril* 1997; **67**: 481–6.
26. **Osborn SM, Gook DA, Stern C** and **Speirs AL**. The isolation and culture of human primordial follicles from fresh ovarian tissue. *Hum Reprod* 1997: **12**: 192 [Abstr.].
27. **Roy SK** and **Treacy BJ**. Isolation and long-term culture of human preantral follicles. *Fertil Steril* 1993; **59**: 783–90.
28. **Schröder CP, Timmer-Bosscha H, Wijchman JG** *et al.* An in vitro model for purging of tumour cells from ovarian tissue. *Hum Reprod* 2004; **19**: 1069–75.
29. **McShane P, Sutton R, Gray DW** and **Morris PJ** Protease activity in pancreatic islet isolation by enzymatic digestion. *Diabetes* 1989; **1**:126–8.
30. **Linetsky E, Bottino R, Lehmann R** *et al.* Improved human islet isolation using a new enzyme blend, Liberase. *Diabetes* 1997; **46**(7): 1120–3.
31. **Dolmans MM, Michaux N, Camboni A** *et al.* Evaluation of Liberase, a purified enzyme blend, for the isolation of human primordial and primary ovarian follicles. *Hum Reprod* 2006; **21**: 413–20.
32. **Martinez-Madrid B, Dolmans MM, Van Eyck AS** *et al.* Ficoll density gradient method for recovery of isolated human ovarian primordial follicles. *Fertil Steril* 2004; **82**: 1648–53.
33. **Carroll J** and **Gosden RG**. Transplantation of frozen–thawed mouse primordial follicles. *Hum Reprod* 1993; **8**: 1163–7.
34. **Rodgers RJ, Irving-Rodgers HF** and **Russell DL**. Extracellular matrix of the developing ovarian follicle. *Reproduction* 2003; **126**, 415–24.
35. **Dolmans MM, Martinez-Madrid B, Gadisseux E** *et al.* Short-term transplantation of isolated human ovarian follicles and cortical tissue into nude mice. *Reproduction* 2007; **134**: 253–62.
36. **Skinner MK**. Regulation of primordial follicle assembly and development. *Hum Reprod Update* 2005; **11**: 461–71.
37. **Qu J, Godin PA, Nisolle M** and **Donnez J**. Distribution and epidermal growth factor receptor expression of primordial follicles in human ovarian tissue before and after cryopreservation. *Hum Reprod* 2000; **15**: 302–10.
38. **Dolmans MM, Yuan Yuan W, Camboni A** *et al.* Development of antral follicles after xenografting of isolated small human preantral follicles. *Reprod Biomed Online* 2008; **16**: 705–11.
39. **Amorim CA, Rondina D, Lucci CM** *et al.* Cryopreservation of sheep primordial follicles. *Reprod Domest Anim* 2007; 42(1): 53–7.

第 26 章　癌症幸存者的辅助生育技术和卵母细胞捐赠

Ina N. Cholst, Glenn L. Schattman and Zev Rosenwaks　著
冯宗浩　译　尚鹓　审校

概述

本书的宗旨在预防，它强调的是在癌症诊断成立时可以做到的干预措施——改良治疗的措施和技术，存储配子、组织或胚胎以备将来之需。相比之下，本书第六部分最后的章节探讨了癌症幸存者明确诊断和完成治疗后的一些选择。如果在一些病例中预防治疗是成功的，正常生育能力将被保存。其他癌症幸存者就可以使用在性腺毒性治疗前冻存的配子、胚胎或组织妊娠。

然而，在某些病例中，预防可能没有成功。这一章主要讲的是卵巢功能缺失或受损，且没有冻存细胞组织等材料的癌症幸存者的生育管理。

在着手妊娠之前，无论采用哪种方式成功妊娠，癌症幸存者及其医生都必须考虑她的健康状况、子宫功能、复发的可能性，最后，要考虑她的长期预后。这些是癌症幸存者妊娠过程中的常见问题——无论是自然周期妊娠，还是通过辅助生育技术（ART）还是通过供卵（DE）——将在本章的第一部分讨论这些内容。

本章的第二部分将集中讨论癌症幸存者的生育能力可以治疗但无法自然妊娠的情况。当卵巢功能仍然存在但衰减时，ART可能能够克服治疗相关的损伤。对于某些癌症幸存者，ART具体技术需要特殊修改。

本章的第三部分探讨的是预防措施失败的情况，这种情况对于特定患者来说将是不可能甚至不正确的选择。我们在此强调，DE并不总是最后的手段。有些女性可能会由于各种不同的原因把DE作为困境中的最佳生育选择，这些原因将在后文阐述。

癌症幸存者的妊娠前评估

我们首先要评估癌症幸存者妊娠的风险。癌症幸存者的筛选流程见图26.1。

预后

其他评估完成之前，肿瘤治疗学家应咨询准妈妈的预后。幸存者的无病生存期是否足够长？其治疗的预后是否良好？妊娠是否会增加癌症复发的风险？Kavic 和 Sauer[1]建议，在某些情况下，尤其是癌症处于缓解期而不是治愈期时，独立的肿瘤学家的补充性意见可能会有所帮助。即使预后不良，甚至妊娠可能会增加复发的风险，患者及其医生还是可能选择继续妊娠。但是，这种情况在没有经过充分的讨论和知情时不应该发生。

慢性健康问题

此外，75%的儿童癌症幸存者将至少

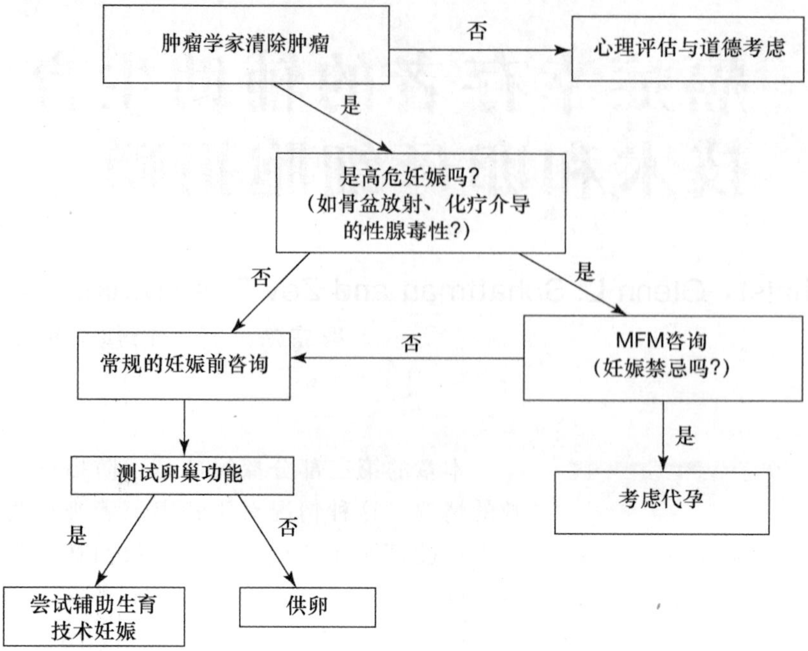

图 26.1 癌症幸存者的妊娠筛查（自然妊娠、辅助生育技术或卵母细胞捐赠）。MFM，母胎医学

有一个慢性健康问题。蒽环类药物的心脏毒性或纵隔的辐射是常见的。异环磷酰胺和顺铂化疗、放疗、手术或免疫疗法可能会导致肾毒性。最终，1/25 的儿童癌症幸存者将罹患第二种原发癌[2]。因此，癌症幸存者考虑妊娠时应对系统器官的损害进行评估，并被告知妊娠期间其自身和胎儿的风险。如果可以的话，其应该向负责妊娠期产检的产科医生咨询。她还应当了解某些影响抚养孩子到成年的显著健康风险。

治疗和妊娠之间的时间间隔

根据肿瘤的性质和性腺治疗类型，肿瘤科医生可能会建议癌症幸存者等待至少 1 年再尝试妊娠[3]。其间隔使肿瘤学家有时间来评估复发风险。此外，它也可以减少化疗对发育中的胎儿的毒性作用。动物实验研究支持人们对胎儿暴露于化疗药物有关风险的担忧。例如，妊娠前 3 周暴露于化疗的小鼠比妊娠前 9 周暴露于化疗的对照组小鼠有更高的畸形率，并且畸形率约为对照组的 10 倍[4]。在人类中，既往暴露于潜在的致突变治疗的患者的妊娠结果是令人欣慰的，但这些妊娠常常和暴露发生相隔多年[5-6]。一般建议暴露后至少等待 1 年，但是，化疗后妊娠的安全时间间隔尚未明确。具有良好的卵巢储备的年轻女性不妨等待更长的时间。

相比之下，通常建议乳腺癌存活者完成化疗后等待 2 年再尝试妊娠。乳腺肿瘤专家提出这一建议主要是因为明确诊断后的前几年癌症复发概率高，而不是因为相关治疗对妊娠结局的影响。根据患者的年龄和疾病的阶段，推荐的时间间隔可能不同，一般建议年轻患者和晚期患者间隔时间更长一些。乳腺癌治愈幸存者治疗后 2 年以上受孕与治疗后未受孕的患者相比似乎没有增加复发的危险[3]。

这种不得不实施的延迟引起许多女性的关注——她们都知道随着时间的推移卵巢功能早衰的风险增加和妊娠的概率降低。我们可以通过提供信息和支持，帮助患者缓解焦虑，除特殊情况外，不建议延迟治疗也可以帮助患者。

子宫的评估

如果一个癌症幸存者在试孕的最初几个月没有成功，就应该评估子宫腔（子宫平片或子宫超声造影），排除粘连、腔内病变或子宫纵隔。子宫评估对已经行盆腔或全身照射的患者尤其重要。

盆腔照射往往损坏子宫肌肉和血管。特别是幼年的辐射，可能导致青春期子宫发育不佳。较小的子宫体积可减少着床的概率，导致妊娠中期流产、早产或胎盘植入[7]。据报道，曾接受盆腔放射治疗（pelvic radiation therapy，RT）的患者自然流产率和娩出低出生体重儿概率分别是一般人群的 3 倍和 10 倍[8]。

这些风险受 RT 辐射到子宫的剂量和与青春期的时间间隔的影响。例如，有研究发现，子宫的大小、对激素治疗的反应和接受 RT 治疗时的年龄之间存在线性相关[8]。一些研究者强调，许多报道指出妊娠后盆腔放疗会导致早产和分娩不健康的孩子[9]。

虽然成人子宫对辐射相对不敏感，但接受骨盆 RT 治疗的成人癌症幸存者也应当推迟至少 1 年以上妊娠。有报道发现放疗后 1 年内妊娠，娩出低出生体重儿和流产的发生率较高[10]（骨盆辐射对子宫功能的影响更详细的讨论见第 2 章）。

使用代孕

对禁忌妊娠的患者而言，妊娠会给母亲或胎儿带来严重风险，这时候可以考虑代孕。如果卵巢功能足够，没有卵巢刺激或功能恢复的医学禁忌，患者自身的卵母细胞和受精卵可以转移到激素同步的代孕者。卵巢储备不足或存在卵巢刺激禁忌的患者可以使用供卵进行受精，并移植到代孕者体内。新鲜胚胎可以在周期与捐赠卵母细胞同步化的时候移植（见下文），或胚胎冷冻保存，在之后的周期移植到代孕者体内。筛选和测试所有配子提供者的传染性病原体可以降低代孕的风险。最后，在实施代孕之前，一定要进行心理和法律咨询。

癌症幸存者的辅助生育技术

检测卵巢功能

卵巢储备，即卵巢中残留的卵母细胞数量是难以准确评估的。性腺毒性治疗常常减少原始卵泡池，有效“老化”卵巢，因此癌症幸存者在生殖治疗前测试卵巢储备很有用。卵巢储备下降可以在性腺毒性治疗之前已经出现，即使是年轻女性也可能如此[11]，几乎可以肯定这些患者治疗后卵巢储备损伤会加剧。早卵泡期卵泡刺激素（FSH）和雌二醇（E2）、抑制素 B、窦卵泡计数、抗苗勒管激素（AMH）和对卵巢刺激的反应（除了其他措施）都可用来估计卵巢储备和间接评估妊娠的机会。

然而，对于曾经或正在接受性腺毒性治疗的患者，其卵巢储备测试结果必须谨慎解读。接受过化疗的患者受损的卵巢储备常表现为 FSH 异常升高以及 AMH、抑制素 B 和窦状卵泡计数的降低[12-13]。

目前的检测方法不论是单独使用还是联合进行，都不能明确地预测是否可以成功妊娠。因此，对一个知情的患者不进行治疗是不公平的。如果癌症幸存者还有卵泡且卵巢具有功能，应该给她机会，不用其冻存组织尝试妊娠——只要告知其可能的预后。相反，FSH 水平很高、抑制素或 AMH 水平很低或窦卵泡计数很少的患者，可以讨论卵母细胞捐赠或其他生育选择。如果其以前冻存过卵子或胚胎，应该鼓励使用冷存的材料。

卵巢刺激

治疗想要孩子的癌症幸存者的医生要时刻铭记一个中心原则：如果患者接受了性腺毒性药物或盆腔放疗，不管她现在多大年龄，卵巢功能如何，其卵巢功能都会比她的年龄相应的卵巢功能差。所以，只要她愿意，就应该鼓励她尝试受孕。如果6～12个月还没能成功受孕，就应该及时进行详细评估和干预。最后，在这个人群中，最短的时间内成功妊娠的策略即使不是必要的，也是合理的。

基于这些原因，癌症幸存者如果促排卵和宫内人工授精（IUI）几个周期失败，我们应建议其采取体外受精（IVF）技术妊娠。IVF是最短的时间间隔内妊娠概率最高的方法。如果患者罹患雌激素敏感的肿瘤，要尽量减少卵巢刺激的次数。

对于在性腺毒性治疗前已储存配子或胚胎的女性，下面的注意事项同样重要：当卵巢功能仍存在，并且她们准备妊娠，应鼓励其自然或者通过辅助生育技术受孕。应当强调，冷冻卵母细胞和胚胎不能确保妊娠成功；相反，它们应被认为是女性无法妊娠时的最后选择。患者往往认为冷冻保存了卵子或胚胎就确保了未来的生殖潜力。不应该让患者因为这种虚假的“安全感”而延迟受孕。并且，在一般情况下，特别是患者想拥有一个以上的孩子时，应考虑持续储存冷冻保存的卵子或胚胎。如果患者有理想的卵巢功能和正常的生育能力评估，她首先应该尝试在自然周期定时同房。如果3～6个月后没能成功受孕或有输卵管阻塞或男性因素，辅助生育技术将是最好的选择。在最后一次尝试妊娠或卵巢功能衰竭之前，冷冻配子或胚胎是患者给自己的满足生育要求最好的机会。

有非激素敏感性癌症病史的患者可以接受和普通人一样的促性腺素刺激方案。主要的区别是对促性腺激素刺激的反应普遍较低（同时伴随着着床率和妊娠率都较低），无论是与年龄匹配的不孕症患者相比还是与化疗前的癌症患者相比都是如此[14-15]。

与在化疗前保存生育功能的同年龄层次的患者相比，接受过化疗的各类癌症患者AMH都显著降低，卵母细胞储备都更少。此外，接受过化疗的患者胚胎植入率仅为7.9%，显著低于同年龄组不孕人口的预期[16]。另一项研究对接受局部治疗和接受全身治疗的患者进行了比较，结果只接受局部治疗的患者对卵巢刺激的反应更好。此外，该研究表明，接受全身化疗的患者比只接受局部治疗的患者受孕率低[14]。

最后，这些结果提示，应该施行自由的胚胎移植政策。应告知患者，即便通过增加移植胚胎的数目，她们的妊娠概率和多胎妊娠率仍然会低于其他同龄的不孕患者。该知情同意书应该被放置在患者的病历中，并且超出这个年龄段的临床移植指南范围的原因也应记录好。

在任何其他情况下进行的IVF治疗中，多余的胚胎可以冷冻保存。没有理由不相信冻存的优质胚胎会有理想的存活率，但目前尚没有与癌症幸存者胚胎冷冻结局有关的数据。

激素敏感性癌症的卵巢刺激

辅助生育技术中的标准卵巢刺激会导致循环中雌激素水平升高，可能是自发周期激素峰值的10倍。乳腺癌或子宫内膜癌的幸存者及其医生应适当关注高雌二醇水平对复发的危险。由于这一理论上的风险，已探索出使用雌激素受体调节剂（如他莫昔芬）或雌激素合成抑制剂（芳香酶抑制剂）的刺激方案，并可能优于传统的刺激方案。

卵巢刺激的几种替代方法已得到描述。这些方法使用雌激素受体调节剂或芳香酶抑制剂，无论是单独使用还是与促性腺激素结合使用，都在刺激多卵泡发育的同时减少或避免高血清雌二醇水平。大多数方案是在保留生育功能的乳腺癌患者刺激治疗的过程中开发和研究出来的。同时，这些方案也可以应用于癌症存活者。

在一项随机对照试验中，作者等对比了他莫昔芬、他莫昔芬与 FSH 结合或来曲唑与 FSH 结合刺激卵泡发育的效果（图 26.2）。无论是与他莫昔芬/ FSH 组（分别为 6.9±1.1 和 5.1±1.1）还是与他莫昔芬单独治疗组（分别为 1.7±0.3 和 1.5±0.3）相比，来曲唑/ FSH 组（分别为 11±1.2 和 8.5±1.6）获得了最多的卵母细胞总数和成熟卵母细胞数。尽管他莫昔芬、他莫昔芬/ FSH 和来曲唑/ FSH 组雌激素峰值水平很高（分别为 419±39 pg/ml、1182±271 pg/ml、405±45 pg/ml），但平均随访 554±31 天，不同群体之间的癌症复发率没有显著差异[17]。在他莫昔芬或来曲唑刺激周期方案中，最终卵母细胞成熟，使用人绒毛膜促性腺激素（hCG）的时机与枸橼酸氯米芬方案类似：通常当优势卵泡达到 20 mm 时，卵母细胞达到成熟[18]。此外，当乳腺癌患者在作者的机构使用来曲唑和促性腺激素进行卵巢刺激以保留生育功能时，患者的无病生存率同不进行卵巢刺激、只进行辅助治疗的患者相比无差异[15]。作者的机构等正通过随机化的研究改进上述方案，以进一步改善卵巢反应并保证安全。现在，对于有雌激素敏感性肿瘤病史的患者，我们要再次确保使用调节雌激素受体或卵巢激素反应的药物的卵巢刺激治疗不会增加短期复发的概率。确认和扩展这些发现需要进一步的研究。

考虑接受卵巢刺激的患者不论有没有得到改善，都可能会表达对自然周期试管婴儿的兴趣。自然周期成功率是相对低的。

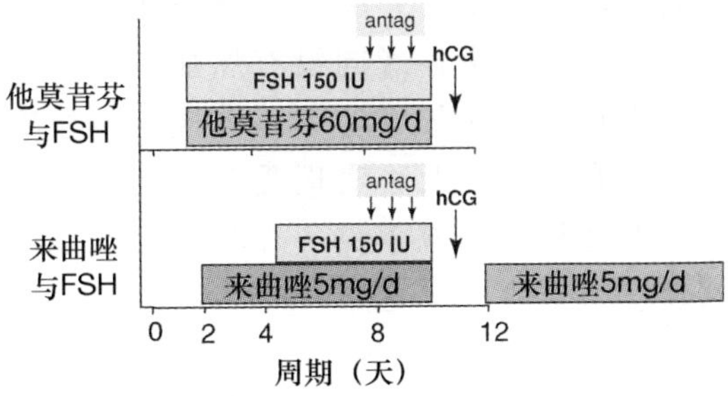

图 26.2　乳腺癌幸存者卵巢刺激方案。Antag，拮抗剂，FSH，卵泡刺激素；hCG，人绒毛膜促性腺激素

应告知患者可能由于过早排卵、无法取卵或缺乏可移植的胚胎导致自然周期的失败。此外，卵母细胞在经历了早期化疗的患者中存活率较低，这也将导致在这一人群中通过自然周期来完成试管婴儿是存在疑问的。

另一种选择是进行缩短日程的促性腺激素刺激，或不用促性腺激素，给予 hCG 后获取未成熟卵母细胞。这种方法对于多囊卵巢（polycystic ovary，PCO）样患者有一定的成功率[19]。此种方法将在第 36 章详细描述。来源于体外成熟卵母细胞的胚胎发育潜能显著降低（表现为较低的种植率和较高的流产率），为了维持可接受的妊娠率而移植过量的胚胎以及需要延长激素替代都将限制本方法在癌症幸存者中的适用性[20]。

癌症治疗的提高和存活期的延长使更多接受过性腺毒性治疗的育龄女性向她们的医生表达妊娠的意愿。她们中的许多人将会自然受孕，而其他一部分人生育能力会减退。在一般情况下，与同龄人相比，接受性腺治疗的女性卵巢储备功能将降低，并且绝经年龄将提前。

卵巢功能存在但储备功能下降的女性可以安全地进行 ART，并且可以放心的是，到目前为止，与不尝试妊娠的女性相比，复发率无差异。IVF 标准刺激方案或改良刺激方案都可以用于激素敏感性肿瘤患者。但是，接受了系统的全身化疗或盆腔放疗的癌症幸存者同没有癌症治疗史的同龄人相比，受孕成功率不等同。尽管有进步，有些人仍无法实现受孕。她们中有些人会选择收养或丁克，有些人可能选择通过赠卵受孕。

癌症幸存者卵母细胞捐赠

捐赠卵子并非适用于所有人，对于一些人来说，这关系到道德、宗教或情感。然而，对于某些人来说，似乎赠卵是合理、压力较小的选择，对于那些保留遗传基因的繁殖方法不可行或影响到生存，以及那些不希望自身携带的癌症易感基因遗传给后代者，赠卵有很大优势。卵母细胞捐赠已出现了 1/4 个世纪，并有成功的记录[21-23]。例如在美国，2006 年进行了 16 976 个供卵周期，其中 5393 例，即 32%的受者在移植新鲜的捐赠单卵母细胞后实现了婴儿出生[24]。如果接受多次尝试，成功率要高得多，接近 100%[25]。

根据癌症种类、分期、分级以及某些癌症中是否存在雌激素受体阳性细胞，为保存生育功能而进行的 ART 可能与癌症复发风险相关。这些假设的风险可能是保存生育能力治疗本身或延迟癌症治疗的结果。在大多数情况下，对生存的实际风险（有证据证实的）是未知的，所以对于年轻的癌症患者，需要更详尽的知情同意和决策。

此外，一些最近被诊断出癌症的年轻女性将成为癌症易感基因携带者。遗传性乳腺癌综合征（BrCa1 和 2）、家族性腺瘤性息肉病、多发性内分泌腺瘤综合征、视网膜母细胞瘤与遗传性非息肉性结肠癌综合征仅是其中的几种疾病[26-27]。毫无疑问，随着我们开始了解癌症的生物学，未来将会了解更多的遗传性疾病。我们已经看到，一些携带易感基因的年轻人都希望子女不携带该基因[28-31]。胚胎植入前诊断技术（PGD）为实现单纯移植未受影响的胚胎或者产前诊断终止受影响的胎儿提供了一套解决方案。但这些技术是已经具有高科技、高压力的生殖领域的附加技术。这两个步骤均有风险，当该基因是显性的，有一半的胚胎或胎儿将是携带者。因此，举例来说，假设一切都是平等的，一个年轻女性最近被诊断患有癌症，带有 BRCA 基因并希望得到一个不受影响的孩子，会发现生殖预防的成功率将是不带易感基因癌症患者的一半。另一些被诊断携带易感基因的癌症患者会发现赠卵是一个简单的解决方案：一个成熟的、非常成功的建立家庭的方式，同时也消除了有害基因。

一名年轻女性被诊断患有癌症，再加上其他方面的损失，可能已失去了身体正常运作的信心。妊娠（无论是使用自身卵子还是供卵）提供给她生命中最正常而又最神奇的身体经验。感觉自己的身体被填充膨胀，这就是生命的发生。同样，对于收养的母亲，在宝宝第一次微笑时她将会无比喜悦。在此，我们不是简化生殖遗传的文化和情感意义，只是单纯强调，对某些人来说，赠卵、收养或丁克都可能是解决困难局面的最好方法。

所有这一切都意味着，即使保留生育功能的预后良好，一些癌症患者仍将提出异议。年轻的癌症患者面临着身体和感情的折磨，并将在很短的时间内作出一系列令人生畏的艰难抉择。有时，卵母细胞捐赠计划（或收养或丁克的生活）相比试图保留生育功能是一个更好的选择。我们希望本章节将帮助建议者——肿瘤学家、生殖内分泌学家、心理学家和其他人——去支持选择继续保存生育功能的患者，并且也要支持拒绝它的患者。

最后，我们相信，从一开始就连同其他保存生育功能的选择一起讨论卵母细胞捐赠，有时甚至讨论具体的细节具有重要意义。部分患者可能想听到关于它的很多内容，而部分患者则可能不会。生活可以多种多样，赠卵是充满希望的消息，它将会继续。

赠卵的临床实践

未来，大多数赠卵周期可以使用冷冻保存和存储的卵母细胞完成，类似于目前的精子库[32]。但是，在撰写本章节的这一时期，几乎所有的卵母细胞捐赠都是使用新鲜的卵母细胞，使捐赠者和受赠者的周期同步化。因而赠卵的机制涉及若干步骤：招募合适的捐赠者，捐赠者和受赠者签署知情同意，捐赠者、受赠者的匹配，捐赠者卵巢刺激和取卵。同时，通过激素准备受赠者的子宫内膜，并同步到捐赠者的刺激周期。最后，用适当的精子与卵母细胞结合，并将产生的胚胎转移到受赠者的子宫（表 26.1）。

捐赠者招募

第三方生殖是生殖保健中最复杂的道德问题之一。即使价值观大体相似的社会，合法的卵子捐赠招募差别也很大[33]。因此，一些国家为匿名捐赠制（西班牙、法国、比利时、丹麦），而另一些规定则相反，捐

表 26.1 卵母细胞捐赠机制

捐赠者	受赠者
招募和筛查	筛查
• 医学/传染病	• 医学
• 心理的	• 心理学/心理教育
• 遗传的	• 配偶的遗传筛查
• 知情同意	• 知情同意
配对	配对
• 卵巢刺激	• 子宫内膜的准备/同步
• 取卵	• 受精
	• 移植

赠者可以认识自己的遗传学后代（英国、瑞典、奥地利、瑞士、荷兰、加拿大、新西兰和澳大利亚维多利亚州）[34]。

有些国家不允许货币补偿（英国）或对其进行严格管理（在法国可以补偿捐赠者有证明的支出），而其他管理较为松散（西班牙允许补偿费用和小数额货币）[34]。在其他国家，补偿不受管制（美国、印度），不过可能被专业规范限制[35]。

一些国家（意大利、德国）不允许赠卵。在有些国家，卵子捐赠合法，但规定严格，无法实施（例如中国规定“双盲”，基本上消除了在该国的卵母细胞捐赠）。

在一般情况下，这些国家的规定满足其各自的社会需求。然而，在政策上的分歧滋生了跨境生育保健[36-37]。不仅受赠者为了卵母细胞捐赠服务奔波，某些中心也积极招募跨越国界的捐赠者[38-39]。一般情况下，更发达的国家从不太富裕的国家招募不足为奇。对于一些捐赠者，即使没有过度的诱因，小笔津贴、旅费、膳食及入住酒店也都确实诱人。

2005 年，欧洲的 IVF 中心进行了 11 475 个赠卵周期，或者说 418 111 个 IVF 周期中的 3% 是赠卵[40]。相比之下，在同一年，美国的试管婴儿中心进行 134 260 个 IVF 周期，其中 16 161 或 12% 是赠卵周期[41]。这种差异是显著的。解释各不相同，其中包括文化差异、在美国缺乏不孕不育的保险、需要支付捐赠者巨额补偿，匿名的配子捐赠优势显著，最重要的是，美国政府监管较少。

具体来说，美国法律允许匿名和实名的捐赠，美国生殖医学协会（American Society for Reproductive Medicine，ASRM）的指导方针表明，这两者都可以接受[35]。关于补偿没有立法。2007 年 ASRM 伦理委员会的报告制定的赔偿指南如下：

5000 美元或以上的款项需要有依据，

超过 10 000 美元是不合适的……

为了避免把人类配子标以价格或选择性重视特定的人的特征，赔偿不应该根据卵母细胞的不同用途（如研究或临床护理）、获取卵母细胞的质量和数目、捐赠周期的结局或捐赠者的种族或其他个人特征的结果[35]。

医疗专业人员筛选和照顾美国卵母细胞捐赠者。许多试管婴儿项目亲自招募捐赠者。然而，在美国的捐赠者中，商业性、营利性机构（多由商人经营，有时由律师经营，偶尔也由医疗专业人员经营）招募捐献者较多，但难以量化。

在美国大约有 150 个独立的卵子捐赠机构。只有约 1/3 已签署 ASRM 推荐的关于捐赠者赔偿的协定。此外，最近对 53 个同意签订协定的机构的网站进行回顾发现，尽管他们签署了协议，但有 24.5%的机构公布的赔偿未遵守 ASRM 指南[43]。

因此，综合多种原因（包括相对较新的生育延后的文化压力和使用捐献卵子的便利性），卵母细胞捐赠是美国生育治疗一个庞大而不断增长的部分。其发展在几个方面引起了人们的担忧。尽管如此，其可用性和社会对赠卵服务的相对宽容对美国癌症幸存者来说仍然是令人愉快的消息。

匿名捐赠 *vs*. 实名捐赠

目前，全世界大多数卵母细胞捐赠是匿名的，但家庭捐赠和实名捐赠是一些受赠者的最佳选择。这对某些癌症存活者尤其如此。姐妹、表亲或朋友可能有充足理由决定向存活者捐赠，并且通过此举动获得巨大的幸福感。对于受赠者而言，有机会获得一个与其家人（姐妹或表亲捐赠）有遗传学关系的孩子或这一礼物的恩情使赠卵成为了一个很好的选择。

相反，家庭和熟人强制性捐赠的风险高，出现家庭关系复杂化的风险也较高。当受赠者是癌症幸存者时，这很可能会成为现实。基于上述原因，建议在实名捐赠之前对所有的参与者进行心理筛查，包括有意捐赠者、受赠者和各自的配偶[35,44]。

捐赠者的感染性疾病筛查

根据法律规定，在美国的捐赠者必须进行传染病风险因素的筛选，并且根据美国食品药物监督管理局（FDA）的指南测试特定的传染病暴露[35-45]。由于传染病传播的风险是远期的，FDA 指南提供了美国配子捐赠者在这方面的筛查标准。

基因筛查

相比之下，美国捐赠者的基因检测是没有法律授权的。相关专业协会设立了医疗标准：ASRM 建议所有捐赠者进行囊性纤维化（cystic fibrosis，CF）的突变检测，并且根据既往病史增加额外的测试。根据 ASRM 指南，捐赠者及其一级亲属应该排除孟德尔疾病、严重畸形、已知遗传机制的明显家族性疾病和病因不明的智力低下[35]。

遗传学进展迅速，并且建议的筛选试验变化很快。美国医学遗传学学院颁布了以种族和人群为基础的完备的遗传筛查指南（http://www.acmg.net）。当然，没有法律授权不会降低美国医生的责任，仍然会以捐赠者、受赠者和潜在的孩子的最佳利益采取措施。值得注意的是，筛选配子捐赠者不同于女性孕前检查。尽管与准父母进行相同的检验，但年轻、未婚的卵母细胞捐赠者的检验和信息传播需要考虑不同的伦理、医疗和心理的影响。如果可能的话，遗传顾问应在卵子捐赠者测试前提出建议。理想情况下，也应该是由遗传顾问反馈常带有复杂提示的检测结果[46]。

在我们的实际工作中，遗传顾问在未来捐赠者首次访问时就同她见面，了解详细的家族史，告诫捐赠者测试的潜在影响，然后建议相应的筛查试验和所有检测到的增加的风险。十多年来，我们已经看到，一系列的测试不能代替专业的遗传咨询。一名好的遗传顾问仅通过采集到的详细病史，或在某些病例通过观察身体的特点来确定要检测的问题[46-48]。对捐赠者自己或其家庭来说，遗传健康问题可能是轻微的，但是可能有外显率的变异，对后代产生严重的后果。

撰写此书时，作者的做法是对所有捐赠者进行 CF、脆性 X 综合征、脊椎性肌萎缩（spinal muscular atrophy，SMA）和染色体筛查。根据捐赠者的种族背景进行其他检测。例如，针对有地中海背景的捐赠者进行的地中海贫血测试或德系犹太人背景的捐赠者的 15 项测试。尽管 ASRM 指南建议同意受赠者接受隐性遗传病捐赠者的捐赠[35]，但这个观点仍有争议。作者在实践中不接受这样的年轻女性作为捐赠者，即使受助人家属不是这种隐性遗传病的携带者。作者和其他人一样，都在关心这些复杂情况的知情同意的难度，即使受助人家属不是这种隐性遗传病的携带者，不明的突变（或新生突变）也可能会导致潜在的严重疾病[47]。

除了捐赠者的筛选，我们常规对受赠者男性伴侣进行 CF、SMA 以及所有与种族背景相关的疾病的检测。如果发现男伴是一种基因的携带者，捐赠者将进行更多的检测，并需要告知受赠者家庭有关研究结果的影响。

最后，我们不仅要提醒受助人遗传评估结果，也要告知相关的局限性。只有相对少数的遗传性疾病可以通过病史或者检验检测到。人群中出生缺陷是常见情况，所有出生婴儿的 3%～4%有出生缺陷，并且大多数缺陷目前没有办法筛查[46]。

对于求助于我们的家庭、捐赠者和受赠者，细致的遗传筛查和咨询是我们道德责任的一部分，他们将在我们的帮助下受益。

心理筛查

对供者和受者以及他们的家庭（适当时）进行心理评估对所参与者都有帮助。第三方生殖是一项复杂的行为，有潜在的长期影响。参加者有权利和责任去探索这些决定相伴的后果和情感。我们可以倾听、探索他们的感受、支持和教育捐赠者和受赠者做出对于自身来说正确的选择。

捐赠者

捐赠者应该没有明显心理疾病。心理学家应当评估捐赠者目前的生活压力、既往的创伤事件（包括任何未解决的受虐或缺乏关爱的历史）和交流技巧。社会心理历史应该包括家族史、人际关系、教育背景、工作经历、性生活史和过去或现在的药物滥用情况等。当前和过去的精神药物的使用也应加以评估。

知情同意可能在心理评估时正式达成。但心理访谈提供了一个宝贵契机，以确定该潜在捐赠者是否了解捐赠流程及潜在风险。

捐赠者不应该被强迫参与。如果捐赠是匿名的，我们可以为了保护其匿名性采取预防措施。此外，我们要告知捐赠者在复杂的技术性社会，在价值观和法律迅速变化的现实生活中匿名的局限性[35]。

当捐赠者是已知的，更为重要的是识别胁迫事件的发生，以及医疗团队应当在潜在的捐赠者对卵母细胞捐赠感觉不适的时候给予支持。在家庭内，特别是当受赠者是癌症幸存者时，胁迫可以有多种方式。它可以是隔代的，也可以威胁到家庭关系，它可以挑起长期蛰伏的愤怒和怨恨[44]。

即使捐赠者因为她能帮助别人而感到幸福，捐赠也应经过详尽的讨论。两个家庭应该讨论并同捐赠人及其他家庭成员，包括有血缘关系的兄弟姐妹达成有关是否公开（和公开的时间）的协议。癌症预后应该在家庭成员之间公开如实讨论。在预后较差的情况下，即使痛苦，也应讨论受赠人死亡所带来的人际关系的变化。

受赠者

心理咨询会对所有接受赠卵的受赠者很有帮助，并特别推荐受赠者考虑接受实名捐赠[44,49]。这些交流至少部分是“心理教育”。

心理学家和受赠家庭可以讨论妊娠的感受，公开信息带来的积极和消极影响，并且可以向受助家庭提供与赠卵相关的儿童及成人的书籍。我们希望夫妻之间对信息公开态度的任何分歧都可以在孩子出生前解决。

此外，谈话也将为受赠者和家属提供机会，讨论有关失去两人遗传学后代的可能的感受。夫妻常对配子捐赠带有许多恐惧和幻想，包括担心捐赠者会尝试要回后代或孩子希望寻求他/她的“真实”母亲。大多数受赠人想知道孕育与其他女性有遗传学关系的胎儿的感觉，并且她们不知道这个过程是否会同孩子紧密结合，从胎儿孕育到出生，贯穿他/她的一生。在指责或内疚将这一过程进行渲染的情况下，这些感受也是可以谈论的。在一定程度上，对这个过程的不满之后会表现为对孩子的不满，对于建立一个健康的家庭来说，这些谈话都是有益处的步骤。

在受赠者是癌症幸存者的情况下，其他问题和感受可能要放在做出赠卵的决定之前考虑。看似已经解决的对罹患癌症和治疗的愤怒和不满情绪可能又会重现。而且，虽然妊娠可以恢复患者对自己身体功能的信心，但是DE的失败可能重新引起身体功能不足的感觉。

总之，对捐赠者和受赠者进行心理筛查，目的是解决一些不同的问题，以保障双方的利益，我们的目标是为受赠者和捐赠者的复杂心理导航。希望通过这些行为建立更团结的家庭和履行我们作为捐赠倡导者的职责。

捐赠者和受赠者的匹配

虽然与通过捐赠配子成功创建家庭的标准相关的科学调查很少，但实际上目前有广泛列入的表型匹配。因此，世界范围内大多数项目都在探究匹配捐赠者和受赠者的标准，如肤色、身高和种族背景等。而且事实上，大多数受赠者（和捐赠者）在一定程度上表达了对表型匹配的关注。

然而，在一般情况下，欧洲的赠卵项目相对于美国较少关心表型匹配。此外，一些社会趋势表明，表型匹配在未来可能不受重视。首先，事实上越来越多的人摒弃禁止不同信仰、不同种族收养的思想[50-51]。历史上的有些禁令已显得过时。其次，公开个体通过配子捐赠获得生命的社会趋势越来越强，专业人士的建议越来越多[35]。第三，人们对实名捐赠的需求（有些是法律强制）越来越大。这些趋势减小了保密性的需求，而保密性是表型匹配的一部分原因。最后，家庭变得更加多元化，家庭的概念也变得更加多样。在未来，这些趋势将共同降低表型匹配的重要性。

然而，目前大部分的受赠者（和许多捐赠者）至少在某种表型的匹配程度上表达出了需求。

卵母细胞捐赠者的护理

卵母细胞捐赠者是需要承受风险并且不会获得直接利益的年轻健康个体。从伦理的角度，她更像是一个研究对象而不是患者[52-53]。该部分的指导原则是强调医生对卵母细胞捐赠者的护理目的——减少并发症的发生率，使其尽量接近于零，同时对于受赠者保持一定的成功率。

最终，如果我们将捐赠者商品化，不去关心她们，不尊重她们的权利，我们就将失去公众的信任，失去受赠者和捐赠者的信任。对捐赠者的关怀既是公众的信任，也是专业责任。

卵母细胞捐赠者的卵巢刺激

和普通 IVF 一样，能够获得并受精的健康成熟卵母细胞的数量增加，卵母细胞捐献的成功率就会增加。要实现这一目标，医生会重现两个基本的生理控制过程。首先，在自然周期的卵泡初期，由于雌激素的负反馈，垂体产生的多肽将引起 FSH 分泌的稳步下降。在低水平 FSH 浓度的暴露下，只允许一个优势卵泡从多个未成熟卵泡中发育成熟。与此相反，在刺激周期中，外源性促性腺激素阻断雌激素升高引起的负反馈，从而允许多个卵泡发育成熟。

其次，在自然周期中，雌激素的水平升高将触发垂体产生黄体生成素（LH）峰这一正反馈效应，后者将触发排卵。在刺激周期，如果对雌二醇的上升水平不加以控制，将会过早激发 LH 峰，导致卵母细胞不成熟。因此，为行 IVF 而进行的刺激周期要应用促性腺激素释放激素（GnRH）激动剂或拮抗剂，以防止早发 LH 峰。由于内源性触发排卵被抑制，外源性刺激必须在适当的时间进行。通常，这种外源性刺激物质是 hCG。但我们发现捐赠者使用 GnRH 激动剂触发内源性垂体 LH 峰具有优势，虽然原因有待讨论。

在大多数方面，捐赠者的卵巢刺激类似于不孕症行 IVF 的患者。但捐赠者的卵巢刺激在两个重要方面有所不同。首先，定义上来说，捐赠者都年轻、健康、容易受孕。因此，她们普遍反应快，早发卵巢过度刺激综合征（OHSS）的风险较高，与大多数行 IVF 的患者相比需要更加温和的刺激。其次，更重要的是，捐赠者在刺激周期中承担风险，但没有任何收益。捐赠者的风险包括 OHSS、卵巢扭转、出血、感染和麻醉并发症。在护理到位的情况下风险很低，据报道<1%，但实际可能会比这严重[54-57]。最差的情况是，并发症可能会影响健康年轻女子今后的健康和生育能力。

双重抑制

为了尽量减少 OHSS 的发生，刺激方案应给予相对低剂量的促性腺激素，并且在过多卵泡被动员的情况下，应有适当的“减量”方案。口服避孕药（OCPs）和 GnRH 激动剂重叠的双重抑制方案在 OHSS 高危患者中常规应用，并高度适用于捐赠者[58]。由于口服避孕药的周期长度可以变化，故该方案对于捐赠者有另一个优势，即简化了与受助人周期的同步过程（图 26.3[59]）。

GnRH 激动剂触发排卵

在过去的几年中，越来越多的证据表明，拮抗剂抑制和 GnRH 激动剂触发相结合不影响卵母细胞及胚胎质量，OHSS 的发生率显著降低[60]。人绒毛膜促性腺激素的半衰期比 LH 的半衰期明显长（2.3 天 *vs.* 21 min）[61-62]，因此将产生长期的促黄体作用。这有益于行 IVF 的患者（黄体维持子宫内膜和早期妊娠），但也导致了卵母细胞捐赠者在不受益的情况下承受风险。具体而言，行 IVF 的患者早期使用 GnRH 激动剂触发的相关研究表明这似乎会导致妊娠率降低，其中的回顾性分析几乎可以肯定这与早期黄体溶解和子宫内膜缺乏支持有关[63]。与此相反，当妊娠早期进行适当的雌激素和孕激素支持，GnRH 触发的妊娠率与应用 hCG 的妊娠率相当[64]。

由于捐赠者没有需要支持治疗的妊娠早期，因此可能是激动剂刺激方案的理想人选。不足为奇的是，最近两次在捐赠者中应用此方案的大规模前瞻性研究表明，在对受赠者受孕率没有任何影响的情况下，OHSS 的发生率显著降低[65-66]。随着医生获得更多的激动剂方案经验，这些方案可能成为卵母细胞捐赠者的标准刺激方案（图 26.4）。

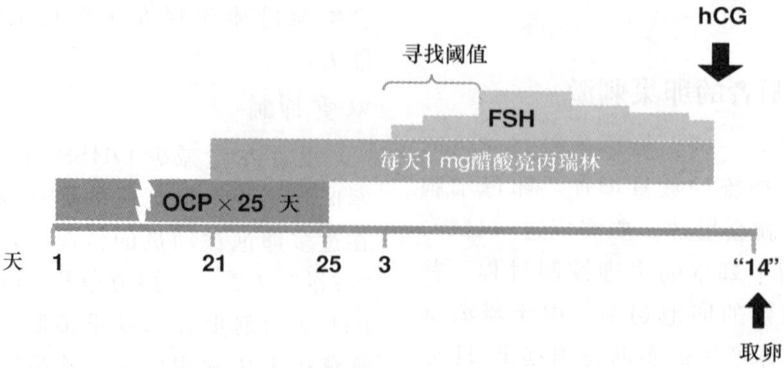

图 26.3 1986年美国使用双重抑制方案，今天仍然有效。FSH，卵泡刺激素；hCG，人绒毛膜促性腺激素；OCP，口服避孕药

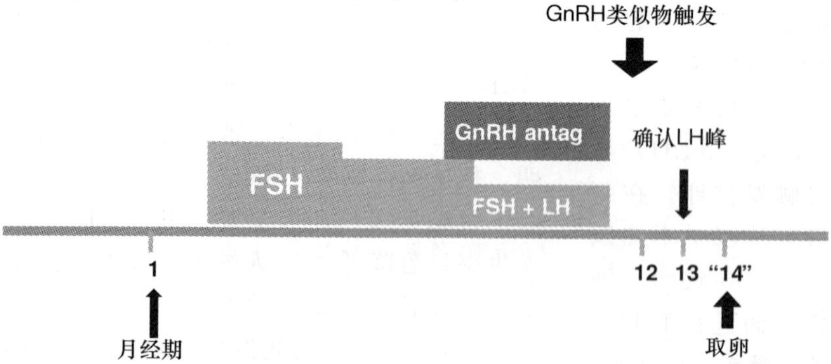

图 26.4 当前项目中的GnRH受体激动剂方案。antag，受体拮抗剂；FSH，卵泡刺激素；GnRH，促性腺激素释放激素；LH，黄体生成素

取卵

捐赠者取卵同IVF的取卵没有差别。在有意识的情况下镇静，使用经阴道超声引导针抽吸卵泡，确定卵泡液中存在卵母细胞。该操作的并发症包括感染、腹膜内出血以及麻醉并发症。这些并发症发生率低，但较为严重。

阴道超声引导下取卵后盆腔感染的发病率为0～1.3%[67-68]。Bennett等[56]回顾了2670例取卵操作，报道了18例感染（0.6%），其中9人形成严重的盆腔脓肿（0.3%）。感染的严重程度可以从伴发热、白细胞增多和腹痛的轻微感染，到重大医疗事件，如盆腔脓肿形成或败血症。急性感染的症状和体征可在取卵后数小时到数天内出现，而盆腔脓肿出现临床症状可能要数周。盆腔感染是年轻的卵母细胞捐赠者特别要考虑的并发症，因为即使是相对较小的感染也可导致今后不孕，尤其是在不及时治疗的情况下。

最大限度地减少感染并发症的措施包括仔细的初步筛选和检测骨盆炎性疾病史或性病、聚维酮碘消毒阴道、阴道穿刺次数尽可能最少，也可在取卵时预防性应用抗生素。

腹腔内出血是另一种罕见但潜在的严重并发症。出血可能来自动脉血管意外破裂。通常，它可能继发于血供丰富的卵巢的广泛渗出，类似于自然排卵时发生的腹腔出血，但是更严重。临床观察表明，腹腔内出血（类似OHSS），取卵数目越多越容易发生。这在生理上是合理的：较大的、血供丰富的卵巢和卵泡穿刺次数的增加均可能导致腹腔内出血。

受赠者的筛选

如本章第一部分概述，癌症的具体评

价应该放在对受赠者的其他筛选工作之前。只有癌症的具体评估完成后，才开始常规的孕前检查，包括感染性疾病筛查、血型、促甲状腺激素（TSH）、风疹和水痘抗体滴度等。此外，应对男性伴侣筛选感染性疾病，并要求其提供样品进行精液分析。男性伴侣应接受隐性遗传病的咨询和筛选。如先前所讨论的，即使捐赠者被筛查过，男伴的遗传评估也有好处。

虽然关于多数受赠者模拟或筹备周期的重要性存在争议[69]，但是如在本章第一部分讨论的，既往接受过盆腔照射治疗的受赠者应特别注意子宫功能，并且要完成周期的准备。在这种情况下，通过超声测量子宫内膜的厚度和子宫内膜活检来评价模拟替代周期中子宫内膜对激素治疗的反应非常有帮助。它会提醒我们需要个体化的雌二醇剂量准备子宫内膜，并且会标记那些应考虑单个胚胎移植的病例。对于有些病例，子宫的评估表明接受卵母细胞捐献风险太大，患者需要在为赠卵寻找代孕和其他建立家庭的替代方式之间进行选择。

受赠者子宫内膜准备和同步

在自然周期中，子宫内膜变化在生理学上同步于卵巢变化。血清雌二醇（随着卵母细胞成熟由卵巢分泌）的不断增加使子宫内膜腺体和间质增生，并增加子宫内膜的 LH 受体。排卵后，优势卵泡的颗粒细胞黄素化，继续分泌雌激素，同时也产生孕激素。子宫内膜随着腺体和血管的收缩、卷曲而变化，也随着积累和分泌到宫腔里的糖原而变化。这并非巧合，理想的环境会支持早期胚胎的发育。胚胎初次自由迁移到宫腔中，利用了富含糖原的分泌物，而后开始植入子宫内膜壁，寻找和发现丰富的、连续的血管支持。

许多卵巢功能很弱或没有卵巢功能的癌症幸存者都在寻求 DE 治疗。那些卵巢功能衰竭的患者直接应用雌激素和孕激素。而对于那些表现出卵巢功能的患者，在类固醇替代治疗前，我们采用 GnRH 类似物去抑制垂体刺激卵巢。上述两种患者都没有卵泡分泌激素来刺激子宫内膜，也没有黄体支持早期妊娠，必须提供外源的雌激素和孕激素，以此模拟准备子宫内膜并与发育中的胚胎保持同步。

总体而言，对接受赠卵的患者的子宫内膜准备方案从最初就没有变化。图 26.5 列举了 1986 年作者所使用的替代方案[59]。

当时美国和其他几个国家报道了 3 例通过赠卵 IVF 正在妊娠的患者。令人惊讶的是，在一个改变如此巨大、发展如此之快的领域，25 年前的方案仍被沿用，基本上没有变化，仍然用于教育患者或培训护理人员。

基本上，口服微粒化雌二醇或通过透

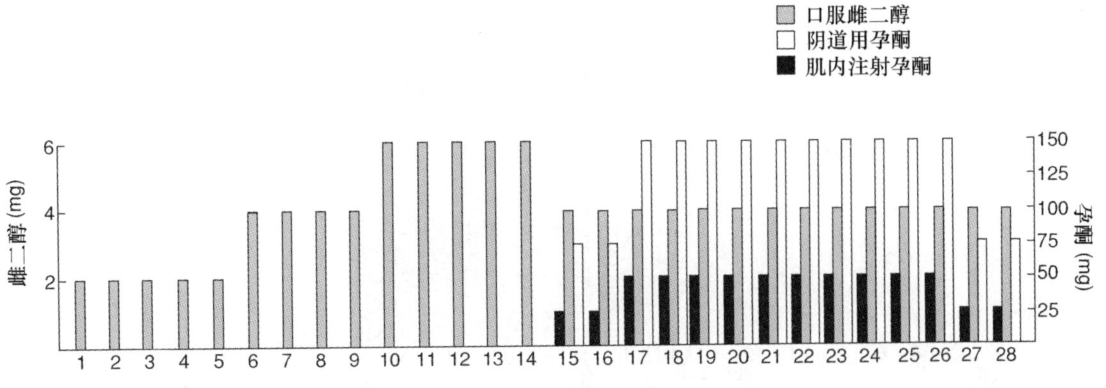

图 26.5 1986 年美国使用的替代方案，今天仍然有效。*Reproduced with permission from the American Society for Reproductive Medicine*

皮贴剂补充雌二醇被用于启动子宫内膜腺体和基质细胞的增殖。作者目前的做法是通过透皮贴剂使雌激素缓慢加量释放。该贴剂的优势在于贴近生理。雌二醇不断缓慢释放，避免被肝的"首关效应"灭活[70]。通常从 0.1 mg/d 开始，在捐赠者开始促性腺激素刺激时增加至 0.2 mg/d，大约在捐赠者排卵前 4 天增加至 0.4 mg/d，在黄体阶段，贴剂剂量降回 0.2 mg/d[71]。尽管高达 1%的患者出现皮贴部位发红或皮疹，但大多数患者对贴剂耐受良好。和自然周期（卵泡期长度可显著变化而不影响生育）一样，替代周期中单独应用雌激素的时间有相当大的自由度[72-73]。这一点十分幸运，如果没有这种灵活性，同步会很困难。

而孕激素替代是不同情况。用药必须同捐赠者的周期密切同步。在周期中正确的时间孕酮水平充足对内膜准备着床和早期胚胎支持都至关重要[73]。

孕酮可以通过阴道给药或肌内注射孕激素油剂[74]。肌内注射孕酮的缺点是刺激肌肉，患者经常感觉注射部位疼痛，偶尔出现发热和白细胞增多。另一方面，血清水平能够可靠地用来监测和滴定油剂剂量，但不能真实反映耐受性好的阴道栓剂剂量（口服微粒化孕酮吸收量变化范围大，很少在受赠者替代周期使用）。

作者的方案是在捐赠者接受排卵触发后第一天开始应用孕酮，剂量为 2 mg/d（肌内注射），少数情况下选择 300 mg/d（栓剂）。第二天剂量加倍并持续到妊娠试验阴性。如果妊娠试验阳性，则继续用药，直到胎盘可分泌类固醇以替代外源性激素，通常是妊娠 10 周或 11 周[75]。如果是肌内注射孕酮，监测血清孕酮水平并调整剂量，保持血清浓度高于 20 ng/ml。雌二醇的血清浓度调至 100～200 pg/ml（图 26.6）。

结论

年轻的癌症患者在开始化疗的艰苦历程之前保存卵母细胞或胚胎可能对其有显著的心理安慰作用。即使她最终不需要使用冷冻保存的组织，这也确实有效。很多时候（尤其是患者很年轻时），卵巢功能会通过治疗恢复。然而，即使是那些月经规律的幸存者可能也会发现卵巢储备功能和卵子质量受到了损害。月经正常的癌症幸存者需要明白这一点，过了安全间隔并做好准备后，应鼓励其尽快尝试受孕。医生应讨论对几个月内未受孕的夫妇进行简要评估的好处。通常情况下，有效的干预会加快受孕。有时候，辅助

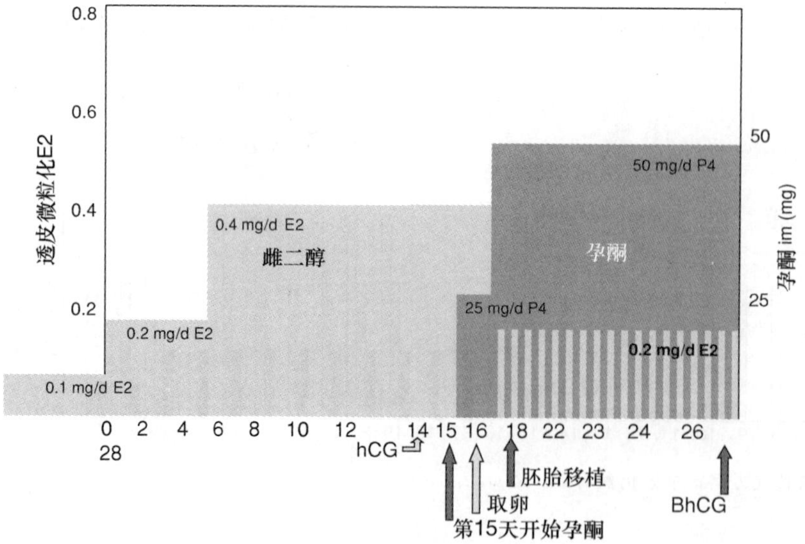

图 26.6 与当前方案相似的替代方案。BhCG，β 人绒毛膜促性腺激素；E2，雌二醇；hCG，人绒毛膜促性腺激素；im，肌内注射；P4，孕酮

生育技术是最好的干预方法。

如果一直不孕或防治措施还没有开始，或者没有取得成功，癌症幸存者可以考虑通过赠卵妊娠。只要医生仔细地筛查捐赠者和受赠者，使用相关技术将捐赠者风险降至最低，在双方的知情同意问题上谨慎处理，赠卵妊娠就可以为所有参与者提供积极向上的经验。

最后，我们有一个简单易懂的愿望，就是希望我们的年轻癌症患者乐观振作。但这些患者也需要支持，他们需要适应伴随癌症而来的真正的损失。损失范围从心理上的天真和抗打击能力的丧失，到手术、化疗和放疗带给身体的损伤，再到对生活期望的改变（包括潜在的生育选择权的丧失），最后到生命本身的丧失。仅仅关注技术来解决生活质量问题可能会使新诊断的癌症患者丧失重新考虑价值观并正确看待生活的机会。

我们知道，遗传繁殖对包括人类在内的生命物种非常重要，但我们也知道，每个个体的遗传印记将在繁衍几代后被抹去。本章讲述的是生育力无法保存或者生育力保存对个体来说不是最好的选择时的问题。我们可以通过丰富患者的选择来帮助他们，同样，我们也可以向患者证明有很多路径去实现一个圆满的、令人满意的人生。

参考文献

1. **Kavic SM** and **Sauer MV**. Oocyte donation treats infertility in survivors of malignancies: 10-year experience. *J Assist Reprod Genet* 2001; **18**(3): 181–3.
2. **Edgar A, Morris EMM, Kelnar CJH** and **Wallace WH**. Long-term follow-up of survivors of childhood cancer. *Endoc Dev* 2009; **15**: 159–80.
3. **Del Mastro L, Catzeddu T** and **Venturini M**. Infertility and pregnancy after breast cancer: current knowledge and future perspectives. *Cancer Treat Rev* 2006; **32**(6): 417–22.
4. **Meirow D, Epstein M, Lewis H, Nugent D** and **Gosden RG**. Administration of cyclophosphamide at different stages of follicular maturation in mice: effects on reproductive performance and fetal malformations. *Hum Reprod* 2001; **16**(4): 632–7.
5. **Hawkins MM**. Pregnancy outcome and offspring after childhood cancer. *BMJ* 1994; **309**(6961): 1034.
6. **Sanders JE, Hawley J, Levy W** *et al.* Pregnancies following high-dose cyclophosphamide with or without high-dose busulfan or total-body irradiation and bone marrow transplantation. *Blood* 1996; **87**(7): 3045–52.
7. **Larsen EC, Loft A, Holm** K *et al.* Oocyte donation in women cured of cancer with bone marrow transplantation including total body irradiation in adolescence. *Hum Reprod* 2000; **15**(7): 1505–8.
8. **Bath LE, Critchley HO, Chambers SE** *et al.* Ovarian and uterine characteristics after total body irradiation in childhood and adolescence: response to sex steroid replacement. *Br J Obstet Gynaecol* 1999; **106**(12): 1265–72.
9. **Urbano MT** and **Tait DM**. Can the irradiated uterus sustain a pregnancy? A literature review. *Clin Oncol* 2004; **16**(1): 24–8.
10. **Fenig E, Mishaeli M, Kalish Y** and **Lishner M**. Pregnancy and radiation. *Cancer Treat Rev* 2001; **27**(1): 1–7.
11. **Yih MC, Spandorfer SD** and **Rosenwaks Z**. Egg production predicts a doubling of in vitro fertilization pregnancy rates even within defined age and ovarian reserve categories. *Fertil Steril* 2005; **83**(1): 24–9.
12. **Bath LE, Wallace WH, Shaw MP, Fitzpatrick C** and **Anderson RA**. Depletion of ovarian reserve in young women after treatment for cancer in childhood: detection by anti-Müllerian hormone, inhibin B and ovarian ultrasound. *Hum Reprod* 2003; **18**(11): 2368–74.
13. **Larsen EC, Müller J, Rechnitzer C, Schmiegelow K** and **Andersen AN**. Diminished ovarian reserve in female childhood cancer survivors with regular menstrual cycles and basal FSH <10 IU/l. *Hum Reprod* 2003; **18**(2): 417–22.
14. **Ginsburg ES, Yanushpolsky EH** and **Jackson KV**. In vitro fertilization for cancer patients and survivors. *Fertil Steril* 2001; **75**(4): 705–10.
15. **Azim A, Costantini-Ferrando M** and **Oktay K**. Safety of fertility preservation by ovarian stimulation with letrozole and gonadotropins in patients with breast cancer: a prospective controlled study. *J Clin Oncol* 2008; **26**(16): 2630–5.
16. **Azim AA, Rauch ER, Ravich M, Witkin S** and **Oktay, K**. Ovarian reserve is impaired in cancer patients with normal baseline FSH who previously received chemotherapy as determined by response to controlled ovarian stimulation and anti-Müllerian hormone measurements: a controlled study. *Fertil Steril* 2006; **86**(3): S123–4.
17. **Oktay K, Buyuk E, Libertella N, Akar M** and **Rosenwaks Z**. Fertility preservation in breast cancer patients: a prospective controlled comparison of ovarian stimulation with tamoxifen and letrozole for embryo cryopreservation. *J Clin Oncol* 2005; **23**(19): 4347–53.
18. **Oktay K, Hourvitz A, Sahin G** *et al.* Letrozole reduces

estrogen and gonadotropin exposure in women with breast cancer undergoing ovarian stimulation before chemotherapy. *J Clin Endocrinol Metab* 2006; **91**(10): 3885–90.

19. **Suikkari A**. In-vitro maturation: its role in fertility treatment. *Curr Opin Obstet Gynecol* 2008; **20**(3): 242–8.

20. **Banwell KM** and **Thompson JG**. In vitro maturation of mammalian oocytes: outcomes and consequences. *Semin Reprod Med* 2008; **26**(2): 162–74.

21. **Bustillo M, Buster JE, Cohen SW** *et al.* Delivery of a healthy infant following nonsurgical ovum transfer. *JAMA* 1984; **251**(7): 889.

22. **Lutjen P, Trounson A, Leeton J** *et al.* The establishment and maintenance of pregnancy using in vitro fertilization and embryo donation in a patient with primary ovarian failure. *Nature* 1984; **307**(5947): 174–5.

23. **Rosenwaks Z, Veeck LL** and **Liu HC**. Pregnancy following transfer of in vitro fertilized donated oocytes. *Fertil Steril* 1986; **45**(3): 417.

24. **Centers for Disease Control and Prevention, American Society for Reproductive Medicine, Society for Assisted Reproductive Technology**. 2006 *Assisted Reproductive Technology Success Rates: National Summary and Fertility Clinic Reports*. Atlanta GA: Centers for Disease Control and Prevention, 2008.

25. **Anselmo AP, Cavalieri E, Aragona C** *et al.* Successful pregnancies following an egg donation program in women with previously treated Hodgkin's disease. *Haematologica* 2001; **86**(6): 624–8.

26. **Clarke A** and **Gaff C**. Challenges in the genetic testing of children for familial cancers. *Arch Dis Child* 2008; **93**(11): 911–14.

27. **Offit K, Kohut K, Clagett B** *et al.* Cancer genetic testing and assisted reproduction. *J Clin Oncol* 2006; **24**(29): 4775–82.

28. **Sagi M, Weinberg N, Eilat A** *et al.* Preimplantation genetic diagnosis for BRCA1/2 – a novel clinical experience. *Prenat Diagn* 2009; **29**(5): 508–13.

29. **Xu K, Rosenwaks Z, Beaverson K** *et al.* Preimplantation genetic diagnosis for retinoblastoma: the first reported liveborn. *Am J Ophthalmol* 2004; **137**(1): 18–23.

30. **Julian-Reynier C, Chabal F, Frebourg T** *et al.* Professionals assess the acceptability of preimplantation genetic diagnosis and prenatal diagnosis for managing inherited predisposition to cancer. *J Clin Oncol* 2009; **27**(27): 4475–80.

31. **Lammens C, Bleiker E, Aaronson N** *et al.* Attitude towards pre-implantation genetic diagnosis for hereditary cancer. *Fam Cancer* 2009; **8**(4): 457–64.

32. **Nagy Z, Chang C, Shapiro D** *et al.* Clinical evaluation of the efficiency of an oocyte donation program using egg cryo-banking. *Fertil Steril* 2009; **92**(2): 520–6.

33. **Alkorta-Idiakez I**. Human tissue and cells regulation in Spain: looking at Europe to solve inner contradictions? *Law Human Genome Rev* 2008; **29**: 25–43.

34. **Jones HW** and **Cohen J**. IFFS surveillance 07. *Fertil Steril* 2007; **87**(4 Suppl 1): S1–67.

35. **Practices Committee of American Society for Reproductive Medicine and Practices Committee of Society for Assisted Reproductive Technology**. 2008 Guidelines for gamete and embryo donation: a Practice Committee report. *Fertil Steril* 2008; **90**(5 Suppl.): S30–44.

36. **Inhorn M** and **Patrizio P**. Rethinking reproductive "tourism" as reproductive "exile." *Fertil Steril* 2009; **92**: 904–6.

37. **Pennings G, de Wert G, Shenfield F** *et al.* ESHRE task force on ethics and law 15: cross-border reproductive care. *Hum Reprod* 2008; **23**(10): 2182–4.

38. **Tremlett G**. Spain becomes the destination of choice for fertility tourists from Britain. *Guardian*, May 12, 2006: p. 16.

39. **Murphy C**. Rush to Spain for IVF is up 100 pc. *Herald*, Sept. 9, 2009: http://www.herald.ie/national-news/rush-to-spain-for-ivf-is-up-100pc-1881428.html.

40. **Andersen AN, Goossens V, Bhattacharya S** *et al.* Assisted reproductive technology and intrauterine inseminations in Europe, 2005. Results generated from European registers by the European IVF Monitoring Programme (EIM), for the European Society of Human Reproduction and Embryology (ESHRE). *Hum Reprod* 2009; **24**(6): 1267.

41. **Centers for Disease Control and Prevention, American Society for Reproductive Medicine, Society for Assisted Reproductive Technology**. 2005 *Assisted Reproductive Technology Success Rates: National Summary and Fertility Clinic Reports*. Atlanta GA: Centers for Disease Control and Prevention, 2007.

42. **The Ethics Committee of the American Society for Reproductive Medicine**. Financial compensation of oocyte donors. *Fertil Steril* 2007; **88**(2): 305–9.

43. **Luk J** and **Petrozza J**. Evaluation of compliance and range of fees among American Society for Reproductive Medicine-listed egg donor and surrogacy agencies. *J Reprod Med* 2008; **53**(11): 847–52.

44. **The Ethics Committee of the American Society for Reproductive Medicine**. Family members as gamete donors and surrogates. *Fertil Steril* 2003; **80**(5): 1124–30.

45. **US Department of Health and Human Services, US Food and Drug Administration, Center for Biologics Evaluation and Research.** *Guidance for Industry: Eligibility Determination for Donors of Human Cells, Tissues, and Cellular and Tissue-Based Products (HCT/Ps), 2007.* http://www.fda.gov/BiologicsBloodVaccines/GuidanceComplianceRegulatoryInformation/Guidances/Tissue/ucm073964. htm. (Accessed 2009)

46. **Daar J** and **Brzyski R**. Genetic screening of sperm and oocyte donors: ethical and policy implications. *JAMA* 2009; **302**(15): 1702–4.

47. **Wallerstein R, Jansen V, Grifo JA** *et al.* Genetic

screening of prospective oocyte donors. *Fertil Steril* 1998; **70**(1): 52–5.

48. **Maron B, Lesser J, Schiller N** *et al.* Implications of hypertrophic cardiomyopathy transmitted by sperm donation. *JAMA* 2009; **302**(15): 1681–4.
49. **Practices Committee of American Society for Reproductive Medicine and Practices Committee of Society for Assisted Reproductive Technology.** 2008 Guidelines for gamete and embryo donation: a Practice Committee report. *Fertil Steril* 2008; **90**(5 Suppl.): S30–44.
50. **Singer LM, Brodzinsky DM, Ramsay D, Steir M** and **Waters E.** Mother–infant attachment in adoptive families. *Child Dev* 1985; **56**(6): 1543–51.
51. **Scarr S** and **Weinberg RA.** The Minnesota Adoption Studies: genetic differences and malleability. *Child Dev* 1983; **54**(2): 260–7.
52. **Kalfoglou AL.** Navigating conflict of interest in oocyte donation. *Amer J Bioeth* 2001; **1**(4): W1.
53. **de Melo-Martin I** and **Cholst IN.** Researching human oocyte cryopreservation: ethical issues. *Fertil Steril* 2008; **89**(3): 523–8.
54. **Maxwell K, Cholst I** and **Rosenwaks Z.** The incidence of both serious and minor complications in young women undergoing oocyte donation. *Fertil Steril* 2008; **90**(6): 2165–71.
55. **Sauer MV.** Defining the incidence of serious complications experienced by oocyte donors: a review of 1000 cases. *Obstet Gynecol* 2001; **184**(3): 277–8.
56. **Bennett SJ, Waterstone JJ, Cheng WC** and **Parsons J.** Complications of transvaginal ultrasound-directed follicle aspiration: a review of 2670 consecutive procedures. *J Assist Reprod Genet* 1993; **10**(1): 72–7.
57. **Bodri D, Guilln JJ, Polo A** *et al.* Complications related to ovarian stimulation and oocyte retrieval in 4052 oocyte donor cycles. *Reprod Biomed Online* 2008; **17**(2): 237–43.
58. **Damario MA, Barmat L, Liu HC, Davis OK** and **Rosenwaks Z.** Dual suppression with oral contraceptives and gonadotrophin releasing-hormone agonists improves in-vitro fertilization outcome in high responder patients. *Hum Reprod* 1997; **12**(11): 2359–65.
59. **Rosenwaks Z.** Donor eggs: their application in modern reproductive technologies. *Fertil Steril* 1987; **47**(6): 895–909.
60. **Acevedo B, Gomez-Palomares JL, Ricciarelli E** and **Hernández ER.** Triggering ovulation with gonadotropin-releasing hormone agonists does not compromise embryo implantation rates. *Fertil Steril* 2006; **86**(6): 1682–7.
61. **Damewood MD, Shen W, Zacur HA** *et al.* Disappearance of exogenously administered human chorionic gonadotropin. *Fertil Steril* 1989; **52**(3): 398–400.
62. **Yen SS, Llerena O, Little B** and **Pearson OH.** Disappearance rates of endogenous luteinizing hormone and chorionic gonadotropin in man. *J Clin Endocrinol Metab* 1968; **28**(12): 1763–7.
63. **Itskovitz-Eldor J, Kol S** and **Mannaerts B.** Use of a single bolus of GnRH agonist triptorelin to trigger ovulation after GnRH antagonist ganirelix treatment in women undergoing ovarian stimulation for assisted reproduction, with special reference to the prevention of ovarian hyperstimulation syndrome. Preliminary report: short communication. *Hum Reprod* 2000; **15**(9): 1965–8.
64. **Engmann L, DiLuigi A, Schmidt D** *et al.* The use of gonadotropin-releasing hormone (GnRH) agonist to induce oocyte maturation after cotreatment with GnRH antagonist in high-risk patients undergoing in vitro fertilization prevents the risk of ovarian hyperstimulation syndrome: a prospective randomized controlled study. *Fertil Steril* 2008; **89**(1): 84–91.
65. **Melo M, Busso CE, Bellver J** *et al.* GnRH agonist versus recombinant hCG in an oocyte donation programme: a randomized, prospective, controlled, assessor-blind study. *Reprod Biomed Online* 2009; **19**(4): 486–92.
66. **Sismanoglu A, Tekin HI, Erden HF** *et al.* Ovulation triggering with GnRH agonist vs hCG in the same egg donor population undergoing donor oocyte cycles with GnRH antagonist: a prospective randomized cross-over trial. *J Assist Reprod Genet* 2009; **26**(5): 251–6.
67. **Ludwig AK, Glawatz M, Griesinger G, Diedrich K** and **Ludwig M.** Perioperative and post-operative complications of transvaginal ultrasound-guided oocyte retrieval: prospective study of >1000 oocyte retrievals. *Hum Reprod* 2006; **21**(12): 3235–40.
68. **Tureck RW, García CR, Blasco L** and **Mastroianni L.** Perioperative complications arising after transvaginal oocyte retrieval. *Obstet Gynecol* 1993; **81**(4): 590.
69. **Jun S** and **Hornstein M.** Is there a role for preparatory cycle in ovum donation recipients? *Curr Opin Obstet Gynecol* 2006; **18**(3): 333–7.
70. **Droesch K, Navot D, Scott R** *et al.* Transdermal estrogen replacement in ovarian failure for ovum donation. *Fertil Steril* 1988; **50**(6): 931–4.
71. **Davis OK** and **Rosenwaks Z.** Preparation of the endometrium for oocyte donation. *J Assist Reprod Genet* 1993; **10**(7): 457–9.
72. **Navot D, Anderson TL, Droesch K, Scott RT, Kreiner D** and **Rosenwaks Z.** Hormonal manipulation of endometrial maturation. *J Clin Endocrinol Metab* 1989; **68**(4): 801–7.
73. **Navot D, Scott RT, Droesch K** *et al.* The window of embryo transfer and the efficiency of human conception in vitro. *Fertil Steril* 1991; **55**(1): 114–18.
74. **Gibbons WE, Toner JP, Hamacher P** and **Kolm P.** Experience with a novel vaginal progesterone preparation in a donor oocyte program. *Fertil Steril* 1998; **69**(1): 96–101.
75. **Scott R, Navot D, Liu HC** and **Rosenwaks Z.** A human in vivo model for the luteoplacental shift. *Fertil Steril* 1991; **56**(3): 481–4.

第七部分

卵巢冷冻保存和移植

第 27 章　卵巢库概述

S. Samuel Kim　著

贺欣然　译　尚鹊　审校

概述

生育力保存目前已被看作年轻癌症幸存者最重要的生活质量问题。目前尽管已有一些保存女性生育力的方法，但大部分仍处于试验阶段。卵巢库，包括卵巢组织或整个卵巢冻存，被认为是极具前景的生育力保存技术，已经引起了科学界及大众的普遍关注。

尽管仍处于试验阶段，但卵巢组织冻存和移植已在许多动物身上取得成功。而且从 2004 年以来，我们已经见证了人类卵巢移植后生育力的恢复。迄今为止，世界范围内已有 14 个冻存卵巢组织移植后孕育的健康宝宝出生[1-7]。

这一技术的稳步发展和日益增长的临床应用热情令人兴奋。但在其有效性得以证实之前，卵巢冻存及移植技术仍应限于试验阶段。实际上这一技术目前还有许多技术及伦理问题有待解决。本章讨论卵巢组织冻存及移植中三个亟待解决的关键问题（低温损伤、缺血性组织损伤、肿瘤细胞播散）。此外，简要介绍一下卵巢组织移植及血管吻合卵巢移植技术的现状。

卵巢移植简史

卵巢移植的历史追溯到 18 世纪（译者注：原文如此）。尽管 19 世纪的欧洲进行了许多动物实验，但第一例人体卵巢组织移植术是 Robert Morris 于 1895 年在纽约报道[8]。到 1901 年，Morris 已经进行了 12 例卵巢移植（包括自体或异体），1906 年，他宣布了一例自体卵巢阔韧带移植后的婴儿诞生。孕妇是一个 33 岁的多囊卵巢综合征患者。

1948 年，冷冻保护剂（CPAs）在伦敦的发明是科学界的重大突破，其使活细胞及组织冷冻保存成为可能。随着 CPAs 的发明，出现了一批冷冻生殖腺组织后移植的实验。1960 年有了卵巢切除小鼠行冻融卵巢组织原位移植术后生育力恢复的报道[9]。在此后的 30 年内，该领域没有进一步的发展。1994 年 Gosden 等通过自体移植冻融卵巢组织，成功使术后的绵羊恢复生育力，这一技术的新前景，尤其是在肿瘤患者生育力保存方面的前景重新激起了人们的兴趣[10]。10 年后的 2004 年，第一例人类冻存卵巢组织正位自体移植后的婴儿诞生，产妇是一位霍奇金淋巴瘤患者[1]。

通过血管吻合移植整个卵巢也不是一项新兴技术。1906 年 Alexis Carrel 在纽约报道了第一例猫体内带血管吻合的卵巢移植。他后来获得了诺贝尔奖。此后带血管蒂微血管吻合卵巢移植术在许多动物体内取得了成功，包括猫、狗、啮齿动物、兔、羊、灵长类动物[11-13]。1987 年，Michel Leporrier 于法国成功地在霍奇金病患者盆腔放疗前进行了全卵巢血管吻合异位移植[14]。这是人体内第一例成功的全卵巢异位移植。2009 年，第一例单卵双胎间全卵巢血管吻合正位移植术后的婴儿诞生[15]，事实上，血管吻合术的手术复杂性已不再是人类卵巢移植的障碍。全卵巢移植的真正挑战是完善器官冻存技术。冻存的全卵巢移植于2002年首次在小鼠体内实现生育力恢复[16]。

卵巢库临床指南

为了保护患者，防止技术选择不当，在操作前提供全面的咨询解释十分重要。由于卵巢组织库还不是一项效果确切的技术，故关于目前的状态及试验性需要向患者进行全面的解释。与此同时，卵巢组织库的一些细节还需要讨论，包括手术步骤及风险、冰冻及储存的有效性、冻存组织未来适用的情况。另外，在手术前后与患者的肿瘤医生进行沟通极为重要。

术前应评估和考虑患者的生理和心理状态。患者的年龄是另一个需要考虑的关键因素。因为卵巢功能和生育力恢复的概率与移植卵巢中的卵泡数密切相关。近年来人类卵巢移植的经验表明，40岁以上女性可能不适合卵巢组织保存，因为其移植后生育力恢复的概率极低[17]。

然而因为个体差异的存在，生育年龄并不一定意味着卵巢储备能力弱，因此推荐进行激素测定及盆腔超声（窦卵泡计数）来评估卵巢储备能力，指导临床决策。卵泡刺激素（FSH）水平被广泛应用于评估卵巢储备能力，但其准确性有限。在作者看来，卵巢组织冻存前评估卵巢储备力的最佳单一方法（尤其是对于癌症患者）是测定血清抗苗勒管激素（AMH）水平，因为它可以直接评估卵巢储备能力[由于AMH是由卵泡的颗粒细胞（卵泡细胞）分泌]，并可以在月经周期各时间进行测定（这一点与FSH不同）。

移植保存的卵巢组织的安全性至关重要，因为在某些肿瘤中存在重新引入癌细胞的风险。目前肿瘤类型、治疗方法及预后均需纳入考虑，以判定患者是否适合进行卵巢组织储存。迄今为止，霍奇金淋巴瘤患者自体卵巢移植似乎是安全的[17]。尽管霍奇金淋巴瘤患者是卵巢保存的合适候选人，但在提供卵巢冻存前需考虑化疗药物的剂量和类型。年轻患者使用ABVD（多柔比星、博来霉素、长春碱、达卡巴嗪）丧失生育能力的概率小于15%。因此这类人群不应常规进行卵巢组织保存。另外全身性或播散性恶性肿瘤患者也不建议进行卵巢组织保存。

卵巢组织保存最适用于需要进行造血干细胞移植者，因为预治疗药物较强的生殖细胞毒性导致卵巢功能早衰的风险极高。造血细胞移植已不限于白血病及淋巴瘤，而是已经扩展到实体恶性肿瘤（如乳腺癌）及非恶性疾病（如系统性红斑狼疮、类风湿关节炎、再生障碍性贫血、镰状细胞疾病）。

由于卵巢组织保存的有效性及安全性尚未明确，也没有卵巢组织保存指征的共识，谨慎起见，目前这项技术应选择性应用于丧失生育力的风险高且远期预后好的女性。

卵巢组织冻存、移植的挑战

自1994年起，卵巢组织移植的情况便有了改变，它不再仅限于科学实验，而是进入了临床应用。我们有证据表明卵巢组织冻存后自体移植对于肿瘤患者保存生育力是有效的，但该方法还存在一些科学及技术难点以及伦理问题（表27.1）。本章讨论其中三个具有挑战性的问题：低温损伤、缺血性组织损伤和肿瘤细胞播散。

低温损伤

卵巢组织的慢冻快融保存已取得成功

表 27.1　人类卵巢组织冻存和移植的挑战

• 患者选择标准
• 低温损伤/冷冻技术的优化
• 安全问题/预防再引入肿瘤细胞
• 缺血再灌注损伤
• 有效的移植部位
• 有效的体外卵泡培养技术
• 移植物中成熟卵母细胞质量
• 生育力恢复的效果
• 伦理问题，尤其是孩子方面

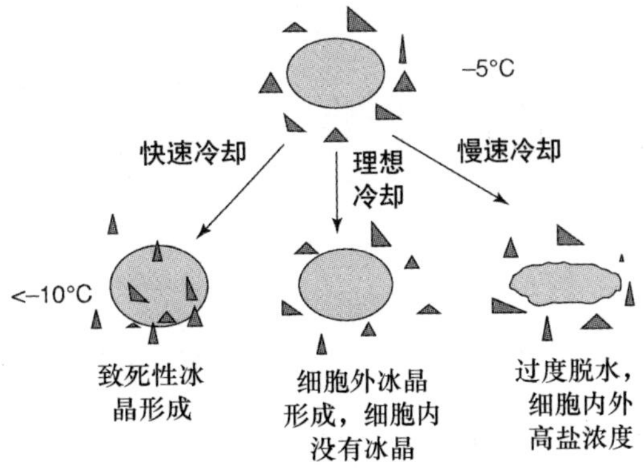

图 27.1　冷冻保存活细胞时冷却速度的影响

（卵泡存活率为 50%～80%），但目前方法并不完善，需要进一步优化以减少卵泡及卵巢功能损失。低温损伤的两个机制是细胞内冰晶形成和盐沉积。慢速冷冻过程中损伤性最大的时期（冰晶形成、生长）是冰冻至－10℃～－40℃，尤其是液相过冷时。然而严重的低温损伤可能发生在解冻时（复张），原因可能是一过性细胞膜渗漏导致的周围环境组分的改变[18]。实际上解冻速度对维持细胞通透性十分重要，Newton 和 Illingworth[19] 发现小鼠模型体内 27℃解冻较 37℃解冻的样本卵泡存活率和体内成熟率高。

为了减少冰冻损伤，冷冻速度需要足够快以缩短细胞内高浓度电解质的暴露时间，又需要足够慢以使细胞脱水，防止细胞内冰晶形成（图 27.1）。解冻速度需要足够快以防止冰晶形成和生长。冷冻保存活细胞需要的冷冻保护剂（CPAs）可能具有细胞毒性，CPAs 的细胞毒性取决于药物本身的性质、暴露时间和温度。

相对于单个细胞，组织的冷冻、解冻条件更难优化。组织由不同类型的细胞组成，影响冷却时冷冻稳定性和 CPAs 渗透性的生理参数各不相同。自然，暴露时间长增加 CPAs 毒性，而且在多细胞体系中，细胞外冰晶形成与细胞内冰晶形成一样有害。尽管如此，人类卵巢组织中约 2/3 卵泡在慢冻快融后可有存活[20-21]。这些卵泡中大多数在光镜下形态正常，但在电镜下可有发现冻融组织超微结构的特征性变化（如线粒体和细胞膜损伤、胞质内空泡）（图 27.2a、b）。

高浓度 CPAs 的玻璃化作用和超快速冷冻使液相直接转化为固态非晶相，因而可消除细胞内外冰晶形成，直接影响卵巢组织内细胞存活率，从而对组织冻存有利。然而玻璃化组织冻存也有一定局限性，其关键性限制是 CPAs 的毒性作用（化学性及渗透性）。玻璃化作用所需的高浓度冷冻保护剂需要缩短平衡时间以减少毒性。与单个细胞不同，组织需要长时间的高浓度 CPAs 暴露以达到理想的 CPAs 渗透，这是卵巢组织玻璃化的困境。抑制冰核形成的抗冻蛋白质（非依数性 CPA）可以降低玻璃化作用所需的 CPAs 浓度，从而减少 CPAs 的毒性。第二个降低组织存活率的因素是复温去玻璃化时的再结晶作用。除非使用高浓度 CPAs，否则很难完全消除去玻璃化作用。复温速度与冷冻速度一致可以明显减少去玻璃化作用的发生。

目前还没有标准的玻璃化方案，各种细节变化也很复杂，包括 CPAs 的类型和剂量、平衡步骤及时间、冷却方法（吸管、网格、铝箔、冷冻管、固态平面玻璃化、直倾）、复温温度和溶剂。具体细节见第 28

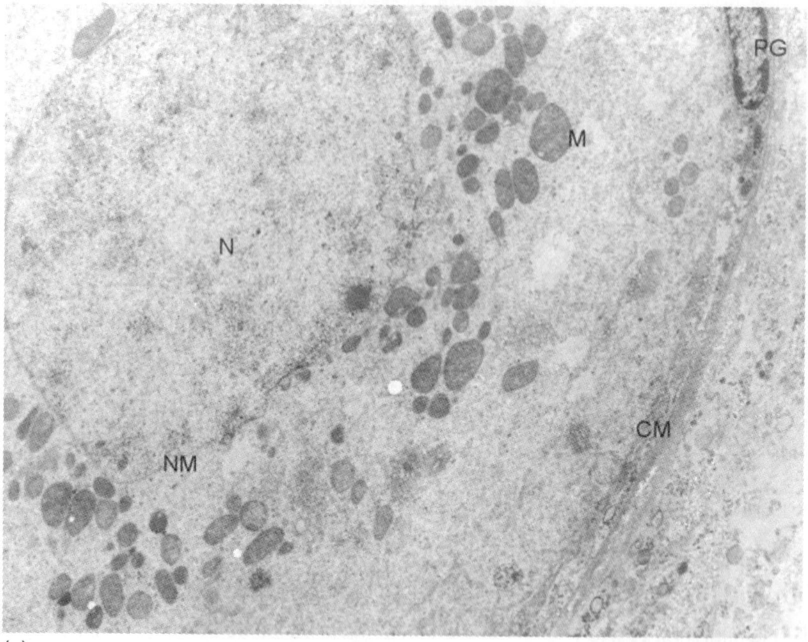

(a)

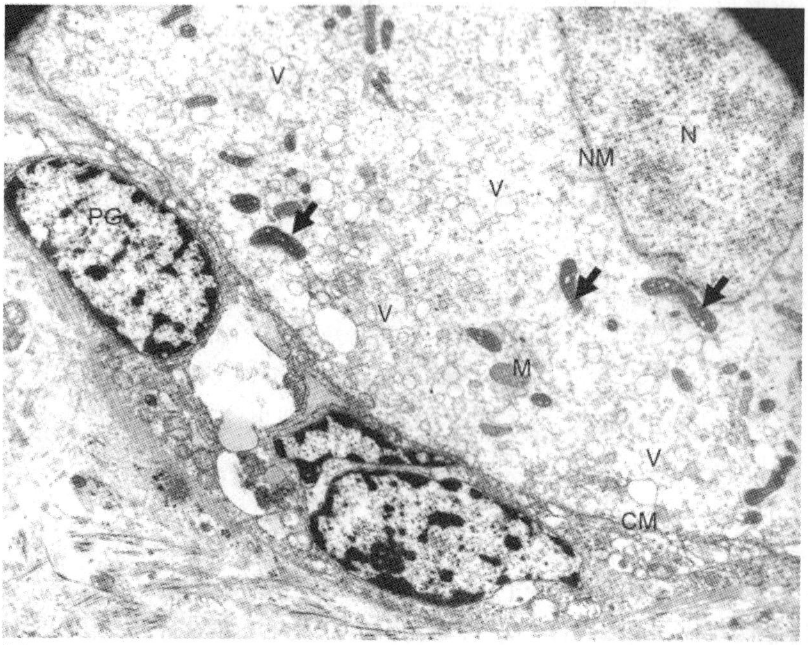

(b)

图 27.2 透射电子显微镜（TEM）下人类卵巢组织的原始卵泡在冷冻保存（慢速冷冻）前（a）后（b）超微结构的改变。（a）新鲜卵巢组织的一个原始卵泡具有完整的细胞核和细胞膜。细胞核周围聚集着正常形态的线粒体。（b）冻融后卵巢组织的原始卵泡表现出胞质内大量空泡形成（V）。细胞核和细胞膜仍然完整，但线粒体损伤明显，表现为线粒体嵴扩张（箭头）。CM，细胞膜（卵膜）；M，线粒体；N，细胞核；NM，核膜；PG，前颗粒细胞；V，空泡

章。总体来说，我们看到用渗透性加非渗透性 CPAs 玻璃化（如 20%～40%的二甲基亚砜和乙二醇作为渗透性 CPAs，蔗糖或海藻糖作为非渗透性 CPAs）、进行两步或多步平衡法、直接接触液氮、高温（37～40℃）和在蔗糖溶剂中进行一系列稀释取得了比较好的结果。作者的研究表明牛卵巢组织室温下在 5.5 mol/L 的乙二醇内平衡 20 min 后的玻璃化冷冻与慢速冷冻效果一致[22]。目前作者采用两步平衡法，利用 20%二甲基亚砜和 20%乙二醇作为卵巢玻璃化依数性冷冻保护剂。

尽管我们在冷冻和解冻后低温损伤方面已经积累了一些知识，但如果没有低温

生物学的深入基础研究，尤其是分子水平的研究，那么卵巢组织冷冻技术就无法完善。作为冷冻保存分支和生化研究的一部分，作者利用双向凝胶和质谱法技术测定了新鲜、慢速冷冻保存组及玻璃化组卵巢移植前后的蛋白质表达（图 27.3）。通过对比样品间蛋白质斑点的强度可以找到有意义的蛋白质，包括 RAB4B、肌动蛋白、A 链和 B 链（凝集素）、serpinb 1a 蛋白、33 层粘连蛋白受体类似物和谷胱甘肽 S-转移酶。这些蛋白质与组织存活及代谢相关[23]。

缺血性损伤

已经证实自体移植的冻融人类卵巢组织可保留内分泌功能和生育功能。然而，移植卵巢组织的卵泡损失过高，令人难以接受，而其原因主要是移植后等待血管吻合过程中的组织缺氧。啮齿类动物卵巢组织切片在移植后 2～3 天再血管化[24]。如果缺血时间超过 24 h，移植卵巢将不可避免地发生不可逆性缺氧性组织损伤[25]。原始卵泡较生长卵泡和皮质中的基质细胞更能耐受缺血。然而大部分原始卵泡是死于缺血而非低温损伤，仅有 5%～50%的卵泡在移植后存活[26-27]。卵巢组织移植的未来依赖于新技术的发明来促进血管生成或保护移植物免于缺血（尤其是移植后 24 h 内）。实际上，许多学者已经开始探索在卵巢移植中减少缺血性损伤的方法，如使用抗氧化剂和血管生成因子[23]。

Nugent 等证明以维生素 E 为抗氧化剂治疗，移植后 7 天可提高卵泡生存率（对照组为 45%，而试验组为 72%）[28]。此外，使用维生素 E 的试验组卵巢移植物在移植后 3 天的脂质过氧化显著减少。这些结果证明抗氧化剂可减少卵巢移植组织在缺血过程中的脂质过氧化损伤。

作者的研究还证明了抗氧化剂维生素 C（抗坏血酸）可有效保护牛卵巢移植物免于缺氧性损伤[25]。在这个研究中，作者将卵巢组织在 37℃孵育不同的时间（缺血 1 h、3 h、24 h 和 48 h），添加或不添加维生素 C，测量耗氧率和细胞凋亡作为组织损伤的参数。缺血 24 h 后耗氧率降低，细胞凋亡增加，证明组织损伤明显；而抗氧化治疗显著减少了卵巢皮质间质的细胞凋亡。

卵巢组织有丰富的血管生成因子［包括血管内皮生长因子（vascular endothelial growth factors，VEGF）、转化生长因子（transforming growth factors，TGF）、成纤维细胞生长因子（fibroblast growth factors，FGF）和血管生成素］基因。这些基因的表达因缺氧刺激而上调，由调节关键血管生成因子转录的缺氧诱导因子（hypoxia inducible factors，HIF）介导。促性腺激素可通过上调 VEGF 和血管生成素在内的血管生长因子而刺激血管生成，故可

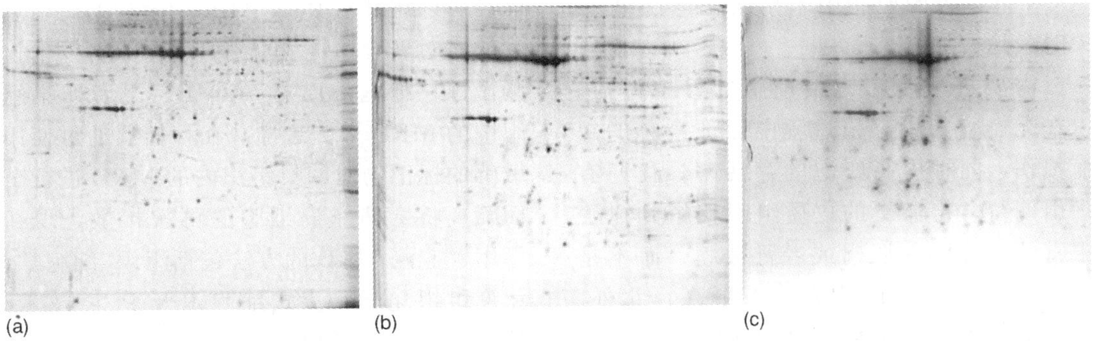

图 27.3　双向凝胶电泳测定的蛋白质表达：(a) 新鲜卵巢组织；(b) 慢冻-快融卵巢组织；(c) 玻璃化-复温卵巢组织

以临床应用。

Imthurn等证明外源性促性腺激素可通过促进血管生成增加发育卵泡的数量，但效果受使用促性腺激素的时间与移植时间关系的影响[29]。他们发现在手术时或手术后使用促性腺激素是无效的。为了使移植后发育卵泡的数量最多，促性腺激素刺激需在手术前2天开始并持续到移植后2天。

为研究外源性促性腺激素对卵巢移植后血管生成的影响，分别在小鼠卵巢移植手术后第2天、第7天和第30天对小鼠移植入的卵巢组织的血管生长因子（包括HIF-1、VEGF、TGFβ和血管生成素-1、2、3）的基因表达进行了检测。HIF-1和血管生成素-1、2、3的mRNA表达在术后第2天处于低水平，但在第7天和第30天的检测中都有所增加。血管生成素-2、3，VEGF和TGF在第2天时表达增加，并在移植后第30天达到峰值。分别对促性腺激素刺激下的卵巢移植和对照组的卵巢移植的VEGF表达和凋亡水平进行比较，并没有发现外源性促性腺激素为卵巢切除后动物的卵巢血管生成或滤泡发育带来好处[30]。然而，VEGR188异形体在促性腺激素治疗组中明显高表达，提示促性腺激素对卵巢移植后早期血管生成具有重要作用。记录显示，VEGF188在移植后第2天mRNA表达升高，在第7天和第30天恢复正常；而另一方面，VEGF164和VEGF120在第2天和第7天的监测中未见变化，在第30天时表达增加。

需要进一步考虑最理想的移植位点，以在无血管卵巢移植过程中保证最小的缺血损伤，同时提高卵泡的存活率。我们有理由期待，将卵巢的皮质组织移植到血管丰富的位点（如肌肉或者肾被膜，而不是皮下组织）时，移植成功率更高。此外，已经证实维持移植后血管组织完整性的血管平滑肌细胞和周细胞具有重要作用[31]。也许，预防缺血损伤的安全策略就是通过血管吻合术进行全卵巢移植。然而，包括血管在内的人类完整卵巢的冷冻保存仍然存在巨大的技术挑战。

癌细胞扩散

对于进行卵巢自体移植的患者，癌细胞扩散的风险是一项非常严重的安全问题。Shaw等报道正常AKR小鼠在接受了淋巴瘤供体小鼠卵巢移植后2～3周，死于与供体相同的疾病[32]。然而，Kim等[33]通过异种器官移植模型，即将18名高级别淋巴瘤患者的卵巢组织移植至非肥胖型糖尿病/严重免疫缺陷（NOD/LtSz-SCID）小鼠体内，证明了移植淋巴瘤患者卵巢组织的安全性。没有一只移植了淋巴瘤患者卵巢组织的小鼠之后发展为淋巴瘤，而那些接受了含有非霍奇金淋巴瘤细胞的淋巴结切片的阳性对照组小鼠最终发生了人类B细胞淋巴瘤。到目前为止，全世界超过10名霍奇金淋巴瘤女性患者接受了冻存卵巢组织自体移植，没有发现复发的征象[17]。

对大多数癌症而言，年轻患者的卵巢转移在临床上比较罕见，其风险大小取决于疾病类型、活跃性、分期及分级。肾母细胞瘤和霍奇金淋巴瘤发生卵巢转移的可能性基本可以忽略，而白血病患者卵巢组织中的微小残留病灶（minimal residual disease，MRD）则需要重点关注。事实上，已经可以用针对BCR-ABL转录物的高敏感度的实时聚合酶链反应（RT-PCR）技术检测慢性粒细胞淋巴瘤（CML）患者卵巢组织中的MRD[34]。这样，在移植前通过使用敏感的标记物对卵巢组织内的MRD进行全面筛查将会防止癌细胞的再次扩散。现在可用于监测MRD的方法包括组织/细胞学、免疫组织化学、流式细胞术及PCR技术。外科手术前的影像学检查可以检测到卵巢中的疾病，从而防止不必要的卵巢手术和卵巢保存。到目前为止，还没有报道冻融卵巢组织自体移植后癌症复发的病例，但也不能以此作为安全的证据。事实上，评估这项操作过程中癌症复发风险的技术还非常不成熟。

人类卵巢组织移植的现状

从理论角度来讲，至少有三种方法促使冻融卵巢组织中的卵泡成熟：自体移植、异种器官移植及体外培养（图 27.4）。最近，不成熟卵泡的培养技术取得了重大进步，尤其是三维培养技术和 2 级或 3 级培养策略前景光明（详见第 32 章）。然而，为完善这些培养技术以用于临床，还有许多的变量和障碍需要克服。

虽然人类卵母细胞可以在移植入动物宿主（即异种移植）内继续发育成熟，但考虑到安全及伦理问题，其临床应用仍然存在疑问。因此，将储存的卵巢组织重新植入患者体内（自体移植）成为临床工作中更可能实践的策略。尽管饱受争议，一位患有霍奇金淋巴瘤的女性在冻融卵巢组织原位自体移植后，于 2004 年成功产下婴儿。这是人类卵巢移植史上又一件里程碑式的事件，也证明了卵巢移植后生育力保存的临床可行性。

原位自体移植

虽然原位自体移植的效果还需要进一步探索，但人类和多种动物实验已经验证原位自体移植能够保存生育力。原位自体移植是指卵巢组织既可以移植到残存卵巢组织上，也可以植入卵巢窝的腹膜内。除非卵巢由于萎缩体积太小，否则将卵巢组织移植到残存卵巢组织内或表面对于自然受孕有更多好处[35]。在 2004 年第一例婴儿出生后的 5 年中，冻融卵巢原位自体移植后出生的婴儿已经增加到 11 例（包括还未报道的数据）。虽然现在下结论明确该技术的有效性还为时过早，但是目前的数据非常鼓舞人心：截止到 2008 年，30 例卵巢组织移植后的女性中，有 12 例妊娠，目前已产下 6 名活婴，还有一些正在妊娠[17]。在 11 例已出生的婴儿中，6 名是自然受孕所得，5 名是通过 IVF 和胚胎移植妊娠。在 IVF 组中，一共移植了 15 个胚胎（包括 2 个胚泡），最终 6 例妊娠（2 例流产，1 例异位妊娠，还有 3 例活产）。有关卵巢组织原位自体移植的细节在第 29 章进行讨论。

异位自体移植

由于异位自体移植能避免一些侵入性的操作步骤并且能够促进卵母细胞的恢复，故成为了除原位自体移植之外的另一项吸引人的技术。由于移植后卵巢寿命缩短、先前化疗导致盆腔环境改变以及原位移植后盆腔组织粘连等原因，卵巢需要进行重复移植时，就体现出了异位自体移植的实用性及较强的性价比。人类异位卵巢移植后卵巢功能可持续 3～60 个月。

理论上讲，最佳的移植位点应该血运丰富，方便移植，容易取卵，而且还能模拟卵巢周围环境。已经尝试过各种移植位点，包括腹部皮下组织[36]、前臂[37]或者臀部[23]、腹直肌[38]、乳房组织[38]、子宫（D. Nugent，未发表数据），还有腹部筋膜下方的腹膜上组织[39]。用于异位卵巢移植的最理想位点仍然未研究清楚。

尽管卵巢组织可以轻易地移植到异位位点，但如何能获得可用于 IVF 的正常卵母细胞却仍然是一个巨大的挑战。事实上，已经检测到了异位卵巢移植后卵母细胞生长欠佳及卵泡质量下降，这些有可能是由于体温、局部压力、旁分泌因子和血流供应等环境因素不是卵母细胞发育的最佳条件。

许多研究已经证明人类卵巢组织异位

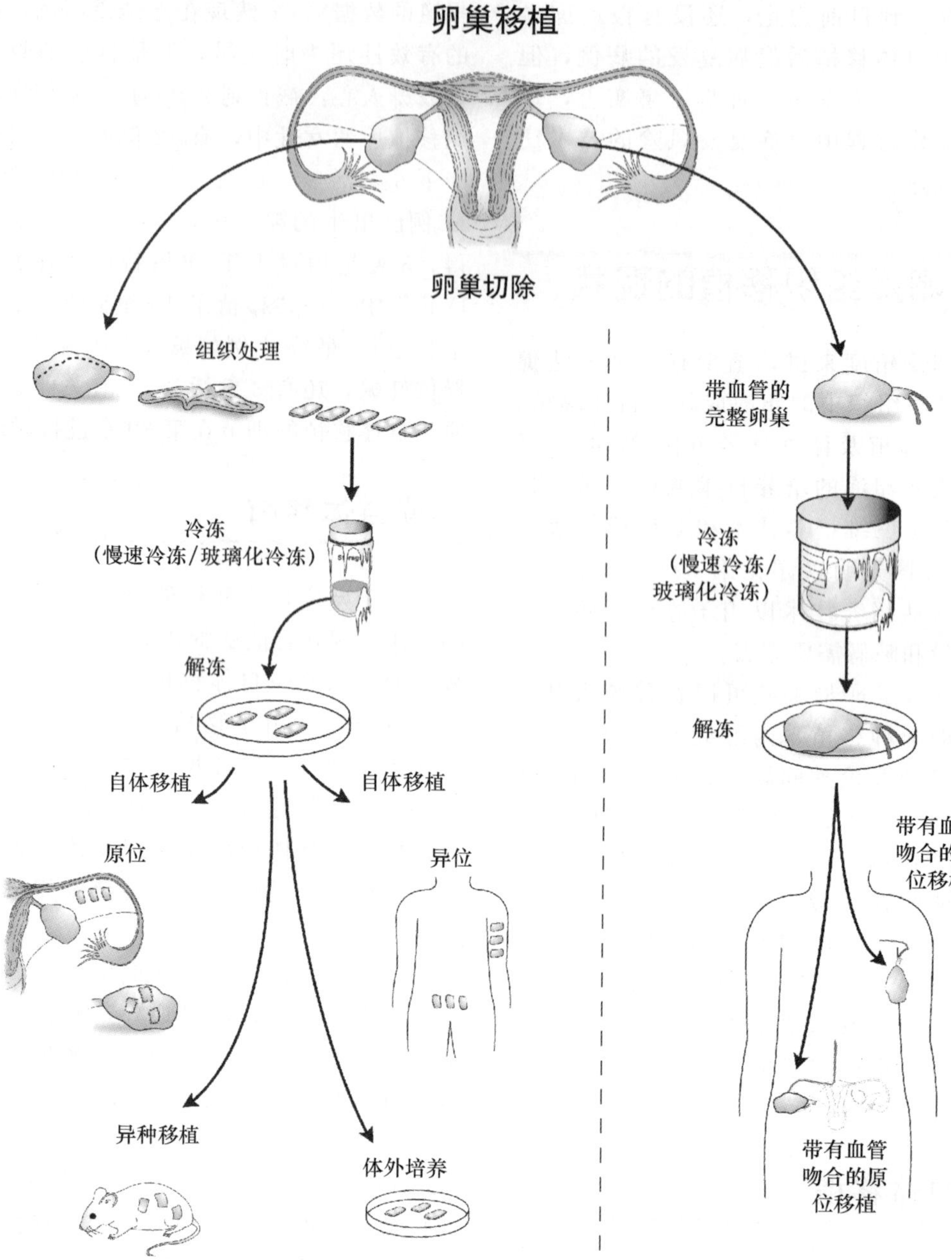

图 27.4 冻存卵巢组织和完整卵巢中卵母细胞成熟的理论方法。目前，唯一实现活产的方法是卵巢组织原位自体移植

自体移植后重建了内分泌功能以及卵泡的发育[37-41]。然而，接受异位自体移植的女性还没有分娩的病例。2004 年，Oktay 等报道了一名下腹部皮肤内移植入卵巢组织的乳腺癌女性，取卵后获得胚胎发育[40]。8 次取卵后总共获得 20 个卵母细胞，但其中只有 8 个适合进行 IVF。在这 8 个卵母细胞中，只有一个正常受精并发育成四细胞胚，但是之后没有妊娠。2004 年，丹麦的一个团队报道了一例异位自体移植后卵巢组织中获得的 MⅡ期卵母细胞经过单精子卵细胞质内注射（ICSI）发育成四细胞胚，移植后生化妊娠的病例[39]。在这个病例中，冻融后的卵巢组织植入到下腹部近

表 27.2 异位移植的利弊

利	弊
• 方便重复多次移植	• 需要体外受精
• 非侵入性操作	• 有效性未得到证明（尚未实现活产）
• 容易取卵，无需麻醉	• 次优（未知）环境对卵泡生长和成熟的影响
• 可用于盆腔重度粘连患者	• 卵母细胞可能质量欠佳

中线的腹膜下组织中。

在过去的 8 年中，Kim 等将冻融的卵巢组织异位植入癌症患者体内来评估卵巢的长期功能以及生育力的恢复[41]。4 名入组患者（3 例宫颈癌患者，1 例乳腺癌患者），年龄分布为 28～35 岁，认可并同意进行异位卵巢移植。所有的卵巢组织都在癌症治疗之前通过慢速冰冻进行冻存。异位卵巢移植手术（移植到腹直肌和腹部筋膜之间）在 2002—2005 年开展（彩图 27.5）。通过一系列血液检查（FSH、LH、雌激素、孕激素、睾酮）以及超声监测确认卵巢功能的重建和保持。其中 3 例患者进行了促性腺激素刺激后取卵，以检测生育力恢复的情况。取出的卵母细胞在体外继续成熟，并与配偶的精子结合。

在移植前 4 名患者的激素与绝经后水平一致，移植后 12～20 周内均出现血浆雌激素水平升高以及 FSH 水平下降至 20 mIU/ml 以下，证明卵巢功能恢复。然而恢复的卵巢功能只能维持 3～5 个月，3 例患者（除了 1 例疾病复发）同意进行第 2 次移植。第 2 次移植后卵巢功能均较第一次恢复更快（1～3 个月）（图 27.6）。

与第一次移植进行对比，第二次移植后卵巢功能的建立持续了较长的时间（9～60 个月）。3 例患者在这个时期的 FSH 均维持在 15 mIU/ml 以下。2003 年 8 月至 2006 年 11 月，从 2 名患者移植后的卵巢组织中共取出 7 个卵母细胞［2 个生发泡（GV），4 个处于 MⅠ期，1 个处于 MⅡ期］。4 个 MⅠ期卵母细胞中有 3 个在体外发育至完全成熟。4 个处于 MⅡ期的卵母细胞在体外受精并在冷冻保存前培养了 2～3 天。现在，4 个胚胎［分别处于六细胞、三细胞、二细胞和原核（PN）期］都储存在液氮中。虽然这些结果都非常鼓舞人心，但是由于异位移植位点的环境并不非常适合卵泡正常发育，因此仍然很难预测是否能将其发展为临床上可用的技术。

异种移植

许多动物和人类研究都支持卵巢组织异种移植在保存生育力和保护稀少濒危物种方面的价值。已有实验证实，将猫、袋熊、羊、非洲大象、猴以及人类的卵巢组织植入免疫缺陷小鼠体内后，卵泡可以发育至窦卵泡阶段[23]。而且，异种移植后啮齿类动物卵巢形成卵泡进而产生下一代已经证明异种器官移植技术在动物生育力保存方面是一项有效的技术[42]。

历史上，人类卵巢组织的异种器官移植被研究用于保存自体移植后癌细胞重新引入体内高风险的癌症患者的生育力。已经监测到冷冻保存后卵巢组织异种移植成功出现卵泡发育、排卵及黄体形成[43-44]。更重要的是，Kim 等成功取出了通过异种器官移植技术植入 SCID 小鼠的冻融卵巢产生的人类卵母细胞[45]。所有的动物宿主均在异种器官移植后 20 周进行了促性腺激素刺激。移植后卵巢在人绒毛膜促性腺激素（hCG）刺激 36 h 后回收。共回收来自 30 只动物的 57 例移植卵巢组织（总共 60 例），并且从 26 个窦卵泡（直径＞2 mm）中收集到了 12 个卵母细胞。在 36 h 的体外发育后，只有两个卵母细胞发育到 MⅡ期。然而，从异种器官移植后的卵巢中取出的大多数卵母细胞显示出异常的微管组织和染色质核型。

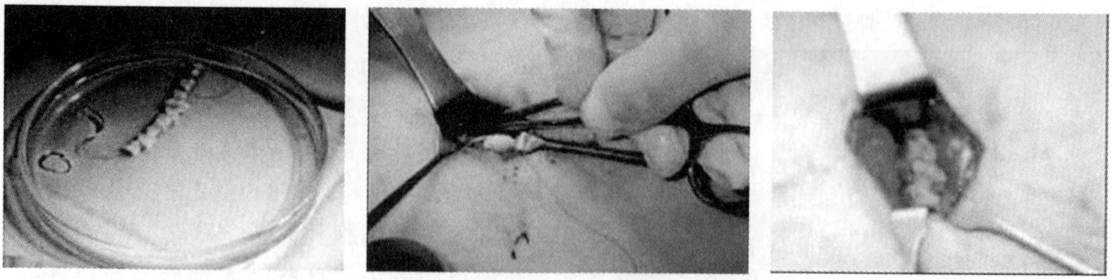

彩图 27.5 人类冻融卵巢组织异位移植到腹直肌与腹直肌鞘之间的过程。*Reproduced with permission from Elsevier*

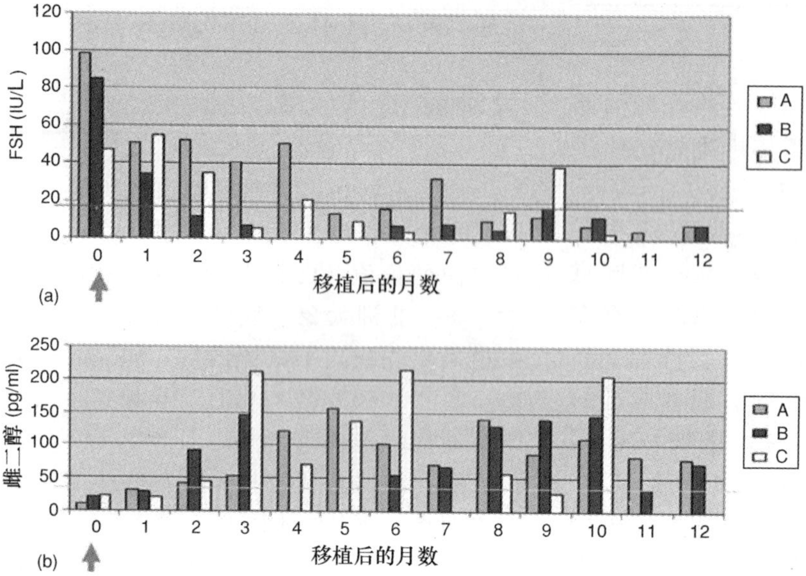

图 27.6 3 例肿瘤患者（A～C）卵巢组织二次移植后每月卵泡刺激素（FSH）(a) 和雌二醇（b）水平。移植后 2 个月观察到移植物产生雌激素，其中 2 名患者在移植后 3 个月血清 FSH 水平降至 10 mIU/ml 以下。*Reproduced with permission from Elsevier*

该研究表明，不成熟的卵母细胞可以在移植后的卵巢内发育成熟，但是要获得有受精能力且健康的卵母细胞仍然存在问题。推断卵泡发育和卵母细胞质量受到低温损伤、缺血损伤或者体外成熟等多种因素的影响。最重要的是，异种器官移植的位点内环境与人类盆腔环境不同，无法为人类卵泡的生长成熟提供理想条件。

即使我们能够克服这些技术难题，人类卵巢组织的异种器官移植技术的临床应用也依旧存在问题，除非有关安全及伦理的问题均能被解决。然而，卵巢组织的异种器官移植技术仍然可以继续作为有用的实验模型来研究卵泡发育、血管形成、组织缺血损伤、癌症 MRD 以及多因素的性腺毒性等诸多问题（表 27.3）。

表 27.3 研究领域中人类卵巢组织异种移植的用途

• 血管形成
• 组织缺血损伤
• 卵泡生物学和生理学
• 卵母细胞质量
• 类固醇合成
• 肿瘤微小残留病灶（MRD）
• 各种药物的生殖毒性

血管吻合术下的全卵巢移植

全卵巢移植是卵巢组织移植的一种替代方法，已经有所报道。从理论上讲，血管吻合术下的全卵巢移植可以保留卵巢的全部功能。通过全卵巢移植来保存生育力所面临的最大挑战是完整器官的冷冻技术的发展。人类卵巢体积较大，且含有不同的细胞和组织，因此很容易受到低温损伤。除非发展出理想的用于组织的冷冻保存技术，否则在冰冻和解冻过程中卵巢广泛的低温损伤将不可避免，并将导致细胞许多超微结构的破坏并最终影响功能。冻融过程中的血管损伤尤其要重点关注。

当冰冻多细胞系统时，细胞外形成的冰晶同细胞内形成的冰晶一样致命。事实上，由于防止细胞外，特别是血管内冰晶的形成还存在很大的困难，目前还没有成功冰冻重要脏器（如肝、肾）的案例。其他增加器官低温贮藏难度的因素还有很多，例如如何及时将足量的 CPA 注入所有的细胞。

然而，通过血管吻合术进行全卵巢移植可能存在优势，因为从理论上讲这样可使缺血损伤最小化。但很多研究显示，全卵巢移植后卵泡的存活率并没有比卵巢组织移植后的卵泡更高。Courbiere 等报道了他们使用微创手术方式成功进行了全卵巢移植，但是其卵泡成活率仅有 6%[46]。如此低的卵泡存活率有可能是由于热缺血时间延长以及明显的血栓形成。

而冻融后全卵巢移植的结果更加令人失望。在羊体内经微血管吻合术移植完整冷冻保存的卵巢，其内大部分呈现为纤维组织，缺乏卵泡（30%～50%）。最终卵泡生存率<8%[47]。这种严重的卵泡丢失可能不仅是不理想的冷冻保存带来的直接损伤，还有可能是移植后卵巢血管系统内血栓形成造成的缺血损伤。

牛的完整卵巢冷冻保存后的存活力相关数据表明，冷冻保存产生明显不良后果——动脉内皮细胞层分离以及动脉平滑肌损伤[48]。事实上，Bedaiwy 等证明，通过微血管吻合术进行牛的完整冻融卵巢自体移植后血管很难维持长期开放状态[49]。11 例中有 8 例吻合后血管完全闭塞，从而导致了大量的卵泡丢失。

总之，通过血管吻合术进行移植的优势在于可以在移植后较快地恢复血液供应。通过减少卵巢移植过程中的缺血时间来保证卵巢功能维持更长时间。相反，完整的冻融卵巢的血管吻合移植也存在很多不足（表 27.4）。首先，没有确凿且成功的冷冻保存完整组织的案例，这项技术还需要时间来不断完善。其次，在血管移植中很难避免缺血再灌注损伤。事实上，手术时间会随着血管手术的技术难度而延长，组织热缺血加速卵泡丢失。此外，血管移植后血栓栓塞也会引起大量细胞的死亡并在一定环境下威胁器官本身的寿命。最后，由于不可能只是移植卵巢皮质部分，所以如果卵巢髓质存在残留病变的风险较高，全卵巢移植会在一定程度上增加肿瘤复发的概率。

表 27.4　全卵巢移植的利弊

利	弊
• 移植物立即获得血供	• 器官冷冻保存有技术难度
• 组织缺血程度最低	• 手术复杂及手术时间长
• 可能获得长期的卵巢功能	• 缺血再灌注损伤 • 血栓栓塞 • 发病率（及病死率）增加 • 可能增加肿瘤复发风险（尤其是卵巢髓质存在微小残留癌灶时）

结论

卵巢组织的冷冻保存已经迅速成为癌症患者生育力保存的有效措施，而且它的使用范围也将延伸到女性癌症患者范围之外。虽然，全世界已有冻融卵巢组织原位自体移植后的女性产出健康的婴儿，但它在生育力保存方面的临床作用和实用性仍然不清楚。还有许多卵巢组织冷冻保存和卵巢移植相关的未解决的问题，如冷冻损伤、缺血损伤、癌细胞扩散的风险和影响等。异位自体移植可能是通过冷冻保存的卵巢组织进行生育力保存的一种替代方法。到目前为止，还没有人类异位自体移植后女性产出活婴的报道，它的临床应用价值也仍存在疑问。然而，考虑到异位移植技术较原位移植有自己的优势，放弃这种方法不进行深入研究是非常不成熟的。

由于移植后卵巢组织有限的寿命，很多研究者一直在探索通过血管吻合术进行全卵巢移植的可行性。到目前为止，血管吻合移植完整卵巢过程中的风险（尤其是冰冻及解冻后）与之前的预期相比更高，并没有报道显示全卵巢移植的重大优势。这些新兴技术的安全性和实用性在进入临床使用之前还需进行仔细的监测和考证。有关卵巢冷冻保存和移植的具体细节将在第 28～31 章进行详细讨论。

参考文献

1. **Donnez J, Dolmans MM, Demylle D** *et al.* Livebirth after orthotopic transplantation of cryopreserved ovarian tissue. *Lancet* 2004; **364**: 1405–10.
2. **Meirow D, Levron J, Eldar-Geva T** *et al.* Pregnancy after transplantation of cryopreserved ovarian tissue in a patient with ovarian failure after chemotherapy. *N Engl J Med* 2005; **353**: 318–21.
3. **Demeestere I, Simon P, Emiliani S, Delbaere A** and **Englert Y.** Fertility preservation: successful transplantation of cryopreserved ovarian tissue in a young patient previously treated for Hodgkin's disease. *Oncologist* 2007; **12**: 1437–42.
4. **Andersen CY, Rosendahl M, Byskov AG** *et al.* Two successful pregnancies following autotransplantation of frozen/thawed ovarian tissue. *Hum Reprod* 2008; **23**: 2266–72.
5. **Roux C, Amiot C, Agnani G** *et al.* Live birth after ovarian tissue autograft in a patient with sickle cell disease treated by allogenic bone marrow transplantation. *Fertil Steril* 2010; **93**: 2413.e15–19.
6. **Sanchez-Serrano M, Crespo J, Mirabet V** *et al.* Twins born after transplantation of ovarian cortical tissue and oocyte vitrification IVF outcome in patients with orthotopically transplanted ovarian tissue. *Fertil Steril* 2009; **93**: 268.e11–13.
7. **Silber SJ, DeRosa M, Pineda J** *et al.* A series of monozygotic twins discordant for ovarian failure: ovary transplantation (cortical versus microvascular) and cryopreservation. *Hum Reprod* 2008; **23**: 1531–7.
8. **RT Morris.** The ovarian graft. *NY Med J* 1895; **62**: 436–7.
9. **Parrot D.** The fertility of mice with orthotopic ovarian grafts derived from frozen tissue. *J Reprod Fertil* 1960; **1**: 230–41.
10. **Gosden R, Baird DT, Wade JC** and **Webb R.** Restoration of fertility to ooporectomized sheep by ovarian autografts stored at −196°C. *Hum Reprod* 1994; **9**: 597–603.
11. **Goding JR, McCracken JA** and **Baird DT.** The study of ovarian function in the ewe by means of a vascular autotransplantation technique. *J Endocrinol* 1967; **39**: 37–52.
12. **Winston RM** and **Browne JC.** Pregnancy following autograft transplantation of fallopian tube and ovary in the rabbit. *Lancet* 1974; **2**: 494–5.
13. **Scott JR, Keye WR, Poulson AM** and **Reynolds WA.** Microsurgical ovarian transplantation in the primate. *Fertil Steril* 1981; **36**: 512–15.
14. **Leporrier M, von Theobald P, Roffe JL** and **Muller G.** A new technique to protect ovarian function before pelvic irradiation. Heterotopic ovarian autotransplantation. *Cancer* 1987; **60**: 2201–4.
15. **Silber SJ, Grudzinskas G** and **Gosden RG.** Successful pregnancy after microsurgical transplantation of an intact ovary. *N Engl J Med* 2008; **359**: 2617–18.
16. **Wang X, Chen H, Yin H** *et al.* Fertility after intact ovary transplantation. *Nature* 2002; **415**: 385.
17. **von Wolff M, Donnez J, Hovatta O** *et al.* Cryopreservation and autotransplantation of human ovarian tissue prior to cytotoxic therapy – a technique in its infancy but already successful in fertility preservation. *Eur J Cancer* 2009; **45**: 1547–53.
18. **Pegg DE** and **Diaper MP.** On the mechanism of injury to slowly frozen erythrocytes. *Biophys J* 1988; **54**: 471–88.
19. **Newton H** and **Illingworth P.** In-vitro growth of murine pre-antral follicles after isolation from cryoperserved ovarian tissue. *Hum Reprod* 2001; **16**: 423–9.
20. **Newton H, Aubard Y, Rutherford A, Sharma V** and **Gosden R.** Low temperature storage and grafting of human ovarian tissue. *Hum Reprod* 1996; **11**: 1487–91.
21. **Gook DA, Edgar DH** and **Stern C.** Effect of cooling rate and dehydration regimen on the histological appearance of human ovarian cortex following cryopreservation in 1, 2-propanediol. *Hum Reprod* 1999; **14**: 2061–8.
22. **Yin H, Kim SS, Fisher J** *et al.* Investigation of optimal conditions for equilibrating ovarian tissue with ethylene glycol prior to vitrification. *Fertil Steril* 2001; **76**: S101.
23. **Kim SS.** Fertility preservation in female cancer

patients: current developments and future directions. *Fertil Steril* 2006; **85**: 1–11.

24. **Dissen GA, Lara HE, Fahrenbach WH, Costa ME** and **Ojeda SR**. Immature rat ovaries become revascularized rapidly after autotransplantation and show a gonadotropin-dependent increase in angiogenic factor gene expression. *Endocrinology* 1994; **134**: 1146–54.
25. **Kim SS, Yang HW, Kang HG** *et al.* Quantitative assessment of ischemic tissue damage in ovarian cortical tissue with or without antioxidant (ascorbic acid) treatment. *Fertil Steril* 2004; **82**: 679–85.
26. **Baird DT, Webb R, Campbell BK, Harkness LM** and **Gosden RG**. Longterm ovarian function in sheep after ovariectomy and transplantation of autografts stored at −196°C. *Endocrinology* 1999; **140**: 462–71.
27. **Aubard Y, Piver P, Cogni Y** *et al.* Orthotopic and heterotopic autografts of frozen–thawed ovarian cortex in sheep. *Hum Reprod* 1999; **14**: 2149–54.
28. **Nugent D, Newton H, Gallivan L** and **Gosden RG**. Protective effect of vitamin E on ischaemia-reperfusion injury in ovarian grafts. *J Reprod Fertil* 1998; **114**: 341–6.
29. **Imthurn B, Cox SL, Jenkin G, Trounson AO** and **Shaw JM**. Gonadotrophin administration can benefit ovarian tissue grafted to the body wall: implications for human ovarian grafting. *Mol Cell Endocrinol* 2000; **163**: 141–6.
30. **Yang H, Lee HH, Lee HC, Ko DS** and **Kim SS**. Assessment of vascular endothelial growth factor expression and apoptosis in the ovarian graft: can exogenous gonadotropin promote angiogenesis after ovarian transplantation? *Fertil Steril* 2008; **90**: 1550–8.
31. **Israely T, Dafni H, Granot D** *et al.* Vascular remodeling and angiogenesis in ectopic ovarian transplants: a crucial role of pericytes and vascular smooth muscle cells in maintenance of ovarian grafts. *Biol Reprod* 2003; **68**: 2055–64.
32. **Shaw JM, Bowles J, Koopman P, Wood EC** and **Trounson AO**. Fresh and cryopreserved ovarian tissue samples from donors with lymphoma transmit the cancer to graft recipients. *Hum Reprod* 1996; **11**: 1668–73.
33. **Kim SS, Radford J, Harris M** *et al.* Ovarian tissue harvested from lymphoma patients to preserve fertility may be safe for autotransplantation. *Hum Reprod* 2001; **16**: 2056–60.
34. **Meirow D, Hardan I, Dor J** *et al.* Searching for evidence of disease and malignant cell contamination in ovarian tissue stored from hematologic cancer patients. *Hum Reprod* 2008; **23**: 1007–13.
35. **Demeestere I, Simon P, Emiliani S, Delbaere A** and **Englert Y**. Orthotopic and heterotopic ovarian tissue transplantation. *Hum Reprod Update* 2009; **15**(6): 649–65.
36. **Callejo J, Salvador C, Miralles A** *et al.* Long-term ovarian function evaluation after autografting by implantation with fresh and frozen–thawed human ovarian tissue. *J Clin Endocrinol Metab* 2001; **86**: 4489–94.
37. **Oktay K, Economos K, Kan M** *et al.* Endocrine function and oocyte retrieval after autologous transplantation of ovarian cortical strips to the forearm. *JAMA* 2001; **286**: 1490–3.
38. **Kim SS, Hwang IT** and **Lee HC**. Heterotopic autotransplantation of cryobanked human ovarian tissue as a strategy to restore ovarian function. *Fertil Steril* 2004; **82**: 930–2.
39. **Rosendahl M, Loft A, Byskov AG** *et al.* Biochemical pregnancy after fertilization of an oocyte aspirated from a heterotopic autotransplant of cryopreserved ovarian tissue: case report. *Hum Reprod* 2006; **21**(8): 2006–9.
40. **Oktay K, Buyuk E, Veeck L** *et al.* Embryo development after heterotopic transplantation of cryopreserved ovarian tissue. *Lancet* 2004; **363**: 837–40.
41. **Kim SS, Lee WS, Chung MK** *et al.* Long-term ovarian function and fertility after heterotopic autotransplantation of cryobanked human ovarian tissue: 8-year experience in cancer patients. *Fertil Steri* 2009; **91**: 2349–54.
42. **Snow M, Cox SL, Jenkin G, Trounson A** and **Shaw J**. Generation of live young from xenografted mouse ovaries. *Science* 2002; **297**: 2227.
43. **Gook DA, Edgar DH, Borg J** *et al.* Oocyte maturation, follicle rupture and luteinization in human cryopreserved ovarian tissue following xenografting. *Hum Reprod* 2003; **18**: 1772–81.
44. **Kim SS, Soules MR** and **Battaglia DE**. Follicular development, ovulation, and corpus luteum formation in cryopreserved human ovarian tissue after xenotransplantation. *Fertil Steril* 2002; **78**: 77–82.
45. **Kim SS, Kang HG, Kim NH, Lee HC** and **Lee HH**. Assessment of the integrity of human oocytes retrieved from cryopreserved ovarian tissue after xenotransplantation. *Hum Reprod* 2005; **20**: 2502–8.
46. **Courbiere B, Caquant L, Mazoyer C** *et al.* Difficulties improving ovarian functional recovery by microvascular transplantation and whole ovary vitrification. *Fertil Steril* 2009; **91**(6): 2697–706.
47. **Imhof M, Bergmeister H, Lipovac M** *et al.* Orthotopic microvascular reanastomosis of whole cryopreserved ovine ovaries resulting in pregnancy and live birth. *Fertil Steril* 2006; **85** (Suppl. 1): 1208–15.
48. **Onions VJ, Mitchell MR, Campbell BK** and **Webb R**. Ovarian tissue viability following whole ovine ovary cryopreservation: assessing the effects of sphingosine-1-phosphate inclusion. *Hum Reprod* 2008; **23**: 606–18.
49. **Bedaiwy MA, Jeremias E, Gurunluoglu R** *et al.* Restoration of ovarian function after autotransplantation of intact frozen–thawed sheep ovaries with microvascular anastomosis. *Fertil Steril* 2003; **79**: 594–602.

第 28 章　卵巢组织的冷冻保存

Debra A. Gook and David H. Edgar　著
王晟　译　尚䴖　审校

概述

对于患有不同类型癌症的众多年轻女性来讲，早期的检测和侵袭性的放疗/化疗能够提高她们的生存率。由于这些治疗具有细胞毒性，她们的生育能力因此而降低，甚至消失。对于年轻单身的女性癌症患者，卵母细胞冷冻成为她们将来使用自己的配子孕育儿女的最佳选择。不幸的是，急需开始的细胞毒性治疗并不能为卵母细胞冷冻保留足够的时间。相反，卵巢组织冷冻不需要像获取成熟卵母细胞那样延迟癌症治疗，但目前尚不明确其随后获得妊娠的潜能。虽然卵巢组织冷冻是一个有吸引力的方法并且经常用于这类患者，但关于各种不同方案的有效率仍鲜有报道。与配子或胚胎相比，卵巢组织冷冻需要保存体积和透水性不同的多种类型细胞，更为复杂，在本质上更类似于器官冷冻。

小鼠卵巢组织冻存的早期尝试已经表明了这项技术的潜能，文献证实冻存组织移植后具有完整的卵泡[1]，也有冻存组织移植后产生了后代[2]。1994 年 Gosden 等[3]报道冻存的卵巢组织移植后出生了 1 只羔羊，这使得卵巢组织冻存再次成为热点。这一成果现已用于人类，显示冻存的卵巢组织进行移植后能够恢复生理周期并有活婴出生。然而目前人类卵巢组织冻存方法相对效率的相关资料却几乎没有。实际上，使用现有的办法进行自体移植，仅有 8 例患者提供了功能保存方面一些不明确的临床依据（C. J. Stern，个人交流）[4-11]，这些患者异位移植后获得的卵母细胞在体外形成了胚胎，只是最终没能妊娠（表 28.1）[10-11]。虽然提供了基本的证据，但重要的是缺少关于人类卵巢组织冻存的系统资料。

人类卵巢组织

人类卵巢的结构是能够成功冻存的关键性因素。人类卵巢皮质主要（>80%）由静息的原始卵泡构成[12-14]，每一个原始卵泡由一个卵母细胞（直径大约是成熟卵母细胞的 1/3）包裹着一层扁平的前颗粒细胞（彩图 28.1a）或者一层扁平和立方形混合的前颗粒细胞构成（彩图 28.1b）。卵泡分级详见表 28.2[14-17]，使用 Gougeon 和 Chainy 于 1987 年报道的 B-D 系统[15]或以名字命名[14,17]。极少一部分卵泡会启动发育（初级卵泡，彩图 28.1c），并且大约 3%的卵泡颗粒细胞会发生分裂（增殖卵泡，彩图 28.1d）。在很早以前就可以冻存啮齿动物大部分的卵巢组织，与之不同的是，人类卵巢几乎没有观察到以至少两层颗粒细胞为特点的更高级卵泡（次级卵泡，彩图 28.1e），或者带有小的窦腔的卵泡（彩图 28.1f）。

表 28.1　来自于异位移植的卵母细胞和胚胎的临床病例所使用的冷冻保存方法

组织条大小（mm）	冷冻保护剂	脱水	起始温度	植冰温度	解冻温度	首次解冻溶液	结果	参考文献
5×5×1 和 15×5×2	1.5M DMSO +0.1M 蔗糖	4℃ 30 min	0℃	−7℃	空气 30s 然后 37℃ 2 min	1.5M DMSO + 0.1M 蔗糖	20 个卵母细胞 8 × MⅡ 2 × 2 PN 1 × 3 细胞 1 × 4 细胞 ET	Oktay 等[4]
5×5×1	1.5M EG +0.1M 蔗糖	4℃ 30 min	NP	−9℃	37℃	0.75M EG +0.25M 蔗糖	3 个卵母细胞 2 × MⅡ 1 × 4 细胞 ET 1 × 5 细胞 ET	Rosendahl 等[6] Schmidt 等[10]
5×5×1 和 10×10×1	1.5M DMSO +0.1M 蔗糖	4℃ 30 min	NP	−7℃	35℃ 2～3 min	1.0M DMSO +0.1M 蔗糖	6 个卵母细胞 4 × 2 PN 1 × 6 细胞 1 × 3 细胞 1 × 2 细胞（未 ET）	Kim 等[8]
5×5×2	1.5M DMSO +0.1M 蔗糖	4℃ 30 min	4℃	−7℃	空气 2min 然后 25℃ 2 min	1.5M DMSO	2 个卵母细胞 1 × 3 细胞 ET	Demeestere 等[7]
10×10×1	1.5M DMSO +0.2M 蔗糖	4℃ 30 min	4℃	−9℃	空气 30s 然后 37℃ 2 min		20 个卵母细胞 6 MⅡ 1 × 7 细胞（无 ET）	Poirot 等[5] Poirot 等[11]
NP	1.5M DMSO +0.1M 蔗糖	4℃ 30 min	4℃	−7℃	空气 30s 然后 37℃ 2 min	1.4M DMSO + 0.2M 蔗糖	10 个卵母细胞 9 个胚胎 4 个胚泡 2 个胚泡 ET	Piver 等[9]
3×2×1	1.5M PROH +0.1M 蔗糖	22℃ 30 或 90 min	22℃	−7℃	37℃ 2 min	1.0M PROH +0.2M 蔗糖	14 个卵母细胞 10 MⅡ 2 × 2 细胞 ET 2 × 6 细胞 ET	C. J. Stern， 个人交流

所有冷冻都采用 2℃/min 的速度慢速冷冻降至植冰温度，然后以 0.3℃/min 降至−40℃或−50℃。

DMSO，二甲基亚砜；EG，乙二醇；ET，胚胎移植；MⅡ，减数分裂中期的卵母细胞；NP，未提供；PN，原核；PROH，丙二醇

表 28.2 卵泡分类

类型[a]	名称[b]	特点	卵泡直径（μm）	百分比
B	原始卵泡	一层扁平前颗粒细胞	35～40	41%～56%
B/C	暂时/中间卵泡	扁平和立方形混合的前颗粒细胞	37～44	41%～22%
C	初级卵泡	单层立方形颗粒细胞	46～54	15%～21%
C/D	增殖卵泡	第二层颗粒细胞不完全	60～77	1%～3%
D	次级卵泡	两层或更多层颗粒细胞	100	
—	窦卵泡	多层有窦腔的颗粒细胞	—	<1%

[a] Gougeon 和 Chainy[15]，Gougeon[16]。

[b] Westergaard 等[14]，Gook 等[17]

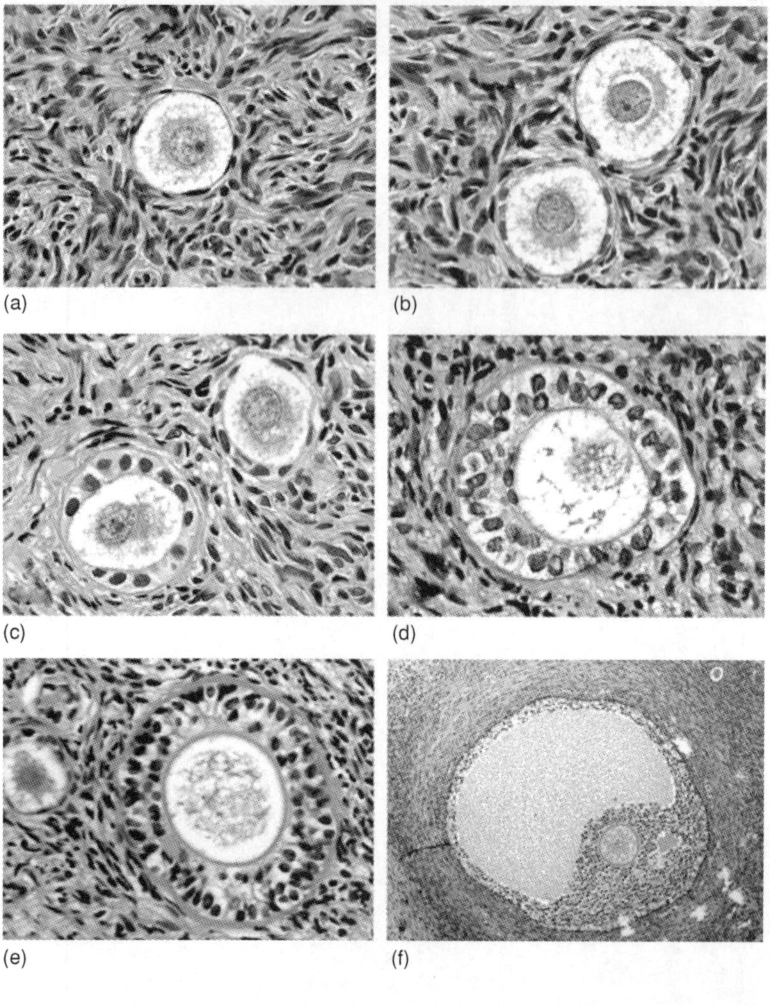

彩图 28.1 人类卵巢组织中观察到的卵泡类型：(a) 原始卵泡；(b) 两个中间型原始卵泡；(c) 一个中间型原始卵泡（顶部）和初级卵泡（底部）；(d) 增殖卵泡；(e) 次级卵泡和一个中间型原始卵泡；(f) 一个窦卵泡和一个原始卵泡（右上角）

人类的原始卵泡位于皮质层下大约1 mm（彩图 28.2a），嵌入到含有基质细胞和胶原束的致密皮质中。人在出生时，卵巢内有 250 000～500 000 个原始卵泡，到37 岁的时候减少至大约 25 000 个[18]。很明显，不管使用何种冷冻方法，这些卵泡都是用于保存的备用卵泡。冻存的目标不仅是要保存原始卵泡内的颗粒细胞和卵母细胞的结构和功能，而且要保存绝大多数的原始卵泡，这非常复杂，因为不同患者卵

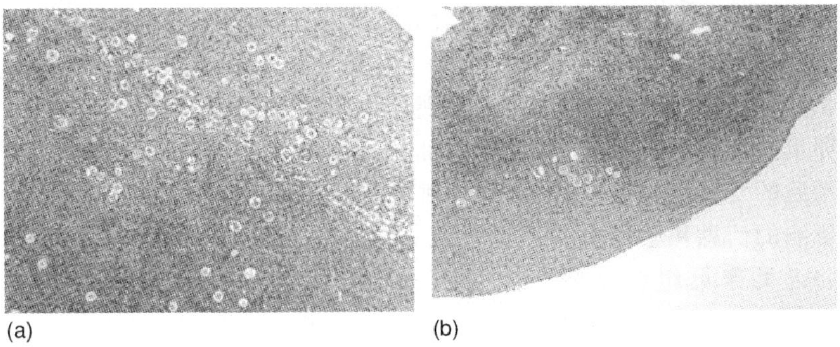

彩图 28.2 两名患者的卵巢皮质：(a) 一名 18 岁的患者皮质内有充足的原始卵泡；(b) 一名 34 岁的患者仅有一簇原始卵泡

巢皮质的密度和卵泡的分布完全不同。对 10 余岁到 40 余岁的 150 多名患者的冻存卵巢组织进行组织学检查发现（D. A. Gook，未发表数据观察），成年人卵巢皮质极具纤维性，并且卵泡分布极为不均[19]。十几岁的年轻患者卵巢有丰富的卵泡，均匀地分布于皮质（彩图 28.2a）。而年龄较大的育龄女性卵巢内的卵泡已从特定的区域消失，导致卵泡簇的外观发生变化，卵泡簇内卵泡更少，并且卵泡的分布更加稀疏（彩图 28.2b）。卵巢皮质缺少均质性，不仅会影响对方法学的评估，还会影响需要冻存卵巢组织的高龄女性临床成功的潜能。

方法

卵巢组织冻存的准备

最主要的卵泡损失不是因为冷冻，而是因为缺血。绵羊卵泡暴露于 0℃的细胞培养液（Leibovitz L-15）2～3 h 将会损失 65%，经冷冻后仅新增 7%的损失[20]。相同条件下，小鼠卵巢会由于缺血发生稍高（78%）的损失，经冷冻后没有新增损失[21]。尽管影响很大，卵巢组织的准备却很少受到关注。利用针对非冷冻组织的常规组织学分析方法进行评估时，可能会有这样的结果：在准备结束时进行固定的组织表观正常［D. A. Gook，未发表观察］，并且解冻后染色发现其活性很高[22]。这不能发现在准备过程中缺血导致的问题，后者仅会在移植组织后和启动功能时变得明显。

为了减少缺血，器官移植的常规做法是将器官在 4℃的碱性盐溶液中灌注多个小时进行运送。然而，卵泡位于具有极少血供的卵巢表皮之下，这种方法能否用于卵巢组织仍有疑问。

卵巢组织的收集和准备最常在 4℃的 Leibovitz L-15 溶液中进行。由于实施卵巢组织冻存的中心数量有限，卵巢组织的运送通常需要 4～5 h[23]，某些病例可长达 28 h[24]，这些情况导致的结果很大程度上是未知的。将大鼠整个卵巢在移植前暴露于 4℃中 24 h，观察到原始卵泡（60%）和发育卵泡（40%）均有所减少[25]。

在更合适的液体中进行运送有可能会减少冷缺血损伤。将人类卵巢组织暴露于 4℃的 Leibovitz 溶液或组氨酸-色氨酸-酮戊二酸盐溶液（HTK，一种器官转运溶液）中 24 h，发现 HTK 溶液中有更多的卵泡存活并且过氧化水平更低[26]。HTK 溶液目前用于较长时间的卵巢组织运送[26]。然而，将一种用于配子和胚胎的培养液（Quinns Hepes 改良 HTF，彩图 28.3a）和 HTK 溶液（彩图 28.3b）进行类似的短时（2 h）运送比较，异种移植后结果表明，无论采用哪种液体，基质组织结构和卵泡都发生了大量丢失（D. A. Gook，未发表的观察）。

很难确定室温是否更适合转送。将牛卵

巢分别置于4℃和室温中孵育24 h或48 h，发现其缺血的水平（通过测定氧消耗率）相似[27]。在动物研究中明确发现，将整个卵巢的窦卵泡暴露于4℃会导致卵母细胞受精后的发育潜能受损[28]，但是对原始卵泡影响的信息几乎没有。作者等的研究发现，将人类卵巢组织暴露于室温（22℃）2 h（彩图28.3c）要比暴露于低温发生更少的缺血损伤。然而，无论热缺血还是冷缺血都会导致细胞结构损失和卵巢组织体积减小，4天时损伤达到最大，通常这时会有新的血管形成[29]。与该研究相反，将牛卵巢暴露于冷的或热的环境中3 h发现，无论治疗与否缺血都没有增多（通过测定氧耗量）[27]。在卵巢移植后的小鼠每天的饮食中添加维生素E发现其缺血损伤减少，同时有更多卵泡存活[30]。

组织解剖

很明显，在准备过程中把组织孵育在37℃的体外受精（IVF）溶液中也有益于从窦卵泡中获取卵-丘复合体（OCC）。一般能够获取两种类型的OCC：具有很少层冠状细胞的OCC，通常卵周隙内会有冠状细胞（闭锁的一种标志）；具有致密冠状细胞团的OCC，仅能模糊地看见卵母细胞的轮廓。作者的经验表明，这些卵母细胞中仅有一小部分能培养成熟，可能需要72 h，这个时候可以剥除颗粒细胞并且冷冻。2004年，Isachenko等报道了两个病例，在卵巢组织准备中获得的卵母细胞经体外成熟（IVM）培养体系培养36 h后有50%成熟[31]。一些子宫内膜癌患者易出现卵巢多囊，这种情况下在取卵巢组织前用人绒毛膜促性腺激素（hCG）“扳机”可能会更有益[32]，有助于获得更高比例的成熟卵母细胞[33]。也可以通过酶消化和机械分离人类卵巢组织收集卵泡[34-36]。尽管这些卵泡是可以冻存的，但是其在人类应用的效率仍需精确的评估。然而，通过慢速冷冻[37-40]和最近的玻璃化冷冻[41-43]都能够成功将分

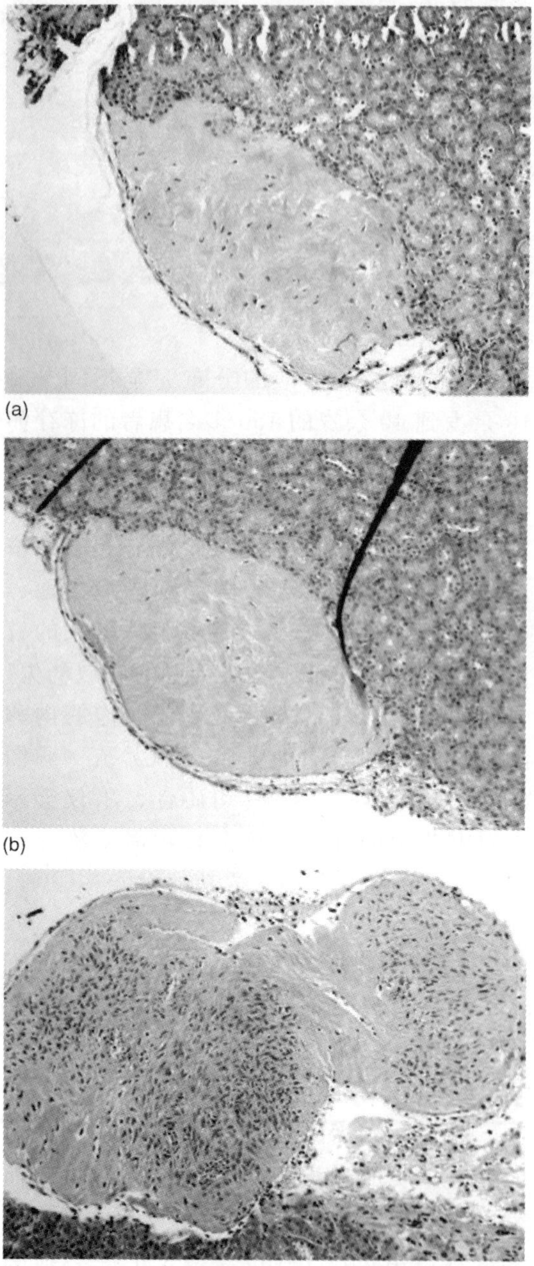

彩图28.3 新鲜的卵巢组织在异种移植到免疫缺陷小鼠肾被膜前在不同温度中暴露2 h，并且在移植后2天进行检查。(a) 在4℃的Quinns Hepes改良人输卵管液（HTF）中的卵巢组织。(b) 4℃的组氨酸-色氨酸-酮戊二酸盐溶液（HTK）。(c) 22℃的Quinns Hepes改良HTF。(a) 和 (b) ×10倍，(c) ×5倍

离的鼠类卵泡进行冻存。

人们已经尝试进行整个卵巢的冻存（见第 30 章）。但由于人类卵巢皮质极具纤维性的结构及原始卵泡的位置，公认的常规方法是将组织条的规格降至最小。人类卵巢组织的准备首先是要去除所有的髓质，然后将皮质的厚度降低至大约 1 mm，这会促进冷冻保护剂和水的运动，以达到有效脱水和渗透毒性损伤最小之间的平衡。为了增大暴露于冷冻保护剂的表面区域，并且易于保存，进一步将 1 mm 厚的皮质组织切成表面积为 1～15 mm^2 的小块[44]。然而，并没有明确的证据表明组织条尺寸和卵泡成功保存之间存在联系。

冷冻保存

与配子和胚胎冷冻不同，卵巢组织冷冻更接近于器官冷冻[45]。主要的问题是适用于某种细胞的最佳冷冻方案可能并不适于组织中的其他细胞。因此需要向组织中比例最高的细胞类型倾斜。原始卵泡中的基质细胞、卵母细胞和前颗粒细胞之间的大小明显不同，这将会限制人类卵巢组织冷冻方案的优化能力。水分子穿过细胞膜的速率，即细胞膜液压渗透性（hydraulic permeability，Lp）[46]对每种细胞是特定数值，是冷冻保存要考虑的一个主要因素。在某些情况下，同种类型的细胞之间 Lp 也不尽相同（例如人类卵母细胞）[47]。无论通过程序降温或玻璃化冷冻，细胞的表面区域和无水内容物这些细胞特征会决定其冷冻前的脱水率。另外，决定最佳冷却速度的细胞大小[45]在卵巢组织内并不均一。

冷冻保护剂

细胞密度和组织几何形状会影响冷冻保护剂的渗透。冷冻保护剂在鼠类卵巢的扩散相对较快，鼠类卵巢几乎完全由相邻的发育卵泡构成，缺乏纤维组织，因此相对容易渗透。而人类卵巢皮质完全不同，含有致密的纤维，因此在这一方面鼠类卵巢组织并不适合做人类模型。

渗透性冷冻保护剂的目的是逐步替换细胞内液而不导致过多的皱缩。为了克服人类卵巢组织致密的难题，建议使用高浓度的冷冻保护剂。然而这种情况下，减少的水分和高渗的条件会导致细胞过度皱缩和细胞间联系减少[48]，这可能会相应地导致组织形态看起来正常而功能出现损伤。冷冻保存的鼠类卵巢分离出的卵母细胞中，穿过卵-丘复合体区域的丝状肌动蛋白的减少表明损伤可能发生在卵巢组织[49]。

四种渗透性冷冻保护剂：甘油（GLY）、二甲基亚砜（DMSO）、乙二醇（EG）和丙二醇（PROH）已经用于人类和动物的卵巢组织冻存。所有用于人类和动物卵巢组织条的渗透性冷冻保护剂的浓度主要是 1.4 mol/L 或 1.5 mol/L[44]。然而，和暴露于非冷冻保护剂组的对照组相比，高浓度的 PROH（室温下 2 mol/L 或 4 mol/L）似乎不产生卵泡毒性[50]。相比之下，DMSO 浓度高于 2 mol/L 具有毒性，EG 的浓度高于 2 mol/L 也会产生卵泡毒性[51]。

尽管甘油很早就用于啮齿类动物的研究[1-2,52]，但没有在临床上用于人类组织。这可能是因为所报道的使用甘油冻存人类组织的卵泡存活率低（10%），使用该组织的多数移植体中没能观察到卵泡[53]，并且在体外培养中卵泡未能存活[54]。使用甘油观察到的不良结果可能是由于甘油渗透组织的速率比其他冷冻保护剂慢[55]，尽管这可以通过延长脱水时间得到补偿[56]。

冷冻保护剂渗透通过组织的速率与温度呈函数关系。Newton 等报道，DMSO 和 EG 在 4℃下 20 min 可以渗入 76%的人类卵巢组织，而在 37℃下渗透的速率变为之前的 2 倍[55]。额外观察到了有趣的现象：即使在 37℃下 90 min，这两种冷冻保护剂中也没有一种能够渗入整个组织。与 DMSO 和 EG 相比，4℃下 PROH 的渗透更慢，需要 30 min 才能完成 76％的渗透，但是在 37℃下 PROH 的渗透率显著升高，15 min 就能够达到 100％。因此与 DMSO（84％）和 EG（74％）相比，大块的人类卵巢组织在 4℃的 PROH 中脱水 30 min 后卵泡存活率降低（44％）也不足为奇。其他学者也发现了相同条件下使用 EG 进行冷冻后卵泡存活率更高[57]。使用每一种冷冻保护剂在合适的条件下都能够获得相似的存活率（＞80％），即 DMSO 在 4℃时及 PROH 在常温时[58]。但为了相对更有韧性、更大块（2×10×10 mm）的绵羊卵巢皮质在短的暴露时间（10 min）内获得近似的存活率，必须提高 PROH 或者 DMSO 的浓度（2 mol/L）[50]。卵巢组织有效的脱水取决于组织的几何结构及冷冻保护剂的渗透速率，而后者与温度呈函数关系。因此，从上述研究得出结论认为某种冷冻保护剂不适合卵巢组织冻存是不合理的。可以看出脱水不足可能是因为某种特定的冷冻保护剂使用条件欠佳，如果条件优化，许多种方案都可能合适。

非渗透性冷冻保护剂（主要是浓度为 0.1 mol/L 的蔗糖）也用于加快卵巢组织脱水[11,13,58-61]。最近的研究表明，提高蔗糖浓度显著改善胚胎冷冻的结局[62]，但是添加不同浓度的蔗糖联合 DMSO 似乎没有改善冷冻结局[55]，没有其他研究专门比较添加及不添加蔗糖的方案。

为了优化原始卵泡中前颗粒细胞和卵母细胞的脱水[63]，人们观察了渗透性冷冻保护剂 PROH 联合蔗糖的效果[13]。当蔗糖浓度由 0.1 mol/L 提高到 0.2 mol/L 时，可以在更短的暴露时间内获得等量的形态完整的卵母细胞。然而，延长高浓度蔗糖的暴露时间会导致卵母细胞存活率降低[63]，并且可以观察到存活的卵母细胞内大多数细胞质是由空泡和溶解的线粒体构成的。在低浓度蔗糖中并未发现这一现象，相反这样会提高形态完整的卵母细胞和前颗粒细胞的比例。0.1 mol/L 蔗糖中具有正常细胞质的存活卵母细胞的比例随着时间延长也有所提高[13]。在高浓度蔗糖中延长暴露时间可能会产生不适当的渗透梯度，这也能够解释冷冻保护剂最终浓度相同的情况下，为什么使用两步脱水法比一步脱水法获得的前颗粒细胞存活率低（彩图 28.4b）、卵母细胞胞质形态差[13]。使用 PROH 和蔗糖在常温下脱水能够获得高比例的完整的前颗粒细胞（74％）、完整的卵母细胞（91％）和具有正常胞质外观的卵母细胞（95％）（彩图 28.4c）。然而，和未冷冻组织（彩图 28.4a）相比，无论使用何种药物，基质组织的形态均较差（彩图 28.4b、c），突显了含有多种细胞类型的组织脱水的相对复杂性。

冷却速度

上述大多数研究中使用的冷却速度和胚胎冷冻的冷却速度相似（2℃/min 到植冰温度，随后是 0.3℃/min）。相对于胚胎和卵母细胞冷冻，卵巢组织的冷却速度从未系统地优化过。Mazur 估计器官和组织的理论冷却速度应该＜1℃/min[45]，但是采用大块（200 mm^3）绵羊卵巢组织进行的研究比较了标准慢速（0.3℃/min）和更快的冷却速度（2℃/min），发现快速冷冻组的卵泡存活率显著提高[50]。为了研究人类卵巢组织的冷却速度，将慢速（0.3℃/min）和两个更快的冷却速度进行比较，均进行相同的冷冻前脱水并分析了每一种细胞类型的形态[13]。发现快速冷却的组织整体形态差（彩图 28.5a，在玻璃化冷冻部分会有更详细的讨论）。在居中的冷却速度（～36℃/min）下，基质细胞比例升高，胶原束看起来正常，但是只有一半卵母细胞完整，并且几乎所有的前颗粒细

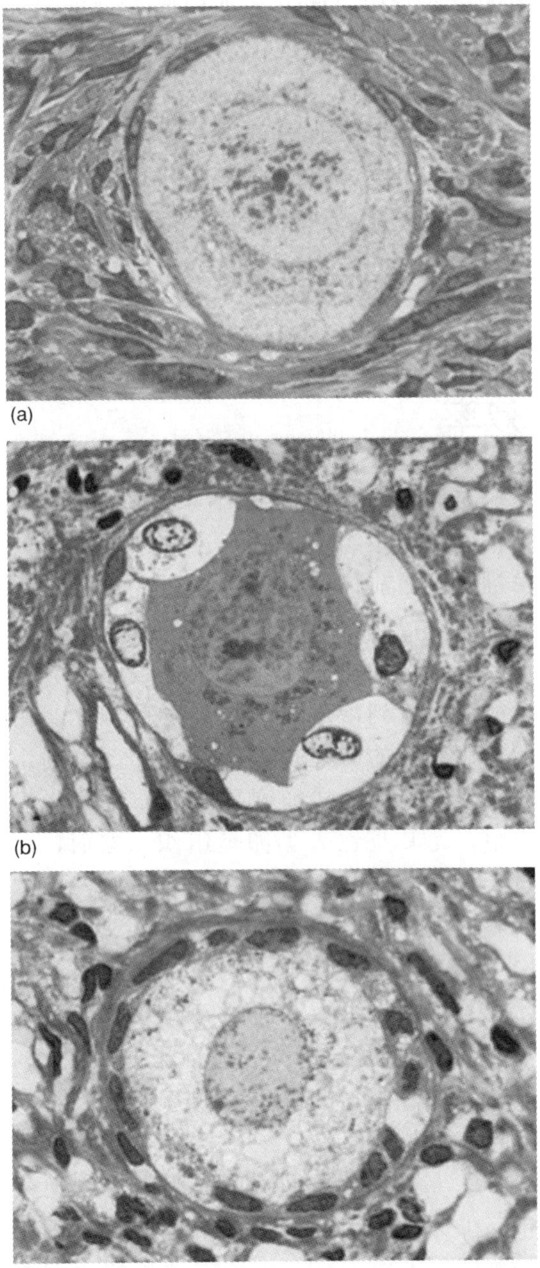

(a) (b) (c)

彩图 28.4　冷冻保存后存在于卵巢组织中的原始卵泡：(a) 未冷冻的；(b) 用 1.5 mol/L 丙二醇（PROH）＋0.2 mol/L 蔗糖脱水；(c) 用 1.5 mol/L PROH＋0.1 mol/L 蔗糖脱水

胞形态异常（肿胀并且核肿胀，彩图 28.5b），这一结果再次强调了细胞大小不同的重要性。在慢速冷冻组，大约一半的基质细胞和前颗粒细胞以及 80%的卵母细胞都是正常的。冷冻前全面脱水再行慢速冷冻能够进一步提高前颗粒细胞和卵母细胞的正常形态，但代价是牺牲了基质细胞的存活率（彩图 28.4）[63-64]。

在程序冷冻时，冷冻保护剂会发生结晶，并且在何种温度发生结晶是特定的。PROH 和 DMSO 结晶发生在－6℃～－8℃。如不进行人工植冰，结晶将开始于所有固体表面，也就是整个组织。Demirci 等报道不进行人工植冰的情况下，正常降温曲线发生了戏剧性的偏移，导致卵泡存活率降低。在稍高一点的温度（－5℃ 而不是－7℃）下植冰显示出卵泡存活率提高[54]。

在解冻过程中水和冷冻保护剂形成结晶，同样会产生损伤。无论使用何种冷冻方法（程序化或玻璃化），解冻都应该尽可能快速完成。解冻温度虽然关键却很少有报道，动物和人类卵巢组织这一方面几乎没有研究进行系统观察。某些冷冻保护剂在较高的温度下暴露可能会增加毒性，例如 DMSO。用 DMSO 冷冻的鼠类卵巢组织分别在 27℃、37℃、47℃解冻，比较发现，较高温度组的卵泡存活率显著降低[54]。以作者的经验，使用 PROH 冷冻的组织是以 1 ml 的体积装在一个冷冻管内，解冻时要求取出组织之前在 37℃ 中停留 3 min 完成液化，至少对于 PROH，该温度对发育潜能没有影响（见后文）。

玻璃化冷冻有可能会克服上面讨论的关于结晶的许多问题。然而，和卵巢组织玻璃化冷冻相关的问题是如何获得所需的较高的冷却温度和复苏速度。使用麦管进行鼠类卵巢的玻璃化冷冻并投入液氮中，已经获得成功并有后代出生的报道[65-66]。而通过直接接触液氮获得更快的冷却速度时可以得到更好的保存，形态上明显更为正常的、有活性的卵泡和出生子代都证实了这点[65]。这一改进可能是因为玻璃化冷冻前脱水更充分。通过测量所有参数，以麦管进行的玻璃化冷冻比程序化冷冻结果更差。Wang 等[67]也发现了小鼠和人类卵巢组织玻璃化冷冻过程中冷却速度的重要性。

目前已经成功进行了绵羊半卵巢玻璃化冷冻并产生了活仔，只是4个活仔中有1个是巨大羔羊并且在出生后很快死于畸形[68]。该研究中使用的混合冷冻保护剂（2.6 mol/L DMSO、2.6 mol/L 乙酰胺、1.3 mol/L PROH 及 7.5 mmol/L 聚乙二醇）用于人类卵巢组织，有证据显示其保存了正常的卵泡形态[69]。相反，用这种方法玻璃化冷冻鼠类胚胎发现其发育能力较差[70]。

为了完成卵巢组织脱水并且促进玻璃化冷冻的快速而非超快速冷却，可能有必要考虑使用高浓度的混合冷冻保护剂。对于胚胎和卵母细胞的玻璃化冷冻，暴露于这些高浓度冷冻保护剂的时间限定在30 s以内，目前已经有许多正常活婴出生的报道；而卵巢组织可能要暴露15 min，程序冷冻前使用DMSO（1.5 mol/L）脱水，常规是在4℃进行以降低毒性[71]。使用这种方法已经成功进行了人类卵巢组织的玻璃化冷冻，其使用1.5 mol/L DMSO联合PROH和EG在4℃进行脱水[72]。然而，最近的一个玻璃化冷冻程序是在室温将人类卵巢组织暴露于1.0 mol/L DMSO和2.8 mol/L DMSO中各15 min[73]。卵巢组织的玻璃化冷冻程序在用于临床之前其安全性尚需在动物模型上进行详细的评估。

储存

无论使用何种冻存方法，组织通常存放于冷冻管中，该方式不构成完全密闭的系统。交叉感染的理论风险与冷冻管内液氮中保存的生物标本有关，冻存的卵巢组织可能需要延长保存时间，潜在增加了这一风险。因此，用于临床的卵巢组织冻存最佳选择可能是采用液氮蒸气进行保存的设备。

评估卵巢组织冷冻保存的效率

与胚胎和配子冻存结果的评估相比，评估冻存卵巢组织的存活率和活性具有特殊挑战。之前讨论过的许多研究已经从解冻组织中成功分离了存活的卵泡。这种方法的有效性取决于三个基本假设：①分离后能够检测到溶解的或损坏的卵泡；②由酶消化引起的卵泡损失在冷冻和新鲜的组织中是等量的；③卵泡均匀分布在卵巢组织中，尤其是在人类卵巢组织。然而，一旦某个原始卵泡内的卵母细胞溶解，基本上不可能辨别出这个卵泡（彩图28.5a、b）。因此，只有具有完整卵母细胞的卵泡才会被纳入到这些研究中，导致存活率高估。另外，程序化冷冻中大量基质组织受到损伤，使其内的卵泡更易于被酶消化，这在不同方案之间存在差异（彩图28.4及彩图28.5）。最后，由于人类卵巢组织中卵泡分布存在变异，无法有效描述冷冻后存在的卵泡数量和未冷冻组织中卵泡数量的比例关

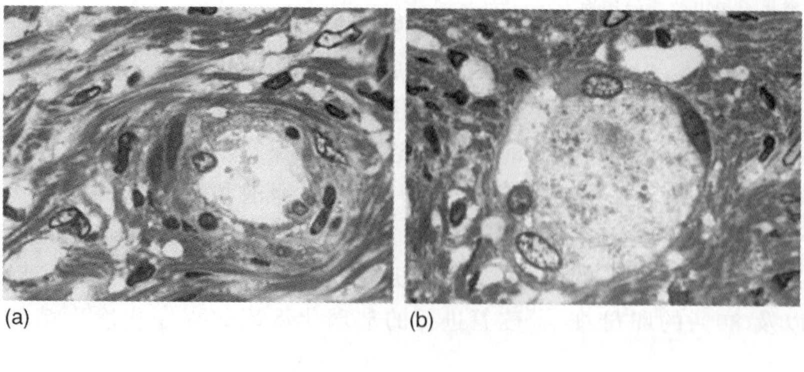

彩图 28.5 冷冻后的卵巢组织：（a）快速冷冻后残余的原始卵泡；（b）中速冷冻后含有溶解的前颗粒细胞及卵母细胞的原始卵泡

系。尽管这些评论弱化了上面得出的一些结论，但是在卵巢冷冻方面尚无其他同类研究。

相比之下，通过对整个卵巢的组织学评估并且描述一块组织内正常形态卵泡占全部卵泡数目的比例[13,63,74]，可能克服这些问题，但是关于这方面的研究寥寥无几[21]。尽管这样能够检测到异常，例如卵母细胞皱缩[76]、卵母细胞胞质内的空泡区[77]、线粒体嵴丢失[78]和前颗粒细胞的溶解等[79]，但不论是光学显微镜还是电子显微镜，组织学检测都只是通过评估一个小样本来估计整体卵泡的完整性[75]。

仅有两项人类卵巢组织形态学检测的研究评估了冷冻保存[13,74]，其中之一是评估最常用的程序[3]，使用 DMSO 作为冷冻保护剂程序化冷冻 6 名患者的组织[74]。这项研究中，几乎一半的卵泡和绝大多数卵母细胞（81%）受损，细胞凋亡的平行评估证实了这些观察。另一项研究评估了完整的前颗粒细胞和卵母细胞的比例，同时针对一系列使用 PROH 和蔗糖作为冷冻保护剂的冷冻程序，评估了卵母细胞胞质的相对正常状态，具体是分析每一个卵母细胞内的空泡化和正常的线粒体[13,63]。通过电子显微镜评估一小部分卵泡证实了观察结果（图 28.6a、b）。在室温下 1.5 mol/L PROH ＋ 0.1 mol/L 蔗糖中脱水 90 min，再进行慢速冷冻，观察到正常形态的卵母细胞（85%）和前颗粒细胞（74%）比例最高。尽管这种类型的形态检测评估提供了冷冻后形态学正常的证据，但不能提示其活性或功能。

将冷冻后的组织条进行活性染色来评估卵泡[80-81]。一般情况下，采用该染色，活细胞具有的完整的膜和细胞质可分裂出一个发光团，而死细胞不能排除细胞核染色，从而鉴定出活细胞[51,57]。同样，这种评估形式具有局限性[76]。组织块必须非常小，染料才能扩散，而且只有包含活的卵母细胞的卵泡才能被检测到。尽管细胞核染色会检测出溶解的卵母细胞的生发泡（GV），但它们和基质细胞或前颗粒细胞的细胞核无法区分，导致卵泡的活性可能被高估。彩图 28.5a 即为不能区别颗粒细胞和溶解的卵母细胞的一个例子。最后，一定要记住，不能通过活性染色断定这些冷冻后再获取的原始卵泡的发育潜能。

发育潜能

评估体外发育潜能是一个吸引人的想法，但是需要了解启动原始卵泡生长的条件。另外，可能需要培养几个月。在次级卵泡阶段分离出的更高级别的卵泡（颗粒细胞已经启动增殖）能够在培养液中成功生长[82-84]。然而，人类卵巢中存在的主导卵泡是原始卵泡。有证据表明，生长于两相培养体系中的鼠类原始卵泡能够繁殖后代[85-86]，但采用冻存卵巢组织的结果还没有证实。在动物模型[87-89]和人类[59,90-91]，无论是对新鲜还是冻存卵巢组织中分离出的原始卵泡进行培养，都存在问题。不过，

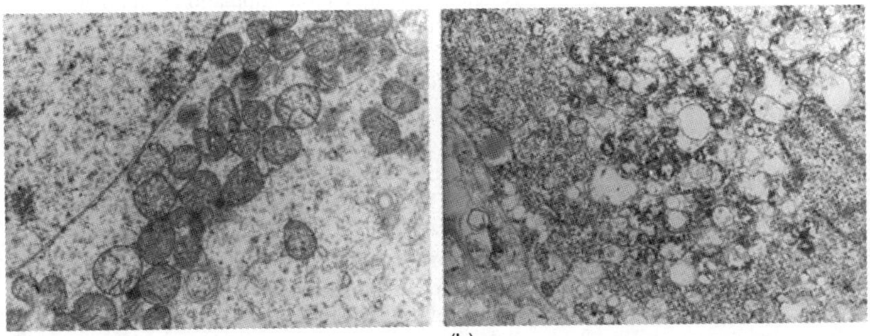

(a) (b)

图 28.6 电子显微镜观察冷冻后原始卵泡内卵母细胞胞质：(a) 1.5 mol/L PROH ＋ 0.1 mol/L 蔗糖脱水 90 min 后慢速冷冻，显示出正常的线粒体和细胞质；(b) 同样的方法脱水 30 min 显示线粒体缺失、空泡化及胞质异常

和基质组织共同培养原始卵泡可以发育至次级阶段[92-93]。最近，使用一种两阶段培养体系使新鲜组织中的原始卵泡在体外发育到了早期窦卵泡阶段[35]，而且有一个该方法的初步报告可用于证明人类原始卵泡玻璃化冷冻后的发育潜能（E. E. Telfer，未发表数据）。目前使用体外系统验证发育潜能的结果虽然是有希望的，但仅限于相对较少的卵泡。

由于原始卵泡体外培养的困难，人们已经尝试使用多种体内的方法，包括冷冻卵巢组织的移植或与体外成熟相结合。绵羊和鼠类冷冻卵巢组织移植后获得的原始卵泡已经有后代出生[3,71,94]，明确表明发育潜能已经建立。鼠类冷冻组织异种移植后进行 IVM 也已经获得活产[95]。

在人类，大量研究将冻存的组织异种移植到免疫缺陷的小鼠，以评估发育潜能是否被保存，结果显示卵泡具有活性并且能够发育[21,60,96-98]。最常用 DMSO[97-98] 和 PROH/蔗糖[96]冷冻方案，其可保存发育到窦卵泡期的潜能。尽管人类卵巢组织中的初级卵泡和次级卵泡可能在冷冻后存活，但这些窦卵泡移植后发育所需要的时间（5～6 个月）表明它们是由原始卵泡发育来的。采用两种方法冻存的多名患者的组织中均出现大量窦卵泡，证实发育能力得到保存[99-101]。排卵（黄体）[98,102]和成熟的卵母细胞[99-100,102]证实，使用两种方案进行的冷冻都表现出完全的发育能力。不幸的是，尽管作者的实验室从卵泡中获得了成熟的卵母细胞，在澳大利亚，法律禁止进行随后的确定受精能力的实验。

临床证据已经表明，从移植到异位的冻存卵巢组织获得的卵母细胞能够受精并出现胚胎发育（C. J. Stern，个人交流）[4-11]，但至今这些胚胎移植后都没有获得妊娠。与保存完整的发育潜能相关的冷冻方法详见表 28.1。目前，已证实卵泡发育一致和再获取成熟卵母细胞很有困难。

参考文献

1. **Green SH, Smith AU and Zuckerman S.** The numbers of oocytes in ovarian autografts after freezing and thawing. *J Endocrinol* 1956; **13**: 330–4.
2. **Parrott DMV.** The fertility of mice with orthotopic ovarian grafts derived from frozen tissue. *J Reprod Fertil* 1960; **1**: 230–41.
3. **Gosden RG, Baird DT, Wade JC** *et al.* Restoration of fertility to oophorectomized sheep by ovarian autografts stored at –196°C. *Hum Reprod* 1994; **9**(4): 597–603.
4. **Oktay K, Buyuk E, Veeck L** *et al.* Embryo development after heterotopic transplantation of cryopreserved ovarian tissue. *Lancet* 2004; **363**(9412): 837–40.
5. **Poirot C, Piver P, Fayet P** *et al.* Human embryo development after subcutaneous autograft of cryopreserved ovarian tissue. *Hum Reprod* 2006; **21** (Suppl. 1): i155 [AbstrP404].
6. **Rosendahl M, Loft A, Byskov AG** *et al.* Biochemical pregnancy after fertilization of an oocyte aspirated from a heterotopic autotransplant of cryopreserved ovarian tissue: case report. *Hum Reprod* 2006; **21**(8): 2006–9.
7. **Demeestere I, Simon P, Emiliani S** *et al.* Ongoing pregnancy after a second cryopreserved ovarian transplantation procedure. *Hum Reprod* 2007; **22**(Suppl. 1): i43–4.
8. **Kim SS, Lee WS, Chung MK** *et al.* Long-term ovarian function and fertility after heterotopic autotransplantation of cryobanked human ovarian tissue: 8-year experience in cancer patients. *Fertil Steril* 2009; **91**(6): 2349–54.
9. **Piver P, Amiot C, Agnani G** *et al.* Two pregnancies obtained after a new technique of autotransplantation of cryopreserved ovarian tissue. *Hum Reprod* 2009; **24** (Suppl. 1): i15.
10. **Schmidt KL, Yding Andersen C, Loft A** *et al.* Follow-up of ovarian function post-chemotherapy following ovarian cryopreservation and transplantation. *Hum Reprod* 2005; **20**(12): 3539–46.
11. **Poirot C, Vacher-Lavenu MC, Helardot P** *et al.* Human ovarian tissue cryopreservation: indications and feasibility. *Hum Reprod* 2002; **17**(6): 1447–52.
12. **Gougeon A, Echochard R and Thalabard JC.** Age-related changes of the population of human ovarian follicles: increase in the disappearance rate of non-growing and early-growing follicles in aging women. *Biol Reprod* 1994; **50**(3): 653–63.
13. **Gook DA, Edgar DH and Stern C.** Effect of cooling rate and dehydration regimen on the histological appearance of human ovarian cortex following cryopreservation in 1, 2-propanediol. *Hum Reprod* 1999; **14**(8): 2061–8.
14. **Westergaard CG, Byskov AG and Andersen CY.** Morphometric characteristics of the primordial to primary follicle transition in the human ovary in relation to age. *Hum Reprod* 2007; **22**(8): 2225–31.

15. **Gougeon A** and **Chainy GB.** Morphometric studies of small follicles in ovaries of women at different ages. *J Reprod Fertil* 1987; **81**(2): 433–42.

16. **Gougeon A.** The early stages of follicular growto. In: Trounson RG (ed.), *Biology and Pathology of the Oocyte*. Cambridge: Cambridge University Press, 2003: pp. 29–43.

17. **Gook DA, Edgar DH, Borg J** *et al.* Detection of zona pellucida proteins during human folliculogenesis. *Hum Reprod* 2008; **23**(2): 394–402.

18. **Faddy MJ** and **Gosden RG.** A model confirming the decline in follicle numbers to the age of menopause in women. *Hum Reprod* 1996; **11**(7): 1484–6.

19. **Schmidt KL, Ernst E, Byskov AG** *et al.* Survival of primordial follicles following prolonged transportation of ovarian tissue prior to cryopreservation. *Hum Reprod* 2003; **18**(12): 2654–9.

20. **Baird DT, Webb R, Campbell BK** *et al.* Long-term ovarian function in sheep after ovariectomy and transplantation of autografts stored at −196°C. *Endocrinology* 1999; **140**(1): 462–71.

21. **Nisolle M, Casanas-Roux F, Qu J** *et al.* Histologic and ultrastructural evaluation of fresh and frozen–thawed human ovarian xenografts in nude mice. *Fertil Steril* 2000; **74**(1): 122–9.

22. **Maltaris T, Kaya H, Hoffmann I** *et al.* Comparison of xenografting in SCID mice and LIVE/DEAD assay as a predictor of the developmental potential of cryopreserved ovarian tissue. *In Vivo* 2006; **20**(1): 11–16.

23. **Andersen CY, Rosendahl M, Byskov AG** *et al.* Two successful pregnancies following autotransplantation of frozen/thawed ovarian tissue. *Hum Reprod* 2008; **23**(10): 2266–72.

24. **Rosing B, Montag M, Isachenko V** *et al.* Organisation of a cryobank in Germany: an example for fertility preservation in young female patients with cancer. *Hum Reprod* 2007; **22** (Suppl. 1): i203.

25. **Yin H, Wang X, Kim SS** *et al.* Transplantation of intact rat gonads using vascular anastomosis: effects of cryopreservation, ischaemia and genotype. *Hum Reprod* 2003; **18**(6): 1165–72.

26. **Van Der Ven H, Koster M, Tolba R** *et al.* Transportation of ovarian tissue for fertility preservation: investigation on the importance of transportation medium. *Hum Reprod* 2008; **23** (Suppl. 1): i145.

27. **Kim SS, Yang HW, Kang HG** *et al.* Quantitative assessment of ischemic tissue damage in ovarian cortical tissue with or without antioxidant (ascorbic acid) treatment. *Fertil Steril* 2004; **82**(3): 679–85.

28. **Yang NS, Lu KH and Gordon.** In vitro fertilization (IVF) and culture (IVC) of bovine oocytes from stored ovaries. *Theriogenology* 1990; **33**(1): 352–3.

29. **Van Eyck AS, Jordan BF, Gallez B** *et al.* Electron paramagnetic resonance as a tool to evaluate human ovarian tissue reoxygenation after xenografting. *Fertil Steril* 2009; **92**(1): 374–81.

30. **Nugent D, Newton H, Gallivan L** *et al.* Protective effect of vitamin E on ischaemia-reperfusion injury in ovarian grafts. *J Reprod Fertil* 1998; **114**(2): 341–6.

31. **Isachenko E, Rahimi G, Isachenko V** *et al.* In-vitro maturation of germinal-vesicle oocytes and cryopreservation in metaphase I/II: a possible additional option to preserve fertility during ovarian tissue cryopreservation. *Reprod Biomed Online* 2004; **8**(5): 553–7.

32. **Huang JY, Buckett WM, Gilbert L** *et al.* Retrieval of immature oocytes followed by in vitro maturation and vitrification: a case report on a new strategy of fertility preservation in women with borderline ovarian malignancy. *Gynecol Oncol* 2007; **105**(2): 542–4.

33. **Revel A, Safran A, Benshushan A** *et al.* In vitro maturation and fertilization of oocytes from an intact ovary of a surgically treated patient with endometrial carcinoma: case report. *Hum Reprod* 2004; **19**(7): 1608–11.

34. **Martinez-Madrid B, Dolmans MM, Langendonckt AV** *et al.* Ficoll density gradient method for recovery of isolated human ovarian primordial follicles. *Fertil Steril* 2004; **82**(6): 1648–53.

35. **Telfer EE, McLaughlin M, Ding C** *et al.* A two-step serum-free culture system supports development of human oocytes from primordial follicles in the presence of activin. *Hum Reprod* 2008; **23**(5): 1151–8.

36. **Xu M, Barrett SL, West-Farrell E** *et al.* In vitro grown human ovarian follicles from cancer patients support oocyte growth. *Hum Reprod* 2009; **24**(10): 2531–40.

37. **Carroll J, Whittingham DG, Wood MJ** *et al.* Extra-ovarian production of mature viable mouse oocytes from frozen primary follicles. *J Reprod Fertil* 1990; **90**: 321–7.

38. **Carroll J** and **Gosden RG.** Transplantation of frozen–thawed mouse primordial follicles. *Hum Reprod* 1993; **8**(8): 1163–7.

39. **Cortvrindt R, Smitz J** and **Van Steirteghem AC** A morphological and functional study of the effect of slow freezing followed by complete in-vitro maturation of primary mouse ovarian follicles. *Hum Reprod* 1996; **11**(12): 2648–55.

40. **Jewgenow K, Penfold LM, Meyer HHD** *et al.* Viability of small preantral ovarian follicles from domestic cats after cryoprotectant exposure and cryopreservation. *J Reprod Fertil* 1998; **112**: 39–47.

41. **dela Pena EC, Takahashi Y, Katagiri S** *et al.* Birth of pups after transfer of mouse embryos derived from vitrified preantral follicles. *Reproduction* 2002; **123**(4): 593–600.

42. **Choi WJ, Yeo HJ, Shin JK** *et al.* Effect of vitrification method on survivability, follicular growth and ovulation of preantral follicles in mice. *J Obstet Gynaecol Res* 2007; **33**(2): 128–33.

43. **Nagano M, Atabay EP, Atabay EC** *et al.* Effects of isolation method and pre-treatment with ethylene glycol or raffinose before vitrification on in vitro viability of mouse preantral follicles. *Biomed Res* 2007; **28**(3): 153–60.

44. **Amorim CA, Goncalves PB** and **Figueiredo JR.** Cryopreservation of oocytes from pre-antral follicles.

Hum Reprod Update 2003; **9**(2): 119–29.

45. **Mazur P.** Cryobiology: the freezing of biological systems. *Science* 1970; **168**(934): 939–49.
46. **Leibo SP.** Water permeability and its activation energy of fertilized and unfertilized mouse ova. *J Membr Biol* 1980; **53**(3): 179–88.
47. **Hunter J, Bernard A, Fuller B** *et al.* Plasma membrane water permeabilities of human oocytes: the temperature dependence of water movement in individual cells. *J Cell Physiol* 1992; **150**(1): 175–9.
48. **Karow AM.** Organ cryopreservation In: BJ Fuller and BWW Grout (eds.), *Clinical Applications of Cryobiology* London: CRC Press, 1991: pp 191–217.
49. **Navarro-Costa P, Correia SC, Gouveia-Oliveira A** *et al.* Effects of mouse ovarian tissue cryopreservation on granulosa cell-oocyte interaction. *Hum Reprod* 2005; **20**(6): 1607–14.
50. **Demirci B, Lornage J, Salle B** *et al.* Follicular viability and morphology of sheep ovaries after exposure to cryoprotectant and cryopreservation with different freezing protocols. *Fertil Steril* 2001; 75(4): 754–62.
51. **Amorim CA, Rondina D, Rodrigues AP** *et al.* Isolated ovine primordial follicles cryopreserved in different concentrations of ethylene glycol. *Theriogenology* 2003; **60**(4): 735–42.
52. **Parkes AS.** Factors affecting the viability of frozen ovarian tissue. *J Endocrinol* 1958; **17**: 337–43.
53. **Newton H, Aubard Y, Rutherford A** *et al.* Low temperature storage and grafting of human ovarian tissue. *Hum Reprod* 1996; **11**(7): 1487–91.
54. **Newton H** and **Illingworth P.** In-vitro growth of murine pre-antral follicles after isolation from cryopreserved ovarian tissue. *Hum Reprod* 2001; **16**(3): 423–9.
55. **Newton H, Fisher J, Arnold JR** *et al.* Permeation of human ovarian tissue with cryoprotective agents in preparation for cryopreservation. *Hum Reprod* 1998; **13**(2): 376–80.
56. **Candy CJ, Wood MJ** and **Whittingham DG.** Effect of cryoprotectants on the survival of follicles in frozen mouse ovaries. *J Reprod Fertil* 1997; **110**: 11–19.
57. **Oktay K, Nugent D, Newton H** *et al.* Isolation and characterization of primordial follicles from fresh and cryopreserved human ovarian tissue. *Fertil Steril* 1997; **67**(3): 481–6.
58. **Hovatta O, Silye R, Krausz T** *et al.* Cryopreservation of human ovarian tissue using dimethylsulphoxide and propanediol-sucrose as cryoprotectants. *Hum Reprod* 1996; **11**(6): 1268–72.
59. **Abir R, Roizman P, Fisch B** *et al.* Pilot study of isolated early human follicles cultured in collagen gels for 24 hours. *Hum Reprod* 1999; **14**(5): 1299–301.
60. **Oktay K, Newton H** and **Gosden RG.** Transplantation of cryopreserved human ovarian tissue results in follicle growth initiation in SCID mice. *Fertil Steril* 2000; **73**(3): 599–603.
61. **Kim SS, Radford J, Harris M** *et al.* Ovarian tissue harvested from lymphoma patients to preserve fertility may be safe for autotransplantation. *Hum Reprod* 2001; **16**(10): 2056–60.
62. **Edgar DH, Karani J** and **Gook DA.** Increasing dehydration of human cleavage-stage embryos prior to slow cooling significantly increases cryosurvival. *Reprod Biomed Online* 2009; **19**(4): 521–5.
63. **Gook DA, Edgar DH** and **Stern C.** The effects of cryopreservation regimens on the morphology of human ovarian tissue. *Mol Cell Endocrinol* 2000; **169**(1–2): 99–103.
64. **Gook DA** and **Edgar DH.** Practical aspects of human ovarian tissue storage In: Patrizio P, Tucker MJ and Guelman V (eds.), *A Color Atlas for Human Assisted Reproduction*. Philadelphia PA: Lippincott Williams and Wilkins, 2003: pp161–77.
65. **Chen SU, Chien CL, Wu MY** *et al.* Novel direct cover vitrification for cryopreservation of ovarian tissues increases follicle viability and pregnancy capability in mice. *Hum Reprod* 2006; **21**(11): 2794–800.
66. **Wang WH, Liu HC, He Z** *et al.* All cell types in mouse ovary can be well preserved by vitrification. *Fertil Steril* 2007; **88** (Suppl. 1): S92.
67. **Wang Y, Xiao Z, Li L** *et al.* Novel needle immersed vitrification: a practical and convenient method with potential advantages in mouse and human ovarian tissue cryopreservation. *Hum Reprod* 2008; **23**(10): 2256–65.
68. **Bordes A, Lornage J, Demirci B** *et al.* Normal gestations and live births after orthotopic autograft of vitrified–warmed hemi-ovaries into ewes. *Hum Reprod* 2005; **20**(10): 2745–8.
69. **Isachenko V, Lapidus I, Isachenko E** *et al.* Human ovarian tissue vitrification versus conventional freezing: morphological, endocrinological, and molecular biological evaluation. *Reproduction* 2009; **138**(2): 319–27.
70. **Rall WF, Wood MJ, Kirby C** *et al.* Development of mouse embryos cryopreserved by vitrification. *J Reprod Fertil* 1987; **80**(2): 499–504.
71. **Snow M, Cox SL, Jenkin G** *et al.* Fertility of mice following receipt of ovaries slow cooled in dimethyl sulphoxide or ethylene glycol is largely independent of cryopreservation equilibration time and temperature. *Reprod Fertil Dev* 2003; **15**(7–8): 407–14.
72. **Keros V, Xella S, Hultenby K** *et al.* Vitrification versus controlled-rate freezing in cryopreservation of human ovarian tissue. *Hum Reprod* 2009; **24**(7): 1670–83.
73. **Kagawa N, Silber S** and **Kuwayama M.** Successful vitrification of bovine and human ovarian tissue. *Reprod Biomed Online* 2009; **18**(4): 568–77.
74. **Rimon E, Cohen T, Dantes A** *et al.* Apoptosis in cryopreserved human ovarian tissue obtained from cancer patients: a tool for evaluating cryopreservation utility. *Int J Oncol* 2005; **27**(2): 345–53.
75. **Camboni A, Martinez-Madrid B, Dolmans MM** *et al.* Preservation of fertility in young cancer patients: contribution of transmission electron microscopy. *Reprod Biomed Online* 2008; 17(1): 136–50.
76. **Schubert B, Canis M, Darcha C** *et al.* Human ovarian tissue from cortex surrounding benign cysts: a model to study ovarian tissue cryopreservation. *Hum Reprod*

2005; **20**(7): 1786–92.

77. **Hreinsson J, Zhang P, Swahn ML** *et al.* Cryopreservation of follicles in human ovarian cortical tissueComparison of serum and human serum albumin in the cryoprotectant solutions. *Hum Reprod* 2003; **18**(11): 2420–8.
78. **Fabbri R, Pasquinelli G, Bracone G** *et al.* Cryopreservation of human ovarian tissue. *Cell Tissue Bank* 2006; **7**(2): 123–33.
79. **Eyden B, Radford J, Shalet SM** *et al.* Ultrastructural preservation of ovarian cortical tissue cryopreserved in dimethylsulfoxide for subsequent transplantation into young female cancer patients. *Ultrastruct Pathol* 2004; **28**(4): 239–45.
80. **Cortvrindt RG** and **Smitz JE.** Fluorescent probes allow rapid and precise recording of follicle density and staging in human ovarian cortical biopsy samples. *Fertil Steril* 2001; **75**(3): 588–93.
81. **Maltaris T, Dragonas C, Hoffmann I** *et al.* Simple prediction of the survival of follicles in cryopreserved human ovarian tissue. *J Reprod Dev* 2006; **52**(4): 577–82.
82. **Eppig JJ** and **Schroeder AC.** Capacity of mouse oocytes from preantral follicles to undergo embryogenesis and development to live young after growth, maturation, and fertilization in vitro. *Biol Reprod* 1989; **41**(2): 268–76.
83. **Sztein JM, O'Brien MJ, Farley JS** *et al.* Rescue of oocytes from antral follicles of cryopreserved mouse ovaries: competence to undergo maturation, embryogenesis, and development to term. *Hum Reprod* 2000; **15**(3): 567–71.
84. **Telfer EE, Binnie JP, McCaffery FH** *et al.* In vitro development of oocytes from porcine and bovine primary follicles. *Mol Cell Endocrinol* 2000; **163**(1–2): 117–23.
85. **Eppig JJ** and **O'Brien MJ.** Development in vitro of mouse oocytes from primordial follicles. *Biol Reprod* 1996; **54**(1): 197–207.
86. **O'Brien MJ, Pendola JK** and **Eppig JJ.** A revised protocol for in vitro development of mouse oocytes from primordial follicles dramatically improves their developmental competence. *Biol Reprod* 2003; **68**(5): 1682–6.
87. **Wandji SA, Srsen V, Voss AK** *et al.* Initiation in vitro of growth of bovine primordial follicles. *Biol Reprod* 1996; **55**(5): 942–8.
88. **Wandji SA, Srsen V, Nathanielsz PW** *et al.* Initiation of growth of baboon primordial follicles in vitro. *Hum Reprod* 1997; **12**(9): 1993–2001.
89. **Muruvi W, Picton HM, Rodway RG** *et al.* In vitro growth of oocytes from primordial follicles isolated from frozen-thawed lamb ovaries. *Theriogenology* 2005; **64**(6): 1357–70.
90. **Osborn SM, Gook DA, Stern C** *et al.* The isolation and culture of human primordial follicles from fresh ovarian tissue. *Hum Reprod* 1997; **12** (Suppl. 1): 153.
91. **Amorim CA, Van Langendonckt A, David A** *et al.* Survival of human pre-antral follicles after cryopreservation of ovarian tissue, follicular isolation and in vitro culture in a calcium alginate matrix. *Hum Reprod* 2009; **24**(1): 92–9.
92. **Hovatta O, Wright C, Krausz T** *et al.* Human primordial, primary and secondary ovarian follicles in long-term culture: effect of partial isolation. *Hum Reprod* 1999; **14**(10): 2519–24.
93. **Hovatta O.** Cryopreservation and culture of human primordial and primary ovarian follicles. *Mol Cell Endocrinol* 2000; **169**(1–2): 95–7.
94. **Cox SL, Shaw J** and **Jenkin G.** Transplantation of cryopreserved fetal ovarian tissue to adult recipients in mice. *J Reprod Fertil* 1996; **107**(2): 315–22.
95. **Liu J, Van Der Elst J, Van Den Broecke R** *et al.* Live offspring by in vitro fertilization of oocytes from cryopreserved primordial mouse follicles after sequential in vivo transplantation and in vitro maturation. *Biol Reprod* 2001; **64**(1): 171–8.
96. **Gook DA, McCully BA, Edgar DH** *et al.* Development of antral follicles in human cryopreserved ovarian tissue following xenografting. *Hum Reprod* 2001; **16**(3): 417–22.
97. **Van Den Broecke R, Liu J, Handyside A** *et al.* Follicular growth in fresh and cryopreserved human ovarian cortical grafts transplanted to immunodeficient mice. *Eur J Obstet Gynecol Reprod Biol* 2001; **97**(2): 193–201.
98. **Kim SS, Soules MR** and **Battaglia DE.** Follicular development, ovulation, and corpus luteum formation in cryopreserved human ovarian tissue after xenotransplantation. *Fertil Steril* 2002; **78**(1): 77–82.
99. **Gook DA, Edgar DH, Borg J** *et al.* Diagnostic assessment of the developmental potential of human cryopreserved ovarian tissue from multiple patients using xenografting. *Hum Reprod* 2005; **20**(1): 72–8.
100. **Kim SS, Kang HG, Kim NH** *et al.* Assessment of the integrity of human oocytes retrieved from cryopreserved ovarian tissue after xenotransplantation. *Hum Reprod* 2005; **20**(9): 2502–8.
101. **Maltaris T, Beckmann MW, Binder H** *et al.* The effect of a GnRH agonist on cryopreserved human ovarian grafts in severe combined immunodeficient mice. *Reproduction* 2007; **133**(2): 503–9.
102. **Gook DA, Edgar DH, Borg J** *et al.* Oocyte maturation, follicle rupture and luteinization in human cryopreserved ovarian tissue following xenografting. *Hum Reprod* 2003; **18**(9): 1772–81.

第 29 章　卵巢组织移植

Jacques Donnez，Jean Squifflet and Marie-Madeleine Dolmans　著

黄艳　译　尚鹳　审校

概述

根据既往报道，美国每年有将近 700 000 名新发女性癌症病例[1]，这些女性中有 8% 年龄可能会小于 40 岁，事实上，现在估计，每 250 个成年人中就有一个是儿童期癌症的幸存者[2]。

随着儿童诊断和治疗的发展，青春期和成年期罹患癌症的绝经前女性平均寿命都有所增加。随着强烈化疗、放疗和骨髓移植的发展，能够治疗超过 90% 的罹患儿童期恶性肿瘤的女孩[3]，同时也就造成了青春期和成年期的儿童期癌症长期幸存者数目增加[2]，这些患者可能要经历卵巢功能早衰（POF）所造成的不孕问题。

卵巢组织冷冻保存的指征

表 29.1 总结了卵巢组织冷冻保存的肿瘤学指征[4-5]。在妇科恶性肿瘤中，如果手术过程能保留子宫，保存生育能力的办法才有价值，这包括早期宫颈癌、早期阴道癌、早期子宫内膜腺癌、低度恶性卵巢肿瘤和特定的单侧卵巢癌（Ⅰa 期）病例[4-5]。在这些患者中选择可能保守的外科手术方法和单独实施这样的治疗仍然存在争议，所有发表过的结果均是基于回顾性研究和（或）病例报告。生育的结局还受制于辅助治疗，如局部放疗和（或）化疗。每种恶性疾病各自的指征列举于表 29.1。

然而，冷冻保存不应该只用于罹患恶性疾病的女性[6]。事实上，造血干细胞移植（HSCT）近几十年在非癌性疾病的应用已经增加，如良性血液疾病（镰状细胞贫血、重型珠蛋白生成障碍性贫血、再生障碍性贫血）和对免疫抑制治疗无效的自身免疫病（系统性红斑狼疮、自身免疫性血小板减少）[6-10]。其他良性疾病，如复发性卵巢子宫内膜异位症或复发性卵巢黏液性囊肿也是进行卵巢冻存的指征。卵巢冻存对于预防性切除卵巢的患者也可能有潜在的益处。

人类冻存卵巢组织的自体移植

已经有许多病例报道了冻存卵巢组织原位或异位的自体移植[6,9-24]。

人类冻存卵巢组织的原位自体移植

理论上，如果输卵管保持完整，通过原位组织移植后可能能够自然妊娠。

技术

卵巢活检和冷冻

卵巢组织冻存在化疗前进行，与患者签署知情同意书，如患者小于 18 岁，则与患者双亲签署知情同意书。这通常被作为急诊，卵巢活检要尽快进行，以免延误化疗。

表 29.1　卵巢冷冻保存的恶性及非恶性疾病适应证

A. 恶性
(a) 盆腔外疾病
骨癌（骨肉瘤、尤因肉瘤） 乳腺癌 黑色素瘤 神经母细胞瘤 肠道恶性肿瘤
(b) 盆腔疾病
非妇科恶性肿瘤 　盆腔肉瘤 　横纹肌肉瘤 　骶骨肿瘤 　直肠-乙状结肠肿瘤 妇科恶性肿瘤 　早期宫颈癌 　早期阴道癌 　早期外阴癌 　特定的卵巢癌（Ⅰa期） 　卵巢交界性肿瘤 全身性疾病 　霍奇金病 　非霍奇金淋巴瘤 　白血病 　髓母细胞瘤
B. 非恶性
(a) 单/双侧卵巢切除术
卵巢良性肿瘤 严重和复发的子宫内膜异位症 BRCA-1 或 BRCA-2 基因突变携带者
(b) 早期绝经的风险
Turner 综合征 家族史 需要进行化疗的良性疾病：自身免疫病（系统性红斑狼疮、类风湿关节炎、白塞病、韦格纳肉芽肿病）
(c) 骨髓移植
良性血液疾病：镰状细胞贫血、重型珠蛋白生成障碍性贫血、再生障碍性贫血 对免疫抑制治疗无反应的自身免疫病

From Donnez et al. [5]

因为卵泡位于卵巢皮质，所以冷冻保存的组织样本需从器官的表面获得。活检能够在任何妇科操作的过程中进行，通过腹腔镜或开腹，根据手术指征和治疗后 POF 的风险，可以获取一个或多个皮质片段，甚至是整个卵巢。活检可以在全身麻醉下单纯通过腹腔镜获得，活检钳[25]经过一个 5 mm 套管进入髂窝，抓住卵巢，并从表面切下一个片段（图 29.1）。皮质活检也能够通过腹腔镜剪刀轻松获得。

取卵巢皮质表面深 1～2 mm 的组织以保证从最富于原始卵泡的部位获得组织非常重要。

根据患者卵巢大小、POF 风险的估计，活检的数量可能很不一样。事实上，化疗后 POF 取决于年龄、药物的种类和药物剂量[26]。活检标本立即转移到实验室，使用加入 Glutamax™ 的 Leibovitz L-15 培养基（Invitrogen，佩斯利，英国）冰上保存。为了减小缺血组织损伤，样本要用最短的时间（数分钟）转移到实验室进行处理。只有卵巢功能衰竭的风险为 100%时才进行单侧（左侧）卵巢切除，如盆腔放疗、骨髓移植或使用两种烷化剂化疗后。

慢速冷冻过程

整个过程在流层台上应用一次性消毒材料完成，以保证组织片段最佳的无菌状态。标本被转移到包含一个无菌玻璃片和 1～2 ml Leibovitz L-15 培养基的有盖培养皿中。把培养皿放在盛满碎冰的玻璃盒子顶部，以使组织温度保持在接近 4℃。使用镊子和外科剪分离处理卵巢髓质，留下来的皮质在玻璃片上被切割成 2 mm×6～8 mm 的条，这些组织条被转到包含 800 μl L-15 培养基的 2 ml 冷冻管里（Simport，魁北克，加拿大），然后在更冷的 0℃ 盒子里（Nalgene™ Labtop cooler，Cat. No. 5116-0032；Nalge Nunc International，罗彻斯特，纽约，美国）存储，每只管包含 2～5

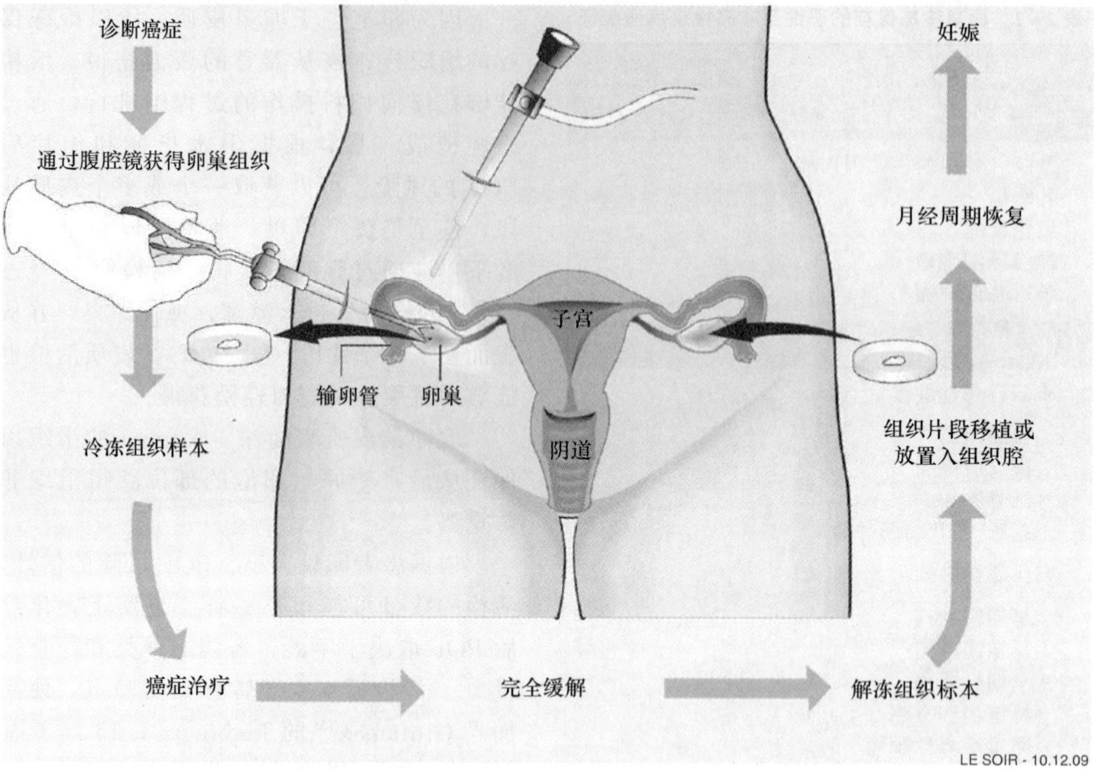

图 29.1 从活检到再次植入及妊娠的不同步骤

个组织条。随机选择一个组织条，放在37%甲醛溶液中用于组织学检查和评估卵巢储备。接下来 Leibovitz L-15 被 800 μl 新鲜准备的冻存溶液置换两次，冻存溶液包括 88%的 Leibovitz L-15 培养基、2%的 20%人白蛋白（Red Cross，布鲁塞尔，比利时）和 10%的二甲基亚砜（Sigma-Aldrich Co.，欧文，英国）。

根据 Gosden 等描述的方案实施卵巢组织冷冻[27]。冷冻管要放在程序化冷冻仪（Kryo10，Series Ⅲ；Planer，泰晤士河畔森伯里，英国）里冷却，包括以下步骤：

- 在 0℃，把冷冻管放在冷冻仪中，保持 0℃15 min。
- 以－2℃/min 的冷却速度从 0℃降温到－8℃。
- 保持－8℃ 8 min 来浸润组织。
- 用在液氮中预冷的镊子夹住冷冻管（每个 5～10 s）手动植冰（可能会导致冰晶形成）。
- 保持－8℃15 min。
- 以 0.3℃/min 的冷却速度从－8℃降温到－40℃。
- 以－30℃/min 的冷却速度从－40℃降温到－150℃。

然后将冷冻管转移到液氮（－196℃）中存储。

解冻[16]

解冻时，先将冷冻管从液氮中移出放在室温下 2 min。继而在温水（37℃）中浸泡 2 min 完成解冻。然后用小镊子将组织样本夹到一个盛有 L-15 培养基的有盖培养皿中洗涤 3 次（每次洗涤 5 min）以完全去除冷冻保存剂。

再种植（图 29.2）

在两个病例中，作者等在移植的 7 天

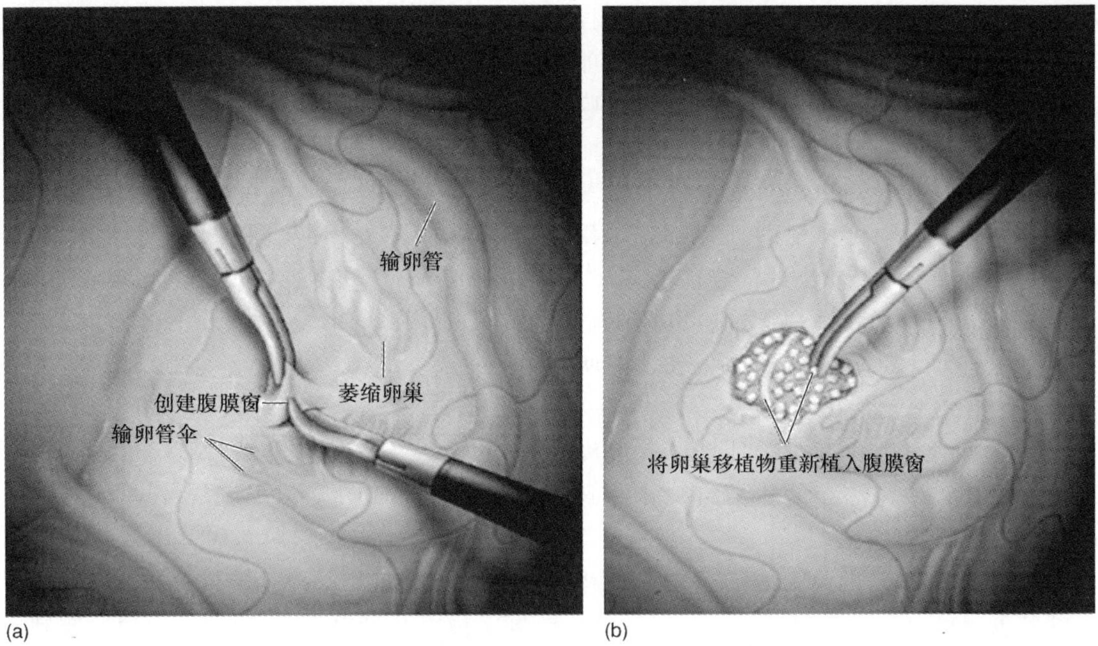

图 29.2　（a）在萎缩卵巢附近做一个腹膜切口；（b）将卵巢皮质部分植入腹膜切口内

前进行腹腔镜操作，通过一个大的切口在紧邻右卵巢门的部位创造一个腹膜窗，然后凝固腹膜窗的边缘[6,16]。目的是在此部位引起血管形成和新生血管化。

制造腹膜窗 7 天后再进行一次腹腔镜手术，每个萎缩的卵巢进行 4～5 mm 大小的活检来检测是否有原始卵泡存在。冻存管在室温（21～23℃）下放置 2 min，再浸泡在 37℃水中 2 min。从冻存管立即将卵巢组织转移到包含 Leibovitz L-15 培养基的组织培养皿（Becton Dickinson，纽约，美国）中，然后在进一步处理前用新鲜的培养基冲洗 3 次去掉冷冻保存剂。解冻的卵巢皮质组织放在无菌培养基中转移到手术间。

在之前提到的第一例病例中，作者把卵巢条和 35 个小粒冻融卵巢组织放在腹膜窗形成的皱褶中，非常接近右侧卵巢血管和输卵管伞[16]，没有使用缝线。这一部位可见广泛的新生血管网（彩图 29.3）。

肿瘤学家与患者进行长时间讨论后，进行了第三次腹腔镜手术。至少有三个原因支持进行此次腹腔镜操作：①在移植的 4 个月后，通过腹腔镜检查和组织学分析原位移植物的活力；②检查有无异常细胞生长（腹腔冲洗液、组织学），组织条和小粒在化疗前已经通过活检取得；③此患者 32 岁，应患者要求，再种植剩下的卵巢皮质小粒。事实上，如果再种植的组织仍不能妊娠，患者将会考虑接受赠卵。将来，经过验证的技术不会再需要这么多外科手术程序。

在第二个病例，第一次腹腔镜是在再

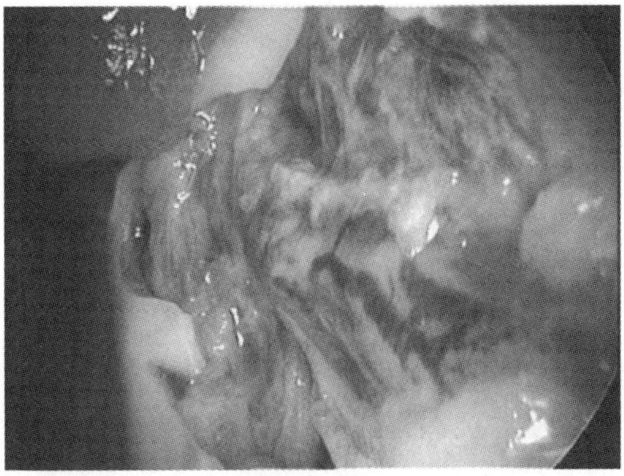

彩图 29.3　在创建腹膜窗后第 7 天可观察到新生的血管网

移植的7天前，不只是像之前描述的一样制造靠近左侧卵巢门的腹膜窗，同时在卵巢长轴制造了一个卵巢切口[6]。凝固腹膜窗和卵巢切口的边缘来帮助这一区域再血管化。从实验数据得知，卵巢本身即使萎缩，也可能是一个再移植的理想部位，作者决定同时准备两个部位进行再移植[5,10,28]（M.-M. Dolmans 等，个人交流）。经阴道超声显示有两个部位均有卵泡生长，即两个部位均有效[6]。

其他病例通过开腹（彩图 29.4）或腹腔镜（图 29.5）将冻存的卵巢组织片缝到剩余卵巢的髓质。

彩图 29.4 显示的是大的卵巢皮质条移植到剩余卵巢上。彩图 29.5 显示通过腹腔镜移植。

不管是开腹还是腹腔镜，关键步骤是相同的：

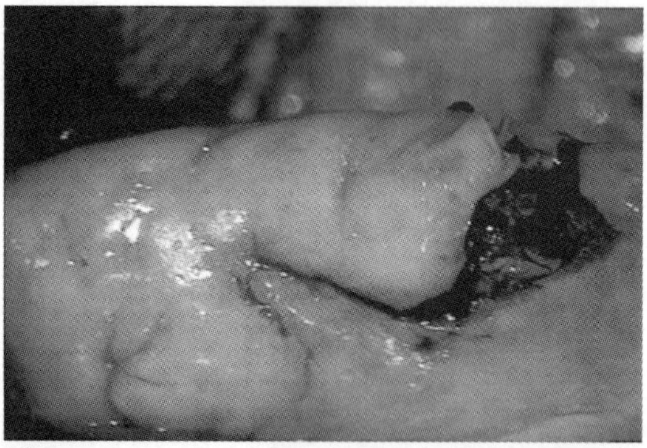

(a)

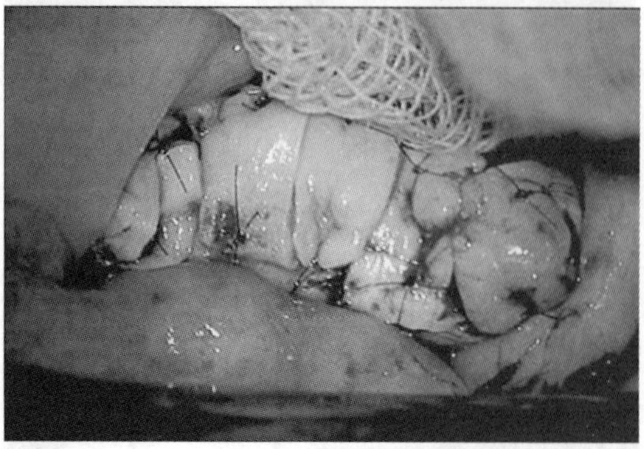

(b)

彩图 29.4 （a）去除残留卵巢皮质；（b）将冻融后的卵巢皮质条缝合至卵巢髓质

1. 去除剩余卵巢皮质，暴露卵巢髓质（彩图 29.4a）。

2. 如果卵巢条足够大，将其缝到卵巢髓质（彩图 29.4b）。

3. 如果只有卵巢小粒或小的组织条能用，就将其放在卵巢髓质表面（图 29.5a），用 Interceed® 覆盖（Johnson and Johnson，美国）（图 29.5b）。

文献结果

在 2000 年，Oktay 和 Karlikaya 报道了一例 29 岁患者腹腔镜移植冻融卵巢组织的病例，此患者因非恶性疾病曾行双侧卵巢切除[11]。只在移植后 15 周的超声中监测到一

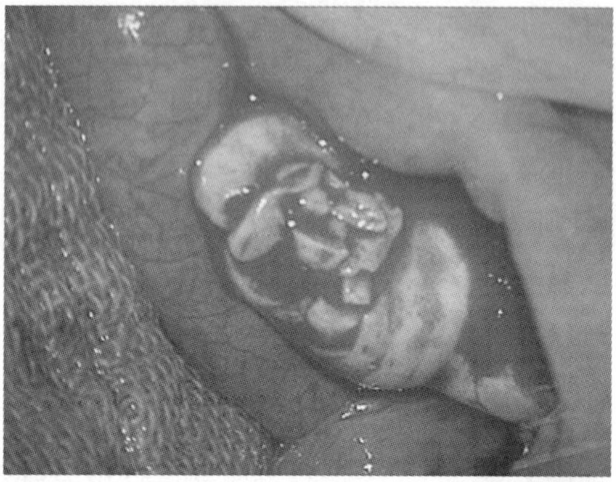

(a)

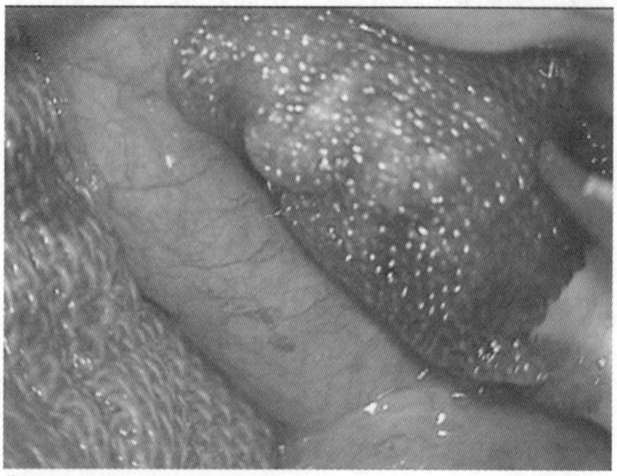

(b)

彩图 29.5 （a）行卵巢去皮质术后，将冻融的卵巢皮质组织置于卵巢髓质表面；（b）用 Interceed® 覆盖卵巢组织块

次卵泡发育。该患者进行卵巢切除和再移植的原因不清楚，且没有进一步数据提供。

Radford 等报道了一例需要化疗的霍奇金病患者[13]。在疾病第三次复发需要接受大剂量化疗前冻存了卵巢组织。卵巢皮质组织切片显示，因既往化疗影响，只有非常少的原始卵泡。再移植的 8 个月后检测到雌激素，同时卵泡刺激素（FSH）和黄体生成素（LH）水平下降，1 个月后，LH 和 FSH 浓度完全达到绝经水平。

作者等报道了第一例冻存卵巢组织移植后妊娠并分娩的病例[16]。1997 年，一名 25 岁女性罹患临床Ⅳ期霍奇金淋巴瘤。按照 Schilsky 等的报道，这样的女性患者接受治疗后发生 POF 的风险高于 90%[29]，Wallace 等和 LOBO 等的报道，应用烷化剂治疗霍奇金淋巴瘤后，患者生育能力下降的风险高于 80%[26,30]。该患者在化疗前进行了卵巢组织冻存。腹腔镜手术后，从 1997 年 8 月至 1998 年 2 月接受了混合化疗，接着进行了膈上放疗（38 Gy）。

2003 年，该患者被宣布疾病完全缓解，随后进行了原位再移植（技术方法见 Donnez 等的报道[6, 16]）。移植后的第 5～9 个月，FSH、17β-雌二醇和孕酮浓度提示出现了排卵周期。在第 11 个月，患者妊娠，之后分娩了一名健康的婴儿，其出生刊登在 2004 年 9 月《柳叶刀》杂志上[16]。

在 2005 年，Meirow 等也发表了一例化疗后 POF 患者进行冻存卵巢组织原位自体移植后活产的详细情况[17]。自体移植后的 8 个月，患者恢复了自然月经，移植后的第 9 个月经历了第二个月经周期，在调整自然周期后，获得一个成熟的卵母细胞并受精，2 天后，移植了一个四细胞胚。此次移植后患者妊娠并分娩了一名健康的婴儿，重 3000 g。

Demeestere 等报道了一例进行冻存卵巢组织原位和异位移植后自然受孕的病例[19]，不幸的是，这次妊娠因胚胎非整倍体而在孕 7 周时流产了。此团队在证明移植物的分泌功能已经中止时又进行了第二次原位再移植[20]，随后患者妊娠并分娩了一个健康的孩子，她最近又分娩了第二个健康的孩子。

Silber 等报道了单卵双胎间冻存卵巢组织再移植后妊娠的病例[21]。同时值得注意的是，该女性在再移植新鲜组织后已经分娩了第一个健康的孩子[21]。

Andersen 等描述了 6 例冻存卵巢皮质原位再移植病例，其中 2 名女性妊娠并分娩了健康的婴儿[22]。这两个病例是在适合的周期中获得单个成熟卵母细胞，受精并于第三天移植。此后，两个女性中的一个自然妊娠且分娩了第二个健康的婴儿。

2009 年，Piver 等报道了原位冻存组织再移植后分娩的病例[31]。患者自然受孕。最近，Sánchez-Serrano 报道了一例卵巢冻存组织原位再移植后经过体外受精获得双胎妊娠的病例[32]。

恢复卵巢功能

在作者的研究中，原位卵巢组织移植能够恢复卵巢功能[10]，对这些病例的分析引发了一些重要问题需要讨论。首先，所有的病例移植后需要 3.5～5 个月卵泡才能够通过经阴道超声看到，且 FSH 值有所下降（图 29.6），卵泡形成的过程需要 4～6 个月，通过这段时间卵细胞和周围体细胞经历一系列的变化，最终形成一个大的窦卵泡，其具有排出成熟卵母细胞的能力[33]。因此，移植组织在移植后 4～5 个月才出现第一个卵泡，在一个病例中腹腔镜证明了这一点，与预计的时间完全相符。尽管观察到了一些差异，但从皮质组织植入到出现第一个雌激素峰值的时间间隔与从羊[34-35]和人类观察到的数据也相符。实际上，从移植到出现卵泡的时间自 6 周到 8 个月不等。冻存时卵泡储备不同应该可以解释为何出现如此大的变动范围。

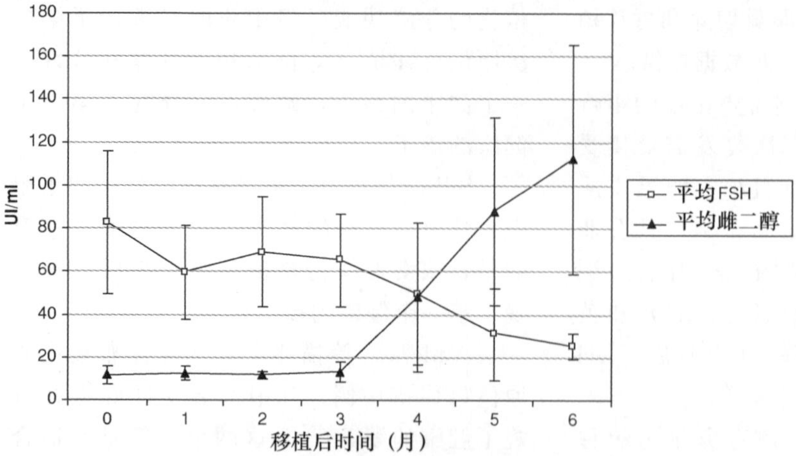

图 29.6 在卵巢组织再次植入后 4 个月可监测到卵泡刺激素（FSH）降低及雌激素升高。*With permission from RMB Online*

作者的研究中另一个有趣的发现是，FSH 水平在卵泡期仍然保持一个相对较高的水平。FSH 水平在卵泡期直到排卵都保持在 25 mIU/ml，在黄体期降至 15 mIU/ml 以下。这可能会导致是否使用促性腺激素注射治疗的争论。相对高的 FSH 水平可能是因为移植物中存活的原始卵泡数量相对较少。该患者应认为是低反应患者，同时抑制素 B 分泌减少。这一结果与 Campbell 等在绵羊中的研究结果相同[36]。

更深入的观察发现，FSH 水平在每次月经出血后立刻回至＞25 mIU/ml，这支持 Baird 等的假说，即一些抑制机制［如人类完整卵巢中的发育卵泡正常产生的抑制素 B 或抗苗勒管激素（AMH）］可能在移植组织中几乎不出现[35]。在移植后，患者应被视为低反应，因为已经移植的 500～1000 个原始卵泡中，超过 50%因为缺氧而丢失[16]。

血管再生的关键

Van Eyck 等最近使用电子顺磁共振血氧定量法测定人类卵巢异种移植后早期（到第 21 天）的氧环境特征[37]，这一技术能够敏感、无创、重复测量体内的 PO_2。在第 5 天以前，移植物呈缺氧状态，第 5 天到第 10 天可以观察到逐渐复氧，提示移植物再血管化的活动过程。

同一个团队联合使用灌注和免疫组化双染色研究人类和鼠类的血管，评估了这一模型中人类卵巢组织的再血管化过程[38]。

在第 5 天，卵巢移植物再灌注最初在宿主血管形成后出现，有证据证实小鼠新生血管从外周穿入灌注的区域。在第 10 天，片段的中心被灌注，卵巢移植物血管生成促成了带血管的卵巢移植模式。

宿主和移植物的血管生成都促成了移植后的血管行为，其可能会成为改善移植物灌注机制的潜在靶点，目的是减少无血管时间。

异位移植是否有必要？

关于这一话题目前只有很少的报道。Callejo 等评价了冻存卵巢组织异位移植的远期功能，但是，因为该患者在卵巢活检和冻存时已经处于围绝经期，故没有能够得出结论[23]。

2004 年，Kim 等报道了一名 37 岁女性进行冻存卵巢组织异位移植（腹直肌和胸大肌）的病例[14]。在移植后的第 14 周，内分泌功能恢复，但移植大约 28 周后，FSH 水平升高（62～99 mIU/L），雌二醇水平很低，即卵巢功能又终止了。

同年，Oktay 等报道了在腹部皮肤下移植冻存卵巢组织[12]。从移植组织的 20 个卵母细胞中获得了一个四细胞胚，但是移植后没有发生妊娠，移植到异位后卵母细胞的质量可能受到了影响。

2004 年 Kim 等报道了在一名治愈的宫颈鳞状细胞癌患者进行卵巢冻存组织异位移植[14]，组织被移植到两个异位地点——腹部（腹直肌）和乳腺（胸大肌）。移植后的第 14 周在腹部移植部位可见到生长的卵泡，但是卵巢功能在移植后的 28 周终止了。

2005 年 Wolner-Hanssen 等报道了在前壁皮下移植冻融组织[9]。两个卵泡生长，但是最大径都只有 12.6 mm 和 6.7 mm，组织存活了 7 个月。

近期，Kim 等报道了 4 例冻存卵巢组织（3 例宫颈癌，1 例乳腺癌）异位自体移植[15]。解冻的卵巢片段移植到腹直肌和腹直肌鞘的空间里。3 名患者激素水平在移植后 12～20 周有变化，证实了卵巢功能复苏，但是只持续了 3～5 个月。这 3 名患者接下来又进行了第二次移植，建立了更长时间的卵巢功能（15～36 个月）。卵巢移植物每日用 FSH 刺激，直到卵泡直径明显增大到 14～16 mm。在随访 2 个患者共 27 个月的过程中，获得了 6 个卵母细胞［1 个处于生发泡（GV）期、4 个处于细胞分裂Ⅰ期（MⅠ），1 个处于细胞分裂Ⅱ期（MⅡ）］。MⅠ期的卵母细胞接下来在体外成熟，所有 4 个 MⅡ期卵母细胞均受精并发育为卵裂期胚胎（3 天内分裂为 6 个细胞），随后为代孕冻存后转移。

文献描述的异体移植均有卵泡发育，但是大小均＜16 mm[14,19]，Wolner-Hanssen 和 Oktay 等强调，不同移植部位的温度和压力会影响卵泡生长[9,12]。

作者认为，若以恢复生育能力为目标，还没有合适的异体移植部位。

结论

接受化疗的年轻女性约 1/3 会发生卵巢功能衰竭，在 2010 年我们相信，在机构伦理委员会（Institutional Review Board，IRB）的规章制度下，提议为所有成年和年轻的将要进行烷化剂化疗的女性进行卵巢组织冻存是我们的伦理职责。

总之，冻融卵巢组织移植后的 11 个活产为年轻的癌症患者带来了希望，但是仍需要许多进一步的工作。研究项目需要决定积极的血管生成对加速移植组织生成新生血管是否有效，单个的人类卵泡可否被移植，整个冻存卵巢的微血管吻合术是否是一个有价值的选择。

参考文献

1. **Jemal A, Siegel R, Ward E** *et al.* Cancer statistics, 2006. *CA Cancer J Clin* 2006; **56**: 106–30.
2. **Blatt J.** Pregnancy outcome in long-term survivors of childhood cancer. *Med Pediatr Oncon* 1999; **33**: 29–33.
3. **Ries LAG, Percy CL** and **Bunin GR.** Introduction In: Ries LAG, Smith MA, Gurney JG *et al* (eds.), Cancer Incidence and Survival Among Children and Adolescents: United States SEER Program 1975–1995. Bethesda MD: National Cancer Institute, 1999: pp. 1–15.
4. **Donnez J** and **Bassil S.** Indications for cryopreservation of ovarian tissue. *Hum Reprod Update* 1998; **4**: 248–59.
5. **Donnez J, Martinez-Madrid B, Jadoul P** *et al.* Ovarian tissue cryopreservation and transplantation: a review. *Hum Reprod Update* 2006; **12**: 519–35.
6. **Donnez J, Dolmans MM, Demylle D** *et al.* Restoration of ovarian function after orthotopic (intraovarian and periovarian) transplantation of cryopreserved ovarian tissue in a woman treated by bone marrow transplantation for sickle cell anaemia: case report. *Hum Reprod* 2006; **21**: 183–8.
7. **Slavin S, Nagler A, Aker M** *et al.* Non-myeloablative stem cell transplantation and donor lymphocyte infusion for the treatment of cancer and life-threatening non-malignant disorders. *Rev Clin Exp Hematol* 2001; **5**: 135–46.
8. **Mattle V, Behringer K, Engert A** and **Wildt L.** Female fertility after cytotoxic therapy-protection of ovarian function during chemotherapy of malignant and non-malignant diseases. *Eur J Haematol* 2005; **75**: 77–82.
9. **Wolner-Hanssen P, Hägglund L, Ploman F** *et al.* Autotransplantation of cryopreserved ovarian tissue to the right forearm $4^1/_2$ years after autologous stem cell transplantation. *Acta Obstet Gynecol Scand* 2005; **84**: 695–8.

10. **Donnez J, Squifflet J, Van Eyck AS** *et al.* Restoration of ovarian function in orthotopically transplanted cryopreserved ovarian tissue: a pilot experience. *Reprod Biomed Online* 2008; **16**(5): 694–704.

11. **Oktay K** and **Karlikaya G**. Ovarian function after transplantation of frozen, banked autologous ovarian tissue. *N Engl J Med* 2000; **342**: 1919.

12. **Oktay K, Buyuk E, Veeck L** *et al.* Embryo development after heterotopic transplantation of cryopreserved ovarian tissue. *Lancet* 2004; **363**: 837–40.

13. **Radford JA, Lieberman BA, Brison D** *et al.* Orthotopic reimplantation of cryopreserved ovarian cortical strips after high-dose chemotherapy for Hodgkin's lymphoma. *Lancet* 2001; **357**: 1172–5.

14. **Kim SS, Hwang I-T** and **Lee H-C**. Heterotopic autotransplantation of cryobanked human ovarian tissue as a strategy to restore ovarian function. *Fertil Steril* 2004; **82**: 930–2.

15. **Kim SS, Lee WS, Chung MK** *et al.* Long-term ovarian function and fertility after heterotopic autotransplantation of cryobanked human ovarian tissue: 8-year experience in cancer patients. *Fertil Steril* 2009; **91**: 2349–54.

16. **Donnez J, Dolmans MM, Demylle D** *et al.* Livebirth after orthotopic transplantation of cryopreserved ovarian tissue. *Lancet* 2004; **364**: 1405–10.

17. **Meirow D, Levron J, Eldar-Geva T** *et al.* Pregnancy after transplantation of cryopreserved ovarian tissue in a patient with ovarian failure after chemotherapy. *N Engl J Med* 2005; **353**: 318–21.

18. **Schmidt KL, Yding Andersen C, Loft A** *et al.* Follow-up of ovarian function post-chemotherapy following ovarian cryopreservation and transplantation. *Hum Reprod* 2005; **20**: 3539–46.

19. **Demeestere I, Simon P, Buxant F** *et al.* Ovarian function and spontaneous pregnancy after combined heterotopic and orthotopic cryopreserved ovarian tissue transplantation in a patient previously treated with bone marrow transplantation: case report. *Hum Reprod* 2006; **21**: 2010–14.

20. **Demeestere I, Simon P, Emiliani S, Delbaere A** and **Englert Y**. Fertility preservation: successful transplantation of cryopreserved ovarian tissue in a young patient previously treated for Hodgkin's disease. *Oncologist* 2007; **12**: 1437–42.

21. **Silber SJ, DeRosa M, Pineda J** *et al.* A series of monozygotic twins discordant for ovarian failure: ovary transplantation (cortical versus microvascular) and cryopreservation. *Hum Reprod* 2008; **23**: 1531–7.

22. **Andersen CY, Rosendahl M, Byskov AG** *et al.* Two successful pregnancies following autotransplantation of frozen/thawed ovarian tissue. *Hum Reprod* 2008; **23**: 2266–72.

23. **Callejo J, Salvador C, Miralles A** *et al.* Long-term ovarian function evaluation after autografting by implantation with fresh and frozen–thawed human ovarian tissue. *J Clin Endocrinol Metab* 2001; **86**: 4489–94.

24. **Oktay K**. Spontaneous conceptions and live birth after heterotopic ovarian transplantation: is there a germline stem cell connection? *Hum Reprod* 2006; **21**(6): 1345–8.

25. **Meirow D, Fasouliotis SJ, Nugent D** *et al.* Laparoscopic technique for obtaining ovarian cortical biopsy specimens for fertility conservation in patients with cancer. *Fertil Steril* 1999; **71**: 948–51.

26. **Wallace WH, Thomson AB, Saran F** and **Kelsey TW**. Predicting age of ovarian failure after radiation to a field that includes the ovaries. *Int J Radiat Oncol Biol Phys* 2005; **62**: 738–44.

27. **Gosden RG, Baird DT, Wade JC** *et al.* Restoration of fertility to oophorectomised sheep by ovarian autografts stored at −196°C. *Hum Reprod* 1994; **9**: 597–60.

28. **Almodin CG, Minguetti-Câmara VC, Meister H** *et al.* Recovery of natural fertility after grafting of cryopreserved germinative tissue in ewes subjected to radiotherapy. *Fertil Steril* 2004; **81**(1): 160–4.

29. **Schilsky RL, Sherins RJ, Hubbard SM** *et al.* Long-term follow up of ovarian function in women treated with MOPP chemotherapy for Hodgkin's disease. *Am J Med* 1981; **71**: 552–6.

30. **Lobo RA**. Potential options for preservation of fertility in women. *N Engl J Med* 2005; **353**: 64–73

31. **Piver P, Amiot C, Agnani G** *et al.* Two pregnancies obtained after a new technique of autotransplantation of cryopreserved ovarian tissue. *Hum Reprod* 2009; **24**: i15 0–035.

32. **Sánchez-Serrano M, Crespo J, Mirabet V** *et al.* Twins born after transplantation of ovarian cortical tissue and oocyte vitrification. *Fertil Steril* 2010; **93**(1): 268 e11–13.

33. **Gougeon A**. Regulation of ovarian follicular development in primates: facts and hypotheses. *Endocr Reviews* 1996; **17**: 121–55.

34. **Baird, DT, Webb R, Campbell BK, Harkness LM** and **Gosden RG**. Long-term ovarian function in sheep after ovariectomy and transplantation of autografts stored at −196°C. *Endocrinol* 1999; **140**: 462–71.

35. **Baird DT, Campbell BK, Souza C** and **Telfer EE**. Long-term ovarian function in sheep after ovariectomy and autotransplantation of cryopreserved cortical strips. *Eur J Obst Gynecol Reprod Biol* 2004; **113**: 55–9.

36. **Campbell BK, Telfer EE, Webb R** and **Baird DT**. Ovarian autografts in sheep as a model for studying folliculogenesis. *Mol Cell Endocrinol* 2000; **163**: 131–9.

37. **Van Eyck AS, Jordan BF, Gallez B** *et al.* Electron paramagnetic resonance as a tool to evaluate human ovarian tissue reoxygenation after xenografting. *Fertil Steril* 2009; **92**(1): 374–81.

38. **Van Eyck AS, Bouzin C, Feron O** *et al.* Both host and graft vessels contribute to revascularization of xenografted human ovarian tissue in a murine model. *Fertil Steril* 2010; **93**(5): 1676–85.

第30章　全卵巢冷冻

J. Ryan Martin，Jason G. Bromer and Pasquale Patrizio　著
王晟　译　徐阳　审校

概述

对于希望保存未来的生殖潜力，但又需要立即开始性腺毒性治疗［化疗和（或）放疗］的癌症患者，生育力保存有几种方法，包括：①卵巢皮质组织条的冻存；②双重冻存，即卵巢皮质组织的冻存以及切除卵巢的同时，从卵巢皮质中可见的小窦卵泡中获取不成熟卵母细胞体外成熟后进行冻存；③全卵巢冻存[1-9]。这些方法目前仍被视为实验性的，因此需要机构伦理委员会批准和患者的知情同意。

卵巢冻存和移植[10-11]，不论异位移植还是原位移植，均有生育成功的报道[12-14]。在撰写本文时，已经有7例卵巢皮质组织原位移植最终获得活产的报道[15-19]，同时另有4例是在会议上宣布的，尚未发表。通常需要4～5个月恢复内分泌功能，可通过月经或血清学激素进行评估。然而，再移植的皮质部分只保有短暂的卵巢功能，几乎所有组织在3年内功能消失[6,20-21]。

有几个原因可以解释再次移植后卵巢功能的快速下降。一个原因是移植的冻存卵巢皮质组织的量是有限的。其寿命短暂的另一个原因是再移植的皮质组织没有血管吻合，因此，它的存活完全依赖于一个新的血管系统的生成，这一过程需要至少一个星期[22-23]。等到新血管形成的时候，移植卵巢早已发生持续显著的缺血性损伤，这会造成大量原始卵泡的损失[13,24-27]，最终导致移植卵巢功能时限的缩短[28-29]。这一过程在绵羊模型上得到了证实，实验发现在移植过程中损失了60%～70%的卵泡，但这些损失的卵泡中只有7%是由冻存过程本身导致的[30]。

最近有人提出了一个实验方案，将带有卵巢蒂和血管供给的整个卵巢进行冷冻保存可能会克服局部缺血的问题。成功的血管吻合术会马上恢复血流，理论上讲，卵巢会长期维持内分泌和生殖功能[2,24,31-33]。

本章归纳总结了从动物实验到人的全卵巢冷冻必须要克服的技术难题。

全卵巢冷冻的挑战

有两个主要问题使整个器官的冻存和再移植产生了技术难题：一个是对整个器官实施完美的血管吻合术并且迅速恢复血流的可行性，另一个是建立一种成功的冷冻保存方案。

整个新鲜卵巢再移植的实验证明，兔子[34]、绵羊[35-37]、狗[38]、猴子[39]以及人类[24,28,40-42]的卵巢蒂再吻合术在技术上是可行的。Wang等证实，在大鼠上能够进行整个生殖系统的冻存及再移植[33]。迄今为止，已有两例人类整个新鲜卵巢移植的报道，并有一例获得了活产[43]，但目前尚无全卵巢冻融后再行移植的报道。

第二个挑战，即建立一套有效的全卵巢的冻存方案更难解决。这是因为：①传热、传质问题；②关于大型器官的核心和外围之间传热性的物理约束；③冷冻保护

剂在基质和皮质进行充分的扩散[44-45]，以防止血管内冰晶的形成[24]。大量的冰晶是导致细胞机械性破坏的主要原因。冷冻保护剂在血管腔内的渗透不足可能导致血管内冰晶的形成，随后发生血管损伤和不可逆转的内皮损坏[46]。慢速冷冻方法是一个缓慢降温的过程，使细胞脱水，以防止细胞内形成冰晶，同时需要速度足够快，以减少细胞渗透压。

全卵巢冷冻的大鼠模型

Wang 等[33]的研究将整个大鼠卵巢浸入液氮，然后通过显微镜下再吻合术进行再移植。在这一具有里程碑意义的研究中，作者使用了成年雌性大鼠，去除了右卵巢和子宫上段的全部，将卵巢血管的大动脉和大静脉切割成短的套囊。将 7 块卵巢组织用含有 0.1 mol/L 果糖的 M2 溶液以 0.35 ml/min 的速率灌注 30 min，其中二甲基亚砜（DMSO）的浓度是逐渐递增的。治疗器官在冷冻管中缓慢冷却，在液氮中保存过夜后快速复苏并且去除冷冻保护剂。

再移植后，7 只大鼠中有 4 只出现了卵泡发育并伴有黄体，表明有排卵发生，其中 1 只获得妊娠。重要的是，与未手术的对照组相比，它们的输卵管和子宫的形态及构造没有区别，但血清卵泡刺激素（FSH）水平较高、卵泡较少、雌二醇水平较低并且子宫的重量较低，表明冷冻破坏了卵巢功能。

Yin 等[47]继续使用类似的模型研究卵巢移植后远期的存活情况，并且评估在移植前将卵巢冻存 24 h 后缺血的影响。2 个月后发现具有内分泌功能的卵巢组织仍存活，4 个月后发现卵巢对 FSH 的刺激仍有反应，显示血管吻合后移植组织存活良好。但与对照组比，这些卵巢具有较少的卵泡，表明再短的缺血时间也会显著降低卵泡池的储备。

全卵巢冷冻的绵羊模型

为了提高全卵巢冻融和移植技术，成年雌性绵羊已经成为研究慢速冷冻和玻璃化冷冻方法的首选动物模型。绵羊具有与人类相似大小的卵巢，因此成为了理想的动物模型。尽管与人类卵巢有不同的血管解剖，但是绵羊卵巢有着类似于人类的致密的纤维间质以及卵巢皮质上相对较高的原始卵泡密度[48]。

慢速冷冻

2002 年，Jeremias 等[36]曾尝试通过血管蒂吻合术将成年绵羊的整个卵巢进行原位移植。腹腔镜下双侧卵巢切除术后，卵巢被自体移植到腹壁上，将卵巢的血管通过显微外科吻合到下腹部的血管上，随后发现移植后内分泌功能恢复并且具有较多的卵泡数。作者得出结论：结合一种改良的低温冻存方案，“卵巢血管吻合自体移植可能优于卵巢组织储存和移植的技术”[36]。

该团队也完成了第一例通过微血管吻合术进行全卵巢冻融的移植[44]。腹腔镜下切除卵巢后，整个卵巢立即灌注肝素，随后灌注并浸入含有 10% 胎牛血清（fetal bovine serum，FBS）和 1.5 mol/L DMSO 的 Leibovitz L-15 溶液中。卵巢通过卵巢动脉以 1.3 ml/min 的速率灌注冷冻保护剂溶液。灌注后，卵巢被转入到冷冻管中并由 4℃开始冷却，以 2℃/min 降至－7℃，直到诱导冰核形成，再以 2℃/min 降至－35℃，随后以 25℃/min 降至－140℃，最后将冷冻管投入液氮。一周后进行复苏，直接将冷冻管投入 37℃水浴中并不断旋转，随后立即将卵巢灌注含 10% FBS 的 Leibovitz L-15 溶液 20 min，进而逐渐去除冷冻保护剂。

微血管移植后 100%的移植卵巢都血管通畅，然而 8～10 天后发现，77%的卵巢血管吻合完全堵塞。通过 TUNEL 检测和组织学方法发现，与卵巢皮质条冻存和自体移植相比，这些细胞凋亡和卵泡生存力的平均数并没有显著差别，整个卵巢移植术后的 FSH 水平降低（$P=0.03$），与血管通畅的术前 FSH 水平相近[44]。

建立长期通畅的吻合血管后，下一个目标是评估移植后的卵巢是否对 FSH 的体内刺激有反应，能否产生有活性的卵母细胞。Grazul-Bilska 等[49]对移植卵巢后的母羊进行大约 5 个月的 FSH 干预，然后将卵巢切除。在所有的卵巢标本中均发现了原始卵泡、初级卵泡、次级卵泡、窦卵泡以及排卵前卵泡，同时伴有功能完整的血管形成，因子Ⅷ、血管内皮生长因子（VEGF）和平滑肌细胞肌动蛋白（SMCA）的表达也证实了这点。卵泡中发现了正在增殖的细胞，且细胞凋亡率小。有 1 只母羊发现 4 个可见的卵泡，并获得了 3 枚卵母细胞，但都没有受精。自体移植组和对照组的卵巢形态是相似的。作者得出结论：整个冻融卵巢的自体移植是可行的，因为血管和细胞功能是可以重塑的。

Arav 等通过体外和体内两种方法研究认为，新鲜卵巢和冻融卵巢卵泡的存活没有显著差异，同时具有相似的组织学形态和正常的因子Ⅷ的免疫组化表达，表明重建了正常的血管连接[50]。此外，从 2 只绵羊获得了 6 枚卵母细胞，随后发生受精并形成胚胎[50-51]（彩图 30.1）。2 只绵羊直到移植后的 36 个月通过孕激素水平检测继续表现出正常的激素周期性，随后的 MRI 检查证实了正常的卵巢大小和完整的脉管系统。此外，Arav 等在最近的一项研究中证实移植后卵巢的卵泡和内分泌功能持续了 6 年[51]，这是全卵巢冻融后有功能存活的最长记录。Arav 团队使用 8～12 月龄的绵羊完成了这些实验，通过剖腹手术切断右卵巢动脉和静脉后，将卵巢切除并通过卵巢动脉灌注 4℃的含 10% DMSO 的 University of Wisconsin（UW）溶液 3 min。使用一种新型冷冻设备进行冷冻，即多种-热量-梯度（MTG；Coredynamics，Ness Ziona，Israel），其为一种定向冷冻梯度[48,50]。为了使冷冻管以恒定速度 0.01 mm/s 通过预定的温度梯度，冷冻程序设定以 0.6℃/min 降至植冰温度，然后以 0.3℃/min 降至 −30℃，随后将冷冻管投入液氮中。

3～14 天后进行复苏和移植，将冷冻管投入到 68℃水浴 20 s，然后转入 37℃水浴 2 min，使用含有 0.5 mol/L 蔗糖和 10 IU/ml 肝素的 UW 溶液对卵巢动脉进行再灌注以去除冷冻保护剂。通过再次剖腹手术完成卵巢移植，将卵巢的动脉和静脉端-端吻合到同一只绵羊的对侧（左侧）卵巢血管蒂上，9 只绵羊中有 5 只成功完成血管再吻合。移植后 34～71 周发现了周期性出现的孕激素，证明了冻融移植后存活的原始卵泡是有功能的。

Imhof 等首次研究了如下冻存方案：将新鲜获取的猪卵巢动脉插入套管，用含 1.5 mol/L DMSO 和 10%人白蛋白的 RPMI-1640 溶液在冰块上冲洗 30 min[52]，将卵巢转移到一个程序化冷冻仪内，起始温度为 4℃，2℃/min 降至 0℃，1.5℃/min 降至 −9℃，0.5℃/min 降至 −40℃，再以 10℃/min 降至 −150℃，随后将冷冻管投入液氮。3 周后进行解冻，先在空气中复温 2 min，随后将卵巢浸入在 25℃水浴，用盐水和新鲜培养液进行洗涤，去除组织中的冷冻保护剂[52]。使用光学显微镜和电子显微镜评估卵泡和卵母细胞的存活，冻融卵巢中有 84.4%的原始卵泡（占全部卵泡的 73%），与对侧的未冷冻卵巢在组织学上相似[52]。

在猪模型上获得成功后，Imhof 等对整

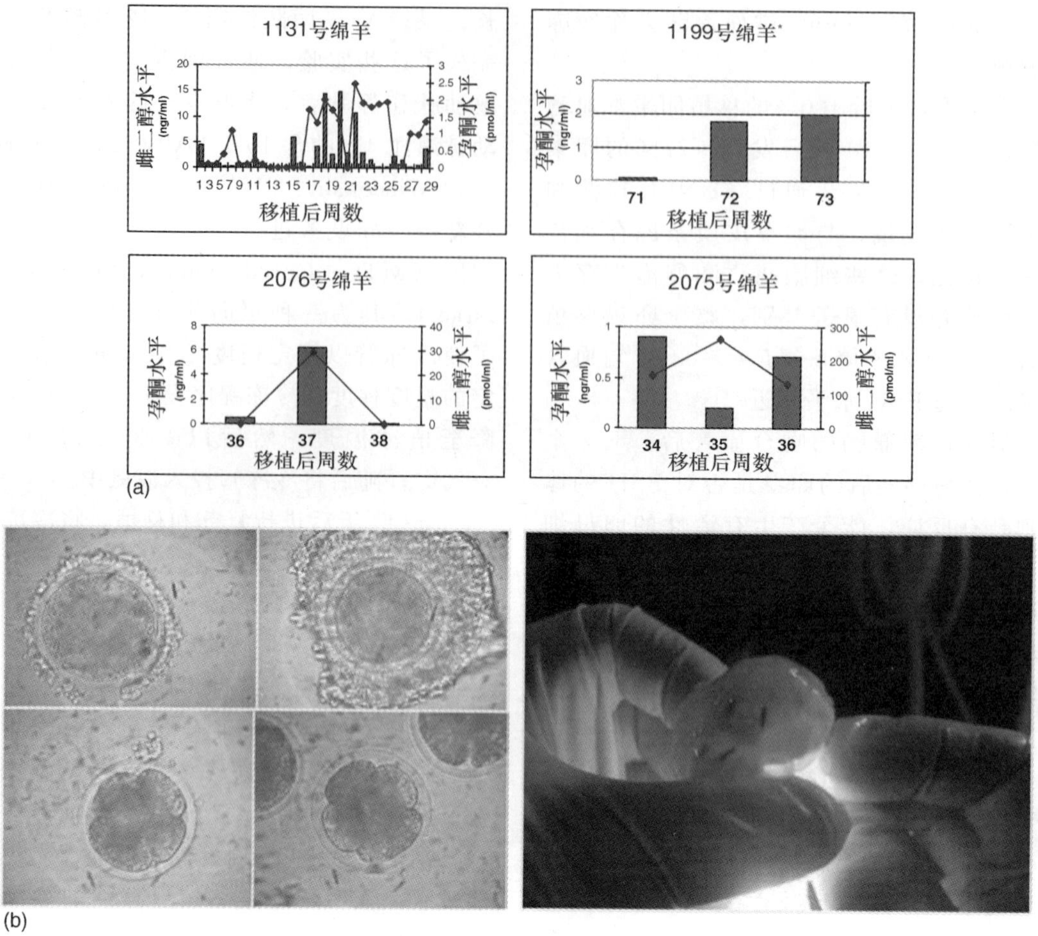

彩图 30.1 绵羊全卵巢冷冻及再移植术后 2 年和 6 年的内分泌功能和生育力。(a) 移植后 2 年的激素水平[50]。(b) 移植后 6 年经透射光显示的卵泡[51]

个绵羊卵巢进行了冻存和移植[53]。作者使用了类似的方法进行冻存，3～5 周后实施第二次剖腹手术，通过微血管端-端吻合术将冻融卵巢自体移植到对侧的血管蒂上，完成再吻合术前的缺血时间是 30 min。利用 FSH 和孕酮水平评估卵巢功能，移植后的最初 3 个月 FSH 水平持续上升，但 6 个月后达到正常生理水平。首次监测孕酮水平是在植入后的 12～14 个月，9 只绵羊中有 2 只卵巢功能恢复正常，1 只绵羊自然妊娠并分娩出 1 只健康的羔羊[53]。

Wallin 等进行了一项研究，旨在建立一套评估全卵巢冻融后活性和功能的方法[37]，利用组织学和活性分析进行卵巢评估。14 只母羊通过剖腹手术摘除了卵巢，并用慢速冷冻法进行冷冻。一组卵巢使用含 1.5 mol/L 丙二醇、0.1 mol/L 蔗糖及 2%的人血清白蛋白的 Leibowitz L-15 溶液作为冷冻保护剂，卵巢被保存了 1 周至 9 个月。冷冻保护剂组没有发现窦卵泡，并在间质中发现水肿，两组之间没有组织学的差异。

玻璃化冷冻

人们通过慢速冷冻技术大量尝试整体卵巢冷冻的同时，很少有研究尝试玻璃化冷冻。后者逐渐被认为能够替代器官和组织的慢速冷冻保存，因为它绕过了冰晶形成所导致的机械性损伤[54]。

Fahy 等描述了两种可能有利于全卵巢冻存的玻璃化冷冻方法。第一种，VS1，含有 20.5% wt/vol. DMSO、15.5% wt/vol. 乙酰胺、10% wt/vol. 丙二醇、6% wt/vol. 聚乙二醇的改良 Dulbecco 盐（HB1）溶液[55]。第二种，VS4，含有 2.75 mol/L DMSO、2.76 mol/L 甲酰胺和 1.97 mol/L 丙二醇的 BM1 溶液[56]。Courbiere 等通过全卵巢冻存的绵羊模型比较了 VS1 和 VS4 这两种溶液对原始卵泡的毒性，并通过收集具有完整血管的 5～6 月龄的羊羔卵巢比较其对血管的毒性[57]。每个卵巢都是通过卵巢动脉灌注肝素化的 Ringer 溶液，然后再灌注和浸入到 VS1 或 VS4 溶液中。实施的灌注速率为 0.35 ml/min，并逐步增加冷冻保护剂的浓度。灌注后将卵巢转移到含有冷冻保护剂混合物的冷冻袋中，然后投入液氮。冻存后，将玻璃化冷冻样本在 37℃水浴中进行快速复温，并通过递减的浓度梯度灌注逐渐去除冷冻保护剂，然后在 BM1 溶液中洗涤 5 min[57]。

卵泡活性从无玻璃化的 75.6%±1.1% 下降至 VS1 玻璃化后的 68.2% ± 1.9%，从 68.0% ± 3.8%下降到 VS4 玻璃化后的 60.7%±2.4%。尽管 VS1 和 VS4 之间的差异没有统计学意义，但 VS4 玻璃化后的卵泡密度仍明显较高（$P<0.05$）。组织学上，正常的原始卵泡百分率在玻璃化后下降，VS1 玻璃化后正常卵泡只有 25.2%±7.0%，VS4 玻璃化后正常卵泡只有 53.5%±3.2%。玻璃化后 VS4 出现更多的胞质异常（$P<0.05$），但 VS1 出现更多的核异常和组合异常（$P<0.05$）。尽管作者认为再灌注卵巢动脉所用的导管并不难使用，但在解冻的过程中仍发生了血管的破裂，VS1 中 5 例发生了 3 例，VS4 中 10 例发生了 8 例。这项研究表明，整个绵羊卵巢能够在玻璃化冷冻后存活，组织学评估具有较好的卵泡活性，然而血管却遭受了冷冻损伤。

类似于之前的慢速冷冻研究，Courbiere 等随后在 2008 年进行了一项研究，尝试将新鲜或玻璃化后的绵羊卵巢血管吻合到对侧的血管蒂上[58]。两组的显微外科移植都成功实施，但是不出意料，冷冻组的缺血时间却显著延长。5 只母羊接受卵巢的玻璃化冷冻，其中只有 1 只在移植后 6 个月恢复内分泌功能，而新鲜移植组中 5 只有 4 只恢复内分泌功能。然而，玻璃化组的组织学评估表明全部卵泡均已损失，说明玻璃化冻存的尝试并不成功，尽管技术上可行[58]。

人类全卵巢冷冻

尽管人类全卵巢的冷冻存在许多技术上的挑战，包括冷冻保护剂的选择和冻融后组织的活性，但仍有学者进行了尝试[59-60]（表 30.1）。Martinez-Madrid 等在 2004 年使用冷却设备检测了人类全卵巢冷冻的可行性[24]。将 3 名实施卵巢切除术的绝经前女性的卵巢连同血管蒂完整地切除，将卵巢动脉插入套管并用等渗的肝素化溶液对卵巢进行灌注，再用含 10% DMSO 和 2%人血清白蛋白的 Leibovitz L-15 溶液以 2.5 ml/min 的速率灌注 5 min。然后将卵巢放入到一个冷冻管并以 −1℃/min 的速度降至 −80℃，随后将其转入液氮。解冻时直接将冷冻管转到 60℃的水浴，为了去除冷冻保护剂，室温下再用 L-15 溶液对卵巢进行灌注，溶液中蔗糖的浓度梯度分别为 0.25 mol/L、0.1 mol/L、0 mol/L。

利用活体荧光染色法进行活性评估显示，新鲜组织中存活卵泡的百分比是 99.4%，暴露于冷冻保护剂的是 98.1%，解冻后的是 75.1%，活性评估也显示解冻后有存活的基质细胞和小的血管。组织学评估方面，三组间卵泡、皮质以及髓质的

表 30.1 根据冷冻方法的类型、使用的冷冻保护剂和解冻后活性检测结果进行的人类全卵巢冷冻实验总结

研究	例数	外科方法	冷冻方法	冷冻保护剂	检测结果
Martinez-Madrid 等[24]	3	腹腔镜	慢速冷冻	DMSO	卵泡、基质细胞、血管活性、组织学形态
Bedaiwy 等[25]	2	腹腔镜	慢速冷冻（卵巢一分为二）	DMSO	卵泡活性、细胞凋亡
Martinez-Madrid 等[31]	3	腹腔镜	慢速冷冻	DMSO	细胞凋亡、超微结构评估
Jadoul 等[46]	9	腹腔镜	慢速冷冻	DMSO	卵巢切除和冷冻的技术可行性
Patrizio 等[59-60]	11	腹腔镜 剖腹手术	慢速冷冻	EG	细胞凋亡、组织学形态

DMSO，二甲基亚砜；EG，乙二醇

形态都是相似的。尽管这项研究使用了比以往研究更为简化的冷冻程序，且没有血管内皮活性的报告[61]，但这确实表明慢速冷冻方法可以用于人类全卵巢的保存[24]。Martinez-Madrid 等的研究表明这种冻存人类整体卵巢的方案是可行的，其卵泡、小血管及基质细胞的存活率很高[24]。

Martinez-Madrid 等随后又报道了另一种关于冻融人卵巢的活性评估[31]。他们通过 TUNEL 试验及活性胱天蛋白酶的免疫组化法检测来进行细胞凋亡的评估。研究没有发现原始卵泡或初级卵泡呈 TUNEL 试验阳性或活性胱天蛋白酶阳性，同时，新鲜卵巢和冻融卵巢表面区域的 TUNEL 试验阳性的平均值没有显著差异。电子显微镜也能见到保存完好的超微结构、外观健康的原始卵泡和初级卵泡以及正常内皮细胞[31]。

2007 年，该组报道了腹腔镜下卵巢切除术后进行的全卵巢及其血管蒂的冷冻保存[46]。该研究中有 9 例患者将整个卵巢成功摘除并通过动脉置管进行了冻存。作者得出两个重要结论：第一，冻存之前的缺血时间必须尽可能短，因为缺血会造成器官的严重损害；第二，外科医生必须留置一段长的骨盆漏斗韧带（>5 cm），以使卵巢血管更容易进行冷冻保护剂的灌注。

最近，Bedaiwy 等报道已成功进行人类卵巢冻存[25]，他们对两名绝经前女性实施了双侧卵巢切除术，按照之前报道的相同方法，将每名患者的一个卵巢及血管蒂进行冻存，7 天后解冻卵巢并进行卵泡活性及组织学评估，同时通过 TUNEL 试验及 Bcl-2 和 p53 蛋白的表达检测细胞凋亡。他们发现这两个冻融卵巢中原始卵泡的整体活性分别是 75%和 78%，并且与对照组卵巢相比，有相似的原始卵泡计数，没有坏死特征，而且凋亡细胞的平均值相似。作者认为人类整个卵巢是可以使用慢速冷冻方法进行冻存的，其类似的存活率及有限的分子改变进一步证明了该结论。然而，作者对于该研究中的卵巢在进行冷冻保护剂灌注后是否切成两份仍有困惑[62]。

作者最近报道将整个人类卵巢及血管蒂成功进行了冻存，使用相同的 MTG 设备和之前描述的关于绵羊的慢速冷冻、快速解冻的方法[48,63]（彩图 30.2），通过上述方法，将接受卵巢切除术的绝经前女性获得的 11 个卵巢成功地进行了冷冻并保存 48～96 h，这些女性通过剖腹手术、腹腔镜或机器人辅助的腹腔镜将子宫和双侧输卵管卵巢切除[59]。所有病例中，成功地将卵巢动脉进行置管灌注冷冻保护剂，而将对侧卵巢作为新鲜对照。采用单盲的组织学

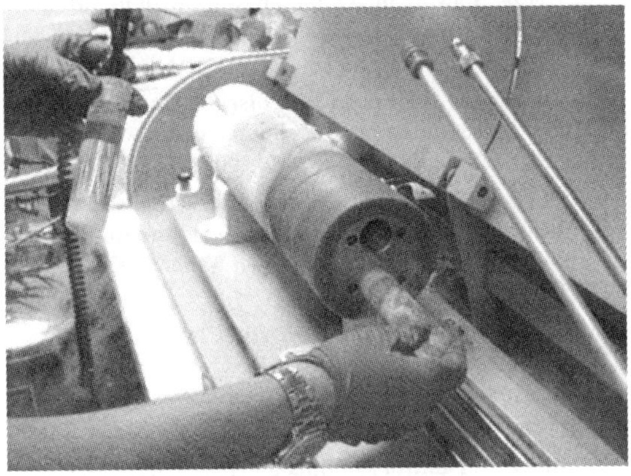

彩图 30.2　使用与文中同样的方法进行人类整个卵巢及血管蒂的冷冻，即应用 MTG 设备和慢速冷冻、快速解冻方案

分析时，病理学家不能将冻融卵巢和新鲜对照卵巢进行区分。免疫组化和免疫印迹分析显示，抗胱天蛋白酶 3 和磷酸丝氨酸 p53 的表达稍微增加，表明冻融标本中细胞凋亡的增加不显著[59]。此外，在三个病例中，与卵巢及血管蒂同侧的输卵管也被完整冻存。在这些病例中，组织的结构体系也被保存下来，说明冻存整个附件在技术上有可能是可行的[60]。

结论

在过去的几十年，育龄癌症女性的生存率得到了显著的提高，因此，研究人员和患者正在研究其保存生育力的方法。由于冷冻方案已经得到改进，整个器官冷冻相关的技术难题已经部分解决，全卵巢冷冻进行生育力保存的前景已变得更加现实。尽管目前没有将整个人类卵巢冷冻后进行移植的研究，但在大型动物上进行的研究是鼓舞人心的。

人类全卵巢冷冻的方案较皮质条冷冻有一个很大的潜在优势：将移植器官立即进行灌注，从而减少缺血性损伤，因此理论上会长期恢复卵巢内分泌功能。但对于很多患者来讲，由于固有的技术难题，全卵巢冷冻可能不是一个现实的选择。该过程需要一个具有挑战性的手术，这是因为卵巢动脉的直径小，血管蒂长度的不足进一步加大了难度。如果微血管吻合失败，那么整个器官的存活会遭到不可逆转的破坏，从而妨碍进行再次移植的尝试。这与皮质条移植失败是大不相同的，因为剩下的皮质条还有机会尝试再次移植。

一个仍未得到解决的问题是如何处理含有全身性癌症（如白血病）的转移灶的卵巢组织。在将来，具有卵巢转移高风险的恶性肿瘤患者可以将整个卵巢摘除并进行体外灌注，在体外刺激卵泡发育。如果成功，可以将获得的卵母细胞进行冷冻，或者进行体外受精形成胚胎后再冷冻。

参考文献

1. **Georgescu ES, Goldberg JM, du Plessis SS** and **Agarwal A.** Present and future fertility preservation strategies for female cancer patients. *Obstet Gynecol Surv* 2008; **63**(11): 725–32.
2. **Bromer JG** and **Patrizio P.** Preservation and postponement of female fertility. *Placenta* 2008; **29** (Suppl. B): 200–5.
3. **Demirtas E, Elizur SE, Holzer H** *et al.* Immature oocyte retrieval in the luteal phase to preserve fertility in cancer patients. *Reprod Biomed Online* 2008; **17**(4): 520–3.
4. **Donnez J, Martinez-Madrid B, Jadoul P** *et al.* Ovarian tissue cryopreservation and transplantation: a review. *Hum Reprod Update* 2006; **12**(5): 519–35.
5. **Martin JR, Kodaman P, Oktay K** and **Taylor HS.** Ovarian cryopreservation with transposition of a contralateral ovary: a combined approach for fertility preservation in women receiving pelvic radiation. *Fertil Steril* 2007; **87**(1): 189 e5–7.
6. **Tao T** and **Del Valle A.** Human oocyte and ovarian tissue cryopreservation and its application. *J Assist Reprod Genet* 2008; **25**(7): 287–96.
7. **Lee SJ, Schover LR, Partridge AH** *et al.* American Society of Clinical Oncology recommendations on fertility preservation in cancer patients. *J Clin Oncol* 2006; **24**(18): 2917–31.
8. **Oktay K** and **Sonmezer M.** Fertility preservation in gynecologic cancers. *Curr Opin Oncol* 2007; **19**(5): 506–11.
9. **von Wolff M, Strowitzki T, Van Der Ven H** and **Montag M.** In vitro maturation is an efficient technique to generate oocytes and should be

considered in combination with cryopreservation of ovarian tissue for preservation of fertility in women. *J Clin Oncol* 2006; **24**(33): 5336–7; author reply 5337–8.

10. **Oktay K** and **Sonmezer M.** Ovarian tissue banking for cancer patients: fertility preservation, not just ovarian cryopreservation. *Hum Reprod* 2004; **19**(3): 477–80.
11. **Kim SS.** Ovarian tissue banking for cancer patients. To do or not to do? *Hum Reprod* 2003; **18**(9): 1759–61.
12. **Kim SS, Hwang IT** and **Lee HC.** Heterotopic autotransplantation of cryobanked human ovarian tissue as a strategy to restore ovarian function. *Fertil Steril* 2004; **82**(4): 930–2.
13. **Oktay K** and **Karlikaya G.** Ovarian function after transplantation of frozen, banked autologous ovarian tissue. *N Engl J Med* 2000; **342**(25): 1919.
14. **Radford JA, Lieberman BA, Brison DR** *et al.* Orthotopic reimplantation of cryopreserved ovarian cortical strips after high-dose chemotherapy for Hodgkin's lymphoma. *Lancet* 2001; **357**(9263): 1172–5.
15. **Andersen CY, Rosendahl M, Byskov AG** *et al.* Two successful pregnancies following autotransplantation of frozen/thawed ovarian tissue. *Hum Reprod* 2008; **23**(10): 2266–72.
16. **Demeestere I, Simon P, Emiliani S, Delbaere A** and **Englert Y.** Fertility preservation: successful transplantation of cryopreserved ovarian tissue in a young patient previously treated for Hodgkin's disease. *Oncologist* 2007; **12**(12): 1437–42.
17. **Meirow D, Levron J, Eldar-Geva T** *et al.* Pregnancy after transplantation of cryopreserved ovarian tissue in a patient with ovarian failure after chemotherapy. *N Engl J Med* 2005; **353**(3): 318–21.
18. **Donnez J, Dolmans MM, Demylle D** *et al.* Livebirth after orthotopic transplantation of cryopreserved ovarian tissue. *Lancet* 2004; **364**(9443): 1405–10.
19. **Sanchez-Serrano M, Crespo J, Mirabet V** *et al.* Twins born after transplantation of ovarian cortical tissue and oocyte vitrification. *Fertil Steril* 2010; **93**(1): 268 e11–13.
20. **Donnez J, Squifflet J, Van Eyck AS** *et al.* Restoration of ovarian function in orthotopically transplanted cryopreserved ovarian tissue: a pilot experience. *Reprod Biomed Online* 2008; **16**(5): 694–704.
21. **Oktay K.** Spontaneous conceptions and live birth after heterotopic ovarian transplantation: is there a germline stem cell connection? *Hum Reprod* 2006; **21**(6): 1345–8.
22. **Israely T, Nevo N, Harmelin A, Neeman M** and **Tsafriri A.** Reducing ischaemic damage in rodent ovarian xenografts transplanted into granulation tissue. *Hum Reprod* 2006; **21**(6): 1368–79.
23. **Israely T, Dafni H, Nevo N, Tsafriri A** and **Neeman M.** Angiogenesis in ectopic ovarian xenotransplantation: multiparameter characterization of the neovasculature by dynamic contrast-enhanced MRI. *Magn Reson Med* 2004; **52**(4): 741–50.
24. **Martinez-Madrid B, Dolmans MM, Van Langendonckt A, Defrere S** and **Donnez J.** Freeze–thawing intact human ovary with its vascular pedicle with a passive cooling device. *Fertil Steril* 2004; **82**(5): 1390–4.
25. **Bedaiwy MA, Hussein MR, Biscotti C** and **Falcone T.** Cryopreservation of intact human ovary with its vascular pedicle. *Hum Reprod* 2006; **21**(12): 3258–69.
26. **Oktay K.** Ovarian tissue cryopreservation and transplantation: preliminary findings and implications for cancer patients. *Hum Reprod Update* 2001; 7(6): 526–34.
27. **Qi S, Ma A, Xu D, Daloze P** and **Chen H.** Cryopreservation of vascularized ovary: an evaluation of histology and function in rats. *Microsurgery* 2008; **28**(5): 380–6.
28. **Silber SJ, DeRosa M, Pineda J** *et al.* A series of monozygotic twins discordant for ovarian failure: ovary transplantation (cortical versus microvascular) and cryopreservation. *Hum Reprod* 2008; **23**(7): 1531–7.
29. **Gosden RG.** Ovary and uterus transplantation. *Reproduction* 2008; **136**(6): 671–80.
30. **Baird DT, Webb R, Campbell BK, Harkness LM** and **Gosden RG.** Long-term ovarian function in sheep after ovariectomy and transplantation of autografts stored at −196°C. *Endocrinology* 1999; **140**(1): 462–71.
31. **Martinez-Madrid B, Camboni A, Dolmans MM** *et al.* Apoptosis and ultrastructural assessment after cryopreservation of whole human ovaries with their vascular pedicle. *Fertil Steril* 2007; **87**(5): 1153–65.
32. **Falcone T, Attaran M, Bedaiwy MA** and **Goldberg JM.** Ovarian function preservation in the cancer patient. *Fertil Steril* 2004; **81**(2): 243–57.
33. **Wang X, Chen H, Yin H** *et al.* Fertility after intact ovary transplantation. *Nature* 2002; **415**(6870): 385.
34. **Winston RM** and **Browne JC.** Pregnancy following autograft transplantation of fallopian tube and ovary in the rabbit. *Lancet* 1974; 2(7879): 494–5.
35. **Goding JR, McCracken JA** and **Baird DT.** The study of ovarian function in the ewe by means of a vascular autotransplantation technique. *J Endocrinol* 1967; **39**(1): 37–52.
36. **Jeremias E, Bedaiwy MA, Gurunluoglu R** *et al.* Heterotopic autotransplantation of the ovary with microvascular anastomosis: a novel surgical technique. *Fertil Steril* 2002; **77**(6): 1278–82.
37. **Wallin A, Ghahremani M, Dahm-Kahler P** and **Brannstrom M.** Viability and function of the cryopreserved whole ovary: in vitro studies in the sheep. *Hum Reprod* 2009; **24**(7): 1684–94.
38. **Paldi E, Gal D, Barzilai A, Hampel N** and **Malberger E.** Genital organs. Auto and homotransplantation in 40 dogs. *Int J Fertil* 1975; **20**(1): 5–12.
39. **Scott JR, Keye WR, Poulson AM** and **Reynolds WA.** Microsurgical ovarian transplantation in the primate. *Fertil Steril* 1981; **36**(4): 512–15.
40. **Mhatre P, Mhatre J** and **Magotra R.** Ovarian

transplant: a new frontier. *Transplant Proc* 2005; **37**(2): 1396–8.

41. **Leporrier M, von Theobald P, Roffe JL** and **Muller G.** A new technique to protect ovarian function before pelvic irradiation. Heterotopic ovarian autotransplantation. *Cancer* 1987; **60**(9): 2201–4.

42. **Hilders CG, Baranski AG, Peters L, Ramkhelawan A** and **Trimbos JB.** Successful human ovarian autotransplantation to the upper arm. *Cancer* 2004; **101**(12): 2771–8.

43. **Silber SJ, Grudzinskas G** and **Gosden RG.** Successful pregnancy after microsurgical transplantation of an intact ovary. *N Engl J Med* 2008; **359**(24): 2617–18.

44. **Bedaiwy MA, Jeremias E, Gurunluoglu R** *et al.* Restoration of ovarian function after autotransplantation of intact frozen–thawed sheep ovaries with microvascular anastomosis. *Fertil Steril* 2003; **79**(3): 594–602.

45. **Falcone T** and **Bedaiwy MA.** Cryopreservation of intact ovaries – size is a variable? *Fertil Steril* 2005; **83**(5): 1587; author reply 1588.

46. **Jadoul P, Donnez J, Dolmans MM** *et al.* Laparoscopic ovariectomy for whole human ovary cryopreservation: technical aspects. *Fertil Steril* 2007; **87**(4): 971–5.

47. **Yin H, Wang X, Kim SS** *et al.* Transplantation of intact rat gonads using vascular anastomosis: effects of cryopreservation, ischaemia and genotype. *Hum Reprod* 2003; **18**(6): 1165–72.

48. **Revel A, Elami A, Bor A** *et al.* Whole sheep ovary cryopreservation and transplantation. *Fertil Steril* 2004; **82**(6): 1714–15.

49. **Grazul-Bilska AT, Banerjee J, Yazici I** *et al.* Morphology and function of cryopreserved whole ovine ovaries after heterotopic autotransplantation. *Reprod Biol Endocrinol* 2008; **6**: 16.

50. **Arav A, Revel A, Nathan Y** *et al.* Oocyte recovery, embryo development and ovarian function after cryopreservation and transplantation of whole sheep ovary. *Hum Reprod* 2005; **20**(12): 3554–9.

51. **Arav A, Gavish Z, Elami A** *et al.* Ovarian function 6 years after cryopreservation and transplantation of whole sheep ovaries. *Reprod Biomed Online* 2010; **20**: 48–52.

52. **Imhof M, Hofstetter G, Bergmeister H** *et al.* Cryopreservation of a whole ovary as a strategy for restoring ovarian function. *J Assist Reprod Genet* 2004; **21**(12): 459–65.

53. **Imhof M, Bergmeister H, Lipovac M** *et al.* Orthotopic microvascular reanastomosis of whole cryopreserved ovine ovaries resulting in pregnancy and live birth. *Fertil Steril* 2006; **85**(Suppl. 1): 1208–15.

54. **Fahy GM, Wowk B, Wu J** *et al.* Cryopreservation of organs by vitrification: perspectives and recent advances. *Cryobiology* 2004; **48**(2): 157–78.

55. **Rall WF** and **Fahy GM.** Ice-free cryopreservation of mouse embryos at −196°C by vitrification. *Nature* 1985; **313**(6003): 573–5.

56. **Kheirabadi BS** and **Fahy GM.** Permanent life support by kidneys perfused with a vitrifiable (75 molar) cryoprotectant solution. *Transplantation* 2000; **70**(1): 51–7.

57. **Courbiere B, Massardier J, Salle B** *et al.* Follicular viability and histological assessment after cryopreservation of whole sheep ovaries with vascular pedicle by vitrification. *Fertil Steril* 2005; **84** (Suppl. 2): 1065–71.

58. **Courbiere B, Caquant L, Mazoyer C** *et al.* Difficulties improving ovarian functional recovery by microvascular transplantation and whole ovary vitrification. *Fertil Steril* 2009; **91**(6): 2697–706.

59. **Patrizio P, Bromer JG, Martel J, Siber S** and **Arav A.** Cryopreservation of 11 whole human ovaries: histology, immunohistochemistry and technical details. The 64th Annual Meeting of the American Society for Reproductive Medicine, San Francisco USA, May 2008.

60. **Patrizio PAA, Bromer JG, Martel M, Azodi M** and **Siber S.** Cryopreservation of whole human ovaries together with fallopian tubes. The 64th Annual Meeting of the American Society for Reproductive Medicine, San Francisco USA, May 2008.

61. **Bedaiwy MA** and **Falcone T.** Technical challenges in freeze–thawing of human ovary. *Fertil Steril* 2005; **83**(4): 1068–9; author reply 1069–70.

62. **Martinez-Madrid B** and **Donnez J.** Cryopreservation of intact human ovary with its vascular pedicle – or cryopreservation of hemiovaries? *Hum Reprod* 2007; **22**(6): 1795–6; author reply 1796–7.

63. **Patrizio P, Gavish Z, Martel M** *et al.* Whole ovary cryopreservation using a novel multi-gradient freezing device. The 63rd Annual Meeting of the American Society for Reproductive Medicine, Washington DC USA, Oct. 2007.

第 31 章 卵巢移植
——全卵巢移植

Mohamed A. Bedaiwy and Tommaso Falcone 著
黄艳 译 徐阳 审校

概述

在过去的几十年中，接受癌症治疗的女性的远期生育能力受到了相当大的关注，许多治疗，如非特异性化疗和放疗会损伤卵巢而导致卵巢功能早衰（POF），失去将来妊娠的可能性。事实上，需要寻求帮助来保留自己生育能力的具有 POF 风险的癌症患者数急剧增加。

一种保存癌症女性患者生育功能的方法是卵巢皮质冻存。在癌症治疗前，切下卵巢组织并冻存，然后解冻用于后续使用。这一技术在过去的 10 年中已经被很好地确立。不过，后续使用冻融卵巢恢复生育能力仍然是一个挑战。移植是目前使用冷冻卵巢组织恢复生育能力唯一可用的选择，因为人类体外卵泡培养技术还远未发展成熟，尽管在啮齿类模型中已经试验成功[1]。

对于那些接受盆腔放疗的患者可以选择新鲜全卵巢自体移植，经典的做法就是卵巢移位。但在放疗范围包括大部分的盆腔和腹部时，卵巢移位就行不通了。在这种情况下，卵巢可以被手术切除并立即移植到另一个不暴露于盆腔和腹部放疗的区域内，目前，此技术只能用于新鲜的全卵巢。虽然将整个冰冻后的卵巢移植回供者体内在动物模型中已经成功，但此过程在人身上安全而成功的应用还在研究中。

在本章中，我们将回顾全卵巢移植的技术。

卵巢组织移植：现状和局限性

在以前的研究中，作者通过系统性回顾文献来评价 POF 高风险的女性卵巢组织移植（ovarian tissue transplantation, OTT）后的效果[2]。在那篇报道中，作者分析了 25 项研究中的 46 例行冻存或新鲜 OTT 的病例。大多数病例是使用卵巢组织条进行的移植，进行这一操作的指征包括：治疗 POF（$n=27$），预防 POF（$n=15$），治疗不孕（$n=2$），其他（$n=1$）。

这一技术使几乎所有的病例重建了几个月的自然月经周期。23 例在 OTT 时 FSH 值 >30 的女性卵巢功能（ovarian function，OVF）得以重建，卵巢功能恢复（return of function，ROF）的中位时间是 120 天（60～244 天）。在 ROF 的 6 个月内，23 例中的 4 例再次出现卵巢功能衰竭。还没有足够的数据来评估卵巢移植的远期效果，包括 OVF（$>$12 个月）。

特别要注意的是，对比移植冻存的卵巢，移植新鲜卵巢后 OVF 恢复的机会增加，卵巢功能再次衰竭的可能性降低。在 25 名希望妊娠的患者中，OTT 12 个月后，8 例患者共发生了 9 次妊娠，累积妊娠率为 37%。

曾有报道通过自体移植冻融后的皮层组织获得分娩的病例[3-6]。也有报道双胎中一人 POF，行双胎间异体新鲜和冻融卵巢组织移植后妊娠和分娩的病例[7-10]。

移植后重建卵巢功能的时间通常为 4～5 个月，因为卵泡通常需要至少 120 天开始生长，历经 85 天左右发育成熟[2,11]。移植后卵巢的寿命各异，OVF 可能只持续几个月或几年[2]。虽然移植可恢复月经功能，但手术后基础 FSH 水平一般仍然偏高，反映出卵巢储备功能不足[12]。此外，从这些移植组织中获得的卵母细胞往往不成熟且质量较差[13]。迄今为止已报道的 OTT 后的妊娠均发生在移植后的第一年内，月经功能恢复和 FSH 水平正常时[3-10]。这些现象表明了建立充分的卵巢内分泌功能后再尝试妊娠的重要性。

移植后卵巢缺血损伤：对形态和功能的影响

无血管 OTT 应用受限是一个重要的事实，移植物完全依赖于新生血管形成来建立新的血供。无血管移植初期在新生血管出现之前首先经历一个缺血阶段，在这一过程中大批卵泡丢失[14-20]。所有使用卵巢皮质条的 OTT 报道的主要特点是，移植卵巢的寿命有限和再次卵巢功能衰竭的高风险（框 31.1）[2]，这一现象背后的主要原因是此种试验性移植大多数没有进行血管再吻合。因此，移植组织在与周围血管发生完全再血管化（血运重建）之前就出现了缺血性损伤。

新生血管形成过程出现的确切机制和这一过程需要经历多长时间目前还不知道。理论上讲，新生血管形成需要的时间越短，移植物能够存活的时间越长。在动物实验中，小鼠移植后再血管化需要 3 天[21]，大鼠则需要 1 周[22-23]。在体外实验中，新生血管形成的过程在人类 OTT 至鸡尿囊绒膜上 3 天后开始[24]。暴露在缺血环境下对生存是最严峻的考验，不仅是对原始卵泡，对卵巢间质也是如此[25-26]。

> **框 31.1　局部缺血对卵巢移植的影响**
>
> **形态学**
> - 体积减小
> - 加速纤维化
> - 原始卵泡数目的减少
>
> **功能学**
> - 缩短卵巢寿命
> - 卵泡刺激素（FSH）水平升高
> - 抑制素 B 水平降低
> - 抗苗勒管激素（AMH）水平降低

据估计，缺血状态与卵泡池加速损伤有关，在一系列的异种移植实验中，大约人类卵巢的原始卵泡有 25%在冻存移植到小鼠体内时丢失[14]。在自体移植实验中，缺血损伤导致超过 95% 的卵泡储备丢失[27]。除了卵泡的耗竭，缺血也与移植卵巢异常的分泌功能相关，在羊模型中，发情期 FSH 水平应升高 3～4 倍，如果生长中的卵泡没有生产出足够的抑制素 A，此种升高的 FSH 水平应该能够出现[28]。这些激素的变化也可以部分归因于移植组织中颗粒细胞（卵泡细胞）功能障碍[29]，此外，已有报道抗苗勒管激素（AMH）水平降低反映了卵巢储备功能不足[30]。

预防卵巢移植后缺血损伤的方法

目前已经设计了很多种方法来减小卵巢移植后最初的缺血损伤（框 31.2）。改善新生血管形成的步骤已经成功应用于实验中，通过移植到肉芽组织中实现卵巢皮质条的早灌注[31]。缺血再灌注过程的结果是产生游离氧自由基，它们有损伤细胞膜、内皮细胞膜和线粒体功能的潜能[32]。许多研究者评估了外源性抗氧化剂增加卵巢移植抵抗氧化应激相关损伤的能力。例如在一项研究中，维生素C和甘露醇降低了大鼠手术相关的卵巢缺血损伤[33]。此外，卵巢移植之前注射维生素E能够改善卵泡存活率[21]。但这些初步数据还没有被其他人证实[34]。Sapmaz等在大鼠腹腔卵巢移植过程中局部使用褪黑激素和土霉素，评估其对移植物功能的影响。他们发现注射这两种物质会减轻卵巢组织的坏死[35]。在体外模型中，Kim等发现用维生素C培育卵巢组织长达24 h会减少凋亡[26]。

据预计，新生血管生长因子，如成纤维细胞生长因子（FGF）、转化生长因子（TGF）和血管内皮生长因子（VEGF）以某种方式帮助建立移植物功能。动物实验的初步数据研究（猴模型）表明，最有助于血管生成的生长因子——VEGF与提高移植物功能是不相关的[36]。这在某种程度上是由于VEGF的系统性给药造成的，移植部位的局部给药可能更有益。在低等动物，大鼠皮质血管侵入与外皮质区TGF和VEGF mRNA表达明显增加相关[22]。

很多激素治疗方案被用于卵巢移植之前或之后，以改善对缺血暴露的影响。这些激素包括但不局限于以下类型：重组FSH、LH、人绝经促性腺素、促性腺激素释放激素（GnRH）激动剂、雌激素和孕激素[37]。一些动物实验数据表明移植受体和（或）供体行促性腺激素刺激进行预处理对卵泡生存率有积极影响[21,38-39]。但这些治疗对于卵巢功能和生育的长期影响仍然不清楚，需要更进一步研究。

框 31.2　减少局部缺血对卵巢移植影响的方法

微血管吻合术

新生血管生长因子

- 成纤维细胞生长因子（FGF）
- 转化生长因子β（TGFβ）
- 血管内皮生长因子（VEGF）

抗氧化

- 维生素C
- 维生素E
- 促红细胞生成素
- 褪黑激素

激素

- 卵泡刺激素（FSH）
- 黄体生成素（LH）
- 人绝经促性腺素（HMG）
- 促性腺激素释放激素（GnRH）类似物
- 雌激素-孕激素

移植于肉芽组织上

全卵巢移植

实质脏器移植已经在世界范围内成功实施了几十年，特别是肾移植和肝移植。这些移植通常是不同基因型个体之间的HLA匹配的异体移植，另一方面，生殖器官也能够进行自体和异体移植。自体移植是把组织移植回同一个体体内的过程（如OTT），或者在同一个体中将组织从一个部位移植到另一个部位的过程。异体移植是把供体的组织移植到另一个体体内。全卵巢移植与非生殖系统器官移植的动力学和血流是不同的。

全卵巢自体移植自人类研究被报道以来已有20余年。在这些报道中，卵巢从盆腔部位移走并立即移植到其他部位。首例报道的异位卵巢自体移植是在1988年[40]。这些作者证实了盆腔放疗结束后可恢复正常的卵泡生长和规律的月经周期。

全卵巢移植的同时行血管吻合术从机制上能够减少缺血时间，理论上，能够延长移植物的寿命[41]，此种技术中，整个卵巢连同血管被离断、冻存、解冻，然后应用微血管吻合术移植到异位或原位。应用血管吻合术移植整个卵巢能够立即恢复移植组织的血供，缩短从移植到再血管化期间缺血的时间[42]。

Bedaiwy 等曾报道，应用微血管吻合术自体移植整个冻融的羊卵巢后卵巢功能得以恢复[43]。Imhof 等采用卵巢血管蒂微吻合术将整个冻存的羊卵巢进行自体移植后成功妊娠并分娩[44]。将人类卵巢及血管袢完整冻存不影响卵泡生存力、血管密度和不同卵巢成分的分子完整性[45]。

新鲜全卵巢移植

应用血管吻合术的新鲜全卵巢移植已经成功应用于各种原位和异位移植。另外，多种血管已经被用于一系列的动物实验，包括盆腔血管（如卵巢动脉和髂动脉）、腹壁血管（如腹壁下血管）和盆腔外血管（如颈动脉血管）[39,46]。作者来自于 Merino 羊的初步经验显示，当新鲜卵巢移植时，再血管化的过程涉及将近 50%的病例[41]。

人类已经进行的所有全卵巢移植均是使用新鲜卵巢，有限的人类研究[9,47-49]尝试了这一令人筋疲力尽并充满技术挑战的方法（表 31.1）。这需要一个外科医生团队，且卵巢组织必须经过术中显微镜评估，这一过程通常会在需要立即开始化疗或放疗的癌症患者身上尝试。其他患者，如单卵双胎姐妹中一人发生 POF 或 Turner 综合征[49]的患者也能从中受益。

在人类，上臂是受体移植试验的首选部位。有 2 例在大范围盆腔放疗前将整个新鲜卵巢移植于上臂的成功报道[47-48]。Leporrier 等在移植的 3 个月前在前臂植入一个睾丸假体为卵巢制作一个空间，在这个报道中，移植的卵巢功能维持了 16 年[47]。另一例报道中，早期宫颈癌患者行广泛全子宫切除术中实施移植，卵巢移植后维持了至少 1 年的功能[48]，很遗憾，该病例因为恶性肿瘤在穹窿局部复发，没有远期随访的报道。Mhatre 等成功地在 Turner 综合征（重建了卵巢功能，且患者出现了第二性征）的两名患者中实施了此项技术[49]，均选用了腹部横切口。

最近，Silber 等在单卵双胎姐妹间其一罹患 POF 的病例中使用卵巢移植，报道了第一例使用微血管吻合术进行新鲜全卵巢正常位置移植后获足月妊娠的病例[9]，从生育能力正常的个体获取新鲜卵巢，移植到其患有 POF 的同卵姐妹体内。

冻融全卵巢移植

Wang 等首先在大鼠中描述了通过微血管吻合术将整个冰冻卵巢移植[39]。他们成功地移植了大鼠冻融卵巢（与生殖道一同移植）的血管，7 例移植中有 4 例成功（57%），存活时间≥60 天，有排卵且有一例妊娠。在新鲜器官移植后卵巢功能 100%恢复[50]。随着他们的成功，Courbiere 等[51]描述了将 5～6 个月大的羊的整个卵巢连同血管蒂一同进行冰冻储存（玻璃化）。在卵巢暴露期间使用两种冷冻保护剂（VS1 和 VS4，包含二甲基亚砜、甲酰胺和丙二醇）。和那些不含这些物质的冻存方法相比，卵泡生存率和正常原始卵泡率没有显著差异。在使用冷冻保护剂进行玻璃化冷冻之前和之后也有同样的结果。

早在 20 世纪 90 年代，就有关于移植冻融的羊卵巢皮质后获得妊娠[52]及延长正常激素分泌的报道，但直到 2003 年才第一次报道了成功冻存和移植完整的羊卵巢的案例（此处“成功”定义为恢复激素分泌功能）[43]。自体移植整个冻存卵巢后成功地妊娠并分娩出小羊是由 Imhof 等在 2006 年报道的[44]。

使用深腹壁下血管和卵巢血管蒂来使

冻融卵巢再血管化[43,53]已在羊身上获得成功。同样的做法在兔子身上也有成功的报道[54]。在羊的实验中，不尽如人意的是静脉血栓形成或动脉撕裂[41,44-55]。作者已经发现，冻融过程或成功再血管化前经历的缺血时间都可引起内皮细胞的损伤[43]。

整个卵巢冻存移植技术的挑战不仅仅是外科技术的问题，同时也涉及冰冻储存整个器官的程序。这一程序需要确保冷冻保护剂均匀弥散于整个卵巢。而且，被冰冻的卵巢还要能够安全度过解冻过程并在移植后保持功能。Imhof 报道移植后 18 个月卵泡生存率<8%[44]，其他作者报道的卵泡生存率更低（6%），甚至全部卵泡数量损耗[56]。尽管卵巢血管栓塞是一个潜在的并发症，但当使用玻璃化冻存的卵巢组织时，其发生率更高。

同样，在最近的一项母羊实验中，所有的研究对象均显示了即刻的血管通畅性，移植冻存卵巢组的 8 个研究对象中有 7 个保持了血管的持续通畅，对照移植组的 4 个研究对象中有 3 个保持了血管的通畅性。3 只母羊在移植后 18～25 周被确认黄体有功能（1 只来自对照组，2 只来自冻存组）。另外，抑制素 A 水平显示 4 只冻存组的母羊和 1 只对照组的母羊中有卵泡发育，但有 5 只冻存组母羊和 2 只对照组母羊的促性腺激素一直保持在去势水平。全卵巢移植试验的最主要的显著特点是，不论冻存还是非冻存的卵巢，在移植后原始卵泡密度均明显降低[57]。

尽管移植整个冻融卵巢还没有用于人类，但用于全卵巢冷冻的慢速冷冻程序已试验成功[45]。结果显示冻融后能保持血管和卵泡的完整性。最近，一种多梯度冷冻设备的使用[58]取得了令人满意的结果。这项研究报道了卵泡的高生存力、正常的组织结构及血管的完整性，为血管再吻合术的潜能提供了支持。

全卵巢移植的技术：获得方法

获得卵巢的操作程序应该确保健康，且血管蒂是充分的，以利于后续的冷冻和移植。因此，外科医生必须确定血管蒂足够长，卵巢动脉和静脉能够被修剪并与受体相应直径的血管缝合。在这个过程中，缺血时间必须最小化[42]。尽管开放性手术能够帮助减少缺血时间，但当卵巢需要被冷冻等待后续移植时，微创的腹腔镜手术是最好的选择[59]。这些方法有助于切开卵巢血管蒂直达盆腔边缘，且早已应用于卵巢移植[19]。对癌症患者使用腹腔镜能够确保伤口更好地愈合，从而使患者能够立刻开始其化疗周期[42]。

作者总结了腹腔镜下卵巢切除术的方法和显微外科原理[59]，这包括在沿着输卵管系膜前行至骨盆漏斗韧带之前先切断子宫卵巢韧带，以减少缺血时间。在整个过程中，迅速的切开和缝合比使用电凝要好，电凝的热气流损伤血管壁可能会引起卵巢组织的脱水。尽量靠近边缘结扎卵巢血管可使血管的长度和宽度最大化。通过 10 mm 的 trocar 放入一个取物袋，把卵巢及血管蒂取出腹膜腔。

为了避免狭窄的出口挤压卵巢和血管，可以扩大切口。另一个办法是通过阴道取出，尽管存在技术上的挑战性。作者报道过一例人卵巢通过此途径获得的病例，研究者联合卵巢切除和经阴道子宫切除一同进行[59]。为了最小化缺血的时间，作者建议保留骨盆漏斗韧带和卵巢血管，同时进行一侧卵巢的冰冻存储处理，直到处理完全结束再断开。作者发现经阴道切除卵巢并留取较长的血管比在腹腔镜下操作要困难。卵巢和子宫的一边必须被完全切开以获得更长的血管蒂。自从单孔腹腔镜手术（laproendoscopic single site surgery，LESS）的出现，为保留生育功能而行卵巢切除术将变得更加微创。

全卵巢冷冻技术

要达到理想的全卵巢冻存技术需要克服许多挑战。目前，我们缺少理想的冷冻保护剂，以进行充分灌注并预防血管内冰晶形成时对血管的损伤[42]。今天用于冻融的技术仍然需要更进一步的优化。一些冷冻保护剂会导致透明带硬化和减数分裂纺锤体解聚，进而导致非整倍体的出现[60]。

改良的慢速冷冻程序被用于卵巢组织冻存，作为生育能力保存的一种综合措施。这一改进主要是增加了非渗透性冷冻保护剂蔗糖的浓度，并用胆碱来替换钠。这一改进提高了 80%的卵泡生存率[61]。

冷冻保护剂必须充分渗透进入基质细胞和颗粒细胞且不引起冷冻保护剂毒性。Newton 等证明了弥散率和弥散温度的重要性[14,62]，必须选择最佳的冷冻和解冻速度来使冰晶的形成最小化。对于不同的细胞和组织类型来说，冷冻保护剂使渗透容量最大化、毒性和冰晶形成最小化的能力是不同的[63]。推荐一项有效的低温灌注技术，该技术中冷冻保护剂通过卵巢动脉进行灌注[64-66]。这一技术能获得可接受的卵泡存活率和相对的卵巢功能恢复，并有一例恢复生育能力[43-44,51,55,65]。然而，在这些研究中组织生存能力丧失也是很常见的。

在卵巢中，间质、卵泡细胞和卵母细胞之间的平衡很重要[67]，人类卵巢冻存的标准方法是使用慢速程序冷冻，应用含有人血清白蛋白的培养液，以丙二醇、二甲基亚砜或乙二醇作为冷冻保护剂，可包含或不包含蔗糖[67]。

Martinez-Madrid 等描述了带有血管蒂的人类全卵巢冻存方法[68]，先用冷冻保护剂灌注卵巢，然后用冷冻容器进行慢速冷冻，通过灌注和浸泡在降浓度梯度的蔗糖中实现快速解冻。解冻后，卵泡存活率高(75.1%)，所有卵巢成分（包括小血管和间质）均保持正常的组织结构[68]。经过末端脱氧核苷酸转移酶介导的 dUTP 缺口末端标记法（TUNEL）和免疫组织化学检测活化的胱天蛋白酶-3 的评估证明，所有细胞类型都未在解冻后出现细胞凋亡[69-70]。透射电子显微镜证实，多数（96.7%）原始卵泡在冻融后是完整的，且其内皮细胞有完全正常的超微结构[71]。活化的胱天蛋白酶-3 阳性的内皮细胞<1%。在大型哺乳动物和人类中，冻存一个大的、完整的卵巢比冻存小型动物的一个小卵巢存在更多的问题，如很难获得充分的冷冻保护剂灌注和因血管内冰晶形成造成的血管损伤。

全卵巢移植微血管吻合术

一些全卵巢移植技术已被描述过。Jadoul 等提出，在卵巢动脉灌注肝素钠和冷冻保护剂之前夹闭卵巢固有韧带可减少缺血时间[42]，他们也推荐显微外科医生和生物学家同时参加这一过程，准备好一个冷却的无菌台面以及立体显微镜和显微手术仪器，使医生能够立刻开始剖开卵巢血管蒂并进行卵巢动脉插管，来减少缺血时间。同时，在这一过程结束时切断骨盆漏斗韧带也有助于最小化缺血时间[59]。

操作过程有一些限制，特别是面临冻存一个完整器官时。在小型实验动物中，为了使冻存的卵巢和睾丸恢复生育力，血管移植需要面临的挑战是应用显微手术技术来处理小血管问题[72-74]。在母羊中，自体全卵巢移植通过使用主动脉补片来将卵巢动脉蒂吻合到颈动脉上[75]，灵长类动物原位移植模型是使用显微外科血管吻合技术，吻合卵巢血管到原位[76]。这两种技术在临床应用上都有很大的限制，因为二者都需要用主动脉补片来进行吻合[41]。

文献曾经报道过一例人类全卵巢自体移植，是一对 38 岁的单卵双胎姐妹的其中一人患有 POF 的病例[9]。供者是具有生育能力的姐姐，在腹腔镜下切除卵巢，自骨盆漏斗韧带的基底部切断，尽量使血管长度最大化。使用小切口，将供体的卵巢静脉（直径 3.0 mm）以 9-0 丝线缝合吻合到受体卵巢静脉上，供体的卵巢动脉（直径 0.5 mm）以 10-0 丝线间断缝合到受体卵巢动脉上。在缺血 100 min 后，被移植的卵巢通过卵巢血管出现了正常的血流。随后，受体有了 11 次规律的月经周期，在移植后的第 427 天，妊娠并且分娩了一名健康女婴。这一病例显示了对于单卵双胎间其一罹患 POF 的病例，使用全卵巢移植来恢复患者的生育功能是可行的[9]。如果人类全卵巢冻存技术达到最优化，相同的技术也适用于带有血管蒂的自体全卵巢冻融后的移植（表 31.1）。

尽管这次成功了，但确定这一技术最适合的受体血管仍然需要实验证据。2007 年，在动物实验结果的指引下，作者提供了一个基于人类血管解剖的人类全卵巢自体移植模型[59]。颈部、胸区、肘窝、前下腹壁和腹股沟区是人类可能的受体移植区。颈动脉血管、乳房内部血管的皮肤分支、肘前血管、腹壁下血管和股血管在相应的区域可用于卵巢血管吻合。基于安全、方便检测、管径、可行性、是否易受创伤、外科解剖和美观等方面因素考虑，深腹壁下血管是异位移植可选择的最佳部位。

卵巢血管和受体血管直径的不一致对于接下来的血管吻合是一个重要的挑战。在将近 1/3 的血管吻合中会遇到剪切端血管口径的突然变化，可能会导致血流的改变，引起血小板聚集[77]。血管再吻合技术的选择与管径相差的程度相关，没有一个完美的技术能够处理好所有相差的尺寸，需要根据不同病例和身体部位进行个体化的选择[78]。可采用的选择包括在管径相差小于 1.0：1.5 时使用 jeweller 钳进行扩张，管径相差＞1.0：1.5 时使用斜切/鱼嘴切或端-侧血管吻合术[77]。袖套吻合适用于管径相差更大和上游供体血管比受体血管小时[79]。

表 31.1　人类整体新鲜卵巢移植的研究

参考文献	患者数量	卵巢体积及部位	卵巢移植适应证	结局
Leporrier，1987[47]	1	整个卵巢，异位移植	霍奇金病	尽管接受了放疗，卵巢周期仍规律，卵泡发育正常
Hilders 等人，2004[48]	1	整个卵巢	宫颈癌	• 吻合的动静脉血流正常 • 上臂环形肿胀，但没有严重不适 • 记录到不同阶段的卵泡活性 • 移植的卵巢内有充分的血流和卵泡活性
Mhatre 等人，2005[49]	2	整个卵巢，原位移植，病例 1 带血管蒂，病例 2 无血管移植	特纳综合征	• 病例 1：血清雌激素明显上升，从移植前的＜20 pg/ml 上升到＞50 pg/ml • 病例 2 在移植后 2.5 年：子宫及内膜发育，移植后的卵巢及其自身的性腺功能正常，在移植后 2.5 年患者有自然月经，排卵，第二性征发育良好
Silber 等人，2008[9]	一对单卵双胞胎，其中一个出现卵巢功能早衰	整个卵巢，伴微血管吻合	卵巢功能早衰	第一例成功自然妊娠

如果受体血管和供体血管的直径相似，卵巢的血管直且管径够宽，人类卵巢血管吻合术的技术挑战就会减小[59]。基于动物实验，我们建议依据卵巢血管和深腹壁下血管的口径来决定使用端-端、端-侧、鱼嘴三种不同的微血管吻合术中的哪一种[59]。卵巢血管吻合到深腹壁下血管时使用 8-10 针间断缝合（9-0 或 10-0prolene 线）。明显地，端-端血管吻合是最理想的血管吻合过程，通畅率＞60%[59]。但如果卵巢血管和腹壁下血管的管径相差是不可避免的，就应该使用端-侧吻合。血管夹、无缝合技术、胶水粘连和激光血管吻合术是潜在可行的方法[78]。

移植后微血管血栓

在唯一一例人类新鲜的全卵巢移植中，吻合的血管在移植后至少 1 年是有功能的[9]。在 Bedaiwy 等的动物实验中，因为再血管化后血管蒂的血栓事件，导致 11 个羊的移植卵巢中有 8 个没有实现长期血管通畅[43]。Imhof 等报道了 8 个卵巢中有 6 个主要的卵巢血管没有血栓，且卵巢间质结构的完整性维持至移植后 18～19 个月[44]。这些合并症促使 Jadoul 等强调了进行全卵巢冻存的同时进行对侧卵巢皮质组织冻存直到卵巢移植成功后的必要性[42]。

Yin 等探讨了另一个选择，他们建议一对卵巢中的一个应该被留在原处，以便在患者做好自体移植准备时，与冻融的那个卵巢进行无菌交换时有完整的血管蒂可用[50]。允许把卵巢留下一个的做法也是因为其可能不会完全被化疗损伤。有许多化疗后妊娠的报道。

异体全卵巢移植

Donnez 等最近报道了一例异卵双胎同种异体间移植的病例[80]。他们使用姐姐（供体）的卵巢皮质组织，这个姐姐也曾经是骨髓移植的供体。尽管是通过卵巢皮质组织完成的，但这一概念也可被应用于全卵巢移植。受体已经接受了化疗、全身放疗和骨髓移植。受体在接受卵巢移植后建立了自然月经周期，并获得了两个卵母细胞和两个胚胎。因为受体也接受过骨髓移植，故避免了长期服用免疫抑制剂。母体急性移植物排异和远期免疫抑制并发症，如感染和产科合并症可能性的存在对于那些没有接受过骨髓移植的患者和潜在的供体来说，其同种异体移植的应用可能会受到限制。把卵巢供给一个不同基因组的患者，对于一个不接受供体卵子的社会来说可能是不能被接受的。

结论

目前的证据提示，未来人类全卵巢冻融移植可能会成功。然而，在动物实验中观察到移植后原始卵泡储备大量耗损，这个问题需要在人类尝试前先在实验水平进一步解决。随着最近应用微血管吻合术进行全卵巢移植的成功，生殖器官移植研究者还需要从其他的移植中学习技巧。安全冷却技术和使血栓形成最小化的新的手术步骤是非常必要的。应该扩大多团队的合作[42]。未来的研究应该在患者需求的框架内进行，也就是生育和性。

参考文献

1. **Picton HM, Harris SE, Muruvi W** *et al.* The in vitro growth and maturation of follicles. *Reproduction* 2008; **136**(6): 703–15.
2. **Bedaiwy MA, El-Nashar SA, El Saman AM** *et al.* Reproductive outcome after transplantation of ovarian tissue: a systematic review. *Hum Reprod* 2008; **23**(12): 2709–17.
3. **Donnez J, Domans MM, Demylle D** *et al.* Livebirth after orthotopic transplantation of cryopreserved ovarian tissue. *Lancet* 2004; **364**(9443): 1405–10.
4. **Meirow D, Levron J, Eldar-Geva T** *et al.* Ovarian

tissue storing for fertility preservation in clinical practice: successful pregnancy, technology, and risk assessment. *Fertil Steril* 2005; **84** (Suppl. 1): S2.

5. **Andersen CY, Rosendahl M, Byskov AG** *et al.* Two successful pregnancies following autotransplantation of frozen/thawed ovarian tissue. *Hum Reprod* 2008; **23**(10): 2266–72.
6. **Demeestere I, Simon P, Emiliani S** *et al.* Fertility preservation: successful transplantation of cryopreserved ovarian tissue in a young patient previously treated for Hodgkin's disease. *Oncologist* 2007; **12**(12): 1437–42.
7. **Silber SJ, Lenahan KM, Levine DJ** *et al.* Ovarian transplantation between monozygotic twins discordant for premature ovarian failure. *N Engl J Med* 2005; **353**(1): 58–63.
8. **Silber SJ** and **Gosden RG**. Ovarian transplantation in a series of monozygotic twins discordant for ovarian failure. *N Engl J Med* 2007; **356**(13): 1382–4.
9. **Silber SJ, Grudzinskas G** and **Gosden RG**. Successful pregnancy after microsurgical transplantation of an intact ovary. *N Engl J Med* 2008; **359**(24): 2617–18.
10. **Silber SJ, DeRosa M, Pineda J** *et al.* A series of monozygotic twins discordant for ovarian failure: ovary transplantation (cortical versus microvascular) and cryopreservation. *Hum Reprod* 2008; **23**(7): 1531–7.
11. **Gougeon A.** Regulation of ovarian follicular development in primates: facts and hypotheses. *Endocr Rev* 1996; **17**: 121–55.
12. **Donnez J, Squifflet J, Domans MM** *et al.* Orthotopic transplantation of fresh ovarian cortex: a report of two cases. *Fertil Steril* 2005; **84**: 1018.
13. **Tryde Schmidt KL, Yding Anderson C, Starup J** *et al.* Orthotopic autotransplantation of cryopreserved ovarian tissue to a woman cured of cancer – follicular growth, steroid production and oocyte retrieval. *Reprod Biomed Online* 2004; **8**(4): 448–53.
14. **Newton H, Aubard Y, Rutherford A** *et al.* Low temperature storage and grafting of human ovarian tissue. *Hum Reprod* 1996; **11**: 1487–91.
15. **Candy CJ, Wood MJ** and **Whittingham DG**. Effect of cryoprotectants on the survival of follicles in frozen mouse ovaries. *J Reprod Fertil* 1997; **110**: 11–19.
16. **Gunasena KT, Villines PM, Critser ES** *et al.* Live births after autologous transplant of cryopreserved mouse ovaries. *Hum Reprod* 1997; **12**(1): 101–6.
17. **Aubard Y, Piver P, Cogni Y** *et al.* Orthotopic and heterotopic autografts of frozen–thawed ovarian cortex in sheep. *Hum Reprod* 1999; **14**: 2149–54.
18. **Baird DT, Webb R, Campbell BK** *et al.* Long-term ovarian function in sheep after ovariectomy and transplantation of autografts stored at –196° C. *Endocrinology* 1999; **140**: 462–71.
19. **Nisolle M, Casanas-Roux F, Qu J** *et al.* Histological and ultrastructural evaluation of fresh and frozen–thawed human ovarian xenografts in nude mice. *Fertil Steril* 2000; **74**: 122–9.
20. **Liu J, Van der Elst J, Van den Broecke R** *et al.* Early massive follicle loss and apoptosis in heterotopically grafted newborn mouse ovaries. *Hum Reprod* 2002; **17**(3): 605–11.
21. **Nugent D, Newton H, Gallivan L** *et al.* Protective effect of vitamin E on ischaemia–reperfusion injury in ovarian grafts. *J Reprod Fertil* 1998; **114**(2): 341–6.
22. **Dissen GA, Lara HE, Fahrenbah WH** *et al.* Immature rat ovaries become revascularized rapidly after autotransplantation and show a gonadotropin-dependent increase in angiogenic factor gene expression. *Endocrinology* 1994; **134**(3): 1146–54.
23. **Israely T, Dafni H, Nevo N** *et al.* Angiogenesis in ectopic ovarian xenotransplantation: multiparameter characterization of the neovasculature by dynamic contrast-enhanced MRI. *Magn Reson Med* 2004; **52**(4): 741–50.
24. **Martinez-Madrid B, Donnez J, Van Eyck AS** *et al.* Chick embryo chorioallantoic membrane (CAM) model: a useful tool to study short-term transplantation of cryopreserved human ovarian tissue. *Fertil Steril* 2009; **91**(1): 285–92.
25. **Schmidt KL, Ernst E, Byskov AG** *et al.* Survival of primordial follicles following prolonged transportation of ovarian tissue prior to cryopreservation. *Hum Reprod* 2003; **18**(12): 2654–9.
26. **Kim SS, Yang HW, Kang HG** *et al.* Quantitative assessment of ischemic tissue damage in ovarian cortical tissue with or without antioxidant (ascorbic acid) treatment. *Fertil Steril* 2004; **82**(3): 679–85.
27. **Candy CJ, Wood MJ** and **Whittingham DG**. Effect of cryoprotectants on the survival of follicles in frozen mouse ovaries. *J Reprod Fertil* 1997; **110**(1): 11–19.
28. **Campbell BK, Telfer EE, Webb R** *et al.* Ovarian autografts in sheep as a model for studying folliculogenesis. *Mol Cell Endocrinol* 2000; **163**(1–2): 131–9.
29. **Callejo J, Slavador C, Miralles A** *et al.* Long-term ovarian function evaluation after autografting by implantation with fresh and frozen–thawed human ovarian tissue. *J Clin Endocrinol Metab* 2001; **86**: 4489–94.
30. **Visser JA** and **Themmen AP**. Anti-Müllerian hormone and folliculogenesis. *Mol Cell Endocrinol* 2005; **234**(1–2): 81–6.
31. **Israely T, Nevo N, Harmelin A** *et al.* Reducing ischaemic damage in rodent ovarian xenografts transplanted into granulation tissue. *Hum Reprod* 2006; **21**(6): 1368–79.
32. **Kupiec-Weglinski JW** and **Busuttil RW**. Ischemia and reperfusion injury in liver transplantation. *Transplant Proc* 2005; **37**(4): 1653–6.
33. **Sagsoz N, Kisa U** and **Apan A**. Ischaemia–reperfusion injury of rat ovary and the effects of vitamin C, mannitol and verapamil. *Hum Reprod* 2002; **17**(11): 2972–6.
34. **Weissman A, Gotlieb L Colgan T** *et al.* Preliminary experience with subcutaneous human ovarian cortex

transplantation in the NOD-SCID mouse. *Biol Reprod* 1999; **60**(6): 1462–7.

35. **Sapmaz E, Ayar A, Celik H** *et al.* Effects of melatonin and oxytetracycline in autologous intraperitoneal ovary transplantation in rats. *Neuro Endocrinol Lett* 2003; **24**(5): 350–4.

36. **Schnorr J, Oehninger S, Toner J** *et al.* Functional studies of subcutaneous ovarian transplants in non-human primates: steroidogenesis, endometrial development, ovulation, menstrual patterns and gamete morphology. *Hum Reprod* 2002; **17**(3): 612–19.

37. **Meirow D, Levron J, Eldar-Geva T** *et al.* Pregnancy after transplantation of cryopreserved ovarian tissue in a patient with ovarian failure after chemotherapy. *N Engl J Med* 2005; **353**(3): 318–21.

38. **Imthurn B, Cox SL, Jenkin G** *et al.* Gonadotrophin administration can benefit ovarian tissue grafted to the body wall: implications for human ovarian grafting. *Mol Cell Endocrinol* 2000; **163**(1–2): 141–6.

39. **Wang X, Chen H, Yin H** *et al.* Fertility after intact ovary transplantation. *Nature* 2002; **415**: 385.

40. **Muller G, Von Theobald P, Levy G** *et al.* First heterotopic ovarian autotransplantation in the female. *J Gynecol Obstet Biol Reprod (Paris)* 1988; **17**(1): 97–102. [in French]

41. **Jeremias E, Bedaiwy MA, Gurunluoglu R** *et al.* Heterotopic autotransplantation of the ovary with microvascular anastomosis: a novel surgical technique. *Fertil Steril* 2002; **77**(6): 1278–82.

42. **Jadoul P, Donnez J, Dolmans MM** *et al.* Laparoscopic ovariectomy for whole human ovary cryopreservation: technical aspects. *Fertil Steril* 2007; **87**(4): 971–5.

43. **Bedaiwy MA, Jeremias E, Gurunluoglu R** *et al.* Restoration of ovarian function after autotransplantation of intact frozen–thawed sheep ovaries with microvascular anastomosis. *Fertil Steril* 2003; **79**: 594–602.

44. **Imhof M, Bergmeister H, Lipovac M** *et al.* Orthotopic microvascular re-anastomosis of whole cryopreserved ovine ovaries resulting in pregnancy and life birth. *Fertil Steril* 2006; **85**: 1208–15.

45. **Bedaiwy MA, Hussein MR, Biscotti C** *et al.* Cryopreservation of intact human ovary with its vascular pedicle. *Hum Reprod* 2006; **21**(12): 3258–69.

46. **Goding JR.** Ovarian autotransplantation with vascular anastomoses, and its application to the study of reproductive physiology in the ewe. *J Physiol* 1966; **186**(2): 86–7.

47. **Leporrier M, von Theobald P, Roffe JL** *et al.* A new technique to protect ovarian function before pelvic irradiation. Heterotopic ovarian autotransplantation. *Cancer* 1987; **60**(9): 2201–4.

48. **Hilders CG, Baranski AG, Peters L** *et al.* Successful human ovarian autotransplantation to the upper arm. *Cancer* 2004; **101**(12): 2771–8.

49. **Mhatre P, Mhatre J** and **Magotra R.** Ovarian transplant: a new frontier. *Transplant Proc* 2005; **37**(2): 1396–8.

50. **Yin H, Wang X, Kim SS** *et al.* Transplantation of intact rat gonads using vascular anastomosis: effects of cryopreservation, ischaemia and genotype. *Hum Reprod* 2003; **18**(6): 1165–72.

51. **Courbiere B, Massardier J, Salle B** *et al.* Follicular viability and histological assessment after cryopreservation of whole sheep ovaries with vascular pedicle by vitrification. *Fertil Steril* 2005; **84** (Suppl. 2): 1065–71.

52. **Gosden RG, Baird DT, Wade JC** *et al.* Restoration of fertility to oophorectomized sheep by ovarian autografts stored at −196°C. *Hum Reprod* 1994; **9**(4): 597–603.

53. **Bedaiwy MA** and **Falcone T.** Harvesting and autotransplantation of vascularized ovarian grafts: approaches and techniques. *Reprod Biomed Online* 2007; **14**(3): 360–71.

54. **Chen CH, Chen SG, Wu GJ** *et al.* Autologous heterotopic transplantation of intact rabbit ovary after frozen banking at −196°C. *Fertil Steril* 2006; **86**(Suppl. 4): 1059–66.

55. **Revel A, Elami A, Bor A** *et al.* Whole sheep ovary cryopreservation and transplantation. *Fertil Steril* 2004; **82**(6): 1714–15.

56. **Courbiere B, Caquant L, Mazoyer C** *et al.* Difficulties improving ovarian functional recovery by microvascular transplantation and whole ovary vitrification. *Fertil Steril* 2009; **91**(6): 2697–706.

57. **Onions VJ, Webb R, McNeilly AS** *et al.* Ovarian endocrine profile and long-term vascular patency following heterotopic autotransplantation of cryopreserved whole ovine ovaries. *Hum Reprod* 2009; **24**(11): 2845–55.

58. **Bromer JG** and **Patrizio P.** Preservation and postponement of female fertility. *Placenta* 2008; **29**(Suppl. B): 200–5.

59. **Bedaiwy MA** and **Falcone T.** Harvesting and autotransplantation of vascularized ovarian grafts: approaches and techniques. *Reprod Biomed Online* 2007; **14**: 360–71.

60. **Pickering SJ, Braude PR, Johnson MH** *et al.* Transient cooling to room temperature can cause irreversible disruption of the meiotic spindle in the human oocyte. *Fertil Steril* 1990; **54**(1): 102–8.

61. **Coticchio G, Bonu MA, Bianchi V** *et al.* Criteria to assess human oocyte quality after cryopreservation. *Reprod Biomed Online* 2005; **11**: 421–7.

62. **Newton H, Fisher J, Arnold JR** *et al.* Permeation of human ovarian tissue with cryoprotective agents in preparation for cryopreservation. *Hum Reprod* 1998; **13**: 376–80.

63. **Fuller B** and **Paynter S.** Fundamentals of cryobiology in reproductive medicine. *Reprod Biomed Online* 2004; **9**: 680–91.

64. **Bedaiwy MA, Jeremias E, Gurunluoglu R** *et al.* Restoration of ovarian function after autotransplantation of intact frozen–thawed sheep ovaries with microvascular anastomosis. *Fertil Steril* 2003; **79**(3): 594–602.

65. **Arav A, Revel A, Nathan Y** *et al.* Oocyte recovery, embryo development and ovarian function after cryopreservation and transplantation of whole sheep ovary. *Hum Reprod* 2005; **20**: 3554–9.

66. **Imhof M, Bergmeister H, Lipovac M** *et al.* Orthotopic microvascular reanastomosis of whole cryopreserved ovine ovaries resulting in pregnancy and live birth. *Fertil Steril* 2006; **85** (Suppl. 1): 1208–15.

67. **Hovatta O**. Methods for cryopreservation of human ovarian tissue. *Reprod Biomed Online* 2005; **10**(6): 729–34.

68. **Martinez-Madrid B, Domans MM, Van Langendonckt A** *et al.* Freeze–thawing intact human ovary with its vascular pedicle with a passive cooling device. *Fertil Steril* 2004; **82**(5): 1390–4.

69. **Martinez-Madrid B** and **Donnez J**. Technical challenges in freeze–thawing of human ovary: reply of the authors. *Fertil Steril* 2005; **83**(4): 1069–70.

70. **Martinez-Madrid, B, Camboni A, Dolmans MM** *et al.* Apoptosis and ultrastructural assessment after cryopreservation of whole human ovaries with their vascular pedicle. *Fertil Steril* 2007; **87**(5): 1153–65.

71. **Camboni A, Martinez-Madrid B, Dolmans M** *et al.* Contribution of transmission electron microscopy to the study of human ovarian tissue integrity after enzymatic isolation, cryopreservation or xenografting. *Fertil Steril* 2005; **84** (Suppl. 1): S104.

72. **Lee CS** and **O'Shea JD**. Proceedings: observations on the utero-ovarian vasculature of the sheep. *J Reprod Fertil* 1974; **36**(2): 459–60.

73. **Denjean R, Boeck W, Gordts S** *et al.* Ovarian transplantation by selective microvascular anastomoses in the rabbit. *Br J Obstet Gynaecol* 1982; **89**(8): 652–6.

74. **Cornier E, Sibella P** and **Chatelet F**. Histological study and functional results of tubal and ovarian transplants in the rat (isografts and allografts treated with cyclosporin A). *J Gynecol Obstet Biol Reprod (Paris)* 1985; **14**(5): 567–73. [in French]

75. **Goding JR, McCracken JA** and **Baird DT**. The study of ovarian function in the ewe by means of a vascular autotransplantation technique. *J Endocrinol* 1967; **39**(1): 37–52.

76. **Scott JR, Keye WR, Poulson AM** *et al.* Microsurgical ovarian transplantation in the primate. *Fertil Steril* 1981; **36**(4): 512–15.

77. **Cakir B, Akan M** and **Akoz T**. The management of size discrepancies in microvascular anastomoses. *Acta Orthop Traumatol Turc* 2003; **37**(5): 379–85. [in Turkish]

78. **Lopez-Monjardin H** and **de la Pena-Salcedo JA**. Techniques for management of size discrepancies in microvascular anastomosis. *Microsurgery* 2000; **20**(4): 162–6.

79. **de la Pena-Salcedo JA, Cuesy C** and **Lopez-Monjardin H**. Experimental microvascular sleeve anastomosis in size discrepancy vessels. *Microsurgery* 2000; **20**(4): 173–5.

80. **Donnez J, Domans MM, Pirard C** *et al.* Allograft of ovarian cortex between two genetically non-identical sisters: case report. *Hum Reprod* 2007; **22**(10): 2653–9.

第八部分

卵泡的体外生长与成熟

第 32 章　培养卵泡的分子和细胞的完整性

David F. Albertini, Gokhan Akkoyunlu and S. Samuel Kim　著
尚鹈　王晟　译　徐阳　审校

概述

大约 40 年前，随着研究卵巢中卵泡生长过程的体外培养模型的出现，我们开始有机会对调节卵巢功能的因子进行更系统的评估[1]。采用培养卵泡的研究最初的焦点（后来被广泛认可）强调了哺乳动物卵泡的两个作用：在排卵过程中产生卵巢类固醇激素和有活性的卵母细胞。由于我们对卵巢组织分子及细胞复杂性的了解逐渐发展和深入，故有必要在哺乳动物卵巢局部及全身水平重新定义卵泡的主要生殖功能[2]，特别是它与人类不孕症的病因和治疗的相关性。因此，人们将视线转移到使用人类的培养卵泡，这主要归因于生育力保存领域的快速发展。有趣的是，为了能够支持妊娠，需要人类卵母细胞的维持和增殖，对于那些可能由于遗传、环境或医源性治疗（如癌症治疗）导致生育能力严重受损的年轻女性，人们已经认识到急需在体外条件下优化卵泡功能[3-5]。

卵巢组织冻存技术的引进为个人维持和保存原始卵泡开启了应用的前景，后者可用于以后的解冻和持续培养。究竟需要什么样的条件来维持卵泡功能，以支持卵子发生的生长期仍需要研究，如在持续的、以卵母细胞为中心的卵泡生成过程中所需的因子。探寻能够在体外再现卵泡的结构、分子及细胞特点的条件仍是生育力保存领域的一个挑战，同样，能够重复而可靠地评估卵子完整性的新技术的发展和实施也具有挑战性。本章的目的就是回顾实践中评估卵泡培养完整性的方法，并指出这些方法的优点和不足。最后需要讨论的是监测卵泡完整性的指标，因为新指标或生物标记物能够预测生育力保存过程中卵母细胞的发育潜能。

由于直接测量卵母细胞的发育能力一直是一个高远的目标，故近期关于卵泡完整性方面的研究往往依靠间接的方法来避免对卵母细胞不必要的损坏，这些卵母细胞可能已经被离体的环境和（或）冻存过程损坏了[3, 6-7]。出于这个原因，作者提出一个卵泡完整性的观点来强调合胞异型性，包括壁颗粒细胞和膜细胞，并为评估提供了多个参数，可能在更多的层面上更好地代表了被包裹的卵母细胞的总体质量[8]。最近，信号通路和代谢整合水平的评估进一步支持了这一观点，这反映了构成卵泡的卵母细胞、颗粒细胞（卵泡细胞）及膜细胞之间正反馈和负反馈机制的连续性[2]。虽然这个观点不包括卵泡发育所处的周围间质的贡献，但间质的作用不容忽视，因为它在卵泡发生过程中对膜系统产生一定作用，包括窦卵泡期的微脉管系统。因此，接下来对当前和未来可能用于评估培养卵泡完整性的生物标记物进行总结。作者从卵泡的体细胞组分到培养的卵母细胞那些

可检测的特性都进行分析，这些分析必须在卵母细胞用于辅助生育技术（ART），如体外受精（IVF）、胚胎培养和移植之前进行。

卵泡内体细胞组分的评估

传统的卵巢卵泡生物标记物强调内分泌性能，特别是与雌二醇的生物合成和分泌相关的特性[9-10]。基于经典的两细胞模型，监测在黄体生成激素（LH）刺激下膜细胞产生的雄激素和在卵泡刺激素（FSH）刺激下颗粒细胞产生的雌二醇成为在体内或体外环境下评估卵泡完整性的主要依据[8]。但有争论的是，这些对卵泡内分泌健康有效的和有预测性的生物标记物弱化了直接影响卵母细胞的整体发育水平和健康状态的最相关的作用（图 32.1）。

因此，卵泡发育的最早期是卵子发生的主要阶段，完成了卵母细胞的生长、减数分裂及受精的准备，也就是从原始卵泡期的激活到次级卵泡或窦卵泡期，这时FSH刺激芳香酶的活性，诱导雌二醇的合成[11-14]。后者的特性类似于细胞暴发性增殖引起的膜细胞和颗粒细胞的快速生长，这通常被认为是卵泡健康的一种衡量标准，但是主要的问题是如果培养卵泡的目的是为了获得高质量的卵母细胞，那么FSH诱导对卵泡的作用、不断的增殖及芳香酶活性是如何影响卵子发生的最终阶段的？

毫无疑问，组织细胞的健康是衡量器官或组织培养系统是否良好的标准。此外，和许多特定时期高度调控的其他培养系统一样，卵泡保证了基本的细胞特性，包括分化、增殖、存活和死亡，而且每一个特性都存在于卵泡发育的选择阶段的膜细胞和颗粒细胞（表 32.1）。

不足为奇，衡量培养卵泡完整性最常用的标准是随着时间的推移而增殖，无论卵泡培养于可附着的二维条件下或在各种不同的基质内维持一种三维结构[15-20]。尽管检测细胞增殖［3H-胸腺嘧啶核苷参入法、BrdU参入法或者细胞周期标志物，如磷酸化组蛋白 3、增殖细胞核抗原（PCNA）等］或凋亡［末端脱氧核苷酸转移酶介导的 dUTP 缺口末端标记测定法（TUNEL）、胱天蛋白酶-3］的标准方案为卵泡内部分有活性的细胞提供了证据（表 32.1），但最终这些粗糙的、回顾性的试验对医生实时评估卵泡完整性帮助甚微。为此，一些新的探针开始用于评估组织培养

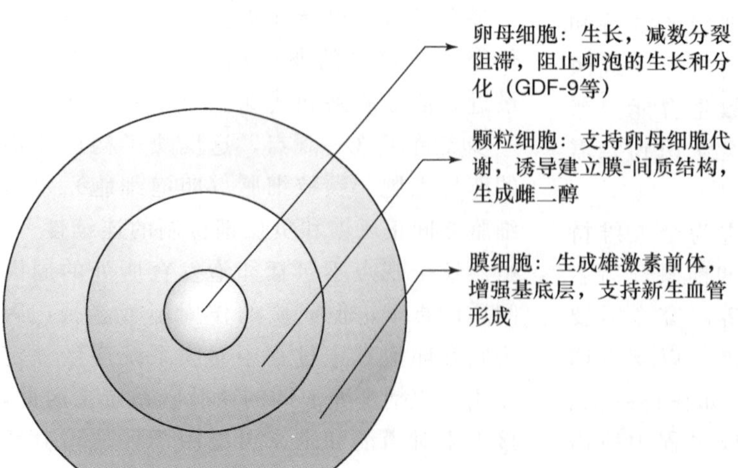

图 32.1 图示卵巢卵泡从卵母细胞到颗粒细胞及膜细胞层的影响梯度，其为监测培养卵泡的细胞和分子完整性的控制指标。注意卵母细胞分泌的因子［如生长分化因子-9（GDF-9）］的主要功能是防止排卵前后卵泡类固醇功能的增殖（增生）和分化（肥大）。因此，培养基中类固醇合成的标记有可能反映了卵子指令功能的缺失，导致活性和发育能力受损

表 32.1　用于评估卵巢卵泡组织完整性的主要功能特点总结[a]

特征	卵泡期	生物标记物	是否有活性
静息	原始卵泡	Chromatin/PTEN	是（Hoechst 33342）
增殖	初级卵泡、次级卵泡	BrdU、PH3、MPM2	是（Click-IT）
凋亡	次级卵泡、窦卵泡	TUNEL、胱天蛋白酶 3	是（Hoechst 33342）
自噬	原始卵泡（？其他）	Beclin/ATG	是（溶酶体红色荧光探针，吖啶橙）
分化	窦卵泡	Aromatase、LHr	否

[a] 注意，目前应用的许多生物标记物都是基于破坏组织的免疫细胞化学方法和组织学方法。同时，不是所有的标志物都适合卵泡生长的所有时期。最后一列中列出一些目前用于检测培养卵泡完整性的有活性的生物标记物

模型，利用了酶标仪的速度、敏感性和光谱特性。新一代的试剂可以分辨代谢活性，包括活性氧产生、细胞增殖，甚至使用多孔板对器官或组织培养物内的快速和慢速分裂细胞进行鉴别，这应该有利于优化支持卵子发生的条件。此外，如下所述，DNA 损伤的检测和修复之间的联系正在迅速成为卵泡完整性评估的一个主要决定因素，因为它和体细胞及生殖细胞的组分都相关，并且这些试验引入的一系列敏感度和精确度将会从实质上改进卵泡的培养。

与大多数体外培养系统一样，目前已知培养环境能产生影响 DNA 完整性的不利条件，通常是由于高压氧产生的自由基[21]。由于培养环境的这些副作用，过去很少被关注的遗传物质的完整性成为评估卵泡的一个方面，而且需要仔细检查。现在有许多新的试剂可用于评估与 DNA 损伤检测有关的级联事件，也可以评估在卵泡的体细胞和生殖细胞内都具有活性的 DNA 修复通路的激活和完成。作者最近一直在研究哺乳动物卵巢这条通路的组分并发现了一系列的损害，从雌性的高龄、培养期间活性氧类（ROS）的产生到化疗药物的暴露（如环磷酰胺），引起卵巢细胞 DNA 损伤及修复程度快速可逆的变化。如图 32.2 所示，利用免疫荧光显微技术，用从牛卵巢卵泡分离的颗粒细胞建立了一套对评估 DNA 损伤有应用价值的培养系统。

多种试剂能够检测自发或诱导的双链断裂引起的抗原表位。其中，识别发生于断链位点的组蛋白修饰的抗体能显示出损伤的范围和大小，以单细胞核内焦点的数目和大小的变化为显示形式。暴露于化疗药物（如环磷酰胺）后的不同时期，通过固定细胞，这些焦点数目增多，能够量化为平均密度/细胞核。这有助于我们理解经过药物清除或改变培养条件以后 DNA 损伤的相对时间进程及修复概率（图 32.3）。

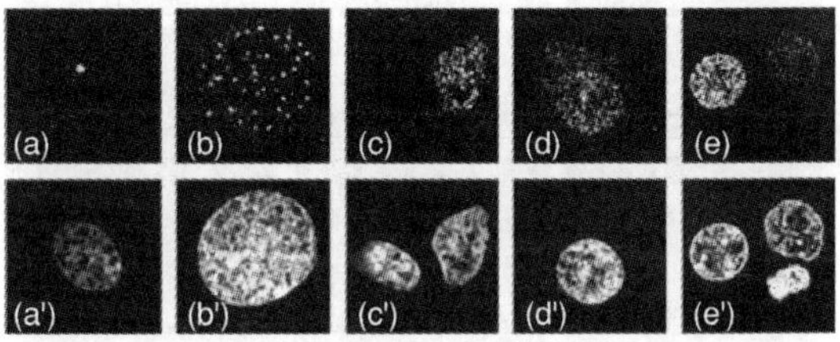

图 32.2　暴露于环磷酰胺前后观察到的牛颗粒细胞 DNA 双链断裂的范围。上排（a～e）显示的是 gamma-H2AX 抗体标记后的染色图像，显示出单个焦点（a）、多个焦点（b）及不同的形式（c～e）。它们作为指示 DNA 修复的活性位点，可能反映了焦点形成之前更早时期的 DNA 损伤。下排（a'～e'）显示的是全部染色质。比例尺代表 10 μm

当联合使用检测修复复合物组分的试剂（如 RAD51 或 BRCA1）时，能够进一步地深刻理解 DNA 的修复能力。这个方法适用于卵巢组织片或培养的卵泡，为在体内或体外条件下对卵泡内体细胞和生殖细胞组分的 DNA 进行完整性评估增加了一个重要尺度。

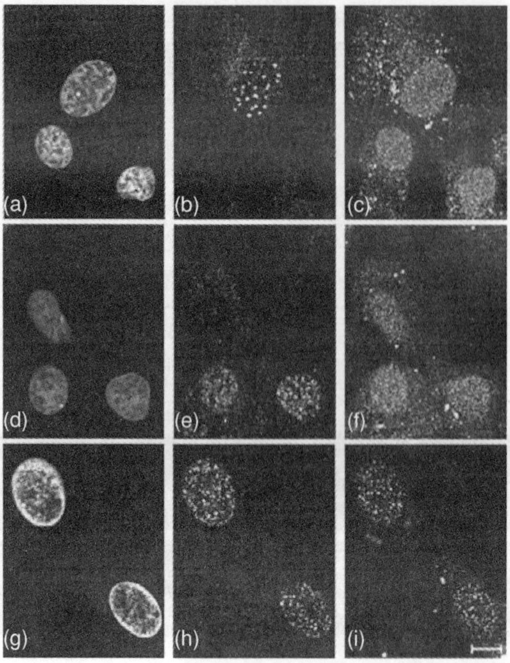

图 32.3 牛颗粒细胞在无（a～c）或有（d～i）环磷酰胺的条件下培养 4 h（d～f）或 24 h（g～i），经固定染色显示全部染色质（a、d、g）、gamma-H2AX（b，e，h）及 RAD51（c、f、i）。随着逐步的修复，可看到分散的 gamma-H2AX 阳性的核焦点形成，推测细胞质内的 RAD 51 是与 DNA 双链断裂的位点一致的细胞核内的位置。比例尺代表 10 μm

中心环节：卵子发生的支持和维持

在生育力保存的背景下，卵泡培养的唯一目的是提供一个离体的环境，在这个环境内卵子的生长和成熟能够继续进行，并且不会损伤卵子维持胚胎发育的能力[18, 22-23]。正如上面提到的，在一定程度上出现了悖论，因为卵泡培养是否成功最有效的预测因子将要能够证明卵子的质量确实已经建立并得以维持，无论卵泡培养多长时间都需要达到这一目的[5, 24-26]。大量的证据表明人类卵泡的发生需要 100 天以上[1-2, 8]，我们对卵子发生的整个过程需要的精确时间一直一无所知，因为它发生在卵泡内。另外，目前尚不清楚卵泡发生的过程能否反映发育的连续性，或者被卵子发生的内源性关键步骤所干扰，或者来自促性腺激素有效性的周期性变化，或 LH 及 FSH 受体的表达[27-30]。这些问题的答案将会告知我们，未来这一领域中更直接地反映培养卵泡内卵子质量的方法。

如前所述，除了评估卵母细胞完成减数分裂的能力，保证体外成功受精并支持种植前的发育[1, 7, 31]外，只有少数安全有效的确定卵母细胞质量的生物标记物。

那些投入使用的依赖于荧光指示器或其他重要指示染料的代谢基板、视觉指示器等（表 32.1）分别因试验的敏感性、自由基的产生及代谢扰动受到限制，妨碍了它们的主要应用。由于这些原因，非侵入性的和非扰动性的光学检测保证了培养基中卵子质量评估的基础，并作为衡量发育能力的指标用于 IVF 和胚胎培养。

更有前途的是那些监控卵子和颗粒细胞之间相互作用完整性的间接生物标记物，其能够检测卵子及其周围颗粒细胞的分化状态[31-32]。

在卵泡发生早期，通过锚定跨区域连接实现了卵子和颗粒细胞之间的联系，这些联系可能是代谢协同作用的一种直接反应，是培养期间获取减数分裂能力并保护卵子处于发育潜能状态所需要的[27,33]。早期，使用小鼠卵巢卵泡进行研究，强调了最小化 FSH 暴露的重要性，否则将导致过早发生减数分裂，这个结果实际上会加剧卵子的老化[17]。因此，最近在卵子培养期间维持卵子健康的工作已经考虑到当主导卵泡分化到下一个阶段时，FSH 不适当的介入会对卵子有害这一问题[1,14,18,30]。有趣的是，FSH 的这些不利影响好像是因为对跨区域连接（transzonal projections，TZPs）的直接作用，因为它们是快速、不可逆地收缩，而且可以界定获取减数分裂能力和维持减数分裂静息期间的营养物质和（或）信号的有效性[34]。很可能是除了鉴别有利于卵母细胞发育能力的更适合的培养液条件，基于细胞外基质的构成，还会发现其他的使卵母细胞和颗粒细胞之间产生一种更稳定联系的因子[6,10]，无论培养维持在二维还是三维的条件中[18-20,35]。最后一个因子是可能有助于 TZPs 稳定性的生长分化因子-9（GDF-9）。GDF-9 最早作为次级卵泡发育所需要的卵子生成的一种关键因子被发现[36]，在基因敲除小鼠模型，GDF-9 对于 TZPs 的建立极为重要[37]。无论是外源性重组的 GDF-9 还是相关的卵母细胞信号因子，其促进代谢的协同作用还有待证明，但是培养条件的变化将值得研究，以寻求能够保护卵泡的原有结构，同时维持卵母细胞发育和代谢的替代方案[38]。

维持卵泡内细胞间的相互作用与卵巢组织冻存的效果或原始卵泡的结构相关。慢速冷冻和玻璃化冷冻方案中冷冻保护剂

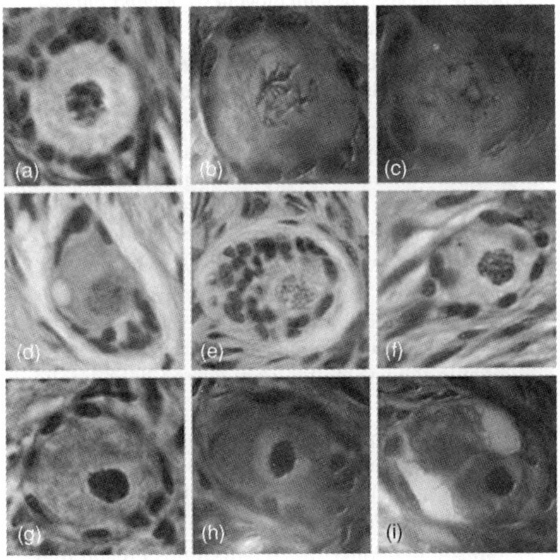

图 32.4　显微图示新鲜的（a～c）、慢速冷冻（d～f）及玻璃化冷冻（g～i）的牛卵巢皮质条的原始卵泡经常规组织学准备后的染色质完整性。上排（a～c）显示一般的明视野（a）或 Nomarski 相差视野下观察到的原始卵泡内双线期生发泡染色质的分散现象，注意核边缘扩张的染色质结构及胞质的均质。慢速冷冻解冻后 30 min 的标本保留了充满细胞核（d～f）的纤维特性，而玻璃化冷冻后复苏的标本始终显示凝聚染色质从核边缘（g、h）收缩，而且卵母细胞与颗粒细胞（i）接触的外层也收缩

产生的高渗压可能会明显地破坏细胞间相互作用。如图 32.4 所示，慢速冷冻方案易于扰乱间质-基底膜界面，而玻璃化冷冻会影响卵母细胞及其周围颗粒细胞之间的界面。

重要的是，对牛卵巢皮质条的这些初步观察表明，与慢速冷冻相比，玻璃化冷冻后解冻的组织中染色质和核膜之间的连接可能会处于更大的风险中。同时，检测细胞间和细胞内蛋白质的相互作用将会代表深入研究卵泡完整性的一个重要方向。

评估培养卵泡完整性的未来前景

未来用于生育力保存的卵泡完整性的评估将会要求我们针对这个难题做出概念上和技术性方法上的改变。本章自始至终都在强调，获取高发育潜能的健康卵子的需求使卵泡发生被定义为一个以卵母细胞为中心的过程，而不是完成生殖生理中非常重要的内分泌功能的过程[8-9]。在这个意义上说，卵泡发育阶段的研究着眼于维持卵子发生的生长时期，同时也期望重建和完成减数分裂，未来的研究可能要揭示复杂的反馈通路，它受卵母细胞内基因和蛋白质表达形式的调节[39]。确定这些因子是什么、它们在颗粒细胞和膜细胞的行为中如何呈现信号的转换能够揭示最终反映卵母细胞在决定其自身命运方面的持续作用的生物标记物[2,40-44]。这可能需要使用更敏感的方法来检测代谢产物和底物，它们的浓度维持在一个更类似于整个卵巢内的微环境浓度的水平。如果卵泡培养时能够实现微流体技术，正如后者用于其他的要求延长体外时间的发育体系模型，这一目标是可能实现的。

将来关于卵泡离体维持的另一个影响因素就是时间[3-4,18]。控制卵子发育的整个

过程和时间尚不清楚，很可能需要几周才能完成。尽管具有侵入性的机械化学和分子生物学研究提供了大量的数据，并作为“生物标记物”可能提供一些价值，但不太可能以主要方式帮助我们理解卵子发生的表观遗传学。当前快速发展的生物学领域已经进入到人类辅助生育技术（ART）的前沿[18,20,24]，对各种体外操作产生了可以记录到的影响，即影响到起源于卵子发生过程的驱动早期胚胎细胞质和细胞核基因组的软件。我们的生物钟正在改变卵母细胞基因组在自然的卵泡生长过程中发挥的表观遗传学修饰方式[2,27]，需要谨慎使用应用于未来的卵泡培养技术，该技术可用于因自然年龄老化或者因癌症治疗的副作用而引起生殖系受损的人群保存卵母细胞[4,18]。

致谢

作者衷心感谢 ESHE 基金、堪萨斯大学癌症中心和土耳其科学技术研究委员会（TUBITAK）的支持。

参考文献

1. **Smitz J** and **Cortvrindt R**. Oocyte in-vitro maturation and follicle culture: current clinical achievements and future directions. *Hum Reprod* 1999; **14**(Suppl. 1): 145–61.
2. **Rodrigues P, Limback D, McGinnis LK, Plancha CE** and **Albertini DF**. Oogenesis: prospects and challenges for the future. *J Cell Physiol* 2008; **216**(2): 355–65.
3. **Rosendahl M, Andersen CY, Ernst E** *et al.* Ovarian function after removal of an entire ovary for cryopreservation of pieces of cortex prior to gonadotoxic treatment: a follow-up study. *Hum Reprod* 2008; **23**(11): 2475–83.
4. **Sanchez M, Alama P, Gadea B** *et al.* Fresh human orthotopic ovarian cortex transplantation: long-term results. *Hum Reprod* 2007; **22**(3): 786–91.
5. **Senbon S, Ishii K, Fukumi Y** and **Miyano T**. Fertilization and development of bovine oocytes grown in female SCID mice. *Zygote* 2005; **13**(4): 309–15.
6. **Telfer EE, Binnie JP, McCaffery FH** and **Campbell BK**. In vitro development of oocytes from porcine and bovine primary follicles. *Mol Cell Endocrinol* 2000; **163**(1–2): 117–23.
7. **Van Den Hurk R, Abir R, Telfer EE** and **Bevers MM**. Primate and bovine immature oocytes and follicles as sources of fertilizable oocytes. *Hum Reprod Update* 2000; 6(5): 457–74.
8. **Hutt KJ** and **Albertini DF**. An oocentric view of folliculogenesis and embryogenesis. *Reprod Biomed Online* 2007; **14**(6): 758–64.
9. **Jayawardana BC, Shimizu T, Nishimoto H** *et al.* Hormonal regulation of expression of growth differentiation factor-9 receptor type I and II genes in the bovine ovarian follicle. *Reproduction* 2006; **131**(3): 545–53.
10. **Walters KA, Binnie JP, Campbell BK, Armstrong DG** and **Telfer EE**. The effects of IGF-I on bovine follicle development and IGFBP-2 expression are dose and stage dependent. *Reproduction* 2006; 131(3): 515–23.
11. **Blondin P, Bousquet D, Twagiramungu H, Barnes F** and **Sirard MA**. Manipulation of follicular development to produce developmentally competent bovine oocytes. *Biol Reprod* 2002; 66(1): 2838–43.
12. **Chian RC, Chung JT, Downey BR** and **Tan SL**. Maturational and developmental competence of immature oocytes retrieved from bovine ovaries at different phases of folliculogenesis. *Reprod Biomed Online* 2002; 4(2): 127–32.
13. **Fortune JE, Kito S** and **Byrd DD**. Activation of primordial follicles in vitro. *J ReprodFertil* 1999; **54**: 439–48.
14. **Harada M, Miyano T, Matsumura K** *et al.* Bovine oocytes from early antral follicles grow to meiotic competence in vitro: effect of FSH and hypoxanthine. *Theriogenology* 1997; **48**(5): 743–55.
15. **Amorim CA, Van Langendonckt A, David A, Dolmans MM** and **Donnez J**. Survival of human pre-antral follicles after cryopreservation of ovarian tissue, follicular isolation and in vitro culture in a calcium alginate matrix. *Hum Reprod* 2009; **24**(1): 92–9.
16. **Heise M, Koepsel R, Russell AJ** and **McGee EA**. Calcium alginate microencapsulation of ovarian follicles impacts FSH delivery and follicle morphology. *Reprod Biol Endocrinol* 2005; **3**: 47.
17. **Johnson LD, Albertini DF, McGinnis LK** and **Biggers JD**. Chromatin organization, meiotic status and meiotic competence acquisition in mouse oocytes from cultured ovarian follicles. *J Reprod Fertil* 1995; 104(2): 277–84.
18. **Lenie S, Cortvrindt R, Adriaenssens T** and **Smitz J**. A reproducible two-step culture system for isolated primary mouse ovarian follicles as single functional units. *Biol Reprod* 2004; **71**(5): 1730–8.
19. **Loret de Mola JR, Barnhart K, Kopf GS** *et al.* Comparison of two culture systems for the in-vitro growth and maturation of mouse preantral follicles. *Clin Exp Obstet Gynecol* 2004; **31**(1): 15–19.
20. **Vigo D, Villani S, Faustini M** *et al.* Follicle-like model

by granulosa cell encapsulation in a barium alginate-protamine membrane. *Tissue Eng* 2005; **11**(5–6): 709–14.

21. **Heise MK, Koepsel R, McGee EA** and **Russell AJ**. Dynamic oxygen enhances oocyte maturation in long-term follicle culture. *Tissue Eng Part C Methods* 2009; **15**(3): 323–32.
22. **Keros V, Xella S, Hultenby K** *et al.* Vitrification versus controlled-rate freezing in cryopreservation of human ovarian tissue. *Hum Reprod* 2009; **24**(7): 1670–83.
23. **Maman E, Prokopis K, Levron J** *et al.* Does controlled ovarian stimulation prior to chemotherapy increase primordial follicle loss and diminish ovarian reserve? *An animal study. Hum Reprod* 2009; **24**(1): 206–10.
24. **Bromfield JJ, Coticchio G, Hutt K** *et al.* Meiotic spindle dynamics in human oocytes following slow-cooling cryopreservation. *Hum Reprod* 2009; **24**(9): 2114–23.
25. **Fair T, Hyttel P** and **Greve** T. Bovine oocyte diameter in relation to maturational competence and transcriptional activity. *Mol Reprod Dev* 1995; 42(4): 437–42.
26. **Humblot P, Holm P, Lonergan P** *et al.* Effect of stage of follicular growth during superovulation on developmental competence of bovine oocytes. *Theriogenology* 2005; **63**(4): 1149–66.
27. **Albertini DF, Combelles CM, Benecchi** E and **Carabatsos MJ**. Cellular basis for paracrine regulation of ovarian follicle development. *Reproduction* 2001; **121**(5): 647–53.
28. **Feary ES, Juengel JL, Smith P** *et al.* Patterns of expression of messenger RNAs encoding GDF9, BMP15, TGFBR1, BMPR1B, and BMPR2 during follicular development and characterization of ovarian follicular populations in ewes carrying the Woodlands FecX2W mutation. *Biol Reprod* 2007; 77(6): 990–8.
29. **Fouladi-Nashta AA** and **Campbell KH**. Dissociation of oocyte nuclear and cytoplasmic maturation by the addition of insulin in cultured bovine antral follicles. *Reproduction* 2006; **131**(3): 449–60.
30. **Iwata H, Hashimoto S, Ohota M** *et al.* Effects of follicle size and electrolytes and glucose in maturation medium on nuclear maturation and developmental competence of bovine oocytes. *Reproduction* 2004; **127**(2): 159–64.
31. **Pavlok A, Lapathitis G, Cech S** *et al.* Simulation of intrafollicular conditions prevents GVBD in bovine oocytes: a better alternative to affect their developmental capacity after two-step culture. *Mol Reprod Dev* 2005; **71**(2): 197–208.
32. **Albertini DF**. Regulation of meiotic maturation in the mammalian oocyte: Inteplay between exogenous cues and the microtubule cytoskeleton. *Bioessays* 1992; 14(2): 97–103.
33. **Allworth AE** and **Albertini DF**. Meiotic maturation in cultured bovine oocytes is accompanied by remodeling of the cumulus cell cytoskeleton. *Dev Biol* 1993; 158(1): 101–12.
34. **Combelles CM, Carabatsos MJ, Kumar TR, Matzuk MM** and **Albertini DF**. Hormonal control of somatic cell oocyte interactions during ovarian follicle development. *Mol Reprod Dev* 2004; 69(3): 347–55.
35. **Berkholtz CB, Shea LD** and **Woodruff TK**. Extracellular matrix functions in follicle maturation. *Semin Reprod Med* 2006; **24**(4): 262–9.
36. **Dong J, Albertini DF, Nishimori K** *et al.* Growth differentiation factor-9 is required during early ovarian folliculogenesis. *Nature* 1996; **383**(6600): 531–5.
37. **Carabatsos MJ, Elvin J, Matzuk MM** and **Albertini DF**. Characterization of oocyte and follicle development in growth differentiation factor-9-deficient mice. *Dev Biol* 1998; 204(2): 373–84.
38. **Albertini DF**. Oocyte–granulosa cell interactions. In: Blerkom JV (ed.), *Essential IVF: Reviews of Topical Issues in Clinical In Vitro Fertilization*. Boston: Kluwer Academic Publishers, 2002: pp. 43–58.
39. **Carabatsos MJ, Sellitto C, Goodenough DA** and **Albertini DF**. Oocyte–granulosa cell heterologous gap junctions are required for the coordination of nuclear and cytoplasmic meiotic competence. *Dev Biol* 2000; **226**(2): 167.
40. **Mattson BA** and **Albertini DF**. Oogenesis: chromatin and microtubule dynamics during meiotic prophase. *Mol Reprod Dev* 1990; **25**(4): 374–83.
41. **McGinnis LK, Kinsey WH** and **Albertini DF**. Functions of Fyn kinase in the completion of meiosis in mouse oocytes. *Dev Biol* 2009; **327**(2): 280–7.
42. **Parrott JA** and **Skinner MK**. Direct actions of kit-ligand on theca cell growth and differentiation during follicle development. *Endocrinology* 1997; **138**(9): 3819–27.
43. **Rodrigues P, Limback D, McGinnis LK, Plancha CE** and **Albertini DF**. Multiple mechanisms of germ cell loss in the perinatal mouse ovary. *Reproduction* 2009; **137**(4): 709–20.
44. **Hanoux V, Pairault C, Bakalska M, Habert R** and **Livera G**. Caspase-2 involvement during ionizing radiation-induced oocyte death in the mouse ovary. *Cell Death Differ* 2007; **14**(4): 671–81.

第33章 人类卵母细胞的体外生长体系——从原始到成熟

Evelyn E. Telfer and Marie McLaughlin 著

邻艳荣 译 徐阳 审校

概述

卵巢组织储存越来越多地被作为一种生殖储备的手段提供给广大患者[1]。可利用薄的卵巢皮质表面组织，其内主要含有未成熟的原始卵泡，目前移植这种组织是恢复生育力的唯一选择[2]。但这并不适用于所有患者[3]。发展体外培养系统以支持卵泡从早期原始阶段到成熟阶段的完全生长，可以最大化地通过卵巢组织重建生育力的潜能来增加选择的机会。这项技术将具有很多治疗中的应用，包括产生足够的卵母细胞用于辅助生育技术（ART），建立检测生殖细胞发育毒性效应的模型体系，建立移植前已冷冻卵巢组织的评价方法，以及为阐明有关人类卵母细胞发育的基础科学问题提供试验模型[4-5]。在体外，卵母细胞从原始阶段完全发育已经在鼠类获得成功，但是人类卵泡更大的体积和更长的生长期使得这项技术在种属间的转换遇到困难。最近，有关不同阶段的人类卵泡在体外发育所需的特定条件的研究已取得进展[6-7]，距离获得支持卵母细胞从原始到成熟的完整的体外培养系统的目标更近了一些[8]。这一章将讨论我们目前对人类卵母细胞体外发育的理解，以及为获得完全体外生长（in vitro growth，IVG）系统还需要跨越的鸿沟。

卵泡发育

女性的生殖功能需要卵巢中的卵泡从原始卵泡池中不停地被激活并周期性地发育和成熟（彩图33.1a）。原始卵泡在出生前形成，代表一定数量的生殖细胞，后者的募集、生长将持续发生在女性整个生育期。卵泡的生长和发育涉及一系列复杂而精确的调控事件。具有代表性的过渡期开始于：①原始卵泡生长并发育到窦前卵泡期的启动；②窦卵泡的形成，以及向排卵前卵泡或成熟卵泡的发展与颗粒细胞（卵泡细胞）的增殖和卵泡液在基膜下的聚积相关；③在月经中期黄体生成素（LH）峰的作用下发生排卵，成熟卵泡破裂（彩图33.1a），释放卵-丘复合体。

在卵泡的生成过程中，其内的卵母细胞一直处于减数分裂停滞期，随着生长，其必须获得恢复减数分裂的能力（减数分裂潜能）和维持受精及胚胎发育的能力（发育潜能）。所以，卵母细胞作为配子，其后续功能依赖于卵泡内的局部环境。卵泡发育的调控是复杂的，在卵泡内双向通讯的介导下，通过一系列卵母细胞特异性调控因子，增强了抑制性或刺激性的内分泌、旁分泌及来自于体细胞（颗粒细胞和周围的膜细胞）的自分泌信号[9]。

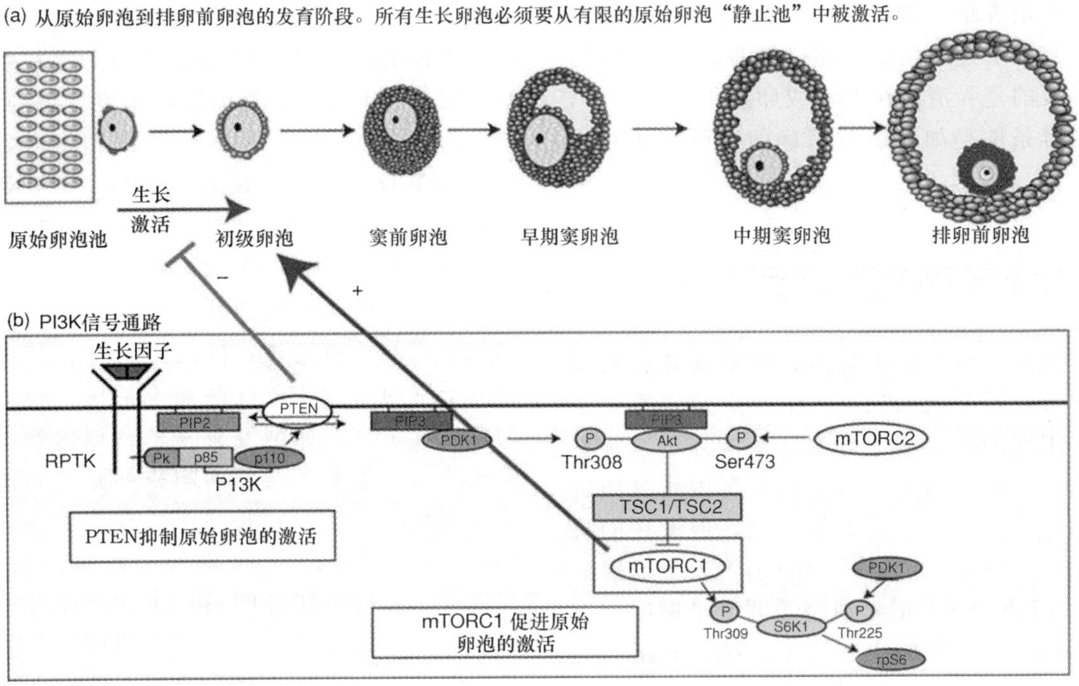

彩图 33.1　(a) 图显示了卵泡在非增殖的原始卵泡池的生长，原始卵泡不停地被激活为生长群，变为初级卵泡，其中包含有一个被颗粒细胞（绿色）包裹的处在减数分裂前核网期的卵母细胞（黄色）。初级卵泡经历卵母细胞生长和颗粒细胞增殖和分化（紫色），这时形成窦腔。窦卵泡继续生长，颗粒细胞分化为两个细胞群：围绕卵母细胞的丘细胞（蓝色）和在卵泡壁的壁细胞（橙色）。这一发育过程发生在人类的准确时间还不清楚，但是估计需数月。然而，目前还不清楚卵泡生长是持续的还是有一个静止期。(b) PI3K 路径的简化版。启动这一过程的大部分因子都不清楚，但有证据提示 PI3K-AKT 信号通路是卵泡或卵母细胞早期发育的一个重要调节因子，这条通路的组件参与控制卵泡从非生长群激活的速度。磷酸化的 PTEN 将 PIP3 转为 PIP2，后者反过来负性调节 PI3K 的活性。PI3Ks 介导的信号通路汇聚于 PDK1。PDK1 可磷酸化 Akt，使之被激活。Akt 能磷酸化和灭活结节性硬化症复合体（TSC2 或结节蛋白），这将导致 mTOR 复合体（mTORC1）激活。mTORC1 能被西罗莫司药理性抑制，被亮氨酸刺激。对这条通路的操控在生殖储备领域有重要的临床应用

在人类，女性生殖细胞的数量在出生前就已形成，并认为在成年期是不能被充分补充的[10]。在任何年龄，卵巢内的绝大多数卵泡都处在发育的原始期，形成的这个卵泡池在生育期不停地被消耗[11-12]。原始卵泡数量相对富足而且尚未分化，这些特性使其成为可以体外生长以获得有受精潜能的卵母细胞用于辅助生育技术和生殖储备的理想选择[5,13]。未成熟卵泡在体外完全发育的能力支持一些基础的和临床的应用，是生殖储备不可缺少的部分。

未成熟卵母细胞在体外的完全发育在啮齿类动物已经有幼崽的出生，体外成熟的卵母细胞来源于鼠的卵-丘复合体[14]、原始卵泡[15-16]和培养的初级卵泡[17]。然而，这在人或驯养类动物身上还未能成功重复出来，因为体内卵泡需要经历一个持久的发育阶段。设计用于支持人类卵泡部分生长的体外培养系统已经取得了大量基础性研究进展，几个里程碑事件包括：卵母细胞被激活[6,18-22]、窦前卵泡的生长[6-7,19,21,23-25]、卵泡分化[6-7]和卵母细胞成熟[26-27]，在人类新鲜和冷冻卵巢组织中均获得了成功。利用体外成熟（IVM）技术处理未成熟卵母细胞，然后体外受精（IVF）获得妊娠和活产的能力也已经获得了临床进展[28-30]。除了以上成功的方面，将所有这些系统整合在一起以达到完全的体外生长还有些困难。

延长培养最主要的困难是卵母细胞与周围体细胞的连接崩解，卵母细胞退化。所以，重要的是弄清楚在卵泡或卵母细胞发育中，培养条件是如何影响精确的细胞间相互作用的。

未成熟卵泡的激活与生长

我们对女性生育力、生殖衰老和发展体外生长系统的理解，中心点是知道处于休眠期的原始卵泡是如何被调控的。一些调控原始卵泡发育启动的局部因子（如抗苗勒管激素[31]）已经被确定，但潜在的机制大多数还不清楚[32]。目前，大量证据提示 PI3K-AKT 信号通路是调节早期卵泡或卵母细胞发育的主要因子，这条通路的组成主要涉及非生长卵泡群激活速度的控制(图 33.1b)[33]。最近的研究显示，作用于卵母细胞内的磷酸化 PTEN 是 PI3K-AKT 的负调控因子，在鼠类抑制卵泡发育的启动，敲除鼠卵母细胞特异性 Pten 基因后原始卵泡全面激活[34]。卵母细胞里的 PI3K-PDK1-Akt-S6K1-rpS6 的级联效应通过调节原始卵泡的存活来控制卵巢的老化[34-35]。S6K1-rpS6 的激活较大程度依赖于哺乳动物西罗莫司复合靶点 1（mTORC1）（一种丝氨酸或苏氨酸激酶，调节细胞生长和增殖，对生长因子和营养素的刺激发生反应[36]）。最近研究显示，mTORC1 信号通路对原始卵泡群的休眠与激活有调节作用，和 PTEN/PI3K 信号通路一样重要[35,37]。现在诸多证据显示 PTEN 和 mTORC1 在卵泡发育程序的调控和启动上均有重要的作用，PTEN 活跃地抑制卵母细胞的激活，mTORC1 则促进卵母细胞的激活（图 33.1b）。对这些通路的操控能够通过整合的方式支持卵母细胞激活从而改善 IVG 体系。目前，这些是作者实验室的工作重点[38-39]。

在人类，沉默的原始卵泡在不停地被激活、生长，而与生理状态无关[40-41]。被激活生长的标志是卵母细胞周围的颗粒细胞由扁平的上皮细胞逐渐转换为立方细胞，增殖形成多层结构，同时生殖细胞将成熟(彩图 33.1a)[4,11,42]。在人类卵巢，早期卵泡的发育和生长的启动被认为是极为精确的过程，需要几周时间来完成[2,11,28]。这段时间的长度能否精确地代表体细胞和生殖细胞发育的固有速度，体内生长是否被卵巢分子制约来调控，这些均不清楚。确定的是持续正常的卵泡发育是精密地依赖于生长的卵母细胞和发育的颗粒细胞之间的相互细胞通讯[43]。这种通讯表现为发展的细胞突足的形式，它从颗粒细胞膜伸展，穿过透明带最终接近卵膜，通常在卵母细胞表面形成缝隙连接[44-45]。在体内，卵泡的发育包含一系列事件，这些事件有序发生，需要不同的时长来完成。原始卵泡向初级卵泡漫长的转变过程中，卵母细胞的体积并没有增加[11,46]。然而，在窦腔形成的时间点，卵母细胞体积显著性生长[4,9]。为获得生长潜能，卵母细胞的完全生长必须经历细胞核成熟和细胞质分化，这一过程的发生主要与窦前卵泡生长过程中颗粒细胞增殖相关[4,9,47]。卵母细胞恢复了细胞核成熟和细胞质分化的过程后就获得了完成减数分裂的能力，而且，卵母细胞的体积是达到减数分裂Ⅱ期的一个决定性因素[48-49]。生长过程中的卵母细胞聚积细胞器，成熟后这些细胞器在细胞内分散，为受精和种植前的胚胎发育做准备。只有同时完成了细胞质和细胞核成熟的卵母细胞才能完成受精和后续的胚胎发育[50]。体外卵泡发育或 IVG 的目的是获得有发育潜能的卵母细胞。因此，培养体系必须提供维持卵母细胞生长和支持细胞质和细胞核成熟的环境，而没有必要发育大的卵泡结构[13]。在体外试图复制体内发育（时间和体积）还未获成功，所以改善 IVG 体系的策略应该关注于在尽可能短的时间内，在周围体细胞的包裹下优化卵母细胞生长。

支持卵母细胞体外发育的策略

已有多种方法用于促进从人类新鲜[6,18]和冻融的卵巢皮质组织[18,20,51]中获取的卵泡在体外发育。毋庸置疑，要获得人类卵母细胞的体外完全发育需要发展一个多步骤的培养体系。卵泡既可以被视为一种内分泌结构，同时又是一个支持卵母细胞生长和发育的载体。在优化这种培养体系时，重点应该放在卵母细胞的发育上，可能需要的不是大的卵泡结构，而是维持与发育中卵母细胞接触的体细胞正确的分化。被设计用来满足发育中卵母细胞和周围体（颗粒）细胞变化需求的步骤包括：①培养小的卵巢皮质片来支持原始卵泡的激活[6, 18, 21]；②分离和培养生长中的窦前卵泡，来实现卵母细胞的生长与发育[6-7,19,23,25]；③卵-丘复合体的吸取与成熟[26,52-53]。作者首次联合上述步骤，并在前两步已经取得进展[6]。图 33.2 显示了作者推荐的从卵巢皮质组织中产生有发育潜能的卵母细胞的多步骤 IVG 体系。目前这些阶段的进展将在下面讨论。

卵巢皮质活检组织的培养

在生殖储备项目中，许多年轻女性（部分青春期前女孩）选择冷冻卵巢皮质活检组织。在这些组织中绝大多数有活力的卵泡处在静止的原始卵泡阶段（彩图 33.3a）。因此，发展 IVG 体系，必需优先优化体外原始卵泡的激活和支持早期卵泡发育。作者实验室最近的工作已经揭示，人类原始卵泡在机械分离的皮质片中生长良好，能够在 6 天内发育到多层的窦前卵泡（次级）阶段[6]。该培养体系的培养条件不同于早期研究的描述[18-19]，培养液不含血清及支撑基质。组织的准备对于成功至关重要，涉及去除大部分皮质下的间质组织。这样，培养的组织片主要是由含有

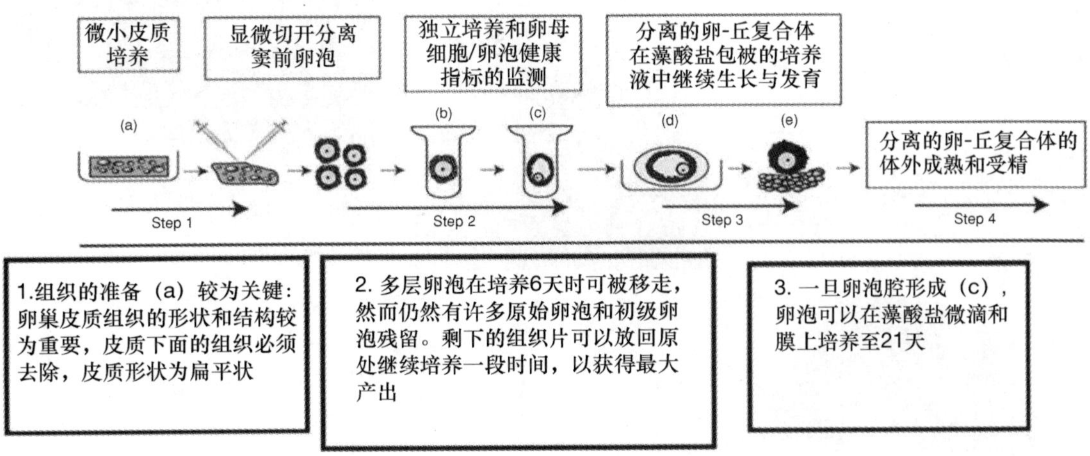

图 33.2　推荐用于人类原始卵泡激活及卵泡或卵母细胞后续发育的多步骤培养系统。这一多步骤培养系统所需要的步骤如下：（a）激活卵巢皮质条中的原始卵泡；（b）分离所有生长卵泡和大多数潜在的基质细胞可提高激活率[6]；扁条状皮质组织在含有 HAS、维生素 C 及基础水平 FSH 的培养液中自由漂浮培养[6]，一旦卵泡达到多层阶段，其将用细针机械分离，并单独培养，以支持从窦前卵泡阶段到窦卵泡阶段的发育；（c）在这一阶段添加激活蛋白将促进卵泡发育和增加窦卵泡形成[6]；（d）在体外生长的类似阶段卵泡被分离，在藻朊酸盐微滴中生长[7]；（f）在合计 30 天的时间内卵母细胞的生长几乎达到完全大小；（e）卵母细胞生长和发育的最后阶段能通过培养卵母细胞和其周围的体细胞而免受大卵泡束缚来实现

原始卵泡和初级卵泡的卵巢皮质组成（图33.2和33.3a）。当这些人类卵巢皮质小片被培养时，卵泡会出现显著性转变，经过6～10天的短期培养，卵泡由静止池转为生长池[6,38,51]。该结果在牛类也可重复，有报道，牛的大量原始卵泡被激活发生在体外培养的2天之内[54-56]。这提示卵泡被激活是卵巢内抑制卵泡生长启动的因子释放的结果[37,55]。IVG的观察结果及人和牛模型的组织学分析均显示，组织碎片中的卵泡生长是不同的，在组织边缘的卵泡（彩图33.3b、c）与镶嵌于厚的间质中的卵泡相比，其生长速度要快些（McLaughlin和Telfer，未发表资料）。而且，当在培养前将多余的间质从组织片中去除，卵泡的生长速度增加（彩图33.3b、c）[6,38,51]。

皮质条的培养消除了体内内分泌和旁分泌对生长速度的调控。然而，卵泡仍然受到卵泡间相互作用和基质细胞因子的影响。很明确，组织的形状和间质的密度是调节卵泡体外生长启动的重要因素，如厚的立方形皮质组织显示出低的生长启动速度，相反地，基质细胞被去除后的组织薄片培养时，卵泡启动速度更快，生长更快[6]。皮质组织中卵泡的生理环境影响其对刺激因子和抑制因子的反应，从而影响它们的生长潜能[57]。

支持激活和早期生长的培养液

支持激活和早期生长的适宜培养液已经被开发。第一代培养系统使用了胎牛血清（fetal calf serum，FCS）或人血清，但是现在均被人血清白蛋白（human serum albumin，HSA）所替代，并含有胰岛素、硒、运铁蛋白（insulin，selenium and transferrin，ITS），还添加有维生素C来减少细胞的死亡[58-60]。基础培养液的选择包括MEM、Waymouths液、McCoys5A，作者喜欢用McCoys5A[6]。最基础的培养液

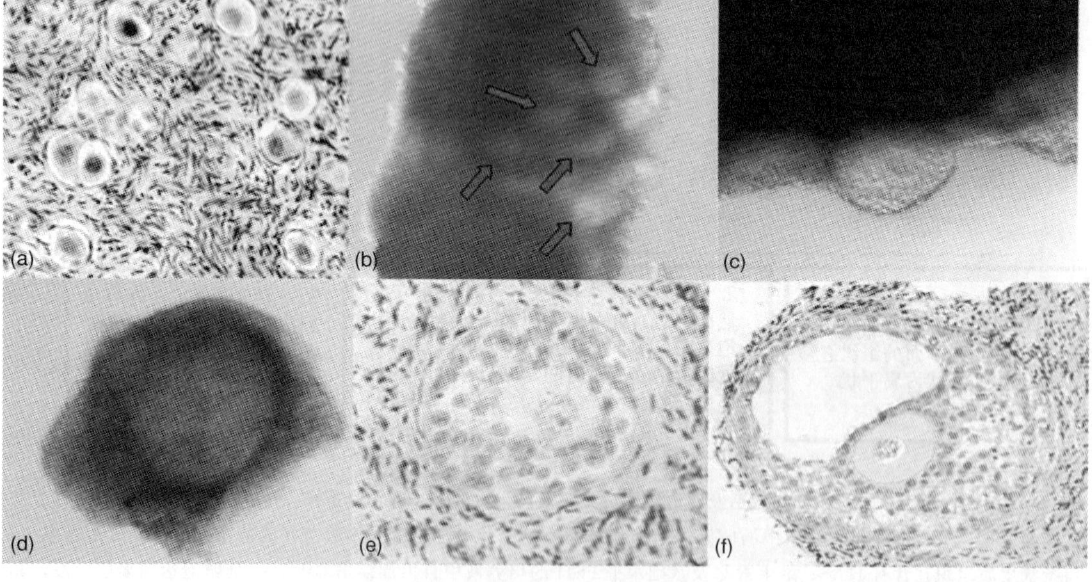

彩图33.3 （a）在新鲜固定人卵巢中的一簇静止卵泡；（b）体外培养6天后，在一培养的人卵巢皮质碎片的表面出现生长卵泡；（c）一个生长卵泡从培养的人卵巢皮质碎片的边缘突出；（d）机械分离的带有假定膜细胞层黏附的完整次级卵泡；（e）体外生长6天后的卵泡皮质中的次级人卵泡固定后的组织学图；（f）体外生长10天后的人窦卵泡固定后的组织学图

显示出对激活和生长有支持作用，而生长因子（如激活蛋白）在这一阶段激活的作用较差[61]，而在牛的培养系统中增加胰岛素能导致更强的激活[55]。还不清楚特殊因子是怎样影响激活，基质细胞又是如何支持激活的，但是，能提高所获生长卵泡质量和数量的有前景的方法是直接对控制激活的关键信号通路进行操作（彩图 33.1b）。这是作者实验室目前的一大研究热点[38-39]。

一旦组织条中的卵泡生长被启动，卵泡就能发育至多层颗粒细胞阶段。在皮质环境下，生长卵泡不能很好地存活，显示出继续生长被抑制，导致卵泡不完整和卵母细胞不能存活[6,19]。因此，为了进一步发育，卵泡需要从皮质间质环境中脱离出来独立培养[6,38,51]。

人类生长卵泡的分离

从培养的皮质组织中分离出窦前卵泡可以使用机械分离法、酶分离法或二者相结合。酶分离法通常会用到胶原酶和 DNA 酶，将原始卵泡和窦前卵泡从间质组织中游离出来，能比机械分离法获得更多的卵泡[62-65]。胶原酶在大型哺乳动物类能产生一种与卵泡损伤和低存活率相关的特殊效应[67-68]，但这能靠技术改进和新的纯化的含有胶原酶的制剂所克服[69-71]。使用细针的机械分离法有保留卵泡完整性的优势，是通过保留卵泡基底层和膜细胞层结构来实现的（彩图 33.3d）。但这种方法产出低，而且，由于在大型哺乳动物的卵巢中有厚的纤维皮质组织，这种方法费时又费力，尤其在人类，卵泡镶嵌在坚实的纤维皮质中，这种方法相对不可行。酶[19,24-25]分离法、部分酶[7,71]分离法和机械[6,23]分离法已经被用来从皮质基质中分离人类窦前卵泡，所获得的卵泡在体外培养到了 4 周。

对从皮质中分离出的人类卵泡进行研究，取得了令人瞩目的进展。在 FSH 存在的情况下，经酶分离的人次级卵泡能进行分化，具有对类固醇激素敏感的活性，并且能在 30 天内完成卵母细胞的生长[7]。而且，静止的卵泡在培养的皮质碎片中被激活、生长，被机械分离的次级卵泡（彩图 33.3e）在体外有或没有激活蛋白（彩图 33.3f）的情况下培养 10 天后均对类固醇激素敏感并开始分化。这些研究结果似乎证实卵巢局部因子确实抑制了卵泡发育，关于卵泡在体外的生长速度是否被加速或者被抑制的问题仍然有待进一步研究。有必要对生长速度进行进一步研究，明确生长速度是怎样影响卵母细胞质量的。

分离后人类卵泡的培养

培养体系的设计可被分为几种类别，用以支持经分离的人类卵泡发育，它们之间有些重叠。这些体系涵盖了：①收集时卵泡的发育阶段；②所运用的支持材料；③体外培养的时长。尽管用酶分离法从皮质组织中分离出有活性的人的原始卵泡是可能的，但是延长培养和单个卵泡的存活并没有取得成功，观察到了大量卵泡退化[24]。这是否归因于酶对基层的损伤，或这些卵泡需要以组群形式存在并伴有间质的支持，或多种因素的综合作用均不清楚；确实，基质细胞的存在能够改善体外培养的人原始卵泡的生长，提示卵泡外细胞的支持在卵泡开始生长时很重要[5-6,72]。最近报道了对羊的原始卵泡进行体外培养的研究，使用凝集素和 kit 配体（kit ligand，KL）来促进卵母细胞颗粒细胞聚积和卵母细胞发育的进展[73]，这对于明确在大型哺乳动物的培养卵泡中颗粒细胞从单层向多层转变所需要的条件意义重大。

经分离的用于体外发育的生长卵泡可有数种来源：复苏冷冻的组织、培养的皮质碎片或未经培养的卵巢组织。复苏冷冻组织的体外生长将在后面讨论。尽管获得可在体外被激活的次级卵泡的技术还有待优化，但是选择这些卵泡来进一步进行体外发育是有优势的，包括同质性、数量丰富、凋亡相对少[74-75]和疾病浸润的概率减少[3]。运用作者的两步培养技术，单层的人卵泡经过体外培养 10 天，能够生长、分化并合成类固醇，而且卵母细胞形态维持正常不变[6,38,51]。对于从新鲜的、未经培养的人卵巢皮质组织中分离出的次级卵泡发育的研究很少，但结果令人鼓舞，在 30 天的体外培养中，卵泡能够生长、分化、合成类固醇，卵母细胞也获得完全的生长[7]。理想结果的获得需要基础浓度的卵泡刺激素（FSH）（1.0～1.5 IU/ml），成功的培养还需要体外卵泡单元支持材料的促进，阻止体细胞从卵母细胞周围迁移。

体外支持三维卵泡结构和维持卵泡内细胞间联系的方法已经在哺乳动物卵泡的培养中运用将近 20 年，主要使用啮齿类动物系统，悬浮培养、矿物油鞘、疏水膜、卵泡密封等技术的使用促进了卵泡的生长，实现了发展的里程碑[5]。当培养大型哺乳动物卵泡时，使用“V”形微孔板来维持体外卵泡的三维结构，从而促进牛[76-78]和人[6,38,52]卵泡的生长和分化，卵泡的窦腔在 10 天内形成。有文献报道体外培养 13 天[79]，镶嵌在胶原凝胶内的牛卵泡分化，然后联合使用 PVP 增稠的培养液，即一种大分子的补充和微孔膜，未成熟的牛卵泡经过 14 天的体外培养，一个活的牛幼崽出生[80]。除了“V”形微孔板，在藻酸盐水凝胶中的卵泡胶囊也被用来支持人次级卵泡的体外生长[7]。藻酸盐胶囊的创新之处在于它模拟了体内细胞外基质，能够促进卵泡和培养液间的分子交流，同时其弹性能适应细胞增殖，而刚性又能阻止卵泡单元间的分离。目前看来藻酸盐胶囊的刚性对卵泡发育有至关重要的作用，有报道镶嵌于 1.0% 和 1.5% 藻酸盐胶囊中的鼠卵泡[81-82]生长受到抑制，类固醇激素生成减少，但是使用 0.5%胶囊，人类卵母细胞可以完全生长[7]。所报道的系统从最早阶段促进人类卵泡体外生长的速度快于体内生长速度的能力确实有前景。下一步是确定这些系统产生的卵母细胞是否有能力体外成熟，并明确改变了的生长是否对卵母细胞的表观健康和常态有害。

人类卵泡冷冻复苏后的培养

如果将 IVG 系统运用到临床生殖储备中，它们必须有能力支持来源于冷冻组织的卵泡发育。从冷冻组织中分离出的人类卵泡具有存活能力，这在 10 年前就已经可行[83]，在过去的 10 年里，人类卵巢冷冻和组织再移植已经产生了活婴的出生[84-85]。尽管从冻融组织中分离出的人类卵泡异种移植后能发育到窦卵泡阶段[70,86-87]，但是仍然缺乏从冻融组织中分离出的人类卵泡在体外培养中生存能力的信息。1997 年，Oktay 等报道用酶分离法从冻融组织中分离出的人类原始卵泡的生存能力和从新鲜组织分离出的人类原始卵泡的生存能力一样[83]。但当进行单独体外培养时，其存活率极低[18,24]。作者的实验室和斯德哥尔摩的 Outi Hovatta 团队合作的工作重点是优化冷冻组织的培养条件。作者的初步结论提示，经过机械分离，玻璃化冷冻复苏或者慢速程序化冷冻复苏的人类卵巢皮质中的卵泡培养 6 天后能进一步独立生长，其速度与那些从新鲜组织分离的卵泡一样（[51]，Telfer 和 McLaughlin 未发表的资料）。在早期研究[18,24]中观察到的不良结果可能反映出卵泡分离的方法和酶分离法的影响，以及过早丢失体细胞接触对从冻融组织分离出的卵泡的体外生存能力存在负面影响。

人类卵-丘复合体的培养

支持卵泡生长体系的最终目的是产生

具有发育潜能、表观遗传学正常的卵母细胞。为了实现这一目标，体外生长的人类卵母细胞需要在体外发育成熟。卵母细胞的体外成熟已经成为一种独立的策略，在人类 ART 过程中被常规应用，并取得了不同程度的成功[27,88]。之前讨论过，实现并维持卵母细胞的生长是所有完全体外发育系统的主要目标，因为这是卵母细胞恢复减数分裂能力的一个具体指标[11,48-49,53]。另外，必须关注的是，系统应该支持体外卵母细胞的细胞核成熟和细胞质分化[11,89]，能提供体内过程需要的精准时间点和激素调节。尽管经过大量研究并尝试过多种培养液，但没有哪种成熟的方案显示出优越性[90]。虽然 40%～80%的未成熟人类卵母细胞能成功完成 IVM 和 IVF 并出生活婴，但是，未成熟卵母细胞的成熟率远低于刺激卵巢所获得卵母细胞的成熟率，这提示我们，要么是使用方案不合适，要么是获得的卵母细胞有许多本身就不能达到成熟。体外生长的卵母细胞成熟前需要在卵-丘复合体中生长更长时间（图 33.2），卵母细胞在卵-丘复合体中的生长已经可以在体外复制[53]。虽然还没有建立支持人类卵母细胞从生长中期（90～95 μm）进行体外发育的培养体系，但有报道，同样大小的牛卵母细胞体外生长获得了活产[80]。未成熟牛卵母细胞需要多达 14 天的体外成熟期，以允许卵母细胞进一步生长和发育，达到成熟[80]。这提示类似的系统可能会被用于人类卵-丘复合体，以达到适合进行目前 IVM 方案的卵母细胞大小。

推荐用于人类卵母细胞的多步骤培养系统

上面提到的人类卵泡发育每一阶段所取得的成功都支持静止的原始卵泡在体外能获得完全发育的理论。目前，已设计出适合人类和驯养物种的支持卵泡特定阶段发育的培养系统，但是在卵母细胞发育方面还有巨大差距，还不能支持其在体外发育。发展一种完全的、多步骤培养系统需要我们将每个培养系统整合在一起（图 33.2），未来的研究需要集中在消除目前差距的必需步骤上，这样才能使卵泡持续地从原始阶段发育到完全发育阶段。对此，目前已经取得了显著性进展，尤其是支持卵泡激活和早期生长[6]以及后续生长至窦卵泡阶段[6-7]的系统的开发。现在的挑战是实现这些体外生长（IVG）的卵母细胞最后的成熟（IVM）和受精（IVF）步骤，而不需要培养整个的窦卵泡。

多步骤培养系统所需阶段：*aa* 皮质条培养，以支持原始卵泡的启动和生长至窦前卵泡阶段；*bb* 被分离的卵泡培养，支持从窦前阶段向窦卵泡的发育；*cc* 继续培养；*dd* 一个能够支持卵母细胞生长和发育的后期阶段，而不需要人和家养动物的巨大窦卵泡的培养系统（图 33.2）。这将涉及：①改善体外原始卵泡的生长，以使卵泡发育到能被分离的阶段，从而允许下一步骤得以进行；②优化条件，使这些被分离的卵泡能在体外从窦前卵泡发育到窦卵泡阶段，因为目前卵母细胞和体细胞间的相互作用在窦转变期还不能完全被支持；③发展体外系统，以支持体外生长的早期窦卵泡的卵-丘复合体中卵母细胞的生长和后续成熟，而不需要支持排卵前大卵泡在体外的生长。

总结

鼠卵母细胞完全的体外发育成功，引发了人们对大型哺乳动物和人类卵母细胞在体外发育系统中发育潜能的研究。这一进程中数个关键阶段的成功，如原始卵泡生长的启动、卵泡分化、卵母细胞生长的完成和 IVM 已经令人鼓舞，尽管还没有一套整合所有里程碑事件的统一模式用于人类卵泡。虽然已经取得一些显著性进展，但是上述体外发育的细节还需优化。任何人类卵泡体外生长系统应用到临床都将需要经过严格的检验，以确定体外生长的卵母细胞在运用到 IVF 程序之前是正常和健康的。使用啮齿类动物模型的基础研究显示，卵母细胞在体外的发育不会导致不良的发育结局或远期效应[91]。同时，在将人类培养系统运用到临床之前也有必要在好的模型上，即大型动物模型进行严格检验。

虽然，体外生长的人类卵母细胞的治疗潜能不能马上被实现，但其方法学本身对生殖储备项目来说至关重要。培养系统为评估移植前冷冻卵巢皮质条的发育潜能提供了一种可重复的、有效的方法。而且，这些系统有助于阐明有关人类卵母细胞发育的基础科学问题，确定了涉及卵母细胞发育调节的因子和机制。从这些基础研究中获得的知识将有利于开发理想的培养系统，其临床应用前景是使目前储存卵巢组织的年轻女性重建生育力。

参考文献

1. **Anderson RA, Wallace WH** and **Baird DT**. Ovarian cryopreservation for fertility preservation: indications and outcomes. *Reproduction* 2008; **136**: 681–9.
2. **Donnez J, Jadoul P, Squifflet J** *et al.* Ovarian tissue cryopreservation and transplantation in cancer patients. *Best Pract Res Clin Obstet Gynaecol* 2010; **24**: 87–100.
3. **Meirow D, Hardan I, Dor J** *et al.* Searching for evidence of disease and malignant cell contamination in ovarian tissue stored from hematologic cancer patients. *Hum Reprod* 2008; **23**: 1007–13.
4. **Telfer EE** and **McLaughlin M**. Natural history of the mammalian oocyte. *Reprod Biomed Online* 2007; **15**: 288–95.
5. **Picton HM, Harris SE, Muruvi W** and **Chambers EL**. The in vitro growth and maturation of follicles. *Reproduction* 2008; **136**: 703–15.
6. **Telfer EE, McLaughlin M, Ding C** and **Thong KJ**. A two step serum free culture system supports development of human oocytes from primordial follicles in the presence of activin. *Hum Reprod* 2008; **23**: 1151–8.
7. **Xu M, Barrett SL, West-Farrell E** *et al.* In vitro grown human ovarian follicles from cancer patients support oocyte growth. *Hum Reprod* 2009; **24**: 2531–40.
8. **Smitz J, Dolmans MM, Donnez J** *et al.* Current achievements and future research directions in ovarian tissue culture, in vitro follicle development and transplantation: implications for fertility preservation. *Hum Reprod Update* 2010; **16**(4): 395–414.
9. **Rodrigues P, Limback D, McGinnis LK, Plancha CE** and **Albertini DF**. Oogenesis: prospects and challenges for the future. *J Cell Physiol* 2008; **216**: 355–65.
10. **Zuckerman S**. The number of oocytes in the mature ovary. *Recent Prog Horm Res* 1951; **6**: 63–109.
11. **Gougeon A**. Regulation of ovarian follicular development in primates: facts and hypotheses. *Endocr Rev* 1996; **17**: 121–55.
12. **Gougeon A** and **Chainy GB**. Morphometric studies of small follicles in ovaries of women at different ages. *J Reprod Fertil* 1987; **81**: 433–42.
13. **Thomas FH, Walters KA** and **Telfer EE**. How to make a good oocyte: an update on in vitro models to study follicle regulation. *Hum Reprod Update* 2003; **9**: 1–15.
14. **Eppig JJ** and **Schroeder AC**. Capacity of mouse oocytes from preantral follicles to undergo embryogenesis and development to live young after growth, maturation, and fertilization in vitro. *Biol Reprod* 1989; **41**: 268–76.
15. **Eppig JJ** and **O'Brien MJ**. Development in vitro of mouse oocytes from primordial follicles. *Biol Reprod* 1996; **54**: 197–207.
16. **O'Brien MJ, Pendola JK** and **Eppig JJ**. A revised protocol for in vitro development of mouse oocytes from primordial follicles dramatically improves their developmental competence. *Biol Reprod* 2003; **68**: 1682–6.
17. **Spears N, Boland NI, Murray AA** and **Gosden RG**. Mouse oocytes derived from in vitro grown primary ovarian follicles are fertile. *Hum Reprod* 1994; **9**: 527–32.
18. **Hovatta O, Silye R, Abir R, Krausz T** and **Winston RM**. Extracellular matrix improves survival of both stored and fresh human primordial and primary ovarian follicles in long-term culture. *Hum Reprod* 1997; **12**: 1032–6.
19. **Hovatta O, Wright C, Krausz T, Hardy K** and **Winston RM**. Human primordial, primary and secondary ovarian follicles in long-term culture: effect of partial isolation. *Hum Reprod* 1999; **14**: 2519–24.
20. **Picton HM** and **Gosden RG**. In vitro growth of human primordial follicles from frozen-banked ovarian tissue. *Mol Cell Endocrinol* 2000; **166**: 27–35.
21. **Wright CS, Hovatta O, Margara R** *et al.* Effects of follicle-stimulating hormone and serum substitution on the in-vitro growth of human ovarian follicles. *Hum Reprod* 1999: **14**: 1555–62.
22. **Zhang P, Louhio H, Tuuri T** *et al.* In vitro effect of cyclic adenosine 3', 5'-monophosphate (cAMP) on early human ovarian follicles. *J Assist Reprod Genet*

2004; **21**: 301–6.

23. **Abir R**, **Franks S**, **Mobberley MA** *et al.* Mechanical isolation and in vitro growth of preantral and small antral human follicles. *Fertil Steril* 1997; **68**: 682–8.
24. **Abir R**, **Roizman P**, **Fisch B** *et al.* Pilot study of isolated early human follicles cultured in collagen gels for 24 hours. *Hum Reprod* 1999; **14**: 1299–301.
25. **Roy SK** and **Treacy BJ**. Isolation and long-term culture of human preantral follicles. *Fertil Steril* 1993; **59**: 783–90.
26. **Alak BM**, **Coskun S**, **Friedman CI** *et al.* Activin A stimulates meiotic maturation of human oocytes and modulates granulosa cell steroidogenesis in vitro. *Fertil Steril* 1998; **70**: 1126–30.
27. **Mikkelsen AL**, **Smith S** and **Lindenberg S**. In-vitro maturation of immature human oocytes. *Hum Reprod* 1998; **13**: 23–4.
28. **Cha KY** and **Chian RC**. Maturation in vitro of immature human oocytes for clinical use. *Hum Reprod Update* 1998; **4**: 103–20.
29. **Barnes FL**, **Crombie A**, **Gardner DK** *et al.* Blastocyst development and birth after in-vitro maturation of human primary oocytes, intracytoplasmic sperm injection and assisted hatching. *Hum Reprod* 1995; **10**: 3243–7.
30. **Cha KY**, **Koo JJ**, **Ko JJ** *et al.* Pregnancy after in vitro fertilization of human follicular oocytes collected from nonstimulated cycles, their culture in vitro and their transfer in a donor oocyte program. *Fertil Steril* 1991; **55**: 109–13.
31. **Durlinger AL**, **Visser JA** and **Themmen AP**. Regulation of ovarian function: the role of anti-Müllerian hormone. *Reproduction* 2002; **124**: 601–9.
32. **Da Silva-Buttkus P**, **Marcelli G**, **Franks S**, **Stark J** and **Hardy K**. Inferring biological mechanisms from spatial analysis: prediction of a local inhibitor in the ovary. *Proc Natl Acad Sci USA* 2009; **106**: 456–61.
33. **Jagarlamudi K**, **Reddy P**, **Adhikari D** and **Liu K**. Genetically modified mouse models for premature ovarian failure (POF). *Mol Cell Endocrinol* 2010; **315**: 1–10.
34. **Reddy P**, **Liu L**, **Adhikari D** *et al.* Oocyte-specific deletion of Pten causes premature activation of the primordial follicle pool. *Science* 2008; **319**: 611–13.
35. **Reddy P**, **Adhikari D**, **Zheng W** *et al.* PDK1 signaling in oocytes controls reproductive aging and lifespan by manipulating the survival of primordial follicles. *Hum Mol Genet* 2009; **18**: 2813–24.
36. **Kim DH**, **Sarbassov DD**, **Ali SM** *et al.* mTOR interacts with raptor to form a nutrient-sensitive complex that signals to the cell growth machinery. *Cell* 2002; **110**: 163–75.
37. **Adhikari D** and **Liu K**. mTOR signaling in the control of activation of primordial follicles. *Cell Cycle* 2010; **9**(9): 1673–4.
38. **Telfer EE**, **McLaughlin M**, **Kini S** *et al.* Inhibition of mTOR Kinase in cultured human ovarian cortex results in altered follicle dynamics. *Hum Reprod* 2009; **24** (Suppl. 1): i80 0–197.
39. **Johnson J**, **McLaughlin M**, **Yu J** and **Telfer EE**. Inhibition of mTOR kinase in cultured bovine ovarian cortex results in altered follicle dynamics. *Reprod Sci* 2009; **16**: 1031 [Abstr.].
40. **Hardy K**, **Wright CS**, **Franks S** and **Winston RM**. In vitro maturation of oocytes. *Br Med Bull* 2000; **56**: 588–602.
41. **Hansen KR**, **Knowlton NS**, **Thyer AC** *et al.* A new model of reproductive aging: the decline in ovarian non-growing follicle number from birth to menopause. *Hum Reprod* 2008; **23**: 699–708.
42. **Telfer EE**, **Ansell JD**, **Taylor H** and **Gosden RG**. The numbers of clonal precursors in the follicular epithelium of the mouse ovary. *J Reprod Fertil* 1991; **84**: 105–10.
43. **Albertini DF** and **Barrett SL**. Oocyte-somatic cell communication. *Reprod Suppl* 2003; **61**: 49–54.
44. **Albertini DF**, **Combelles CM**, **Benecchi E** and **Carabatsos MJ**. Cellular basis for paracrine regulation of ovarian follicle development. *Reproduction* 2001; **121**: 647–53.
45. **Makabe S**, **Naguro T** and **Stallone T**. Oocyte–follicle cell interactions during ovarian follicle development, as seen by high resolution scanning and transmission electron microscopy in humans. *Microsc Res Tech* 2006; **69**: 436–49.
46. **Gosden RG** and **Telfer EE**. Scaling of follicular sizes in mammalian ovaries. *J Zool London* 1987; **211**: 157–68.
47. **Fortune JE**. The early stages of follicular development: activation of primordial follicles and growth of preantral follicles. *Anim Reprod Sci* 2003; **78**: 135–63.
48. **Fair T**, **Hyttel P** and **Greve T**. Bovine oocyte diameter in relation to maturational competence and transcriptional activity. *Mol Reprod Dev* 1995; **42**: 437–42.
49. **Hyttel P**, **Fair T**, **Callesen H** and **Greve T**. Oocyte growth, capacitation and final maturation in cattle. *Theriogenology* 1997; **47**: 23–32.
50. **Van Blerkom J**, **Davis P**, **Mathwig V** and **Alexander S**. Domains of high-polarized and low-polarized mitochondria may occur in mouse and human oocytes and early embryos. *Hum Reprod* 2002; **17**: 393–406.
51. **Telfer EE**, **McLaughlin M**, **Keros V** *et al.* Accelerated development of primordial follicles from vitrified human ovarian tissue within a two-step serum free culture system. *Hum Reprod* 2008; **23**: 97 0–239.
52. **Durinzi KL**, **Saniga EM** and **Lanzendorf SE**. The relationship between size and maturation in vitro in the unstimulated human oocyte. *Fertil Steril* 1995; **63**: 404–6.
53. **Cavilla JL**, **Kennedy CR**, **Byskov AG** and **Hartshorne GM**. Human immature oocytes grow during culture for IVM. *Hum Reprod* 2008; **23**: 37–45.
54. **Wandji SA**, **Srsen V**, **Nathanielsz PW**, **Eppig JJ** and **Fortune JE**. Initiation of growth of baboon primordial follicles in vitro. *Hum Reprod* 1997; **12**: 1993–2001.
55. **Wandji SA**, **Srsen V**, **Voss AK**, **Eppig JJ** and **Fortune JE**. Initiation in vitro of growth of bovine primordial

follicles. *Biol Reprod* 1996; **55**: 942–8.

56. **McLaughlin M** and **Telfer E**. Oocyte development in bovine primordial follicles is promoted by activin and FSH within a two step serum free culture system. *Reproduction* 2010; **139**(6): 971–8.
57. **McLaughlin EA** and **McIver SC**. Awakening the oocyte: controlling primordial follicle development. *Reproduction* 2009; **137**: 1–11.
58. **McCaffery FH, Leask R, Riley, SC** and **Telfer EE**. Culture of bovine preantral follicles in a serum free system: markers for assessment of growth and development. *Biol Reprod* 2000; **63**: 267–73.
59. **Thomas FH, Leask R, Sršen V** *et al.* Effect of ascorbic acid on health and morphology of bovine preantral follicles during long term culture. *Reproduction* 2001; **122**: 487–95.
60. **Scott JE, Zhang P** and **Hovatta O**. Benefits of 8-bromo-guanosine 3',5'-cyclic monophosphate (8-br-cGMP) in human ovarian cortical tissue culture. *Reprod Biomed Online* 2004; **8**: 319–24.
61. **Ding CC, Thong KJ, Krishna A** and **Telfer EE**. Activin A inhibits activation of human primordial follicles in vitro. *J Assist Reprod Genet* 2010; **27**: 141–7.
62. **Torrance C, Telfer EE** and **Gosden RG**. Quantitative study of the development of isolated mouse preantral follicles in collagen gel culture. *J Reprod Fertil* 1989; **87**: 367–74.
63. **Telfer EE, Torrance C** and **Gosden RG**. A morphological study of cultured preantral ovarian follicles after transplantation under the kidney capsule. *J Reprod Fertil* 1990; **89**: 565–71.
64. **Telfer EE**. The development of methods for isolation and culture of preantral follicles from bovine and porcine ovaries. *Theriogenology* 1996; **45**: 101–10.
65. **Park KS, Lee TH, Park YK, Song HB** and **Chun SS**. Effects of isolating methods (mechanical or enzymatical) on structure of pre-antral follicles in mouse. *J Assist Reprod Genet* 2005; **22**: 355–9.
66. **Demeestere I, Delbaere A, Gervy C** *et al.* Effect of preantral follicle isolation technique on in-vitro follicular growth, oocyte maturation and embryo development in mice. *Hum Reprod* 2002; **17**: 2152–9.
67. **Telfer EE, Binnie JP, McCaffery** FH and **Campbell B**. In vitro development of oocytes from porcine and bovine primary follicles. *Mol Cell Endocrinol* 2000; **25**: 117–23.
68. **Wandji SA, Eppig JJ** and **Fortune JE**. FSH and growth factors affect the growth and endocrine function in vitro of granulosa cells of bovine preantral follicles. *Theriogenology* 1996; **45**: 817–32.
69. **Dolmans MM, Michaux N, Camboni A** *et al.* Evaluation of Liberase, a purified enzyme blend, for the isolation of human primordial and primary ovarian follicles. *Hum Reprod* 2006; **21**: 413–20.
70. **Dolmans MM, Yuan WY, Camboni A** *et al.* Development of antral follicles after xenografting of isolated small human preantral follicles. *Reprod Biomed Online* 2008; **16**: 705–11.
71. **Rice S, Ojha K** and **Mason H**. Human ovarian biopsies as a viable source of pre-antral follicles. *Hum Reprod* 2008; **23**: 600–5.
72. **Gosden RG, Mullan J, Picton HM, Yin H** and **Tan SL**. Current perspective on primordial follicle cryopreservation and culture for reproductive medicine. *Hum Reprod Update* 2002; **8**: 105–10.
73. **Muruvi W, Picton HM, Rodway RG** and **Joyce IM**. In vitro growth of oocytes from primordial follicles isolated from frozen–thawed lamb ovaries. *Theriogenology* 2005; **64**: 1357–70.
74. **Gosden RG** and **Telfer E**. Numbers of follicles and oocytes in mammalian ovaries and their allometric relationships. *J Zool London* 1987; **211**: 169–75.
75. **Telfer EE, Binnie JP** and **Jordan LB**. Effect of follicle size on the onset of apoptotic cell death in cultured bovine ovarian follicles. *Theriogenology* 1998; **49**: 357.
76. **Gutierrez CG, Ralph JH, Telfer EE, Wilmut I** and **Webb R**. Growth and antrum formation of bovine preantral follicles in long-term culture in vitro. *Biol Reprod* 2000; **62**: 1322–8.
77. **Thomas FH, Armstrong DG, Campbell BK** and **Telfer EE**. Effects of IGF-1 bioavailability on bovine preantral follicular development in vitro. *Reproduction* 2007; **133**: 1121–8.
78. **Walters KA, Campbell BK, Armstrong DG** and **Telfer EE** The effects of IGF-I on bovine follicle development and IGFBP-2 expression are dose and stage dependent. *Reproduction* 2006; **131**: 515–23.
79. **Itoh T, Kacchi M, Abe H, Sendai Y** and **Hoshi H**. Growth, antrum formation, and estradiol production of bovine preantral follicles cultured in a serum-free medium. *Biol Reprod* 2002; **67**: 1099–105.
80. **Hirao Y, Itoh T, Shimizu M** *et al.* In vitro growth and development of bovine oocyte–granulosa cell complexes on the flat substratum: effects of high polyvinylpyrrolidone concentration in culture medium. *Biol Reprod* 2004; **70**: 83–91.
81. **Heise M, Koepsel R, Russell AJ** and **McGee EA**. Calcium alginate microencapsulation of ovarian follicles impacts FSH delivery and follicle morphology. *Reprod Biol Endocrinol* 2005; **3**: 47.
82. **Xu M, West E, Shea LD** and **Woodruff TK**. Identification of a stage-specific permissive in vitro culture environment for follicle growth and oocyte development. *Biol Reprod* 2006; **75**: 916–23.
83. **Oktay K, Nugent D, Newton H** *et al.* Isolation and characterization of primordial follicles from fresh and cryopreserved human ovarian tissue. *Fertil Steril* 1997; **67**: 481–6.
84. **Donnez J, Dolmans MM, Demylle D** *et al.* Livebirth after orthotopic transplantation of cryopreserved ovarian tissue. *Lancet* 2004; **364**: 1405–10.
85. **Meirow D, Levron J, Eldar-Geva T** *et al.* Pregnancy after transplantation of cryopreserved ovarian tissue in a patient with ovarian failure after chemotherapy. *N Engl J Med* 2005; **353**: 318–21.
86. **Amorim CA, Van Langendonckt A, David A, Dolmans MM** and **Donnez J**. Survival of human

preantral follicles after cryopreservation of ovarian tissue, follicular isolation and in vitro culture in a calcium alginate matrix. *Human Reprod* 2009; **24**: 92–9.

87. **Gook DA, McCully BA, Edgar DH** and **McBain JH**. Development of antral follicles in human cryopreserved ovarian tissue following xenografting. *Hum Reprod* 2001; **16**: 417–22.

88. **Moor RM, Dai Y, Lee C** and **Fulka J Jr**. Oocyte maturation and embryonic failure. *Hum Reprod Update* 1998; **4**: 223–36.

89. **Banwell KM** and **Thompson JG**. In vitro maturation of mammalian oocytes: outcomes and consequences. *Semin Reprod Med* 2008; **26**: 162–74.

90. **Combelles CM, Fissore RA, Albertini DF** and **Racowsky C**. In vitro maturation of human oocytes and cumulus cells using a coculture three-dimensional collagen gel system. *Hum Reprod* 2005; **20**: 1349–58.

91. **Eppig JJ, O'Brien MJ, Wigglesworth K** *et al*. Effect of in vitro maturation of mouse oocytes on the health and lifespan of adult offspring. *Hum Reprod* 2009; **24**: 922–8.

第 34 章 卵巢基质细胞对卵泡培养的促进作用

David J. Tagler，Lonnie D. Shea and Teresa K. Woodruff 著
郤艳荣 曾诚 译 徐阳 审校

概述

卵泡的体外培养系统是推进卵泡生成相关研究和生育力保存相关技术发展的有效工具。卵泡的生成是由内分泌、旁分泌和自分泌等因素共同调控的复杂过程，且难以在体内进行研究。体外培养系统为推动卵泡发育的机制研究提供了可控的环境。这些系统的使用已在激素、力学和细胞外基质（extracellular matrix，ECM）蛋白对卵泡生成的影响等方面有了重要发现[1-6]。除了这些基础的观测指标外，体外培养系统为肿瘤幸存者的生育力保存系统的发展提供了研究基础[7-8]。年轻女性肿瘤患者生存率的增加促进了生育力保存技术需求的增长[9]。挽救生命的肿瘤治疗方法，如化疗和放疗通过缩小未成熟卵泡池和引发早绝经威胁女性的生育能力。目前的治疗方法包括卵巢组织的冷冻和移植，而该方法存在将肿瘤细胞重新导入患者体内的风险[10-11]。卵泡培养系统的成功发展可以通过体外卵泡成熟/受精技术，从未成熟卵泡获得有受精能力的卵母细胞，从而规避这种风险。卵泡培养系统已取得了一些成功，然而仍需进一步的提高，以实现人类卵泡的持续生长发育，从而得到可受精的卵母细胞[12-13]。

卵巢间质组织对卵泡的最早期发育至关重要。卵巢间质包括间质-卵泡膜细胞、神经元、血管和巨噬细胞。次级卵泡可借助体外培养系统独立生长，然而，原始和初级卵泡只能在含有间质成分的器官培养中被激活[13-18]。因此，间质对卵泡发育的影响显著。基质细胞为卵泡发育提供结构性支撑，并与卵泡产生复杂的双向旁分泌信号[19-22]。此外，人们普遍推测基质细胞是由卵泡募集并分化成为卵泡膜细胞[23-27]。然而，这种转化的具体机制仍不清楚。包含基质细胞的体外培养系统可能成为研究基质细胞如何活化早期卵泡的启动工具，并最终转化为肿瘤患者保留生育力的有效策略。

本章我们将讨论卵巢基质细胞与体外卵泡培养系统。将基质细胞整合到现有的卵泡培养系统中有助于更好地模拟天然的卵巢微环境，进而阐明卵泡被活化的机制。此外，基质细胞共培养可以促进早期卵泡的生长和存活，这是体外培养系统成功应用到灵长类和人类卵泡所必需的。我们将讨论目前基于体细胞和基质细胞培养的理论，重点讨论使用生物材料的三维培养系统。此外，通过近期组织工程学中共培养系统的相关研究，讨论共培养系统的未来和挑战。

卵巢基质细胞在卵泡发育中的作用

卵泡生成过程是指从原始卵泡发育到成熟卵泡，并排出具有受精能力的卵母细

胞（图 34.1）。卵泡生成的全面性综述请参阅参考文献[28-30]。卵泡是卵巢的功能单位，由一个生殖细胞（卵母细胞）和多层体细胞［颗粒细胞（卵泡细胞）和卵泡膜细胞］组成。原始卵泡是最不成熟的阶段，出现于胚胎期（人类）或于胚胎后期（鼠）立即出现。原始卵泡中的卵母细胞停滞在第一次减数分裂前期。卵泡从不可再生的卵巢储备池中被激活的过程尚未研究清楚。被选择的原始卵泡被激活，形成初级卵泡，后者具有更大的卵母细胞和单层立方形颗粒细胞，由基底膜包裹。随后，颗粒细胞增殖成多层围绕在卵母细胞周围。与此同时，卵泡膜细胞开始围绕在卵泡的基底膜周围。这些卵泡称为次级和多层卵泡。在卵泡刺激素（FSH）的作用下，颗粒细胞增殖并分化成卵丘（包绕卵母细胞）和壁颗粒细胞（基底膜内）。同样，卵泡膜细胞分化成卵泡内膜层（雄激素分泌细胞）和外膜层（结缔组织和支持组织）。卵泡体积增大，并形成一个充满液体的腔，称为窦。在黄体生成素（LH）的作用下，窦卵泡中的卵母细胞完成第一次减数分裂后停留在第二次减数分裂中期。这些卵母细胞具有受精能力。卵泡培养系统的总体目标是在体外重现这一完整的过程。

卵巢基质细胞可能在卵泡生成中具有重要的作用，尤其是在原始卵泡的活化和卵泡膜细胞的分化中。基质细胞（形态上类似于成纤维细胞）构成整个卵巢的结缔组织，并围绕在卵泡周围。推测基质细胞从非特异性的间充质干细胞中生发而来[31]。间质组织的形态在卵巢皮质和髓质中略有不同[32]。卵巢皮质中，基质细胞与表层平行排列，并形成环状结构。而在髓质中，基质细胞的排列表现出随机性，且具有细长结构，通常被称为间质细胞或黄素化细胞。髓质中的基质细胞被认为具有进一步分化成卵泡膜细胞的可能，同时比皮质中的基质细胞具有更强的类固醇合成功能[33]。特定的基质细胞标记物尚未被确定。因此，基质细胞通常被认为是间充质细胞，缺乏卵泡膜细胞的标记物，如 LH 受体（LHR）、类固醇合成急性调节蛋白（StAR）、3β-羟基类固醇脱氢酶（3β-HSD）和 17α-羟化酶（CYP17A1）[33-35]。基质细胞通过旁分泌因子产生信号，影响早期卵泡的发育。例如，由基质细胞和（或）卵泡膜细胞分泌的骨形态发生蛋白质 4 和 7（BMP4 和 7）已被证实为原始卵泡向初级卵泡过渡的正向调节因子[36-38]。人们也普遍推测基质细胞通过旁分泌因子被卵泡募集，并进一步分化成卵泡膜细胞。这一假说最初由 Dubreuil 在 1946 年提出[23]，后来被他人重申[23-27]。迄今为止，许多调控卵泡膜细胞募集和分化的旁分泌因子已被证实存在，如胰岛素样生长因子（IGF-1）、kit 配体（KL）和碱性成纤维细胞生长因子（bFGF）[22,39-40]。然而，用于证实这一假说的确凿证据仍不得而知。卵泡和基质

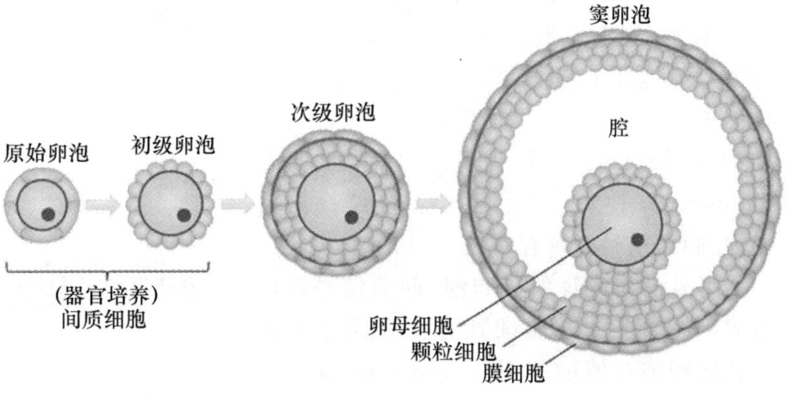

图 34.1　卵泡的生成。原始卵泡发育成窦卵泡，后者能够产生可受精的卵母细胞。推测卵巢基质细胞在原始卵泡的激活和卵泡膜细胞的招募/分化中发挥重要的作用。大多数卵泡培养系统重点关注次级卵泡或多层卵泡，及产生可受精的卵母细胞的窦卵泡。原始卵泡和初级卵泡不在体外激活或成熟。这些卵泡的培养通常以器官培养体系进行

细胞的体外培养系统可能成为阐明卵巢间质功能、信号传导机制和在卵泡发育中作用的启动工具。

关于卵巢间质作用的研究

卵泡-间质的旁分泌信号

早期的基质细胞实验揭示了从卵泡到间质的旁分泌信号。1995年，Magoffin和Magarelli的研究表明，发育中卵泡的颗粒细胞分泌一种信号分子，可以刺激卵泡膜细胞分化[19]。在该实验中，从大鼠卵巢分离的卵泡膜-间质细胞在受卵泡调控并可测定雄激素分泌的培养基中培养。研究发现，这种受调控的培养基可刺激雄激素的分泌，提示了卵泡分泌的卵泡膜分化因子的存在。随后，Magarelli等确认了对该培养基的反应，LHR的mRNA表达和多种卵泡膜类固醇合成酶，包括胆固醇侧链裂解酶（P450scc）、3β-HSD和CYP17A1的增加[21]。此外，Magarelli等的研究也表明，这一分化信号受到促性腺激素（FSH）和发育的双重调控，因只有2～5层颗粒细胞包裹的窦前卵泡才可产生这种信号[21]。至今，这一信号还未能被纯化，但大小为19～24 kD的协同蛋白可能负责这一反应的发生[20]。在一系列候补信号研究中，人们发现颗粒细胞产生的两种多肽——IGF-1和KL的结合可以促进大鼠卵泡膜-间质细胞中雄激素的产生和雄激素因子的基因表达[22]。其他潜在的调节因子还包括生长分化因子-9（GDF-9）、激活蛋白（activin）、抑制素（inhibin）和促卵泡激素抑释素（follistatin）[20,41-46]。总之，这些实验支持卵泡-间质信号系统存在这一结论。

另外的研究证明了卵泡-间质信号对卵泡膜细胞募集、基质细胞分化和原始卵泡向初级卵泡过渡的作用。Parott和Skinner用KL处理卵巢组织片段和被分离的基质-间质细胞，KL被认为是颗粒细胞分泌的“卵泡膜细胞组织者”[39]。研究发现，KL显著增加器官培养液中初级卵泡的卵泡膜细胞层厚度所占的比例。这一结果表明KL有助于从间质募集卵泡膜细胞。此外，研究发现KL可以促进卵巢基质细胞增殖，并呈剂量依赖性。给予KL处理并不影响基质细胞分泌雄烯二酮或孕酮。因此，KL并不促进卵泡膜细胞的分化，这与发现卵泡膜细胞的分化受到多因素协同作用的研究结果一致[20-22]。后来，Nilsson和Skinner发现了KL和bFGF在原始卵泡向初级卵泡过渡中的作用[40]。这些因子的联合作用使原始卵泡的比例减少，初级卵泡、窦前卵泡和窦卵泡的比例增加。总之，这些研究以早期研究为基础，证实了基质细胞在卵泡发育中可能扮演的角色。

为了进一步探讨旁分泌信号的作用，研究人员将基质细胞与颗粒细胞和卵泡膜细胞共培养。Orisaka等开发了一个通过胶原膜分隔两种细胞群的共培养体系，该体系允许小于12.5 kD的因子扩散[33]。在这些研究中，来自牛卵巢皮质和髓质的基质细胞与或不与颗粒细胞共培养。与颗粒细胞共培养组中，分泌脂滴、丝状伪足和线粒体的数量增加。共培养也促进皮质和髓质基质细胞中雄激素的分泌，但LH受体mRNA的增加只在皮质基质细胞中观察到。意外的是，并未检测到其他卵泡膜标志物的增加。尽管这些数据表明卵泡膜细胞确实发生了分化，但证据略显不足。目前的报道认为共培养中颗粒细胞没有发生变化。然而，这些研究成功显示了在共培养体系中颗粒细胞到基质细胞的旁分泌信号。

间质-卵泡的旁分泌信号

除了卵泡到间质的旁分泌信号之外，

间质到卵泡的旁分泌信号也备受关注。在间质和（或）卵泡膜细胞中表达的骨形态发生蛋白质 BMP-4 和 BMP-7 被认为与原始卵泡向初级卵泡的过渡有关。Lee 等的研究表明 BMP-7 促进体内原始卵泡的活化[38,47]。向大鼠卵巢囊注入 BMP-7 后，原始卵泡的数量减少，同时初级卵泡、窦前卵泡和窦卵泡的数量增加。Nilsson 等用体外器官培养系统和 BMP-4 得到了相似的结果[37]。以上的研究均表明间质-卵泡间信号的存在。

器官培养和原始卵泡的激活

一些最重要的基质细胞试验均为卵巢器官培养试验（原位），这些试验是在卵巢间质组织的薄片中培养卵泡。1996 年，Eppig 和 O'Brien 使用从新生小鼠原始卵泡中获得的卵母细胞，完整地完成了卵母细胞的体外发育[14]。这一结果的实现使用了两步法，新生小鼠的卵巢在器官培养体系中培养 8 天，然后从卵巢中分离卵母细胞-颗粒细胞复合物，再独立培养 14 天。通过这一方法，原始卵泡可以发育至产生成熟卵母细胞。对这些卵母细胞进行体外受精，产生的胚胎移植回母体以培育活的后代。当在间质组织外独立培养时，原始卵泡迅速丧失其三维结构，前颗粒细胞从卵母细胞周围迁移并发生卵母细胞挤压/变性[48]。器官培养体系为卵巢组织中培养的卵泡提供了一个与体内卵巢环境十分相似的复杂支持系统。卵泡与基质细胞持续接触，为触发激活卵泡的生长提供局部生化调控通路[49]。Eppig 和 O'Brien 的方法后来被改进，并在牛羊等大型动物的卵泡中得以应用[15-18]。最近，Telfer 等用这种方法激活了人类原始卵泡[13]。原始卵泡在器官培养体系中发育至次级卵泡，然后添加激活蛋白独立培养至早期窦卵泡阶段。因此，这些研究促使基质细胞融入当前的卵泡培养体系，以实现体外原始卵泡和初级卵泡的激活。

卵泡的三维培养体系

大多数的卵泡培养体系都关注被分离的次级/多层卵泡或卵母细胞-颗粒细胞复合物。原始卵泡和初级卵泡在体外独立培养时不能发育成熟。大多数已完成的研究都使用了啮齿类动物，与大型动物相比，前者成本更低且生长期相对更短。卵泡培养体系可分为两类：二维（平面）（图 34.2a）和三维（球形）（图 34.2b）体系。卵泡培养体系的具体内容请参见参考文献[49-51]。二维卵泡培养体系中，卵泡在一个平面上培养，如组织培养塑料（聚苯乙烯）、胶原蛋白或聚赖氨酸。第一个成功的培养体系由 Eppig 在 1977 年建立，培育被分离的鼠卵泡[52]。该体系被改进后获得了活的后代鼠[14,53-54]。尽管二维培养体系成功培育了成熟的鼠卵母细胞，但难以在大型动物和人类卵泡培养中得到复制。二维培养体系的非自然几何形状干扰了细胞与细胞之间的联系，导致颗粒细胞突破基底膜，从卵母细胞旁迁移并黏附到二维的表面上[3,48,55-56]。因此，为了培养较大的卵泡并实现人类卵泡的体外成熟这一目标，必须使用三维培养体系为发育中的卵泡提供恰当的支持。

三维卵泡培养体系维持了天然的球形结构和卵泡的细胞与细胞间联系。三维培养体系使用聚赖氨酸或胶原涂层的基底[55,57]、疏水膜[58]、回旋壁和旋转试管[59]、矿物油及日常卵泡转移[60]、倒置培养[61-62]和无血清培养基[13,63]。该体系成功维持了卵泡的几何形状，防止颗粒细胞迁移并减少对平坦表面的附着。然而，该体系仍然缺乏支持大卵泡延长培养时间的能力。幸运的是，生物材料在卵泡培养中的应用为克服这些限制提供了一个真正意义上的三维培养环境。

三维生物材料支架比二维平面更好地

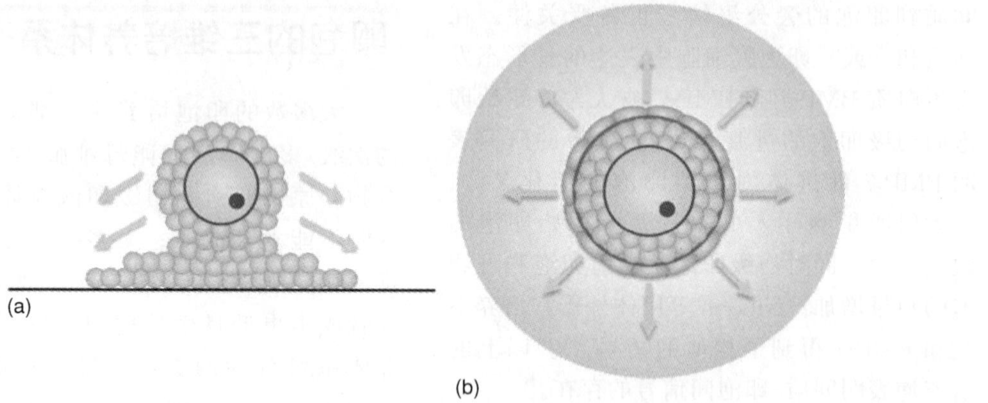

图 34.2 体外卵泡培养体系。(a) 在二维体系中，卵泡在平面上培养，如组织培养塑料（聚苯乙烯）。二维培养体系的非自然几何形状干扰了细胞与细胞之间的联系，导致颗粒细胞突破基底膜，从卵母细胞旁迁移并黏附到二维的表面上。二维培养体系缺乏支持大卵泡延长培养时间的能力。(b) 在三维体系中，卵泡在生物材料支架中培养，如藻酸盐。该体系维持了天然的球形结构和卵泡的细胞与细胞间联系

模仿了体内细胞微环境[64-65]。生物材料支架的使用展现了几何学和力学在细胞生长、增殖、迁移、基因表达和分化等方面的作用。例如，Bissell 等证明了当人乳腺上皮细胞在二维平面上培养时表现出铺开伸展的表型，而在三维环境中培养时形成正常的腺泡结构[66-67]。此外，Tanaka 等发现胚胎干细胞的三维培养与平面单层培养相比，表现出软骨发生增强[68]。除了几何学，力学对细胞行为也具有相当大的影响。例如，Engler 等发现借助支架弹性，干细胞谱系得到部分控制[69]。借助柔软、坚硬和刚性的矩阵，间充质干细胞可定向分化成为神经性、肌性和成骨性细胞系。因此，这些研究表明了为细胞培养提供适当环境的需求。这一任务通过使用允许改变物理性能的生物材料得以实现，即生物材料为模拟体内环境提供了有力工具。

名为水凝胶的高水溶性聚合网络已被用作卵泡培养的生物材料支架。水凝胶通过模拟卵巢的天然间质微环境来支持卵泡的自然生长。早期用于卵泡培养的水凝胶采用胶原蛋白[70-74]，后者是一种细胞外基质蛋白，在整个卵巢中占主导地位[75]。Torrance 等观察到鼠的原始卵泡在胶原蛋白水凝胶中生长和存活，但不能形成窦状结构[71]。随后，Hirao 等从猪的窦前卵泡培养得到成熟卵母细胞[74]，Sharma 等从牛的窦前卵泡培育出窦卵泡[72]。除胶原蛋白外，藻酸盐，一种常见的组织工程水凝胶，作为卵泡培养的支架显示出巨大的前景[1,3-6,12,76-78]。藻酸盐是一种从褐藻中分离得到的天然多糖。它是一个由（1-4)-连接 β-D-甘露糖醛酸（M 单元）和 C-5 差向异构体 α-L-古罗糖醛酸（G 单元）模块组成的嵌段共聚物[79]。这些模块可以相似或交替出现。藻酸盐链可与二价阳离子（如 Ca^{2+}）发生交联。其结果是藻酸盐避免了使用有害化学物质、紫外线或温度来交联多聚物网络[50]。交联通过与 G-模块中的羧酸功能团相互作用而发生。这一交联导致凝胶网络的形成，同时保持卵泡内细胞活性和细胞间相互作用。由于其亲水性，藻酸盐阻碍蛋白质的吸附和细胞黏附。因而，细胞不能发生特定的相互作用或与藻酸盐结合。为了克服这一限制，藻酸盐可通过其羧酸功能基团和碳二亚胺化学反应，共价连接到细胞黏附分子上，如 RGD（Arg-Gly-Asp）肽

配体[80]。此外，藻酸盐可通过褐藻胶裂解酶（一种特定的藻酸盐酶）降解，以便从水凝胶中安全取出卵泡。因此，由于其惰性本质、温和的明胶和模块化的特性，藻酸盐是卵泡培养的热门候选材料。

藻酸盐是卵泡培养的成功封装基质。通过实验，分离的卵泡可以悬浮在藻酸盐液滴中，随后在钙离子溶液中交联。进而得到的每一个藻酸盐珠子被转移到含生长液的标准细胞培养板的对应单孔中。藻酸盐水凝胶已被证实可以维持发育中卵泡的天然三维形态[3]。在这一培养体系中，鼠、灵长类动物和人类卵泡可以获得从次级卵泡到窦卵泡的发育成熟[1,4-6,12,76-78]。卵泡生长、发育成窦状并产生具有减数分裂能力的卵母细胞。这些卵母细胞在体外成功受精，并植入小鼠体内，最终得到健康、有生育能力的后代[76]。卵泡生长反映了藻酸盐浓度或基质机械性能的一个最强功能。宽松的环境（低浓度的藻酸盐）为最迅速的卵泡发育和最高的受精率提供支持[4-5,50]。此外，在藻酸盐基质中加入细胞外基质（ECM）蛋白，如胶原蛋白、纤维粘连蛋白和层粘连蛋白可促进卵泡生长，改善卵母细胞质量[3]。这一培养体系也已与卵巢组织培养体系联合使用，用于从原始卵泡获得成熟的卵母细胞[15]。此外，藻酸盐已用于冷冻保存后的人类卵泡培养[81]。因此，藻酸盐是促进卵泡培养体系发展的强大工具。

附加功能正被纳入藻酸盐培养体系，以促进卵泡的发育。纤维蛋白-藻酸盐互通网络（fibrin-alginate interpenetrating network，FA-IPN）的开发为培养体系提供动态的细胞反应性机械性能[77]。纤维蛋白（参与凝血的天然聚合物）和藻酸盐被同时配制成单一的水凝胶。随着卵泡的生长，分泌的蛋白酶降解纤维蛋白，仅留下不可降解的藻酸盐基质支持卵泡。纤维蛋白本身不能促进卵泡的发育。这一 FA 组合体系比单纯藻酸盐能产生更加自由的环境。该组合体系产生的具有减数分裂能力的卵母细胞比例是 82%，显著高于单纯藻酸盐或其他有报道的体外培养体系。通过促进与封装基质的相互作用，可降解的水凝胶可以更好地模拟天然的卵巢微环境。未来的卵泡培养体系将在这一模型的基础上建立，以便进一步提高卵母细胞的质量和存活，这对于将培养体系完整平移到灵长类和人类卵泡培养至关重要。

卵泡发育共培养体系的效用

卵泡培养体系的下一个逻辑步骤是基质细胞的整合或共培养（图 34.3）。正如基质细胞和卵巢器官培养实验表明的那样，基质细胞在原始卵泡/初级卵泡的活化和卵泡膜细胞的募集/分化中起重要作用。参与这些过程的旁分泌信号系统假定是不确定因素之间复杂的、呈时间依赖性的协同作用[20]。细胞间相互接触可能也在这些过程中发挥重要作用。因此，将候选激素和生长因子简单地添加到培养液中并未获得成功。直到这些过程的机制被阐明，卵泡培养体系才可能试图纳入基质细胞，以便培养更小的卵泡，改善卵母细胞的存活和生长及其质量。

尽管目前只有为数不多的有关基质细胞共培养的研究，但这些实验的阳性结果促进了进一步的研究。Osborn 等的研究显示，围绕被分离的原始卵泡的基质细胞可以促进初始培养的成功[82]。基于此观察结果，Itoh 和 Hoshi 将牛的小窦前卵泡（初级和次级卵泡）分别与卵巢间充质细胞、颗粒细胞和皮肤成纤维细胞共培养了 30 天[83]。与非共培养的对照组相比，三个共培养体系的卵泡存活率均显著升高（分别升高 18.6%、17.1% 和 10.0%），间充质细胞共培养组和成纤维细胞共培养组的卵泡生长显著增加（分别增加 15.4% 和 30.0%）。用相似的方式，Wu 等将猪的窦前卵泡与不同的卵泡细胞共培养[84]。与 Itoh 和 Hoshi 的研究结果相反，Wu 等发

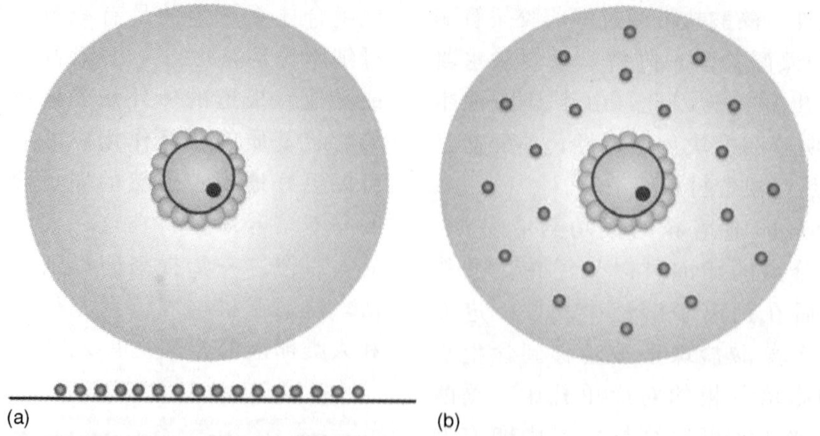

图 34.3 基质细胞的共培养方法。(a) 基质细胞可以单独培养于封装的卵泡下的一个平面上。这一装置允许卵泡和基质细胞间旁分泌的发生。(b) 基质细胞可与卵泡封装在同一生物材料支架中。这一装置在保证旁分泌的同时，允许细胞与细胞间发生附着，并与分泌的细胞外基质发生相互作用

现，小窦前卵泡的生长和存活被多个卵泡（有或无卵母细胞）的共培养所抑制。这些卵泡的生长和存活仅在与直径大于 3 mm 的窦卵泡的卵丘细胞共培养时增强。此外，Ramesh 等将水牛窦前卵泡与不同的体细胞（卵丘细胞、颗粒细胞、间充质细胞和上皮细胞等）共培养[85]。与对照组和上皮细胞共培养组相比，卵丘细胞、颗粒细胞和间充质细胞共培养组中卵泡均得到了更好的发育、更高的生长率和存活率。最高的生长率和存活率出现在与卵丘细胞共培养组，支持此前 Wu 等的研究结果。因此，这些研究清楚地揭示了共培养系统的效用。然而，这些共培养实验并未在当前具有优化培养液的三维培养系统中实施。所以，通过将基质细胞纳入当前的三维培养体系中，共培养的作用可以得到显著增强。

将基质细胞融入三维培养体系中是可行的，但需对培养体系做出一些调整。当前面临的主要挑战是如何开发一种水凝胶基质，在制约卵泡生长的同时促进基质细胞的存活。不幸的是，在未进行恰当的修改之前，基质细胞不能直接添加到藻酸盐卵泡培养体系中。藻酸盐并不支持细胞附着。然而，这一缺陷可通过将藻酸盐与所有细胞外基质蛋白（如胶原蛋白、纤维粘连蛋白和层粘连蛋白）或这些蛋白的小肽序列共价连接实现。如果没有这些附着位点，细胞将发生凋亡或死亡。其他生物材料，如胶原蛋白、基质胶或聚乙二醇（PEG）也可用于共培养。毫无疑问，基质细胞培养所需的改进也会影响卵泡的生长。因此，找到适用于基质细胞和卵泡的共培养条件是很困难的。例如，基质细胞的浓度必须进行微调，以便在不使卵泡缺乏氧气或营养物质的前提下，保持足够的旁分泌信号。因此，开发三维共培养体系十分具有挑战性，但这绝对是可以实现的目标。

组织工程中成功的共培养案例

考虑到卵巢卵泡发育共培养的效用，作者分析了其他生物体系已取得的成绩。组织工程学中共培养最成功的案例也许是 Atala 等所报道的人工膀胱的发展[86]。尿路上皮和肌细胞在培养液中培养，然后接种于一个胶原蛋白组成的可生物降解的膀胱形支架上。支架的外表面接种平滑肌细胞，内部接种尿路上皮细胞。人造膀胱被

植入到 7 位脊髓脊膜膨出（脊柱裂）的患者体内，这些患者要么患有高血压，要么膀胱延展性不佳。术后，膀胱活检可见合适的结构体系和表型。这些植入物在一段时间内表现出不错的功能性和耐用性[86]。这个例子表明，通过生物材料支架共培养多种细胞类型是重获天然细胞环境、恢复细胞间相互作用的有效策略。

共培养也已成功用于多种细胞类型，包括皮肤、软骨、骨、肝、血液、神经和干细胞[87-91]。这些研究表明，共培养可以促进或抑制其中一种或两种细胞的分化。共培养方法、细胞类型或分化之间并无相关性。尽管如此，共培养被证实在改善细胞存活、增殖和功能等方面有效。例如，Houchin-Ray 等开发了一个包含初级神经元和辅助细胞的共培养模型，用于促进轴突向外生长[92-93]。共培养促进了神经元的存活和轴突的延伸。至于生殖技术，共培养已在体外成熟（IVM）和体外受精（IVF）中得到应用。卵母细胞和发育中的胚胎已与多种饲养细胞共培养，包括输卵管内皮细胞、子宫内膜上皮细胞、输卵管壶腹部细胞、卵丘细胞、颗粒细胞和非人类细胞（如 vero 细胞系）。尽管存在争议，但这些研究表明共培养可能会改善 IVM 和 IVF 的结局[94-97]。同时，通过与饲养细胞（如成纤维细胞）共培养，可获得未分化状态的胚胎干细胞[98-99]。总之，这些例子说明了共培养的效用，其可能对卵泡培养产生相似的影响。

结论

卵巢基质细胞和卵泡的共培养是三维卵泡培养体系演变中的另一个步骤。基质细胞和卵巢器官培养实验已经表明了基质细胞在原始卵泡/初级卵泡活化和卵泡膜细胞的募集/分化中的重要作用。因此，共培养具有激活被分离的原始卵泡/初级卵泡（在任何体外培养体系中都不能发育成熟），提高卵母细胞生长率、存活率和质量的潜力。目前利用生物材料（如藻酸盐）的卵泡培养体系为卵泡自然几何结构的维持提供了三维支架，并可平移到大型动物和人类的卵泡培养中。这些培养系统为基质细胞的直接整合提供可能，基质细胞的直接整合将有助于重塑自然的卵巢环境。这一任务的完成将确保卵泡培养体系，继续推进卵泡生成的相关研究和生育力保存相关技术的发展。

致谢

本研究得到了从国立卫生研究院（National Institutes of Health，NIH）到肿瘤生殖学会的支持（基金号：RL1HD058295，PL1EB008542），也通过合作协议（为生殖与不孕研究的专项合作中心项目的一部分）得到了 Eunice Kennedy Shriver 儿童健康和人类发育国立研究院（National Institute of Child Health and Human Development，NICHD）的资助（基金号：U54HD41857）。本研究的内容仅仅代表作者观点，不代表 NIH 或 NICHD 的官方观点。

参考文献

1. **Pangas SA, Saudye H, Shea LD and Woodruff TK.** Novel approach for the three-dimensional culture of granulosa cell-oocyte complexes. *Tissue Eng* 2003; **9**(5): 1013–21.
2. **Kreeger P, Fernandes N, Woodruff T and Shea L.** Regulation of mouse follicle development by follicle-stimulating hormone in a three-dimensional in vitro culture system is dependent on follicle stage and dose 1. *Biol Reprod* 2005; **73**(5): 942–50.
3. **Kreeger P, Deck J, Woodruff T and Shea L.** The in vitro regulation of ovarian follicle development using alginate-extracellular matrix gels. *Biomaterials* 2006; **27**(5): 714–23.
4. **Xu M, West E, Shea LD and Woodruff TK.** Identification of a stage-specific permissive in vitro culture environment for follicle growth and oocyte development. *Biol Reprod* 2006; **75**(6): 916–23.
5. **West ER, Xu M, Woodruff TK and Shea LD.** Physical properties of alginate hydrogels and their effects on in vitro follicle development. *Biomaterials* 2007; **28**(30):

4439–48.

6. **Xu M, West-Farrell ER, Stouffer RL** *et al.* Encapsulated three-dimensional culture supports development of nonhuman primate secondary follicles. *Biol Reprod* 2009; **81**(3): 587–94.

7. **Woodruff TK**. The emergence of a new interdiscipline: oncofertility. *Cancer Treat Res* 2007; **138**: 3–11.

8. **Woodruff TK**. *Oncofertility: Fertility Preservation for Cancer Survivors*. New York: Springer, 2007.

9. **Jeruss JS** and **Woodruff TK**. Preservation of fertility in patients with cancer. *N Engl J Med* 2009; **360**(9): 902–11.

10. **Meirow D, Hardan I, Dor J** *et al.* Searching for evidence of disease and malignant cell contamination in ovarian tissue stored from hematologic cancer patients. *Hum Reprod* 2008; **23**(5): 1007–13.

11. **Shaw J** and **Trounson A**. Oncological implications in the replacement of ovarian tissue. *Hum Reprod* 1997; **12**(3): 403–5.

12. **Xu M, Barrett SL, West-Farrell E** *et al.* In vitro grown human ovarian follicles from cancer patients support oocyte growth. *Hum Reprod* 2009; **24**(10): 2531–40.

13. **Telfer EE, McLaughlin M, Ding C** and **Thong KJ**. A two-step serum-free culture system supports development of human oocytes from primordial follicles in the presence of activin. *Hum Reprod* 2008; **23**(5): 1151–8.

14. **Eppig J** and **O'Brien M**. Development in vitro of mouse oocytes from primordial follicles. *Biol Reprod* 1996; **54**(1): 197.

15. **Jin S, Lei L, Shikanov A, Shea LD** and **Woodruff TK**. A novel two-step strategy for in vitro culture of early-stage ovarian follicles in the mouse. *Fertil Steril* 2010; **93**(8): 2633–9.

16. **Baird DT, Campbell B, de Souza C** and **Telfer E**. Long-term ovarian function in sheep after ovariectomy and autotransplantation of cryopreserved cortical strips. *Eur J Obstet Gynecol Reprod Biol* 2004; **113** (Suppl. 1): S55–9.

17. **Cushman RA, Wahl CM** and **Fortune JE**. Bovine ovarian cortical pieces grafted to chick embryonic membranes: a model for studies on the activation of primordial follicles. *Hum Reprod* 2002; **17**(1): 48–54.

18. **Picton HM** and **Gosden RG**. In vitro growth of human primordial follicles from frozen-banked ovarian tissue. *Mol Cell Endocrinol* 2000; **166**(1): 27–35.

19. **Magoffin D** and **Magarelli P**. Preantral follicles stimulate luteinizing hormone independent differentiation of ovarian theca–interstitial cells by an intrafollicular paracrine mechanism. *Endocr* 1995; **3**(2): 107–12.

20. **Magoffin D**. Ovarian theca cell. *Int J Biochem Cell Biol* 2005; **37**(7): 1344–9.

21. **Magarelli PC, Zachow RJ** and **Magoffin DA**. Developmental and hormonal regulation of rat theca–cell differentiation factor secretion in ovarian follicles. *Biol Reprod* 1996; **55**(2): 416–20.

22. **Huang C, Weitsman S, Dykes B** and **Magoffin D**. Stem cell factor and insulin-like growth factor-I stimulate luteinizing hormone-independent differentiation of rat ovarian theca cells 1. *Biol Reprod* 2001; **64**(2): 451–6.

23. **Dubreuil G**. Sur l'existence d'une substance inductrice a action limitee et locale pour Ia metaplasie theca des cellules du stroma cortical ovarien. *Ann Endocrinol* 1948; **9**: 434–42.

24. **Peters H**. *Some Aspects of Early Follicular Development. Ovarian Follicular Development and Function*. New York: Raven Press, 1979: pp. 1–13.

25. **Byskov A**. Sexual differentiation of the mammalian ovary. *Biology of the Ovary*. The Hague: Martinus Nijhoff, 1980: pp. 3–50.

26. **Erickson G, Magoffin D** and **Dyer C**. The ovarian androgen producing cells: a review of structure/function relationships. *Endocr Rev* 1985; **6**(3): 371–99.

27. **Gurava S**. *Biology of Ovarian Follicle*. New York: Springer-Verlag, 1985: pp. 79–85.

28. **Hirshfield AN**. Development of follicles in the mammalian ovary. *Int Rev Cytol* 1991; **124**: 43–101.

29. **Edson M, Nagaraja A** and **Matzuk M**. The mammalian ovary from genesis to revelation. *Endocr Rev* 2009; **30**(6): 624–712.

30. **Aerts J** and **Bols P**. Ovarian follicular dynamics: a review with emphasis on the bovine species. Part I: folliculogenesis and pre-antral follicle development. *Reprod Domest Anim* 2008; **45**(1): 171–9.

31. **Dennis JE** and **Charbord P**. Origin and differentiation of human and murine stroma. *Stem Cells* 2002; **20**(3): 205–14.

32. **Reeves G**. Specific stroma in the cortex and medulla of the ovary. Cell types and vascular supply in relation to follicular apparatus and ovulation. *Obstet Gynecol Surv* 1972; **27**(3): 179.

33. **Orisaka M, Tajima K, Mizutani T** *et al.* Granulosa cells promote differentiation of cortical stromal cells into theca cells in the bovine ovary. *Biol Reprod* 2006; 75(5): 734–40.

34. **Jabara S, Christenson L** and **Wang C**. Stromal cells of the human postmenopausal ovary display a distinctive biochemical and molecular phenotype. *J Clin Endocrinol Metabol* 2003; **88**(1): 484–92.

35. **Vigne J, Halburnt L** and **Skinner M**. Characterization of bovine ovarian surface epithelium and stromal cells: identification of secreted proteins. *Biol Reprod* 1994; **51**(6): 1213.

36. **Knight P** and **Glister C**. TGF-β superfamily members and ovarian follicle development. *Reproduction* 2006; **132**(2): 191–206.

37. **Nilsson E** and **Skinner M**. Bone morphogenetic protein-4 acts as an ovarian follicle survival factor and promotes primordial follicle development 1. *Biol Reprod* 2003; **69**(4): 1265–72.

38. **Lee W-S, Yoon S-J, Yoon T-K** *et al.* Effects of bone morphogenetic protein-7 (BMP-7) on primordial follicular growth in the mouse ovary. *Mol Reprod Dev* 2004; **69**(2): 159–63.

39. **Parrott JA** and **Skinner MK**. Kit ligand actions on ovarian stromal cells: effects on theca cell recruitment and steroid production. *Mol Reprod Dev* 2000; **55**(1): 55–64.

40. **Nilsson E** and **Skinner M**. Kit ligand and basic fibroblast growth factor interactions in the induction of ovarian primordial to primary follicle transition. *Mol Cell Endocrinol* 2004; **214**(1–2): 19–25.

41. **Hillier SG** and **Miró F**. Inhibin, activin, and follistatin. Potential roles in ovarian physiology. *Ann NY Acad Sci* 1993; **687**: 29–38.

42. **Hillier SG, Yong EL, Illingworth PJ** *et al.* Effect of recombinant activin on androgen synthesis in cultured human thecal cells. *J Clin Endocrinol Metab* 1991; **72**(6): 1206–11.

43. **Hillier SG, Yong EL, Illingworth PJ** *et al.* Effect of recombinant inhibin on androgen synthesis in cultured human thecal cells. *Mol Cell Endocrinol* 1991; **75**(2): R1–6.

44. **Hayashi M, McGee EA, Min G** *et al.* Recombinant growth differentiation factor-9 (GDF-9) enhances growth and differentiation of cultured early ovarian follicles. *Endocrinology* 1999; **140**(3): 1236–44.

45. **Solovyeva EV, Hayashi M, Margi K** *et al.* Growth differentiation factor-9 stimulates rat theca–interstitial cell androgen biosynthesis. *Biol Reprod* 2000; **63**(4): 1214–18.

46. **Vitt UA, McGee EA, Hayashi M** and **Hsueh AJ**. In vivo treatment with GDF-9 stimulates primordial and primary follicle progression and theca cell marker CYP17 in ovaries of immature rats. *Endocrinology* 2000; **141**(10): 3814–20.

47. **Lee W, Otsuka F, Moore R** and **Shimasaki S**. Effect of bone morphogenetic protein-7 on folliculogenesis and ovulation in the rat 1. *Biol Reprod* 2001; **65**(4): 994–9.

48. **Cortvrindt R, Smitz J, Van Steirteghem A** *et al.* In-vitro maturation, fertilization and embryo development of immature oocytesfrom early preantral follicles from prepuberal mice in a simplified culture system. *Hum Reprod* 1996; **11**(12): 2656–66.

49. **Picton H, Harris S, Muruvi W** and **Chambers E**. The in vitro growth and maturation of follicles. *Reproduction* 2008; **136**(6): 703.

50. **West E, Shea L** and **Woodruff T**. Engineering the follicle microenvironment. *Semin Reprod Med* 2007; **25**(4): 287.

51. **West ER, Zelinski MB, Kondapalli LA** *et al.* Preserving female fertility following cancer treatment: current options and future possibilities. *Pediatr Blood Cancer* 2009; **53**(2): 289–95.

52. **Eppig J**. Mouse oocyte development in vitro with various culture systems. *Dev Biol* 1977; **60**(2): 371.

53. **O'Brien M, Pendola J** and **Eppig J**. A revised protocol for in vitro development of mouse oocytes from primordial follicles dramatically improves their developmental competence 1. *Biol Reprod* 2003; **68**(5): 1682–6.

54. **Spears N, Boland N, Murray A** and **Gosden R**. Mouse oocytes derived from in vitro grown primary ovarian follicles are fertile. *Hum Reprod* 1994; **9**(3): 527–32.

55. **Eppig J** and **Schroeder A**. Capacity of mouse oocytes from preantral follicles to undergo embryogenesis and development to live young after growth, maturation, and fertilization in vitro. *Biol Reprod* 1989; **41**(2): 268.

56. **Gomes JE, Correia SC, Gouveia-Oliveira A, Cidadão AJ** and **Plancha CE**. Three-dimensional environments preserve extracellular matrix compartments of ovarian follicles and increase FSH-dependent growth. *Mol Reprod Dev* 1999; **54**(2): 163–72.

57. **Cain L, Chatterjee S** and **Collins TJ**. In vitro folliculogenesis of rat preantral follicles. *Endocrinology* 1995; **136**(8): 3369–77.

58. **Nayudu P** and **Osborn S**. Factors influencing the rate of preantral and antral growth of mouse ovarian follicles in vitro. *Reproduction* 1992; **95**(2): 349–62.

59. **Rowghani N, Heise M, McKeel D** *et al.* Maintenance of morphology and growth of ovarian follicles in suspension culture. *Tissue Eng* 2004; **10**(3–4): 545–52.

60. **Boland N, Humpherson P, Leese H** and **Gosden R**. Pattern of lactate production and steroidogenesis during growth and maturation of mouse ovarian follicles in vitro. *Biol Reprod* 1993; **48**(4): 798–806.

61. **Wycherley G, Downey D, Kane MT** and **Hynes AC**. A novel follicle culture system markedly increases follicle volume, cell number and oestradiol secretion. *Reproduction* 2004; **127**(6): 669–77.

62. **Nation A** and **Selwood L**. The production of mature oocytes from adult ovaries following primary follicle culture in a marsupial. *Reproduction* 2009; **138**(2): 247–55.

63. **Newton H, Picton H** and **Gosden R**. In vitro growth of oocyte–granulosa cell complexes isolated from cryopreserved ovine tissue. *Reproduction* 1999; **115**: 141–50.

64. **Cukierman E, Pankov R** and **Stevens D**. Taking cell-matrix adhesions to the third dimension. *Sci STKE* 2001; **294**: 1708–12.

65. **Tibbitt MW** and **Anseth KS**. Hydrogels as extracellular matrix mimics for 3D cell culture. *Biotechnol Bioeng* 2009; **103**(4): 655–63.

66. **Petersen OW, Rønnov-Jessen L, Howlett AR** and **Bissell MJ**. Interaction with basement membrane serves to rapidly distinguish growth and differentiation pattern of normal and malignant human breast epithelial cells. *Proc Natl Acad Sci USA* 1992; **89**(19): 9064–8.

67. **Weaver V, Bissell M** and **Fischer A**. The importance of the microenvironment in breast cancer progression: recapitulation of mammary tumorigenesis using a unique human mammary epithelial cell model and a three-dimensional culture assay. *Biochem Cell Biol* 1996; **74**: 833–51.

68. **Tanaka H, Murphy CL, Murphy C** *et al.* Chondrogenic differentiation of murine embryonic stem cells: effects of culture conditions and dexamethasone. *J Cell Biochem* 2004; **93**(3): 454–62.

69. **Engler AJ, Sen S, Sweeney HL** and **Discher DE**. Matrix elasticity directs stem cell lineage specification. *Cell* 2006; **126**(4): 677–89.

70. **Abir R, Roizman P, Fisch B** *et al.* Pilot study of isolated early human follicles cultured in collagen gels for 24 hours. *Hum Reprod* 1999; 14(5): 1299–301.

71. **Torrance C, Telfer E** and **Gosden R**. Quantitative study of the development of isolated mouse pre-antral follicles in collagen gel culture. *Reproduction* 1989; **87**(1): 367–74.

72. **Sharma GT, Dubey PK** and **Meur SK**. Survival and developmental competence of buffalo preantral follicles using three-dimensional collagen gel culture system. *Animl Reprod Sci* 2009; **114**(1–3): 115–24.

73. **Carroll J, Whittingham D** and **Wood M**. Effect of gonadotrophin environment on growth and development of isolated mouse primary ovarian follicles. *Reproduction* 1991; **93**(1): 71–9.

74. **Hirao Y, Nagai T, Kubo M** *et al.* In vitro growth and maturation of pig oocytes. *Reproduction* 1994; **100**(2): 333–9.

75. **Rodgers RJ, Irving-Rodgers HF** and **Russell DL**. Extracellular matrix of the developing ovarian follicle. *Reproduction* 2003; **126**(4): 415–24.

76. **Xu M, Kreeger PK, Shea LD** and **Woodruff TK**. Tissue-engineered follicles produce live, fertile offspring. *Tissue Eng* 2006; **12**(10): 2739–46.

77. **Shikanov A, Xu M, Woodruff TK** and **Shea LD**. Interpenetrating fibrin-alginate matrices for in vitro ovarian follicle development. *Biomaterials* 2009; **30**(29): 5476–85.

78. **Xu M, Banc A, Woodruff TK** and **Shea LD**. Secondary follicle growth and oocyte maturation by culture in alginate hydrogel following cryopreservation of the ovary or individual follicles. *Biotechnol Bioeng* 2009; **103**(2): 378–86.

79. **Augst AD, Kong HJ** and **Mooney DJ**. Alginate hydrogels as biomaterials. *Macromol Biosci* 2006; **6**(8): 623–33.

80. **Rowley JA, Madlambayan G** and **Mooney DJ**. Alginate hydrogels as synthetic extracellular matrix materials. *Biomaterials* 1999; **20**(1): 45–53.

81. **Amorim CA, Van Langendonckt A, David A, Dolmans M-M** and **Donnez J**. Survival of human pre-antral follicles after cryopreservation of ovarian tissue, follicular isolation and in vitro culture in a calcium alginate matrix. *Hum Reprod* 2009; **24**(1): 92–9.

82. **Osborn S, Gook D, Stern K** and **Speirs A**. The isolation and culture of human primordial follicles from fresh ovarian tissue. *Hum Reprod* 1997; **12** (Suppl. 1): 153.

83. **Itoh T** and **Hoshi H**. Efficient isolation and long-term viability of bovine small preantral follicles in vitro. *In vitro Cell Dev Biol Anim* 2000; **36**(4): 235–40.

84. **Wu MF, Huang WT, Tsay C** *et al.* The stage-dependent inhibitory effect of porcine follicular cells on the development of preantral follicles. *Anim Reprod Sci* 2002; **73**(1–2): 73–88.

85. **Ramesh H, Gupta P, Nandi S** *et al.* Co-culture of buffalo preantral follicles with different somatic cells. *Reprod Dom Anim* 2008; **43**(5): 520–4.

86. **Atala A, Bauer SB, Soker S, Yoo JJ** and **Retik AB**. Tissue-engineered autologous bladders for patients needing cystoplasty. *Lancet* 2006; **367**(9518): 1241–6.

87. **Hendriks J, Riesle J** and **van Blitterswijk C**. Co-culture in cartilage tissue engineering. *J Tissue Eng Regen Med* 2007; **1**(3): 170–8.

88. **Soto-Gutiérrez A, Navarro-Alvarez N, Zhao D** *et al.* Differentiation of mouse embryonic stem cells to hepatocyte-like cells by co-culture with human liver nonparenchymal cell lines. *Nat Protoc* 2007; **2**(2): 347–56.

89. **Harimoto M, Yamato M, Hirose M** *et al.* Novel approach for achieving double-layered cell sheets co-culture: overlaying endothelial cell sheets onto monolayer hepatocytes utilizing temperature-responsive culture dishes. *J Biomed Mater Res* 2002; **62**(3): 464–70.

90. **Robinson SN, Ng J, Niu T** *et al.* Superior ex vivo cord blood expansion following co-culture with bone marrow-derived mesenchymal stem cells. *Bone Marrow Transplant* 2006; **37**(4): 359–66.

91. **Luk JM, Wang PP, Lee CK, Wang JH** and **Fan ST**. Hepatic potential of bone marrow stromal cells: development of in vitro co-culture and intra-portal transplantation models. *J Immunol Methods* 2005; **305**(1): 39–47.

92. **Houchin-Ray T, Swift LA, Jang J-H** and **Shea LD**. Patterned PLG substrates for localized DNA delivery and directed neurite extension. *Biomaterials* 2007; **28**(16): 2603–11.

93. **Houchin-Ray T, Zelivyanskaya M** and **Huang A**. Non-viral gene delivery transfection profiles influence neuronal architecture in an in vitro co-culture model. *Biotechnol Bioeng* 2009; **103**(5): 1023–33.

94. **Dominguez F, Gadea B, Mercader A** *et al.* Embryologic outcome and secretome profile of implanted blastocysts obtained after coculture in human endometrial epithelial cells versus the sequential system. *Fertil Steril* 2010; **93**(3): 774–82.e.1.

95. **Kattal N, Cohen J** and **Barmat LI**. Role of coculture in human in vitro fertilization: a meta-analysis. *Fertil Steril* 2008; **90**(4): 1069–76.

96. **Johnson J, Higdom H** and **Boone W**. Effect of human granulosa cell co-culture using standard culture media on the maturation and fertilization potential of immature human oocytes. *Fertil Steril* 2009; **90**(5): 1674–9.

97. **Godard NM, Pukazhenthi BS, Wildt DE** and **Comizzoli P**. Paracrine factors from cumulus-enclosed oocytes ensure the successful maturation and fertilization in vitro of denuded oocytes in the cat model. *Fertil Steril* 2009; **91**(Suppl. 5): 2051–60.

98. **Reubinoff BE, Pera MF, Fong CY, Trounson A** and **Bongso A**. Embryonic stem cell lines from human blastocysts: somatic differentiation in vitro. *Nat Biotechnol* 2000; **18**(4): 399–404.

99. **Thomson JA, Itskovitz-Eldor J, Shapiro SS** *et al.* Embryonic stem cell lines derived from human blastocysts. *Science* 1998; **282**(5391): 1145–7.

第 35 章　生发泡期卵母细胞的体外成熟

M. De Vos and J. Smitz　著
郐艳荣　译　徐阳　审校

概述

辅助生育技术（ART）在过去的 30 年内得到了很大的提高。然而，控制性卵巢刺激方案仍然伴随着一定卵巢过度刺激综合征（ovarian hyperstimulation syndrome，OHSS）的风险，严重时可以导致显著的发病率甚至死亡率[1]。严重 OHSS 的总体发生率<2%[2]，但是多囊卵巢综合征（polycystic ovary syndrome，PCOS）患者（占接受 ART 治疗所有女性的 30%[3]）OHSS 发生率要更高一些。因此，这部分患者取消胚胎移植的风险升高。预防促性腺激素高反应患者发生 OHSS 的策略包括用促性腺激素释放激素（GnRH）激动剂代替人绒毛膜促性腺激素（hCG）来诱发卵母细胞的最后成熟[4]和卵母细胞的体外成熟（IVM）。因为 IVM 在未刺激或微刺激下取卵，避免了传统的卵巢激素刺激的风险和副作用。未成熟卵母细胞被收集后，经培养成熟后在体外受精。然后选择胚胎移植到已经充分准备好的子宫内膜中，或将胚胎冷冻起来，在自然周期或人工周期解冻移植。

人类第一例 IVM 的成功妊娠和出生在 15 年前就已有报道。自那时以来，尽管 IVM 在方案上有所进步，成熟方法和培养液也有改进，但是种植率一直没有超过 15%，而是在 10%左右徘徊。这使得移植一个以上胚胎成为必要，这在年轻女性中可能导致多胎妊娠的风险。同时也涉及法律限制，在一些国家，对于多个胚胎移植的 ART 费用政府不予负担。与常规 IVF 相比，IVM 较低的妊娠率、IVM 卵母细胞的遗传健康[5]以及 IVM 胚胎、胎儿和出生孩子的远期健康问题阻碍了 IVM 在 ART 中心的广泛的应用。尽管 IVM 来源的胚胎低种植率的原因与机制可能与胞质的未完全成熟[6]以及 IVM 周期不适宜的子宫内膜容受性有关，但是大部分仍然未知。有必要优化 IVM 的培养液[7]，标准化 IVM 治疗方案包括使用雌激素和（或）促性腺激素来准备卵泡和子宫内膜[8]，改善取卵技术和 IVM 的时机[9]。

有证据显示，与体内成熟的卵母细胞相比，IVM 卵母细胞的成熟、受精率及囊胚形成是打折扣的[6]，可能是因为细胞质与细胞核成熟的不同步。近年来，出现了一些有前景的技术以提高成熟率和胚胎的发育潜能。相比卵巢内的条件，这些技术可以补偿卵母细胞被吸到卵泡外自然成熟减少的时间（24～36 h）[10]。近来，IVM 培养体系的改善，包括提高卵母细胞环境中环腺苷酸（cyclic adenosine monophosphate，cAMP）的水平使 IVM 的触发更符合生理[11]。

本章将对该项独立的 ART 技术——IVM——进行总结，讨论 IVM 如何成为传统卵巢刺激有价值的替代。

IVM 技术的出现

卵巢的原始卵泡池富集了停滞于减数分裂Ⅰ期的卵母细胞。这些卵泡中的绝大多数将凋亡，仅有少数卵泡生长发育到窦状期，此时卵母细胞将继续成熟直至排卵。启动和调节卵母细胞成熟过程的分子机制还没有完全清楚，尽管卵泡刺激素（FSH）被认为在成熟过程中起重要的作用。一旦优势卵泡被选择，该卵泡则变为 FSH 依赖性。来自排卵前卵泡的雌激素水平升高诱发黄体生成素（LH）的升高，反过来，LH 引起壁卵泡细胞中次级因子合成的级联反应，导致卵母细胞的生发泡（germinal vesicle，GV）破裂[12]。卵母细胞经历了从减数分裂中Ⅰ期到末Ⅰ期，这个时间段与第一极体的排出相关。整个减数分裂的过程不只发生在 LH 峰后，也贯穿在卵母细胞从卵泡环境中脱离的过程中。Pincus 和 Enzmann 在 1935 年观察到不成熟的卵母细胞离开卵泡后，有自动恢复减数分裂的能力[13]。Edwards 等证实了这一观点，他们的研究显示：未成熟卵母细胞从卵泡中分离，28～35 h 后达到减数分裂中Ⅰ期，培养 36～43 h 排出第一极体，并且能够受精[14]。

体外成熟与体外受精（IVF）相比有许多重要的优势。没有或仅有轻微的卵巢刺激，规避了发生 OHSS 的风险。而且，可以避免卵巢刺激药物的近期副作用（如恶心、呕吐、乳腺疼痛、腹胀、情绪波动等）。IVM 没有过早黄素化的风险，所以，IVM 周期不需要频繁追踪，减少了患者就诊的次数。最后，对患者来讲，IVM 更容易负担，因为所发生的药物费用会显著降低。上述一切使 IVM 成为 ART 领域中一个深受患者青睐的方案。

Cha 等在 1991 年获得第一例 IVM 妊娠[15]。他们在一个供卵方案中使用了在妇科手术中取得的未成熟卵母细胞。第一例用患者自身卵母细胞 IVM 的妊娠成功是由 Trounson 等于 1994 年实现的[16]。然而那时，IVM 的妊娠率低得令人失望，直到 Chian 等将 hCG“扳机”引入到 PCOS 患者的 IVM 中，在取卵前 36 h 注射[17]。他们报道了 32％的种植率，40％的成功率。随后的数年中，同一团队在非刺激 IVM 周期中获得了高达 54％的临床妊娠率，这标志着这项技术向前迈进了重要的一步[18]。然而，高成功率的获得建立在移植 3～4 枚胚胎的基础上，没有考虑患者的年龄。

IVM 的妊娠率一直低于常规卵巢刺激后 IVF 的妊娠率[19]。低成功率被归咎于卵母细胞胞质和胞核成熟的不同步性和子宫内膜的厚度及容受性欠佳[20]。而且，非刺激周期 IVM 最终获得的成熟卵母细胞的数目与传统刺激周期所获得成熟卵母细胞数目相比要少。所以，提高 IVM 治疗的妊娠率和活产率是临床和科学研究的一个重要热点。许多研究关注于改善体外培养液，另一些研究则致力于提高卵母细胞的质量和数量，以及内膜的质量。

然而在初期，IVM 被特别提倡用于有大量窦卵泡的年轻女性，当前和未来的技术改进将有助于其更广泛的应用，包括应用于卵巢储备差的女性、供卵和生殖储备医学。

IVM 的技术现状

在 PCOS 患者中，经常应用口服或阴道孕酮来诱发撤退性出血[21]。但这种治疗在开始 IVM 周期前是否真的有必要还有待于证实。在基础超声扫描除外囊肿或其他病变后，就会安排系列的超声检查来评估窦卵泡的生长和子宫内膜厚度。在非刺激周期中，一旦子宫内膜厚度达到至少 6 mm，且最大卵泡直径达 10～12 mm，大多数中心就会注射 hCG，取卵的时机很重要，hCG“扳机”后 38 h 取卵与 35 h 取卵相比，卵母细胞的成熟率会提高[22]。

已有大量文献报道，根据卵泡直径来选择合适的取卵时机。优势卵泡直径大于 13 mm 时，数据显示获卵数较少，受精率低下，形成胚胎数少[23-24]，至少在非刺激周期结果是这样的。与之类似，Cobo 等在优势卵泡直径≤10 mm 的情况下获得了更高的囊胚形成率[25]。这些报道可能提示了“优势负效应”的存在，即大卵泡可能影响小窦卵泡中卵母细胞的发育潜能，尽管这一观点还没有被有些研究者认可[26-27]。

还有报道显示，在 IVM 周期中 hCG“扳机”时，有体内成熟的卵母细胞的周期胚胎质量和临床结局要优于取卵时只有未成熟卵母细胞的周期[28-29]。取卵前优势卵泡直径达到 10～12 mm 的周期更容易获得至少 1 个以上的体内成熟的卵母细胞。

在 IVM 周期中，如何提高种植率？

提高体外培养技术

经过减数分裂Ⅰ期和Ⅱ期的胞核成熟是卵母细胞成熟的前提条件。细胞质成熟同样重要，它包括细胞器的再分布、蛋白质与 mRNA 的合成与修饰、支持后续受精和胚胎发育的生化过程的调控[30]。体内卵母细胞成熟的调控涉及卵母细胞成熟过程所处的微环境内错综复杂的信号通路。卵母细胞与卵丘细胞通过缝隙连接进行交流[18]，允许调节分子与生长因子通过。在减数分裂被激发前，卵母细胞一直处在减数分裂停滞状态。在体内，卵母细胞的成熟被内源性 LH 峰激发启动，并被生长因子，如表皮生长因子（EGF）家族成员双调蛋白、上皮调节蛋白及 β-纤维素颗粒调节[12]。在体外，当卵母细胞脱离了抑制减数分裂程序的卵泡环境，卵母细胞可自发地成熟[31]。当不成熟卵母细胞从小的窦卵泡中被移出，减数分裂将提前恢复，如在胞质完成成熟前。因此在卵母细胞成熟过程中确定减数分裂恢复的时机非常重要。为了解决这一 IVM 系统问题，有些作者建议延长细胞核自然成熟的时间，同时促进胞质的发育[30]。在哺乳动物卵母细胞成熟中细胞内信使分子 cAMP 扮演了很重要的调控角色[32]。高水平 cAMP 和 cAMP 类似物可以阻止减数分裂的恢复[33]。通过向培养液中添加下列任何一种物质：① cAMP 类似物，如丁酰 cAMP；②腺苷酸环化酶激活物，如 FSH、毛喉素或侵入性腺苷酸环化酶；③磷酸二酯酶（PDE）抑制剂，如 IBMX 非特异性抑制剂、PDE-4 型特异性抑制剂咯利普兰或 PDE-3 型特异性抑制剂米力龙、西洛酰胺或 Org9935[33]，以提高卵－丘复合体（COC）环境中的 cAMP 水平，抑制或延缓卵母细胞在体外的自然成熟。这些物质能够推迟 GV 破裂，同时增加减数分裂恢复期卵母细胞和卵丘细胞间缝隙连接的交流范围和时间[33-35]，这又反过来延长了卵母细胞和卵丘细胞间调节因子和代谢物的交换[36]。尽管在体外处理卵母细胞时加入了上述提高 cAMP 的物质来阻止老鼠[37]和人类[32]卵母细胞的减数分裂恢复，但是还没有显示哪种物质对卵母细胞后续的发育潜能和未来的妊娠率有积极效应。近来，猪、牛、鼠模型的前瞻性对照实验已经显示：相比于 IVM 的传统方法，囊胚形成率（猪、牛）和种植率（鼠）都有明显的提高[11,34,38-39]。

同样，过早干预卵丘细胞和卵母细胞间的缝隙连接交流可能损伤卵母细胞的发育潜能，虽然在成熟过程中缺少卵丘细胞并没有影响 IVM 率及发育到分裂期胚胎的进程，但是与卵丘细胞完整的卵母细胞相比，缺少卵丘细胞的卵母细胞发育到囊胚期的胚胎大为减少[40]。

激素应用

在获取未成熟卵母细胞前应用 hCG 显著提高了卵母细胞的成熟率、受精率及妊娠率[17,41-42]，尽管有些作者并没有发现 hCG 注射在获卵数、成熟率、受精率或卵裂率方面的益处[33]。hCG 在小卵泡发挥作用的准确机制仍然不清楚。至少，hCG 注射后卵丘细胞的扩张有助于取卵时 COC 从卵泡中脱落，从这个角度来看，hCG“扳机”是个技术的进步。因此，与非 hCG“扳机”IVM 周期相比，hCG 周期的获卵增加。hCG 注射也有可能提高在取卵时获得体内成熟卵母细胞的可能性，而这又与高的囊胚形成率相关，并且具有更好的种植率及临床妊娠率。

FSH 应用

相比于 hCG，FSH 在 IVM 周期中的应用价值存在更多的争议。卵泡刺激素（FSH）的应用将使获卵更容易、E2 水平更高、卵母细胞成熟能力更好以及子宫内膜准备更好[43]。

Wynn 等报道，在排卵正常的患者中，在早卵泡期注射 FSH 与更高的卵母细胞成熟率相关[43]，但其他人报道 FSH 应用对卵母细胞发育潜能没有明显效应[44-45]。Suikkari 等研究了晚黄体期低剂量 FSH 应用在排卵正常患者中的效应，并得出了类似结论[46]。

在无排卵周期的女性患者中结论矛盾。Mikkelsen 和 Lindenberg 证实在没有 hCG“扳机”的 FSH 注射周期获得了更高的种植率和临床妊娠率[47]；然而，Lin 等前瞻性地比较了 FSH 联合 hCG 注射和仅仅 hCG 注射的病例，在 FSH 联合 hCG 注射病例中，FSH 注射没有额外益处[48]。在纳入了 400 名女性的大规模随机研究中，Fadini 等发现从月经周期的第 3 天开始每天给予 FSH 150 IU，连用 3 天，以 hCG 进行“扳机”，可以使卵母细胞成熟率、种植率、临床妊娠率显著提高，而 FSH 或 hCG 的单独使用对临床结局均没用明显效应[49]。

子宫内膜的准备

与传统的 IVF 治疗相比，IVM 种植率持续低的主要原因之一是在 IVM 周期中，胚胎移植前子宫内膜没有充分发育[23]。在传统的 IVF 周期中，外源性促性腺激素刺激之后的卵巢内源性雌激素非常高，子宫内膜充分增殖，在此基础上黄体期加用孕酮[50-51]。但是，因为 IVM 周期中卵泡期短暂，子宫内膜的准备需要补充雌激素来增加子宫内膜厚度。由于 IVM 周期中子宫内膜发育与胚胎发育的不同步性，有些中心倾向于冷冻胚胎，后续在人工周期或自然周期行解冻移植[52]。最近一项回归性研究显示，在子宫内膜薄的 IVM 周期中，低剂量的人绝经促性腺素（HMG）和微粒化 17-β 雌二醇的补充显著改善了子宫内膜厚度，低剂量 HMG 的使用使卵泡体积更大、体内成熟卵母细胞的数目更多[53]。然而，还需要足够有力的前瞻性研究来探讨排卵正常女性和 PCOS 女性 IVM 周期中子宫内膜准备的合适方案，以及这些周期中胚胎移植时子宫内膜厚度与子宫内膜容受性间的相关性。

二甲双胍

二甲双胍可以提高肥胖型 PCOS 女性的胰岛素敏感性，降低血清 LH、总体和游离睾酮浓度，升高血清 FSH 及性激素结合球蛋白的水平[54]。在 IVM 治疗前，应用二甲双胍预处理 56 名氯米芬抵抗的 PCOS 患者，与对照组相比，种植率和临床妊娠率显著升高[55]，提示二甲双胍能通过优化卵母细胞微环境来改善 IVM 结局，尽管其发生机制还需阐明。

IVM 患者的选择

高的获卵数是 IVM 治疗后预测妊娠的一个强有力的因子[56]。尽管大量已经发表的证据认为，卵巢储备功能检测（ovarian reserve tests，ORTs），包括窦卵泡数目、抗苗勒管激素（AMH）和早卵泡期血激素水平可以预测卵巢低反应[57]，但是预测卵巢高反应的潜能有限。PCOS 或者卵巢多囊样改变以及窦卵泡数目（antral follicle count，AFC）过多的女性无疑是接受 IVM 治疗最适合的候选者[21]。取卵获得的不成熟卵母细胞数目与早卵泡期多普勒超声测定的窦卵泡数、卵巢体积及卵巢间质血流峰值速度相关[56]。评估窦卵泡数与年龄的相关性[58]，AFC 少，与低种植率和低临床妊娠率有关，就像在高龄人群中预期的那样，尽管高龄本身也导致了卵母细胞质量下降。因此，文献报道的绝大多数 IVM 妊娠发生在 PCOS 或卵巢多囊样改变的女性和年龄在 35 岁以下的女性[59]。在选择 AFC 较多的供卵者时，IVM 有希望替代传统的卵巢刺激，尤其对于那些顾虑卵巢刺激的短期副作用或远期健康风险的供者。此外，子宫内膜质量对于供卵者来说不是问题。Holzer 等报道在 PCOS 或者卵巢多囊样改变的供者中进行 IVM 供卵项目，临床妊娠率达 50%（6/12）[60]。

在排卵正常的女性，自然周期 IVF 结合未成熟卵母细胞取出后行 IVM 也能获得可接受的妊娠率和种植率。最近报道，在自然周期 IVF 结合 IVM 的 151 个治疗周期中，获得了 40.4%的临床妊娠率[61]。

最后，IVM 和卵母细胞或胚胎冻存为需要立即行细胞毒性治疗和没有足够时间行传统卵巢刺激的癌症患者提供了一种有吸引力的生殖储备方式。Revel 等首次报道了从切下的卵巢组织中取出未成熟卵母细胞[62]。最近报道，连续从 4 名患者切下的卵巢组织的窦卵泡中获取了未成熟卵母细胞，最终玻璃化冷冻 8 个成熟卵母细胞[63]。对于在开始生殖毒性治疗前时间紧张且拒绝卵巢组织冷冻的患者，可以在自然周期的黄体期取卵后继续实施 IVM[64]。激素敏感性肿瘤患者也是 IVM 的最佳适用人群。有报道，20 名女性将体外成熟的卵母细胞进行玻璃化冷冻，复苏后行 ICSI，获得了 20%的妊娠率[65]。

IVM 作为 OHSS 高危人群的一种挽救措施

当在常规卵巢刺激中出现 OHSS 高风险时，用 GnRH 激动剂替代 hCG 诱发卵母细胞最后的成熟可以挽救治疗周期。这种挽救机制在 2000 年由 Itskovitz-Eldor 等首次提出[66]，但是因为缺乏合适的黄体支持，其生殖结局不理想。众所周知，如果不用 hCG“扳机”，从直径>12 mm 卵泡中的获卵率低于小卵泡和中等大小的卵泡。

Engmann 等和 Humaidan 等分别报道，使用改良的黄体支持方案在避免 OHSS 的同时还能获得相对好的妊娠率[4,67]。作为一种选择，可以推荐取消进一步的卵巢刺激，获取未成熟卵母细胞，进行 IVM，通过 ICSI 受精，然后胚胎移植。然而，从传统的卵巢刺激方案中获得的未成熟卵母细胞受精率低[68]，所形成的胚胎不分裂，染色体异常率高[69]。这种现象表明，传统刺激方案中停留在 GV 期的卵母细胞质量欠佳，或者有罕见的卵泡特质，或者有卵母细胞特异性缺陷。

IVM 结局

与传统的 ART 方案相比较，IVM 对患者更温和，其成功率在过去的10年已经有所提高。在PCOS或者卵巢多囊样改变的女性中，尽管移植的胚胎数目要比传统的ART多3倍，但通常的种植率为10%～15%，临床妊娠率为30%～35%。

所有的ART妊娠都和多胎妊娠、剖宫产及先天缺陷的风险增加相关。与IVF和ICSI相比，目前经IVM治疗出生的孩子（1500～2000个）没有显示先天性缺陷和不良围产期结局的风险增加[70]，但是，IVM妊娠的流产率更高些。这似乎和治疗人群的患病特征（如PCOS患者）而不是IVM技术本身有关，因为PCOS患者IVM和IVF/ICSI治疗后的流产率相当[70]。目前还没有足够的证据显示IVM技术可能发生表观遗传学疾病，因为对GV期卵母细胞的研究远落后于对正常超排卵患者的研究[71-72]。虽然有正常的FSH和hCG刺激，这些卵母细胞仍停滞在减数分裂过程中，可能与卵母细胞本身有关[69]。与之相反，近来老鼠模型的实验显示，体内大剂量的孕马血清促性腺激素（pregnant mare's serum Gonadotropin，PMSG）超排卵诱发了一些印记基因的甲基化错误[73]。因此，无刺激或微刺激的IVM方案能避免大剂量促性腺激素使用时的表观遗传学风险的增加。关于体外培养的风险，一个长期的鼠卵泡培养模型显示，Snrpn、Peg3、H19和Mest的原始印记型完全正常[74-76]。更多的研究需要在动物模型和人类供卵中进行，需要更多数目的卵母细胞来进一步评估超排卵和IVM对生长中的卵母细胞印记基因的获得以及印记维持所需的母体效应基因产物的真正风险。

IVM和生育力储备

肿瘤治疗的进步已明显提高了包括血液病、直肠结肠癌、早期乳腺癌在内的不同恶性肿瘤的生存率。具有生殖毒性的化疗药物大大地促进了这一进展，但却导致了卵巢功能早衰的发生率明显升高。卵母细胞玻璃化冷冻的发展作为一种生殖储备方式[77]，为IVM在生殖储备医学的应用提供了新的前景，已被认为是卵巢组织冷冻的有价值的替代。IVM避免了卵巢刺激，该技术尤其适合雌激素受体阳性的肿瘤患者。Chian等首次报道了在自然周期获得不成熟卵母细胞，进行IVM，并玻璃化冷冻IVM的卵母细胞[78]，复苏IVM卵母细胞后成功获得活婴出生[79]。然而，还需扩大患者数目来研究玻璃化冷冻IVM卵母细胞相关的风险。尽管近期的一篇研究显示卵母细胞在GV期和MⅡ期进行玻璃化冷冻的受精率和卵裂率没有差别，但GV期玻璃化冷冻卵母细胞形成的胚胎质量差，发育至囊胚的潜能受到损害[80]。

最后，迅速发展的卵母细胞IVM技术将适用于卵巢组织冷冻后体外卵泡的多步骤培养，作为一种生殖储备策略，能够为女性癌症患者和卵巢功能衰竭初期的女性提供最大的卵母细胞资源[81]。

参考文献

1. **Delvigne A** and **Rozenberg S.** Review of clinical course and treatment of ovarian hyperstimulation syndrome (OHSS). *Hum Reprod Update* 2003; **9**: 77–96.
2. **Delvigne A** and **Rozenberg S.** Epidemiology and prevention of ovarian hyperstimulation syndrome (OHSS): a review. *Hum Reprod Update* 2002; **8**: 559–77.
3. **Child TJ, Abdul-Falil AK, Gulekli B** *et al.* In vitro maturation and fertilization of oocytes from unstimulated normal ovaries, polycystic ovaries, and women with polycystic ovary syndrome. *Fertil Steril* 2001; **76**: 936–42.
4. **Engmann L, DiLuigi A, Schmidt D** *et al.* The use of gonadotropin-releasing hormone (GnRH) agonist to induce oocyte maturation after cotreatment with GnRH antagonist in high-risk patients undergoing in vitro fertilization prevents the risk of ovarian hyperstimulation syndrome: a prospective randomized controlled study. *Fertil Steril* 2008; **89**: 84–91.
5. **Smitz J, Picton HM, Platteau P** *et al.* Principal findings from a multicenter trial investigating the

safety of follicular-fluid meiosis-activating sterol for in vitro maturation of human cumulus-enclosed oocytes. *Fertil Steril* 2007; **87**: 949–64.

6. **Banwell KM** and **Thompson JG**. In vitro maturation of mammalian oocytes: outcomes and consequences. *Semin Reprod Med* 2008; **26**: 162–74.
7. **Filali M, Hesters L, Franchin R** *et al.* Retrospective comparison of two media for in vitro maturation of oocytes. *Reprod Biomed Online* 2008; **16**: 250–6.
8. **Fadini R, Dal Canto MB, Mignini Renzini M** *et al.* Effect of different gonadotrophin priming on IVM of oocytes from women with normal ovaries: a prospective randomized study. *Reprod Biomed Online* 2009; **19**: 343–51.
9. **Mikkelsen AL, Smith S** and **Lindenberg S**. Possible factors affecting the development of oocytes in in vitro maturation. *Hum Reprod* 2000; **15**: 11–17.
10. **Nogueira D, Ron-El R, Friedler S** *et al.* Meiotic arrest in vitro by phosphodiesterase 3-inhibitor enhances maturation capacity of human oocytes and allows subsequent embryonic development. *Biol Reprod* 2006; **74**: 177–84.
11. **Albuz FK, Sasseville M, Armstrong DT** *et al.* Stimulated physiological oocyte maturation (SPOM): a novel in vitro maturation system that substantially improves embryo yield and pregnancy outcomes. *Hum Reprod* 2010 [Epub ahead of print].
12. **Park JY, Su YQ, Ariga M** *et al.* EGF-like growth factors as mediators of LH action in the ovulatory follicle. *Science* 2004; **303**: 682–4.
13. **Pincus G** and **Enzmann EV**. The comparative behaviours mammalian eggs in vitro and in vivo. II. The activation of tubal eggs in the rabbit. *J Exp Med* 1935; **62**: 665–75.
14. **Edwards RG, Bavister BD** and **Steptoe PC**. Early stages of fertilization in vitro of human oocytes matured in vitro. *Nature* 1969; **221**: 632–5.
15. **Cha KY, Koo JJ, Ko JJ** *et al.* Pregnancy after in vitro fertilization of human follicular oocytes collected from nonstimulated cycles, their culture in vitro and their transfer in a donor oocyte program. *Fertil Steril* 1991; **55**: 109–13.
16. **Trounson A, Wood C** and **Kausche A**. In vitro maturation and the fertilization and developmental competence of oocytes recovered from untreated polycystic ovarian patients. *Fertil Steril* 1994; **62**: 353–62.
17. **Chian RC, Gulekli B, Buckett WM** *et al.* Priming with human chorionic gonadotropin before retrieval of immature oocytes in women with infertility due to the polycystic ovary syndrome. *N Engl J Med* 1999; **341**: 1624–6.
18. **Chian RC, Buckett WM** and **Tan SL**. In-vitro maturation of human oocytes. *Reprod Biomed Online* 2004; **8**: 148–66.
19. **Suikkari AM** and **Söderström-Anttila V**. In-vitro maturation of eggs: is it really useful? *Best Pract Res Clin Obst Gyn* 2007; **21**: 145–55.
20. **de Paula Martins W, dos Reis RM, Ferriani RA** *et al.* Endometrial preparation for in vitro oocyte maturation: early use of estrogen increases endometrial tissue and requires lower daily dosage: a cross over trial in "mock" cycles. *J Assist Reprod Genet* 2006; **23**: 241–6.
21. **Reinblatt SL** and **Buckett W**. In vitro maturation for patients with polycystic ovary syndrome. *Semin Reprod Med* 2008; **26**: 121–6.
22. **Son WY, Chung JT, Cui S** *et al.* Extended 35 to 38 hours after hCG priming for immature oocyte retrieval increases oocyte maturation rate in IVM treatment. *Fertil Steril* 2007; **88**: S24–5.
23. **Russell JB, Knezevich KM, Fabian KF** *et al.* Unstimulated immature oocyte retrieval: early versus midfollicular endometrial priming. *Fertil Steril* 1997; **67**: 616–20.
24. **Son WY, Chung JT, Herrero B** *et al.* Selection of the optimal day for oocyte retrieval based on the diameter of the dominant follicle in hCG-primed in vitro maturation cycles. *Hum Reprod* 2008; **23**: 2680–5.
25. **Cobo AC, Requena A, Neuspiller F** *et al.* Maturation in vitro of human oocytes from unstimulated cycles: selection of the optimal day for ovum retrieval based on follicular size. *Hum Reprod* 1999; **14**: 1864–8.
26. **Smith LC, Olivera-Angel M, Groome NP** *et al.* Oocyte quality in small antral follicles in the presence or absence of a large dominant follicle in cattle. *J Reprod Fertil* 1996; **106**: 193–9.
27. **Chian RC, Chung JT, Downey BR** *et al.* Maturational and developmental competence of immature oocytes retrieved from bovine ovaries at different phases of folliculogenesis. *Reprod Biomed Online* 2002; **4**: 127–32.
28. **Son WY, Lee SY** and **Lim JH**. Fertilization, cleavage and blastocyst development according to the maturation timing of oocytes in in vitro maturation cycles. *Hum Reprod* 2005; **20**: 3204–7.
29. **Son WY, Chung JT, Demirtas E** *et al.* Comparison of in-vitro maturation cycles with and without in-vivo matured oocytes retrieved. *Reprod Biomed Online* 2008; **17**(1): 59–67.
30. **Gilchrist RB** and **Thompson JG**. Oocyte maturation: emerging concepts and technologies to improve developmental potential in vitro. *Theriogenology* 2007; **67**: 6–15.
31. **Edwards RG**. Maturation in vitro of human ovarian oocytes. *Lancet* 1965; **2**: 926–9.
32. **Eppig JJ**. The participation of cyclic adenosine monophosphate (cAMP) in the regulation of meiotic maturation of oocytes in the laboratory mouse. *J Reprod Fertil Suppl* 1989; **38**: 3–8.
33. **Dekel N**. Regulation of oocyte maturation. The role of cAMP. *Ann NY Acad Sci* 1988; **541**: 211–16.
34. **Thomas RE, Armstrong DT** and **Gilchrist RB**. Bovine cumulus cell-oocyte gap junctional communication during in vitro maturation in response to manipulation of cell-specific cyclic adenosine 30,50-monophosophate levels. *Biol Reprod* 2004; **70**: 548–56.

35. **Thomas RE, Thompson JG, Armstrong DT** *et al.* Effect of specific phosphodiesterase isoenzyme inhibitors during in vitro maturation of bovine oocytes on meiotic and developmental capacity. *Biol Reprod* 2004; **71**: 1142–9.

36. **Luciano AM, Modina S, Vassena R** *et al.* Role of intracellular cyclic adenosine 30,50-monophosphate concentration and oocyte-cumulus cells communications on the acquisition of the developmental competence during in vitro maturation of bovine oocyte. *Biol Reprod* 2004; **70**: 465–72.

37. **Nogueira D, Albano C, Adriaenssens T** *et al.* Human oocytes reversibly arrested in prophase I by phosphodiesterase type 3 inhibitor in vitro. *Biol Reprod* 2003; **69**: 1042–52.

38. **Kawashima I, Okazaki T, Noma N** *et al.* Sequential exposure of porcine cumulus cells to FSH and/or LH is critical for appropriate expression of steroidogenic and ovulation-related genes that impact oocyte maturation in vivo and in vitro. *Reproduction* 2008; **136**: 9–21.

39. **Nogueira D, Cortvrindt R, De Matos DG** *et al.* Effect of phosphodiesterase type 3 inhibitor on developmental competence of immature mouse oocytes in vitro. *Biol Reprod* 2003; **69**: 2045–52.

40. **Ali A, Benkhalifa M** and **Miron P**. In-vitro maturation of oocytes: biological aspects. *Reprod Biomed Online* 2006; **13**: 437–46.

41. **Chian RC, Buckett WM, Tulandi T** *et al.* Prospective randomized study of human chorionic gonadotrophin priming before immature oocyte retrieval from unstimulated women with polycystic ovarian syndrome. *Hum Reprod* 2000; **15**: 165–70.

42. **Son WY, Yoon SH** and **Lim JH**. Effect of gonadotrophin priming on in-vitro maturation of oocytes collected from women at risk of OHSS. *Reprod Biomed Online* 2006; **13**: 340–8.

43. **Wynn P, Picton HM, Krapez JA** *et al.* Pretreatment with follicle stimulating hormone promotes the numbers of human oocytes reaching metaphase II by in-vitro maturation. *Hum Reprod* 1998; **13**: 3132–8.

44. **Trounson A, Anderiesz C, Jones GM** *et al.* Oocytes maturation. *Hum Reprod* 1998; **13**: 52–62.

45. **Mikkelsen AL, Smith SD** and **Lindenberg S**. In-vitro maturation of human oocytes from regularly menstruating women may be successful without follicle stimulating hormone priming. *Hum Reprod* 1999; **14**: 1847–51.

46. **Suikkari AM, Tulppala M, Tuuri T** *et al.* Luteal phase start of low-dose FSH priming of follicles results in an efficient recovery, maturation and fertilization of immature human oocytes. *Hum Reprod* 2000; **15**: 747–51.

47. **Mikkelsen AL** and **Lindenberg S**. Benefit of FSH priming of women with PCOS to the in-vitro maturation procedure and the outcome: a randomized prospective study. *Reproduction* 2001; **122**: 587–92.

48. **Lin YH, Hwang JL, Huang LW** *et al.* Combination of FSH priming and hCG priming for in-vitro maturation of human oocytes. *Hum Reprod* 2003; **18**: 1632–6.

49. **Fadini R, Dal Canto MB, Mignini Renzini M** *et al.* Effect of different gonadotrophin priming on IVM of oocytes from women with normal ovaries: a prospective randomized study. *Reprod Biomed Online* 2009; **19**: 343–51.

50. **Bourgain C, Smitz J** and **Devroey P**. Meta-analysis on luteal support. *Hum Reprod* 2003; **18**: 656.

51. **Bourgain C, Smitz J, Camus M** *et al.* Human endometrial maturation is markedly improved after luteal supplementation of gonadotrophin-releasing hormone analogue/human menopausal gonadotrophin stimulated cycles. *Hum Reprod* 1994; **9**: 32–40.

52. **Thornton MH, Francis MM** and **Paulson RJ**. Immature oocyte retrieval: lessons from unstimulated IVF cycles. *Fertil Steril* 1998; **70**: 647–50.

53. **Elizur S, Son WY, Yap R** *et al.* Comparison of low-dose human menopausal gonadotropin and micronized 17-beta-estradiol supplementation in in vitro maturation cycles with thin endometrial lining. *Fertil Steril* 2009; **92**: 907–12.

54. **Velazquez EM, Mendoza SG, Hamer T** *et al.* Metformin therapy in polycystic ovary syndrome reduces hyperinsulinemia, insulin resistance, hyperandrogenaemia and systolic blood pressure while facilitating normal menses and pregnancy. *Metab Clin Exp* 1994; **43**: 647–54.

55. **Wei Z, Cao Y, Cong L** *et al.* Effect of metformin pretreatment on pregnancy outcome of in vitro matured oocytes retrieved from women with polycystic ovary syndrome. *Fertil Steril* 2008; **90**: 1149–54.

56. **Tan SL, Child TJ** and **Gulekli B**. In vitro maturation and fertilization of oocytes from unstimulated ovaries: predicting the number of immature oocytes retrieved by early follicular phase ultrasonography. *Am J Obstet Gynecol* 2002; **186**: 684–9.

57. **Broekmans FJ, Kwee J, Hendriks DJ** *et al.* A systematic review of tests predicting ovarian reserve and IVF outcome. *Hum Reprod Update* 2006; **12**: 685–718.

58. **Al-Sunaidi M, Al-Mahrizi S, Tan SL** *et al.* Age-related changes in antral follicle count among women with and without polycystic ovaries. *Gynecol Obstet Invest* 2007; **64**: 199–203.

59. **Mikkelsen AL, Smith S** and **Lindenberg S**. Impact of oestradiol and inhibin A concentrations on pregnancy rate in in vitro maturation. *Hum Reprod* 2000; **15**: 1685–90.

60. **Holzer H, Scharf E, Chian RC** *et al.* In vitro maturation of oocytes collected from unstimulated ovaries for oocyte donation. *Fertil Steril* 2007; **88**: 62–7.

61. **Lim JH, Yang SH, Xu Y** *et al.* Selection of patients for natural cycle in vitro fertilization combined with in vitro maturation of immature oocytes. *Fertil Steril* 2009; **91**: 1050–5.

62. **Revel A, Koler M, Simon A** *et al.* Oocyte collection during cryopreservation of the ovarian cortex. *Fertil Steril* 2003; **79**: 1237–9.

63. **Huang JY, Tulandi T, Holzer H** *et al.* Combining ovarian tissue cryobanking with retrieval of immature oocytes followed by in vitro maturation and vitrification: an additional strategy of fertility preservation. *Fertil Steril* 2008; **89**: 567–72.

64. **Demirtas E, Elizur SE, Holzer H** *et al.* Immature oocyte retrieval in the luteal phase to preserve fertility in cancer patients. *Reprod Biomed Online* 2008; **17**: 520–3.

65. **Holzer H, Chian RC, Huang J** *et al.* Pregnancies and the live birth resulting from vitrified thawed in-vitro matured oocytes. *Hum Reprod* 2007; **22** (Suppl.): i8.

66. **Itskovitz-Eldor J, Kol S** and **Mannaerts B.** Use of a single bolus of GnRH agonist triptorelin to trigger ovulation after GnRH antagonist ganirelix treatment in women undergoing ovarian stimulation for assisted reproduction, with special reference to the prevention of ovarian hyper- stimulation syndrome: preliminary report: short communication. *Hum Reprod* 2000; **15**: 1965–8.

67. **Humaidan P, Bredkjaer HE, Bungum L** *et al.* GnRH agonist (buserelin) or hCG for ovulation induction in GnRH antagonist IVF/ICSI cycles: a prospective randomized study. *Hum Reprod* 2005; **20**: 1213–20.

68. **Kim BK, Lee SC, Kim KJ** *et al.* In vitro maturation, fertilization and development of human germinal vesicle oocytes collected from stimulated cycles. *Fertil Steril* 2000; **74**: 1153–8.

69. **Nogueira D, Staessen C, Van de Velde V** *et al.* Nuclear status and cytogenetics of embryos derived from in-vitro matured oocytes. *Fertil Steril* 2000; **74**: 295–8.

70. **Buckett WM, Chian RC, Holzer H** *et al.* Obstetric outcomes and congenital abnormalities after in vitro maturation, in vitro fertilization, and intracytoplasmic sperm injection. *Obstet Gynecol* 2007; **110**: 885–91.

71. **Khoureiry R, Ibala-Rhomdane S, Mery L** *et al.* Dynamic CpG methylation of the KCNQ1OT1 gene during maturation of human oocytes. *J Med Genet* 2008; **45**: 583–8.

72. **Borghol N, Lornage J, Blachère T** *et al.* Epigenetic status of the H19 locus in human oocytes following in vitro maturation. *Genomics* 2006; **87**: 417–26.

73. **Market-Velker BA, Zhang L, Magri LS** *et al.* Dual effects of superovulation: loss of maternal and paternal imprinted methylation in a dose-dependent manner. *Hum Mol Genet* 2010; **19**: 36–51.

74. **Anckaert E, Adriaenssens T, Romero S** *et al.* Unaltered imprinting establishment of key imprinted genes in mouse oocytes after follicle culture and in vitro maturation under variable follicle-stimulating hormone exposure. *Int J Dev Biol* 2009; **53**: 541–8.

75. **Anckaert E, Adriaenssens T, Romero S** *et al.* Ammonium accumulation and use of mineral oil overlay do not alter imprinting establishment at three key imprinted genes in mouse oocytes grown and matured in a long-term follicle culture. *Biol Reprod* 2009; **81**: 666–73.

76. **Anckaert E, Romero S, Adriaenssens T** *et al.* Effects of low methyl donor levels in culture medium during mouse follicle culture on oocyte imprinting establishment. *Biol Reprod* 2010; **83**: 377–86.

77. **Kuwayama M, Vajta G, Kato O** *et al.* Highly efficient vitrification method for cryo- preservation of human oocytes. *Reprod Biomed Online* 2005; **11**: 300–8.

78. **Chian RC, Gilbert L, Huang JY** *et al.* Live birth after vitrification of in vitro matured human oocytes. *Fertil Steril* 2009; **91**: 372–6.

79. **Chian RC, Huang JY, Gilbert L** *et al.* Obstetric outcomes following vitrification of in-vitro and in-vivo matured oocytes. *Fertil Steril* 2009; **91**: 2391–8.

80. **Cao Y**. Cryopreservation of immature and in-vitro matured human oocytes by vitrication. *Reprod Biomed Online* 2009; **19**: 369–73.

81. **Picton HM, Harris SE, Muruvi W** *et al.* The in vitro growth and maturation of follicles. *Reproduction* 2008; **136**: 703–15.

第 36 章　体外成熟的临床潜力

Baris Ata，Einat Shalom-Paz，Srinivasan Krishnamurthy，
Ri-Cheng Chian and Seang Lin Tan　著
张蕾　刘俊　译　徐阳　审校

概述

在过去的 30 年中，现代西方社会建立家庭出现了显著的延迟[1]。出现这种现象最可能的原因是人类寿命的延长和女性受教育及参与社会劳动的程度提高。然而，虽然男人仍然可以在中年具备生育能力，但女性的生育能力却随着年龄的增加而逐渐减弱[2-3]。目前的生育模式表明，女性在出生时拥有有限数量的卵母细胞，其生殖能力通常难以超过 40 岁以后，这是一个令人担忧的事实，但很多现代女性却将生育计划推迟到 30 余岁甚至 40 岁。2007 年，在美国进行辅助生育的人群中，有 14％的原因为卵巢功能下降[4]。此外，女性年龄超过 35 岁者占同年接受辅助生育治疗人数的 71％[4]。

肿瘤或非肿瘤患者接受生殖毒性治疗后，自然受孕机会将显著降低。虽然肿瘤的诊断和治疗技术在不断进步，但其目前仍然是最主要的健康问题。据估计，在 2009 年，美国大约有 713220 名女性被诊断患有癌症[5]。在过去的几十年中，随着癌症存活率的不断增长，每年癌症存活者数目不断增加[5]。早期癌症的治疗方面也有相应的进步，据估计到 2010 年，每 250 个成年人中将有一个曾是儿童期癌症的幸存者[6]。最终，越来越多的女性癌症幸存者将面临着生殖毒性肿瘤治疗带来的不孕不育的风险。

接受生殖毒性制剂治疗的非生殖性肿瘤（如系统性红斑狼疮）患者、正在接受手术治疗的子宫内膜异位症患者以及某些遗传性疾病（如 Turner 综合征和脆性 X 综合征）患者将面临着同样的风险，这些都属于需要生育力保存的人群[7-10]。

最近生殖医学领域，特别是冷冻保存方法的发展对那些不幸的女性来说多了一个选择。随着越来越多的生育力保存方法的出现，更多的女性将有机会采用这些技术。目前可提供的女性生育力储备的技术有：在体外受精（IVF）或体外成熟（IVM）后冷冻卵母细胞或胚胎，以及卵巢组织的冷冻。虽然据报道，完整的活体卵巢移植已经在一对卵巢功能衰竭的同卵双胞胎之间取得成功，并且冷冻卵巢已经在动物模型中取得成功，但全卵巢冷冻保存在人类中还没有取得显著成果[11-12]。促性腺激素释放激素类似物或凋亡抑制剂已被提议可作为化疗患者的替代策略，但这些技术的有效性还有待证明[13]。对任何女性来说，最恰当的方法取决于以下几个因素：生育力保存的适应证、配偶的情况以及患者的偏好。

IVM 及其对生育力保存的作用

IVF 包括获取多个体内成熟的 MⅡ期

卵母细胞以及体外受精的过程。IVM 技术是利用育龄期妇女卵巢内现存的多个未成熟卵母细胞实现上述过程。

在早卵泡期，未成熟的卵母细胞存在于小的窦卵泡中，停滞于减数分裂前期。当从卵泡内取出后，这些卵母细胞可以恢复并继续完成减数分裂，且具备体外受精的能力。80%的卵母细胞恢复减数分裂不依赖于月经周期的时间，也不依赖于 IVM 培养液中促性腺激素的支持[14]。事实上，1983 年就报道了第一例在 IVF 刺激周期中，用体外成熟的卵母细胞获得妊娠及活产的成功病例[15]。然而在当时，经控制性促排卵获取成熟卵母细胞是最常用的方法，直到 1991 年，当 Cha 等报道了一例病例，从接受妇科手术的患者体内获取未成熟卵母细胞，经 IVM 后受精形成胚胎，移植给一个卵巢功能早衰患者，IVM 技术才得到重视[16]。受者成功产下健康的三胞胎女孩。3 年以后，来自莫纳什 IVF 研究组的 Trounson 报道了从多囊卵巢综合征（PCOS）患者中获取未成熟卵母细胞[17]。这些未成熟的卵母细胞在体外富含促性腺激素的培养液中成熟，然后完成受精、胚胎移植，最后获得一个健康活婴出生[17]。然而，在最初阶段，妊娠率是很低的，继续发展 5 年后，在条件适合的夫妇中，每个移植周期的成功率超过 30%[18-19]。

在 IVM 周期进行生育力保存的概述

基础监测应该开始于早卵泡期，最好是自然月经周期的第 2～5 天。此时，记录窦状卵泡的数目及大小，同时检查卵巢有无异常。第二次监测应该在一周以后，这个时候最大卵泡应该生长到 10～12 mm。如监测到优势卵泡，也不应取消本次治疗周期，因为研究发现即使出现了优势卵泡，小卵泡中也含有可用卵母细胞[20-21]。基于作者自己的经验和 hCG 的有利影响，当今 McGill 生殖中心（MRC）的 IVM 流程中包括在取卵前 36 h 肌内注射 hCG 10 000 IU。在常规的 IVM 周期，决定 hCG 的“扳机”时机和取卵时间需要同时考虑卵泡大小以及子宫内膜的厚度，但在生育力保存周期，可以忽略子宫内膜的厚度，因为在取卵同一个周期不进行胚胎移植。

大多数患者更容易耐受在静脉给予咪达唑仑和芬太尼的清醒镇静条件下进行未成熟卵母细胞的采集。无菌生理盐水清洁阴道后，于宫颈旁局部注射 1% 布鲁卡因局部麻醉。因为该卵泡直径小于 IVF 所取的成熟卵泡，故最好选用斜面更短的小号取卵针（19～20 G）。抽吸压力设置为 75～80 mmHg，相当于常规 IVF 抽吸压力的一半，以尽量降低取卵过程中卵母细胞剥脱的风险。这些卵泡多广泛分布于整个卵巢间质，单次穿刺将其全部取出一般是不可能实现的。另外，细口径的针容易被血液或者卵巢组织堵塞，所以，取卵时通常会需要多次穿刺以及用肝素化盐水反复冲洗针管。有时，在采集过程中需要额外的腹部加压来固定活动的卵巢。如果卵巢位置难以探及或者患者对疼痛耐受较差，采用丙泊酚进行有限的全麻效果比较好。

IVM 的产科结局

IVM 已经成为不孕女性的一项有效的治疗选择，目前已有 2000 例健康婴儿通过该技术出生[18-19,22-23]。我们发现 IVM、IVF 及单精子卵细胞质内注射（ICSI）技术获得的新生儿平均出生体重相似，但是低于自然受孕者[24]。通过 ART 得到的低出生体重儿及极低出生体重儿的比例也是类似的。在 IVM、IVF、ICSI 及自然受孕分娩者中，新生儿出生 1 min 及 5 min Apgar 评分低于 6 分者以及酸中毒的发生率是相似的[24]。和自然受孕者相比，IVM、IVF 及

ICSI 发生胎儿先天畸形的 OR 值分别为 1.42（95%置信区间 0.52～3.91）、1.21（95%置信区间 0.63～2.32）和 1.69（95%置信区间 0.88～3.26），但都没有显著性差异[24]。这也间接证明，ICSI 报道的先天畸形的高发生率可能与精子本身质量差有关，而用正常精子进行 ICSI 的病例并不增加先天性畸形的概率。一项回顾性研究分析了 21 名自然受孕出生的儿童及 21 名 IVM 助孕出生儿童的染色体组成及智力发育情况。结果表明，与对照组相比，全部的 IVM 儿童都有正常的核型和类似的智力评分[25]。另一项芬兰的研究分析了 40 名妇女分娩的 46 名 IVM 婴儿，得出的结论相同[26]。通过 IVM 出生的孩子的生长发育也与自然受孕所得的孩子相似[25-26]。

在 IVM 病例中，拥有窦卵泡数目较多的年轻女性有较高的受孕率[27]。IVM 已经成为需要 ART 的多囊卵巢（polycystic ovaries，PCO）或 PCOS 患者确定的治疗选择。然而，在临床中该技术的应用并不限于以上患者，也可应用于更多的人群。IVM（尤其是和卵母细胞冷冻复苏技术一起应用）可以给很多希望保存生殖能力的女性提供机会。

IVM 在生育力保存方面的作用

目前，IVF 后进行胚胎冷冻是唯一被美国临床肿瘤学协会（American Society of Clinical Oncology，ASCO）及美国生殖医学协会（American Society for Reproductive Medicine，ASRM）所批准的技术，而其他技术都处于试验阶段[28-29]。实际上，在 IVF 后将剩余胚胎冷冻是在尝试中取得成功的，首次冻胚移植后受孕的报道是 1983 年，1984 年第一例经过冻胚移植后受孕的婴儿出生[30-31]。据估计，1/4 通过 ART 出生的儿童是通过移植冻存的卵裂期胚胎获得的，而移植冻存囊胚（胚泡）和卵母细胞较少见[32]。对肿瘤患者行 IVF-胚胎冷冻有几个争议点：①由于卵巢刺激取决于第一次请生殖内分泌专家会诊的时机与下次月经来潮时间的关系，故可能会将原发疾病的治疗推迟 2～5 周；②在 IVF 周期中对卵巢的刺激会使机体处于超生理剂量的高雌激素状态；③形成胚胎需要一个男性伴侣或者有意愿接受供精；④冷冻胚胎与法律、道德以及宗教信仰等多种因素有关。下面将讨论这些由 IVM 带来的问题和选择方案。

肿瘤患者的卵巢刺激问题

完成生育力保存程序所需的时间（开始于最初的生殖医学咨询，技术上终止于卵母细胞采集）与特定的诊所条件有关。卵巢刺激将持续 2～5 周，这取决于所应用的刺激方案以及患者下次月经周期的时间（图 36.1）。该问题是患者和治疗医师所共同关注的。一次治疗的延迟有多大影响取决于基础疾病，必须由肿瘤治疗小组根据每个不同的病例具体分析。

血清雌二醇（E_2）水平在 IVF 周期中行卵巢刺激时会升高，最高可以达到生理水平的 20 倍[33]。乳腺癌仍然是女性最常见的肿瘤，在全部妇女肿瘤中约占 27%。在 2002—2006 年间诊断的乳腺癌中，12.4%发生于 45 岁以下的女性，正处于生育年

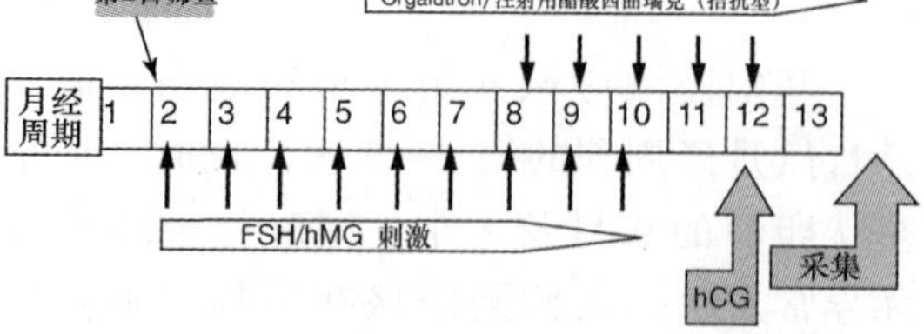

图 36.1 促性腺激素释放激素（GnRH）拮抗剂作用流程总览。FSH，卵泡刺激素；hMG，人绝经促性腺素。*From a presentation on fertility preservation by Dr. S. L. Tan, with permission*

龄[34]。乳腺癌的发病风险已经被证实与血液中雌激素水平密切相关[35]。然而，血清中 E_2 水平的一时升高对乳腺癌复发风险的影响是有争议的，这也是医生和患者的共同关注点。不仅限于雌激素受体阳性的乳腺癌患者，最近的研究发现对于雌激素受体阴性的患者，雌激素对肿瘤仍然有间接的促有丝分裂作用[36]。在保存生育功能的治疗过程中，E_2 水平的增高与其他肿瘤性或非肿瘤性雌激素敏感的疾病都密切相关，如纤维瘤、系统性红斑狼疮及严重的子宫内膜异位症等。对于这一类患者，可以采用限制雌激素水平上升的芳香酶抑制剂刺激方案[37]。尽管报道中肿瘤无病生存率和复发率是令人鼓舞的，但转诊到生殖内分泌及辅助生殖中心的乳腺癌患者中，有 63.3%拒绝卵巢刺激和 IVF，因为她们担心会延迟化疗周期和卵巢刺激对肿瘤的影响，以及治疗所需的费用等[37]。

IVM 的优势

IVM 可以避免上述担忧，使大批有不孕风险的患者接受助孕选择。在非刺激周期中或在卵巢活检组织中采集未成熟卵母细胞进行 IVM，然后冻存卵母细胞或胚胎，为生育力保存提供了新的策略[38-39]。避免卵巢刺激为肿瘤患者提供了重要优势。一个 IVF 刺激周期需要 2～5 周，而未成熟卵母细胞采集只需要 2～10 天，具体时间取决于患者当时的月经状态[39]。甚至在黄体期都可以行未成熟卵母细胞采集。作者等报道了 3 例就诊于黄体期的患者，均无男性伴侣，需要在化疗前保存生育能力，即将接受具有生殖毒性的治疗。作者等于黄体期采集了 5～7 个未成熟卵母细胞，并且在 IVM 后玻璃化冷冻了 3～5 个 MⅡ期的卵母细胞。其中有 2 名女性在下一个月经周期的卵泡期又经历了 1 次或 2 次取卵，IVM 后将更多的卵母细胞进行了玻璃化冻存[21]。在黄体期行未成熟卵母细胞采集为那些卵巢刺激时过早出现 LH 峰的患者提供了补救的机会[40]。虽然对于普通患者来说取消治疗周期可能是常见的选择，但对于肿瘤患者来说，可能还没有等到下次治疗周期的时间就需要立即开始肿瘤治疗。在纽约，对于卵巢刺激时过早出现 LH 峰的一例乳腺癌患者，作者采集了 4 个未成熟卵母细胞来保存生育能力。在刺激的第 7 天，患者血清中 LH 水平迅速增高。在第 10 天，孕激素水平达到 8.38 ng/ml。这时，优势卵泡增长至 20 mm，而超声学检查未提示有排卵征象，此时注射 hCG 10 000 IU，并且在 35 h 后采卵。取卵时，有大约 10 个直径大于 10 mm 的卵泡出现，其中 4 个出现黄体表象，卵巢周围出现游离液体。虽然所有的卵泡均被穿刺，但只从平均直径小于 10 mm 的卵泡中取到 4 个 GV 期未成熟卵母细胞。其中的 2 个于体外成熟并成功受精，玻璃化冷冻了 2 个胚胎[40]。

除了可以避免治疗延误以及雌激素水平升高外，IVM 还可避免卵巢过度刺激综合征（OHSS）的风险。OHSS 是控制性促排卵的主要并发症，以血管通透性增加为特征[41]。在临床上表现为腹水、胸腔积液、血容量不足、血液浓缩及血液高凝状态等。严重的病例还可能会形成血栓，甚至死亡。如果发生在肿瘤患者，将严重影响患者的健康，导致肿瘤治疗更加延迟。

在卵巢组织中采集未成熟卵母细胞，用于冷冻保存

在卵巢活检组织中亦可以采集到未成熟的卵母细胞，继而受精，或 IVM 后行玻璃化冷冻保存[38]。卵巢组织冷冻与 IVM 技术的结合为生育力保存提供了新的策略[9]。作者等在 1 例嵌合型 Tuner 综合征的 16 岁患者的卵巢楔形切除标本中获取到 11 个未成熟卵母细胞，其中的 8 个在 IVM 后进行

玻璃化冷冻[9]。在4例肿瘤患者（2例霍奇金淋巴瘤患者，1例乳腺癌患者，1例直肠癌患者）用于冷冻的楔形切除的卵巢组织中获得了11个未成熟卵母细胞。这些患者的年龄介于18～38岁之间，其中2例患者于早卵泡期接受手术治疗，另外2例于黄体期手术。可获得的未成熟卵母细胞的中位数为3个。这11个卵母细胞中有8个经过IVM后到达MⅡ期，继而进行玻璃化冷冻保存[38]。

IVM：卵母细胞玻璃化冷冻保存

IVF-胚胎冻存作为一项保存生育能力的措施有许多需要关注的问题，如需要一名男性伴侣以及与胚胎冷冻保存相关的法律、道德、宗教信仰等多个方面的问题。虽然不孕不育关系到夫妻双方的利益，但是肿瘤主要影响的是个体。保存生育能力的目的不仅仅是为了保存个体的生殖系，也是为了保存生育潜能的自主性。对于单身女性来说，接受供精获得胚胎冷冻与直接冷冻保存未受精的卵母细胞以备将来伴侣使用，这两种方式显然是不一样的。另外，有配偶的女性不需要接受供精，冷冻胚胎意味着与配偶共享对胚胎的处理权。不幸的是，有些夫妻在肿瘤面前会选择分手。但是即使是离婚后，前任对冻胚仍然有处理权，这就可能会引起法律以及伦理上的问题。像Evans和Johnson的案子一样，前夫有可能会不同意使用他们的胚胎来生育孩子[42]。在这个著名的案例中，Evans女士在卵巢癌术前接受了IVF技术，她的卵母细胞与当时的未婚夫的精子结合。但是这对情侣在她完成治疗前就分手了。前未婚夫撤消了对冻胚的知情同意书，并要求将胚胎销毁。Evans开始上诉，在英国高等法庭驳回了她希望继续实施胚胎移植的意愿后，欧洲人权理事会也给予了同样的答复。胚胎最后还是被全部销毁了。由此看来，如果不能除外有任何争议问题，选择冷冻卵母细胞貌似比冻胚更加有保证，因为卵母细胞属于女性个体所有，而胚胎属于夫妻双方。相对于冻胚来说，卵母细胞冷冻是女性患者选择保留生育自主权最有效的方式，并且可以避免因为胚胎的保存和处置而在伦理或者宗教信仰方面引发的问题。

ASCO及ASRM将卵母细胞冷冻视为研究手段，皇家医师学院研究接受性腺毒性治疗的肿瘤患者的治疗小组也持类似观点，该小组由放射科及妇产科专家组成[28-29,43-44]。主要原因是由于冻胚比冻卵在临床中的效果要相对好些。

以上观点是基于2005年、2006年及2007年之前发表的研究。2006年一项meta分析结果显示，卵母细胞慢速冷冻及玻璃化冷冻处理后每个解冻卵母细胞的活产率分别为1.9%、2.0%[45]。在当时，关于卵母细胞冻存的数据绝大多数来自于经验性选择的慢速冷冻，而随后大量数据提示玻璃化冻存更有利[46-51]。在加拿大蒙特利尔的McGill生殖中心，一项临床研究显示，38名不孕妇女经过促性腺激素刺激后接受卵母细胞采集，然后玻璃化冻存，解冻后的卵母细胞存活率为81%，受精率为76%，每个移植周期的临床妊娠率为45%，活产率为40%，最后得到22名健康婴儿[52]。一项综述报道了卵母细胞玻璃化冷冻后得到的165次妊娠和200名新生儿，其中新生儿出生体重和先天性畸形的发生率（2.5%）与自然妊娠及IVF者类似[53]。最近的一项回顾性研究也支持以上结果[54]。

和体内成熟的卵母细胞类似，体外成熟的卵母细胞经过玻璃化冷冻也可以被成功保存，这就为需要保存生育力的妇女提供了更多的选择。虽然没有减数分裂纺锤体的小的未成熟卵母细胞在冷冻保存中可能更容易存活，但实验室及临床研究都发现，于GV期冷冻保存的卵母细胞无论是进行慢速冷冻还是玻璃化冻存都不如成熟卵母细胞效果理想[46]。尽管玻璃化冷冻后GV 期及 MⅡ 期卵母细胞的存活率类似(85.4% *vs.* 86.1%)，但进行玻璃化冷冻-复苏的 GV 期卵母细胞的成熟率与新鲜 GV 期卵母细胞相比明显较低（50.8% *vs.* 70.4%)[46]。无论是玻璃化冷冻的卵母细胞还是新鲜的 GV 期卵母细胞，一旦到了 MⅡ期，其受精率及胚胎发育率是类似的。由以上结果可知，最好是待未成熟卵母细胞生长到 MⅡ期后再行冷冻保存比较好。在 McGill 生殖中心，一项关于 IVM 卵母细胞玻璃化冷冻的预试验表明，每个周期的活产率为 20%，其中包括全世界前 4 个来自玻璃化冷冻的 IVM 卵母细胞的活婴出生[55]。与卵巢刺激后采集的体内成熟的卵母细胞相比，IVM 卵母细胞经过玻璃化冻存再复苏后存活率（81.4% *vs.* 67.5%）及受精率（75.6% *vs.* 64.2%）都明显较低。尽管 IVM 卵母细胞玻璃化冷冻后的种植率(19.1% *vs.* 9.6%)、临床妊娠率（44.7% *vs.* 20%）和活产率（39.5% *vs.* 20%）都有降低趋势，但差异没有统计学意义[55]。对于不能接受卵巢刺激的患者，IVM 卵母细胞玻璃化冷冻的临床应用效果是令人满意的。到现在为止，McGill 生殖中心已经为 180 名希望保存生育力的患者提供了相应服务，其中包括乳腺、血液、大脑、软组织及结直肠和妇科肿瘤患者等，其中有多于 100 名女性在 IVM 后获得卵母细胞或者胚胎冷冻保存（表 36.1)。推荐的肿瘤患者诊疗流程如图 36.2 所示[56]。

IVM 用于生育力保存的社会性

ASRM 和欧洲人类生殖与胚胎学协会(European Society of Human Reproduction and Embryology，ESHRE）都反对没有“立即威胁到生育”的健康女性进行卵巢组织冷冻保存[43, 57]。类似于卵巢组织冷冻保存，卵母细胞冷冻保存目前仅仅是处于实验阶段，这两个学会都认为对没有医学指征的患者“推荐”或“鼓励”进行卵母细胞冻存还为时过早[43, 57]。风险收益比是人们关注的主要问题之一。非刺激周期的卵母细胞体外成熟为出于社会原因想推迟生育计划的女性提供了机会。体外成熟的卵母细胞玻璃化冷冻避免了 OHSS 的风险以及每日注射促性腺激素给健康女性带来的不便。采用 IVM 的直接或者间接成本，如促性腺激素的药费、监测排卵的误工损失等都相对要少。综上所述，IVM 被认为是更

表 36.1　到目前为止，在加拿大蒙特利尔 McGill 生殖中心接受不同生育力保存治疗的患者数量

恶性肿瘤	IVM/EV	IVF/EV	IVM/OV	IVF/OV
血液系统疾病	7	10	15	15
乳腺癌	31	1	36	3
妇科肿瘤	1	2	4	7
脑肿瘤	2	3	5	5
肉瘤	1	1	3	6
消化系统肿瘤	1	1	1	3
恶性黑色素瘤	0	0	0	1
自身免疫病	1	1	4	3
硬纤维瘤	1	1	2	1
总计	**45**	**20**	**70**	**44**

EV，胚胎玻璃化冻存；IVF，体外受精；IVM，体外成熟；OV，卵母细胞玻璃化冻存

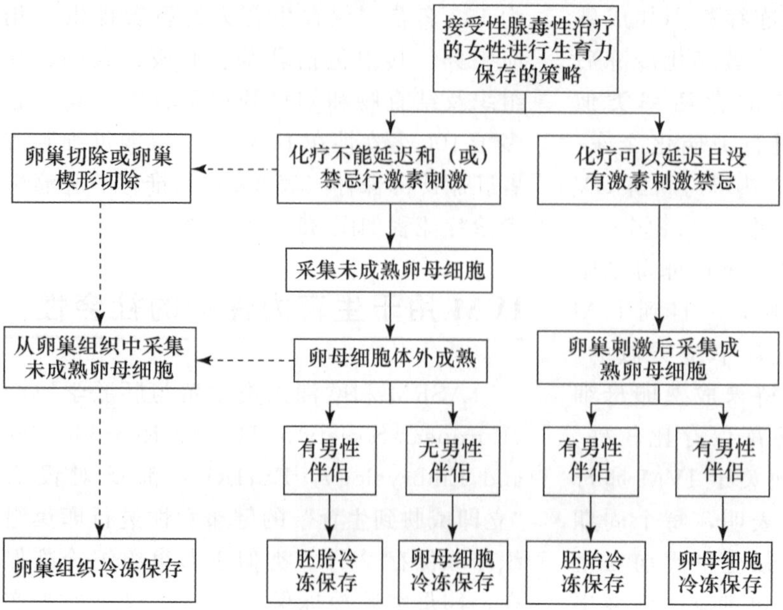

图 36.2 建议采取的生育力保存策略。*Reproduced from Chian et al.*[56]. *with permission from Elsevier Science, Inc.* © 2009 *American Society for Reproductive Medicine*

简单和更安全的程序，更容易被患者接受。

总之，IVM 结合胚胎或卵母细胞玻璃化冷冻技术为某些患者保存生育能力提供了之前无法实现的选择，也改善了生育力保存项目所提供的服务。初级保健医师和肿瘤学专家必须提前想到保存生育力的各种选择，以便早期和患者讨论治疗方案，或者将其转诊到 ART 中心，为其提供保存生育功能的更多方式。

参考文献

1. **Martin J, Hamilton B, Sutton P** *et al.* National vital statistics reports. *National Vital Statistics Reports* 2009; **57**(7).
2. **Heffner LJ.** Advanced maternal age – how old is too old? *N Engl J Med* 2004; **351**(19): 1927–9.
3. **Tan SL, Royston P, Campbell S** *et al.* Cumulative conception and livebirth rates after in-vitro fertilisation. *Lancet* 1992; **339**(8806): 1390–4.
4. **Society of Assisted Reproductive Technology.** *Clinic Summary Report*, 2008. https://www.sartcorsonline.com/rptCSR_PublicMultYear.aspx?ClinicPKID=0.
5. **American Cancer Society.** *Cancer Facts and Figures* 2009. http://wwwcancerorg/docroot/STT/STT_0asp.
6. **Bleyer WA.** The impact of childhood cancer on the United States and the world. *CA Cancer J Clin* 1990; **40**(6): 355–67.
7. **Elizur S, Chian R, Pineau C** *et al.* Fertility preservation treatment for young women with autoimmune diseases facing treatment with gonadotoxic agents. *Rheumatology* 2008; **47**(10): 1506–9.
8. **Elizur S, Chian R, Holzer H** *et al.* Cryopreservation of oocytes in a young woman with severe and symptomatic endometriosis: a new indication for fertility preservation. *Fertil Steril* 2009; **91**(1): 293 e1–3.
9. **Huang J, Tulandi T, Holzer H** *et al.* Cryopreservation of ovarian tissue and in vitro matured oocytes in a female with mosaic Turner syndrome: case report. *Hum Reprod* 2008; **23**(2): 336.
10. **Lau N, Huang J, MacDonald S** *et al.* Feasibility of fertility preservation in young females with Turner syndrome. *Reprod Biomed Online* 2009; **18**(2): 290–5.
11. **Silber SJ, Grudzinskas G** and **Gosden RG.** Successful pregnancy after microsurgical transplantation of an intact ovary. *N Engl J Med* 2008; **359**(24): 2617–18.
12. **Wang X, Chen H, Yin H** *et al.* Fertility after intact ovary transplantation. *Nature* 2002; **415**(6870): 385.
13. **Georgescu ES, Goldberg JM, du Plessis SS** and **Agarwal A.** Present and future fertility preservation strategies for female cancer patients. *Obstet Gynecol Surv* 2008; **63**(11): 725–32.
14. **Edwards RG.** Maturation in vitro of human ovarian oocytes. *Lancet* 1965; **2**(7419): 926–9.
15. **Veeck LL, Wortham JW** Jr., **Witmyer J** *et al.* Maturation and fertilization of morphologically immature human oocytes in a program of in vitro fertilization. *Fertil Steril* 1983; **39**(5): 594–602.
16. **Cha KY, Koo JJ, Ko JJ** *et al.* Pregnancy after in vitro fertilization of human follicular oocytes collected from nonstimulated cycles, their culture in vitro and their transfer in a donor oocyte program. *Fertil Steril* 1991;

55(1): 109–13.

17. **Trounson A, Wood C** and **Kausche A**. In vitro maturation and the fertilization and developmental competence of oocytes recovered from untreated polycystic ovarian patients. *Fertil Steril* 1994; **62**(2): 353–62.

18. **Chian RC, Gulekli B, Buckett WM** and **Tan SL**. Priming with human chorionic gonadotropin before retrieval of immature oocytes in women with infertility due to the polycystic ovary syndrome. *N Engl J Med* 1999; **341**(21): 1624–6.

19. **Chian RC, Buckett WM, Tulandi T** and **Tan SL**. Prospective randomized study of human chorionic gonadotrophin priming before immature oocyte retrieval from unstimulated women with polycystic ovarian syndrome. *Hum Reprod* 2000; **15**(1): 165–70.

20. **Chian RC, Buckett WM, Abdul Jalil AK** *et al.* Natural-cycle in vitro fertilization combined with in vitro maturation of immature oocytes is a potential approach in infertility treatment. *Fertil Steril* 2004; **82**(6): 1675–8.

21. **Son WY, Chung JT, Herrero B** *et al.* Selection of the optimal day for oocyte retrieval based on the diameter of the dominant follicle in hCG-primed in vitro maturation cycles. *Hum Reprod* 2008; **23**(12): 2680–5.

22. **Al-Sunaidi M, Tulandi T, Holzer H** *et al.* Repeated pregnancies and live births after in vitro maturation treatment. *Fertil Steril* 2007; **87**(5): 1212 e9–12.

23. **Son WY, Chung JT, Chian RC** *et al.* A 38 h interval between hCG priming and oocyte retrieval increases in vivo and in vitro oocyte maturation rate in programmed IVM cycles. *Hum Reprod* 2008; **23**(9): 2010–16.

24. **Buckett WM, Chian RC, Holzer H** *et al.* Obstetric outcomes and congenital abnormalities after in vitro maturation, in vitro fertilization, and intracytoplasmic sperm injection. *Obstet Gynecol* 2007; **110**(4): 885–91.

25. **Shu-Chi M, Jiann-Loung H, Yu-Hung L** *et al.* Growth and development of children conceived by in-vitro maturation of human oocytes. *Early Hum Dev* 2006; **82**(10): 677–82.

26. **Soderstrom-Anttila V, Salokorpi T, Pihlaja M, Serenius-Sirve S** and **Suikkari AM**. Obstetric and perinatal outcome and preliminary results of development of children born after in vitro maturation of oocytes. *Hum Reprod* 2006; **21**(6): 1508–13.

27. **Tan SL, Child TJ** and **Gulekli B**. In vitro maturation and fertilization of oocytes from unstimulated ovaries: predicting the number of immature oocytes retrieved by early follicular phase ultrasonography. *Am J Obstet Gynecol* 2002; **186**(4): 684–9.

28. **Lee SJ, Schover LR, Partridge AH** *et al.* American Society of Clinical Oncology recommendations on fertility preservation in cancer patients. *J Clin Oncol* 2006; **24**(18): 2917–31.

29. **American Society for Reproductive Medicine**. Fertility preservation and reproduction in cancer patients. *Fertil Steril* 2005; **83**(6): 1622–8.

30. **Trounson A** and **Mohr L**. Human pregnancy following cryopreservation, thawing and transfer of an eight-cell embryo. *Nature* 1983; **305**(5936): 707–9.

31. **Zeilmaker GH, Alberda AT, van Gent I, Rijkmans CM** and **Drogendijk AC**. Two pregnancies following transfer of intact frozen–thawed embryos. *Fertil Steril* 1984; **42**(2): 293–6.

32. **International Committee Monitoring ART (ICMART)**. Presentation of preliminary data for 2004. *Hum Reprod* 2008: Supplement.

33. **Cahill DJ, Wardle PG, Harlow CR, Hunt LP** and **Hull MG**. Expected contribution to serum oestradiol from individual ovarian follicles in unstimulated cycles. *Hum Reprod* 2000; **15**(9): 1909–12.

34. **Horner MJ, Ries LAG, Krapcho M** *et al.* (eds.). *SEER Cancer Statistics Review 1975–2006*. Bethesda MD: National Cancer Institute. http://seer.cancer.gov/csr/1975_2006/.

35. **Yager JD** and **Davidson NE**. Estrogen carcinogenesis in breast cancer. *N Engl J Med* 2006; **354**(3): 270–82.

36. **Gupta PB** and **Kuperwasser C**. Contributions of estrogen to ER-negative breast tumor growth. *J Steroid Biochem Mol Biol* 2006; **102**(1–5): 71–8.

37. **Azim AA, Costantini-Ferrando M** and **Oktay K**. Safety of fertility preservation by ovarian stimulation with letrozole and gonadotropins in patients with breast cancer: a prospective controlled study. *J Clin Oncol* 2008; **26**(16): 2630–5.

38. **Huang J, Tulandi T, Holzer H, Tan S** and **Chian R**. Combining ovarian tissue cryobanking with retrieval of immature oocytes followed by in vitro maturation and vitrification: an additional strategy of fertility preservation. *Fertil Steril* 2008; **89**(3): 567–72.

39. **Rao G, Chian R, Son W, Gilbert L** and **Tan S**. Fertility preservation in women undergoing cancer treatment. *Lancet* 2004; **363**(9423): 1829–30.

40. **Oktay K, Demirtas E, Son WY** *et al.* In vitro maturation of germinal vesicle oocytes recovered after premature luteinizing hormone surge: description of a novel approach to fertility preservation. *Fertil Steril* 2008; **89**(1): 228 e19–22.

41. **Ata B** and **Tulandi T**. Pathophysiology of ovarian hyperstimulation syndrome and strategies for its prevention and treatment. *Expert Rev Obstret Gynecol* 2009; **4**(3): 299–311.

42. **Ethics Committee of the American Society for Reproductive Medicine**. Fertility preservation and reproduction in cancer patients. *Fertil Steril* 2005; **83**(6): 1622–8.

43. **Practice Committee of the American Society for Reproductive Medicine, Practice Committee of the Society for Assisted Reproductive Technology**. Ovarian tissue and oocyte cryopreservation. *Fertil Steril* 2008; **90**(Suppl. 5): S241–6.

44. **Royal College of Physicians, Royal College of Radiologists, Royal College of Obstetricians and Gynaecologists**. *The Effects of Cancer Treatment on Reproductive Functions. Guidance on Management. Report of a Working Party*. http://wwwrcogorguk/womens-health/clinical-guidance/effects-cancer-treatment-reproductive-function-guidance-

management. (Accessed 2007)

45. **Oktay K**, **Cil AP** and **Bang H**. Efficiency of oocyte cryopreservation: a meta-analysis. *Fertil Steril* 2006; **86**(1): 70–80.

46. **Cao Y**, **Xing Q**, **Zhang ZG** *et al.* Cryopreservation of immature and in-vitro matured human oocytes by vitrification. *Reprod Biomed Online* 2009; **19**(3): 369–73.

47. **Huang J**, **Chen H**, **Park J**, **Tan S** and **Chian R**. Comparison of spindle and chromosome configuration in in vitro-and in vivo-matured mouse oocytes after vitrification. *Ferti Steril* 2008; **90**(4 Suppl.): 1424–32.

48. **Kuwayama M**. Highly efficient vitrification for cryopreservation of human oocytes and embryos: the Cryotop method. *Theriogenology* 2007; **67**(1): 73–80.

49. **Fadini R**, **Brambillasca F**, **Renzini M** *et al.* Human oocyte cryopreservation: comparison between slow and ultrarapid methods. *Reprod Biomed Online* 2009; **19**(2): 171–80.

50. **Rienzi L**, **Romano S**, **Albricci L** *et al.* Embryo development of fresh "versus" vitrified metaphase II oocytes after ICSI: a prospective randomized sibling-oocyte study. *Hum Reprod* 2010; **25**(1): 66–73.

51. **Cobo A**, **Kuwayama M**, **Perez S** *et al.* Comparison of concomitant outcome achieved with fresh and cryopreserved donor oocytes vitrified by the Cryotop method. *Fertil Steril* 2008; **89**(6): 1657–64.

52. **Chian RC**, **Huang JY**, **Gilbert L** *et al.* Obstetric outcomes following vitrification of in vitro and in vivo matured oocytes. *Fertil Steril* 2009; **91**(6): 2391–8.

53. **Chian R**, **Huang J**, **Tan S** *et al.* Obstetric and perinatal outcome in 200 infants conceived from vitrified oocytes. *Reprod Biomed Online* 2008; **16**(5): 608–10.

54. **Noyes N**, **Porcu E** and **Borini A**. Over 900 oocyte cryopreservation babies born with no apparent increase in congenital anomalies. *Reprod Biomed Online* 2009; **18**(6): 769–76.

55. **Chian R**, **Gilbert L**, **Huang J** *et al.* Live birth after vitrification of in vitro matured human oocytes. *Fertil Steril* 2009; **91**(2): 372–6.

56. **Chian RC**, **Huang JY**, **Gilbert L** *et al.* Obstetric outcomes following vitrification of in vitro and in vivo matured oocytes. *Fertil Steril* 2009; **91**: 2391–8.

57. **Shenfield F**, **Pennings G**, **Cohen J** *et al.* Task Force 7: ethical considerations for the cryopreservation of gametes and reproductive tissues for self use. *Hum Reprod* 2004; **19**(2): 460–2.

第九部分

技术展望

第 37 章　从多能干细胞到生殖细胞

Rosita Bergström and Outi Hovatta　著
薛晴　周妍　译　徐阳　审校

概述

不孕不育是 20～45 岁的人群所面临的最大健康问题，而且由于许多夫妇选择晚婚，这一问题日趋严重。2005 年全国家庭增长调查报告发现，在 1995 年到 2002 年期间，经历不孕不育问题的美国夫妇的比例增加了 20%，而晚婚可能是其部分原因[1]。

随着年龄的增长，卵母细胞数量减少、质量降低，这种变化也可能是某些疾病或治疗的结果[2-3]。在男性，虽然精子发生通常在成年仍在继续，但是和女性一样，有生育能力的精子的数量和质量受许多因素影响，通常发生在疾病后[4-5]。然而，在这方面的研究非常少，主要是由于缺乏人类生殖细胞发育模型。多能干细胞选择性地向生殖细胞分化不仅为更多地了解生殖细胞发育打开了一扇门，而且可以作为研究不孕不育具体原因的一种手段。从人类多能干细胞分化而来的配子可能成为未来不孕不育夫妇的一种治疗选择。

干细胞

干细胞是一种未分化细胞，其特征为具有自我更新和产生多种功能细胞的能力。成人干细胞是多能的，它们可以分化为数量有限的功能细胞，并且可以从多种组织中获得，包括血液[6]、骨髓[7]、脂肪[8]、皮肤[9]和睾丸[10]。

胚胎干细胞

人类胚胎干细胞（human embryonic stem cells，hESCs）是多能的，具有分化成为属于三个胚层（外胚层、中胚层和内胚层）的多种细胞的能力，以及分化为生殖细胞系的能力[11]。胚胎干细胞来源于囊胚（胚泡）的内细胞团[12]、卵裂期胚胎或单个卵裂球[13-15]。胚外组织，例如羊水、脐血和胎盘也可以产生多潜能干细胞。这样的多潜能细胞相比于胚胎多能干细胞（pluripotent embryonic stem cells，ESCs）和诱导多能干细胞具有更加局限的分化能力。在生殖生物学与医学领域，最令人关注的是两种多能干细胞（即人类胚胎多能干细胞和诱导多能干细胞）和睾丸、卵巢干细胞。

睾丸和卵巢来源的干细胞

多能干细胞已经在啮齿类动物的睾丸生精小管中得到确认，后来在人类中也得到确认[16-17]。在未来，这些细胞可能是研究人类精子发生和在体外获得成熟精子的重要工具，为青春期前的生育力保存提供了可能。这将比细胞移植风险低，特别是在患有血液系统恶性肿瘤的情况下。迄今为止，在体外的精子发生还没有实现，但是在动物实验中，特别是在三维细胞培养中有鼓舞人心的结果[18]。

近几年，卵巢干细胞相关问题已得到深入讨论，但目前这仍然是一个有争议的问题。迄今仍没有令人信服的证据表明在出生后的人类卵巢中可以发现形成卵母细胞的干细胞。

诱导多能干细胞

2006 年，在干细胞研究领域有一个重大的突破。Yamanaka 团队第一次重塑了特殊体细胞，使其转变为多能干细胞。研究所用的细胞为小鼠成纤维细胞，这些细胞转染了携带四个关键多潜能基因（Oct-3/4、Sox-2、c-Myc 和 Klf4）的逆转录病毒，可以自发地分化成干细胞样细胞，即所谓的“诱导多能干细胞”（induced pluripotent stem cells，iPSCs）[19]。仅通过改变这些基因的表达，成纤维细胞就可以自发地分化成 iPSCs。就形态、增殖和畸胎瘤形成而言，这些细胞与人类胚胎干细胞（hESCs）类似，但也存在严重的表观遗传学错误，例如异常的 DNA 甲基化模式和错误基因的表达。此外，将 iPSCs 注入发育中的胚胎也不能形成可存活的嵌合体。

2007 年，以 Nanog 替代 $Fbx15^{+}$，通过抗生素选择来分离细胞的方法，小鼠成纤维细胞被成功地重编码为 iPSCs，并且产生了可存活的嵌合体[20]。然而，20％的嵌合型小鼠罹患癌症，可能是由于致癌基因 c-Myc 的过表达，c-Myc 被用于诱导去分化和（或）表观遗传学错误。2007 年底，Yamanaka 团队使用以往小鼠实验中的四种基因成功地在成人细胞中重复了他们的实验结果[21]。虽然对使用 c-Myc 的担忧仍然存在，但无论如何，这在人类生殖医学领域是一大进步。

同样在 2007 年底，Thomson 等成功地创造出人类诱导多能干细胞（human induced pluripotent stem cells，hiPSCs），避免了使用致癌基因，而是使用了一种表达 OCT4、SOX2、NANOG 和 LIN28 的慢病毒系统[22]。LIN28 是未分化的人胚胎干细胞的标志物，并且和一些表观遗传学特征，如微小 RNA 和印记基因 Igf2 的调节有关，但这背后的确切机制仍有待研究。

应用于人类时，获取 iPSCs 技术的局限性已经受到关注。在人类 DNA 中随机插入病毒是一种危险的方法，因为它可能导致编码 DNA 的突变和（或）表观遗传学错误（表突变）。在此之后，如果没有治疗应用的不足与突破，可诱导的慢病毒系统已经被开发用以产生 iPSCs[23-25]。然而，应用这种策略之后，永久整合在宿主基因组中的缺点仍然存在。近来，非整合的方法，例如腺病毒载体[26]、短暂转染[27]和重编程因子蛋白直接载体[28]已成功地用于小鼠和人类细胞的重编程。虽然这些方法的效能在被用于临床之前还有待提高，但给未来带来了希望。

表观遗传调控

DNA 密码在人类所有细胞中基本是一致的。不同的是利用密码的方式，换言之，基因的组合具有细胞特异性和时间特异性。这背后的秘密就是表观遗传学，即基因功能的遗传改变不伴有 DNA 序列的改变[29-30]。这种变化包括广泛的机制，如 DNA 甲基化、组蛋白修饰、基因组印记和高阶染色质构象[29]。细胞的全部表观遗传形式被称为“表观基因组”。多能干细胞所分化的细胞类型最终取决于特定的基因表达模式的建立和维持，这一过程处于表观遗传的精密调控之下。这些信息可以被逆转和改变，也可通过细胞分裂世代传递，如“表观遗传记忆”。

不同的表观遗传调控类型之间有着广泛的联系，这种联系在任何时刻都精细地调节着基因的表达水平。一些基因表达水平在刺激下迅速发生改变，而另一些则随着细胞的分裂保持稳态，以此来区分不同的细胞类型。这种基因表达的微调控是多能性和分化的关键因素，学习并理解这些特性以在干细胞研究领域取得长足进步是绝对有必要的。各种细胞类型之间的区别是什么？人体中有多少不同的细胞类型？如果我们想将一种细胞转化为另一种细胞，以上将是关键的问题。我们首先应该定义“细胞类型”，但回答者不同，答案就可能有千千万万种。表观遗传学家认为，人体中有多少细胞就有多少细胞类型，因为没有细胞在表观遗传学上与另一个完全相同。在每一个细胞中，近 2 m 的 DNA 都以一种独特的方式被修饰和折叠。但是，具有独特功能的细胞之间也有相似之处。例如，生殖细胞彼此之间在表观遗传上相似，但不完全相同。

染色体之间相互关系的三维定位或者染色体区域是区别不同细胞类型的特征之一。即在不同细胞，染色体的位置、毗邻关系和它们之间的相互作用/协同调节各有不用。这在生殖细胞的分化和发育阶段是很重要的，因为起始原料（将被重新编程的细胞）和终产物（生殖细胞）表观基因组不同的程度取决于被利用的起始原料和这些细胞的表观遗传状态。

与此相符的是，即使采用相同的实验方法，将体细胞重组为 iPSCs 的成功率和时间长度也会随着体细胞的不同而不同[31]。将一种细胞变为与之相似的另一种细胞所需的工作确实要少一些，这不足为奇。因此，采用明确的方法将各种各样的原料细胞衍生为 iPSCs 可能是一个很好的策略，同时需要考虑的是，原料细胞在表观遗传上与多能细胞的区别越多，就越需要时间去调整其表观基因组，以达到多能状态。这个方法很可能应用于各种干细胞向生殖细胞的分化。分化过程的时间一般不同，因为表观基因组有潜在的不同。

iPSCs 衍生（以及其他所有重编程的类型，例如任何形式的分化）的主要问题是其不完全重编程[19,32-33]。处于两种状态之间的细胞是很难阐明的。一小部分多能标记物的表达不足以重新编程细胞，而 DNA 甲基化和组蛋白修饰发挥了重要作用[34]。例如，在体细胞中，许多多能性相关基因的启动子区域被高度甲基化，抑制了相应转录的表达。为了完成重新编程，这些启动子需要处于低甲基化状态，就像 ESCs 一样[35]，重新编程过程要历经几个细胞周期才能完成。研究已经证明在 iPSCs 诱导中，应用去甲基化促进剂阿扎胞苷（5-氮杂胞苷）可以有效地促进重新编程过程[32]。

组蛋白修饰类型是完成重新编程的另一关键因素。在分化细胞中，多潜能相关基因启动子区域的组蛋白 H3 和 H4 的低乙酰化造成基因表达沉默。为了多潜能特定基因的恰当表达，即为了完成重新编程过程，高乙酰化是必需的。已证明使用组蛋白脱乙酰抑制剂丙戊酸能有效地提高 iPSCs 的生成，可能是由于乙酰化的增强作用[36-37]。

iPSCs 的目标是能够模拟 hESCs 的自然特性，因此，iPSCs 应该采用与 hESCs 相同的方式培养。如果没有以相同的方式培养，我们将得不到想要的细胞。然而，在 iPSCs 的培养过程中，我们必须考虑以下问题。首先有这样一个风险：这些细胞没有被完全重新编程，它们将分化回重新编程前的细胞类型；因此，我们可能担心这些细胞更难分化为其他细胞系，比如生殖细胞。如果表观遗传的记忆没有被充分重新编程，这种情况就很可能发生。如果表观基因组被设置为已分化状态，那么仅仅有限数量的因子过表达就不足以保持细胞的多潜能状态。

由于培养适应相关问题的存在，细胞培养同样也是一项挑战[38]。iPSCs 甚至可能比 ESCs 更不稳定，因为表观基因组处于不稳定状态，细胞在黑暗中摸索，等待信号或刺激，以便迅速分化到一个更加稳定的状态。然而最近的数据已表明，可选择的培养条件，例如缺氧，可能提高 iPSCs 的效能[39]。

毫无疑问，许多表观遗传现象发生在重新编程期间，通过了解更多的发生机制，细胞重新编程的可控性也就有了很大的提升空间。也许，表观遗传的特征可作为研究重新编程状态的一项工具。也许表观遗传学可以解释一些原因不明的不孕症。

生殖细胞发育的表观遗传调控

生殖细胞的发育是高度有序的过程，开始于胎儿生长期，完成于成人期。在生殖细胞系中，表观遗传修饰周而复始地建立、消除。这种表观遗传重新编程对于获得细胞全能性是必不可少的。在人类，被称为印记的表观遗传标记大约有 80 个基因，可用以区分亲代来源[40]。印记标记在原始生殖细胞（primordial germ cells，PGCs）中被擦除，然后以亲代来源的特定方式被重置，因此在受精时出现在原有的位置上。

在 20 世纪 80 年代，人们已经证明印记对正常发育至关重要。我们曾经试图用两个雌原核（双母本）或两个雄原核（双父本）去构建二倍体小鼠胚胎[41-42]。这些胚胎发育至足月的能力与对照组的原核移植胚胎进行比较。在对照组，胚胎的雄原核或雌原核被来源于其他胚胎的相同亲代原核所取代。结果显示，与对照组相比，二倍体双母本或者双父本胚胎都不能完成正常的胚胎发生。有趣的是，实验组的结果也有所不同。双母本胚胎表现出相对正常的胚胎发育，但胎盘发育不良，而双父本胚胎的表现与之相反。这一实验表明了亲代印记对胚胎特定发育阶段的重要作用，并且解释了人类不存在单性胚胎的原因。

20 年后，人为操控印记位点 *H19*/*Igf2*，使来自于两个原核的这一位点出现不平等表达（即强制形成人工印记状态），产生了含有两套母体染色体的罕见的小鼠个体[43]。值得注意的是，单独对这一印记区域的操作也影响了其他一些印记中心。但这一发现并不奇怪，因为这一印记位点已被指出是高阶染色质构象的一个潜在关键点[44-45]，并有可能影响其他几个位点的调节。这是否是 *H19*/*Igf2* 位点的一个独特的功能或者是否适用于所有的印记区域仍有待确定。

成熟卵子和精子全部基因组甲基化的程度和体细胞是大致相同的，而干细胞基因组则处于低甲基化水平。但甲基化的具体模式因细胞类型而异。在 PGCs 发育的早期，男性和女性生殖细胞的全基因组去甲基化后，细胞分别进入有丝分裂（男性）以及停滞于减数分裂（女性）[46-47]。有趣的是，随后的再甲基化发生在男性生殖细胞系的时间（前精原细胞时期）早于女性生殖细胞系（出生后的卵母细胞生长时期）。

来源于 ESC 的生殖细胞

由于其可塑性和潜在无限的自我更新能力，hESCs 已成为包括再生医学和组织替代治疗在内的各种细胞疗法的热门选择。近来，hESCs 在生殖医学领域的潜在用途受到关注[11,48-50]。hESCs 为研究人类卵子和精子的发生机制提供了极好的模型，这是不容易获得的研究。

对于因为癌症治疗而失去配子发生的个体来说，建立来源于多能细胞，特别是来源于自身诱导多能细胞的功能性配子将成为其全新的选择。

来源于鼠 ESCs 的卵母细胞

Hübner 等首先描述了鼠胚胎干细胞

(mouse embryonic stem cells, mESCs) 向卵母细胞的分化[51]。卵母细胞从贴壁培养的鼠干细胞系中分化而来，鼠干细胞系受 Oct4 启动子调控表达绿色荧光蛋白 (green fluorescent protein, GFP)。细胞群通过筛选表达 VASA 和 c-kit 的细胞而富集。从第 12 天起，可以检测到增长的细胞群表达早期和更成熟卵母细胞的标志物（如 GDF-9）。随着时间的推移，减数分裂标记物联会复合体蛋白 3 (synaptonemal comples protein 3, SYCP3) 被激活，这也在卵母细胞上出现一些形态学特征。更成熟的减数分裂标记物还没有得到证实。在长时间的培养中，可以看见胚胎样和胚泡样结构。卵母细胞没有受精，必然经历了孤雌激活。

Novak 等详细研究了源于 mESCs 的卵母细胞的形成[52]。类胚体形成，而且当卵母细胞与分泌骨形态发生蛋白质 4 (BMP-4) 的细胞系共培养时，其发育得以增强。一组减数分裂特定标记也得到了系统的研究。不同于其他标记物，生殖细胞样细胞中只检测到 SYCP3，并且 SYPCP3 的核分布高度异常。生殖细胞样细胞不含有联会的同源染色体，反而显示了正常体细胞中所见的染色体组织。从 mESCs 分化而来的生殖细胞样细胞无法进行正常的减数分裂。

Nicholas 等克服了体外从 mESCs 获得成熟卵母细胞的障碍[53]，首先在 ESC 分化中建立了培养卵母细胞的基本参数。他们通过对单细胞表达谱和体内卵母细胞发育过程中重要功能事件的分析，包括对确定成熟培养液的反应、与 Dazl 共享的基因需求以及进入减数分裂，创建了来源于 ESCs 的生殖细胞体外分化的明确的时间轴，这一时间轴与体内卵母细胞的发育过程一致。由于 ESC 源性的卵母细胞最终未能在体外成熟，他们将 ESC 衍生的卵母细胞移植到卵巢，以促进其功能成熟。通过这一步，可以获得具有完整特征的成熟卵母细胞，并可以阐明卵母细胞发育的调控机制。

来源于 mESCs 的雄性生殖细胞

2003 年，Toyooka 等[54]培育出来源于 mESCs 的有功能的雄性生殖细胞。他们采用基因敲入 ESCs，这种细胞表达 GFP 或 LacZ 基因，两者来源于内源性鼠的 vasa 同源基因 MVH，MVH 在分化中的生殖细胞中特异性表达。利用这些细胞，他们观察到了体外分化过程中生殖细胞的产生。MVH 阳性生殖细胞的出现不仅取决于类胚体的形成，而且可被分泌骨形态发生蛋白质 (BMP) 4 的细胞所诱导。移植到生精小管后，这些细胞重建睾丸小管，这表明 ESCs 可以在体外产生功能性生殖细胞。

Geijsen 等[55]证明了原始生殖细胞来源于类胚体，经不断生长得到胚胎生殖细胞系。胚胎生殖细胞擦除了 Igf2r 和 H19 基因的甲基化标记物（印记），这是生殖细胞系的一大特征。类胚体促进 PGCs 成熟，发育成单倍体雄性配子，当雄性配子注入卵母细胞后，恢复了体细胞二倍体的染色体组成并发展成胚泡。

来源于 hESCs 的生殖细胞

Clark 等首先从 hESCs 分化出生殖细胞[49]。hESCs 可分化为类胚体，可以检测到不成熟生殖细胞表达的 RNA 和蛋白质标记物转变为成熟生殖细胞的标记物，包括 VASA、BOL、SCP1、SCP3、GDF-9 和 TEKT1 的表达，以及生殖母细胞的所有特征性标记物。

接下来，该研究团队[48]使用生长因子、BMP-4、BMP-7 和 BMP-8b 刺激分化。其中，表达生殖细胞特异性标记物 VASA (2000 年首次被确定为 PGCs 的特异性标志物[56]) 的细胞在 BMP 刺激的培养中分化增强。这些细胞同时也表达减数分裂的标记物 SYCP3。

在之后的实验中，这一团队采用贴壁培养法替代类胚体分化出 hESCs[11]。BMP 的刺激方式如前所述。生殖细胞特异的 RNA-结合蛋白 DAZL、DAZ 和 BOULE 的沉默和过表达显著增加了培养中减数分裂后的生殖细胞。首先出现 PGC 标记物（DAZ1、PRMI1、Stella、VASA），随之出现的是减数分裂标记物 γ-H2AX 和 SYCP3。典型的表观遗传重编程，即 H19 的低甲基化可以被检测到。减数分裂后的细胞被荧光原位杂交（fluorescence in situ hybridization，FISH）技术证实为单倍体。

最近，PGCs 和减数分裂后的精子细胞相继从 hESCs 获得[57]。类胚体的自发分化得以实现，同时，定量实时聚合酶链反应（RT-PCR）和免疫定位被用来逐步确定 PGCs 的形成，然后是精原细胞谱系，最后是精子特异性蛋白质，如鱼精蛋白Ⅰ和鱼精蛋白 1.07。卵母细胞发育中特异性的基因表达谱及卵泡样结构可以被观察到，但并没有观察到带有透明带的卵母细胞。上述细胞培养中还可以测定类固醇分泌水平。

目前，开始于 ESCs 的体外配子发生过程的相关研究已经为我们了解人类配子发生的调控机制提供了新的见解。这些研究成果可能能够揭示不孕症的原因，并阐明用于化疗的毒性因子的作用机制。获得有功能的配子以用于研究和治疗是远期目标。

从诱导多能细胞分化而来的生殖细胞

Renee Reijo Pera 等首先在体外从 hESCs 中分化出生殖细胞[49]。近来，这个方法得到了改进，并应用于 iPSCs[58]。通过共培养分化中的细胞和人类胎儿性腺细胞，Park 等显著改善了在 BMP 刺激下、来源于 hESCs 的、在体外衍生出的 PGCs 的生成效率，并在来源于人类皮肤成纤维细胞的 hiPSCs 中重复了以上实验[58]。值得注意的是，作者并没有发现使用 hESCs 或 hiPSCs 对生殖细胞的分化效率有明显的不同。经过 7 天的体外分化，衍生出的 PGCs 在转录水平不同于体细胞（显示出多能性相关基因的表达和生殖细胞的发育）。此外，在这段时期之后，通过使用亚硫酸氢盐测序法，在来源于 hESCs 的细胞群落中可以检测到印记擦除开始的标记，而来源于 hiPSCs 的细胞群落中未能检测到。总之，这表明衍生于胎儿细胞的 iPSC 可以分化为 PSCs，但到目前为止，仍没有证据表明其是否也适用于从成年体细胞衍生而来的 iPSCs。目前亦没有任何有效的证据表明 iPS 来源的 PGCs 可以进入或经历减数分裂，而这正是生殖细胞的特征。

潜在应用及未来前景

由于缺乏研究模型，目前对人类生殖细胞分化的潜在遗传机制和表观遗传机制知之甚少。但是生殖细胞发育过程中广泛且重要的表观遗传修饰已经可以在其他生物类型，如秀丽隐杆线虫和果蝇中被观察到[29]。在过去的 10 年中，分子生物学和表观遗传学领域技术的进步已经带动了这一领域的快速发展。尽管如此，仍然有一些重要问题亟待解决，尤其在生殖细胞发育及生育力相关领域。iPSCs 衍生和体外生殖细胞分化的结合很可能为问题的解决提供一些线索。表观基因组的本质是它总是在变化（如对各种来自细胞内或周围环境刺激的反应），这种动态特性给研究带来了技术上的挑战。特别是，很少有反映单个细胞表观基因组的分析数据可用。

利用干细胞可以对发育和疾病进行前所未有的详尽研究。但是，即使干细胞治疗给人类各种疾病，如白血病、脑损伤、癌症和不孕症的治愈带来了很大的希望，仍有许多基本问题需要回答，尤其在表观遗传水平。我们如何确保体外分化的细胞与体内分化的相应细胞具有相同的表型？哪些是分化和发育过程中的基本遗传和表观遗传的步骤？

未来，从 hESCs 或 hiPSCs 分化而来的配子可能为不孕不育夫妇提供一种治疗方法。相比于 hESCs，采用 iPSCs 的优点在于有可能利用来源于患者的体细胞，如皮肤细胞生成患者特异性细胞。此种方式的主要益处是，出于任何原因而没有精子或卵子的男性或女性可能有机会拥有生物学上属于自己的孩子。目前的主要障碍是在宿主基因组不应用病毒和（或）表突变的情况下，技术上很难从已分化的细胞中衍生出足够量的 iPSCs。

参考文献

1. **Marques-Mari AI, Lacham-Kaplan O, Medrano JV, Pellicer A** and **Simon C**. Differentiation of germ cells and gametes from stem cells. *Hum Reprod Update* 2009; **15**(3): 379–90.
2. **Ziebe S, Loft A, Petersen JH** *et al*. Embryo quality and developmental potential is compromised by age. *Acta Obstet Gynecol Scand* 2001; **80**(2): 169–74.
3. **Howe G, Westhoff C, Vessey M** and **Yeates D**. Effects of age, cigarette smoking, and other factors on fertility: findings in a large prospective study. *Br Med J (Clin Res Ed)* 1985; **290**(6483): 1697–700.
4. **Lampe H, Horwich A, Norman A, Nicholls J** and **Dearnaley DP**. Fertility after chemotherapy for testicular germ cell cancers. *J Clin Oncol* 1997; **15**(1): 239–45.
5. **Joki-Korpela P, Sahrakorpi N, Halttunen M** *et al*. The role of *Chlamydia trachomatis* infection in male infertility. *Fertil Steril* 2009; **91**(Suppl. 4): 1448–50.
6. **Goodman JW** and **Hodgson GS**. Evidence for stem cells in the peripheral blood of mice. *Blood* 1962; **19**: 702–14.
7. **Pittenger MF, Mackay AM, Beck SC** *et al*. Multilineage potential of adult human mesenchymal stem cells. *Science* 1999; **284**(5411): 143–7.
8. **Zuk PA, Zhu M, Ashjian P** *et al*. Human adipose tissue is a source of multipotent stem cells. *Mol Biol Cell* 2002; **13**(12): 4279–95.
9. **Toma JG, Akhavan M, Fernandes KJ** *et al*. Isolation of multipotent adult stem cells from the dermis of mammalian skin. *Nat Cell Biol* 2001; **3**(9): 778–84.
10. **Guan K, Nayernia K, Maier LS** *et al*. Pluripotency of spermatogonial stem cells from adult mouse testis. *Nature* 2006; **440**(7088): 1199–203.
11. **Kee K, Angeles VT, Flores M** *et al*. Human DAZL, DAZ and BOULE genes modulate primordial germ-cell and haploid gamete formation. *Nature* 2009; **462**(7270): 222–5.
12. **Strom S, Inzunza J, Grinnemo KH** *et al*. Mechanical isolation of the inner cell mass is effective in derivation of new human embryonic stem cell lines. *Hum Reprod* 2007; **22**(12): 3051–8.
13. **Feki A, Hovatta O** and **Jaconi M**. Derivation of human embryonic stem cell lines from single cells of four-cell stage embryos: be aware of the risks. *Hum Reprod* 2008; **23**(12): 2874.
14. **Strelchenko N, Verlinsky O, Kukharenko V** and **Verlinsky Y**. Morula-derived human embryonic stem cells. *Reprod Biomed Online* 2004; **9**(6): 623–9.
15. **Klimanskaya I, Rosenthal N** and **Lanza R**. Derive and conquer: sourcing and differentiating stem cells for therapeutic applications. *Nat Rev Drug Discov* 2008; **7**(2): 131–42.
16. **Conrad S, Renninger M, Hennenlotter J** *et al*. Generation of pluripotent stem cells from adult human testis. *Nature* 2008; **456**(7220): 344–9.
17. **Kossack N, Meneses J, Shefi S** *et al*. Isolation and characterization of pluripotent human spermatogonial stem cell-derived cells. *Stem Cells* 2009; **27**(1): 138–49.
18. **Stukenborg JB, Schlatt S, Simoni M** *et al*. New horizons for in vitro spermatogenesis? An update on novel three-dimensional culture systems as tools for meiotic and post-meiotic differentiation of testicular germ cells. *Mol Hum Reprod* 2009; **15**(9): 521–9.
19. **Takahashi K** and **Yamanaka S**. Induction of pluripotent stem cells from mouse embryonic and adult fibroblast cultures by defined factors. *Cell* 2006; **126**(4): 663–76.
20. **Okita K, Ichisaka T** and **Yamanaka S**. Generation of germline-competent induced pluripotent stem cells. *Nature* 2007; **448**(7151): 313–17.
21. **Takahashi K, Tanabe K, Ohnuki M** *et al*. Induction of pluripotent stem cells from adult human fibroblasts by defined factors. *Cell* 2007; **131**(5): 861–72.
22. **Yu J, Vodyanik MA, Smuga-Otto K** *et al*. Induced pluripotent stem cell lines derived from human somatic cells. *Science* 2007; **318**(5858): 1917–20.
23. **Brambrink T, Foreman R, Welstead GG** *et al*. Sequential expression of pluripotency markers during direct reprogramming of mouse somatic cells. *Cell Stem Cell* 2008; **2**(2): 151–9.
24. **Hockemeyer D, Soldner F, Cook EG** *et al*. A drug-inducible system for direct reprogramming of human somatic cells to pluripotency. *Cell Stem Cell* 2008; **3**(3): 346–53.
25. **Maherali N** and **Hochedlinger K**. Guidelines and techniques for the generation of induced pluripotent stem cells. *Cell Stem Cell* 2008; **3**(6): 595–605.
26. **Stadtfeld M, Nagaya M, Utikal J, Weir G** and **Hochedlinger K**. Induced pluripotent stem cells generated without viral integration. *Science* 2008; **322**(5903): 945–9.

27. **Okita K, Nakagawa M, Hyenjong H, Ichisaka T** and **Yamanaka S**. Generation of mouse induced pluripotent stem cells without viral vectors. *Science* 2008; **322**(5903): 949–53.

28. **Zhou H, Wu S, Joo JY** *et al*. Generation of induced pluripotent stem cells using recombinant proteins. *Cell Stem Cell* 2009; **4**(5): 381–4.

29. **Surani MA, Hayashi K** and **Hajkova P**. Genetic and epigenetic regulators of pluripotency. *Cell* 2007; **128**(4): 747–62.

30. **Bibikova M, Laurent LC, Ren B, Loring JF** and **Fan JB**. Unraveling epigenetic regulation in embryonic stem cells. *Cell Stem Cell* 2008; **2**(2): 123–34.

31. **Aoi T, Yae K, Nakagawa M** *et al*. Generation of pluripotent stem cells from adult mouse liver and stomach cells. *Science* 2008; **321**(5889): 699–702.

32. **Mikkelsen TS, Hanna J, Zhang X** *et al*. Dissecting direct reprogramming through integrative genomic analysis. *Nature* 2008; **454**(7200): 49–55.

33. **Silva J, Barrandon O, Nichols J** *et al*. Promotion of reprogramming to ground state pluripotency by signal inhibition. *PLoS Biol* 2008; **6**(10): e253.

34. **Yamanaka S**. Elite and stochastic models for induced pluripotent stem cell generation. *Nature* 2009; **460**(7251): 49–52.

35. **Imamura M, Miura K, Iwabuchi K** *et al*. Transcriptional repression and DNA hypermethylation of a small set of ES cell marker genes in male germline stem cells. *BMC Biol* 2006; **6**: 34.

36. **Huangfu D, Osafune K, Maehr R** *et al*. Induction of pluripotent stem cells from primary human fibroblasts with only Oct4 and Sox2. *Nat Biotechnol* 2008; **26**(11): 1269–75.

37. **Huangfu D, Maehr R, Guo W** *et al*. Induction of pluripotent stem cells by defined factors is greatly improved by small-molecule compounds. *Nat Biotechnol* 2008; **26**(7): 795–7.

38. **Harrison NJ, Baker D, Andrews PW**. Culture adaptation of embryonic stem cells echoes germ cell malignancy. *Int J Androl* 2007; **30**(4): 275–81; discussion 281.

39. **Yoshida Y, Takahashi K, Okita K, Ichisaka T** and **Yamanaka S**. Hypoxia enhances the generation of induced pluripotent stem cells. *Cell Stem Cell* 2009; **5**(3): 237–41.

40. **Nikaido I, Saito C, Wakamoto A** *et al*. EICO (Expression-based Imprint Candidate Organizer): finding disease-related imprinted genes. *Nucleic Acids Res* 2004; **32** (Database issue): D548–51.

41. **Barton SC, Surani MA** and **Norris ML**. Role of paternal and maternal genomes in mouse development. *Nature* 1984; **311**(5984): 374–6.

42. **McGrath J** and **Solter D**. Completion of mouse embryogenesis requires both the maternal and paternal genomes. *Cell* 1984; **37**(1): 179–83.

43. **Kono T, Obata Y, Wu Q** *et al*. Birth of parthenogenetic mice that can develop to adulthood. *Nature* 2004; **428**(6985): 860–4.

44. **Banerjee S** and **Smallwood A**. A chromatin model of IGF2/H19 imprinting. *Nat Genet* 1995; **11**(3): 237–8.

45. **Reik W, Murrell A, Lewis A** *et al*. Chromosome loops, insulators, and histone methylation: new insights into regulation of imprinting in clusters. *Cold Spring Harb Symp Quant Biol* 2004; **69**: 29–37.

46. **Obata Y** and **Kono T**. Maternal primary imprinting is established at a specific time for each gene throughout oocyte growth. *J Biol Chem* 2002; **277**(7): 5285–9.

47. **Kafri T, Ariel M, Brandeis M** *et al*. Developmental pattern of gene-specific DNA methylation in the mouse embryo and germ line. *Genes Dev* 1992; **6**(5): 705–14.

48. **Kee K, Gonsalves JM, Clark AT** and **Pera RA**. Bone morphogenetic proteins induce germ cell differentiation from human embryonic stem cells. *Stem Cells Dev* 2006; **15**(6): 831–7.

49. **Clark AT, Bodnar MS, Fox M** *et al*. Spontaneous differentiation of germ cells from human embryonic stem cells in vitro. *Hum Mol Genet* 2004; **13**(7): 727–39.

50. **Chen HF, Kuo HC, Chien CL** *et al*. Derivation, characterization and differentiation of human embryonic stem cells: comparing serum-containing versus serum-free media and evidence of germ cell differentiation. *Hum Reprod* 2007; **22**(2): 567–77.

51. **Hubner K, Fuhrmann G, Christenson LK** *et al*. Derivation of oocytes from mouse embryonic stem cells. *Science* 2003; **300**(5623): 1251–6.

52. **Novak I, Lightfoot DA, Wang H** *et al*. Mouse embryonic stem cells form follicle-like ovarian structures but do not progress through meiosis. *Stem Cells* 2006; **24**(8): 1931–6.

53. **Nicholas CR, Haston KM, Grewall AK, Longacre TA** and **Reijo Pera RA**. Transplantation directs oocyte maturation from embryonic stem cells and provides a therapeutic strategy for female infertility. *Hum Mol Genet* 2009; **18**(22): 4376–89.

54. **Toyooka Y, Tsunekawa N, Akasu R** and **Noce T**. Embryonic stem cells can form germ cells in vitro. *Proc Natl Acad Sci USA* 2003; **100**(20): 11457–62.

55. **Geijsen N, Horoschak M, Kim K** *et al*. Derivation of embryonic germ cells and male gametes from embryonic stem cells. *Nature* 2004; **427**(6970): 148–54.

56. **Castrillon DH, Quade BJ, Wang TY, Quigley C** and **Crum CP**. The human VASA gene is specifically expressed in the germ cell lineage. *Proc Natl Acad Sci U S A* 2000; **97**(17): 9585–90.

57. **Aflatoonian B, Ruban L, Jones M** *et al*. In vitro post-meiotic germ cell development from human embryonic stem cells. *Hum Reprod* 2009; **24**(12): 3150–9.

58. **Park TS, Galic Z, Conway AE** *et al*. Derivation of primordial germ cells from human embryonic and induced pluripotent stem cells is significantly improved by coculture with human fetal gonadal cells. *Stem Cells* 2009; **27**(4): 783–95.

第 38 章　人造卵巢

Christiani A. Amorim　著
薛晴　李昕　译　徐阳　审校

概述

由于迄今为止，还没有关于人造卵巢移植的研究发表，也没有任何人证明过这项技术的可行性，所以读者可能会对本章介绍的用于未来移植的人造卵巢感到意外。然而，因为人造卵巢可以作为卵巢组织移植的一种替代技术，我们认为是时候将其视为生殖医学中颇具前景的一项技术。此外，骨、软骨、皮肤、心脏、肝、肾、脑、角膜和牙齿等不同类型的人造器官及人造组织已经取得了良好的成效，这表明建造人造卵巢是完全可以实现的。因目前尚缺乏与人造卵巢移植相关的有价值的研究，故本章将作为研究此项技术的起点，讨论此技术相关的适应证、优势、策略、技术以及可行性。

人造卵巢是重建生育能力的一种策略

适应证

对于处在生育年龄的癌症患者，生育能力的恢复成为病情缓解后的一个重要问题。对女性而言，化疗、放疗等治疗方法对卵巢的伤害非常大，往往会造成内分泌和生殖能力的损害，最终导致过早绝经和情绪压力。这些患者的治疗选择是利用卵巢皮质中占卵巢储备 90%的原始卵泡，这种方法无论在肿瘤学还是在法律、道德层面都没有禁忌。患者在癌症治疗之前，将其含有原始卵泡的组织样本取出并且冷冻，疾病缓解后这些组织片将被重新移回患者体内。这种技术能够成功恢复卵巢功能并且使患者成功妊娠（详见 Donnez 等的综述[1]）。

对于肿瘤幸存者，将冷冻的卵巢组织移回体内是目前重建卵巢功能的唯一选择。尽管取得了满意效果，我们还应当考虑到冻融后部分组织仍有恶性细胞存在的可能性，移植后可能会导致疾病复发[2]。虽然许多癌症并不转移至卵巢，但白血病是全身系统性疾病，对患者造成极大威胁，乳腺癌对患者有中度风险。因此，对于此类癌症患者，病情缓解后进行卵巢组织的移植是不可取的。对于这些女性，即使她们康复，仍无法移植自身卵巢组织。

对于白血病和乳腺癌患者，一个安全的选择是使用被隔离的卵泡。由于基底膜紧紧包裹卵泡，将毛细血管、白细胞及神经组织与颗粒细胞（卵泡细胞）层隔离[3]，因此移植完全隔离的卵泡对这些患者来说可能会更安全。另一种避免肿瘤复发的选择可能是用特定的抗体清洗混有恶性细胞的卵泡悬浮液[4]。由于卵泡生长可能需要基质细胞，故完全被隔离的卵泡需要同其自体基质细胞一起移植（来自癌症治疗后的卵巢活检）[5]。

优势

虽然我们关注的主要问题是向那些无

法从卵巢组织移植中受益的患者提供一个替代方法，以恢复其生育能力，但相比于卵巢组织移植，建造和移植人造卵巢具有更多的优势。

通过缩短缺血期提升卵泡存活率

在切除、冷冻、解冻和移植之后，卵巢组织会在移植后头几天内经受缺氧状态，这时卵巢组织会由于氧和营养物质缺乏以及代谢废物的堆积而导致细胞受损。事实上，据估计相当比例（50%～95%）的原始卵泡会由于局部缺血而死亡[6-8]。这将直接影响被移植组织的寿命。因此，原始卵泡移植的成功依赖于新生血管的生长，以恢复足够的血液灌注。采用含有促进血管生成成分的多孔结构支架可以增加新生血管生长。已经证实，一个孔隙相互连接的支架可以促进植入大鼠腹主动脉的人工血管的形成[9]。合理的孔径大小和孔隙分布将有利于代谢物、氧气和生长成分的扩散[10]，这将对卵泡的生长产生积极影响。可以通过化学固定法或者物理俘获法将血管生成因子加入到上述支架[10]。Shi 等进行研究，开发了人工真皮，并且发现当将血管生成素（一种参与血管生成的多肽物质）加入到多孔胶原-脱乙酰壳多糖支架中，并移植到兔子皮下后，血管得到了增长[11]。不同研究也表明，碱性成纤维细胞生长因子（basic fibroblast growth factor，b-FGF)，也显示出促进血管生长的作用。Peters 等观察到当将聚乳酸-乙醇酸共聚物（polylactic-co-glycolic acid，PLGA）微球放入 b-FBF 后，血管的增长是原来的近 4 倍。这些作者报道，释放的 b-FGF 促进了移植到鼠肠系膜的支架内成熟大血管的形成[12]。Tanthara 等还描述了在老鼠背部移植肝素/藻酸盐支架，并利用 b-FGF 诱导血管生成的过程[13]。发现将支架移植到小鼠时，添加血管内皮生长因子（vascular endothelial growth factor，VEGF）和血小板源性生长因子（platelet-derived growth factor，PDGF）可以增加血管的密度、规模和成熟度[14]。根据 Bergmann 和 West 的研究，这些因素可以很好地影响血液中的间充质干细胞向内皮细胞的分化，促进微血管化[10]。

控制卵泡发育

移植卵巢组织中出现了原始卵泡的过早发育，可能是由于在完整卵巢中保证原始卵泡静止的抑制机制缺陷造成的[15]。这确实很有可能，因为用于冷冻保存和移植的组织来自卵巢皮质，那里绝大多数卵泡是初级卵泡和原始卵泡，缺乏产生抗苗勒管激素（anti-Müllerian hormone，AMH）和激活蛋白 A 等抑制因子的大卵泡。采用生物支架，可以通过在卵泡发育的各个阶段补充抑制因子和生长因子来调节卵泡的激活和生长。这些因子可以被封在具有不同降解速率的材料内，根据移植后的不同需求进行调整。

利用新鲜的卵巢细胞促进卵泡生长

除了颗粒细胞和卵母细胞之间的相互作用，卵泡还需要邻近的基质细胞来支持其成长。这些细胞被招募并分化成为卵泡膜细胞，后者通过分泌雄激素及改善卵泡周围的血管供应，在卵泡发育过程中发挥至关重要的作用。尽管冷冻卵巢组织不会对原始卵泡形态或超微结构产生不良影响[16]，但会对卵泡周围组织造成伤害，会损伤细胞外基质（the extra-cellular matrix，ECM）并造成基质细胞坏死[17]，进而造成大面积纤维化[18]。冷冻后脆弱的组织细胞结构可能会影响卵泡的发育，并且可能与次级卵泡周围缺乏结构化的卵泡膜层以及卵母细胞和卵泡细胞发育不同步有关[19]。因此，为了促进支架中卵泡的发育，一部分卵巢组织应在支架移植入体内前被移除，从而分离出新鲜的基质细胞。基质细胞将与从冷冻组织中分离的卵泡相结合并种植在支架上。

控制被移植的卵泡数量及质量

由于原始卵泡在卵巢皮层是随机分布的，我们无法确定移植给患者的卵巢组织中卵泡的数量，甚至无法知道其中是否存在卵泡[20]，这将影响移植体的存活时间。如果移植被完全分离的卵泡，我们不仅可以明确植入大量已知数目的卵泡[21]，而且可以在移植前对卵泡的质量进行评估[22]。

如何合成人造卵巢

正如前文所提到的，目前还没有关于构建人造卵巢并且进行移植的研究。因此这项工作必须从零开始，研究卵巢本身及卵巢的特点以明确制造人造卵巢的主要要求，分析研究其他的人造器官以及应用组织工程策略来满足上述要求。

天然卵巢

虽然对于构建一个用于移植的人造卵巢来说，有关卵泡生成机制方面的研究是必不可少的，但由于已有若干文章对其做出详尽的介绍，我们在此不做赘述[23-25]。尽管如此，读者还是应该掌握有关卵巢的一些基本知识。

卵巢有两个主要的功能：产生可以受精的卵母细胞，分泌卵母细胞受精过程中和随后妊娠时所需要的激素[25]。这两个主要功能均依赖于卵泡的生成。卵泡的生成是一个由内分泌、旁分泌、自分泌[26-27]以及卵巢内细胞-细胞间、细胞-基质间联系[3,28]等多种因素共同调控的复杂的发育过程。在不同的发育阶段，卵泡可以出现在卵巢的内部或外部区域。但大多数位于初始阶段的卵泡集中于卵巢皮质，卵巢髓质因其高度血管化，主要负责大卵泡的供给。

除了卵泡，一些其他类型的细胞也可以在卵巢组织中出现，例如上皮细胞、基质细胞、内皮细胞和卵泡膜细胞。如前所述，这些细胞对于卵泡的存活和生长起到至关重要的作用。这些细胞可以产生或交换众多必需物质来支持卵泡的静止、营养、信息交流、生长、激素产生、卵母细胞成熟等。一部分细胞还能够合成分泌细胞外基质蛋白作为连接卵巢组织的支架，并且维持卵泡的三维结构。卵泡的三维结构结构对于维护颗粒细胞和卵母细胞之间的相互作用、调节卵母细胞生长发育至关重要[29-30]。

合成人造卵巢的要求

与天然的卵巢一样，人造卵巢的主要目的是为卵泡的生长提供环境。因此，正如天然器官那样，支架应该具备以下作用：①确保卵泡和卵巢细胞之间适当的信号传导；②通过细胞外基质蛋白保证卵泡与卵巢细胞之间的相互作用；③提供卵泡生存和发育所需的物质；④维持卵泡初始结构。换言之，支架应该从空间和时间两方面来模仿细胞外基质，即卵巢的天然支架。为了做到这些，支架的设计应该考虑到一些特征，如细胞的相互作用、卵泡的物理支持、多孔性、生物活性、血管化情况和生物降解性，这些因素都是相互关联和相互影响的。此外还要考虑到生物相容性且应易于操作。

与细胞/卵泡的相互作用

根据 Mark 等的研究，“细胞被细胞外基质提供的丰富信息所包围，包括定位于基质大分子和小的糖蛋白且具有黏附性和生物活性的肽表位，以及被基质捕获的生长因子和细胞因子”[31]。细胞外基质在决定细胞命运中扮演着十分重要的角色：它调节细胞的形态、增殖、迁移、分化、定向、分子的产生和分泌，甚至细胞的死亡。出于这个原因，该支架在卵泡发育过程中应当能够调节细胞和卵泡间的相互作用，支持细胞黏附、增殖、迁移，以及产生基质蛋白，为卵泡发育所需的新细胞提供一个基板。对于卵泡而言，支架应作为一个支持基质，以保证其原有的三维结构并且维持颗粒细胞和卵母细胞之间的相互作用。这些是调节卵泡生长发育必不可少的。由于支架和细胞的相互作用，卵泡的立体分布也受细胞迁移和增殖的影响。

可以通过调节聚合物的性质（如结晶度、形态和表面情况）来调节细胞黏附性、行为和功能。这些重要的属性将在下面予以讨论。

结晶度

结晶度是指聚合物分子结构的重复程度。因此，拥有简单化学结构的聚合物更受青睐。结晶度可影响细胞对支架的反应，因为它会影响到支架表面的一些特性，如极性和不规则性[32]。Degirmenbasi 等报道，成纤维细胞的增长率会根据聚乳酸（左旋乳酸）（PLLA）结晶程度的变化而变化。当聚乳酸的结晶程度很高时，成纤维细胞的增长率较低[33]。

形态学

支架的形状和维度在细胞的行为中发挥重要作用。形状可以影响细胞的形态，最终影响细胞的朝向、增殖、基因表达以及功能。研究表明，当细胞在不规则表面（如边缘、凹槽和脊部）上培养时，其行为方式与在平滑的表面上完全不同[32,34]。例如，对于不同类型的细胞，当位于脊部时其朝向以及迁移情况均不同。这种细胞运动的反应被称作接触导向。关于维度，维持三维结构不仅对卵泡重要，对细胞来说也是如此。一个三维的支架可以为细胞提供正常极性和空间的调节，也会影响细胞对存在的物理和生化信号做出反应[32]。

表面

在组织工程中，细胞在支架表面的附着是至关重要的，因为细胞的行为（增殖、迁移、分化等）均依赖于此。为了提高细胞的附着能力并且提高其在相应材料中的存活和行为能力，可以对支架的表面进行处理修饰。处理聚合物表面的好处在于，只有其外部的材料发生改变，而聚合物整体结构维持不变。这是非常有用的，因为拥有令人满意的整体性能的材料通常不具备临床应用所需要的表面特性[35]。通过这种方式，不同的聚合物相结合来满足特定的要求（即表面具有优秀的生物相容性，同时主体具有良好的机械性）。

添加吸附蛋白、固定功能团等方法可以改变支架的表面化学特性。利用基质蛋白（如纤维连接蛋白、胶原、层粘连蛋白等）对聚合物的表面进行预处理，以增加细胞附着性，进而影响支架的生物相容性。尽管细胞外基质蛋白表现出强黏附性，可以吸附到几乎所有聚合物的表面，但是由于它们通常是从动物组织中得到，所以可能会诱发宿主的免疫反应。另一种方法是分离和净化这些蛋白质，但该过程很耗时并且很昂贵[31]。

为了分离出细胞外基质分子中与细胞黏附性相关的分子，人们也合并使用一些小的具有生物活性的功能团，如寡肽、糖类和糖脂[34]。有些氨基酸序列，例如 Arg-Gly-Asp（RGD）在细胞结合和介导细胞黏附性的过程中发挥重要的作用。RGD 是纤维连接蛋白的细胞结合结构域，但不是纤维连接蛋白独有的，也见于一些细胞外基质蛋白，例如胶原蛋白、玻连蛋白和层粘连蛋白。此外，Tyr-Ile-Gly-Ser-Arg（YIGSR）和 Ile-Lys-Val-Ala（KVAV）层粘连蛋白序列也能表现出细胞结合的活性，并且在某些类型的细胞上表现出介导黏附的特性[34]。

另一种选择是，化学基团可以通过等

离子体进行添加。等离子是由高度激发的原子、分子、离子和自由基组成的[35]。等离子体的处理方法已用于将化学基团或原子附加到材料表面上。例如，使用氧等离子体可以增加材料的亲水性[35]，这样反过来可以提高材料的生物相容性。添加化学基团通常可以改变表面润湿性，从而提高细胞的黏附性[34]。润湿性是指液体附着于固体以及分布在表面上的能力。材料表面的润湿性可以衡量其亲水性、疏水性和表面自由能[32]，且通常与材料的结晶度和化学成分有关[36]。在 1978 年，Grinnel 研究不同类型的哺乳动物细胞表明，表面的润湿性会影响细胞的附着和增殖，并且用水润湿的基板更有利于附着[37]。生物相容性也是表面亲水性很重要的一个参数。因此可以假设，为了提高细胞的黏附性和支架的生物相容性，应使用亲水性的材料。然而，这种类型的材料机械完整性较差，所以通常作为机械完整性较好但是亲水性较差的聚合材料的表面涂层。例如，聚（环氧乙烷）（PEO）已被用来打造亲水表面，使其更容易水合[32]。

对卵泡的物理支持

如前所述，为了保证卵泡的生长发育，颗粒细胞和卵母细胞之间应保持一定的联系。因为卵母细胞的生长和发育的很多方面都需要通过与邻近的颗粒细胞进行相互作用来调节[29-30]。颗粒细胞和卵母细胞之间相互作用的中断会导致体细胞和生殖细胞生长分化的不协调[38]。卵泡需要保持自己的三维结构，以避免颗粒细胞和卵母细胞之间代谢链接的崩溃。三维支架能够有效地模拟生理环境，因为许多器官细胞的形成过程只发生在三维结构的支架中[39]。先前对于将分离的人类卵泡进行体外培养的研究已经表明，保存卵泡的三维结构对于它们的生存和发展有积极的影响[20,40]。

虽然支架必须要有支持卵泡三维结构的能力，但它不应过于僵硬，以免妨碍卵泡呈指数增长。过度僵硬的支架会降低颗粒细胞的扩散率，延缓卵母细胞的生长速度，并影响生长卵泡内肌动蛋白的架构[41]，这可能会导致卵泡的生长变缓，甚至死亡。

孔隙度

为了保证细胞播种分布的一致性以及组织长入，支架必须具有合适的大小，其孔径必须均匀分布并且具有良好的连通性。孔隙度也影响着来自宿主细胞的入侵和迁移，后者将对支架的生物降解和新生血管形成产生积极影响。此外，由于需进行信号分子、生长因子、氧和营养物质的运输以及代谢废物的清除，孔隙之间也应该是相互连通的体系。

另一个需要注意的参数是卵泡的直径。人类的原始卵泡直径约 30 μm。确保孔径尺寸很重要，因为合适的孔径大小可以使卵泡的渗透更容易，并且易于在支架中分布。但在这方面我们应当谨慎，因为过大的孔隙会减小细胞附着的表面积，从而减缓组织向内的生长，并由于增加了孔隙空间而降低支架的机械性能[10]。

生物活性

为了构建一个人造卵巢，支架应作为移植被分离卵泡的载体，确保维持它们的立体结构。而且，支架还应具有生物活性功能，调节这些卵泡的生长。众所周知，许多具有生物功能的分子、细胞外基质成分和细胞在纳米级上的相互作用，为细胞正常的生长发育及功能的维持创造了一个必不可少的、高度专业化的微环境。出于这个原因，为了诱导和协调移植支架上的卵泡生成，有必要对其进行设计以提供生物活性分子，如那些可能积极影响新生血管形成、卵泡生长发育和卵母细胞成熟的因子。这些因子可以利用聚合物系统进行添加。聚合物系统可以调控不同抑制因子和生长因子的定位、持续时间、输送及有效性[42]。为此，一些方法已被使用，如多层包裹、生物活性因子与正常解离常数的多肽非共价结合，模仿细胞外基质中生长因子的固定[43]。举例来说，如果这些物质直接黏附在支架表面，就可能在很短的时间内降解，而包裹可以保护这些成分不变性。成分释放量可以由微球内被包裹的量、支架中的微球数及微球中所含的成分来控制。因此，微球中含有的影响卵泡生成的不同因子、缓解缺血性损伤的因子，以及参与血管生成的因子都是可以被测出的。

血管形成

血管化是支架成功的关键因素，其作用是对移植的细胞和卵泡供应氧和营养并且排出代谢废物。然而在材料中新生毛细血管的形成不是那么容易的，因为它需要不同设计性能的相互作用，比如所选择的材料、孔隙多少和孔隙的互通情况、生物活性和生物降解性。当卵泡和（或）细胞被移植到支架上时，它们可能由于结构的限制，仅通过简单的扩散获取氧[10]。这种氧和营养的缺乏可能导致细胞的损伤和死亡。另一个值得关注的是，移植支架中新生血管的形成可能会比细胞增殖和卵泡发育缓慢，这就导致需要的氧和营养多于新生毛细血管的供应范围，这也可导致卵泡的死亡。

有几个方法可以促进血管生长。对于卵巢组织片的移植，支架可以被移植到卵巢血管和输卵管伞附近的腹膜窗。该窗口应提前几天建立，以诱导支架移植区域的血管生成和新血管形成。作为一种选择，癌症治疗后的剩余卵巢皮质可以被切除，以使放置的支架直接与髓质接触，那是一个含有丰富血管的区域（Donnez 等的文献[1]）。移植自体内皮细胞也可作为促进支架中血管生长的一种选择，还可以加入如前所述的促进新血管形成的生长因子（如 b-FGF、VEGF、PDGF）（Bergmann 和 West 等的文献[10]）。

生物降解性

卵泡的特别之处在于随着其生长，体积可以达到最初的 600 倍左右（人类的卵泡从最初的 30 μm 成长到排卵前的 18～24 mm 大小）。此外，它们还募集周围的细胞和血管以支持其发育。一个理想的支架为了卵泡呈指数增长、血管的形成和基质细胞的增殖而需要降解。理想情况是，人造卵巢应该为卵泡提供适当的初始环境，以便在移植几个星期后被一个新的“卵巢状”结构体所替代。因此，支架的降解速率是影响移植成功的必不可少的因素。

虽然在卵泡发育过程中应该考虑生物降解性，但也应该考虑其他的卵泡发育因素。生物降解速率不能快于细胞的迁移和增殖或细胞外基质的合成和稳定。否则，细胞会失去组织再生的理化因子[10]，并且被分离的卵泡将失去其三维结构的支持。另一方面，过缓的降解会抑制细胞的渗透，从而抑制细胞外基质在支架上的形成[10]，不利于卵泡的生长。因此，应当仔细选择材料，以便控制所需的降解速率。

一种材料的降解性是由不同参数进行定义的，如分子量的丢失、质量的丢失或机械强度的丢失[44]。同时也与其分子量、润湿性和结晶度有关[10]。这些参数将用于不同聚合物降解性之间的比较，进而成为选择具有合适降解性的材料的依据。

支架也应该降解为可以直接通过代谢途径排出的物质[36]。这是在考虑材料的相容性时很重要的一点[36]，因为这些降解后的物质不能对支架周围的细胞和淋巴系统器官产生危害[10]。例如，聚乳酸（polylactic acid，PLA）和聚乙醇酸（polyglycolic acid，PGA），由美国食品药品监督管理局（the US Food and Drug Administration，FDA）批准的为数不多的可用于临床人体的可降解聚合物，可以作为临床的缝合线，但当其降解时，会导致支架周围区域的 pH 值降低。由于这种酸度会引起周围组织的炎症反应，故会导致不良的组织反应[44]。

生物相容性

生物相容性是支架最重要的特性之一，并与上面提到的部分参数有关，如降解速率、副产品和材料润湿性等。材料的生物相容性可以通过测定宿主体内自我平衡机制下不良变化的持续时间来进行评价[45]。

植入支架会不可避免地造成周围组织的损害，如诱发炎症反应、异物反应和创伤愈合的连锁反应[45]。根据支架引发的炎症反应程度，巨噬细胞和中性粒细胞等向移植部位迁移，很可能对支架的移植产生负面影响。这些参与炎症反应的细胞可以分泌酶来加快支架的降解速率，并且分泌一些抑制细胞在支架中存活的因子[10]。此外，严重的炎症反应也可能会触发修复机制，这将导致支架周围形成瘢痕组织和纤维囊，对支架功能产生不利影响，并导致细胞和卵泡的死亡。

天然聚合物的生物相容性通常都很好，如多糖和蛋白质，因为它们的结构与天然的细胞环境非常相似。水凝胶也由于其高含水量，可以模拟天然细胞外基质。

支架处理

如果支架缺乏一定的机械强度，会造成手术放置过程的困难。例如，尽管水凝胶具有模仿细胞外基质的优势，但由于其没有足够的机械强度，在放置过程中就容易被损坏甚至完全报废。

机械强度与支架采用的材料、孔径尺寸和孔隙密集程度有关。因此，虽然好的亲水性和渗透性对于移植被分离的卵泡效果最好，但有关支架机械性能的参数也应该进行考虑。

组织工程方法

近几十年来，世界各地的科学家一直在研发用于构建不同类型的人造器官和组织的策略。起初的想法只是用物理的手段替换失去的结构，但现在，组织的代谢功能已越来越多地被考虑进去。这涉及不同的组织工程策略，在过去的 10 年中，构建人工器官已经成为这一革命性、令人兴奋的新领域中一个领先的部分。

组织工程是一个多学科领域，融合了不同的学科，如生物化学、手术学、工程学、物理学和生理学等，从而使生命科学的原理与材料科学相结合。它的目的是向具有支持和构建功能的天然或者合成的基质中引入生物制品（如蛋白质和细胞）[34]，以创造新的组织或器官，或修复受损或出现故障的组织或器官[46]。在这种情况下，组织工程一直负责创造不同的、能够模仿组织和器官的材料。

在组织工程的众多应用中，对于人造卵巢技术最重要的应用是在可以生物降解的支架上播种患者自身的细胞及卵泡，形成一个现成的卵巢替代品。因此，支架的制造问题显得至关重要。制作方法不仅要在宏观水平上复制卵巢，而且要在细胞水平上重现原本组织中能观察到的纳米级的细节。可以利用各种合成的和天然的聚合物来达到这个目的。天然聚合物，如透明质酸、聚谷氨酸和胶原，虽然可以表现出好的生物相容性和生物降解性，但它们可能具有抗原性风险并且在批量生产过程中会发生变化。另一方面，合成聚合物，如脂肪族聚酯、聚酸酐、聚丙烯富马酸盐和聚磷腈，具有出色的再生性、控制降解动力学的能力以及高机械强度[47]。但是，相比于天然物质，合成聚合物可能会出现较低的生物相容性。

为采用不同的物质制作多孔支架，人

们已经开发了如下一些技术[46,48-50]：

气体发泡法 采用高压将 CO_2 注入聚合物中并达饱和。通过将 CO_2 的压强降回大气压水平，聚合物中气体的溶解度迅速下降。其可导致成核现象和气泡的增加。

纤维黏合/纤维网格 该技术通过熔解 PLA，并将其铸入 PGA 网格来增加支架的机械性能。加热使溶剂蒸发并超过 PGA 的熔点，冷却后即得到 PLA-PGA 复合体。PLA 可以通过再次熔解去除。这样处理就会使 PGA 纤维的网格形成孔洞。

相位分离 聚合物溶液可以被分离成两相——富含聚合物的相和聚合物较少的相。把溶剂去除掉后，富含聚合物的相得到固化。生物活性分子可以被添加到聚合物溶液中。

熔体成型 与这个过程有关的一项技术就是将聚合物粉末和特殊直径的胶质微球注入 Teflon 的模具中，然后将模具加热超过聚合物的玻璃化转变温度。整个过程在加压状态下进行。这样处理可以使聚合物颗粒粘在一起。一旦移除模具，在干燥之前，胶质成分就会随着整个支架进水而析出。

乳液冷冻干燥法 该过程将超纯水加入含有 PGA 的亚甲基氯化物溶液中。这两种互不相溶的成分将变得均匀，形成油包水乳状液，将其在液氮中冷却并冷冻干燥后，就会产生多孔的结构。

冷冻干燥 将聚合物溶解于冰醋酸或苯中，所得溶液进行冷冻并冷冻干燥，就会得到多孔的基质。

溶液浇铸 先将聚合物溶入氯仿中，加入甲醇进行沉淀，将材料压入模具内，加热到 45～48℃，持续 24 h。

固体自由成型技术（又叫快速成型） 这是一项由计算机控制的制造技术。它可以创建复杂的支架设计，具有定位的孔隙形态和孔隙密度，纳入了生物活性分子以适应细胞的要求。该技术的一般过程是利用 CAD 软件生产用于计算机的模型，然后将 CAD 模型分化为一层层的数据，最后将数据传送到可产生物理模型的实体自由成型机。

间接实体自由成型技术 在此过程中，阴模是由固体自由成型技术制造的，支架通过在阴模中加入合适的聚合物铸造形成。当聚合物凝固后，阴模可以通过溶解的方式去除掉。

粒子沥滤法 这种方法首先将盐磨成小颗粒或者合适的尺寸，再转移到模具中。然后将聚合物溶液注入充满盐的模具。当溶液蒸发后，通过浸水可以将盐去除，进而形成支架的孔隙。

静电纺丝 这种方法向聚合物熔体或者聚合物溶液的悬浮液滴通电，能够产生超细的纤维。

震动颗粒制造技术 将聚合物溶解于溶剂中，并将其与盐粒共同成型。通过涡流将这些颗粒进行分散，每隔一定时间（时间间隔是预先定好的）向溶液中补充一定的盐粒。最后，溶液在连续的震动下进行蒸发，支架处于加热和真空的状态。

结论

通过前文全面描述人造卵巢的结构以及相关的组织工程方案，我们接触到了一项新技术，可以称这项新技术为“卵巢组织工程”。这项方案的目的不仅是替代已经丧失的组织的结构，而且还包括其功能，使癌症患者的内分泌功能和生育能力得到恢复。

卵巢组织工程研究应探讨各种各样的替代方案，包括各种可以单独使用或者联合使用的材料、可以将这些材料转变成具有功能的支架的技术，以及许多其他可以结合起来的能赋予支架最佳生物活性特性的相关因素等。这将需要大量基于动物模型的体外和体内实验，以及通过功能和结构终点可以量化的数据（图 38.1）。因此，

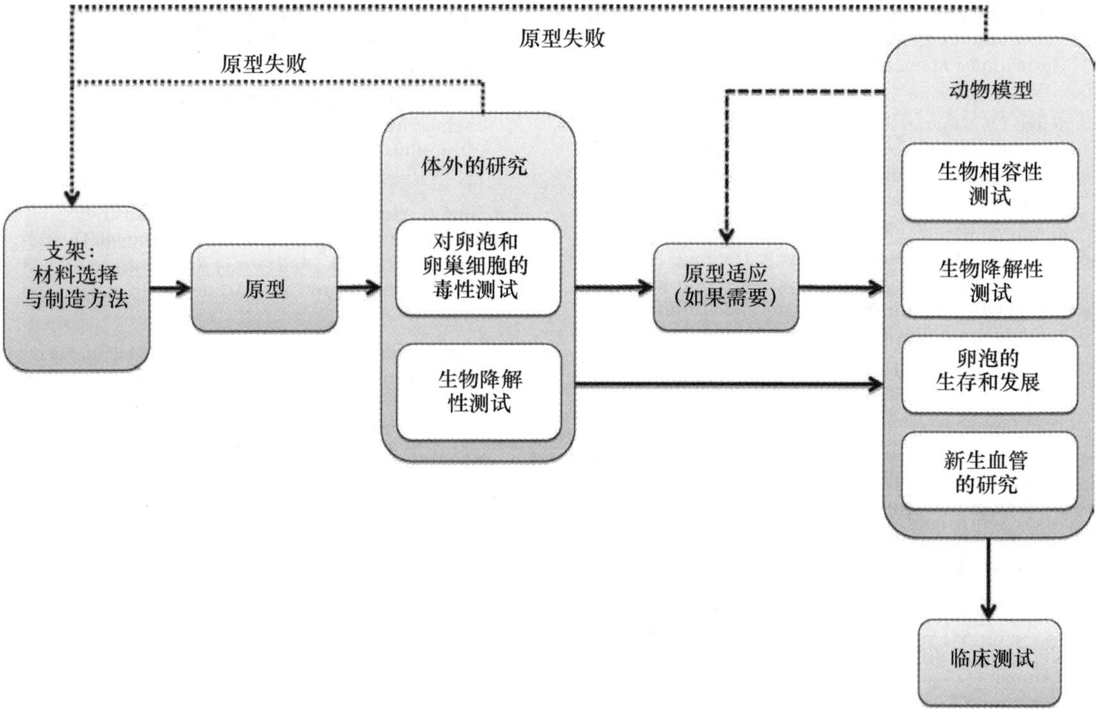

图 38.1　制造人造卵巢的示意图

这种创新的途径是极具挑战性的，很可能需要花费多年甚至几十年才能成功。但是，由于它可能是癌症患者恢复生育能力的一种可行的途径，所以应该得到广泛的研究。

参考文献

1. **Donnez J, Jadoul P, Squifflet J** *et al.* Ovarian tissue cryopreservation and transplantation in cancer patients. *Best Pract Res Clin Obstet Gynaecol* 2010; **24**(1): 87–100.
2. **Meirow D, Hardan I, Dor J** *et al.* Searching for evidence of disease and malignant cell contamination in ovarian tissue stored from hematologic cancer patients. *Hum Reprod* 2008; **23**: 1007–13.
3. **Rodgers RJ, Irving-Rodgers HF** and **Russell DL**. Extracellular matrix of the developing ovarian follicle. *Reproduction* 2003; **126**: 415–24.
4. **Schröder CP, Timmer-Bosscha H, Wijchman JG** *et al.* An in vitro model for purging of tumour cells from ovarian tissue. *Hum Reprod* 2004; **19**: 1069–75.
5. **Dolmans MM, Martinez-Madrid B, Gadisseux E** *et al.* Short-term transplantation of isolated human ovarian follicles and cortical tissue into nude mice. *Reproduction* 2007; **134**: 253–62.
6. **Newton H, Aubard Y, Rutherford A** *et al.* Low temperature storage and grafting of human ovarian tissue. *Hum Reprod* 1996; **11**: 1487–91.
7. **Aubard Y, Piver P, Cogni Y** *et al.* Orthotopic and heterotopic autografts of frozen–thawed ovarian cortex in sheep. *Hum Reprod* 1999; **14**: 2149–54.
8. **Baird DT, Webb R, Campbell BK** *et al.* Long-term ovarian function in sheep after ovariectomy and transplantation of autografts stored at −196°C. *Endocrinology* 1999; **140**: 462–71.
9. **Zhang Z, Wang ZX** and **Liu S**. Pore size, tissue ingrowth, and endothelialization of small-diameter microporous polyurethane vascular prostheses. *Biomaterials* 2004; **25**: 177–87.
10. **Bergmann NM** and **West JL**. Histogenesis in three-dimensional scaffolds. In: Atala A, Lanza R, Thomson JA and Nerem RM (eds.), *Principles of Regenerative Medicine*. Burlington MA: Academic Press, 2008: pp. 686–703.
11. **Shi H, Han C, Mao Z** *et al.* Enhanced angiogenesis in porous collagen-chitosan scaffolds loaded with angiogenin. *Tissue Eng Part A* 2008; **14**: 1775–85.
12. **Peters A, Baruch Y, Weisbuch F** *et al.* Enhancing the vascularization of three-dimensional porous alginate by incorporating controlled release basic fibroblast growth factor microspheres. *J Biomed Mater Res A* 2003; **65**: 489–97.
13. **Tanihara M, Suzuki Y, Yamamoto E** *et al.* Sustained release of basic fibroblast growth factor and angiogenesis in a novel covalently crosslinked gel of heparin and alginate. *J Biomed Mater Res* 2001; **56**: 216–21.

14. **Chen RR, Silva EA, Yuen WW** *et al.* Spatio-temporal VEGF and PDGF delivery patterns blood vessel formation and maturation. *Pharm Res* 2007; **24**: 258–64.

15. **Gigli I, Cushman RA, Wahl CM** *et al.* Evidence for a role for anti-Müllerian hormone in the suppression of follicle activation in mouse ovaries and bovine ovarian cortex grafted beneath the chick chorioallantoic membrane. *Mol Reprod Dev* 2005; **71**: 480–8.

16. **Camboni A, Martinez-Madrid B, Dolmans MM** *et al.* Autotransplantation of frozen–thawed ovarian tissue in a young woman: ultrastructure and viability of grafted tissue. *Fertil Steril* 2008; **90**: 1215–18.

17. **Keros V, Xella S, Hultenby K** *et al.* Vitrification versus controlled-rate freezing in cryorepservation of human ovarian tissue. *Hum Reprod* 2009; **24**: 1670–83.

18. **Nisolle M, Casanas-Roux F, Qu J** *et al.* Histologic and ultrastructural evaluation of fresh and frozen–thawed human ovarian xenografts in nude mice. *Fertil Steril* 2000; **74**: 122–9.

19. **Nottola SA, Camboni A, Van Langendonckt A** *et al.* Cryopreservation and xenotransplantation of human ovarian tissue: an ultrastructural study. *Fertil Steril* 2008; **90**: 23–32.

20. **Amorim CA, Van Langendonckt A, David A** *et al.* Survival of human pre-antral follicles after cryopreservation of ovarian tissue, follicular isolation and in vitro culture in a calcium alginate matrix. *Hum Reprod* 2009; **24**: 92–9.

21. **Laschke MW, Menger MD** and **Vollmar B**. Ovariectomy improves neovascularisation and microcirculation of freely transplanted ovarian follicles. *J Endocrinol* 2002; **172**: 535–44.

22. **Amorim CA, Gonçalves PB** and **Figueiredo JR**. Cryopreservation of oocytes from pre-antral follicles. *Hum Reprod Update* 2003; **9**: 119–29.

23. **Nilsson E** and **Skinner MK**. Cellular interactions that control primordial follicles development and folliculogenesis. *J Soc Gynecol Invest* 2001; **8**: S17–20.

24. **Vanderhyden B**. Molecular basis of ovarian development and function. *Front Biosci* 2002; **7**: d2006–22.

25. **Oktem O** and **Oktay K**. The ovary: anatomy and function throughout human life. *Ann N Y Acad Sci* 2008; **1127**: 1–9.

26. **Thomas FH, Walters KA** and **Telfer EE**. How to make a good oocyte: an update on in-vitro models to study follicle regulation. *Hum Reprod Update* 2003; **9**: 541–55.

27. **Demeestere I, Simon P, Emiliani S** *et al.* Orthotopic and heterotopic ovarian tissue transplantation. *Hum Reprod Update* 2009; **15**: 649–65.

28. **Irving-Rodgers HF** and **Rodgers RJ**. Extracellular matrix in ovarian follicular development and disease. *Cell Tissue Res* 2005; **322**: 89–98.

29. **Murray AA, Gosden RG, Allison V** *et al.* Effect of androgens on the development of mouse follicles growing in vitro. *J Reprod Fertil* 1998; **113**: 27–33.

30. **Reynaud K, Cortvrindt R, Smitz J** *et al.* Effects of kit ligand and anti-kit antibody on growth of cultured mouse preantral follicles. *Mol Reprod Dev* 2000; **56**: 483–94.

31. **Von der Mark K, Park J, Bauer S** *et al.* Nanoscale engineering of biomimetic surfaces: cues from the extracellular matrix. *Cell Tissue Res* 2010; **339(1)**: 131–53.

32. **Nori A, Yim EKF, Chen S** *et al.* Cell-substrate interactions. In: Atala A, Lanza R, Thomson JA and Nerem RM (eds.), *Principles of Regenerative Medicine*. Burlington MA: Academic Press, 2008: pp. 666–85.

33. **Degirmenbasi N, Ozkan S, Kalyon DM** *et al.* Surface patterning of poly(L-lactide) upon melt processing: in vitro culturing of fibroblasts and osteoblasts on surfaces ranging from hughly crystalline with spherulic protrusions to amorphous with nanoscale indentations. *J Biomed Mater Res A* 2009; **88**: 94–104.

34. **Saltzman WM**. *Engineering Principles for the Design of Replacement Organs and Tissues*. New York: Oxford University Press, 2004.

35. **Pashkuleva I** and **Reis RL**. Surface activation and modification – a way for improving the biocompatibility of degradable biomaterials. In: Reis RL and San Róman J (eds.), *Biodegradable Systems in Tissue Engineering and Regenerative Medicine*. Boca Raton FL: CRC Press, 2005: pp. 426–51.

36. **Azevedo HS** and **Reis RL**. Understanding the enzymatic degradation of biodegradable polymers and strategies to control their degradation rate. In: Reis RL and San Róman J (eds.), *Biodegradable Systems in Tissue Engineering and Regenerative Medicine*. Boca Raton FL: CRC Press, 2005: pp. 186–210.

37. **Grinnell F**. Cellular adhesiveness and extracellular substrata. *Int Rev Cytol* 1978; **53**: 65–144.

38. **Picton HM** and **Gosden RG**. In vitro growth of human primordial follicles from frozen-banked ovarian tissue. *Mol Cell Endocrinol* 2000; **166**: 27–35.

39. **Xu M, Kreeger PK, Shea LD** *et al.* Tissue-engineered follicles produce live, fertile offspring. *Tissue Eng* 2006; **12**: 2739–46.

40. **Xu M, Barrett SL, West-Farrell E** *et al.* In vitro grown human ovarian follicles from cancer patients support oocyte growth. *Hum Reprod* 2009; **24**: 2531–40.

41. **West ER, Shea LD** and **Woodruff TK**. Engineering the follicle microenvironment. *Semin Reprod Med* 2007; **25**: 287–99.

42. **Richardson TP, Peters MC, Ennett AB** *et al.* Polymeric system for dual growth factor delivery. *Nat Biotechnol* 2001; **19**: 1029–34.

43. **Sands RW** and **Mooney DJ**. Polymers to direct cell fate by controlling the microenvironment. *Curr Opin Biotechnol* 2007; **18**: 448–53.

44. **Griffith LG**. Polymeric biomaterials. *Acta Mater* 2000; **48**: 263–77.

45. **Anderson JA**. Biocompatibility and bioresponse to biomaterials. In: Atala A, Lanza R, Thomson JA and Nerem RM (eds.), *Principles of Regenerative*

Medicine. Burlington MA: Academic Press, 2008: pp. 704–23.

46. **Weigel T**, **Schinkel G** and **Lendlein A**. Design and preparation of polymeric scaffolds for tissue engineering. *Expert Rev Med Devices* 2006; **3**: 835–51.

47. **Nair LS** and **Laurencin CT**. Polymers as biomaterials for tissue engineering and controlled drug delivery. In: Lee K and Kaplan D (eds.), *Tissue Engineering I. Scaffold Systems for Tissue Engineering*. Berlin: Springer, 2006: pp. 47–90.

48. **Sachlos E** and **Czernuszka JT**. Making tissue engineering scaffold work. Review: the application of solid freeform fabrication technology to the production of tissue engineering scaffolds. *Eur Cell Mater* 2003; **5**: 29–39.

49. **Hutmacher DW**, **Sittinger M** and **Risbud MV**. Scaffold-based tissue engineering: rationale for computer-aided design and solid free-form fabrication systems. *Trends Biotechnol* 2004; **22**: 354–62.

50. **Ma PX**. Scaffolds for tissue fabrication. *Materials Today* 2004; **7**: 30–40.

第 39 章 预测卵巢的未来：遗传学的贡献

Elizabeth A. McGee and Jerome F. Strauss，Ⅲ 著
薛晴 周妍 译 徐阳 审校

概述

癌症治疗，包括放疗和化疗的副作用之一为性腺毒性。因为有效治疗已使部分恶性肿瘤得以治愈，或达到长期生存，所以治疗后的生育力已成为患者和其保健服务提供者的重要关注点。遗憾的是，除了可以保护性腺避免直接暴露于电离辐射，目前还没有其他明确的方法来防止上述治疗对性腺功能的损害。抑制促性腺激素的分泌在某些人群中可能具有一定的保护作用，但这种干预对保留生育力的有效性仍有待最终确定。

肿瘤治疗前保存生殖细胞或胚胎为生育力的保存提供了选择。精子冷冻保存对于性成熟的男性来说是一种长期保存生育力的方法，而胚胎冷冻保存对于一些女性和夫妻来说也是一种选择。尽管近来卵巢皮质或卵母细胞的成功冻存使人们受到鼓舞，但是选择配子或胚胎保存对女性来说较为复杂，并需要承担过程中的风险和费用。此外，女性生育力保存技术的成功率还没有达到男性治疗前冷冻保存精子的成功率。决定保存卵巢皮质或卵母细胞并不容易，因为性腺对放疗和化疗的反应因人而异，而且，目前并没有确切的方法来判定哪些患者的性腺将会遭受不可逆转的损害，哪些患者的生育力在治疗过程中将会完好无损而无需治疗前的干预措施。此外，虽然卵巢生殖细胞的储备是生育力的一个重要决定因素，但保存储备并不一定能保存生育力。目前尚无法预测出治疗后的性腺功能，从而影响了针对剩余生育力的干预措施的研究。基于对治疗后发生显著性腺功能减退的主要风险的深入认识，对干预措施的评估在较小的样本量中可以更有效地进行。在本章中，我们为预测肿瘤治疗后性腺功能的因素提供了一个基本研究框架，并聚焦于遗传影响，回顾需要在未来研究中探讨的至今悬而未决的问题，目的是开发基于患者的具体推测方法，以预测治疗后生育力的变化。

预测天气需要了解指定位置当前的天气状况，例如空气温度和湿度，还需要知道什么锋面和气团正在逼近以及其他可能的影响条件。当地的地形和以前的天气模式也必须考虑在内。气象学家在预测未来天气状况之前必须要对这些因素进行评估。利用天气预报模式，为准确地预测未来的生物事件，如癌症治疗后卵巢功能的保存，我们可以确定四个常规要求：

1. 必须已知现状的稳定性或波动性（即基础生育力、生殖细胞储备和生殖细胞耗竭的速率）。

2. 了解改变稳定性和流动速度的事件或条件（即治疗的类型、剂量、持续时间）。

3. 这些事件或条件发生的可能性（即

各种剂型、剂量、治疗持续时间以及年龄对治疗后生育力影响的流行病学数据）。

4. 影响结果的事件之间潜在的相互作用［即主变量（包括药物代谢和药物作用的差异）、影响卵泡储备的内在因素（即基因）、合并症］。

癌症治疗后卵巢功能的预测现状

研究人员已经在接受放疗和化疗的患者中进行了针对卵泡丢失速度变化的调查。然而，除了患者的年龄和给药剂量，尚未确立其他与不孕有关的特异性预测因子。当前，美国临床肿瘤学协会针对性腺损害风险的分级较为宽泛且为描述性——低风险、中等风险和高风险。中等风险包括月经永久停止（作为评估卵巢功能的替代指标）的风险，风险率为 30%～80%[1]。这样大范围的中等风险率波动使得医生在接受患者咨询时感到为难，同时这也有力地表明了卵巢对放疗和化疗损害的易感性明显存在个体差异。因此，虽然现行的风险分级标准有助于了解毒性药物对卵巢功能的损害，但其对于预测个体未来的卵巢功能是没有用的。

卵巢功能早衰的遗传风险因素可能影响癌症治疗后卵巢的功能

在过去的 10 年中，大量累积的研究结果表明，基因可将女性置于卵巢功能早衰的风险中。可信的是，这些风险等位基因使女性在癌症治疗后面临更大的不孕风险，尽管这一看法还没有得到实验评估。然而，即使采用相同的癌症治疗方法，女性患者卵巢功能的损害程度仍会有非常大的不同，这有力证明了在调控卵巢功能方面个体的遗传变异在决定卵巢损害程度上发挥了作用。

在卵巢中，卵子存在于细胞群所构成的卵泡中。除育龄晚期外，多数卵泡停滞在原始卵泡阶段。原始卵泡的储备被称为静息池[2]，代表了卵巢储备力或尚未发育和排卵的卵母细胞的数量。由于卵泡（和卵子）随时间逐步离开静止池，进入生长池或经历凋亡，所以女性卵巢储备力随着时间逐渐下降。一般来说，卵巢储备力下降的女性，其生殖力也降低[3]。

模拟鼠和人卵泡静息池退化的衰减曲线已经呈现在文献中[4-5]。在女性，衰变呈双峰模式，在平均年龄 38 岁时，卵泡丢失的速度急剧增加。然而，最近的研究模型表明，卵泡丢失或静息池衰变的速度在整个围绝经期是轻微恒定增加的[6]。近来，研究者探讨出放疗和化疗会造成卵泡数量衰减曲线的左移[7]。该模型表明，在毒性药剂治疗后，卵巢储备力会在较早的年龄阶段下降。

预测生殖细胞群衰减所造成的后果需依赖对女性当前卵巢储备的判断，而目前并没有可靠的方法来完成这一判断。窦卵泡计数因观察者而异，生物标志物，如抗苗勒管激素和抑制素 B 缺乏标准化的检测方法和足够的规范化数据。此外，预测卵巢储备如何随时间变化将更具挑战性。

几种已经明确对卵巢储备有害的环境与遗传条件包括：暴露于环境/职业毒素（如 4 -乙烯基环己烯双环氧化物）、重度吸烟、X 染色体特定部位缺失和基因变异（如 *FMR1* 序列）。当以上因素存在时，我们有理由相信卵巢功能衰竭的风险在性腺毒性治疗后会增加。但是，有大量的基因参与了人类卵巢的发育和卵泡的生长过程，在癌症治疗后，它们的可变性所起的作用我们知之甚少。当应用有性腺毒性的癌症疗法时，还有其他一些我们不是很了解的因素也会影响卵巢的功能，包括暴露于双酚、二噁英、苯胺染料、免疫问题，甚至体重问题。

调控卵巢的发育可能会影响未来的生育力（表 39.1[3,8-13]）

女性生育力取决于大量定位于常染色体和 X 染色体的基因所调控的一系列卵巢发育的关键事件。这些关键基因的变异会对女性生育力或繁殖力产生负面影响，很可能对癌症治疗后的女性患者造成更大的影响。

在卵巢发育的过程中，原始生殖细胞必须在卵黄囊内胚层形成，然后迁移到生殖腺嵴。一旦迁移完成，卵母细胞即在此处生存，原始性腺中的性索成分发育为颗粒细胞（卵泡细胞）。原始卵泡池建立后，内外部因素都可增加其缩小的风险。卵泡在毒素，如放疗或化疗的影响下可被破坏。较大卵泡群生长的启动可能会更快地消耗原始池。然而，为了实现生育，卵泡必须以有序的方式在合适的内分泌环境中生长，然后排出一个可受精的成熟卵母细胞，受精卵植入子宫，在宫腔内生长。对于保存卵巢功能来说，维持卵泡的正常发生过程与维持卵巢储备同样重要[8]。在配子发生过程中，即从胚胎生殖细胞的形成到受精胚胎的植入，任何破坏因素都会降低生育力。

Gallardo 等研究了鼠基因组中涉及鼠卵巢生育能力的候选基因，并确定了参与卵泡生成不同阶段的 348 个候选基因[9]。虽然在人类中没有类似的研究，但许多基因已被确定对维持人类卵巢功能和正常的生殖期限至关重要。近来，Doren 等以连锁分析的方法研究了卵巢功能早衰的相关候选基因[14]。

表 39.1 已报道的在哺乳动物的卵泡形成和生长中起作用的基因和蛋白质

干细胞分化
. BMP-4
. Smad1
. Fragilis
. GATA4
. PUM2
. DAZLA
干细胞迁移和存活
. c-kit
. kit 配体（SCF）
. SOX3
. BMP/GDF-9
. TGFβ
. TNFα
. LIF
. SDF-1
. CXCR4
. 层粘连蛋白
. 纤维连接蛋白
干细胞增殖
. POG
. TGFβ
. TIAR
. FMR1
. PIN1
性腺的形成和定植
. TIAR
. LIM（Lhx9）
. SF1
. WT1
. DAX
. FIGα
. FOXL2
. 钙黏着蛋白
. $β_1$-整合素
卵母细胞特异性早期成熟
. Nobox
. IGF2bp2
. Maelstrom
. PTEN
. TSC1
. Foxo3a
. P27
. ZP 1-3

续表

卵泡生长
. Slc18a2
. Smad3
. FSHR
. HSD17b1
. Cyp11a1
. Hsd3b1
. Ihna
. Dax1
. Greb1
. LHx8
. Nrf2
. Gdf-9
. Mater
. AMH/MIS
. 激活蛋白
. BMP-15
. Fog2
. ESR2

参考文献［3，8-13］

X 染色体对卵巢功能的影响

人类卵巢发育需要有活性的常染色体基因和两条有功能的 X 染色体。虽然我们很早就认识到卵巢发育需要两条 X 染色体，但是对 X 染色体上基因的本质特征和功能却知之甚少[10]。细胞遗传学研究已经解释了卵巢功能关键基因的位置。Xp11 到 Xp22.1 段的终末缺失与原发性闭经有关，Xq13 到 Xq27 段的缺失通常与原发性闭经或过早衰老有关[11]。Xq13 到 Xq26 段被认为是关键区域，这一区域已被细分为两个亚区，即 Xq13～21 和 Xq23～27[15]。

对 X 染色体基因变异和突变的研究已经发现了大量调控生殖细胞储备的基因位点。其中之一是位于 Xq27.3 上的脆性 X 综合征基因（*FMR1*），其编码一种 RNA 结合蛋白。*FMR1* 前突变的特征是在 5′非翻译区 CGG 三核苷酸重复序列量增加，其与卵巢过早功能障碍有关。

与人类同源的果蝇 *DIAPH2* 基因定位于 Xq22，其编码的蛋白质参与细胞分裂，它的突变会导致果蝇不育。已经有报道指出，卵巢功能早衰与一种破坏了 *DIAPH2* 基因的易位有关。*XPNPEP2* 基因位于 Xp25，其编码氨肽酶 P，这一基因的易位与继发性闭经相关。锌指基因 *ZFX* 位于 Xp22.1，在小鼠卵巢发育中发挥重要作用，因为它的杂合突变和纯合突变均与生殖细胞数量的减少有关。孕激素受体膜元件-1（*PGRMC1*）基因定位于 Xq22～q24，已发现其突变与卵巢功能早衰有关。*BMP-15* 基因位于 Xp11.2，它是调控生殖细胞储备的候选基因，这一结论来自于羊 *BMP-15* 基因的已知变异会造成 Inverdale 和 Hanna 羊卵泡生长停滞的现象。然而，*BMP-15* 对人类卵巢功能失调的作用的遗传学证据尚不充分[16-17]。

卵巢功能研究中的热点常染色体区域和基因

常染色体基因在调控卵泡动力学方面也扮演了一个重要的角色。卵泡刺激素（FSH）受体基因（*FSHR*），共济失调毛细血管扩张症基因（*ATM*，其涉及 DNA 修复和细胞周期调控），同源框基因 *NOBOX*、*NR5A1* 基因（也被称为类固醇生成因子 1，是核受体家族的转录因子）及叉头样转录因子 *FOXL2* 基因等的突变都与特定人群中卵巢功能不全或卵巢功能早衰有关。*FOXL2* 基因的突变导致睑裂狭小/上睑下垂/内眦赘皮综合征（BPES），其 1 型突变与卵巢功能早衰相关[12]。

导致 FOXL2 蛋白在细胞核内聚集而无法定位到细胞质的 *FOXL2* 基因突变可以作为卵巢功能障碍的预测因子。在一些研究中，抑制素 α 亚基（INHA）基因编码的多态性与卵巢功能早衰有关，但也有研究质疑这种关联[18-19]。

线粒体 DNA 聚合酶催化亚基的 *POLG* 基因突变可以区分卵巢功能早衰和眼肌麻痹[20]。

研究者曾经对一个荷兰家庭的全基因组进行连锁扫描，确定 5 号染色体上的一段区域为其家族性卵巢功能早衰的可能标志位点[21]。对 99 位卵巢功能早衰的白人女性的基因组进行比较杂交分析[22]，确定了 8 个拷贝数异常的位点（1p21.1、5p14.3、5q13.2、6p25.3、14q32.33、16p11.2、17q12 和 Xq28）。很显然，我们需要在多个人群中进行较大基因组的研究，以确定横跨生物地域的原始突变和与卵巢功能早衰相关的基因变异。

在孤立的家族或个人中观察到的与卵巢功能早衰相关的基因列于表 39.2[3,10-13,15-20,23-29]。虽然可以认为遗传了这些基因甚至继承了多态基因群的女性卵巢功能可能更早停止，但是至今仍没有可预测个体生育力的标志物。近来有几项有前景的研究将卵巢储备下降的标志物与特异性基因变异或突变相关联[14,23,30]。然而，这些相关性缺乏前瞻性研究的验证。

表 39.2 人类卵巢功能早衰相关基因

常染色体相关基因	X 染色体相关基因
• **FOXL2**	• **FMR1**
• **NOBOX**	• GDF-9
• **FSHR**	• FMR2
• **AIRE**	• DIAPH2
• **ATM**	• XPNPEP2
• **POLG**	• BMP-15
• **NR5A1**	
• MSH5	
• NOG	
• INHA	
• FOXEI	
• B-聚糖	
• PTHB1	
• AR	
• DMC1	
• ESR1	
• PCMT1	
• MCKDHB	
• ASCL6	
• PGRMC1	
• FIGLA	
• DMCI	
• SALL4	
• PTEN	
• TGFMR3	

参考文献［3，10-13，15-20，23-29］。

黑体：与卵巢功能早衰强烈相关的基因

未决问题

为了构建一个有临床应用价值并且能够预测治疗后生育力的具体推测方法，我们需要以个体生育力决定因素相关问题的答案作为基础。

生育力是一个可以被预测的可遗传条件吗?

Blum 等在离散人群中研究了生育力的遗传问题，他们采用了来自不同人群的线粒体 DNA 样本，以确定基因谱系不平衡的程度随着生育遗传而增加[31]。这种差异可能与生育力的差异相关，同时也表明基因组分析在生育力预测中可能非常有用。

虽然存在与卵巢功能早衰相关的基因和标志物，但是关于这些信息预测价值的数据十分有限。这种局限性促使我们为未来预测卵巢功能做出努力。这种学术追求受到癌症幸存者的强大鼓舞，他们希望准确预测出治疗之后是否可以拥有自己的孩子。她们是否应该推迟癌症治疗而去接受昂贵且未经证实的疗法以保留未来生育的可能性？还是应该继续治疗，并且相信有可能在放疗和化疗后，她们的卵巢仍将具有功能？

生育事件的复杂性远超出卵巢功能。外部因素，如生育管理中的个体选择或配偶的选择也会影响最终的生殖力和生育率[32]，而受精的机会、子宫功能和胚胎植入等因素也会有影响[33]。由于预测生育力充满了混杂因素，所以在药物损害卵母细胞后，预测不孕的可能性更值得临床尝试。

正常绝经年龄可以被预测吗？

一些正在进行中的研究和最近的一些报道认为，遗传因素会潜在地影响正常的绝经年龄（40～60 岁）[24]。CYP1B1 和 MTHFR 基因的多态性与绝经的时间有关[25-26]。连锁分析发现 X 染色体和第 9 条染色体有基因位点与自然绝经的年龄变异有关[24]（表 39.3[24,34-36]）。

最近的两项全基因组关联研究发现了影响绝经年龄的基因位点。StolK 等发现欧洲女性第 12、19、20 条染色体的 6 个位点与绝经年龄的不同有关[34]。他们利用 19q13.4 和 20p12.3 基因位点能够预测 19%的绝经风险发生在 50 岁之前，绝经年龄增加的类似风险也见于其他位点。He 等人分析了美国护士健康研究和女性基因组健康研究中的欧洲患者。他们发现了 4 个兴趣区——5q32.2、6p24.2、19q13.42 和 20p12.3。作者认为这 4 个位点造成了 2.69%的人绝经年龄发生变化。值得注意的是，有两个位点在两个研究中均被发现（19q13.42 和 20p12.3）。

表 39.3　自然绝经年龄相关基因位点

5q	35.2
5q	14.1～15
6p	24.2
9q	21.3
13q	34
19q	**13.42**
20p	**12.3**

参考文献：[24，34-36]。

黑体：在［34］和［35］两项研究中均发现此位点

显然，除了被报道的标记物外，环境暴露、用药和妊娠等因素也都能影响绝经年龄。然而全基因组筛查已能够发现新的位点，并且它的长远应用可以加快人们对人类生殖寿命的遗传因素的理解。了解哪些遗传因素是相关的应该结合假说驱动的基于可能调节卵巢功能的基因的研究和非假说驱动的整个基因组的研究[3]。

绝经时间决定因素能够预测生育力吗？

绝经发生的平均年龄在 52 岁左右，而自然生育力在平均 41 岁左右就已经结束了[33]。因此，控制绝经的因素可能与生育力的增强或减弱没有直接的关联。导致卵巢功能早衰的因素也可能同时导致过早丧失生育力[28]。如果这些因素导致剩余卵泡的丢失速度恒定增加，那么 Wallace 提出的衰退曲线向左偏移可能对预测生育力和绝经是适合的。然而，目前不能确定所有影响绝经年龄的条件同时也影响生育力降低的年龄，在用于临床患者咨询前需要确定这一预测的效能。

未来生育力的前景怎样？

在预测未来卵巢功能方面，我们有很多疑问，而所知答案却很少。但如果我们重新回顾天气预报模式的四个原始关键因素，则可以看到预测卵巢功能的框架主要集中在以下几个方面：

1. 必须掌握目前条件下的稳定与不稳

定因素。用于卵巢储备评估的血清检测数据和超声数据正在迅速累积，这些指标还没有与预测生育力直接关联，检测方法的验证和标准化正在进行中。个体卵巢储备的可靠评估在预测未来卵巢生育力方面有不可估量的作用。

2. 理解改变稳定性或流动速度的事件和条件。由于数据积累缓慢，确定导致卵巢储备功能下降的不同化疗药物的剂量、联合治疗的方案和剂量以及特定毒性存在难度。放疗参数可能会较快获取到[7]。

3. 事件或条件发生的可能性。在药物基因组学的调查研究中个体对化疗毒性的敏感性是一个主题。和肺、肝、骨骼毒性在化疗代谢中的个体差异一样，卵巢毒性也有个体差异。降低卵巢功能的特定风险需要在发生之前被确定。

4. 潜在的影响结局事件的相互作用。目前没有研究报道基线卵巢功能、行为或环境风险、基因标记和特定的化疗和（或）放疗与治疗后生育率的相关性。

以上这些对于建立有效的风险评估是必需的，其可以应用于个体患者癌症治疗后卵巢功能的预测。

参考文献

1. **Lee SJ, Schover LR, Partridge AH** *et al.* American Society of Clinical Oncology recommendations on fertility preservation in cancer patients. *J Clin Oncol* 2006; **24**(18): 2917–31.
2. **Hirshfield AN**. Development of follicles in the mammalian ovary. *Int Rev Cytol* 1991; **124**: 43–101.
3. **Broekmans FJ, Soules MR** and **Fauser BC**. Ovarian aging: mechanisms and clinical consequences. *Endocr Rev* 2009; **30**(5): 465–93.
4. **Faddy MJ**. Follicle dynamics during ovarian ageing. *Mol Cell Endocrinol* 2000; **163**(1–2): 43–8.
5. **Faddy MJ, Gosden RG** and **Edwards RG**. Ovarian follicle dynamics in mice: a comparative study of three inbred strains and an F1 hybrid. *J Endocrinol* 1983; **96**(1): 23–33.
6. **Hansen KR, Knowlton NS, Thyer AC** *et al.* A new model of reproductive aging: the decline in ovarian non-growing follicle number from birth to menopause. *Hum Reprod* 2008; **23**(3): 699–708.
7. **Johnston RJ** and **Wallace WH**. Normal ovarian function and assessment of ovarian reserve in the survivor of childhood cancer. *Pediatr Blood Cancer* 2009; **53**(2): 296–302.
8. **McGee EA** and **Hsueh AJ**. Initial and cyclic recruitment of ovarian follicles. *Endocr Rev* 2000; **21**(2): 200–14.
9. **Gallardo TD, John GB, Shirley L** *et al.* Genomewide discovery and classification of candidate ovarian fertility genes in the mouse. *Genetics* 2007; **177**: 179–94.
10. **Laml T, Preyer O, Umik W** *et al.* Genetic disorders in premature ovarian failure. *Hum Reprod Update* 2002; **8**: 483–91.
11. **Zinn AR** and **Ross JL**. Molecular analysis of genes on Xp controlling Turner syndrome and premature ovarian failure (POF). *Semin Reprod Med* 2001: **19**: 141–6.
12. **Qin Y, Choi Y, Zhao H** *et al.* NOBOX homeobox mutation causes premature ovarian failure. *Am J Hum Genet* 2007; **81**(3): 576–81.
13. **Edson MA, Nagaraja AK** and **Matzuk MM**. The mammalian ovary from genesis to revelation. *Endocr Rev* 2009; **30**: 624–712.
14. **van Dooren MF, Bertoli-Avellab AM** and **Oldenburg RA**. Premature ovarian failure and gene polymorphisms. *Curr Opin Obstet Gynecol* 2009; **21**(4): 313–17.
15. **Toniolo D** and **Rizzolio F**. X chromosome and ovarian failure. *Semin Reprod Med* 2007; **25**(4): 264–7.
16. **Di Pasquale E, Beck-Peccoz P** and **Persani L**. Hypergonadotropic ovarian failure associated with an inherited mutation of human bone morphogenetic protein-15 (*BMP 15*) gene. *Am J Hum Genet* 2004; **75**(1): 106–11.
17. **Ledig S, Röpke A, Haeusler G** *et al. BMP 15* mutations in XX gonadal dysgenesis and premature ovarian failure. *Am J Obstet Gynecol* 2008; **198**(1): 84 e1–5
18. **Chand AL, Ooi GT, Harrison CA** *et al.* Functional analysis of the human inhibin α subunit variant A257T and its potential role in premature ovarian failure. *Hum Reprod* 2007; **22**(12): 3241–8.
19. **Sundblad V, Chiauzzi VA, Andreone L** *et al.* Controversial role of inhibin alpha-subunit gene in the aetiology of premature ovarian failure. *Hum Reprod* 2006; **21**(5): 1154–60.
20. **Pagnamenta AT, Taanman JW, Wilson CJ** *et al.* Dominant inheritance of premature ovarian failure associated with mutant mitochondrial DNA polymerase gamma. *Hum Reprod* 2006; **21**(10): 2467–73.
21. **Oldenburg RA, van Dooren MF, de Graaf B** *et al.* A genome-wide linkage scan in a Dutch family identifies a premature ovarian failure susceptibility locus. *Hum Reprod* 2008; **23**(12): 2835–41.
22. **Aboura A, Dupas C, Tachdjian G** *et al.* Array comparative genomic hybridization profiling analysis reveals deoxyribonucleic acid copy number variations associated with premature ovarian failure. *J Clin*

Endocrinol Metab 2009; **94**(11): 4540–6.

23. **Gleicher N**, **Weghofer A** and **Barad DH**. A pilot study of premature ovarian senescence: I. Correlation of triple CGG repeats on the FMR1 gene to ovarian reserve parameters FSH and anti-Müllerian hormone. *Fertil Steril* 2009; **91**(5): 1700–6.
24. **Kok HS**, **van Asselt KM**, **Van Der Schouw YT**, **Peeters PHM** and **Wijmenga C**. Genetic studies to identify genes underlying menopausal age. *Hum Reprod Update* 2005; **11**(5): 483–93.
25. **Long JR**, **Shu XO**, **Cai Q** *et al.* Polymorphisms of the CYP1B1 gene may be associated with the onset of natural menopause in Chinese women. *Maturitas* 2006; **55**(3): 238–46.
26. **Liu P**, **Lu Y**, **Recker RR**, **Deng HW** and **Dvornyk V**. Association analyses suggest multiple interaction effects of the methylenetetrahydrofolate reductase polymorphisms on timing of menarche and natural menopause in white women. *Menopause* 2010; **17**(1): 185–90.
27. **Nelson LM**. Primary ovarian insufficiency. *N Engl J Med* 2009; **360**: 606–14.
28. **Kang H**, **Lee SK**, **Kim MH** *et al.* Acyl-CoA synthetase long-chain family member 6 is associated with premature ovarian failure. *Fertil Steril* 2009; **91**: 1339–43.
29. **Kovanci E**, **Rohozinski J**, **Simpson JL** *et al.* Growth differentiating factor-9 mutations may be associated with premature ovarian failure. *Fetil Steril* 2007; **87**: 143–6.
30. **Rohr J**, **Allen EG**, **Charen K** *et al.* Anti-Müllerian hormone indicates early ovarian decline in fragile X mental retardation (FMR1) premutation carriers: a preliminary study. *Hum Reprod* 2008; **23**(5): 1220–5.
31. **Blum MGB**, **Heyer E**, **Francois O** and **Austerlitz F**. Matrilineal fertility inheritance detected in hunter-gatherer populations using the imbalance of gene genealogies. *PLoS Genet* 2006; **2**(8): e122.
32. **Wood JW**. Fecundity and natural fertility in humans. *Oxf Rev Reprod Biol* 1989; **11**: 61–109.
33. **Frank O**, **Bianchi PG** and **Campana A**. The end of fertility: age, fecundity and fecundability in women. *J Biosoc Sci* 1994; **26**(3): 349–68.
34. **Stolk L**, **Zhai G**, **van Meurs JBJ** *et al.* Loci at chromosomes 13, 19 and 20 influence age at natural menopause. *Nat Genet* 2009; **41**(6): 645–7.
35. **He C**, **Kraft P**, **Chen C** *et al.* Genome-wide association studies identify loci associated with age at menarche and age at natural menopause. *Nat Genet* 2009, May 17. [Epub ahead of print]
36. **Gleicher N**, **Weghofer A**, **Oktay K** and **Barad D**. Do etiologies of premature ovarian aging (POA) mimic those of premature ovarian failure (POF)? *Hum Reprod* 2009; **24**(10): 2395–400.
37. **Moron FJ**, **Ruiz A** and **Galan JJ**. Genetic and genomic insights into age at natural menopause. *Genome Med* 2009; **1**(8): 76.

第十部分

生育力保存相关的伦理、法律及宗教问题

第 40 章　肿瘤患者的心理问题

Allison B. Rosen，Kenny A. Rodriguez-Wallberg and Kutluk Oktay　著
陈施　译　徐阳　审校

概述

因肿瘤治疗而使生育力受到损伤的患者面临一个严峻的现实，他们需要及时、精准的信息来帮助其做出选择。在化疗开始前，患者需要知道药物治疗对生殖系统产生的短期和长期副作用。他们可能需要寻求生殖医学专家的帮助。目前，许多保存生育力的治疗策略并不确定能够成功，而且保存生育功能的选择也有其自身风险。癌症患者还需要心理学家帮助缓解被诊断肿瘤疾病而产生的心理压力。本章将关注肿瘤患者及其他选择保存生育能力的患者的心理需求，同样也可为肿瘤护理提供者所用。我们将讨论在给予患者咨询时，如何了解他们的心理压力及相应的沟通技巧。本章结尾处我们将介绍保存生育能力的技术所面临的伦理问题，并为大家提供相应的资源。

接受生育力保存治疗的患者需要心理支持

迅速发展的生育力保存领域主要关注肿瘤幸存者治疗的医疗部分，目前很少有人注意到从保存生育力技术中获益的男性、女性及儿童患者的心理需求。近期，Tschudin 和 Bitzer 回顾了 1998—2008 年发表的文章[1]。他们只纳入了 24 篇符合入选标准的关注保存生育力患者心理问题的文章。多数研究探讨的是通过精子库保存生育力的患者的经历[1-2]，尚无文章研究冻存卵母细胞和冻存卵巢或睾丸的患者的心理问题[1，3-6]。我们知道保存生育力对肿瘤患者很重要[1-2，7-10]，我们也知道医学专家、患者及其父母都将生育力保存视为年轻肿瘤患者的一个重要选择[1-2，10-12]。但目前这方面的信息匮乏，并不能对所有需要保存生育力的患者提供常规帮助[1-2，8，13-18]。

在育龄期被诊断癌症的患者将经历两方面的危机。一方面，疾病诊断本身会带来心理压力[19-20]。另一方面，癌症的治疗会降低生育能力及生活质量。我们研究非肿瘤的不孕患者后发现，不孕本身就与悲痛和抑郁情绪相关，会增加焦虑[21]，降低生活满意度[22-24]。一些被诊断为不孕的患者会经历和被诊断为 AIDS 的患者一样的感受[25]。尽管一些肿瘤幸存者通过接受供卵或供胚、代孕或收养也可以成为父母，但这些方法或许不可行，或有可能很昂贵。至于收养，幸存者试图收养儿童时可能会由于他们的肿瘤病史而受到歧视，特别是跨国收养[26]。许多国家（例如中国）是不会将一个孩子寄养至有肿瘤史的个人或家庭的，无论其肿瘤期别或治疗年限[26]。肿瘤患者被剥夺成为父母的权利会感到非常失落[27-28]，因此，肿瘤护理团队将会面对一个非常痛苦的个体，必须对一个需要决定诸多治疗方案的患者传达一种复杂的、对生活产生影响的信息。

女性患者

年轻的乳腺癌患者在预约生殖医学专家时要考虑她的月经周期，并在手术与化疗之间这一时间段去见生殖医学专家。她可能对手术本身有意见，害怕失去自己的生活，害怕失去头发，或担心身体遭受其他不适。她也可能正在经历降低自尊、降低性感受的痛苦，或担心自己会被现在或未来的伴侣排斥[29-31]。其寻找生殖内分泌专家可能存在困难。她需要筹集癌症治疗费用，同时也要筹集资金来进行生殖治疗，且不能保证保存生育的治疗一定会有效。没有伴侣的女性患者要决定是冻存卵子还是胚胎。如果选择冻存胚胎，则还要面临选择精子捐献者的问题。如果她有男朋友，可预期的复杂性将影响她对目前和未来生活的选择。她可能并不想在目前有压力的时间段选择未来孩子的父亲。她可能担心妊娠会影响她的生活（例如，如果她患有激素敏感性癌症）和孩子们的健康。她是否需要咨询遗传学专家？她会感到孤立和孤独，面对这样严重的疾病她还太年轻。如果还是单身，她可能会担心与心仪的理想伴侣讨论她的生育状态，害怕被她当前或未来的伴侣或伴侣的家庭拒绝[29]。当育龄期的年轻患者被诊断为癌症时，她会从担心“什么时候才能找到白马王子”转变成“我做错了什么”。潜在的生育能力的丧失会使其自尊心受挫。朋友和亲戚可能会用“活着就好”或是“你可以收养”等话语安慰她，但不能真正了解她所遭受的焦虑。如果有孩子，她可能会有工作或者育儿方面的压力，可能会觉得多次医疗预约是一种负担。她可能会担心不能够如愿照顾她的家人。一些女性可能因无法完成其理想的家庭规模而感到很痛苦，“你应该很高兴已经有一个孩子”这样的话语会令她伤心。虽然癌症通常可以拉近夫妻的关系，但是癌症也可以发生在一个充满压力的生活中。如果一对夫妇正处于紧张的时期，他们必须决定是否要冻存卵母细胞或胚胎或二者皆冻存，这一决定会使他们的压力加剧。

男性患者

除了癌症本身带来的焦虑和痛苦外，男性患者可能会担心治疗会对他们的男子气概、角色和性行为产生怎样的影响[29, 32]。如果患者意识到角色转变是由于治疗引起（如他的伴侣必须要照顾他），这些家庭内部安排的变化可能会影响患者对自己的感觉，加剧夫妇间已有的冲突以及对性生活的负面影响。年轻的夫妇可能会难以适应家庭新角色，并经历治疗期间生活和经济方面的许多困难[29]。即使夫妻关系较好，有些夫妻也很难讨论私密的话题，且和医生讨论自己的顾虑也特别具有挑战性。如果治疗会导致不育，许多患者会担心不育对他们现在和未来的生活的影响及对孩子健康的影响[29]。

青少年患者

在青春期，通过冻存精子或卵母细胞来帮助年轻患者做出保存生育功能的决定是很具挑战性的。监护者必须意识到癌症对患者的影响。青少年患者可能对自己的身体、外貌和性能力更关心[29]。此外，这段时期患者和同龄人及家长之间的关系正在改变并且形成新的身份。癌症会影响患者的自我价值意识[28-29]。青少年可能会对他们的未来持悲观态度，生儿育女的幻想破灭，并害怕把癌症遗传给他们的后代[28-29]。平衡成为父母的愿望和真实的需求是一个挑战。患者会感觉尴尬、害怕失败、拒绝权威等。患者是否会拒绝冻存？患者的父母是否会过分影响患者的决策？

患者的决定在未来是否会发生改变？此外，青少年患者可能缺乏适当的信息。Chapple 等描述了和年轻男性患者讨论精子储存时的尴尬和困难，及患者对精子库设施的诟病[33]。

儿童期患者

儿童期生育力保存更具有挑战性。父母通常希望为他们的孩子保存生育能力。Van Den Berg 等对 318 名罹患癌症的男孩的父母进行采访，分别在刚被诊断时及诊断 2 年后[34]，发现 61%的父母会同意在诊断癌症时冻存精原干细胞。而孩子们可能太年轻，不能理解肿瘤治疗对生育力的影响，父母也想保护他们的孩子，避免与其讨论这些内容[35]。此外，父母可能不知道如何找到伦理委员会批准的进行生育力保存（包括组织冻存）的专业中心。目前，很难告知父母这些研究项目未来的效果。

女同性恋、男同性恋、双性恋和变性人患者

目前缺乏关于同性恋患者情感及医疗需求的证据及信息[36]。女同性恋、男同性恋、双性恋和变性人（lesbian，gay，bisexual and transgender；LGBT）群体保存生育能力的研究则更少。美国癌症协会报告称，同性恋大约占美国人口的 7.5%。假设癌症的发病率在 LGBT 患者中也是相似的，则有成千上万的患者需要咨询关于自己构建家庭的选择。在高品质健康保健的文化层面存在很多障碍。部分障碍包括未婚伴侣没有保险，害怕经历或曾经经历卫生保健人员的歧视。预期或实际经历过的歧视可能会导致一些男性和女性同性恋者忽视早期预防乳腺癌、结肠癌和前列腺癌的常规检查[37]。不是每个生殖项目都会和同性恋个人或夫妇合作。很多政策只为异性恋及已婚夫妇服务。

患者需要及时、准确的信息

我们知道，渴望拥有生物学及遗传学意义上的孩子对于癌症幸存者来说是重要的[1-2，7-9，11，35，38-41]。Green 等采用一系列半结构化访谈模式采访了 15 名年轻男性癌症患者，发现所有对象均对不育的可能性感到不安[39]。Zebrack 等追访年龄为 19～37 岁的 32 名儿童期罹患癌症的幸存者，随访了 5 年，尽管所有癌症幸存者都表达了希望在未来能有孩子，以及成为父母和建立家庭的重要性，但他们对自己的生育能力表示担心[35]。患者担心其生育力的比例在不同的调查中有所不同。Schover 等从肿瘤注册表统计出的数据显示，男性患者担心的比例为 32%[10]，Zanagnolo 等发现 57%的卵巢癌患者表示担忧[40]，Partridge 等发现在乳腺癌患者中占 57%[8]，Saito 等发现即使已经冻存精子，仍有 60%的男性癌症患者感到担忧[41]。对许多癌症幸存者的调查发现，癌症患者如果因癌症治疗导致不育，其合并抑郁的风险升高[1-3，5-7]。没有孩子的患者被诊断不孕/不育后会比已经有孩子的、被告知不孕/不育的患者更为痛苦[7-8，11]。对生育孩子的渴望可能会影响到患者对治疗的选择[8]，也可能激发患者战胜肿瘤的情绪[41]。

事实上，尽管患者可能会因丧失生育能力而苦恼，但患者和肿瘤学专家还是要在有限的时间内沟通解决许多问题。其中最重要的障碍在于健康提供者不能向患者传达有关保存生育力的治疗选择[1-2，8，14-17，42-43]。Duffy 等研究发现，166 名绝经前患者中只有 34%在开始化疗前与医生讨论过保存生育力这一问题[15]。Thewes 等报道，71%的患者与医生讨论过生殖问题，但是 45%的患者是自己提出的

问题[16]。同样，Goodwin 等也发现是家长及患者自己提出保存生育力问题的[44]。Partridge 等通过网络调查了 657 名年轻乳腺癌患者，其中 26%的患者认为她们对生殖问题的担心在被诊断为癌症时并没有得到充分的解决[8]。Oosterhuis 等调查了 97 名儿童患者的父母和 37 名青少年患者，发现只有 29%的家长和青少年患者对其所获得的保存生育力的相关信息感到满意[42]。

患者有时对医生是否曾提供生育力保存相关的信息缺乏记忆，而"缺乏记忆"的含义目前尚有争议，且辩论双方各执一词。简单地讲，缺乏对任何讨论的记忆意味着没有被提供任何信息。在 Duffy 等的调查中，34%的患者回忆起曾被告知保存生育力的选择，而 100%的患者回忆起曾与医生讨论化疗对患者日常生活的影响[15]。如果说记忆的差别在于信息给予（但遗忘了），那么为什么 100%的患者会记得被告知化疗对日常生活的影响？另外，Van Den Berg 等调查了 117 名男性儿童癌症患者的 202 名家长，这些家长在签署知情同意书时均被告知与生育力相关的问题[43]。但只有 50%的家长能够记忆起有关生殖问题的表述，而 36%的家长否认收到任何信息[43]。

我们知道焦虑和痛苦的情绪可以影响接收信息的能力[45]。焦虑也可以抑制信息的加工处理[46-47]。此外，缺乏相关信息也可能会导致情绪抑郁[48-50]。因此，患者"缺乏记忆"可能是由于很多因素所致，而不一定是当时医生的遗漏。故肿瘤学专家和患者之间有效的沟通是有很大挑战的。Quinn 等发现在他们调查的医生中，通常将生育能力的丧失作为肿瘤治疗的一个副作用来告知患者[14, 51]。然而，实际上很少有医生为患者提供保存生育能力的信息。Quinn 等[14, 51]和其他研究[8, 17, 52]认为其原因是缺乏生育力保存——一个具有挑战性的医疗领域的相关知识，缺乏足够的时间及缺乏如何与患者讨论生育问题的相关培训[17]。研究还显示，性别、癌症的部位、保存生育力的流程和花费以及如何获取必要的资源等因素也会影响医生讨论各种决策的选择[14, 51-52]。

目前已经达成普遍共识，即生育力保存对癌症患者很重要，在育龄期或生育年龄之前就已经罹患癌症的患者应该被告知肿瘤治疗对其生育力的影响[53-57]。成年患者、未成年患者的父母和未成年患者（如果可能的话）应被提供最新的生育力保存成功的比例及所需花费，并被转诊至相应的医疗机构。未成年患者的父母应该被推荐到专门的研究中心。生育力保存相关问题的讨论应该关注以下问题：生育力保存的治疗是否会降低癌症治疗的成功率，是否对患者有害或对患者的后代有害，治疗对生殖系统的短期和长期副作用，妊娠风险及肿瘤的遗传风险等。另外，医生和癌症治疗团队还应该讨论决定不保留生育能力的选择。

医生的建议对生育力保存是非常有影响力的。Schover 等发现，医生鼓励冻存精子是患者是否会为未来生育冻存精子的重要预测因子[10]。Saito 等的研究结果与 Schover 的发现一致[41]。他们对 25 名自己要求冻存精子的癌症患者和 26 名医生建议冻存精子的患者进行研究。发现医生建议组对冻存精子的感觉要更好。这些结果强调了癌症治疗团队有效沟通和鼓励患者生育力保存的重要性。

沟通的技巧和缺陷

提供可供选择和切实预期的信息能够使患者避免焦虑情绪，也帮助患者提出相关的问题。而信息的缺乏会导致患者情感抑郁[48, 58-59]。此外，缺乏沟通技巧也可能会严重影响患者的生活质量。Kerr 等前瞻性调查 990 名癌症患者对医生沟通能力的印象[60]。结果发现，45%的患者认为与医生沟通得不清楚，59%的患者想要和自己的医疗小组进行更频繁的交流。年龄是影响患者满意度的因素。50 岁以下的患者认为社会及心理帮助比医疗信息更重要。对提供的信息不能理解或不能完全理解的患者在被诊断癌症后的 4 年内，有 17 个与生活质量相关的变量明显较差。

许多研究已经发现，有效沟通可以明显影响患者的满意度和生活质量[61-70]。例如，Roberts 等发现最好的沟通和心理调整是医生表现出足够的关心态度、同情心，并乐于花足够的时间与患者交流[71]。患者认为和他们的医生共同决策是很重要的[71]。常见的沟通缺陷是给患者讲课、阻止患者提出自己的问题、根据常规流程与患者交流以及过早的保证。Back 等推荐提前了解患者已有的知识和问题，在一个小房间里与患者交流，站在患者层面理解问题和评价所要提供的信息[72]。

讨论治疗反应、治疗类型和副作用的严重程度固然很重要，但也要注意患者的反应和心理状况。应该鼓励患者讲出他们面临癌症诊断和生育等问题的复杂心理。解决这些心理问题对实现治疗目标是很重要的。在交流期间和之后鼓励患者带着值得信赖的朋友和家人，以提供精神支持。考虑到患者由于焦虑可能会遗漏信息，朋友和家人可以帮助处理信息，如有必要，可以提问相关的问题。还应给患者提供一份明确的书面资源来帮助加强信息，增加对治疗的依从性。由于生殖问题具有时间有效性，应该给癌症患者提供所需的生殖医学专家。

癌症相关的情绪困扰

癌症患者临床上显著的情绪困扰（抑郁和焦虑）的发生率在各研究中存在很大的差别。Strong 等回顾了癌症患者情绪障碍的相关研究，其患病率为 15%～42%[73]。大部分研究样本量小，使用抑郁和焦虑的评估量表不同，选择的样本特征也不同。Strong 等总结了不同类型的门诊癌症患者 3071 例，发现近 1/4 有明显的情绪问题[19]。其中年轻、女性患者和疾病处于活动期都是合并情绪问题的独立预测因素。

Costanzo 等纵向调查了 206 例癌症患者，对年龄、受教育程度、性别和人口学因素等进行配对，希望阐明心理问题在各报道中发病率的不同[74]。他们发现癌症患者与对照组相比，在心理健康、情绪、环境掌握和自我接受等方面有更为明显的心理障碍。研究还发现，上述问题在癌症被诊断之前就已存在。癌症诊断会加剧原有的心理问题，这些问题也可能会加剧癌症的进展。作者不认为抑郁症和焦虑症本身会导致癌症，而是认为心理问题可能与不健康的行为（例如吸烟、饮食不佳和缺乏身体锻炼）有关，而这些行为则会增加癌症的风险。

因为是前瞻性的配对，Costanzo 的研究显得尤为重要。但是这一证据必须与其他前瞻性研究中正常人群精神问题的发病率进行权衡。在一项关于抑郁症、焦虑症、酒精依赖和大麻依赖的纵向前瞻性研究中，Moffitt 等报道，至 32 岁时，近 60%的人口经历了至少一种精神障碍[75]。其研究纳入了 1000 余名新西兰人，在这些人从 3 岁长至 32 岁期间，Moffitt 等针对其精神问题进行了 11 次评估，他们的研究重点关注 18～32 岁这一阶段。美国和新西兰关于情感抑郁发生率的多数研究是基于回顾性的自我报告，这基于个人的记忆能力和公开既往经历的意愿。另外，这也可能是不真实发生率，因为研究者可能将很轻微的、不被关注的症状也纳入了精神疾病。

因此，心理问题可能会早于或晚于癌症诊断，还可能使癌症恶化。需要更多的研究来澄清其中复杂的相互作用。但我们能肯定地说，许多癌症患者都受到明显的情绪困扰。乳腺癌相关文献表明，年轻癌症患者比老年女性患者更容易出现焦虑和抑郁。年轻女性出现情感抑郁者更多、未满足的需求更多而且更担心经济问题。她们还认为工作时间丢失更多，育儿问题更多以及自我形象降低[76-88]。年轻女性的生活里有太多的应激源，与其癌症诊断相互影响，加剧了心理压力[87，89-91]。年轻女性经常会在化疗导致闭经后经历心理问题。闭经使年轻女性患者感觉变老，从而认为自己与同龄人不同。他们会因担心潜在的生育率降低而感到脆弱[38,92]。即使患者已经有了完整的家庭，也会因丧失拥有更多孩子的选择而遭受打击。而对于还没有家庭但渴望建立家庭的患者来说，心理困扰与不孕症更为相关[89，92-93]。

性生活会受到化疗后绝经的影响。年轻女性患者接受化疗后，性功能下降，包括性欲减退、高潮困难、阴道干涩和性满意度降低。年轻的女性更易认为经过治疗后就变得不那么有吸引力了[94-100]。

相对于女性患者，男性患者的心理问题研究得较少[101]。Kiss 和 Meryn 回顾了前列腺癌和乳腺癌的研究，比较了癌症对男性和女性患者的心理影响[102]。作者发现癌症诊断对男性和女性来说都是很痛苦的。癌症的位置相对于疾病的分期、疼痛和缺乏社会支持来说并不那么重要[101-102]。男性和女性患者均可从社会支持中获益，男性患者往往倾向于伴侣。而女性患者则会向更广泛的人群寻求支持。

Ream 等调查了 1848 名在 3～24 个月前被诊断为前列腺癌的男性患者[103]。在这项邮寄调查中，接近 1/3 的男性患者感到极度的焦虑或抑郁，并感到社会支持不能满足需求。患者渴望在情绪障碍、性生活相关问题和治疗副作用问题上得到帮助。年轻男性患者更多抱怨性生活不能满足，尤其是接受根治性前列腺切除术治疗后。

还需要进行更多的研究来关注癌症对男性患者的性别认同、男子气概的自我感觉、社会教育背景、生育状态等方面的影响。Green 等对癌症治疗导致不育的年轻男性患者的心理反应进行了调查[104]。年轻患者在癌症诊断和治疗中产生了强烈的抑郁和愤怒。渴望有孩子，但之前不了解自己的生育能力会受到影响的患者情绪最为激动。他们主要因为没有被告知不育的副作用、没有使其参与人生中非常重要的选择而感到愤怒。

悲痛情绪的预测因素

Green 等对 160 例Ⅰ期和Ⅱ期无淋巴转移的乳腺癌患者进行了抑郁的心理学和人口学预测因素评估[105]。有创伤史、既往有心理抑郁及正在经历其他应激事件的女性发生悲痛情绪的危险更高。有孩子的年轻家庭妇女最为脆弱。研究人员建议，肿瘤治疗团队应通过收集女性患者相关的历史信息来评估其心理疾病的风险。癌症可引发曾经的、未解决的痛苦情绪，因而治疗团队需要处理之前的创伤，例如性虐待。对于一些女性患者来说，侵袭性治疗和丧失对自己身体的控制会使她们再次受到伤害[106-113]。

已经有很多研究关注于癌症患者的应对方式[114-115]。一些应对方式与更少的情绪困扰和对癌症更好的心理适应有关。选择一个内在的或个人的控制点、乐观和以最小的视角应对问题，可以减少痛苦的情绪。此外，以“战斗精神”积极重新面对问题，寻求社会支持和采取其他有用的策略来对付癌症。相比之下，避免或逃避现实会带来更多的心理痛苦。一厢情愿、责备他人和采取放弃的态度也会带来较多的心理抑郁。Stanton 等研究了 92 名乳腺癌患者，发现通过 3 个月的积极处理和情绪的表达可以增强身体和情绪的适应性[116]。

癌症治疗团队可以通过理解患者的情感需求、心理疾病的预测因素以及有利于癌症患者的应对措施来提供更好的医疗照顾。重要的是，通过鼓励他们采用“战斗精神”或“停止宿命论”来努力改变其应对的方式，不如针对个体的情感需求采取共情的态度来帮助患者[117]。

跨国生殖医疗

虽然第一次跨国生殖医疗（cross-border reproductive care，CBRC）发生在2500多年前的古希腊，但这种现象正在迅速增长[118]。患者可能由于多种原因而选择出国进行生殖治疗，如先进技术、支付能力、可以快速获得医疗、本地治疗没有广泛开展、个人隐私、高标准的护理水平等。癌症治疗团队有必要了解患者常见的顾虑。患者需要可靠的信息来源、治疗选择的相关信息、风险和花费、国际公认的诊所、进行咨询以了解其选择方案的心理社会维度等。医生也需要可靠的信息、成本与效果的数据、治疗规范和可为 CBRC 患者提供的方案。癌症治疗团队可能会被问到“我可以去哪里获得生育力保存治疗?”“这是安全的吗?”“是被机构认证的医疗中心吗?”“治疗人员是训练有素并被认证的吗?”等相关问题。患者需要在出发前获得足够的信息，尤其是选择配子捐赠或代孕技术时。他们还需要咨询目的国家是否提供语言服务。在不同国家间（甚至在同一国家不同地区）获得治疗的法律问题可能会很复杂，例如，在美国的部分州代孕是不合法的。明智的选择是向有经验的律师咨询该问题。

结论

生育力保存是一个涉及不同学科专家的复杂领域。心理学家或其他心理健康提供者应该加入到生育力保存的治疗团队中。许多癌症患者将会从心理治疗师的关注和支持中受益。心理治疗师可以在患者面临生育力保存问题而进行复杂抉择时提供咨询。相对于肿瘤科医生或外科医生，患者在对心理治疗师讲出情绪的变化、性生活困难、自尊心问题和其他生活压力时可能会比较自在。心理学家和社会工作者应该接受相关培训，知道如何获得 CBRC 的有关信息，并意识到文化能力的问题。因此，团队工作的方法要允许每位健康服务提供者保持其专业的服务能力。最重要的是，当患者的情感需求需要被解决时，通过规范化和标准化的治疗，癌症患者可能会感到自己得到了理解和充分的照顾。

参考文献

1. **Tschudin S** and **Bitzer J**. Psychological aspects of fertility preservation in men and women affected by cancer and other life-threatening diseases. *Hum Reprod Update* 2009; **1**(1): 1–11.
2. **Rosen A**, **Rodriguez-Wallberg KA** and **Rosenzweig L**. Psychosocial distress in young cancer survivors. *Semin Oncol Nurs* 2009; **25**(4): 268–77.
3. **Donnez J**, **Dolmans MM**, **Demylle D** *et al.* Livebirth after orthotopic transplantation of cryopreserved ovarian tissue. *Lancet* 2004; **364**: 405–10.
4. **Donnez J**, **Martinez-Madrid B**, **Jadoul P** *et al.* Ovarian tissue cryopreservation and transplantation: a review. *Hum Reprod Update* 2006; **12**: 519–35.
5. **Davis VJ**. Female gamete preservation. *Cancer* 2006; **107** (Suppl. 7): 1690–4.
6. **Yang D**, **Brown SE**, **Nguyen K** *et al.* Live birth after the transfer of human embryos developed from cryopreserved oocytes harvested before cancer treatment. *Fertil Steril* 2007; **87**(6): 1469.
7. **Schover LR**, **Rybicki LA**, **Martin BA** and **Bringelsen KA**. Having children after cancer: a pilot survey of survivors' attitudes and experiences. *Cancer* 1999; **86**: 697–709.
8. **Partridge AH**, **Gelber S**, **Peppercorn J** *et al.* Web-based survey of fertility issues in young women with breast cancer. *J Clin Oncol* 2004; **22**: 4174–83.
9. **Simon B**, **Lee SJ**, **Partridge AH** and **Runowicz CD**. Preserving fertility after cancer. *CA Cancer J Clin* 2005; **55**: 211–28.

10. **Schover LR, Brey K, Lichtin A, Lipshultz LI** and **Jeha S.** Knowledge and experience regarding cancer, infertility, and sperm banking in younger male survivors. *J Clin Oncol* 2002; **20**: 1880–9.

11. **Hartmann JT, Albrecht C, Schmoll HJ** *et al.* Long-term effects on sexual function and fertility after treatment of testicular cancer. *Br J Cancer* 1999; **80**: 801–7.

12. **Carter J, Rowland K, Chi D** *et al.* Gynecologic cancer treatment and the impact of cancer related infertility. *Gynecol Oncol* 2005; **97**: 90–5.

13. **Forman EJ, Anders CK** and **Behera MA.** Pilot survey of oncologists regarding treatment-related infertility and fertility preservation in female cancer patients. *J Reprod Med* 2009; **54**: 203–7.

14. **Quinn GP, Vadaparampil ST, Gwede CK** *et al.* Discussion of fertility preservation with newly diagnosed patients; oncologists views. *J Cancer Surviv* 2007; **1**: 146–55.

15. **Duffy CM, Allen SM** and **Clark MA.** Discussions regarding reproductive health for young women with breast cancer undergoing chemotherapy. *J Clin Oncol* 2005; **23**(4): 766–73.

16. **Thewes B, Meiser B, Rickard J** and **Friedlander M.** The fertility- and menopause-related information needs of younger women with a diagnosis of breast cancer: a qualitative study. *Psychooncology* 2003; **12**: 500–11.

17. **Schover LR, Brey K, Lichtin A, Lipshultz LI** and **Jeha S.** Oncologists' attitudes and practices regarding banking sperm before cancer treatment. *J Clin Oncol* 2002; **20**: 1890–7.

18. **Anderson RA, Weddell A, Spoudeas HA** *et al.* Do doctors discuss fertility issues before they treat young patients with cancer? *Hum Reprod* 2008; **23**(10): 2246–51.

19. **Strong V, Waters R, Hibberd C** *et al.* Emotional distress in cancer patients: the Edinburgh Cancer Centre symptom study. *Br J Cancer* 2007; **96**: 868–74.

20. **Liao M, Chen M, Chen S** and **Chen P.** Uncertainty and anxiety during the diagnostic period for women with suspected breast cancer. *Cancer Nurs* 2008; **32**(4): 274–83.

21. **Wenzel L, Dogan-Ates A, Habbal R** *et al.* Defining and measuring reproductive concerns of female cancer survivors. *J Natl Cancer Inst Monogr* 2005; **34**: 94–8.

22. **Leiblum SR, Aviv A** and **Hamer R.** Life after infertility treatment: a long-term investigation of marital and sexual function. *Hum Reprod* 1998; **13**: 3569–74.

23. **Bryson CA, Sykes DH** and **Traub AI.** In vitro fertilization: a long-term follow-up after treatment failure. *Hum Fertil (Camb)* 2000; **3**: 214–20.

24. **King RB.** Subfecundity and anxiety in a nationally representative sample. *Soc Sci Med* 2003; **56**: 739–51.

25. **Domar AD, Zuttermeister PC** and **Friedman R.** The psychological impact of infertility: a comparison with patients with other medical conditions. *J Psychosom Obstet Gynaecol* 1993; 14 (Suppl.): 45–52.

26. **Rosen A.** Third-party reproduction and adoption in cancer patients. *J Natl Cancer Inst Monogr* 2005; **34**: 91–3.

27. **Hammer Burns L** and **Covington S** (eds.). *Infertility Counseling: A Comprehensive Handbook for Clinicians*, 2nd edn. New York: Cambridge University Press, 2000.

28. **Oppenheim D, Brugieres L** and **Hartmann O.** Adolescents treated for cancer and fertility preservation. Psychological aspects. *Gynecol Obstet Fertil* 2005; **33**: 627–31.

29. **Schover LR.** *Sexuality and Fertility After Cancer.* New York: John Wiley and Sons, 1997.

30. **Lamb MA.** Sexuality and sexual functioning. In: McCorkle R, Grant M, Frank-Stromborg M *et al.* (eds.), *Cancer Nursing: A Comprehensive Textbook*, 2nd edn. Philadelphia PA: WB Saunders Co., 1996: pp. 1105–27.

31. **Whipple B** and **McGreer KB.** Management of female sexual dysfunction. In: Sipski ML and Alexander CJ (eds.), *Sexual Function in People with Disability and Chronic Illness.* Gaithersburg MD: Aspen Publishers Inc, 1997: pp. 511–36.

32. **Bokhour BG, Clark JA, Inui TS** *et al.* Sexuality after treatment for early prostate cancer: exploring the meanings of "erectile dysfunction. *J Gen Intern Med* 2001; **16**(10): 649–55.

33. **Chapple A, Salinas M, Ziebland S, McPherson A** and **MacFarlane A.** Fertility issues: the perceptions and experiences of young men recently diagnosed and treated for cancer. *J Adolesc Health* 2007; **40**(1): 69–75.

34. **Van Den Berg H, Repping S** and **Van Der Veen F.** Parental desire and acceptability of spermatogonial stem cell cryopreservation in boys with cancer. *Hum Reprod* 2007; **22**(2): 594–7.

35. **Zebrack BJ, Casillas J, Nohr L, Adams H** and **Zeltzer LK.** Fertility issues for young adult survivors of childhood cancer. *Psychooncology* 2004; **13**: 689–99.

36. **Boehmer U.** Twenty years of public health research: inclusion of lesbian, gay, bisexual, and transgender populations. *Am J Public Health* 2002; **92**(7): 1125–30.

37. **American Cancer Society.** *Cancer Facts for Gay, Lesbian, and Bisexual Men and Women.* http://www.cancer.org/docroot/COM/div_NE/Com/1/1x_Cancer_Facts_for_Gay_Lesbian_and_Bisexual_Men_and_Women.asp

38. **Dunn J** and **Steginga SK.** Young women's experience of breast cancer: defining young and identify concerns. *Psychooncology* 2000; **9**: 137–46.

39. **Green D, Galvin H** and **Horne B.** The psycho-social impact of infertility on young male cancer survivors: a qualitative investigation. *Psychooncology* 2003; **12**: 141–52.

40. **Zanagnolo V, Sartori E, Trussardi E, Pasinetti B** and **Maggino T.** Preservation of ovarian function, reproductive ability and emotional attitudes in patients with malignant ovarian tumors. *Eur J Obstet Gynecol Reprod Biol* 2005; **123**: 235–43.

41. **Saito K, Suzuki K, Iwasaki A, Yumura Y** and **Kubota Y.** Sperm cryopreservation before cancer

chemotherapy helps in the emotional battle again cancer. *Cancer* 2005; **104**: 521–4.

42. **Oosterhuis BE, Goodwin T, Kiernan M, Hudson MM** and **Dahl GV**. Concerns about infertility risks among pediatric oncology patients and their parents. *Pediatr Blood Cancer* 2008; **50**: 85–9.
43. **Van Den Berg H** and **Langeveld NE**. Parental knowledge of fertility in male childhood cancer survivors. *Psychooncology* 2008; **17**: 287–9.
44. **Goodwin T, Elizabeth Oosterhuis B, Kierman M** and **Hudson GV**. Attitudes and practices of pediatric oncology providers regarding fertility issues. *Pediatr Blood Cancer* 2007; **48**: 80–5.
45. **Fallowfield L** and **Jenkins V**. Effective communication skills are the key to good cancer care. *Eur J Cancer* 1999; **35**: 1592–7.
46. **Van Der Molen B**. Relating information needs to the cancer experience. Themes from six cancer narratives. *Eur J Cancer Care (Engl)* 2000; **9**(1): 48–54.
47. **Turan T, Esel E, Karaaslan F** *et al.* Auditory event-related potentials in panic and generalised anxiety disorders. *Prog Neuropsychopharmacol Biol Psychiatry* 2002; **26**: 123–6.
48. **Stewart MA**. Effective physician–patient communication and health outcomes: a review. *Can Med Assoc J* 1995; **152**: 1423–33.
49. **Jones R, Pearson J, McGregor S** *et al.* Cross sectional survey of patients' satisfaction with information about cancer. *Br Med J* 1999; **319**: 1247–8.
50. **Mesters I, Van Den Borne B, De Boer M** and **Pruyn J**. Measuring information needs among cancer patients. *Patient Educ Couns* 2001; **43**: 255–64.
51. **Quinn GP, Vadaparampil ST, Bell-Ellison BA, Gwede CK** and **Albrecht TL**. Patient-physician communication barriers regarding fertility preservation among newly diagnosed cancer patients. *Soc Sci Med* 2007; **66**: 784–9.
52. **Crawshaw M, Glaser A, Hale J** and **Sloper P**. Professionals' views on the issues and challenges arising from providing a fertility preservation service through sperm banking to teenage males with cancer. *Hum Fertil* 2004; **7**: 23–30.
53. **Lee SJ, Schover LR, Partridge AH** *et al.* American Society of Clinical Oncology recommendations on fertility preservation in cancer patients. *J Clin Oncol* 2006; **24**: 2917–31.
54. **Multidisciplinary Working Group convened by the British Fertility Society**. A strategy for fertility services for survivors of childhood cancer. *Hum Fertil (Camb)* 2003; **6**: A1–39.
55. **European Society of Human Reproduction and Embryology (ESHRE)**. *Task Force on Fertility Preservation in Severe Diseases*. http://www.eshre.com/ESHRE/English/Task-forces/TF-Fertility-preservation/page.aspx/29. (Accessed April 26, 2009)
56. **Ethics Committee of the American Society for Reproductive Medicine.** Fertility preservation and reproduction in cancer patients. *Fertil Steril* 2005; **83**: 1622–8.
57. **Lass A, Akagbosu F** and **Brinsden P**. Sperm banking and assisted reproduction treatment for couples following cancer treatment of the male partner. *Hum Reprod Update* 2001; **7**: 370–7.
58. **Jones R, Pearson J, McGregor S** *et al.* Cross sectional survey of patients' satisfaction with information about cancer. *Br Med J* 1999; **319**: 1247–8.
59. **Mesters I, Van Den Borne B, De Boer M** and **Pruyn J**. Measuring information needs among cancer patients. *Patient Educ Couns* 2001; **43**: 255–64.
60. **Kerr J, Engel J, Schlesinger-Raab A, Sauer H** and **Hölzel D**. Communication, quality of life and age: results of a 5-year prospective study in breast cancer patients. *Ann Oncol* 2003; **14**: 421–7.
61. **Takayama T, Yamazaki Y** and **Katsumata N**. Relationship between outpatients' perceptions of physicians' communication styles and patients' anxiety levels in a Japanese oncology setting. *Soc Sci Med* 2001; **53**(10): 1335–50.
62. **Arora NK**. Interacting with cancer patients: the significance of physicians' communication behavior. *Soc Sci Med* 2003; **57**(5): 791–806.
63. **Baile WF** and **Aaron J**. Patient–physician communication in oncology: past, present, and future. *Curr Opin Oncol* 2005; **17**(4): 331–5.
64. **Brédart A, Bouleuc C** and **Dolbeault S**. Doctor–patient communication and satisfaction with care in oncology. *Curr Opin Oncol* 2005; **17**(4): 351–4.
65. **Hack TF, Degner LF** and **Parker PA**. The communication goals and needs of cancer patients: a review. *Psychooncology* 2005; **14**(10): 831–45.
66. **Seetharamu N, Iqbal U** and **Weiner JS**. Determinants of trust in the patient–oncologist relationship. *Palliat Support Care* 2007; **5**(4): 405–9.
67. **Fagerlind H, Lindblad AK, Bergström I** *et al.* Patient–physician communication during oncology consultations. *Psychooncology* 2008; **17**(10): 975–85.
68. **Fukui S, Ogawa K, Ohtsuka M** and **Fukui N**. A randomized study assessing the efficacy of communication skill training on patients' psychologic distress and coping: nurses' communication with patients just after being diagnosed with cancer. *Cancer* 2008; **113**(6): 1462–70.
69. **Surbone A**. Cultural aspects of communication in cancer care. *Support Care Cancer* 2008; **16**(3): 235–40.
70. **Thorne SE, Hislop TG, Armstrong EA** and **Oglov V**. Cancer care communication: the power to harm and the power to heal? *Patient Educ Couns* 2008; **71**(1): 34–40.
71. **Roberts CS, Cox CE, Reintgen DS, Baile WF** and **Gibertini M**. Influence of physician communication on newly diagnosed breast cancer patients' psychologic adjustment and decision-making. *Cancer* 1994; **74** (Suppl. 1): 336–41.
72. **Back AL, Arnold RM, Baile WF, Tulsky JA** and

Fryer-Edwards K. Approaching difficult communication tasks in oncology. *CA Cancer J Clin* 2005; **55**(3): 164–77.

73. **Strong V, Waters R, Hibberd C** *et al*. Emotional distress in cancer patients: the Edinburg Cancer Centre symptom study. *Br J Cancer* 2008; **96**: 868–74.
74. **Costanzo ES, Ryff CD** and **Singer BH**. Psychosocial adjustment among cancer survivors: findings from a national survey of health and well-being. *Health Psychol* 2009; **28**(2): 147–56.
75. **Moffitt TE, Harrington H, Caspi A** *et al*. Depression and generalized anxiety disorder: cumulative and sequential comorbidity in a birth cohort followed prospectively to age 32 years. *Arch Gen Psychiatry* 2007; **64**(6): 651–60.
76. **Vinokur AD, Threatt BA, Vinokur-Kaplan D** and **Satariano WA**. The process of recovery from breast cancer for younger and older patients. Changes during the first year. *Cancer* 1990; **65**: 1242–54.
77. **Bloom JR** and **Kessler L**. Risk and timing of counseling and support interventions for younger women with breast cancer. *J Natl Cancer Inst Monogr* 1994; **16**: 199–206.
78. **Mor V, Malin M** and **Allen S**. Age differences in the psychosocial problems encountered by breast cancer patients. *J Natl Cancer Inst Monogr* 1994; **16**: 191–7.
79. **Ferrell BR, Grant M, Funk B** *et al*. Quality of life in breast cancer. *Cancer Pract* 1996; **4**: 331–40.
80. **Spencer SM, Lehman JM, Wynings C** *et al*. Concerns about breast cancer and relations to psychosocial well-being in a multiethnic sample of early-stage patients. *Health Psychol* 1999; **18**: 159–68.
81. **Wang X, Cosby LG, Harris MG** and **Liu T**. Major concerns and needs of breast cancer patients. *Cancer Nurs* 1999; **22**: 157–63.
82. **Wenzel LB, Fairclough DL, Brady MJ** *et al*. Age-related differences in the quality of life of breast carcinoma patients after treatment. *Cancer* 1999; **86**: 1768–74.
83. **Arora NK, Gustafson DH, Hawkins RP** *et al*. Impact of surgery and chemotherapy on the quality of life of younger women with breast carcinoma: a prospective study. *Cancer* 2001; **92**: 1288–98.
84. **Cimprich B, Ronis DL** and **Martinez-Ramos G**. Age at diagnosis and quality of life in breast cancer survivors. *Cancer Pract* 2002; **10**: 85–93.
85. **Ganz PA, Greendale GA, Petersen L, Kahn B** and **Bower JE**. Breast cancer in younger women: reproductive and late health effects of treatment. *J Clin Oncol* 2003; **21**: 4184–93.
86. **Avis NE, Crawford S** and **Manuel J**. Psychosocial problems among younger women with breast cancer. *Psychooncology* 2004; **13**: 295–308.
87. **Goodwin PJ, Ennis M, Pritchard K** *et al*. Association of young age and chemotherapy with psychosocial distress and health-related quality of life (HRQOL) during the first year after breast cancer (BC). *Proc Am Soc Clin Oncol* 2004; **22** (14 Suppl.): 732S.
88. **Kroenke C, Rosner B, Chen W** *et al*. Functional impact of breast cancer by age at diagnosis. *J Clin Oncol* 2004; **22**: 1849–56.
89. **Spencer SM, Lehman JM, Wynings C** *et al*. Concerns about breast cancer and relations to psychosocial well-being in a multiethnic sample of early-stage patients. *Health Psychol* 1999; **18**: 159–68.
90. **Cimprich B, Ronis DL** and **Martinez-Ramos G**. Age at diagnosis and quality of life in breast cancer survivors. *Cancer Pract* 2002; **10**: 85–93.
91. **Northouse LL**. Breast cancer in younger women: effects on interpersonal and family relations. *J Natl Cancer Inst Monogr* 1994; **16**: 183–90.
92. **Knobf MT**. Carrying on: the experience of premature menopause in women with early stage breast cancer. *Nurs Res* 2002; **51**: 9–17.
93. **Schnipper HH**. Life after breast cancer. *J Clin Oncol* 2001; **19**: 3581–4.
94. **Schover LR**. Sexuality and body image in younger women with breast cancer. *J Natl Cancer Inst Monogr* 1994; **16**: 177–82.
95. **Ganz PA, Coscarelli A, Fred C** *et al*. Breast cancer survivors: psychosocial concerns and quality of life. *Breast Cancer Res Treat* 1996; **38**: 183–199.
96. **Young-McCaughan S**. Sexual functioning in women with breast cancer after treatment with adjuvant therapy. *Cancer Nurs* 1996; **19**: 308–19.
97. **Ganz PA, Rowland JH, Desmond K, Meyerowitz BE** and **Wyatt GE**. Life after breast cancer: understanding women's health-related quality of life and sexual functioning. *J Clin Oncol* 1998; **16**: 501–14.
98. **Lindley C, Vasa S, Sawyer WT** and **Winer EP**. Quality of life and preferences for treatment following systemic adjuvant therapy for early-stage breast cancer. *J Clin Oncol* 1998; **6**: 1380–7.
99. **Ganz PA, Desmond KA, Belin TR, Meyerowitz BE** and **Rowland JH**. Predictors of sexual health in women after a breast cancer diagnosis. *J Clin Oncol* 1999; **17**: 2371–80.
100. **Rogers M** and **Kristjanson LJ**. The impact on sexual functioning of chemotherapy-induced menopause in women with breast cancer. *Cancer Nurs* 2002; **25**: 57–65.
101. **Bloch S, Love A, Macvean M** *et al*. Psychological adjustment of men with prostate cancer: a review of the literature. *Biopsychosoc Med* 2007; **1**: 2.
102. **Kiss A** and **Meryn S**. Effect of sex and gender on psychosocial aspects of prostate and breast cancer. *BMJ* 2001; **323**(7320): 1055–8.
103. **Ream E, Quennell A, Fincham L** *et al*. Supportive care needs of men living with prostate cancer in England: a survey. *Br J Cancer* 2008; **98**: 1903–9.
104. **Green D, Galvin H** and **Horne B**. The psycho-social impact of infertility on young male cancer survivors: a qualitative investigation. *Psychooncology* 2003; **12**: 141–52.
105. **Green BL, Krupnick JL, Rowland JH** *et al*. Trauma history as a predictor of psychologic symptoms in

women with breast cancer. *J Clin Oncol* 2000; **18**(5): 1084–93.

106. **Alter CL**, **Pelcovitz D**, **Axelrod A** *et al.* The identification of PTSD in cancer survivors. *Psychosomatics* 1996; **37**: 137–43.

107. **Holland JC**. Preliminary guidelines for the treatment of distress. *Oncology (Williston Park)* 1997; **11**: 109–14.

108. **Andrykowski MA**, **Cordova MJ**, **Studts JL** and **Miller TW**. Posttraumatic stress disorder after treatment for breast cancer: Prevalence of diagnosis and use of the PTSD Checklist - Civilian Version (PCL-C) as a screening instrument. *J Consult Clin Psychol* 1998; **66**: 586–90.

109. **Goodman LA**, **Corcoran C**, **Turner K**, **Yuan N** and **Green BL**. Assessing traumatic event exposure: general issues and preliminary findings for the Stressful Life Events Screening Questionnaire. *J Trauma Stress* 1998; **11**: 521–42.

110. **Roth AJ**, **Kornblith AB**, **Batel-Copel L** *et al.* Rapid screening for psychologic distress in men with prostate carcinoma: a pilot study. *Cancer* 1998; **82**: 1904–8.

111. **Zabora JR**. Screening procedures for psychosocial distress. In: Holland JC (ed.), *Psycho-Oncology*. New York: Oxford University Press, 1998: pp. 653–61.

112. **Payne DK**, **Hoffman RG**, **Theodoulou M**, **Dosik M** and **Massie MJ**. Screening for anxiety and depression in women with breast cancer: psychiatry and medical oncology gear up for managed care. *Psychosomatics* 1999; **40**: 64–9.

113. **Weathers FW** and **Keane TM**. Psychologic assessment of traumatized adults. In: Saigh PA and Bremner JD (eds.), *Posttraumatic Stress Disorder: A Comprehensive Text.* Boston MA: Allyn and Bacon, 1999: pp. 219–47.

114. **McCaul KD**, **Sandgren AK**, **King B** *et al.* Coping and adjustment to breast cancer. *Psychooncology* 1999; **8**(3): 230–6.

115. **Livneh H**. Psychosocial adaptation to cancer: the role of coping strategies. *J Rehabil* 2000; **66**(2): 40–9.

116. **Stanton AL**, **Danoff-Burg S**, **Cameron CL** *et al.* Emotionally expressive coping predicts psychological physical adjustment to breast cancer. *J Consult Clin Psychol* 2000; **68**(5): 875–82.

117. **Byrne A**, **Ellershaw J**, **Holcombe C** and **Salmon P**. Patients' experience of cancer: evidence of the role of "fighting" in collusive clinical communication. *Patient Educ Couns* 2002; **48**: 15–21.

118. **Wilson E**. Current challenges in cross-border reproductive care: a global perspective. Forty-second Annual Postgraduate Program. Course 2. American Society for Reproductive Medicine. Atlanta GA, Oct. 2009.

第 41 章 生育力保存的伦理问题

Pasquale Patrizio and A. L. Caplan 著

陈施 译 徐阳 审校

成人及儿童生育力保存的伦理问题

生育力保存是生殖医学的一个新领域，旨在抗肿瘤治疗前保留有不育高风险的成人或儿童成为遗传学父母的能力。现代强有力的化疗和放疗可以治愈或者显著延长很多年轻癌症患者的生命。在 1975—2000 年，罹患霍奇金淋巴瘤的美国白人和西班牙裔女性，5 年生存率从 86%升至 98%，乳腺癌的 5 年生存率从 78%升至 91%[1]。与此同时，一些恶性肿瘤的诊断例数有所增加（如乳腺癌和睾丸癌）[2]。以上所述的净效应是，由于电离辐射和烷化剂（如环磷酰胺、铂剂）的作用，处于生育期的患者失去生育能力或提前绝经的风险增加了[1]。

由于以上过程的影响，罹患癌症后的生活质量问题得到了重视。因此需要探讨从这些有效但有毒性的治疗中保存生育力的可能性。

很多策略已被制定用于生育力保存（表 41.1）[3]。目前冷冻胚胎的方法已经被很好地建立，但并不总是适合所有人，例如未婚女性、需要立即开始治疗的女性或青春期前的小女孩。其他技术，如卵母细胞冷冻、卵巢组织或全卵巢冷冻仍处于实验阶段。对于男性而言，化疗/放疗前冷冻精液的观念已经确定。采集精原细胞和冷冻睾丸组织以便以后移植［甚至异种移植（译者注：我国禁止）］现也处于试验阶段。

表 41.1 目前已经建立和正在实验中的生育力保存相关策略

已建立的策略
为了避免放疗影响所进行的卵巢移位（卵巢固定术）
对于宫颈癌行根治性子宫颈切除术
精子冷冻保存
胚胎冷冻保存
实验中的策略
卵母细胞的冷冻保存
卵巢组织冷冻保存
全卵巢冷冻
体外卵泡形成
体外卵母细胞成熟
睾丸组织冷冻保存
精原细胞的冷冻保存

无论使用治疗性还是实验性技术，知情同意都是至关重要的。面对治疗方法的选择，女性和男性有权知道他们对于生育力保存的选择和所涉及的风险及成本。对于年幼的孩子或精神失常的患者，知情同意可能需要涉及代理决策者。在招募试验对象时提供全面的知情同意书是参与研究的伦理基础。知情同意书由三个部分组成：充分的、可理解的信息，一个称职的决策者，自愿的决策过程。研究还应该经机构伦理委员会检查、批准。患者有权利知道如果他们所生的孩子受伤和出现残疾，他们将获得怎样的医疗保险和补偿。不幸的是，现有的辅助生育技术知情同意的相关

文献都关注于信息披露及将职业责任最小化。使用实验技术的相关人员不仅仅要关注信息披露，还要关注理解力。为患者提供信息后向其提问，进行测试和记录，可以有效地评估患者是否理解了一些生育力保存实验或创新模式的本质。

成人

从伦理学角度看，追求生育力保存的关键原因是使那些不能妊娠的患者恢复个人自主权[4]。然而，虽然有很多创新技术，但它们仍处于实验阶段，很难进行临床研究设计：如何提供一个适当的知情同意书并确保尊重患者的自主权？新技术入组或排除的标准是什么以及如何更好地招募患者？考虑到可能会同时涉及成人患者及其子代，风险信息的提供较为复杂。医学伦理的一个核心原则是不伤害。如果进行卵巢或睾丸组织冷冻保存试验，可容忍的风险级别需要有细致的动物研究和伦理委员会的密切监督。在缺乏资金资助时，患者交纳试验相关花费是合理的，但不应收取临床费用，直到实验已被证明是安全有效的。

谁将成为生育力保存的理想候选人应当由一个治疗团队做出决定，这个团队应该包括肿瘤学家、生殖内分泌学家、病理学家和心理学家。所有的指导建议应通过书面协议与患者共享[4]。不应该向患者提供虚假的希望，并应将领养或不养育孩子等替代计划与患者进行讨论。在研究中被应用的新技术的公平性与获益信息也应向患者披露。

儿童

即使是儿童癌症患者，未来生育力受损也是癌症治疗可能的后果。这种风险对于儿童来说将其概念化很困难，但会随着他们成年而出现潜在的伤害。不幸的是，由于儿童性器官不成熟而且研究基本处于实验阶段，目前可用于儿童的保存生育能力的方案十分有限。

对于不能产生成熟精子的男孩来说，冷冻保存睾丸干细胞用于未来的自体移植或体外成熟是保留生育力的具有潜力的方法。对于女孩来说，分离并冷冻保存卵巢皮质带/原始卵泡，当以后有生育需要时进行体外配子成熟是一个可能的选择。为了给患者提供更安全的治疗，还需要大量的研究来完善这些技术[4]。辅助生育技术（ARTs）必须在有效和安全的基础上经严格审查，在应用前必须通过独立的伦理委员会的严格伦理论证。涉及儿童生育力保存的技术也不能例外，应确保所提供的技术是科学合理的，治疗干预的执行是符合伦理的。这一决策及治疗干预也须通过伦理评估，综合考虑获益、尊重（自主权）和公正等基本原则[5]。可以说儿童生育力保存的目的是符合伦理的，因为它可以避免（生殖和社会心理的）不健全并保障他们的生育自主权[6]。因此，主要伦理问题在于保存生育力的过程和所需的技术。通过研究这一干预对患者和其后代的潜在风险、作为被研究对象和患者的儿童的特殊情况，以及将来潜在的技术滥用等可以得到答案[6-7]，应该尽一切努力减少因资金的限制导致儿童不能参加生育治疗或研究的情况。

儿童对于医学研究来说是一个独特和脆弱的人群。他们的自主权及理解能力有限，不能充分了解研究的利弊，不具备知情同意的能力。因此，在研究中他们需要特殊保护，以防违背他们的权利[5, 8]。直到最近，因为害怕儿童在医学研究中被利用，机构的态度仍是禁止儿童参与研究[5]。这种态度是由历史上几个将儿童作为研究对象时发生的不道德医疗事件所致。保护作为研究对象的儿童的相关伦理指南由国家生物医学和行为研究人类受试者保护委员会制定，在1979年出版的贝尔蒙特报告上发表。儿童既不应该被利用参与到儿科研究中，也不应该被剥夺其应从研究中获取的收益。而涉及儿童生育力保存的研究应该使患者本人从中受益，排除他人从中获益[4]。

儿童生育力保存应该获得法定授权代表（父母亲或监护人）的知情同意，儿童的同意也必须得到保证[5,8]。同意（来自于受试者积极的肯定）可以从无能力的未成年人获得，也可以尽可能从儿童获得。配子冻存的益处很有前景，在很大程度上是无法估量的，因为目前人类配子冷冻-解冻-移植存活的相关数据非常有限。直到更多的数据出现之前，我们都无法告诉患者配子存活和受孕的概率，我们也不能为他们提供虚假的希望。替代配子冻存的方案亦应告知患者，患者也应该知晓不进行任何干预的选择[6]。生育力保存的知情同意过程中可能存在障碍。即使父母同意他们的孩子接受生育力保存的干预，治疗方案在临床和情感上也是非常复杂的。有人建议为了克服知情同意过程中一些实际的障碍，可以分阶段进行[9-10]。如果两阶段程序被采用，那么性腺组织的获得/冻存和配子相关操作就可以在不同的时间点分为两个话题进行处理。在癌症被诊断时首先决定配子的采集问题，并获得患者/监护人的知情同意。是否使用被分离的配子可以在孩子长大成人后由其自己决定。在成人后由于理解力提高，患者可以更好地按其自己的意愿来决定治疗方案（译者注：这是一种更易于被医患接受，并增加可行性的方式）。

继发于癌症的不孕不育症和捐赠配子的应用

未行生育力保存的癌症幸存者在接受放疗和化疗后发生不孕不育时，可能会同意使用捐赠的配子（卵母细胞或精子）。这将产生以下伦理问题：①求助于配子捐赠的父母是否有义务在孩子具备理解能力时告知其这一事实[11-12]？（译者注：我国无具体规定，酌情每个家庭自行决定）②使用捐赠配子的信息披露的规定是否需要参照领养儿童的规定[13]？（译者注：我国规定配子捐赠者信息不可披露，只有在上级主管行政部门及正规法律手续具备时查询。受者夫妇与子代视为亲生，不属于领养范畴）③如果孩子发现自己是因配子捐赠出生，而这曾经是个秘密，那么这个孩子的福利如何？［译者注：配子捐赠获得的子代无论知否，均与遗传学亲生子女享受同等福利和继承权益（卫科教发〔2003〕176号文件）］④女性患者的年龄和预期寿命是否作为评估其能否获得捐赠的因素？（译者注：父母病情和预期寿命及子代预期生活状况均视为参考条件）⑤面临准妈妈或准爸爸的死亡（或癌症复发），尝试建立什么样的育儿安排在临床上非常困难，因为对罹患癌症后的女性照顾婴幼儿的能力知之甚少。

由于缺乏相关指南，选择配子捐赠的癌症患者面临很多问题。

在许多方面强制夫妇进行信息披露是有问题的，而且配子捐赠和领养相似这一说法也并不明显[13]。接受配子捐赠，父母中有一人是生物学父母，另一个是养父母；而在领养中，双亲都是养父母。接受配子捐赠的母亲无论是否是孩子的生物学母亲，都将经历妊娠过程，并伴随心理的变化。在接受赠卵时，要求母亲（虽然在名义上是其母亲）告诉孩子，从理论上来讲她不是孩子的母亲，因为在遗传学上两者没有关联[13]。

当然，首要关注的是孩子的福利[14]。然而，告知事实后孩子的收益是很难评估的，仍然存有很多解释。在关于领养儿童福利的争论中，研究人员和政策制定者还没有提供一个有关孩子的最佳利益的明确共识[14]。除了考虑孩子的福利，还要考虑对参与这一过程的其他人的影响，包括供者、受者夫妇和健康服务提供者。自愿捐献精子/卵母细胞的供者一定要知道将来他/她有被鉴定身份的可能，父母必须同意告知孩子捐赠配子的来源，医生应只对签署书面承诺同意告知的夫妻提供该生殖服务。并需要统一收集和管理相关记录，以保证披露信息的有效性。（译者注：以上两段内容与我国规定有别，涉及诸多法律程序，请读者阅读时注意）

强制生殖医学专家实施信息告知同样也是伦理问题。将默许披露信息作为筛选条件和募集方案的一部分可能将不公正的社会因素插入项目条件中。这样也会诱导绝望的夫妇，在他们意见不一致时说谎。由于背景、种族起源以及男性和女性伴侣的态度不同，社会关系差别非常大。当夫妇考虑采用配子捐赠时，健康服务提供者提出告知他/她的遗传学后代是不现实的。提出问题，并呈现已知的被告知和不被告知所带来的潜在的心理和健康影响的数据可能会侵犯夫妻间的隐私，并且影响他们做出决定的能力。使用捐赠配子的项目应该为来自于配子捐赠的儿童准备如何处理未来信息需求相关的政策。他们可以选择在当事人年满 18 岁时披露非识别性（去身份识别）信息，也可以匿名披露基于供者特殊愿望的信息[15]。

在一些国家（如荷兰、瑞典和英国），捐献者的身份需要经法律规定认可，精子捐献者数量减少，许多诊所已经停止使用该技术。尽管如此，2005 年 4 月英国立法强制实施公布捐精者的信息。由于捐赠者不愿被发现，供精人工授精的频率明显减少。2006 年 9 月英国广播公司的一项调查发现，90%的英国捐精者是被 87 家有执照的诊所中的 10 家招募到的。而取消匿名捐赠后，精子采购的成本明显上升，约增加了 8 倍。在 2004—2006 年间，需要供精人工授精的患者下降了 30%，更为严重的是，使用供精进行治疗的周期数减少了 45%（http://www.geneticsandsociety.org/search）。

为“设计”婴儿进行胚胎植入前遗传学诊断

胚胎植入前遗传学诊断（pre-implantation genetic diagnosis，PGD）的伦理学问题是非医学指征的胚胎活检，如为了家庭平衡（也称为性别选择或受孕前性别选择）和 HLA 配型（也称为“设计”婴儿）。简而言之，根据 HLA 相容性选择胚胎是被允许的吗？如果不是，以什么伦理学理由拒绝它？为了现有的兄弟姐妹“设计”一个完美的组织供体，创造 HLA 相匹配的胚胎然后进行移植，这在道德和伦理上是否公正？医学指征的性别选择是为了预防性连锁遗传疾病［如血友病（XLR）、肌营养不良或色素失调症（XLD）］，进行 PGD 显然可消除伦理争议。但对于缺乏明确的医疗指征者，如为家庭平衡而选择 PGD，拒绝提供该技术的道德争议越来越大。使用生殖技术来拯救另一个兄弟姐妹的生命仍在研究阶段。创造一个孩子（救星）作为其兄弟姐妹的器官捐献者，这个孩子本身的价值和身份均将受到影响，这个家庭也需要一个全面的心理评估，整个事件的风险（译者注：该技术尚处在研究阶段）及潜在的影响都需要被充分地考虑。

目前，只有少数夫妻看重孩子的性别，有意向使用 PGD 进行非医学指征的性别选择的夫妇更少[16]。然而建立伦理指南，就 HLA 配型、性别选择需求来说，处理 HLA 不匹配的胚胎及非所需性别的胚胎是非常重要的。

卵巢冻存和卵巢重新移植的伦理问题

卵巢组织冷冻保存、解冻和移植，无论异位移植还是原位移植，目前均已获得一定的生殖结局的成功[17-22]。此外，也有在单卵双胞胎间应用新鲜卵巢组织移植成功的报道[23]。从那些应用该技术妊娠并生育健康儿童的报道（截止到本文撰写为止，共10例应用解冻卵巢组织来看，其对保存生育能力是有益的。也有文章报道在HLA配型成功的姐妹间移植整个新鲜卵巢而妊娠的病例[24]。虽然鼓舞人心，但这些初步的结果和技术还需要进一步的随访。

相比于冻存卵母细胞和冻存胚胎，是时候考虑冻存卵巢并再移植的伦理问题了。

保留卵巢组织在再次移植前后可能需要的干预更少（卵巢组织包含成千上万个卵母细胞），比冻存卵母细胞妊娠的概率高。卵巢组织的获取与采集卵母细胞不同，不需要周期的激素刺激。此外，一旦卵巢被成功移植，患者可以在自身内分泌的调节下妊娠，而不需要体外受精（IVF）。相比之下，采用卵母细胞冻存技术，每个卵巢刺激周期通常可获得10～15个卵母细胞，为了保存足够的卵母细胞（以确保将来成功妊娠），需要多个激素干预周期。

最后，相较于IVF，传统的理念可能会更支持冻存卵巢组织。因为重新植入女性的卵巢组织可完成体内“自然”受孕。对于传统信仰中禁止接受人工助孕的患者来说，通过彻底评估接受冻存卵巢是有望实施的。

与冻胚和冻卵相比，冻存卵巢并再移植的缺点在于：第一，如果不进行进一步干预就没有机会进行PGD，而胚胎和卵母细胞冻存均能提供PGD的选择。随着基因疾病不断被发现，选择行PGD的需求可能越来越多。尽管移植卵巢组织后也可以进行IVF和PGD，但增加了额外的步骤和侵袭性操作。

卵巢冻存和再移植在“设计”婴儿上没有优势，特别是当有家族性基因遗传疾病时。该技术不能预知孩子是否遗传了相关疾病。

第二，卵巢冻存和再移植可能会提供多层面的虚假的希望。医学上虚假的希望是指“基于一些不切实际的期望，通过不完整或错误的信息或因患者不情愿承认医学的局限性而进行鼓励”[25]。目前，通过再移植冻存的卵巢来获得后代并不能像冻存卵母细胞或冻存胚胎那样有保证。在该技术成为非实验性的技术之前，必须达到合理的成功率。可被提供的技术流程必须具有明确的风险和获益数据[26]。随着这一技术的不断发展，永久性保留生育能力的传奇观点成为可能，而这会使人们对这一技术寄予不切实际的期望。而现实中则应明确告知患者现状，以避免极度失望。尽管任何新的程序都可能带来虚假希望，但重要的是尽最大的努力承认这一程序的局限性，特别是当这一希望是为了制造新的生命。

未来：干细胞研究及人工制造配子

未能进行生育力保存的癌症幸存者可能会从未来胚胎干细胞在体外分化成配子的相关研究中获益[27]。

这个过程需要以下步骤：

（a）将体细胞的细胞核插入一个卵质体（即移除细胞核的卵母细胞）中。

（b）机械激活诱导细胞分裂，生长至胚泡期。

（c）提取内细胞团，分离并体外生长，诱导其分化成生殖细胞系（精子或卵母细胞）。

利用IVF制造的胚胎进行研究面临很

多伦理和法律问题。争论的核心是胚胎的道德地位[27]。这种争论并不只在 21 世纪的科学家或生物伦理学者中进行，事实上，它可以追溯到亚里士多德，他曾写过人类特殊阶段的灵魂赋予，与他之前的哲人前苏格拉底时代的赫拉克利特一样。而基督教、犹太教、穆斯林等宗教，从其古老的教义上可引申出对妊娠的宗教观点。对于人类胚胎的道德地位，通常有以下三种看法：

1. 人类胚胎没有内在的道德地位，它的价值来自于其他人。

2. 人类胚胎具有内在道德地位，不依赖于别人如何评价它。

3. 胚胎在一开始只有很低的道德地位甚至没有道德地位，通过它的不断长大逐渐获得道德地位。

“胚胎没有道德地位”的立场通过不同的方式被争论。因为胚胎的发育完全依赖于妊娠的女性，很多伦理学家相信其不能被看做一个独特的实体。对于胚胎研究持有此类看法的人主要的伦理担忧在于胚胎研究的社会影响，即此类胚胎活产成人后的情况，特别一些胚胎会活产为畸形人。而毁坏胚胎并没有被认为是固有的道德问题。

“胎儿具有内在的道德地位”的立场是基于如下观点：一个“人”被创造的时刻不仅与缔造者圆满的性行为和婚姻相关，而且与人类群落中参与者最初的体能和法律相关。持此类观点的人常常将胎儿类比成婴儿。在公众视线中胎儿不断生长，从性生活所致受孕的那一刻开始，人的身份即被确定，不依赖于面对如此定义的人的风险，也无论这个人（例如来自于冻胚）与在社区的机构生活中作为婴儿、儿童或成人的人之间存在什么样的差异。基于这种对妊娠和胚胎的认识，利用胚胎进行研究无异于对任何弱势主体进行没有知情同意的研究，研究不仅具有巨大的风险，在很多情况下还有明确的、可预期的死亡结局。

胚胎研究相关的道德问题导致胚胎的地位成为激烈争论的焦点。对胚胎地位和研究道德缺乏共识已经导致了美国在国家和联邦层面不清晰的法律定义和矛盾。由于对胚胎的地位难以定义，而且这个问题仍然被激烈地争论着，很多法规也在试图逃避制定明确的声明。

胚胎研究的合法性也因国家不同而有别。以干细胞发育和其他技术为目的进行的胚胎研究在英国、新加坡和澳大利亚的三个州的某些情况下是合法的。在德国和意大利，胚胎研究被完全禁止。在瑞士被严格限制。在美国，对胚胎研究合法性的争论各州不同，加利福尼亚州的政策最宽松，路易斯安那州最严格。

无论是基于宗教还是自然科学，近来，围绕人类胚胎干（hES）细胞的伦理辩论集中于 hES 从哪里来，是否应避免销毁，就像对待一个成年人一样[27]。将 IVF 的剩余胚胎用于 hES 细胞研究导致了一系列的复杂问题，涉及胚胎地位、人类生命的价值以及人类细胞和组织干预是否应该设置限制等。另外，充分的知情同意、监督和管理也成为重要的环节。

那些支持 hES 细胞研究的争论认为，即使干细胞来自胚胎，但其本身不是胚胎，不会继续发育成胎儿、儿童和成人。每一个干细胞只是一个可以被激发成为不同组织类型的细胞，而不会被激发成为一个个体。另外，处于胚泡期的胚胎还没有发育出任何类型的神经组织，因此提取个体的干细胞不会引起胚胎的疼痛。由于用于干细胞研究的胚胎大多来自于 IVF 剩余的、即将被废弃的胚胎，干细胞研究的支持者认为利用这些胚胎来治疗疾病要比将他们丢弃、无人受益更好。

对干细胞研究争论的解决办法之一是建议研究者从胚胎获取干细胞时不要将胚

胎破坏[28]（全能细胞可以从移植前准备行PGD的4细胞或8细胞的胚胎中获取[28]）。

另一个中心问题是允许将胚胎专门用于研究目的。使用的胚胎有两种不同类型：被认为是体外受精失败而剩下的“多余”胚胎和为了试验目的而特殊产生的胚胎。有些人对于上述胚胎都给予了伦理关注，然而，那些支持胚胎研究的学者对两种胚胎中的后者的伦理本质提出了质疑。

在Kant的“必须分类法”中，使用剩余胚胎，而不是制造胚胎进行研究是关键论点。“必须性”评判的核心是：做不到及他人之所及，却把他人作为自己的工具，这是伦理上最大的错误。那些不支持将促进研究作为使用胚胎的唯一目的的学者认为，明确地利用人作为手段在道德上不能被接受。上述论点可被应用于任何情况下的胚胎使用。相反，许多多余的胚胎过老或形态学异常，不适于种植而没有其他用途，被用于研究没有任何问题[28]。

对ART临床的影响

胚胎被创造［无论是用于研究目的的供卵和（或）精子，还是作为生殖医疗的副产品］、分析、储存、解冻或销毁的过程都需要技术、临床专业知识、患者群体和辅助生育技术机构的参与。因此不足为奇的是，这一领域最大的研究项目会涉及生殖内分泌学家、生物学家、辅助生育心理学家和社会工作者。参与干细胞研究的伦理议题包括三个关键问题：

1. 第一，患者或研究主体是否以及在什么情况下可以被允许参与用于干细胞研究的生殖材料的捐献，特别是在制造胚胎是以研究为目的时。

2. 第二，临床医生和技术人员是否可以为了非生殖目的使用克隆技术，制造核移植来源的干细胞。

3. 第三，临床医生是否可以应用临床试验或治疗中失败的细胞来进行胚胎干细胞的研究。

目前，这些问题还没有达成任何真正的共识。以上三个议题还在继续接受专业协会，如美国生殖医学协会（ASRM）的伦理委员会和生物伦理学家的关注。

结论

如果癌症幸存者已经失去了生殖能力，其可能会使用既往储存的配子或性腺组织而实现成为父母的愿望。生育力保存服务于广大的医学社会学环境，其独特之处在于，患者的管理需要个体化和多学科的参与。为患者提供生育力保存治疗的生殖医学专家尤其应接受良好的训练，并具备渊博的知识来与患者讨论治疗计划、预后以及子代健康风险和潜在的妊娠风险。

总体来说，提供这些服务不存在伦理上的反对意见，因为其目的是为了保存未来的生育能力。

然而在临床实践中是存在争议的：

1. 可获得的治疗选择，除了精子存储和胚胎冷冻保存之外的所有操作都是实验性的，缺乏后续安全性的研究。

2. 身故后使用已存储的组织或配子。当配子或组织被存储供以后使用时，签署书面指令可使身故后使用具备有效性，由此产生的后代被认为是死者合法的后代。如患者已经签署了特殊的知情同意书，死亡后应用其冻存的配子或组织的生殖活动应该受到尊重，应告知癌症患者其配子、胚胎或性腺组织的储存程序可用于未来的治疗选择。死亡后受孕或移植而产生的后代是否继承死者的财产、有无资格获得政府福利将取决于死亡发生的辖区的相关法律[29]。

3. 患者预期寿命的缩短导致对后代利益的担忧。但是不应该成为阻止癌症幸存者接受助孕的充分理由。孩子要在其出生后经历父母早逝带来的压力和痛苦。癌症幸存者要早于其他父母死亡的风险并没有比人生中其他遭遇增加负担。通过避免出生来保护孩子是拒绝癌症患者接受助孕治疗的不合理的理由[29-30]。

4. 使用化疗开始后冻存的配子会引发关于儿童健康的担忧。

5. 移植冻存的组织有可能引发癌症的重新种植。

未来生殖细胞的成功产生可以被用于生育力保存。不育的性腺将不再限制生育，因为可通过体细胞分化产生人工配子。

参考文献

1. **Gosden RG**. Fertility preservation – definition, history and prospect. *Semin Reprod Med* 2009; **27**(6): 433–7.
2. **Horner MJ, Ries LAG, Krapcho M** *et al.* (eds.). *SEER Cancer Statistics Review 1975–2006*. Bethesda MD: National Cancer Institute. http://seer.cancer.gov/csr/1975_2006/.
3. **Bromer JG** and **Patrizio P**. Gynecologic management of fertility. In: Wingardc JR, Gastineau D, Leather H, Snyder EL and Szczepiorkowski ZM (eds.), *Hematopoietic Stem Cell Transplantation: A Clinician's Handbook*. Bethesda MD: AABB Press, 2009: pp. 583–94.
4. **Patrizio P, Butt S** and **Caplan A**. Ovarian tissue preservation and future fertility: emerging technologies and ethical considerations. *J Natl Cancer Inst Monogr* 2005; **34**: 107–10.
5. **Hirtz DG** and **Fitzsimmons LG**. Regulatory and ethical issues in the conduct of clinical research involving children. *Curr Opin Pediatr* 2002: **14**; 669–75.
6. **Grundy R, Larcher V, Gosden RG** *et al.* Fertility preservation for children treated for cancer (2): ethics of consent for gamete storage and experimentation. *Arch Dis Child* 2001; **84**: 360–2.
7. **Thompson A, Critchley H, Kelnar C** and **Wallace WHB**. Late reproductive sequelae following treatment of childhood cancer and options for fertility preservation. *Best Pract Res Clin Endocrinol Metab* 2002; **16**: 311–34.
8. **Burns J**. Research in children. *Crit Care Med* 2003; 31(Suppl.): S131–6.
9. **Grundy R, Larcher V, Gosden RG** *et al.* Fertility preservation for children treated for cancer (1): scientific advances and research dilemmas. *Arch Dis Child* 2001; **84**: 355–9.
10. **Bahadur G**. Ethics of testicular stem cells medicine. *Hum Reprod* 2004; **19**: 2702–10.
11. **Klock S, Jacob M** and **Maier D**. A prospective study of donor insemination of recipients: secrecy, privacy and disclosure. *Fertil Steril* 1994; **62**(3): 477–84.
12. **Mc Gee G, Vaughan Brakman S** and **Gurmankin A**. Disclosure to children conceived with donor gametes is not optional. *Hum Reprod* 2001; **16**: 2033–5.
13. **Patrizio P, Mastroianni A** and **Mastroianni L**. Disclosure to children conceived with donor gametes should be optional. *Hum Reprod* 2001; **16**: 2036–8.
14. **Blyth E** and **Cameron C**. The welfare of the child: an emerging issue in the regulation of assisted conception. *Hum Reprod* 1998; **13**: 2339–42.
15. **Ethics Committee of the American Society for Reproductive Medicine**. Informing offspring of their conception by gamete donation. *Fertil Steril* 2004; **81**(3): 527–31.
16. **Human Genetic Commission**. *Choosing the Future: Genetics and Reproductive Decision Making*. London: Department of Health, 2004.
17. **Donnez J, Dolmans MM, Demylle D** *et al.* Livebirth after orthotopic transplantation of cryopreserved ovarian tissue. *Lancet* 2004; **364**(9443): 1405–10.
18. **Donnez J, Martinez-Madrid B, Jadoul P** *et al.* Ovarian tissue cryopreservation and transplantation: a review. *Hum Reprod Update* 2006; **12**(5): 519–35.
19. **Meirow D, Levron J, Eldar-Geva T** *et al.* Pregnancy after transplantation of cryopreserved ovarian tissue in a patient with ovarian failure after chemotherapy. *N Engl J Med* 2005; **353**(3): 318–21.
20. **Demeestere I, Simon P, Emiliani S, Delbaere A** and **Englert Y**. Fertility preservation: successful transplantation of cryopreserved ovarian tissue in a young patient previously treated for Hodgkin's disease. *Oncologist* 2007; **12**(12): 1437–42.
21. **Andersen CY, Rosendahl M, Byskov AG** *et al.* Two successful pregnancies following autotransplantation of frozen/thawed ovarian tissue. *Hum Reprod* 2008; **23**(10): 2266–72.
22. **Sanchez-Serrano M, Crespo J, Mirabet V** *et al.* Twins born after transplantation of ovarian cortical tissue and oocyte vitrification. *Fertil Steril* 2010; **93**(1): 268 e11–13.
23. **Silber SJ, DeRosa M, Pineda J** *et al.* A series of monozygotic twins discordant for ovarian failure: ovary transplantation (cortical versus microvascular) and cryopreservation. *Hum Reprod* 2008; **23**: 1531–7.
24. **Silber SJ, Grudzinskas G** and **Gosden RG**. Successful pregnancy after microsurgical transplantation of an intact ovary. *N Engl J Med* 2008; **359**: 2617–18.
25. **Rettig R, Jacobson R, Farquhar C** and **Aubry W**. False Hope. New York: Oxford University Press, 2007.
26. **Lee S, Schover L, Partridge A** *et al.* American Society of Clinical Oncology recommendations on fertility preservation in cancer patients. *J Clin Oncol* 2006; **28**(18): 2917–31.
27. **Mc Gee G, Patrizio P, Kuhn V** and **Kraft-Robertson**

C. The ethics of stem cell therapy. In: Patrizio P, Guelman V and Tucker M (eds.), *A Color Atlas for Human Assisted Reproduction, Laboratory and Clinical Insights*. Philadelphia PA: Lippincott, Williams and Wilkins, 2003: pp. 297–309.

28. **Caplan AL** and **Patrizio P**. The beginning of the end of the embryo wars. *Lancet* 2009; **373**: 1074–5.

29. **Robertson JA**. Procreative liberty, harm to offspring, and assisted reproduction. *Am J Law Med* 2004; **30**: 7–40.

30. **Robertson JA**. Cancer and fertility: ethical and legal challenges. *J Natl Cancer Inst Monogr* 2005; **34**: 104–6.

第 42 章 生育力保存的法律问题

Nanette R. Elster 著
玛丽帕提·马尔丹 译 徐阳 审校

概述

给我孩子，不然我会死（创世纪 30：1）

与癌症患者或者癌症高危患者讨论生育计划或者生育选择时，上面这句话显得尤为心酸。这里的癌症高危患者是指尚未罹患癌症但具备罹患癌症的高风险或倾向的人，例如被诊断有 BRCA1 或者 BRCA2 基因突变的个体。对孩子的渴望既是生物学需求也是心理需求，当面对死亡的时候这种需求甚至可能会更加迫切。在过去，抗癌治疗后受孕的概率很低，但随着科学的进步，受孕的可能性增加。然而，这种科学的进步并不是没有风险的，包括法律和伦理风险。

当一个人或其孩子罹患癌症或者其罹患癌症的风险大大增加的时候，就是生活改变的时刻。父母、患者和（或）者监护人不断地面临着对无数治疗方式的选择，其中许多时候都需要快速做出决定而没有时间深思熟虑，往往关于生育力保存的讨论通常不会被包括在内。一篇发表在《临床肿瘤护理杂志》的文章提到，对于患者的生育力保存，护士认为“患者的主要注意力都集中在自己的生存率和是否能治愈方面，不太会考虑到其他问题……”[1]。根据 Carlson 的一项调查，绝大多数被调查的医生与患者讨论的是接受癌症治疗后潜在不孕的可能性，而仅有不到 25％的被调查者将患者转诊给生殖医学专家或者提供教育信息[2]。更令人惊讶的是，在调查中仅有 38％的被调查者知道美国临床肿瘤学协会（ASCO）建立了生育力保存指南[2]。另一份发表在《临床肿瘤学杂志》的研究发现，仅有不到 25％的男性将精子保存入精子库，没有进行精子保存的最主要原因是患者当时不知道可以这么做[3]。研究中近 1/2 的男性不记得在他们开始肿瘤治疗前有过关于不育方面的任何讨论[3]。这里不能肯定的是，他们的不记得是因为没有被提供有关方面的信息，还是因为面对癌症诊断及需要对治疗做出迅速决定而产生的压力。但这篇文章明确建议，有必要告知患者并与患者讨论癌症治疗对生育力的潜在危害以及对生育力保存的选择。

随着辅助生育技术以及肿瘤学的发展，曾经不可能的事情成为可能：年轻的癌症患者生存期延长，并且有机会生育。自 20 世纪中期[4]，精子的冻存就已成为男性患者的选择。但是，尽管宣传力度不断增加，卵母细胞的冻存也仅在近 20 年才成为女性患者的选择，并且仍需要大量的实验研究。美国生殖医学协会（ASRM）提到：“尽管目前是试验性的，卵母细胞的冻存仍为女性生育力的保存带来了希望……”[5]。不像精子的收集，卵母细胞的收集需要承担更多的风险并且需要花费更多的时间，这有可能延误肿瘤的治疗。

另外还有许多治疗方法或者试验性操作可以选择。根据 ASCO，目前对男性生育力保存的选择包括精子冻存、放疗期间对性腺的保护、睾丸组织细胞冻存以及睾丸抑制。对于女性，胚胎冻存、卵母细胞冻存、卵巢冻存以及卵巢移位术是对生育力保存的几种方法[6]。然而，这些可选择的方法可能会被许多因素限制，例如，患者的年龄、手术的风险、患者的预后以及手术的可行性和花费等。每一个潜在的局限性都具有法律问题。

大多数与生育力保存相关的法律问题围绕着患者或监护人的决定：获得成年人和未成年患者的知情同意；参与研究方案或实施标准化的医疗流程；对保留的配子和（或）者生殖组织的使用和处置，包括女性患者使用代孕服务的潜在必要性（仅在部分国家和地区可行）。这些问题均与卫生保健专业的标准有关，并因此引发潜在的责任问题。另一个影响患者的重要法律问题是医疗保险，无论患者的年龄或者性别。在本章中，这些问题都将会讨论，包括成年和未成年患者。

知情同意

知情同意是对人的尊重的体现，并反映了生命伦理和法律建设，适用于治疗和研究。无论是在治疗还是研究范畴，知情同意的基本要素都是相同的，包括与医生或者研究者一起讨论风险、益处以及对特殊治疗的选择。知情同意不仅仅是一份签字文件，更是一场持续的对话，其目的是“成年人有权依据自己的个人价值观以及将来的人生目标接受或拒绝医疗干预”[7]。

对于那些在这一层面没有能力自我决定的人，例如未成年人，其父母代表着孩子的最佳利益，因此会让他们一起做决定。接下来的部分将会讨论在成年人和未成年人中，接受肿瘤研究或者治疗会损害其未来生育能力的知情同意。

ASCO 指南

2006 年 ASCO 建议：

在接受肿瘤治疗前，作为患者教育和知情同意的一部分，肿瘤学专家应当向患者强调在生育年龄接受治疗后不孕不育的可能性，并且向患者提供保存生育力的方法或者向有兴趣的患者引荐合适的生殖医学专家[6]。

不要假设患者知道其生育功能会受到各种潜在的损害，更不会知道为保障患者预后前提下所采取保存其生育力的任何措施，除非把这些内容作为医生与患者或者患者监护人之间讨论的一部分。然而，一旦知道这些可能性，就应当向患者提供保存生育力的可行办法，以及这些方法是否会影响肿瘤的治疗。ASCO 建议肿瘤学专家“回答有关的基本问题：如果进行生育力的保存是否会降低肿瘤治疗的成功率、增加母体或围产期并发症的发生率或对他们后代健康产生不利影响等”[6]。向患者推荐生殖医学专家或者心理医生咨询也是有必要的[6,8]。虽然指南这么建议，但最近的一份研究表明，绝大多数肿瘤学专家向女性患者谈论的是不孕的可能性，很少向其推荐生殖内分泌学专家[9]。

治疗——成年人

40 余年前哥伦比亚地区的美国上诉法院，因 *Cantebury v. Spence* 知情同意案对知情同意的法律原则进行了强化，划定应该向患者告知的范围。在那个案件中，法庭认为：

真正的知情同意是一个人知道自己发生了什么后再进行选择，这需要给患者机会去了解每个可行的方案并知道每个方案可能存在的风险。患者一般对医学了解甚少，只能从其医生那里寻求帮助并做出决定。因此，告知患者所有的可能性并让他们做出选择是十分必要且必须的。反过来，出于不言自明的考虑，也需要向患者进行合理的透露才能使其做出合理的决定（省略参考文献）[10]。

ASCO 和 ASRM 推荐，在知情同意中应包括的基本项目与坎特伯雷原则一致，其阐明了能够做出知情选择所需的信息类型。向患者告知肿瘤治疗带来的潜在不孕风险，进一步与患者讨论生育力保存方法只是个开始，患者还需知道这些方法如何影响他们的治疗，当他们想生育时选择这些方法的成功率、花费，这种方法是否是研究实验阶段，以及这种方法为患者及其后代带来的风险[6,8]。

虽然向癌症高危患者提供生育力保存方面的相关信息少之又少，但是相同的问题值得思考。对于一些癌症高危患者，生育力保存的选择能使他们接受预防措施，降低癌症风险。例如，对于一位携带 BRCA1 或者 BRCA2 突变基因但没有孩子的年轻女性，预防性的卵巢摘除手术可显著降低其罹患卵巢癌的风险[11]，但是她却不愿意移除自己的卵巢。如果她知道有方法可以保存其生育力，无论是临床实践还是研究实验，那么就可能更容易接受这一选择。因此，对肿瘤学专家及生殖内分泌学专家来说，决定在什么时候、以什么方式以及与谁讨论保存生育力的方法很重要。同时，遗传咨询专家了解生育力保存方法并向患者提供相关信息可使患者受益。

考虑到要将具有一定深度和广度的信息告知患者，多学科团队之间的交流与互信是最有效和最迅速的信息沟通方式。Jeruss 和 Woodruff 推荐医疗机构建立多学科协会，为“肿瘤患者提供生育力保存方式的相关信息和选择”[12]。有些人建议还应包括神职人员和神学家[13]。对于患者和医生来说，考虑到飞速变化的科技、特殊法律指南的缺乏以及越来越多的患者对这些选择的意识，这些都是非常好的建议。

治疗——儿童

如前所述，父母有责任为孩子做医学决定。“常规认为，除非存在紧急情况，不能有任何耽误或其他无法预料的状况，否则医生在没有获得父母和监护人同意的情况下对未成年人实施手术被认为是违法的”[14]。这种决定权是父母照顾、管理和监护其孩子权利的一部分[15]。之所以授予父母这种权利是因为如果在治疗过程中出现任何问题，父母有责任抚养孩子，因此应基于这种认识来做出决定[14,16]。另外，父母会保护孩子的利益，并会考虑什么是孩子的最佳利益[17]。

然而，在某些情况下，未成年人可以为自己的医疗保健做决定，尤其是在生育问题上。美国对脱离父母而独立生活的未成年人、成熟的未成年人有特例，并提供特殊健康服务[16]。例如，在美国最高法院一系列案例中发现未成年人有权利决定自己是否妊娠，并且这一决定不被别人否决，当然一些限制是允许的[18-19]。另外，已有相关的法律允许未成年人决定是否接受对性传播疾病的治疗，而不必征得父母同意或知情[20]；允许其获取避孕知识[21]；若受到性侵犯允许他们获得医学帮助而不需要征得父母同意[22]。这些法规与一般的理解相符合，即生育繁殖是一个人的基本权利。进一步的支持体现在大多数州已经认可了父母未经独立法院审查不能决定给未成年人行绝育手术[23]。“绝育触及个人的隐私权以及生育的基本权利”[24]，然而，虽然父母不同意保留生育能力与同意孩子绝育是不同的审议进程，但对于孩子来说结果可能是一样的，从而表明我们需要深思熟虑地考虑孩子未来的生育的需求和愿望。

甚至在生殖健康的研究范围之外，美国儿科学会宣称，涉及青少年以及年长儿童的医疗决策应该在最大程度上获得患者本身的同意[17]。同意，从本质上讲，是以适合不同发育阶段的、可以被理解的语言向孩子进行治疗/操作的描述后，其愿意接受治疗的愿望[17]。儿童的不同意应该给予很大的权重，并且在研究的背景之下，可能会在某些情况下具有约束力[25]。

在癌症的治疗中，当面临是否保留生育能力的问题时父母的决策变得越来越复杂。美国儿科学会在2008年发布的一份技术报告中，作者承认对于家长来说“保留住孩子生命的行动必须优先于保留孩子生育能力的可能性，虽然这两者的目标是错综复杂的”[26]。法律和生物伦理学家 John Robertson 支持父母保留孩子生育能力的决定，“只要这些孩子同意并且干预不会带来不应有的风险”[27]。Dolin 等也得到了类似的结论，但他们是从孩子的角度去考虑[23]。他们认为“在某种程度上，身处这些问题的小孩可以理性地考虑自己的选择并且能表达其相应的偏好，这一点将解决这一难题”[23]。倘若父母和孩子的意愿存在冲突，如果这个未成年人年龄大于14岁并且足够成熟地同意或拒绝，那么似乎应允许这个未成年人去做决定[3]。

虽然很多保留生育能力的流程适用于成人同样也适用于儿童，但并非所有都如此，在某种程度上，这是出于社会心理学角度考虑。例如，“一个青春期少女没能被考虑成为辅助生育技术的候选人，很大程度上是由于与延误治疗和获取供精相关的心理社会学问题”[12]。此外，有些父母可能会因为宗教信仰或文化的原因，导致他们对于某些程序（如通过自慰收集精子并冷冻保存）感到不适[26]。

因为父母不能总是把自己的感情和需要转移为对孩子在成年后的需求的思考，也许有必要考虑为孩子们指定一个特别的律师或者建立一个伦理委员会或顾问来审查他们的决定。法律往往是被动而不是主动的，因此对于保护未成年人的生育能力，不存在任何法律来规定应该或不应该做什么。然而，考虑到不确定性，与足够成熟并能理解的未成年人及与孩子的决策者充分地讨论是必要的，特别是根据“孩子很难理解未来的生育能力受损在其成年时是一种潜在的创伤”这一事实[6]。

如何与未成年人及其父母讨论生育力保存问题、讨论的内容、为什么要进行讨论以及什么时候进行讨论等一系列问题与诸多因素的考量有关，包括但不限于孩子的年龄、孩子的成熟程度、家庭动态（特别是父母与孩子之间关系的性质）、家庭的宗教与文化信仰、孩子的预后情况、费用以及患者所在地理区域中生育能力保留选择的实用性以及可获得性。

研究——成年人

目前几项生育力保存技术仍处在实验研究阶段，因此不论经费来源，都应该坚持进行研究的知情同意。研究和实践的目标不同，这一点必须反映在知情同意上。治疗的目的是为了单个患者受益，而研究的目的是获得可概括的知识[28]。基于两者的区别，研究中的人类参与者需要更多的保护。这样一个保障包含联邦法规的要求，即由机构审查委员会（IRB）审核涉及人体研究的项目[29]。

IRB的作用是确定患者的风险已最小化，研究参与者的收益要大于风险，对参与者的选择是公正的，知情同意的签订必须是由参与者本人或其代表人完成[30]。IRB的审查项目包括审查知情同意文件以及签订知情同意的过程，确定所有被法规需求的基本要素都令人满意。46.116部分阐述了知情同意的一般要求。这些要求包括：除其他事项以外，研究目的的说明以及研究过程的简要描述，研究风险的描述，利益和替代方案以及一项关于参与者是完全自愿的并且可以在任何时候退出研究且不必担心影响其医疗服务的声明[31]。

认识到卵母细胞冷冻保存的实验性质，美国生殖医学协会发布了一份实践委员会关于知情同意过程所需的必要内容的意见[32]。在这些被讨论的内容中包括将要进行的程序说明、费用成本（如：冻存卵母细胞每年的费用）、研究成功的可能性，并需要确认如何处置已经死亡的卵母细胞[32]。这些基本要求的制定来自于美国联邦法规中要求的陈述[28]。另一个重要的因素是，患者要认识到研究的目的与治疗目的不同，事实上，研究的目的确实不是治疗[28]。

研究——儿童

就研究而言，儿童被认为是弱势群体，在很大程度上是由于漫长且令人不安的涉及虐童的历史[16]。因为这一人群的脆弱性，美国联邦法规要求对参与研究的儿童提升保护力度。当参与者是儿童时，联邦法规将区分获益研究与非获益研究，如果这项研究不能直接使未成年人获益，那么即使是被州法律定义的“成熟的未成年人”，研究也不会被同意[16]。然而，对于生育力保存而言似乎并非如此，因为实施任何实验程序的目的是为了给儿童未来的某一时刻带来直接受益。但是，这并不意味着这些流程不应被视为试验。

正如对于儿童的治疗一样，涉及儿童参与的研究需要征得未成年人的同意，并且“如果儿童本人不同意参与研究，即使其父母或监护人授予许可，也应该遵循儿童本人的决定”[33]。对于那些风险可以达到最小[34]，或可能有稍大的风险但是会使儿童直接受益的研究，联邦法规要求征得儿童本人以及家长的同意[35]。根据 Glantz 所说，“如果一项研究的风险更小、受益更多，那么对于这项研究的要求也会越少”[16]，似乎大多数提供给儿童的研究性的生育力保存程序都是这样的。

Robertson 认为，由于一些生育力保存程序的使用“旨在造福未成年人，如果 IRB 认为保存生育力的潜在收益大于采集配子或性腺组织的负担，那么获得儿童以及父母的同意后可以实施”[27]。目前，ASRM 认为卵母细胞冷冻保存、卵巢组织冷冻保存、睾丸组织的冷冻保存仍处于研究阶段[8]。此外，Fallat 等发现“当前提供给女性儿童以及青少年生育力保存的选择应被认为是研究性的，并且只有在有研究方案选定的机构才能实施”[26]。通过这种方式，提升保护措施的联邦法规将紧随其后。

治疗标准

这是或应该是肿瘤学专家和（或）生殖内分泌学家的治疗标准吗？如果是这样，未能坚持遵守这些建议是否会引发未来潜在的责任？标准的医疗认为任何一个理性人都需要被告知知情同意中披露的治疗信息，以便其做出合理的决定[28]。如果未能提供必要的信息，知情同意可能会导致过失索赔。导致疏忽的因素包括：职责、违背职责、伤害或者直接的原因[28]。由于保留生育力的相关信息不断增长、成功的病例持续增加、主导专业团体持续推荐披露关于保存生育力的信息，事实上，披露相关信息将成为治疗环境中的“职责”。假如造成伤害并且未行信息披露是导致这一伤害的直接原因，那么将可能承担责任。

将来对于配子和（或）生殖组织的使用/处置

当面对肿瘤患者或肿瘤高危患者时，不能忽视其配子和（或）生殖组织被采集和储存的环境；并且，在生殖材料被收集和存储以供未来使用的任何情况下，必须讨论并记录一份关于将来出现相关人员死亡、离婚或者失去能力时配子、胚胎和（或）生殖组织如何处置的事先声明。在生育力保存的背景以外，涉及死后生殖和生前收集的配子材料使用的几个法律问题已被讨论。

第一次处理这个问题是在 20 世纪 90 年代中期，Judith Hart 是在父亲罹患癌症死亡后 3 个月通过其生前冷冻保存的精子孕育所生。关于孩子的基因组成毫无疑问，但是当 Judith 的母亲为她寻求社会福利抚恤金时，则被拒绝给予，因为根据她出生的路易斯安那州的法律，社会福利机构认为她不是死者的孩子[36]。几年后马萨诸塞州的最高法院给予了一个适当的结果。在 *Woodward v. Commissioner* 案中，法院认为使用已故父亲的精子受孕的孩子有资格享有社会保障福利，因为他们与死者的基因关系明确，并且死者生前曾明确表达同意死后使用自己的精子[37]。

死者的未亡配偶或伴侣以及父母想利用死者的配子去创造一个孙子或孙女——他们心爱子女的遗产，这并不是牵强附会的情况而是一个现实。例如在 1997 年，Julie Garber 是一名已故的 28 岁女性，她在进行白血病治疗之前冷冻保存了由其卵子和供精形成的胚胎。她的父母试图招募一位代孕妈妈来孕育 Julie 的孩子[38]。Julie 的父母分别为 62 岁和 68 岁，在他们女儿去世后继承了这个胚胎并将之赠送给了打算抚养这个小孩的 Julie 的哥哥和嫂子[38]。但是代孕最终还是流产了[39]，结束了当时急需解决的法律和道德困境，然而，这个被高度曝光的新闻故事使潜在的法律和道德困境突显出来，这在治疗开始时并没有被考虑。这些问题尤其与生育力保存技术的拓展相关。

由于可能会出现的各种各样的法律及伦理问题，ASCO 建议“潜在的法律问题，如患者出现死亡、离婚或失去能力的情况，胚胎以及生殖组织的所有权……应该由生殖医学专家来讨论”[6]。此外，在选择性卵母细胞冷冻保存知情同意文件的基本要素方面，ASRM 的实践委员会指南推荐应该包括的信息有“任何冷冻胚胎的处置不用于……死亡事件中”[32]。处置选择包括：将材料废弃、用于研究目的或用于死亡后生殖[8]。根据 ASRM 伦理委员会的建议，“只有死者在生前同意死后使用，死者的配偶或家属才具有处理其已储存的配子或其他材料的合法权利，并将其用于当事人的死后生殖”[8]。从法律的角度来看，书面的同意是患者愿望最可靠的表达，可以避免由死者的朋友或者家属来试图回忆和重述死者的意愿。

正如上面所讨论的，这些指南是由专业团体提供并且可能作为医护标准的证据，然而，它们没有法律效力。但判例法和成文法也开始有所演变，当事人死后需要生育的案例持续出现，一些州已经开始建立特殊的法律来协助确定那些“父母”已经死亡了的孩子的身份，并且为继承以及亲子关系认定提供了便利。例如，弗吉尼亚州已经制定了下述法令：

> 任何人的精子或卵子与不论是否是其配偶来源的配子相结合后形成的胚胎，如果该当事人在胚胎着床之前死亡，那么该当事人不能成为由此产生的任何孩子的父母，除非（i）在宣告死亡之前就已经发生胚胎着床，那么可以被合理传达给实施这一程序的医生，或者（ii）在胚胎着床前当事人就已被书面批准成为该胚胎的父母[40]。

这些条款清楚地表明了死者在其死后想成为父母的愿望必须以书面形式表达，因此强调了在保留配子或生殖组织之前事先书面声明的重要性。

当患者是未成年人并且父母或监护人

有权替儿童做医疗决策，特别是当患者死亡时仍然是未成年人时，处置配子和其他生殖组织的复杂性就会进一步加剧。父母可能会继承孩子的精子、卵子、胚胎或者生殖组织，并控制对这些材料的处置权。考虑到在这种案例中可能会出现各种复杂的场景，Rosoff 和 Kastur 推荐“孩子和他们的父母应该共同签署一份同意书，宣布如果孩子在成年前死亡那么父母将销毁储存的生殖组织材料……”[13]。而且父母和孩子还要共同签订在不同场景下处置配子的相关指令。这个和患者需在接受卵子、精子或胚胎的冷冻保存的辅助生育技术之前签署的事先声明非常相似。此外，Fallat 等建议“当储存配子、胚胎或性腺组织的患者死亡、失去能力或其他意外情况时，处置需要有合法的解释并且需要得到尽可能患者本人在内的所有参与者的理解”[26]。对于小孩来说这种书面文件的执行性尚不清楚，但是，正如上面所讨论的，较成熟的未成年人对自己将来的生育有一定的决策能力，因此他们应该能决定如何处理自己的配子。

在配子以及生殖组织的供体死亡后如何处理配子以及生殖组织方面，法律、伦理以及社会心理问题比比皆是。问题包括：孩子父母的合法身份；孩子的继承权，包括能够得到社会保障福利；孩子在心理方面因为其“父母”已经去世而要承受的影响，尤其是他们的“父母”在死去时还只是个孩子；如何履行死者意愿的问题，尤其当这些愿望没有以书面文件的形式明确表示的时候。

生育力保存的保险范围

关于生育力保存方面另一个需要与患者及其家属讨论的是有关治疗的费用问题，并且事实上不论是治疗的费用还是配子的低温储存费用，保险公司不太可能为此承担[27]。关于成本的讨论需要包含在知情同意过程中，供父母在决定保留生育能力时参考。

目前，在美国至少有 14 个州有不孕不育相关的保险项目[41]。然而，这些授权也增加了在实施方面的限制，基本上不适用于个体利用辅助生育技术进行生育力保存，他们更倾向于治疗现有的不孕不育。事实上，现有的法令里没有对生育力保存参保范围的具体说明，规定的范围只适用于被诊断的不孕不育且并不包括冷冻保存。不孕不育通常被定义为“长达 1 年的无保护措施的性交后仍无法妊娠或无法成功维持妊娠”[42]。这一定义排除了许多正在进行的保留生育力的干预程序，特别是对于未成年人来说，他们甚至还没有尝试去妊娠。

然而，另一个潜在的排斥来自于目前州法律授权保险的条文，那就是被保人必须依法已婚，这必定会再次导致那些为接受治疗时仍是单身的未成年人提供的生育力保存服务不受保险覆盖。研究性干预程序的使用将成为保险覆盖的另一个障碍，因为还没有针对于研究性干预程序的保险授权。生育力保存的成本以及保险问题虽然看似是在知情同意的传统领域之外，但患者以及父母决定生育力保存干预程序是否适合他们时，这些因素非常重要。因为这些阻碍获得保险的因素，这种预防性治疗的成本对于很多患者和他们的家庭来说仍然是遥不可及的。为此，与患者讨论构建家庭的其他可行的选择就显得非常重要，例如可以考虑领养、卵子捐赠、精子捐赠、或部分地区允许的胚胎捐赠以及代孕。

结论

癌症以及癌症高危患者因有长期生存率而获得更好的预后，并且保留生育力技术将持续促进患者以及供体的权利和义务的发展。以改进癌症的治疗以及对某些癌症遗传性质的识别为目标，对癌症患者的治疗采用整体分析是非常有必要的。Fallat等认为“提供了这项技术可能会给某些罹患危及生命的疾病的人内心带来一定程度的宽慰，因为如果为这些患者提供乐观的未来远景，会更符合以患者为中心的治疗理念”[26]。这种途径不仅可以考虑到患者目前的治疗和咨询，而且这种治疗和由此带来的延长生存时间的结果将影响患者对于未来的打算，包括构建家庭等。

参考文献

1. **King L, Quinn GP, Vandaparampil ST** *et al.* Oncology nurses' perceptions of barriers to discussion of fertility preservation with patients with cancer. *Clin J Oncol Nurs* 2008; **12**: 467.
2. **Carlson RH.** Survey: little awareness of the ASCO fertility-preservation guidelines by cancer specialists. *Oncol Times* 2009; **31**: 26–30.
3. **Schover LR, Brey K, Lichtin A, Lipshultz LI** and **Jeha S.** Oncologists' attitudes and practices regarding banking sperm before cancer treatment. *J Clin Oncol* 2002; **20**: 1890–7.
4. **Walters EM, Benson JD, Woods EJ** and **Crister JK.** The history of sperm cryopreservation. In: Pacey AA and Tomlinson MJ (eds.), *Sperm Banking Theory and Practice*. Cambridge: Cambridge University Press, 2009: pp. 1–17.
5. **Practice Committee of the American Society for Reproductive Medicine and the Practice Committee of the Society for Assisted Reproductive Technology.** Ovarian tissue and oocyte cryopreservation. *Fertil Steril* 2008; **90**: S241–6.
6. **Lee SJ, Schover LR, Partridge AH** *et al.* American Society of Clinical Oncology recommendations on fertility preservation in cancer patients. *J Clin Oncol* 2006: **24**; 1–16.
7. **President's Commission for the Study of Ethical Problems in Medicine and Biomedical and Behavioral Research.** *Making Health Care Decisions*. Washington DC: Government Printing Office, 1982: pp. 2–3.
8. **Ethics Committee of the American Society for Reproductive Medicine.** Fertility preservation and reproduction in cancer patients. *Fertil Steril* 2005; **83**: 1622–8.
9. **Forman EJ, Anders CK** and **Behera MA.** A nationwide survey of oncologists regarding treatment-related infertility and fertility preservation in female cancer patients. *Fertil Steril* 2010; **94**: 1652–6.
10. ***Canterbury v. Spence.*** 464 F.2d 772, 780 (D.C. Cir. 1972).
11. **Friedman LC** and **Kramer RM.** Reproductive issues for women with BRCA mutations. *J Natl Cancer Instit Monographs* 2005; **34**: 83–6.
12. **Jeruss JS** and **Woodruff TK.** Preservation of fertility in patients with cancer. *N Engl J Med* 2009; **360**: 902–11.
13. **Rosoff PM** and **Kastur ML.** Preserving fertility in young cancer patients: a medical, ethical and legal challenge. *J Philos Sci Law* 2003; 3. http://www.psljournal.com/archives/papers/preservingFert.cfm.
14. ***Lacey v. Laird***, 166 Ohio St. 12; 139 N.E.2d 25; 1956 Ohio LEXIS 610; 1 Ohio Op. 2d 158, 1956.
15. ***Pierce v. Society of Sisters***, 268 US 510 (1925).
16. **Glantz LH.** Research with children. *Am J Law Med* 1998; **24**: 213–44.
17. **American Academy of Pediatrics, Committee on Bioethics.** Informed consent, parental permission, and assent in pediatric practice. *Pediatrics* 1995; **95**: 314–17.
18. ***Ohio v. Akron Ctr. For Reprod. Health***, 497 US 502, 510 (1990).
19. ***Bellotti v. Baird***, 443 U.S. 622 (1979).
20. **Capacity of minor to obtain treatment for venereal disease without consent of parent.** A.R.S. § 44–132.01 (2009).
21. **Treatment for health-related problems.** Md. Health-general Code Ann. § 20–102 (2009).
22. **Consent by assault victim to treatment.** Cal. Fam. Code § 6928 (2009).
23. **Dolin G, Roberts DE, Rodriguez LM** and **Woodruff TK.** Medical hope, legal pitfalls: potential legal issues in the emerging field of oncofertility. *Santa Clara L Rev* 2009; **49**: 673–716.
24. **In re Guardianship of Hayes**, 608 P.2d 635 (1980).
25. **Additional protections for children involved as subjects in research.** 45 C.F.R. 46 401, et seq. 2009.
26. **Fallat ME, Hutter J**, AAP Committee on Bioethics, AAP Section on Hematology/Oncology and AAP Section on Surgery. Preservation of fertility in pediatric and adolescent patients with cancer. *Pediatrics* 2008; **121**: e1461–9.
27. **Robertson JA.** Cancer and fertility: ethical and legal challenges. *J Natl Cancer Instit Monograph* 2005; **34**: 104–6.
28. **Morreim EH.** Medical research litigation and malpractice tort doctrines: courts on a learning curve. *Houst J Health Law Policy* 2003; **4**: 1–86.
29. **Protection of human subjects.** 45 C.F.R. 46, et. seq. (2009).
30. **Criteria for IRB approval of research.** 45 C.F.R. 46. 111.
31. **General requirements for informed consent.** 45 C.F.R. 46. 116.
32. **The Practice Committee of the Society for Assisted Reproductive Technology and the Practice Committee of the American Society for Reproductive Medicine.** Essential Elements of

Informed Consent for Elective Oocyte Cryopreservation: a Practice Committee opinion. *Fertil Steril* 2008; **90**: S134–5.

33. **Office for Human Research Protections. OHRP research involving children frequently asked questions**. http://www.hhs.gov/ohrp/researchfaq.html#q12. (Accessed Dec. 27, 2009)
34. **Research not involving greater than minimal risk**. 45 CFR 46.404.
35. **Research involving greater than minimal risk but presenting the prospect of direct benefit to the individual subjects**. 45 CFR 46.405.
36. **Wharton J**. Law and biology: "miracle" baby denied benefits. *Am Bar Assoc J* 1996; **82**: 38.
37. ***Woodward v. Commissioner***, 760 N.E. 2d 257 (2002).
38. **Peres J**. Children from beyond the grave: surrogate carrying dead woman's baby. *Chicago Tribune*. December 15, 1997, p. 1.
39. **Tribune Staff Writers**. Surrogate. *Chicago Tribune*. December 18, 1997, p. 13.
40. **Parentage of child resulting from assisted conception**. Va. Code Ann. § 20–158 (2009).
41. **National Conference of State Legislatures**. *State Laws Related to Insurance Coverage for Infertility Treatment*, 2009.http://www.ncsl.org/IssuesResearch/Health/InsuranceCoverageforInfertilityLaws/tabid/14391/Default.aspx. (Accessed Dec. 22, 2009)
42. **Infertility coverage**. § 215 ILCS 5/356m. (2009).

第 43 章 关于生育力保存的基督教伦理观

Brent Waters 著
玛丽帕提·马尔丹 译 徐阳 审校

本章的目的是提供一个解释性框架，用于研究基督教神学原则和信念如何告知生育力保存的伦理评价。在完成这项任务的时候，作者并不是企图调研不同的宗教信仰，而是要说明不同的宗教信仰影响着完全不同的对生育力保存的医学程序的道德评价。在比较宗教伦理与宗教对话的后续研究中，当然需要考虑到当代社会的多样性，但是需要拥有专业知识的专家来实施。作者既不对生育力保存进行系统、规范的总体评价，也不会对前几章中描述的特殊医学程序伴随的具体伦理问题的细节进行评估。以上这些确实重要，但不是本章的重点。

调用一个简单的类比，作者的意图，是按照生育力保存的道德范畴回顾一些重要的神学里程碑事件。作者以一个基督教神学学者的视角，对这些里程碑性事件的描述存在局限性，但作者使用术语，希望这些术语能为广大基督徒、非基督徒和生殖医学专业人士提供信息。在很多方面我们要重新回顾熟悉的里程碑事件，因为许多有关生育力保存的伦理问题与早期的和持续的辅助生育技术（ART）面临的伦理分歧相似[1-3]。主要的区别在于生育力被保存，继而助孕在很大程度上是非争议性的治疗，而不是治疗不孕不育。考虑到不同的基督教教派和他们各自的神学信条，还没有普遍的关于生育力保存的伦理定位或者相关的医学治疗可以被定制。结果是，在进行这个调查时，作者研究了四条相关的神学和圣经的教义，描述了四个源于以上教义的一般的道德立场，并确定了每个立场的主要优缺点。

神学和圣经教义

下列被检验的教义不是十分详尽，它们被选作例子用于说明基于宗教信仰的伦理争论是如何被阐述的。第一条教义被归纳为生育应许。正如《创世纪》1.28 中的报告，神应许人类多产。神学家论证到人类依照神的应许生育，子孙是婚姻最好的结果[4-5]。繁殖能力强被认为是神的祝福。根据这条生育的应许，不生育在《圣经》，尤其是《希伯来经文》或者《旧约全书》中被视为特别严重的诅咒或者不幸[6]。

虽然在基督教传统中评估生育力有着很长的历史，但目前关于人工辅助生育技术，特别是生育力保存的伦理观没有形成共识。另一方面，有人会说，尽管给予生育高度的尊重，但保留自然的传宗接代（性交）和一夫一妻制神圣不可侵犯就阻止了任何人工或者技术上的干预，不论是治疗不孕症还是进行生育力保存。尤其是，供精（AID）或夫精（AIH）人工授精、体外受精（IVF）、胚胎或配子保存、种植前遗传学诊断（PGD）和代孕都被视为违背生育的生物意义和婚姻的完整性而被禁止。结果是，这种占主导地位的天主教信条禁止任何对人工辅助生育技术的求助，实际上这也禁止了所有与生育力保存有关的医学措施[7]。另一方面，有一点常被攻击，即所谓的生育的生物学意义和婚姻的完整性并不是神圣不可侵犯的。自然的、合法的对后代的渴望不该被生物本质和限制自由生育的婚姻观妨碍。新教徒（译者注：马丁路德改教后的基督教新教徒）认为采用 ART 治疗不孕症在道德上是允许的，引申开来，同样适用于生育力保存。

与生育应许紧密相关的是第二条教义——监管。人类遵照神的应许多育，被责成行使对地球资源的监管（见《创世纪》1.28～30）。这种主张最终受限于属于神的地球，人类是守护者不是创造的主人。其结果是，人类的管理要遵守神的旨意。

随后，在其他事情上，神学关于监管教义的反思形成了共同利益的想法。既然物质的东西是有限的，为了促进稀缺物品和服务的分配，对于共同东西的追求会使一些人的渴望不被满足。例如，致富的愿望未必是错的，但是如果愿望的实现会导致其他人的贫穷，反而使共有的东西减少，那么这个愿望就不会实现①。同样，辅助生育和生育力保存可能是很好的愿望，但是这愿望能否实现取决于社会、经济和政治因素。结果是，生育力保存的伦理观不能仅根据个人的偏好和治疗的安全性和有效性被评价，也要考虑卫生保健的优先顺序、花费和可及性。考虑到公民社区的卫生保健需求，几个人的生育力保存能合理分配稀有的医疗资金和人才来实现这个目标吗？

第三个教义源自道成肉身的信条。根据圣·约翰所说的福音，耶稣基督为“道成肉身”（见《约翰福音》1.1～18）。该信条的主要教义是在基督教中，作为第二个三位一体的人，上帝成为人。这反过来又肯定了人性的体现以及人类状况的有限性。因此身体的健康不是一个冷漠的问题。随后的神学反思证实了身体的重要性，尽管异教经常尝试无视或者诽谤身体，仅仅将其视为工具，或者更糟糕，将身体视为灵魂的枷锁。Beth Felker 说过，“基督教的传统中，玷污身体的尝试一直有，但始终被拒绝[8]。”

道成肉身教义鼓舞基督教徒强调人的肉体，但是还没有形成关于现代卫生保健，或者辅助生育和生育力保存的伦理观点。虽然人类生命受到重视，但是保留或者延续生命的努力是相对的而非绝对的[9]。例如，没有相关的道德责任用于任何可能的方法来尽量延长将死之人的寿命。尽管这样的努力很困难或者无效，但是安乐死和帮助自杀通常被禁止[10-11]。同样，延续人类生命的生物学方式被给予很高的评价，但其好处仍然是相对的而非绝对的。例如，一对不育夫妇采用任何医疗都不会招致伦理约束。正如上述，一对天主教夫妇就被禁止使用 ART，只能通过看护或者收养孩子来自满足当父母的愿望[12-13]。然而，许多新教徒夫妇认为他们应该自由使用 ART 来治疗他们的不孕不育，这一点将会延伸至是否进行生育力保存。广泛的选择范围源于神学道成肉身的教义，强化体现和繁衍，也说明随着耶稣降生，生育应许的紧迫性有效降低了[14]。

第四条教义是关于治愈的神迹和邻里关爱。福音书里记载了很多关于耶稣治愈的神迹。考虑到道成肉身教义，这些行为也不令人惊异，因为在强调人类生命本质的过程中，改善有限生命固有的苦难也是一种爱和同情。耶稣要求他的追随者去爱和关心困境中的邻居（见马太福音 22.34～

① 作者不相信这个关于财富创造的零和论点必然是正确的。

40)，尤其是那些患病、伤残或者受伤的人(见路加福音 10.25～37)。而且，耶稣也被描绘成患病的、体弱的，也常陷入被驱逐的困境。

耶稣作为治疗者和受难者的形象影响了神学和伦理传统，这也肯定了医疗和卫生保健的重要性[15]。基督教徒在建立医院方面起到了作用，而且是早期医学研究的支持者。这些减轻人类痛苦的宗教信条不仅体现在治疗疾病和伤痛上[16]，也被很多神学家和教堂信条扩展到治疗不孕不育和产前检查以预防疾病上[17-18]。可以推测，这种对 ART 的广泛支持也能支持生育力保存。而且，现代医学在很大程度上展示了当代社会对别人的关爱，实践了耶稣作为治疗者和受难者的角色。在治疗和防止疾病和伤害中，别人的苦难减轻了，更重要的是，医学代表一个伦理承诺，即伤病者不会被现代社会放弃[19]。可以论证，生育力保存与治疗和关爱邻里的教义是一致的。

之前对神学及圣经教义关于生育应许、监管、道成肉身及治愈的神迹与邻里关爱的简要概括，为检验基督教如何评价生育力保存伦理观提供了良好的起点。然而，正如前面建议的，这些教义并不导致共同的道德定位或立场。虽然大多数基督教徒以不同方式认可这些教义，但是随后的神学反思和识别会带来完全不同的对生育力保存的评价。下面的内容检验了这些伦理评价的范围，以及它们是如何被阐释的。

道德立场

以下四条伦理立场源自上面总结的教义。每个立场都证明了宗教信仰如何影响具体的生育力保存的伦理评价。这些立场不是反映某个具体的教堂或神学家发布的观点，而是作为启发式观点，证明了不同的、矛盾的评价。而且，这些立场公开了神学和圣经教义是如何被解释的，并以各种具有创造力的方式应用于道德论证的构建中。可以预见，关于生育力保存的伦理观，还没有特别的教义和特殊的立场与之对应。还应指出的是，这些立场不是要彻底探讨所有可能的选择，而是要作为实例应用到从禁止到鼓励的范围中。

作者在每个实例中都做了下列假设：一个人面临让他失去生育能力的治疗。用于保存生育力的不同的治疗是可行的、安全的、有效的而且资金充足的。所有的法律保障和公认的伦理实践及程序如下：知情同意、保护未成年人以及合理的授权、监督实验方案。而且，作者不试图评价不同的道德立场是否适当，尤其是关于它们各自的解释和神学圣经教义的应用，以及一致性的论证，作者也不会提供任何反解释和论点。基于被选择的宗教与信仰，作者允许每个观点独立存在是为了确定不同的关于生育力保存伦理观的选择范围。此外，还要说明的是在某些情况下，这些争论不接受胚胎发育的医学名称，例如，“胚胎前期”和“胚胎”的区别，其暗含内在的规范性内容。对于医疗从业者来说，在对待一些不愿意保存生育力的患者时，在头脑中保持这些潜在的差异很重要。简言之，当医生和患者面对同一个“胚胎”时候，在某些情况下，他们指的不是同一个概念。虽然患者的宗教态度需要被尊重，但是他们未必会质疑道德的程序或者激励他们发展的人性化意图。

第一个立场可以被称为保留自然的生殖过程。这一立场源于道成肉身和生殖应许的教义。这个神圣的、人类存在的必然性肯定需要人类将自己从一代人延续到下一代，因此神应许人类多产。然而这个断言和应许在实践中也伴随着监管并受到约束。当确认和服从生殖应许时，人们不能自由地做任何想做的事情。这个断言和应许承认并赞同人类肉体的脆弱和局限，另外，监管也歪曲成了只属于神的管理。虽然这个立场总体上不反对现代医学，但实际上它还是被视为实践上帝造人、表达邻里关爱的重要方式，同时也局限于重建身体的自然健康①。

考虑到这些宗教假设，生育力保存的道德观在很大程度上被评估是保护了还是违反了自然生育过程。因此认为，生育力保存在很多情况下不应该被应用，因为所用治疗妨碍了自然的完整性。与反对 ART 相同，配子和胚胎存储也因获取的方法而被视为违法。虽然合理的愿望促进了源于其他治疗应用的对不孕症的治疗，但是这一动机不证明绕开自然生育是恰当的。创造和存储胚胎尤其是被反对的，因为可能涉及不必要的破坏，如在 PGD 中不需要的胚胎。对胚胎的破坏不能体现对弱者和易受伤害者的爱②。然而，可以推测，这个立场不反对在接受放疗时在下腹部重置卵巢。这样既没有尝试绕过自然生殖方式（如抽取卵母细胞），也不需要人工培育或者故意毁弃胚胎。采用根治性子宫颈切除术治疗宫颈癌可能是违反教义的，因为术后妊娠需要人工方式。同样，如果经 IVF 产生的胚胎被植入，那么卵巢组织冷冻保存的实验程序也会被反对。总之，这些治疗方法除了卵巢重置，都是违反教义的，不仅因为它们破坏了自然生殖的完整性，而且因为它们代表了对药物的不正确管理，他们寻求超越而不是还原自然健康，因此也未能体现局限性，而这正是在道成肉身和生殖应许中强调的。

第一个立场主要强调了人类自然体现的严肃性。由于道成肉身强调体现，内在的限制和死亡率设定了整体的和限定的条件，应该得到尊重。所以，出于体现，自然的生殖过程可能会被疾病、功能失调以及与生育无关的治疗所破坏。虽然一个人会同情不育或者失去生育能力的人，但这不能证明寻求绕过自然生殖过程的技术是合理的。主要的弱点在于它要求了在其他医学实践中并不被坚持的生物本质主义。考虑到人类有限的生命，人类必然要经历疾病、功能失调和退化，推测很少有道德反对治疗这些疾病。与其他器官系统相比，为什么关于生殖过程设置如此严格的禁令还不清楚。ART 和生育力保存试图绕过而不是回归自然生殖的尝试不会解决这种矛盾。例如，在器官移植中使用抑制剂忽视自然免疫系统，如果有这种情况，神学家会以破坏所谓的免疫系统自然完整性的名义加以反对③。

第二个立场涉及对生育力保存社会优先权伦理观的评估。监管教义对确切阐释这个道德角度和评价有很大影响。人类没有作为自主个体实现他们对创造的监管，而是通过合作的社会和政治关系。总体来说，技术，特别是医学无疑帮助人类完成了这项责任，但是其发展和部署应该在社会和政治优先的大环境下考虑，而不是仅仅满足个人的愿望。公益和大多数人的需要胜过少数人的利益。对公益的道德承诺肯定了道成肉身的教义，通过在被创造施加的有限的约束中认识到人类生命的有限

---

① 在这种立场下，对基本宗教原理的描述是基于与天主教教义相关的选定主题的说明。见 Donum Vitae 和 Paul Ⅵ的论著[20]。对于相关的新教主题，见 Mitchell 等的论著[21]。

② 大多数争论是基于这样的信仰，即生命始于受孕，因此胚胎也是人，应受到道德上的尊重与保护。见 Grisez[22] 和 Meilaender[23] 的论著。也有争论认为，即使胚胎（或胎儿）不是人，但其身份是人类，应该给予充分的保护免于故意的毁坏。见 Grant 的论著[24-25]。另外，即使关于人类胚胎地位的道德不可知论已被唤醒，各种各样的关于胎儿期保护和治疗的伦理争论仍在进行。见 Waters 和 Cole-Turner[26] 及 Waters[27] 的相关章节。

③ 目前，大多数的伦理争论关注于此类问题，如公平地使用稀缺器官、关于供体的公共利益准则。

性。这种稀缺必须被考虑，以保证在公平分配物品时，追求大多数人利益的服务方式。这个原则在分配稀缺医疗资源方面也一样。因此，生殖应许的相对紧迫性应该由当前的政治经济需求来决定，如人口增长，以及如何在卫生保健政策方面解决这些需求①。

鉴于这些宗教的假设，可以认为即使生育力保存不需要被禁止，这方面的实践也不应该被鼓励②。虽然没有必要反对各种应用于生育力保存的治疗，但是它也标志着服务于相对少数人的稀缺医疗资源的昂贵花费③。这些资源应该被用来解决更多人的基本卫生保健需求，这些人因为费用和渠道有限经常得不到卫生保健服务，因此要促进公益而不是服务于少数人的利益。而且这个政策或策略更像耶稣作为治疗者和受难者的角色，实现这一点也是为了贫困者。考虑到与人口过多有关的一系列社会、经济、政治问题，很难证明资金分配、卫生保健时间和技术满足相对少数人的需求是正当的。伦理问题的利害关系不是更多地保存生育力（或治疗不孕不育），而是通过关爱和收养的方式宽慰没有孩子的夫妻及个人。这种方法会有额外的好处，那就是可以给孤儿、受虐儿童和被遗弃的孩子提供父母之爱，从而促进公益，并认识到缓和生殖应许的紧迫性，考虑到控制人口增长和关爱儿童的迫切需求。简言之，一个人可能同情个人保存生育力的渴望，但是忠实的监管教义要求更为迫切的卫生保健需求需要优先考虑。因此，生育力保存作为稀缺医疗资源的不必要的消费而不被鼓励。

第二个立场主要强调认识医药和卫生保健不能与经济和政治的大环境分开。一个医学决定离不开广阔的社会背景，这一点可以通过决定哪些治疗和程序可以由公立或私立保险公司资助，哪些不能来证明。鉴于有限的经济资源和其他伦理顾虑（如人口过多），好的管理要求限制提供给少数人的医疗服务。再次强调，人们会同情渴望保存生育力的愿望，但是考虑到更多迫切的、广泛的卫生保健需求，它不该被给予更多优先，甚至要受到阻碍。主要的弱点是它隐含的家长制。祈求更大的共同利益通常需要诉诸脱离实际的抽象的伦理原则。这种脱节反而有效掩盖了情感价值的增强和对一些人的偏好。权力机构知道什么对每个人最好，因此要行使行为控制来管控舞弊行为[31]。然而在少数患者处于危难的时候，为什么基于使用稀缺医疗资源导致人口过剩的生育力保存会受到阻碍还不清楚。通过求助于社会优先考虑来阻止生育力保存可能成为一个麻烦的论证。如果因为生育为有限的医疗资源带来压力就通过限制生育来促进公共利益，那么在社会和政治背景下阻止生育，就会被视为利用医学技术来控制生育的数量和质量[32-33]。

第三个道德立场是自由选择。道成肉身的教义没有减少对伦理和责任的需求以及个人的责任。在各种可能的选择中限制和诋毁自由选择，就有效拒绝了道成肉身教义中强调的人类尊严。因此，监管应该被引导为实现个人具体的、不同的东西，而不是追求抽象的集体的利益。关于医疗和卫生保健，要知道，耶稣也没有被要求既体现治愈又以疾病为伴，而是自由地作为治愈者和受难者的角色。同样，那个慈

① 对这一立场的基本原理的描述，作者借用一些来自基督教的环境保护论的突出主题。见 Fern[28] 和 Scott 的论著[29]。关于设置社会优先来控制医疗资源的发展与分配，见 Cahill 的论著[30]。

② 这种阻力见于社会与宗教非正式的不赞成，公共与私人保险承保人拒付费用和经济负担。

③ 同样的反对也见于一般的 ART。持这种立场的个人也致力于保护自然生殖过程的完整性，如前面描述的道德立场。

善的撒马利亚人也不是被迫停下来给予帮助，而是他选择这样做。虽然生殖应许的紧迫性会由于目前的人口担忧而变得缓和，但是还没有被废除，人们应该自由地做出生育选择。把个人自由与个人责任描述成与公益对立，特别是在医疗卫生和生育方面，就是有效地去除了伦理学的意义，尤其是基督教伦理，因为关爱别人表达了基于自由反对强制的道德行为①。

考虑到这些基本的宗教教义，该立场允许生育力保存，同时既不支持也不反对其使用。既然决定使用还是放弃生育力保存是个人判断的事情，就有很多可以期待的选择。例如，一方面，如果一个人不相信各种医学治疗和社会环境在道德上存有异议，就可以推测没有强制的伦理原因阻止保存生育力的愿望②。只要确定，ART和对多余胚胎的销毁等程序不会危害基本医疗设施，也不会带来与人口过多相关的问题，他/她就能自由地追求生育力保存，因为这不会妨害上面所概括的神学和圣经教义。另一方面，如果一个人认为医学治疗和社会环境是有悖伦理的，就可以推断，有足够的伦理依据来克制生育力保存的愿望。如果考虑到缺乏基本医疗和人口过多，ART、销毁多余胚胎以及提供这些医疗措施是不公平的，那么他/她会因为这些做法触犯相关的神学和圣经教义而放弃保存生育力。应该说明的是，尽管基督教徒关于生育力保存的伦理观点存在矛盾，但道德权威的出发点在于个人信仰的道德良心而不是对外界的顺从。道德行为源自个人愿望而不是对被社会强加的禁令的服从。

第三个立场的主要优势在于它侧重于受治疗影响的人的伦理责任。因此，个人应该自由地选择生育力保存，只要不触犯他们的宗教和道德信仰，或者这样的选择不伤害到别人。如不能自由选择，人类作为负责任的个体如何能肯定自己的体现、追求生育和履行监管？是否追求生育力保存的问题最好留给那些已经咨询了相关的医学专家并将面临可能损害生育力的治疗的患者。主要的缺点在于减少了对自由的理解，也就是减少了许可。自由不仅仅是缺乏对个体追求生育权利的愿望的外部约束。不如说，自由源于被不同人际关系强加的局限性[36]。对于生育力保存有责任的选择不能独立于伴侣、配偶、家庭成员、医务人员和健康保健体系、宗教群体和公民社区的利益。如果缺乏这些考虑，自由会被去除而成为虚构的自主权，可能会将体现的主张、追求生育和监管扭曲为自我放纵。而且，对道德自律理解的降低会使“生殖自由”更加令人不安，当今社会通过增加生育力保存而使越来越多的生殖选项绕过了生物局限性和社会的不平等[37]③。

最后一个合理的立场定义为对科技生活的肯定。虽然生殖应许在现代社会中已经丧失了紧迫性，但使用医学技术进行生育力保存将成为主导“死亡文化”的美好生活的见证[41]④。如果医学技术被常规用于预防受孕、销毁胚胎和致胎儿流产，为什么不能被用于帮助孩子的诞生，促进生命文化？在这方面，生育力保存又成为了主流文化有力的补偿证据。这个证据支撑

---

① 尽管 Victor Claar、Robin Klay 和 Michael Novak 并没有直接解决医疗问题，但他们各自在经济上给予的帮助说明这一广阔的“自由市场”重视监管。见 Claar 和 Klay[34]及 Novak[35]的论著。

② 作为个人取向，生育力保存应该是自由的而非一味去追求。

③ 关于批评和利用的宗教解释（尽管经常倾斜，但很多的争论是由 Robertson 提出的），见 Peters 的论著[38]。关于 Robertson 的批评及更广义的生殖自由的概念，见 Meilaender 的论著[39]。关于 Robertson 和 Peters 的批评，见 Waters 的论著[40]。

④ John Paul Ⅱ或天主教的社会教义和伦理神学将认可作者描述的假定立场不应该被解释。

了道成肉身教义的体现，也使医疗资源的监管成为保护生命的好礼物。而且利用医学技术进行生育力保存也与耶稣作为治疗者和受难者的角色相一致。

基于对前面讨论的神学和圣经教义公认的、高度思辨性的解释，这个立场不仅允许而且支持生育力保存，对生育力保存不仅许可而且还隐含强制①。然而，在追求生育力保存时，一些道德约束应该被尊重。想必重新放置卵巢，实施根治性宫颈切除术、卵巢组织冷冻保存，人工取卵和配子受精、储存和植入胚胎以及代孕技术应获得准许。如果在某种程度上这些治疗已被应用，作为能够赋予生命文化的证据，那么保证条款必须到位，如多余的胚胎不能被销毁、通过胚胎捐赠或收养实现目标[44]。另外，PGD也应该被禁止，因为它意味着由于基因或染色体异常而破坏胚胎的可能性。

第四个立场主要强调接受人类的创新性伴随对体现的肯定。科技创造了智人人类，在很大程度上人类有理由成为技术人[45]。通常技术是实现监管的重要手段，医疗技术尤其被用于康复和减轻痛苦。生育力保存联同 ART 为死亡文化中的生命提供了令人振奋和有力的证据，在这种文化中医学通常被用于预防或摧毁生命。因此，为避免销毁胚胎和 PGD 而提供的道德约束应该受到尊重，生育力保存是否应该被鼓励没有令人信服的理由。这个立场主要的缺陷在于假设科技迅速发展暗示着道德、社会和政治的进步。与这种所谓的进步相伴的常常意想不到和不可预见的邪恶影响不能被充分识别。这不是简单的技术中立口号，没有工具可用于检验好的和坏的目的。例如解剖刀，既可以用于手术，也可以用于谋杀犯罪。当然，它不能承认现代技术发展对道德视野塑造或歪曲的程度[46-50]。在医学方面举例说明，患者已经微妙地转化为医疗技术的手工制品，或在 ART 方面，通过生育力保存的延伸，将生育扭曲为繁殖任务。简言之，鼓励生育力保存也许从长远看是支持人定胜天说法的又一案例，但从人类发展自然规律来看并非一定正确。

结语

如前所述，单一的或普遍的基督教教义不能阐述对生育力保存的评估，而是需要多个评估。由于基督教各教派在教义和实践中存在历史分歧，广泛的多样性并不奇怪。也不应该假定这些分类是评估生育力保存伦理观的唯一证明。生育力保存的伦理学担忧呈现出持续的争论，这在现代生命伦理学的早期发展阶段就有所表现，尤其是知情同意、实验过程、器官移植、基因操作和生命的开始与终结等方面的问题[51-55]②。考虑到在生物伦理学的早期神学对新兴领域的贡献，本章中描述的道德立场与流行的、世俗的、经常争论的哲学和思想取向有相似的部分也不足为奇。例如，保护自然生殖过程的立场大量借鉴了义务论的道德理论，而强调社会优先考虑的是功利主义和社群主义的立场。强调选择的自由是自由主义的立场，而鼓励生育力保存的立场则作为对生命的肯定来表达一种技术的进步。

重要的是在治疗患者和制定政策方针时要牢记这种广泛的、重叠的多样性。虽然基督徒可能持有的是同一本圣经，特定

① 作者不认为是基督教神学家或伦理学家制造了这类不可避免的争论。尽管 Ronald Cole-Turner 并没有特别提出生育力保存的问题，但他提供了一些更为广泛的主题，特别是关于人类遗传学，关于“挽回的”医学技术的使用。见 Cole-Turner 的论著[42-43]。

② 关于宗教在生物伦理学早期历史中的贡献，见 Jonsen 的概述[56]。

的教义也有共通之处，但不同的解释将导致针对生育力保存的不同的伦理评估。此外，教义和道德立场的范围在本章多为说明性，而不是进行详尽的描述。还有许多其他相关理论和产生的立场值得探讨。因此需要进一步更详细的调查，如果生育力保存的伦理评估要考虑进行医学实践的当代世界全面和丰富的多样性，那么不仅要调查不同的基督教传统，更重要的是还要研究其他宗教传统和群体。

致谢

作者在此感谢其研究助理 Jason Gill 的高效和无价的帮助。

参考文献

1. **Cahill, LS.** *Theological Bioethics: Participation, Justice, Change*. Washington DC: Georgetown University Press, 2005: pp. 169–210.
2. **Meilaender, G.** *Bioethics: A Primer for Christians*. Grand Rapids MI: Eerdmans, 1996: pp. 11–25.
3. **Waters, B.** *Reproductive Technology: Towards a Theology of Procreative Stewardship*. London: Darton, Longman and Todd, 2001.
4. **St Augustine.** *The Good of Marriage*. Various translations and editions.
5. **Grisez, G.** *The Way of the Lord Jesus, Volume Two: Living a Christian Life*. Quincy IL: Franciscan Press, 1993: pp. 553–752.
6. **Waters, B.** *This Mortal Flesh: Incarnation and Bioethics*. Grand Rapids MI: Brazos, 2009: pp. 49–60.
7. **Congregation for the Doctrine of the Faith.** *Respect for Human Life* (*Donum Vitae*). 1987. http://www.cin.org/vatcong/donumvit.html (Accessed Nov. 23, 2009)
8. **Felker Jones, B.** *Marks of His Wounds: Gender Politics and Bodily Resurrection*. New York: Oxford University Press, 2007: p. 11.
9. **Waters B.** *This Mortal Flesh: Incarnation and Bioethics*. Grand Rapids MI: Brazos, 2009: pp. 115–30.
10. **Ramsey, P.** *The Patient as Person: Explorations in Medical Ethics*. New Haven CT: Yale University Press, 1970: pp. 113–64.
11. **Waters, B.** *Dying and Death: A Resource for Christian Reflection*. Cleveland OH: United Church Press, 1996.
12. **Cahill, LS.** *Sex, Gender, and Christian Ethics*. Cambridge: Cambridge University Press, 1996: pp. 246–9.
13. **Waters, B.** Welcoming children into our homes: a theological reflection on adoption. *Scot J Theolog* 2002; **55**: 424–37.
14. **Ramsey, P.** Human sexuality in the history of redemption. *J Relig Ethics* 1988; **16**(1): 56–86.
15. **Cole-Turner, R.** and **Waters, B.** *Pastoral Genetics: Theology and Care at the Beginning of Life*. Cleveland OH: Pilgrim Press, 1996: pp. 93–110.
16. **McKenny, G.** *To Relieve the Human Condition: Bioethics, Technology, and the Body*. Albany NY: State University of New York Press, 1997.
17. **Cole-Turner, R.** and **Waters, B.** *Pastoral Genetics: Theology and Care at the Beginning of Life*. Cleveland OH: Pilgrim Press, 1996: pp. 133–41.
18. **Peterson, J.** *Genetic Turning Points: The Ethics of Human Genetic Intervention*. Grand Rapids MI: Eerdmans, 2001.
19. **Hauerwas, S.** *Suffering Presence: Theological Reflections on Medicine, the Mentally Handicapped, and the Church*. Notre Dame IN: University of Notre Dame Press, 1986.
20. ***Donum Vitae*** and **Paul VI.** *On the Regulation of Birth (Humanae Vitae)*, 1968. http://www.papalencyclicals.net/Paul06/p6humana.htm. (Accessed Nov. 29, 2009)
21. **Mitchell CB**, **Pellegrino ED**, **Elshtain JB**, **Kilner JF** and **Rae SB.** *Biotechnology and the Human Good*. Washington DC: Georgetown University Press, 2007.
22. **Grisez, G.** *The Way of the Lord Jesus, Volume Two: Living a Christian Life*. Quincy IL: Franciscan Press, 1993: pp. 489–97.
23. **Meilaender, G.** *Neither Beast Nor God: The Dignity of the Human Person*. New York: Encounter Books, 2009: pp. 87–104.
24. **Grant, G.** *English-speaking Justice*. Notre Dame IN: University of Notre Dame Press, 1985: pp. 69–89.
25. **Grant, G.** *Technology and Justice*. Notre Dame IN: University of Notre Dame Press, 1986: pp. 117–30.
26. **Waters, B.** and **Cole-Turner, R.** (eds.). *God and the Embryo: Religious Voices on Stem Cells and Cloning*. Washington DC: Georgetown University Press, 2003.
27. **Waters, B.** *This Mortal Flesh: Incarnation and Bioethics*. Grand Rapids MI: Brazos, 2009: pp. 77–90.
28. **Fern, R.** *Nature, God and Humanity: Envisioning an Ethics of Nature*. Cambridge: Cambridge University Press, 2002.
29. **Scott, P.** *A Political Theology of Nature*. Cambridge: Cambridge University Press, 2003.
30. **Cahill, L.S.** (ed.). *Genetics, Theology, and Ethics: An Interdisciplinary Conversation*. New York: Herder and Herder, 2005.
31. **MacIntyre, A.** *After Virtue: A Study in Moral Theory*. Notre Dame IN: University of Notre Dame Press, 1984: pp. 6–35.
32. **Hall, A.** *Conceiving Parenthood: American Protestantism and the Spirit of Reproduction*. Grand Rapids MI: Eerdmans, 2007.
33. **Spar, D.** *The Baby Business: How Money, Science, and

Politics Drive the Commerce of Conception. Boston MA: Harvard Business School Press, 2006: pp. 97–127.

34. **Claar, V.** and **Klay, R.** *Economics in Christian Perspective: Theory, Policy and Life Choices*. Downers Grove IL: InterVarsity Press, 2007.
35. **Novak, M.** *The Spirit of Democratic Capitalism*. Lanham NY: Madison Books, 1991.
36. **Barth, K.** *Church Dogmatics: The Doctrine of Creation*. Edinburgh: T and T Clark, 1961: III/4, § 54–56, pp. 116–685.
37. **Robertson, J.** *Children of Choice: Freedom and the New Reproductive Technologies*. Princeton NJ: Princeton University Press, 1994.
38. **Peters.** *For the Love of Children: Genetic Technology and the Future of the Family*. Louisville KY: Westminster John Knox Press, 1996.
39. **Meilaender, G.** *Body, Soul, and Bioethics*. Notre Dame IN: University of Notre Dame Press, 1995: pp. 61–88.
40. **Waters, B.** *Reproductive Technology: Towards a Theology of Procreative Stewardship*. London: Darton, Longman and Todd, 2001: pp. 9–31, 81–127.
41. **John Paul II.** *The Gospel of Life (Evangelium Vitae)*, 1995. http://www.vatican.va/holy_father/john_paul_ii/encyclicals/documents/hf_jp-ii_enc_25031995_evangelium-vitae_en.html. (Accessed Nov. 30, 2009)
42. **Cole-Turner, R.** *The New Genesis: Theology and the Genetic Revolution*. Louisville KY: Westminster John Knox Press, 1993.
43. **Cole-Turner, R.** Toward a theology for the age of biotechnology. In: Cole-Turner, R. (ed.), *Beyond Cloning: Religion and the Remaking of Humanity*. Harrisburg PA: Trinity Press International, 2001: pp. 137–50.
44. **Berkman, J.** Adopting embryos in America: a case study and ethical analysis. *Scot J Theolog* 2002; 55(4): 438–60.
45. **De Chardin PT.** *The Future of Man*. New York: Harper and Row, 1964.
46. **Arendt, H.** *The Human Condition*. Chicago: University of Chicago Press, 1998.
47. **Borgmann, A.** *Technology and the Character of Contemporary Life: A Philosophical Inquiry*. Chicago: University of Chicago Press, 1984.
48. **Ellul, J.** *The Technological Society*. New York: Vintage Books, 1964.
49. **Grant, G.** *Technology and Justice*. Notre Dame IN: University of Notre Dame Press, 1986.
50. **Waters, B.** *From Human to Posthuman: Christian Theology and Technology in a Postmodern World*. Aldershot UK: Ashgate, 2006.
51. **Fletcher, J.** *Morals and Medicine*. Princeton NJ: Princeton University Press, 1954.
52. **Fletcher, J.** *The Ethics of Genetics Control: Ending Reproductive Roulette*. Garden City NY: Anchor Books, 1974.
53. **McCormick, R.** *How Brave a New World? Dilemmas in Bioethics*. Garden City NY: Doubleday, 1981.
54. **Ramsey, P.** *Fabricated Man: The Ethics of Genetic Control*. New Haven CT: Yale University Press, 1970.
55. **Ramsey, P.** *The Patient as Person: Explorations in Medical Ethics*. New Haven CT: Yale University Press, 1970.
56. **Jonsen, A.** *The Birth of Bioethics*. New York: Oxford University Press, 2003.

索 引

彩　图

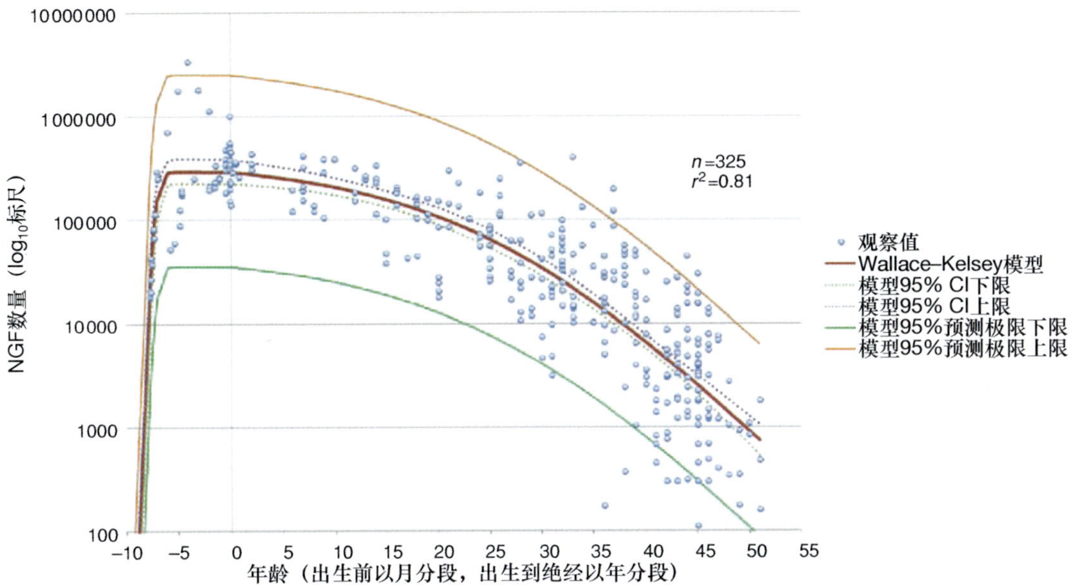

彩图 2.1　描述从胎儿期开始逐渐下降直到绝经年龄的非生长卵泡（NGF）数量最好的模型是 ADC 模型。该模型的相关系数 $r^2=0.81$，合适标准误＝ 0.46，F 值＝ 364。图中显示了标本数（$n=325$）、模型、模型的 95％预测极限和 95％置信区间（confidence interval，CI）。横轴表示年龄，在出生前（0 岁）以月分段，从出生到 51 岁以年分段。*Reproduced with permission from Wallace and Kelsey*[8]

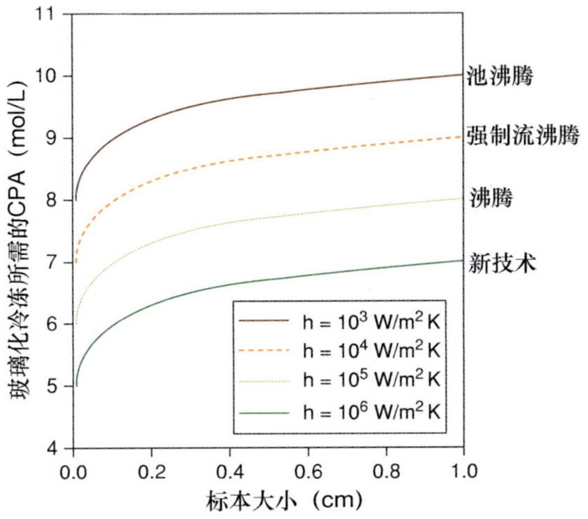

彩图 11.1　在不同冷冻速度下，标本大小对达到玻璃化冷冻所需的冷冻保护剂浓度的作用。将标本放入液氮中是池沸腾方法的一个例子。将标本在液氮中流过是强制流沸腾方法的一个例子。OHP（*data from Jiao et al*[41]）是生物标本达到玻璃化冷冻的一个新技术

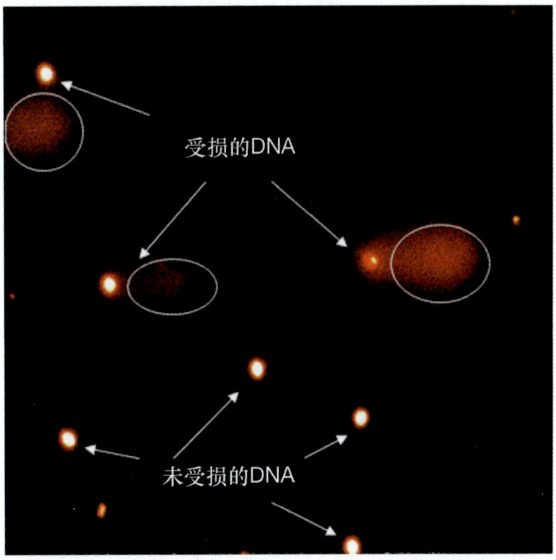

彩图 14.1　解冻后受损的 DNA 和未受损的 DNA。使用 SYBR 绿色荧光染色（浓度为 1：200）。在正常细胞，荧光限于核区：未损伤的 DNA 是超螺旋的，离核区不远。DNA 受损的细胞，碱处理解开 DNA，从核区释放出碎片，形成所谓的“彗星尾”（环绕）

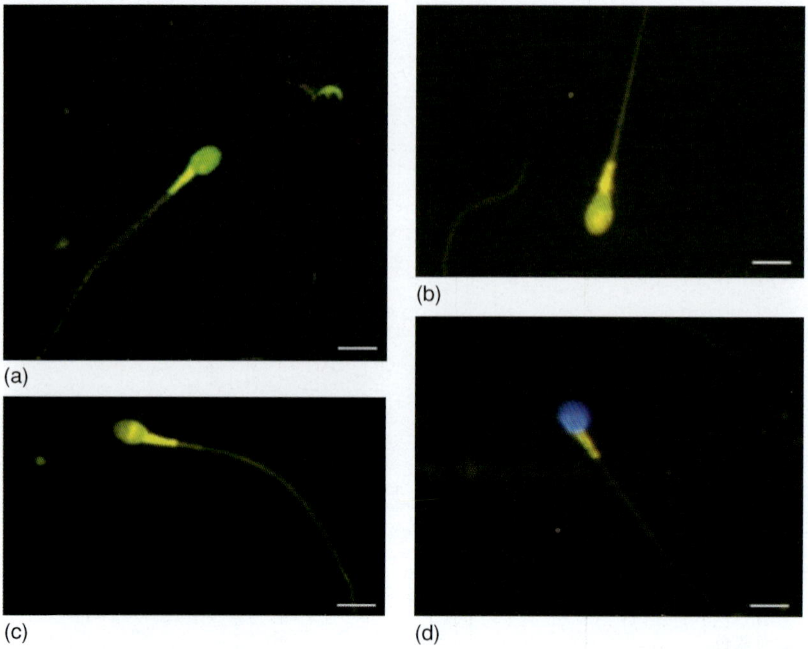

彩图 14.4 未获能的精子（a）、获能的精子（b）、发生顶体反应的精子（c）和死精子（d）的图例。在每张图观察至少 200 个精子并确定 3 个样图（图 14.2）。(a) 精子头部荧光均匀（未获能的精子）。(b) 顶体后区荧光减弱，顶体区荧光相对较亮（获能的精子）。(c) 精子头部整体荧光，除了中间的一条薄弱荧光带（顶体反应的精子）。采用配备了放大 400 倍的 485/520 nm 激发滤光片的 Zeiss Axiolab 荧光显微镜观察载玻片。用滤光器装置 09（450～490 nm）观察死精子。死精子的头部显示蓝色荧光（图 14.2d）。*With permission from Isachenko et al.* [115]

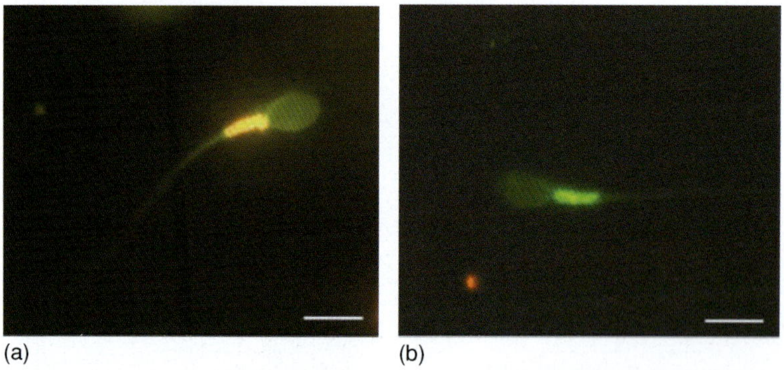

彩图 14.7 未受损的（a）和受损的线粒体（b）图例。在未受损的线粒体，线粒体的膜潜力（M ΔΨ）是未受损伤的，JC-1 试剂聚集在未受损的线粒体内，显示红色荧光。在作者的研究中，中段是黄色的，正如预期的那样，JC-1 试剂聚集显示的红色荧光与分散在整个细胞质膜的 JC-1 单体显示的绿色荧光相融合。在受损的线粒体，M ΔΨ 是受损的，JC-1 试剂分散在整个细胞，显示绿色荧光。使用一种独特的荧光阳离子染料，5,5',6,6'-tetachloro-1-1',3,3'- tetraethyl-benzamidazolocarbocyanin iodide（即通常所说的 JC-1）来监测 M ΔΨ 的变化

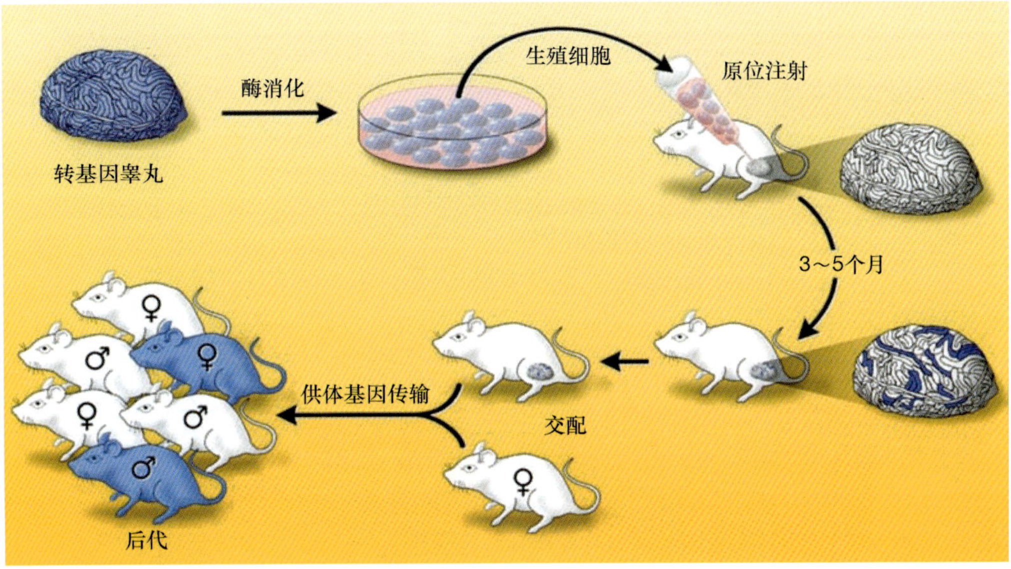

彩图 15.2 睾丸细胞移植的方法。从有生育能力的供体睾丸制备单细胞悬液，这些细胞培养后被显微注射到不育小鼠睾丸的生精小管腔内。在受体内只有精原干细胞才形成精子发生的细胞集落。供体睾丸细胞携带有报告基因，该基因能使细胞被标记为蓝色。因此，供体来源的生精细胞呈现蓝色，在受体的睾丸组织内很容易识别。该受体动物与野生型母鼠交配后，出生的子代携带有供体的基因。*From Brinster*[11] *with permission*

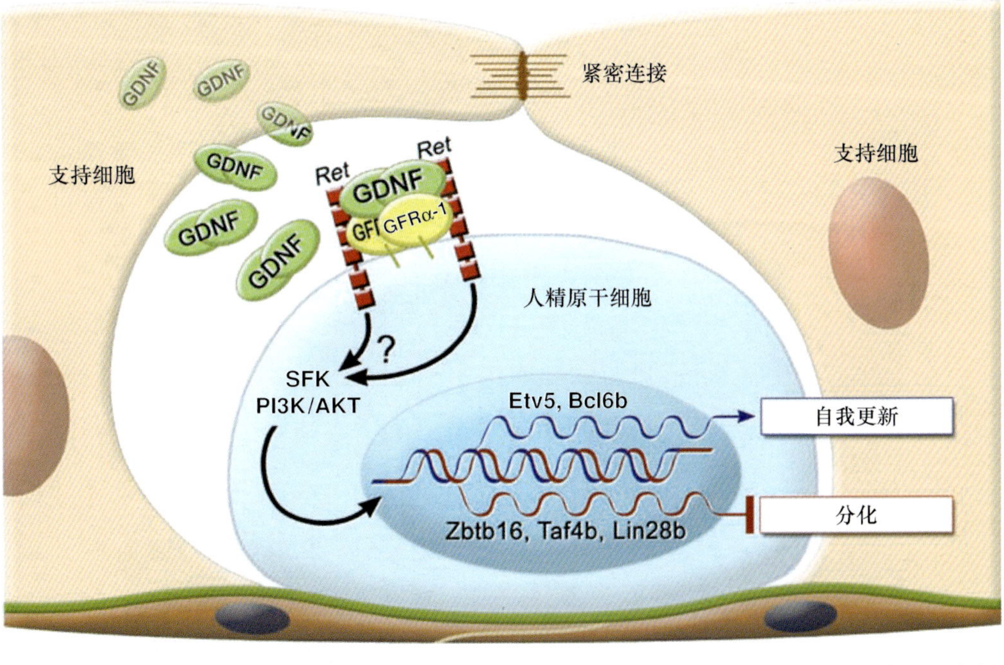

彩图 15.3 GDNF调控人精原干细胞（SSC）自我更新的模式图。目前已经证明GDNF在啮齿类动物SSC自我更新的调控中发挥重要作用。该模式图与小鼠的SSC调控类似。在这一模型中，GDNF偶联到RET和辅助因子GFRα1，通过细胞内蛋白激酶信号级联激活下游的SFK及PI3K/AKT激酶，从而调控特定基因的表达，如Etv5和Bcl6b，二者都在SSC自我更新中发挥作用。某些基因（如Zbtb16、Taf4b和Lin28）不被GDNF调控，可能受其他信号通路的调控，参与阻断分化过程，而不涉及自我更新过程。已经证实这些基因在人青春期前的精原细胞、小鼠的生殖母细胞、小鼠的SSC中高度表达。SSC附着于基底膜（绿色），是管周肌样细胞（深褐色）和支持细胞（黄褐色）产生的。*From Wu et al.*[27] *with permission*

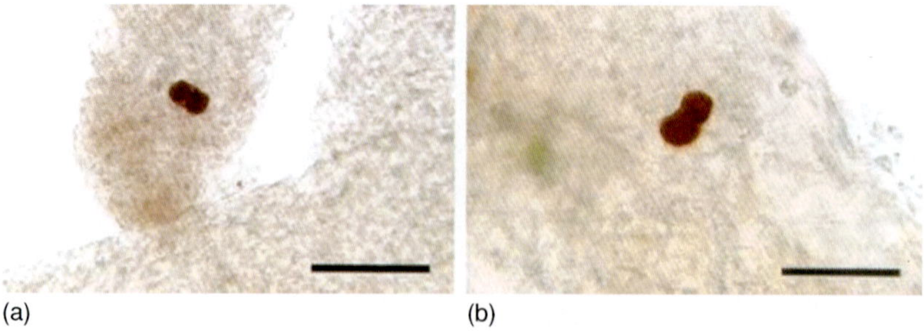

彩图 15.4 以狒狒的睾丸特异性抗体鉴定出人的睾丸生殖细胞后，将该细胞移植到受体小鼠的生精小管内。(a) 供体人的冷冻睾丸精原细胞移植到受体小鼠 4 个月后，如本图显示，冷冻的细胞与新鲜移植的细胞一样，可以在受体小鼠体内形成细胞克隆。(b) 移植后 5 个月，受体小鼠睾丸内来自供体的人类精原细胞。这些细胞移植前未被冷冻。标尺 = 100 μm (a) 和 40 μm (b)．*From Nagano et al.*[17] *with permission from Elsevier Science, Inc.* © 2002 *American Society for Reproductive Medicine*

彩图 16.1 一名 44 岁男性的睾丸组织进行异体移植术后 3 周的组织学表现（苏木精-伊红组织切片，×200)。多数生精小管呈现退行性改变（即硬化），剩余部分主要包含睾丸支持细胞

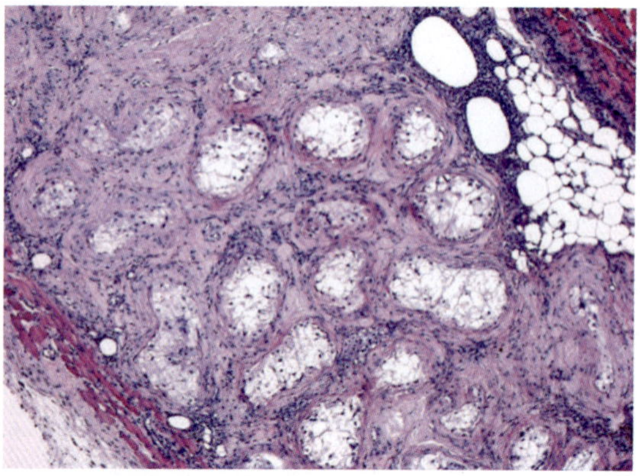

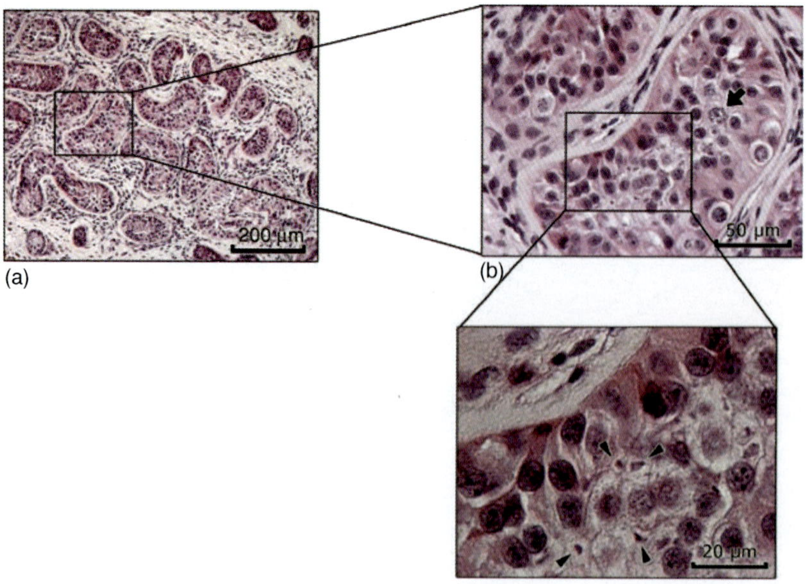

彩图 16.2 来自 12 岁男孩的供体睾丸组织病理学（苏木精-伊红染色）。(a) 原位异体移植 6 个月后（×200)；(b) 粗线期精母细胞（箭头）、精子样细胞（插入）(×400)；(c) 精子样细胞（×1000)

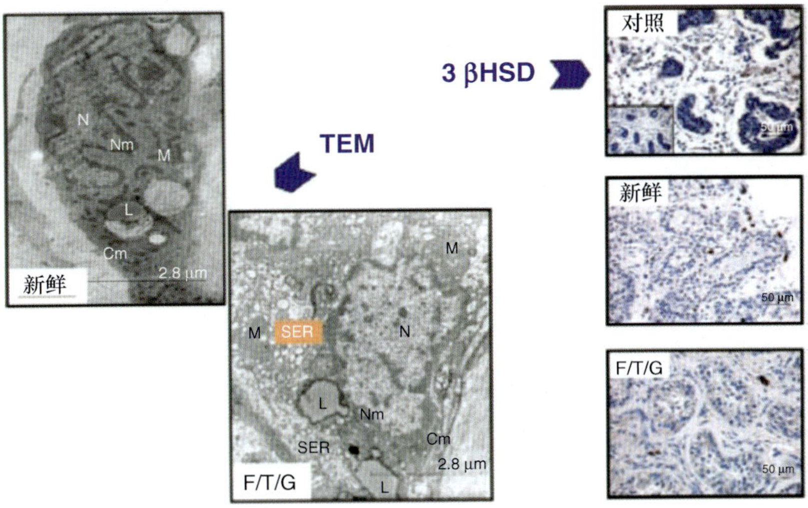

彩图 16.3 透射电镜（TEM）（左）及免疫组织化学（IHC）（右）评估间质细胞中类固醇合成活性。TEM 显示冷冻/冻融/移植后的间质细胞呈现出完整的细胞核、胞质内成分及活性（×12 000）。Bm，基底膜；Cm，细胞膜；F/T/G，冷冻/复苏/移植 6 个月；L，脂肪滴；M，线粒体；N，细胞核；Nm，核膜；SER，滑面内质网：孕烯醇酮转化为睾酮的细胞器。IHC 显示新鲜的和冷冻/复苏/移植的间质细胞均见孕烯醇酮转化为孕酮的关键酶——3β-羟类固醇脱氢酶（3βHSD）着色

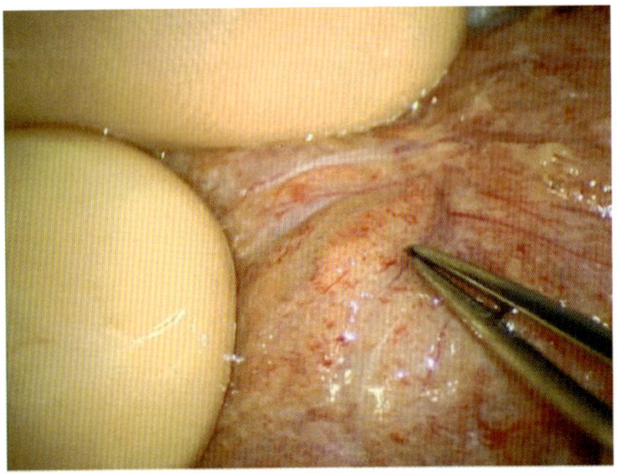

彩图 17.2 术中截图，手术钳所指示为可能获取精子的生精小管

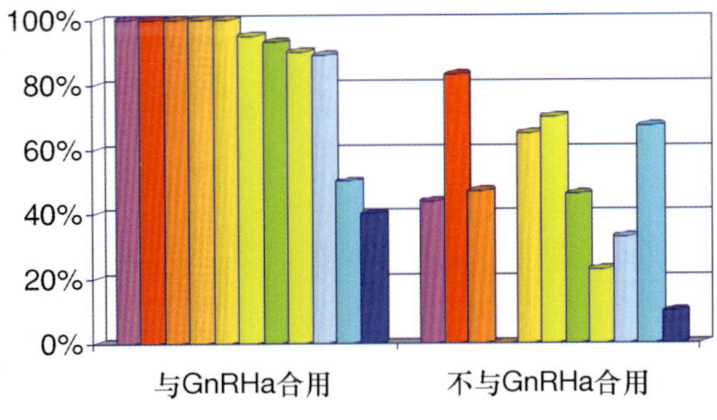

彩图 18.2 化疗后患者卵巢功能恢复的比例，每一项研究用不同颜色表示。GnRHa，促性腺激素释放激素激动剂

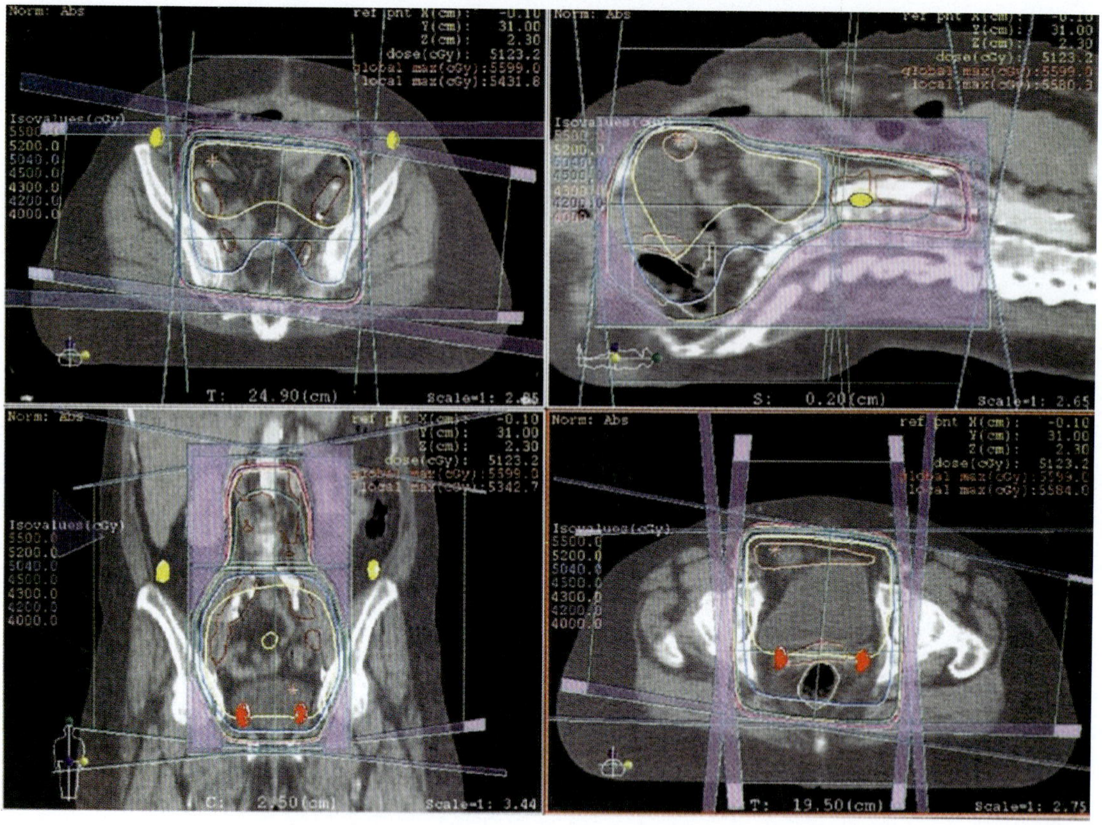

彩图 19.1　放疗照射野

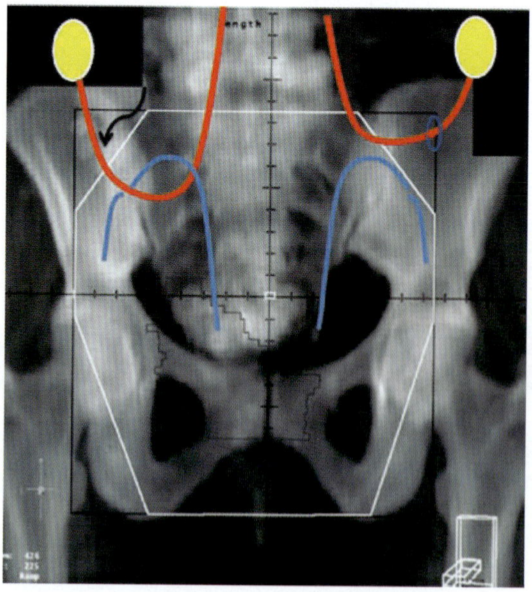

彩图 19.2　手术解剖

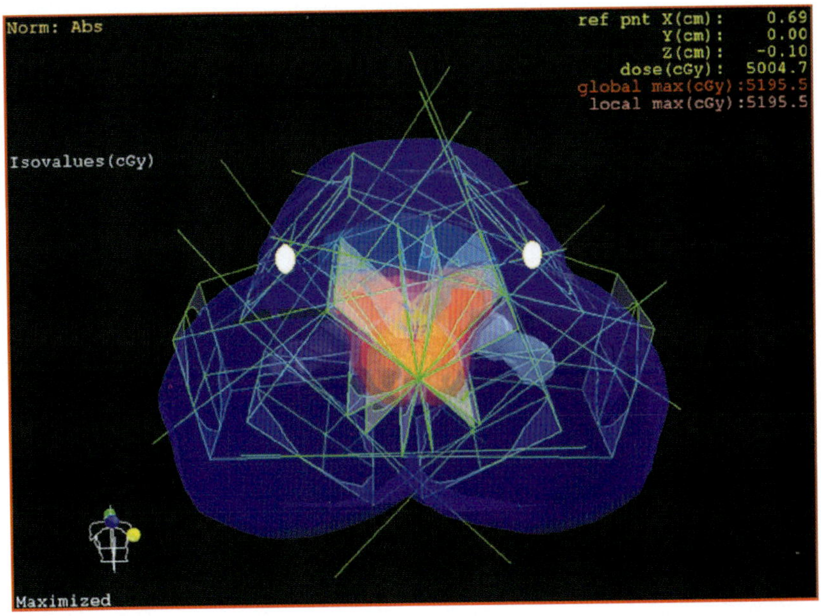

彩图 19.3 强度调节后的放疗（IMRT）

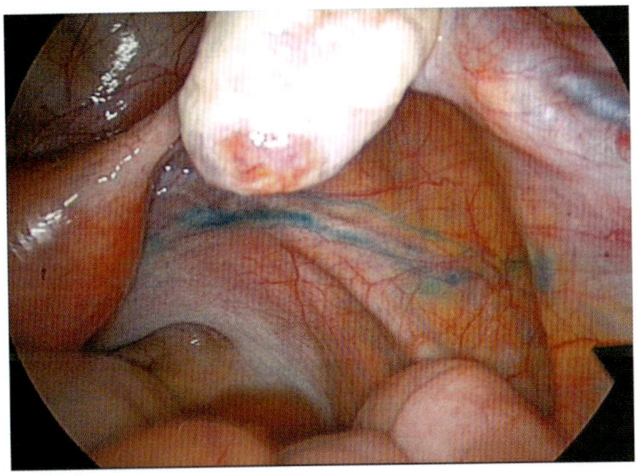

彩图 20.1 Patent Blue® 宫颈注射后，腹腔镜下见右侧盆腔淋巴管

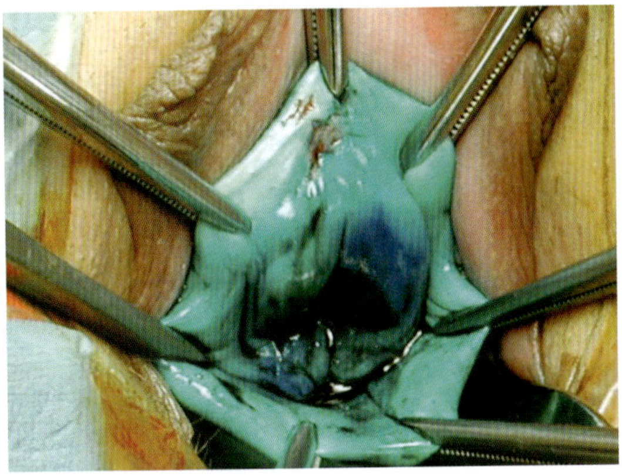

彩图 20.3 阴道断端外观

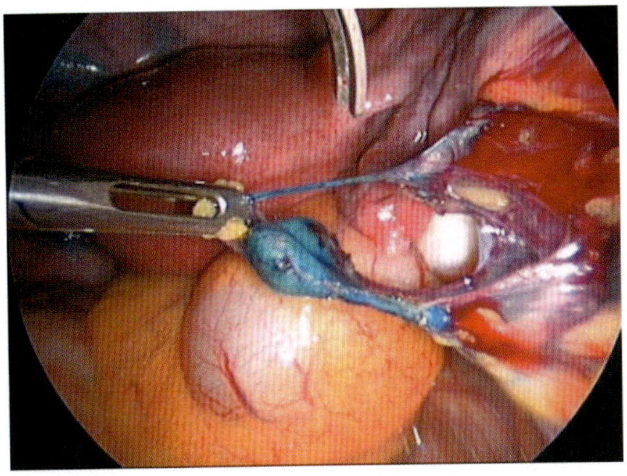

彩图 20.2 分离右侧盆腔前哨淋巴结

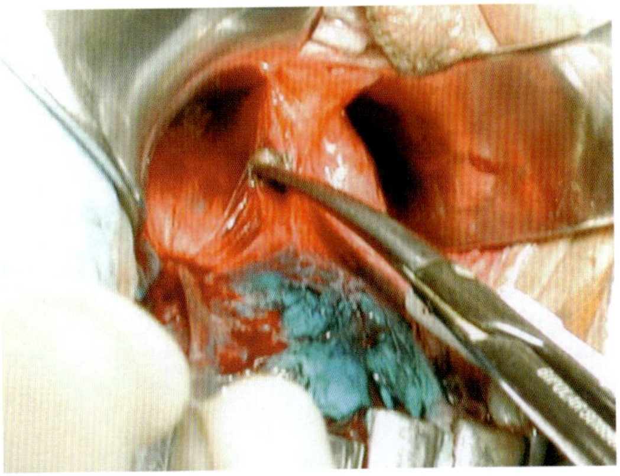

彩图 20.4 切断膀胱柱，鉴别左侧输尿管

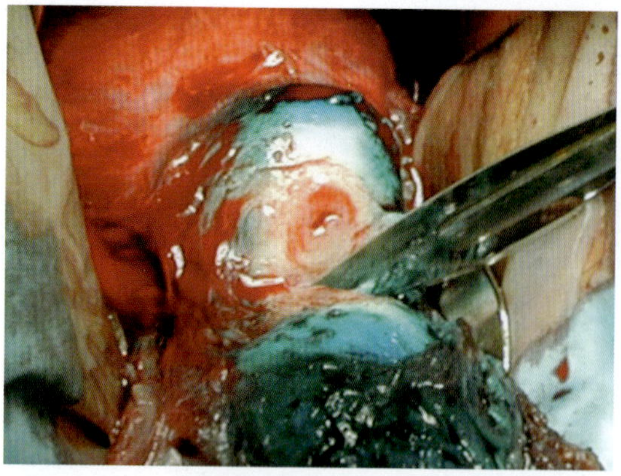

彩图 20.6 宫颈峡部水平以下切除的手术标本

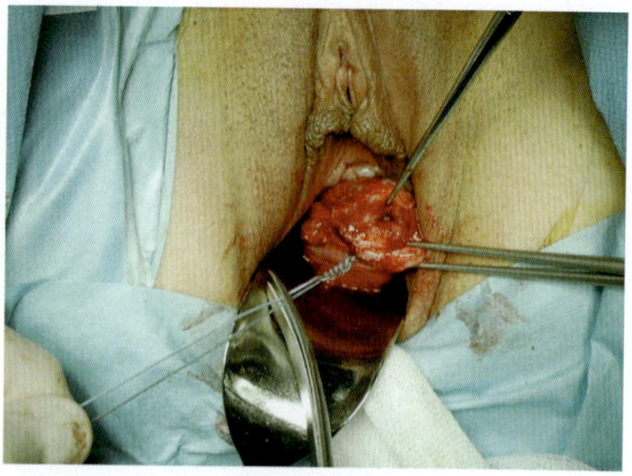

彩图 20.9 完成峡部环扎

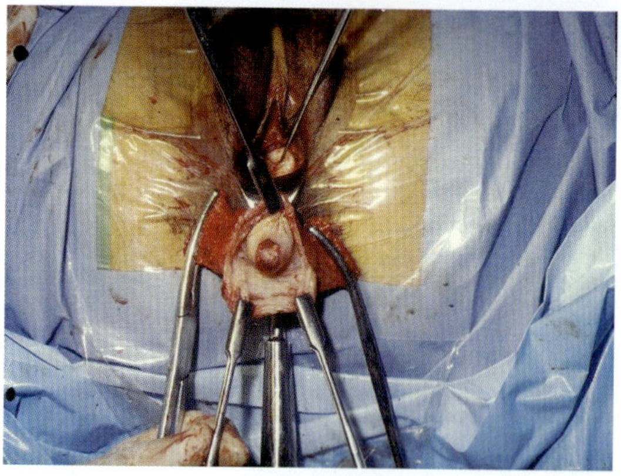

彩图 20.8 根治性子宫颈切除术标本显示阴道断端及切除的子宫旁组织

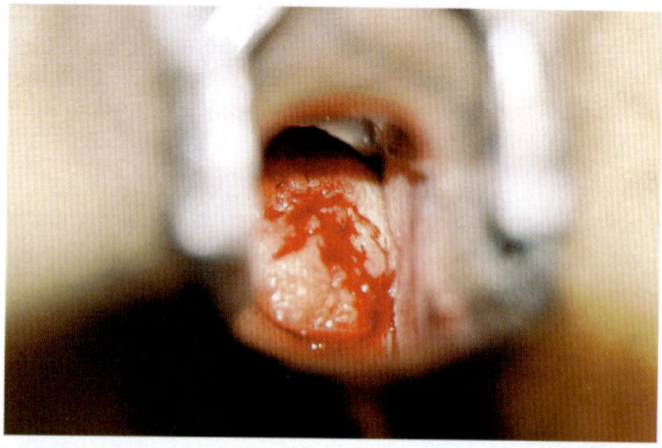

彩图 20.10 一例 25 岁的宫颈表皮癌ⅠB2 患者（45 mm）预处理，计划进行新辅助化疗

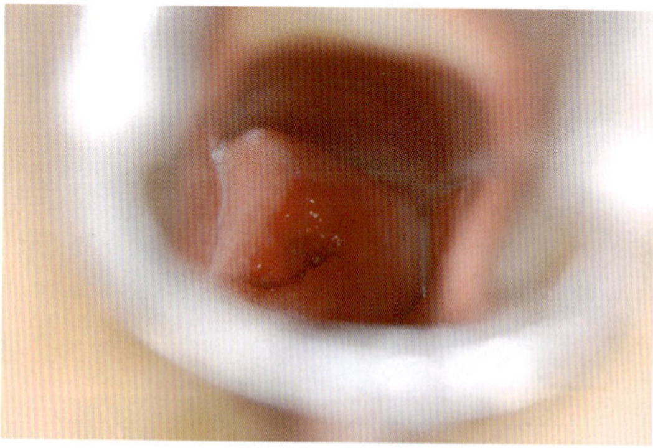

彩图 20.11 同一患者 4 疗程新辅助化疗后病灶完全消退

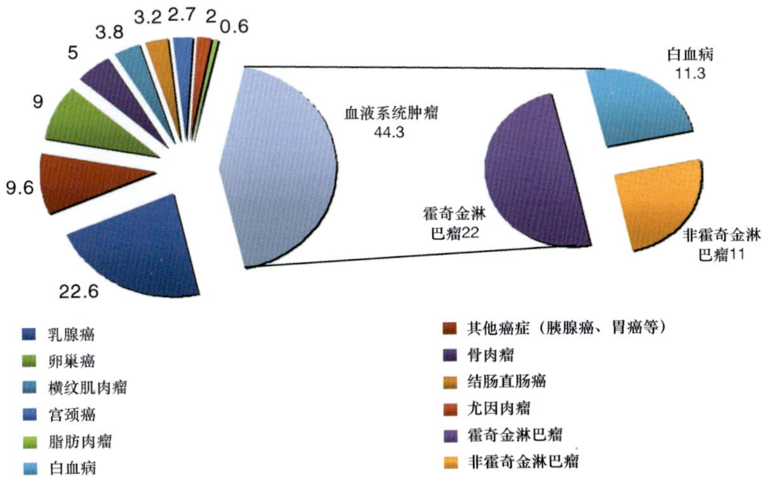

彩图 25.1 图示比利时布鲁塞尔圣吕克大学医院在 2008 年因不同恶性疾病而进行的卵巢组织冷冻

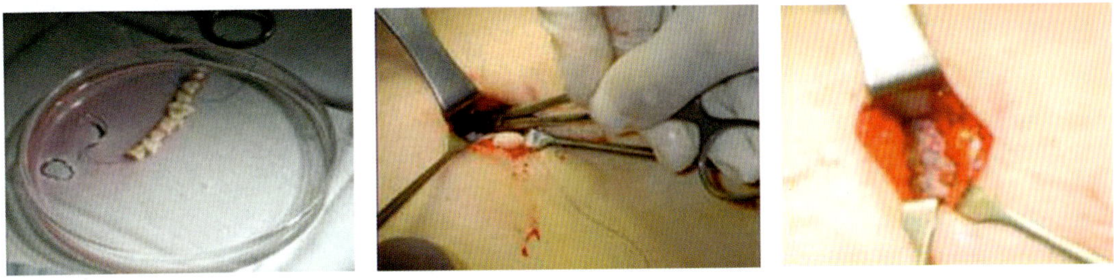

彩图 27.5 人类冻融卵巢组织异位移植到腹直肌与腹直肌鞘之间的过程。*Reproduced with permission from Elsevier*

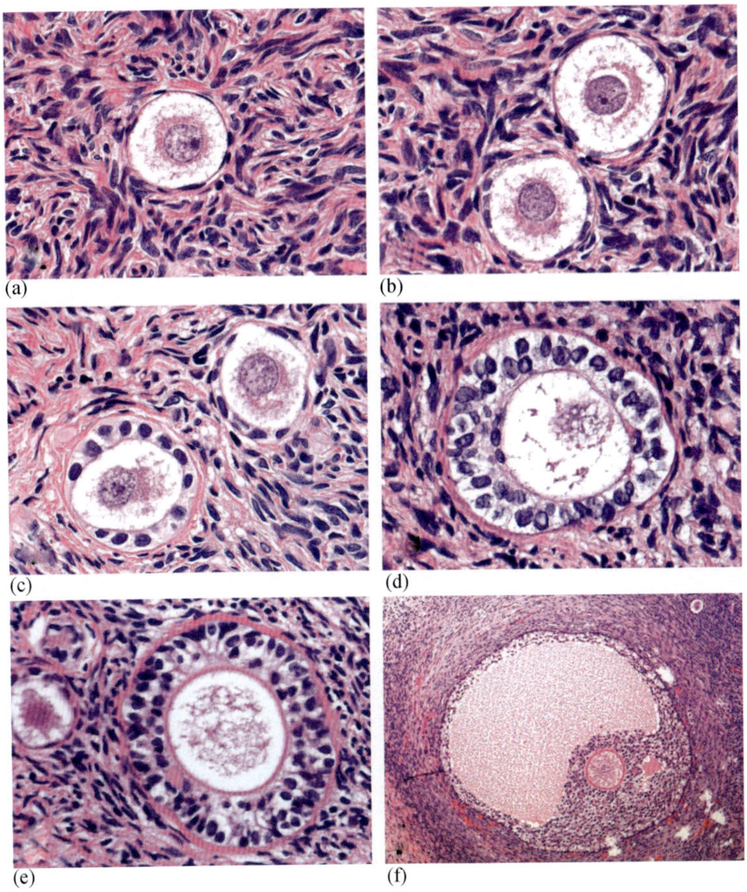

彩图 28.1 人类卵巢组织中观察到的卵泡类型：（a）原始卵泡；（b）两个中间型原始卵泡；（c）一个中间型原始卵泡（顶部）和初级卵泡（底部）；（d）增殖卵泡；（e）次级卵泡和一个中间型原始卵泡；（f）一个窦卵泡和一个原始卵泡（右上角）

彩图 28.2　两名患者的卵巢皮质：(a) 一名 18 岁的患者皮质内有充足的原始卵泡；(b) 一名 34 岁的患者仅有一簇原始卵泡

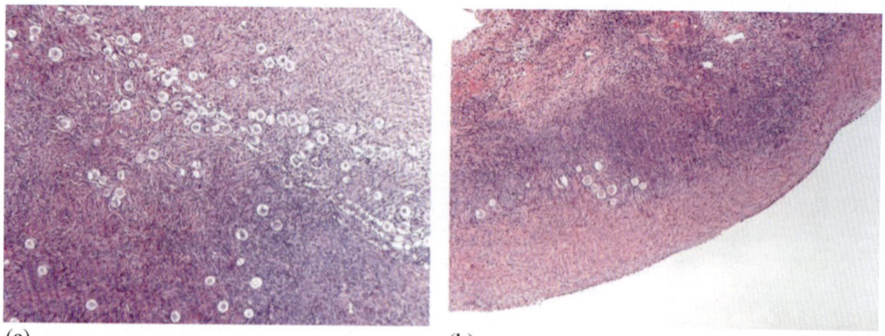

(a)　(b)

彩图 28.3　新鲜的卵巢组织在异种移植到免疫缺陷小鼠肾被膜前在不同温度中暴露 2 h，并且在移植后 2 天进行检查。(a) 在 4℃的 Quinns Hepes 改良人输卵管液（HTF）中的卵巢组织。(b) 4℃的组氨酸-色氨酸-酮戊二酸盐溶液（HTK）。(c) 22℃的 Quinns Hepes 改良 HTF。(a) 和 (b) ×10 倍，(c) ×5 倍

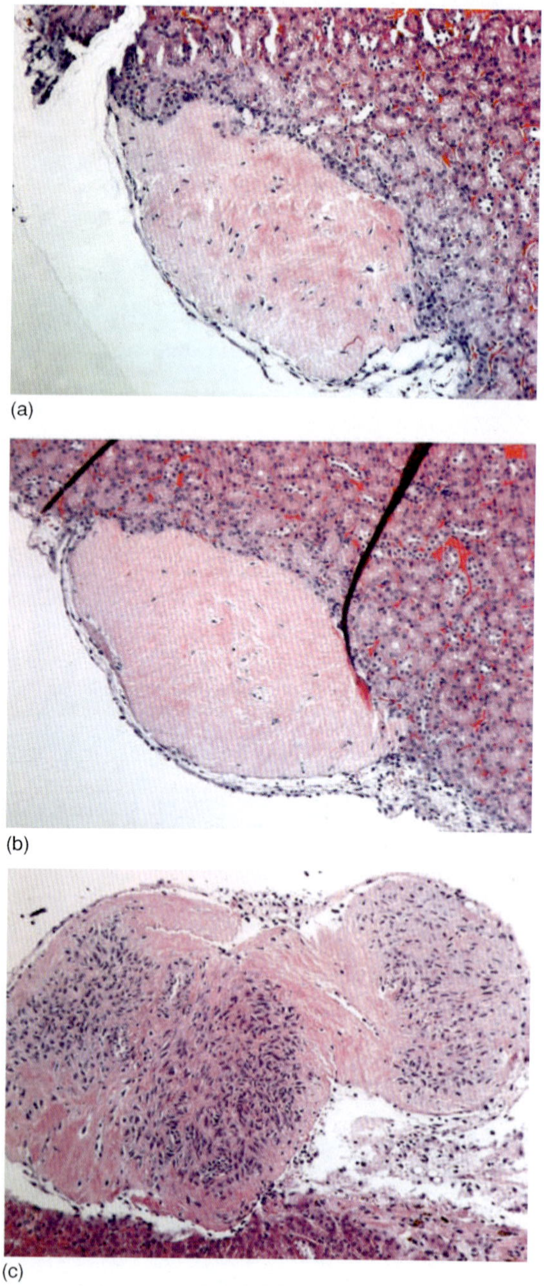

(a)

(b)

(c)

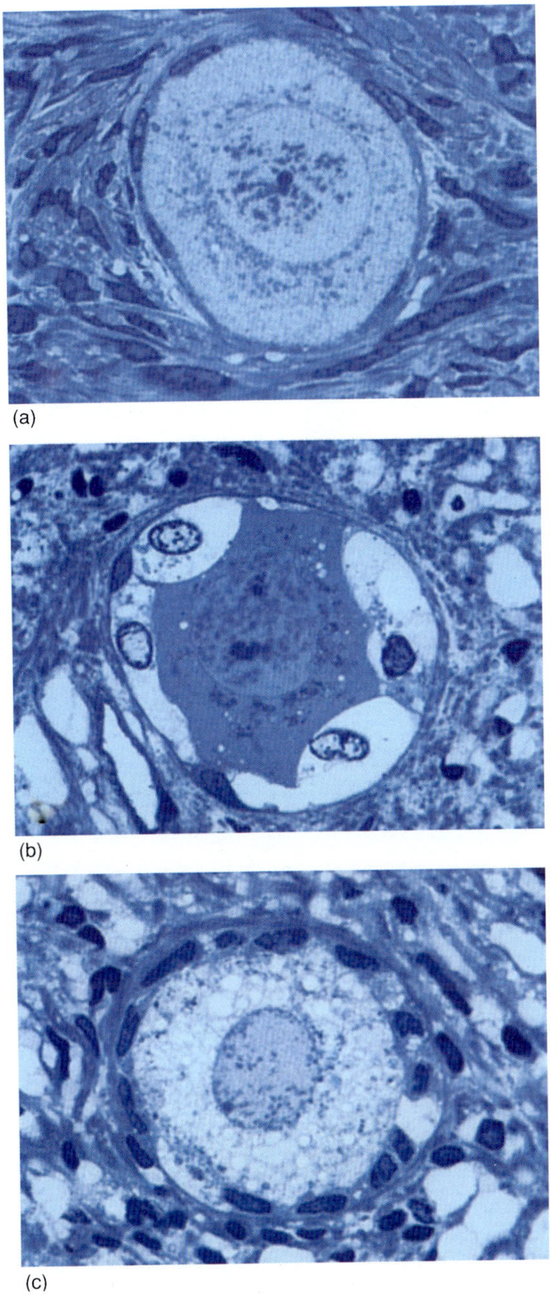

彩图 28.4 冷冻保存后存在于卵巢组织中的原始卵泡：(a) 未冷冻的；(b) 用 1.5 mol/L 丙二醇（PROH）+ 0.2 mol/L 蔗糖脱水；(c) 用 1.5 mol/L PROH + 0.1 mol/L 蔗糖脱水

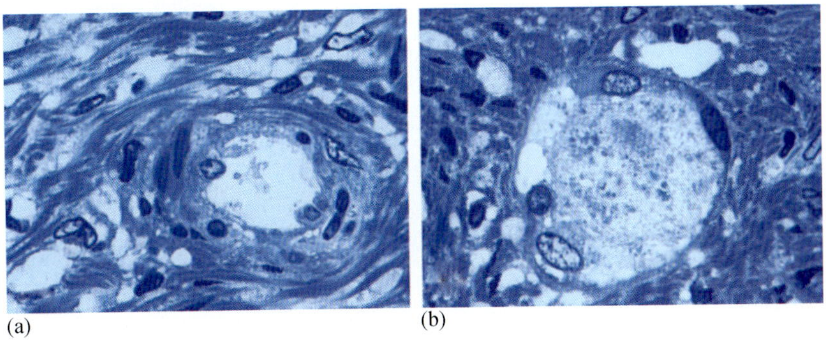

彩图 28.5 冷冻后的卵巢组织：(a) 快速冷冻后残余的原始卵泡；(b) 中速冷冻后含有溶解的前颗粒细胞及卵母细胞的原始卵泡

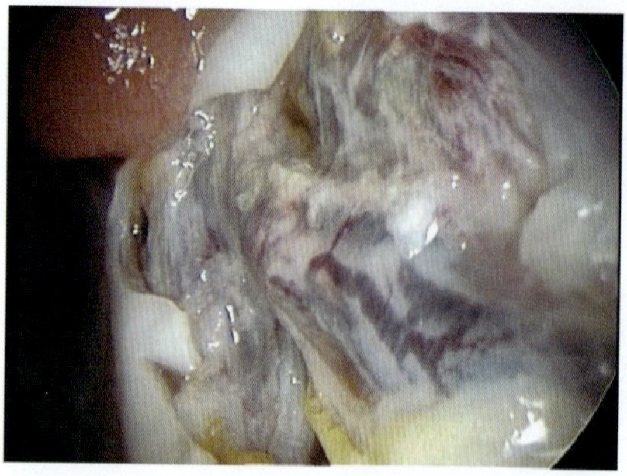

彩图 29.3 在创建腹膜窗后第 7 天可观察到新生的血管网

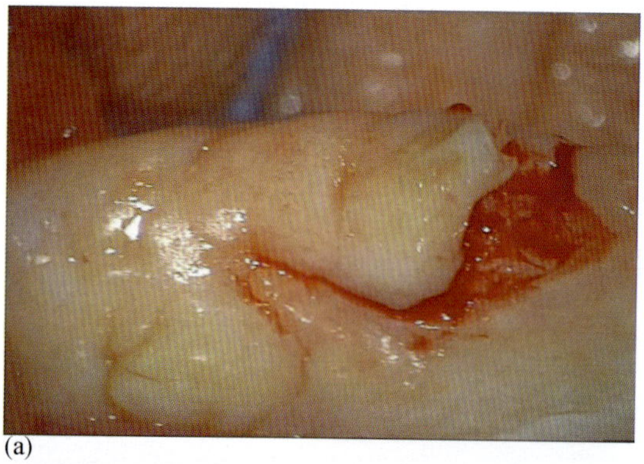

(a)

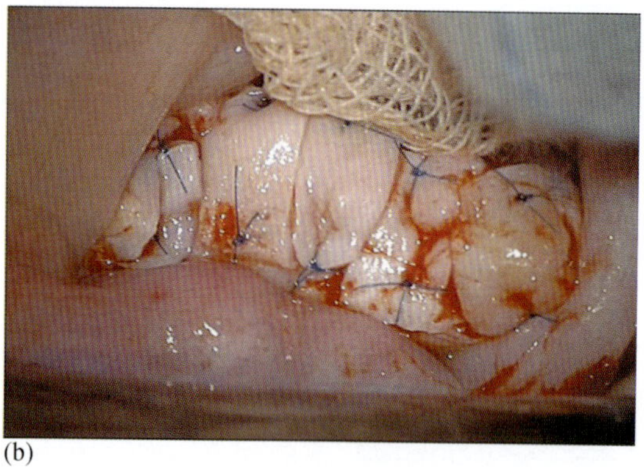

(b)

彩图 29.4 (a) 去除残留卵巢皮质；(b) 将冻融后的卵巢皮质条缝合至卵巢髓质

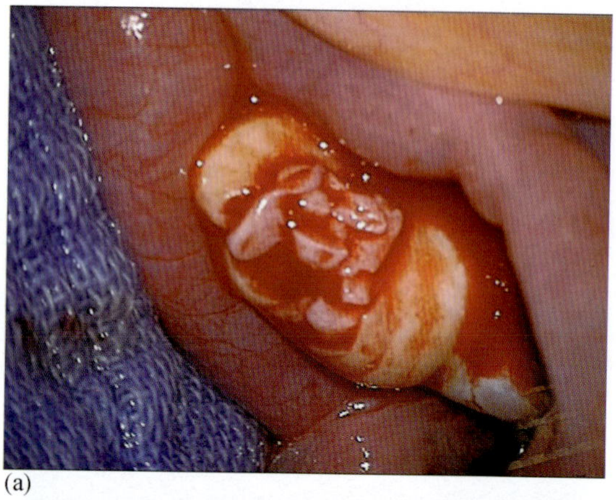

(a)

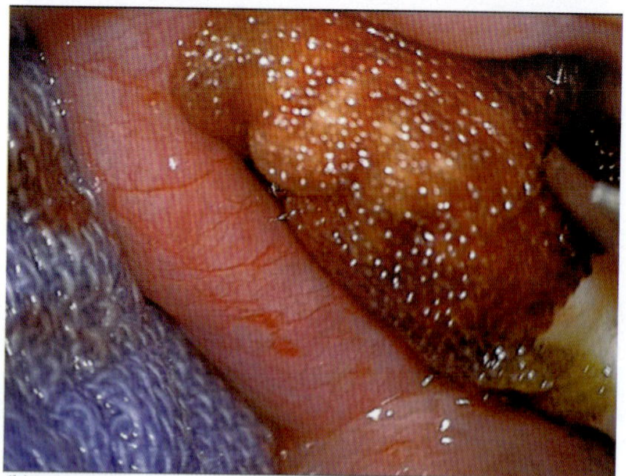

(b)

彩图 29.5 (a) 行卵巢去皮质术后，将冻融的卵巢皮质组织置于卵巢髓质表面；(b) 用 Interceed® 覆盖卵巢组织块

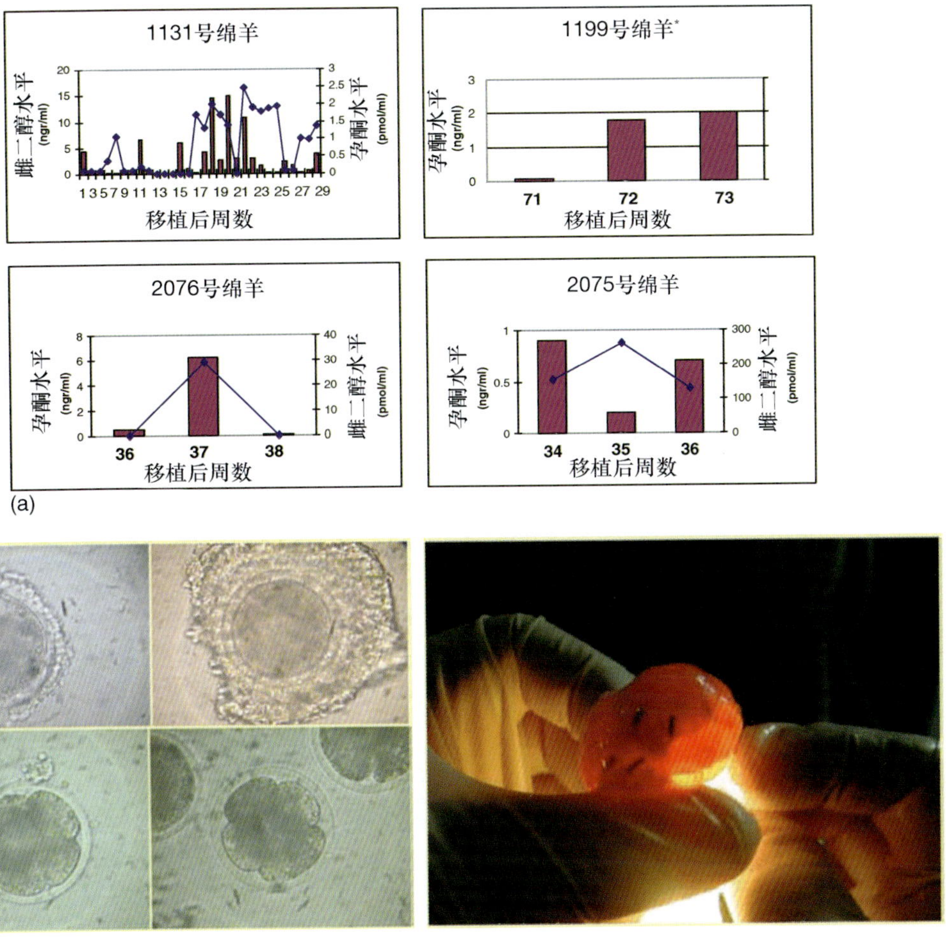

彩图 30.1 绵羊全卵巢冷冻及再移植术后 2 年和 6 年的内分泌功能和生育力。(a) 移植后 2 年的激素水平[50]。(b) 移植后 6 年经透射光显示的卵泡[51]

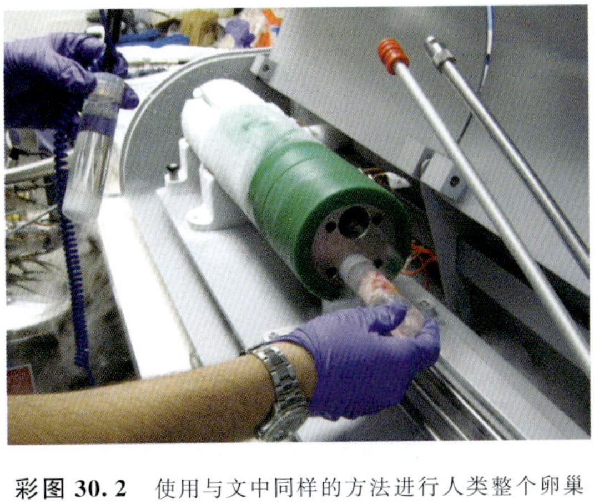

彩图 30.2 使用与文中同样的方法进行人类整个卵巢及血管蒂的冷冻，即应用 MTG 设备和慢速冷冻、快速解冻方案

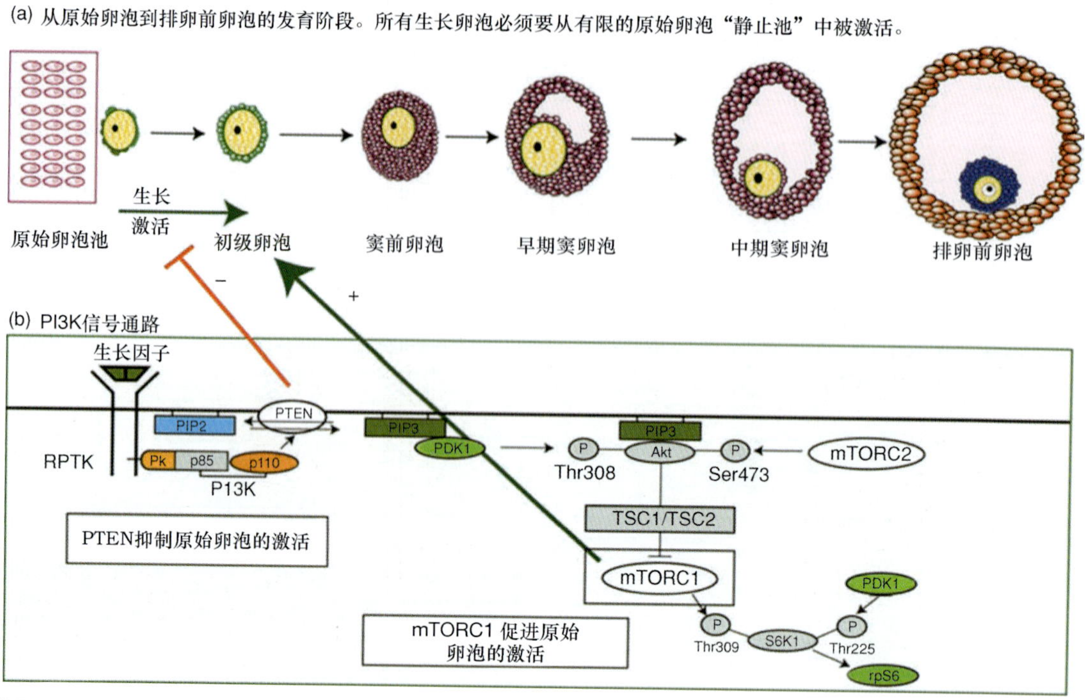

彩图 33.1 (a) 图显示了卵泡在非增殖的原始卵泡池的生长，原始卵泡不停地被激活为生长群，变为初级卵泡，其中包含有一个被颗粒细胞（绿色）包裹的处在减数分裂前核网期的卵母细胞（黄色）。初级卵泡经历卵母细胞生长和颗粒细胞增殖和分化（紫色），这时形成窦腔。窦卵泡继续生长，颗粒细胞分化为两个细胞群：围绕卵母细胞的丘细胞（蓝色）和在卵泡壁的壁细胞（橙色）。这一发育过程发生在人类的准确时间还不清楚，但是估计需数月。然而，目前还不清楚卵泡生长是持续的还是有一个静止期。(b) PI3K 路径的简化版。启动这一过程的大部分因子都不清楚，但有证据提示 PI3K-AKT 信号通路是卵泡或卵母细胞早期发育的一个重要调节因子，这条通路的组件参与控制卵泡从非生长群激活的速度。磷酸化的 PTEN 将 PIP3 转为 PIP2，后者反过来负性调节 PI3K 的活性。PI3Ks 介导的信号通路汇聚于 PDK1。PDK1 可磷酸化 Akt，使之被激活。Akt 能磷酸化和灭活结节性硬化症复合体（TSC2 或结节蛋白），这将导致 mTOR 复合体（mTORC1）激活。mTORC1 能被西罗莫司药理性抑制，被亮氨酸刺激。对这条通路的操控在生殖储备领域有重要的临床应用

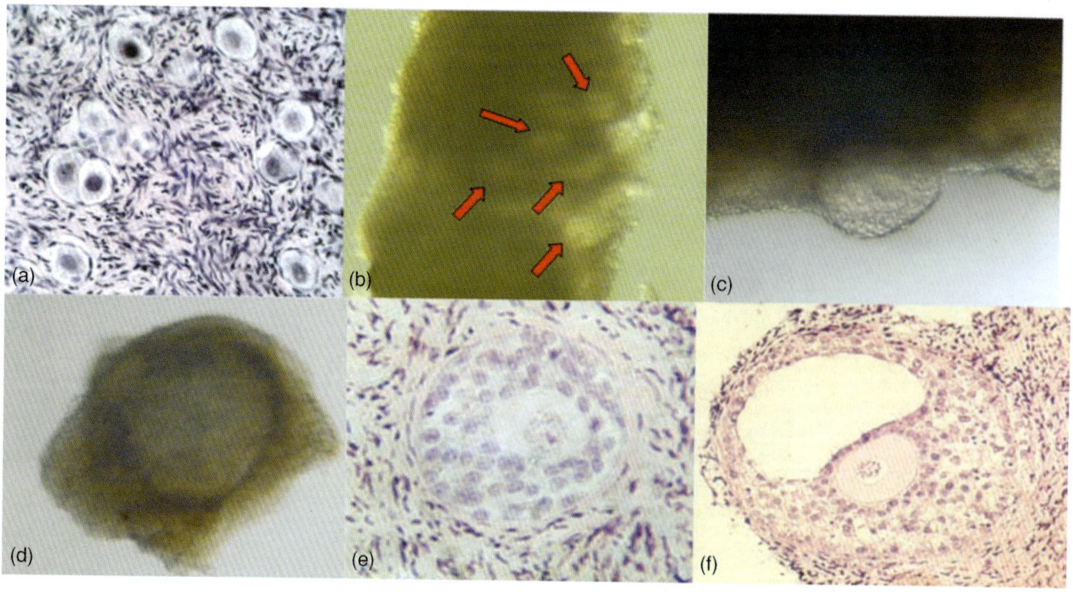

彩图 33.3 (a) 在新鲜固定人卵巢中的一簇静止卵泡；(b) 体外培养 6 天后，在一培养的人卵巢皮质碎片的表面出现生长卵泡；(c) 一个生长卵泡从培养的人卵巢皮质碎片的边缘突出；(d) 机械分离的带有假定膜细胞层黏附的完整次级卵泡；(e) 体外生长 6 天后的卵泡皮质中的次级人卵泡固定后的组织学图；(f) 体外生长 10 天后的人窦卵泡固定后的组织学图